O. Braun-Falco, G. Plewig, H. H. Wolff

Dermatologie und Venerologie

3., neubearbeitete Auflage. 1984. 796 überwiegend farbige Abbildungen, 102 Tabellen.
XX, 1066 Seiten
Gebunden DM 360,-

Die Autoren haben das bisher in zwei Auflagen erschienene Werk von Keining und Braun-Falco völlig neu überarbeitet und mit der 3. Auflage wird ein neuartiges, modernes und zeitgemäßes Lehrbuch und Nachschlagewerk präsentiert. Neben der sogenannten klassischen Dermatologie werden alle zu diesem Fachgebiet gehörenden Teilgebiete mit einer Fülle von klinischen, pathophysiologischen und differentialdiagnostischen Informationen ausgewogen abgehandelt:

Venerologie - Phlebologie - Proktologie - Andrologie - Allergologie - Photobiologie - Röntgentherapie.

Die große Erfahrung der Autoren in Forschung, Klinik und Lehre läßt aus der Fülle keine verwirrende Überfülle werden. Durch fast 800 sorgfältig ausgewählte farbige klinische Bilder kann sich der Leser mit der überraschenden Vielfalt dermatologischer Krankheitsbilder vertraut machen und leichter zu differentialdiagnostischen Abgrenzungen kommen. Alle Kapitel enthalten detaillierte Vorschläge für innerliche und äußerliche Therapie, und ergänzend dazu faßt ein ausführlicher und kritischer therapeutischer Anhang alle klassischen und modernen Therapeutika und Behandlungsmethoden in der Dermatologie zusammen.

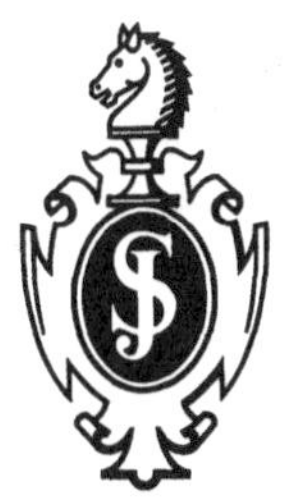

Springer-Verlag
Berlin
Heidelberg
New York
Tokyo

Dr. med. Dr. h.c. Otto Braun-Falco
o. ö. Professor für Dermatologie und Venerologie
Direktor der Dermatologischen Klinik und Poliklinik der Universität München
Frauenlobstraße 9–11, D-8000 München 2

Dr. med. Günter Burg
Professor für Dermatologie und Venerologie
Leitender Oberarzt der Dermatologischen Klinik und Poliklinik der Universität München
Frauenlobstraße 9–11, D-8000 München 2

ISBN-13: 978-3-540-13075-8 e-ISBN-13: 978-3-642-82207-0
DOI: 10.1007/978-3-642-82207-0

CIP-Kurztitelaufnahme der Deutschen Bibliothek
Fortschritte der praktischen Dermatologie und Venerologie : Vorträge d. ... Fortbildungswoche d. Dermatolog. Klinik u. Poliklinik d. Ludwig-Maximilians-Univ. München in Verbindung mit d. Berufsverb. d. Dt. Dermatologen e.V. – Berlin; Heidelberg; New York; Tokyo : Springer
Bis Bd. 9 (1979) mit d. Erscheinungsorten Berlin, Heidelberg, New York
Bd. 10. Vorträge der 10. Fortbildungswoche ... vom 25.–29. Juli 1983. – 1983.
NE: Dermatologische Klinik und Poliklinik ⟨München⟩

Satz: Daten- und Lichtsatz-Service, Würzburg

Verantwortlich für den Anzeigenteil: G. Ralle, Kurfürstendamm 237, D-1000 Berlin 15
2127/3140-543210

Inhaltsverzeichnis

Erkrankungen des Bindegewebes

Nävi und maligne Melanome

Vaskulitis

Pädiatrische Dermatologie

Neuere Dermatosen

Kurse

Autorenverzeichnis

Anton-Lamprecht, I., Frau Prof. Dr. med.
Institut für Ultrastrukturforschung der Haut, Universitäts-Hautklinik, Voßstraße 2, 6900 Heidelberg

Arnold, M.-L., Frau Dr.
Institut für Ultrastrukturforschung der Haut, Universitäts-Hautklinik, Voßstraße 2, 6900 Heidelberg

Baer, R., Prof. Dr. med. Dr. h.c
Department of Dermatology, New York University Medical Center, 550 First Avenue, New York, NY 10016, USA

Balda, B.-R., Prof. Dr. med.
Klinik für Dermatologie und Allergologie, Zentralklinikum, Stenglinstraße, 8900 Augsburg

Bandmann, H.-J., Prof. Dr. med.
Dermatologische und Allergologische Abteilung, Städtisches Krankenhaus München-Schwabing, Kölner Platz 1, 8000 München 40

Bardach, H. G.
II. Universitätshautklinik, Alserstraße 4, A-1090 Wien

Bassermann, R., Priv.-Doz. Dr.
Pathologisches Institut der Universität München, Thalkirchner Straße 36, 8000 München 2

Bauer, R., Prof. Dr.
Hautklinik und Poliklinik, Universitätsklinikum Steglitz, Hindenburgdamm 30, 1000 Berlin 45

Borelli, S., Prof. Dr. med.
Dermatologische Klinik und Poliklinik der Technischen Universität, Biedersteiner Straße 29, 8000 München 40

Brändle, I., Frau
Clinique Dermatologique, Université Louis Pasteur, Faculté de Médecine, 4, rue Kirschleger, F-67085 Strasbourg

Braun-Falco, O., Prof. Dr. med. Dr. h.c.
Dermatologische Klinik und Poliklinik der Universität München, Frauenlobstraße 9–11, 8000 München 2

Breitbart, E. M., Dr. med.
Hautklinik, Universitätskrankenhaus Eppendorf, Martinistraße 52, 2000 Hamburg 20

Burg, D., Frau Dr. med.
Friedrich-Baur-Institut, Medizinische Klinik Innenstadt, Ziemssenstraße 1 a, 8000 München 2

Burg, G., Prof. Dr. med.
Dermatologische Klinik und Poliklinik der Universität München, Frauenlobstraße 9–11, 8000 München 2

Christophers, E., Prof. Dr. med.
Abteilung Dermatologie und Venerologie der Universität Kiel, Schittenhelmstraße 7, 2300 Kiel

Coerdt, I., Frau Dr. med.
Abteilung pädiatrisch-plastische Chirurgie, Kinderchirurgische Klinik der Universität München im Dr. von Hauner'schen Kinderspital, Lindwurmstraße 4, 8000 München 2

Cordesius, E., Dr.
Frauenklinik der Universität Lund, S-22185 Lund, Schweden

Czarnetzki, B., Frau Prof. Dr. med.
Hautklinik der Westfälischen Wilhelms-Universität, von-Esmarch-Straße 56, 4400 Münster

Dorn, M., Priv.-Doz. Dr. med.
Dermatologische Klinik und Poliklinik der Universität München, Frauenlobstraße 9–11, 8000 München 2

Eichmann, F., Dr. med.
Dermatologische Klinik, Universitätsspital Zürich, Gloriastraße 31, CH-8091 Zürich

Forck, G., Prof. Dr. med.
Abteilung für Allergologie und Gewerbedermatologie, Hautklinik der Westfälischen Wilhelms-Universität, von-Esmarch-Straße 56, 4400 Münster

Fritsch, P., Prof. Dr. med.
Universitätsklinik für Dermatologie und Venerologie, Anichstraße 35, A-6020 Innsbruck

Frosch, P. J., Priv.-Doz. Dr. med.
Hautklinik der Westfälischen Wilhelms-Universität, von Esmarch-Straße 56, 4400 Münster

Fruhmann, G., Prof. Dr. med.
Pulmonologische Abteilung der Universität München, Klinikum Großhadern, Marchioninistraße 15, 8000 München 70

Galosi, A., Dr. med.
Dermatologische Klinik und Poliklinik der Universität München, Frauenlobstraße 9–11, 8000 München 2

Geißler, B., Frau Dr. med.
Dermatologische Universitätsklinik, Abteilung Dermatologie I, Liebermeisterstraße 25, 7400 Tübingen

Göhl, J., Dr. med.
Chirurgische Universitätsklinik Erlangen, Maximiliansplatz, 8520 Erlangen

Goerz, G., Prof. Dr. med.
Universitäts-Hautklinik, Moorenstraße 5, 4000 Düsseldorf 1

Goldschmidt, H., M.D., F.A.C.P.
Hospital of the University of Pennsylvania, 3400 Spruce Street, Philadelphia, Pennsylvania, USA

Gollnick, H., Dr.
Hautklinik und Poliklinik, Universitätsklinikum Steglitz, Hindenburgdamm 30, 1000 Berlin 45

Grösser, A., Dr. med.
Dermatologische Klinik und Poliklinik der Universität München, Frauenlobstraße 9–11, 8000 München 2

Großhans, E., Prof. Dr. med.
Clinique Dermatologique, Université Louis Pasteur, Faculté de Médecine, 4, rue Kirschleger, F-67085 Strasbourg

Gustavii, B., Doz. Dr. med.
Frauenklinik der Universität Lund, S-22185 Lund

Hammer, G., Dr. med.
Universitäts-Hautklinik, Moorenstraße 5, 4000 Düsseldorf 1

Harms, M., Frau Dr. med.
Clinique de Dermatologie, Hôpital Cantonal Universitaire, rue Micheli-du-Crest, CH-1211 Genève 4

Hausen, B., Priv.-Doz. Dr. med.
Universitäts-Hautklinik, Martinistraße 52, 2000 Hamburg 20

Hjorth, N., Prof. Dr. med.
Department of Dermatology, University of Copenhagen, Gentofter Hospital, DK-2900 Hellerup

Hödl, S., Dr. med.
Dermatologische Klinik der Universität Graz, Landeskrankenhaus, Auenbruggerplatz 8, A-8036 Graz

Hölzle, E., Dr. med.
Dermatologische Universitätsklinik, Moorenstraße 5, 4000 Düsseldorf 1

Hönigsmann, H., Prof. Dr. med.
Abteilung für Photobiologie und Phototherapie, I. Universitäts-Hautklinik, Alserstraße 4, A-1090 Wien

Hofmann, H., Frau Dr. med.
Hautklinik, Klinikum der Ruprecht-Karls-Universität, Voßstraße 2, 6900 Heidelberg 1

Hofmann, N., Prof. Dr. med.
Universitäts-Hautklinik, Moorenstraße 5, 4000 Düsseldorf 1

Hofstetter, A., Prof. Dr. med.
Urologische Abteilung, Städtisches Krankenhaus, Thalkirchner Straße 48, 8000 München 2

Hohenberger, W., Dr. med.
Chirurgische Universitätsklinik Erlangen, Maximiliansplatz, 8520 Erlangen

Holzmann, H., Prof. Dr. med.
Zentrum der Dermatologie und Venerologie, Abteilung für Dermatologie I, Universität Frankfurt, Theodor-Stern-Kai 7, 6000 Frankfurt/Main 70

Hornstein, O. P., Prof. Dr. med.
Dermatologische Universitäts-Klinik und Poliklinik, Hartmannstraße 14, 8520 Erlangen

Jablonska, S., Frau Prof. Dr. med.
Klinika Dermatologiczna A.M., ul. Koszykowa 82a, PL-02008 Warszawa

Jecht, E., Dr. med.
Dermatologische Universitätsklinik, Hartmannstraße 14, 8520 Erlangen

Jovanovic, V., Frau Dr. med.
Zentrum für Frauenheilkunde und Geburtshilfe, Frauenklinik der Universität Gießen, Klinikstraße 32, 6300 Gießen

Juhlin, L., Prof. Dr. med.
Department of Dermatology, University Hospital, S-75014 Uppsala 14

Kerl, H., Prof. Dr. med.
Dermatologische Klinik der Universität Graz, Landeskrankenhaus, Auenbruggerplatz 8, A-8036 Graz

Kleine, M.-W., Dr. med.
Dermatologische und Allergologische Abteilung, Städtisches Krankenhaus München-Schwabing, Kölner Platz 1, 8000 München 40

Knop, J., Prof. Dr. med.
Hautklinik der Westfälischen Wilhelms-Universität, von-Esmarch-Straße 56, 4400 Münster

Konz, B., Dr. med.
Dermatologische Klinik und Poliklinik der Universität München, Frauenlobstraße 9–11, 8000 München 2

Korting, G. W., Prof. Dr. med.
Hautklinik der Universität Mainz, Langenbeckstraße 1, 6500 Mainz

Krappel, W., Dr. med., Dr. ing.
Radiologische Klinik und Poliklinik der Universität München, Klinikum Großhadern, Marchioninistraße 15, 8000 München 70

Krause, W., Prof. Dr. med.
Hautklinik, Abteilung für Histopathologie und Elektronenmikroskopie der Haut, Universität Marburg, Deutschhausstraße 9, 3550 Marburg

Krebs, A., Prof. Dr. med.
Dermatologische Universitätsklinik, Inselspital, CH-3010 Bern

Kresbach, H., Prof. Dr. med.
Klinik für Dermatologie und Venerologie, Universität Graz, Landeskrankenhaus, Auenbruggerplatz 8, A-8036 Graz

Kunze, J., Dr. med.
Hautklinik der Städtischen Kliniken Kassel, Mönchebergstraße 41–43, 3500 Kassel

Landes, E., Prof. Dr. med.
Hautklinik der Städtischen Kliniken, Heidelberger Landstraße 379, 6100 Darmstadt-Eberstadt

Landthaler, M., Dr. med.
Dermatologische Klinik und Poliklinik der Universität München, Frauenlobstraße 9–11, 8000 München 2

von Lieven, H., Prof. Dr. med.
Radiologische Poliklinik Innenstadt, Ziemssenstraße 1, 8000 München 2

Löfberg, L., Dr. med.
Frauenklinik der Universität Lund, S-22185 Lund

Luger, A., Prof. Dr. med.
Dermatologische Abteilung, Krankenhaus der Stadt Wien-Lainz, Wolkersbergenstraße 1, A-1130 Wien

Macher, E., Prof. Dr. med.
Hautklinik der Westfälischen Wilhelms-Universität, von-Esmarch-Straße 56, 4400 Münster

Marghescu, S., Prof. Dr. med.
Hautklinik Linden, Medizinische Hochschule Hannover, Ricklinger Straße 5, 3000 Hannover 91

Meigel, W., Prof. Dr. med.
Allgemeines Krankenhaus Heidberg, Tangstedter Landstraße 400, 2000 Hamburg 62

Metz, J., Prof. Dr. med.
Dermatologische Klinik des Städtischen Klinikums, Schwalbacher Straße 81, 6200 Wiesbaden

Meurer, M., Dr. med.
Dermatologische Klinik und Poliklinik der Universität München, Frauenlobstraße 9–11, 8000 München 2

Nasemann, Th., Prof. Dr. med.
Hautklinik, Universitäts-Krankenhaus Eppendorf, Martinistraße 52, 2000 Hamburg 20

Neubert, U., Dr. med.
Dermatologische Klinik und Poliklinik der Universität München, Frauenlobstraße 9–11, 8000 München 2

Niebauer, G., Prof. Dr. med.
II. Universitäts-Hautklinik, Alserstraße 4, A-1090 Wien

Orfanos, C. E., Prof. Dr. med.
Hautklinik und Poliklinik, Universitätsklinikum Steglitz, Hindenburgdamm 30, 1000 Berlin 45

Petzoldt, D., Prof. Dr. med.
Hautklinik, Klinikum der Ruprecht-Karls-Universität, Voßstraße 2, 6900 Heidelberg 1

Plewig, G., Prof. Dr. med.
Hautklinik der Universität Düsseldorf, Moorenstraße 5, 4000 Düsseldorf 1

Przybilla, B., Dr. med.
Dermatologische Klinik und Poliklinik der Universität München, Frauenlobstraße 9–11, 8000 München 2

Pullmann, H., Priv.-Doz. Dr. med.
Dermatologische Abteilung des Lehrkrankenhauses Lüdenscheid, 5880 Lüdenscheid

Rajka, G., Prof. Dr. med.
Rikshospitalet, Universitetsklinikk, Hudavdelingen, Pilestredet 32, Oslo 1, Norwegen

Rassner, G., Prof. Dr. med.
Dermatologische Universitätsklinik, Abteilung Dermatologie I, Liebermeisterstraße 25, 7400 Tübingen

Rauskolb, R., Prof. Dr. med.
Albert-Schweitzer-Krankenhaus, Sturmbäume 8–10, 3410 Northeim

Reusch, M., Dr. med.
Abteilung Dermatologie und Venerologie der Universität Kiel, Schittenhelmstraße 7, 2300 Kiel

Ring, J., Prof. Dr. med. Dr. phil.
Dermatologische Klinik und Poliklinik der Universität München, Frauenlobstraße 9–11, 8000 München 2

Rodermund, O. E., Prof. Dr. med.
Dermatologische Abteilung, Bundeswehrkrankenhaus, Oberer Eselsberg 40, 7900 Ulm

Röckl, H., Prof. Dr. med.
Universitäts-Hautklinik, Josef-Schneider-Straße 2, 8700 Würzburg

Rohlloff, R., Dr. med.
Radiologische Klinik und Poliklinik der Universität München, Klinikum Großhadern, Marchioninistraße 15, 8000 München 70

Runne, U., Priv.-Doz. Dr. med.
Zentrum der Dermatologie und Venerologie, Universitätsklinik Frankfurt, Theodor-Stern-Kai 7, 6000 Frankfurt/Main 70

Sönnichsen, N., Prof. Dr. med.
Dermatologische Klinik und Poliklinik der Humboldt-Universität Berlin, Bereich Medizin (Charité), Schumannstraße 20–21, DDR-1040 Berlin

Scherer, R., Priv.-Doz. Dr. med.
Klinik für Dermatologie, Medizinische Hochschule Lübeck, Ratzeburger Allee 160, 2400 Lübeck 1

Schill, W. B., Prof. Dr. med.
Dermatologische Klinik und Poliklinik der Universität München, Frauenlobstraße 9–11, 8000 München 2

Schmoeckel, Ch., Prof. Dr. med.
Dermatologische Klinik und Poliklinik der Universität München, Frauenlobstraße 9–11, 8000 München 2

Schnyder, U. W., Prof. Dr. med. Dr. h.c.
Dermatologische Klinik, Universitätsspital Zürich, Gloriastraße 31, CH-8091 Zürich

Schöpf, E., Prof. Dr. med.
Dermatologische Universitätsklinik, Hauptstraße 7, 7800 Freiburg

Schulze, H. J.
Universitäts-Hautklinik Köln, Joseph-Stelzmann-Straße 9, 5000 Köln 41

Schütte, B., Frau Priv.-Doz. Dr. med.
Andrologische Abteilung, Hautklinik der Universität Hamburg, Martinistraße 52, 2000 Hamburg 20

Söltz-Szöts, J., Prof. Dr. med.
II. Universitäts-Hautklinik, Alsterstraße 4, A-1090 Wien

Stadler, R., Dr.
Hautklinik und Poliklinik, Universitätsklinikum Steglitz, Hindenburgdamm 30, 1000 Berlin 45

Steigleder, G. K., Prof. Dr. med.
Universitäts-Hautklinik Köln, Joseph-Stelzmann-Straße 9, 5000 Köln 41

Steiner, R., Priv.-Doz. Dr. med.
Medizinische Einrichtungen der Universität Düsseldorf, Moorenstraße 5, 4000 Düsseldorf

Sterry, W., Priv.-Doz. Dr. med.
Universitäts-Hautklinik Köln, Joseph-Stelzmann-Straße 9, 5000 Köln 41

Stingl, G., Univ.-Doz. Dr. med.
I. Universitäts-Hautklinik, Alserstraße 4, A-1090 Wien

Stüttgen, G., Prof. Dr. med.
Hautklinik der Freien Universität Berlin im Rudolf-Virchow-Krankenhaus, Augustenburger Platz 1, 1000 Berlin 65

Thiers, G.
Zentrum der Dermatologie und Venerologie, Abteilung für Dermatologie I, Universität Frankfurt, Theodor-Stern-Kai 7, 6000 Frankfurt 70

Tonak, J., Priv.-Doz. Dr. med.
Chirurgische Universitätsklinik Erlangen, Maximiliansplatz, 8520 Erlangen

Tritsch, H., Prof. Dr. med.
Universitäts-Hautklinik Köln, Joseph-Stelzmann-Straße 9, 5000 Köln 41

Wassilew, S. W., Prof. Dr. med.
Hautklinik des Universitäts-Krankenhauses Eppendorf, Martinistraße 52, 2000 Hamburg 20

Wirth, G., Dr. med.
Universitäts-Hautklinik, Moorenstraße 5, 4000 Düsseldorf 1

Wiskemann, A., Prof. Dr. med.
Universitäts-Hautklinik, Martinistraße 52, 2000 Hamburg 20

Wolff, H. H., Prof. Dr. med.
Klinik für Dermatologie und Venerologie, Medizinische Hochschule, Ratzeburger Allee 160, 2400 Lübeck 1

Wolff, K., Prof. Dr. med.
I. Universitäts-Hautklinik, Alserstraße 4, A-1090 Wien

Wüthrich, B., Prof. Dr. med.
Dermatologische Klinik, Universitätsspital Zürich, Gloriastraße 31, CH-8091 Zürich

Zachariae, H., Prof. Dr. med.
Department of Dermatology, Marselisborg Hospital, P.P. Orumsgade 11, DK-8000 Aarhus

Vorwort

Nach über 30 Jahren konnte 1983 die X. Fortbildungswoche für praktische Dermatologie und Venerologie stattfinden. Mit Weitsicht hatte mein Vorgänger im Amte, Professor Dr. Alfred Marchionini nach dem 2. Weltkrieg die Fortbildung als wesentliches Prinzip ärztlicher Tätigkeit erkannt und bereits 1951 den ersten Fortbildungskurs für praktische Dermatologie und Venerologie an der Dermatologischen Klinik und Poliklinik der Ludwig-Maximilians-Universität durchgeführt. Im Vorwort zu dem ersten Fortbildungsband lesen wir aus der Feder von Alfred Marchionini: „Während die Fortbildung der Fachärzte für Dermatologie in einer Reihe von Ländern – ich denke etwa an die USA oder an Italien – seit langer Zeit bestens organisiert ist, so daß in regelmäßigen Abständen entsprechende Kurse stattfinden, hat sie sich in Deutschland noch wenig eingebürgert".

Seit diesem ersten Fortbildungskurs 1951 ist viel Zeit in's Land gegangen. Festzustellen bleibt, daß an den Münchner Fortbildungstagen von Mal zu Mal größeres Interesse bei den Fachkollegen bestand, sodaß es 1973 notwendig wurde, mit dieser Veranstaltung aus dem Klinikrahmen herauszugehen und sie in das Sheraton Hotel, München, zu verlegen. Schließlich hat sich innerhalb der letzten 16 Jahre aus dem relativ kleinen „Fortbildungskurs" an der Münchner Klinik eine internationale Fortbildungswoche für praktische Dermatologie und Venerologie entwickelt, die nicht nur Dermatologen in unserem Lande, sondern auch Dermatologen im deutschsprachigen Auslande ein Fortbildungsforum bieten soll.

Die Zunahme an Teilnehmern aus dem In- und Ausland, die Ablösung der Patientendemonstration durch die von uns erstmals in diesem Rahmen eingeführte Dia-Klinik, eine große Pharma-Ausstellung und nunmehr auch der Versuch, die Veranstaltung durch Kurse zu bereichern, markieren die Entwicklungslinien der von der Dermatologischen Klinik der Ludwig-Maximilians-Universität getragenen Fortbildungswoche.

Die Publikation der Fortbildungsbände im Springer-Verlag ist meines Erachtens ein wichtiger Bestandteil unserer Aktivitäten, stellt doch dieser Fortbildungsband die Möglichkeit dar, auch nach dem Kongreß noch in Ruhe das eine oder andere nachzulesen. Auch der Kollege, welcher nicht die Möglichkeit zur Teilnahme an der Fortbildungswoche hatte, kann sich so über die vorgetragenen Themen informieren. Die Reihe der bisher erschienenen Fortbildungsbände markiert in eindrücklicher Weise auch die Entwicklung der Dermatologie mit spezieller Berücksichtigung der Erfordernisse des praktizierenden Dermatologen in Klinik und Praxis.

Besonders sei an dieser Stelle den Referenten und Moderatoren für ihre Arbeit, die sie aus Anlaß dieser Fortbildungsveranstaltung auf sich genommen haben, gedankt. Durch ihre gute Gestaltung der Manuskripte haben sie wesentlich zu der Verwirklichung des bereits traditionellen Fortbildungsbandes im Springer-Verlag mitgewirkt. Zum ersten Mal wird in diesem Band auf vielfachen Wunsch aus dem Kollegenkreis auch die Dia-Klinik mit Farbabbildungen erscheinen. Hierdurch erhoffen wir uns einen guten visuellen Beitrag zu der klinischen Fortbildung. Die Kurse eignen sich ihrem Wesen nach nicht für eine detaillierte Publikation. Daher werden nur die wesentlichen Informationen mitgeteilt.

Eine Fortbildungswoche für praktische Dermatologie und Venerologie wie diese X. Jubiläumsveranstaltung, kann nicht realisiert werden, wenn nicht alle Mitglieder der Klinik in ihrem Bereich mitwirken. So ist es mir ein ganz besonderes Anliegen, Professoren, Dozenten und Assistenten sowie allen übrigen Mitarbeitern der Dermatologischen Klinik und Poliklinik der Universität München, für ihre Motivation sowie stete Einsatzbereitschaft bei der Vorbereitung und Durchführung der Fortbildungsveranstaltung herzlich zu danken. Ganz besonders herausstellen möchte ich in diesem Zusammenhang Herrn Professor Dr. G. Burg, Leitender Oberarzt unserer Klinik, der mir bei der laufenden Organisation des Kurses sehr wertvolle Hilfe geleistet hat.

Ich möchte hoffen und wünschen, daß dieser X. Fortbildungsband wiederum eine gute Informationsquelle sein wird. Dem Springer-Verlag sei für rasche Publikation und beste verlagstechnische Ausgestaltung herzlich Dank gesagt. Möge der vorliegende Band dem Dermatologen in Klinik und Praxis bei der täglichen Arbeit von Nutzen sein.

München, November 1983 *O. Braun-Falco*

Klinische Dermatologie

Günter Stüttgen

Pruritus, Pathophysiologie und Therapeutische Konsequenzen

Das Verbundsystem zwischen kutanen sensiblen Rezeptoren, zu deren morphologischer Variabilität die jeweiligen Gegebenheiten der histologisch faßbaren Charakteristika der Hautveränderung bei Dermatosen hinzukommen, lassen in Zusammenhang mit der Leitung nervöser afferenter Impulse die Entwicklung reflektorisch gekoppelter efferenter Impulse auf verschiedenen Ebenen deutlich werden. Als Folge dieser Impulse werden Transmitter des autonomen Nervensystems in der Haut freigesetzt, die mit dem Freiwerden von Mediatoren aus den verschiedensten strukturellen Hautelementen Reaktionsketten auslösen, die zur Stimulierung der nozizeptiven nervösen Bahnen führen. Der morphologische Hautzustand und die Reizschwelle nervöser Hautelemente sind mit efferenten Projektionen emotioneller Vorgänge einschließlich motorischer Handlungen, wie Kratzbewegungen miteinander untrennbar verwoben.

Juckreiz läßt sich nur an der Haut auslösen bzw. an Übergängen zur Schleimhaut. Das Kitzelgefühl, ausgelöst durch einen oberflächlichen Berührungsreiz, nimmt eine Stellung zwischen Juckreiz und Schmerzempfindung ein. Auf die taktile Reizung mit der Empfindung Kitzel folgt als motorische Antwort in der Regel auch eine Kratzbewegung, die aber in ihrem gesamten Ablauf, insbesondere in der Verwertung dieser Empfindung vom Juckreiz zu trennen ist.

Schmerz- und Juckempfindung, wie auch das Kitzelgefühl, werden in den Erlebnisbereich der Hautsinne mit affektbetonter Komponente von Lust und Unlust als protopathische Wahrnehmung zugeordnet. Die Demonstration des Kratzens und der damit verbundenen Herausforderung der Umwelt, aber auch das Erleiden der Autoaggression durch das unbewußte Kratzen stellt den am Pruritus Leidenden in ein Spannungsfeld hinein, welches die Entwicklung seiner Persönlichkeit prägt. Das Kratzen der Haut ist ein psychogenes Phänomen. Durch das Kratzen wird eine selbstbezogene lustvolle Stimulierung, das Erlebnis des eignen Selbst, verschafft. Es handelt sich beim Kratzen also um eine Stimulierung der Selbstempfindung, die durch intrapsychische Mechanismen nicht in ausreichendem Maße aufrecht erhalten werden kann. Der Kratzreflex steht in Zusammenhang mit einem nicht bewältigten Schuldgefühl hinsichtlich des Erlebens des eigenen Selbst im Vorfeld einer möglichen präpsychotischen Disposition. Insgesamt ist das Phänomen des Kratzens ein autoerotisches Äquivalent von frühkindlichen Bedürfnissen hinsichtlich des körperlichen Hautkontakts mit der Mutter [16, 23]. Eine Befriedigung des Juckreizes durch zerstörendes Kratzen geht schließlich in die befreiende Schmerzempfindung über, welche in einer Erschöpfungsphase ausläuft. Der Juckreiz umspannt also in seiner gesamten Breite das Feld der Dermatologie, Neurologie, Psychosomatik bis hin zur Psychiatrie und bedarf der Analyse in den naturwissenschaftlichen begleitenden Fächern, wie Physiologie, Biochemie und Pharmakologie.

Kutane Rezeptoren, Reizleitung

Es besteht heute Einigkeit darüber, daß keiner der kutanen Rezeptoren eine absolute Spezifität besitzt, ohne daß damit in Abrede gestellt werden kann, daß ein hoher Grad einer selektiven Sensibilität im Hinblick auf Erfassung eines spezifischen auslösenden Reizes, wie Kälte, Wärme, mechanische Deformationen, vorliegt. Die Struktur des Rezeptors ist zwar hinweisend für den jeweiligen Reiztyp, doch werden außerdem im *Verbundsystem des Nervenpools* der Haut andere Reize unter Mithilfe solcher Rezeptoren weitergeleitet. Dies gilt für die Rezeptoren der taktilen Rezeption, für die Thermorezeptoren [15]. Die elektronenmikroskopische Analyse der verschiedenen Rezeptoren ist in den letzten Jahren vorangetrieben worden, insbesondere scheint sich eine Anreicherung von nervösen Elementen einschließlich der Merkel'schen Zellen im Bereiche der unteren Epidermis bzw. zur Coriumgrenze hin zu entwickeln (Abb. 1).

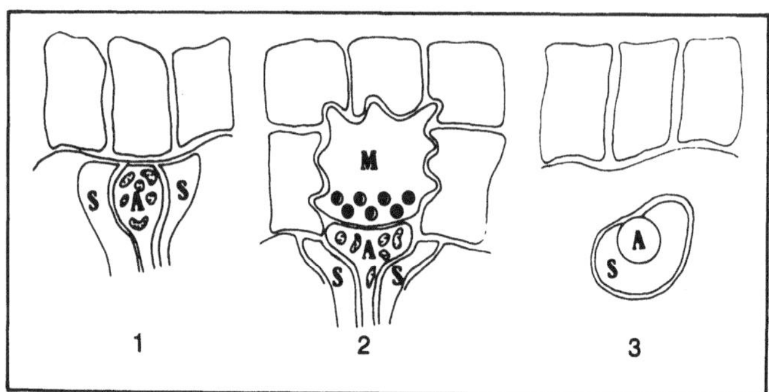

Abb. 1. Sensorische, afferente Innervation von Haarfollikelepithel und Epidermis nach Mahrle et al. 1977 [22]. *1* Epithelio-neurale Verbindung, Haarfollikelepithel; *2* Epithelio-neurale Verbindung, Epidermis, Haarfollikelepithel; *3* „Freie Nervenendigung“, Epidermis. *M* Merkelzelle, *A* Axon

Die Arbeitshypothese von Mahrle et al. [22] gewinnt an Wahrscheinlichkeit, daß ein taktiler Reiz auf die Epidermis sich über eine Ionenkette in dieses Nervennetz fortsetzt, welches durch die Gegenwart von Opioiden charakterisiert ist.

Aus dem kutanen Nervennetz verlaufen affarente Nervenfasern über die dorsale Wurzel – in einigen Ausnahmen auch einmündend über ventrale Anteile des Rückenmarks – in den *Traktus spinothalamicus*, der seinen Weg zum Hypothalamus nimmt und auf verschiedenen Ebenen die Möglichkeit bietet, reflektorisch mit efferenten Bahnen verbunden zu sein (Abb. 2, Tabelle 1).

Im *zentralen Nervensystem* liegen die genannten opiatähnlichen Peptide vor, die als endogene Substanzen Morphinrezeptoren besetzen und als Modulatoren der Nozizeption betrachtet werden dürfen. Diese Peptide, Enkephaline und β-Endorphin liegen in höherer Konzentration in Fasern und zellulären Strukturen der Schmerzperzeption vor. Die Frage, ob nicht nur allein Schmerzreize sondern auch Juckreize durch diese Peptide moduliert werden können, ist im Fluß [7, 29] (Tabelle 2).

Synthetische Antagonisten dieser Opioide ohne agonistische Aktivität, wie Naloxon, ermöglichen die feinere Analyse einer Besetzung der Morphinrezeptoren. Naloxon verstärkt den Juckreiz bei Patienten, die auf Placebopräparate reagieren. Auf der anderen Seite wird durch das gleiche Präparat eine Juckreizminderung erzielt, wenn es sich um Probanden handelt, die auf Placebo nicht mit einer Minderung des Juckreizes antworten [28]. Diese Forschung, die 1974 ihren Anfang genommen hat, beleuchtet die im Vorfeld der protopathischen Empfindungsqualitäten liegende Gate-Kontrolle des Inputs der nozizeptiven Stimuli mit ihren Auswirkungen auf Schwellenwerte für quantitative Auslösung des Schmerzreizes und auch des Juckreizes. Nur

Tabelle 1. Afferente und efferente Leitungsbahnen im Rahmen der Juckreizentwicklung mit Ansatzpunkten für eine Therapie

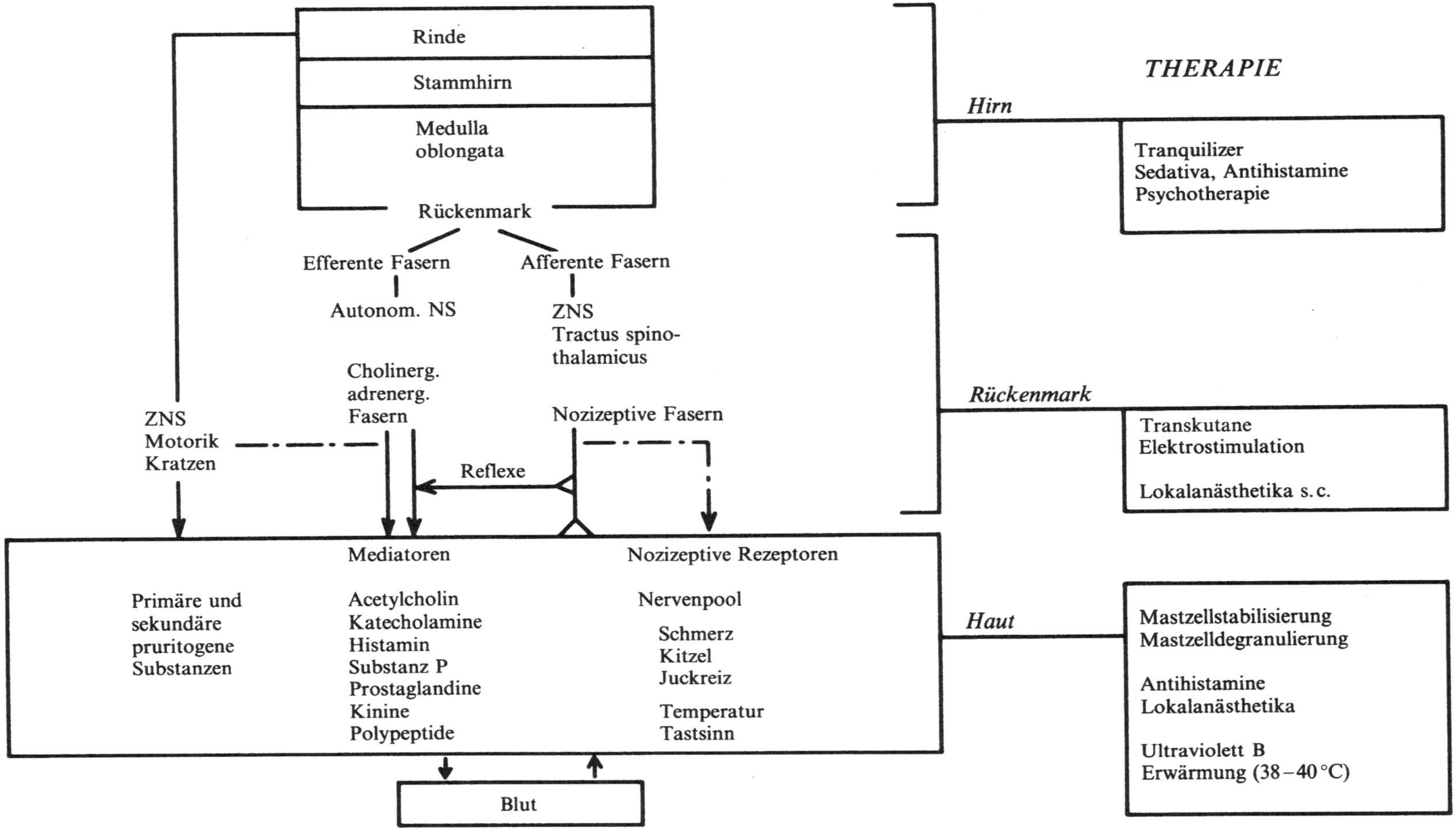

Rinde
Stammhirn
Medulla oblongata
Rückenmark

Efferente Fasern
Autonom. NS

Afferente Fasern
ZNS
Tractus spinothalamicus

ZNS
Motorik
Kratzen

Cholinerg.
adrenerg.
Fasern

Reflexe

Nozizeptive Fasern

Primäre und sekundäre pruritogene Substanzen

Mediatoren
Acetylcholin
Katecholamine
Histamin
Substanz P
Prostaglandine
Kinine
Polypeptide

Nozizeptive Rezeptoren
Nervenpool
Schmerz
Kitzel
Juckreiz
Temperatur
Tastsinn

Blut

THERAPIE

Hirn
Tranquilizer
Sedativa, Antihistamine
Psychotherapie

Rückenmark
Transkutane Elektrostimulation
Lokalanästhetika s.c.

Haut
Mastzellstabilisierung
Mastzelldegranulierung
Antihistamine
Lokalanästhetika
Ultraviolett B
Erwärmung (38–40 °C)

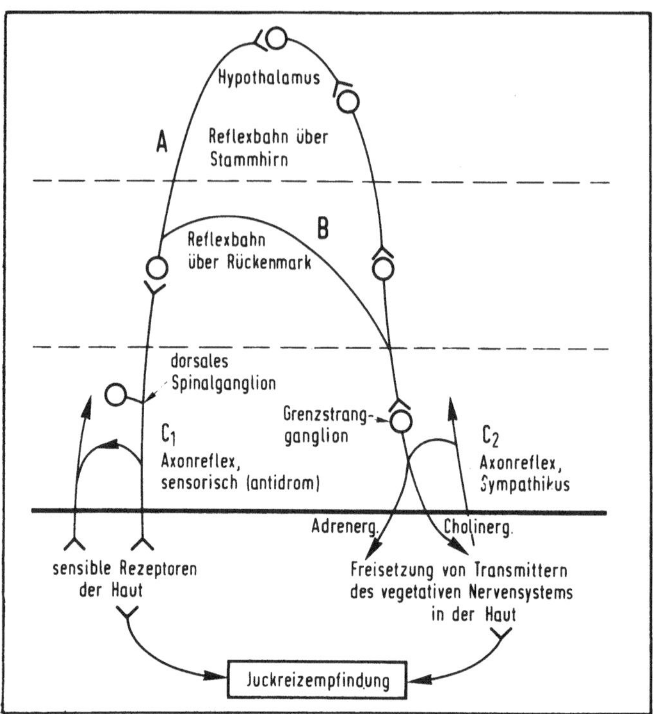

Abb. 2. Die über die Haut auslösbaren Reflexe. *A* Reflexbahn Haut-Stammhirn-Haut. *B* Reflexbahn Haut-Rückenmark-Haut. C_1 Sensibler Axonreflex antidrom über Fasern des ZNS. C_2 Axonreflex über Fasern des vegetativen Nervensystems (nach Sinclair 1973)

Tabelle 2. Analgetisch wirkende endogene Sustanzen

Verringerung der Neurotransmitter-Freisetzung (morphomimetische Juckreizmodulatoren)
β-Lipotropin
↓
Methionin – Enkephalin (Merkelzelle)
Leucin – Enkephalin
β-Endorphin

funktionell liegen Hinweise dafür vor, daß der Juckreiz nicht nur einen unterschwelligen Schmerzreiz darstellt.

Substanzen, die Juckreiz auslösen (Mediatoren)

Der Weg zur biochemischen Analyse von Mediatoren des Juckreizes ging traditionell von der Erfassung von Substanzen aus, die der Haut zugeführt, einen Pruritus entwikkeln lassen. Nach wie vor steht die Frage im Raum, ob durch solche Substanzen direkt die freien Nervenendigungen der sensiblen Formation gereizt werden, oder daß diese Substanzen indirekt über Auswirkung an anderen zellulären Systemen in der Haut mit der Entwicklung sekundärer Produkte auf die Nervenendigungen als endgültige Stimulatoren der Nozizeption wirken [3]. Ein Juckreiz kann im Prinzip nur durch Substanzen ausgelöst werden, die *intraepidermal* injiziert werden. Eine reaktive Akanthose scheint einer der Verstärkungsmechanismen bei Zufuhr von Mediatoren zu sein.

Viele unterschiedliche Untersuchungsergebnisse im Hinblick auf die Qualität juckreizauslösender Substanzen lassen sich durch verschiedene Applikationsarten und Techniken erklären. Hinzu kommt, daß das Hautfeld, in welches die Substanzen injiziert werden, ein entscheidender Faktor für das Erkennen einer pruritogenen Qualität des Mediators ist. Das gegebene Hautterrain einschließlich der Reizschwelle für die Perzeption eines Juckreizes entscheidet, ob der Untersucher einen Juckreiz feststellt oder nicht. In den Tabellen 3–5 sind die diskutierten Mediatoren des Juckreizes dargestellt. Unsere Untersuchungsserien in den letzten Monaten belegten noch einmal sehr deutlich, daß die konstanteste Juckreizauslösung durch Implantation von Stacheln der Mucuna pruriens und Brennesseln-Auflage in die Haut hervorzurufen ist (Abb. 3). Bereits seit Arthur und Shelley steht fest, daß es nicht allein der mechanische Reiz, sondern das Wirksamwerden einer Endopeptidase nach Implantation des Mucuna-Härchens in die Haut für den Juckreiz verantwortlich ist. Die besten Re-

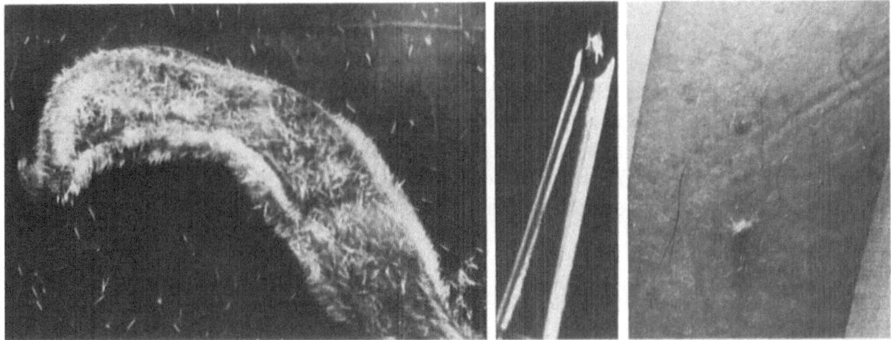

Abb. 3. Mucuna pruriens Auszupfen der Pflanzenhärchen und Implantation in die Epidermis zur Juckreizauslösung

Tabelle 3. Histamin als Neurotransmitter bei Juckreiz

Histamingehalt der Haut: 200 ng/mg/Protein
Itchy skin: 250 ng/mg/Protein

H_1-Rezeptoren	*H_2-Rezeptoren*	
Mikrozirkulation (Muskulatur, Endothelzelle)	Mastzelle Immunzellen	Sekretionshemmung ↑
Neuronale Synapsen (Axonreflex)		
Hirnzellen (Sedation)	Hirnzellen (psychotrope Wirkung)	
→ Juckreiz ←	- - - ?	
Hemmung: H_1-Antagonisten ↑	Keine direkte Wirkung durch H_2 Antagonisten auf Juckreiz aber Blockierung der Histaminwirkung auf Zellsekretion	

sponder sind Patienten, die erkennen lassen, daß sie zum atopischen Formenkreis gehören. Diese Tatsache wird zum Teil dadurch erklärt, daß die zu Juckreiz neigende Haut des endogenen Ekzematikers einen höheren Histamingehalt besitzt als die entsprechenden Kontrollen [26]. Wichtig ist unsere Feststellung, daß die Intensität der Quaddelbildung unter der Erythementwicklung nicht mit der Intensität des Juckreizes auf Zufuhr solcher Mediatoren positiv korreliert ist. Nicht nur allein Zufuhr führt zu einem Juckreiz, sondern offenbar auch „Auslaugen“ der Haut, wie der aquagene Pruritus belegt, bei dem nur Wasserkontakt, unabhängig von den Charakteristika der Wasserkontakttemperatur usw. mit einer Liberation von Mastzellen und intensivem Juckreiz kombiniert ist (Greaves). Es steht weiterhin außer Frage, daß Histamin eine Starteraufgabe für den Juckreiz hat. Fast alle Wege, die zum Juckreiz führen, sind in irgendeiner Weise mit einer Histaminfreisetzung verbunden, wobei Histamin der Entwicklung sekundärer Mediatoren den Weg bahnt [27].

Welche Wertigkeit besitzen *pharmakoanalytische Beobachtungen*? Inwieweit kann aus dem therapeutischen Effekt von Substanzen, die den Juckreiz stillen, auf die chemischen Gegebenheiten der juckreizauslösenden Substanzen geschlossen werden?

Es besteht keine Frage, daß *Antihistamine* wirksam sind (Abb. 4, Tabelle 4). Wir sind uns mit Illig dahingehend völlig einig, daß die Dosis und der Typ des Antihistamins entscheidend sind. Die Möglichkeit der therapeutischen Applikation von Antihistaminen, die mit weniger zentralen unerwünschten Nebenwirkungen gekoppelt sind, hat diese Anschauung unterstützt. *Proteaseninhibitoren* (Tabelle 5) wie das hochmolekulare Aprotinin (Trasylol) oder auch Gabexatmesilat (Foy) als niedermolekulare Substanz, können Juckreizkrisen dann beenden, wenn sie auch in der Lage sind, die strukturellen morphologisch erkennbaren Hautveränderungen, wie zum Beispiel die einer Urtikaria zu unterdrücken bzw. zu verhindern. Dies gilt insbesondere für die physikalischen Urtikarien vom Spättyp.

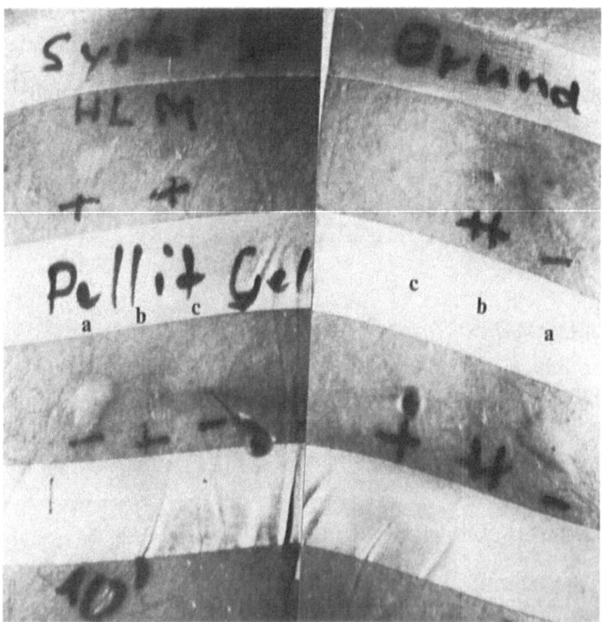

Abb. 4. Prüfung der therapeutischen Effektivität auf juckreizstillende Externa mit Antihistaminkomponente. Prüfparameter: a) Injektion des Histaminliberators 48/80 0,05 ml, b) Implantation Mucuna pruriens, c) subjektive Prüfung des Anästhesieeffektes durch Einstich von Injektionsnadeln. Deutliche Hemmung der urtikariellen Eruption und der Juckreizempfindung bei Vorbehandlung mit Systral-Gel und Pellit-Gel

Tabelle 4

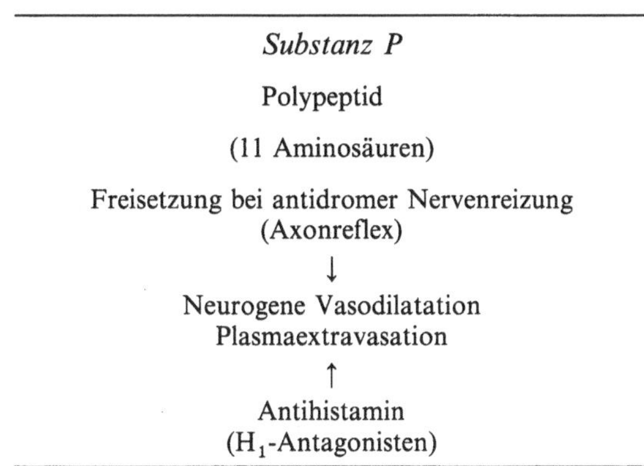

Tabelle 5

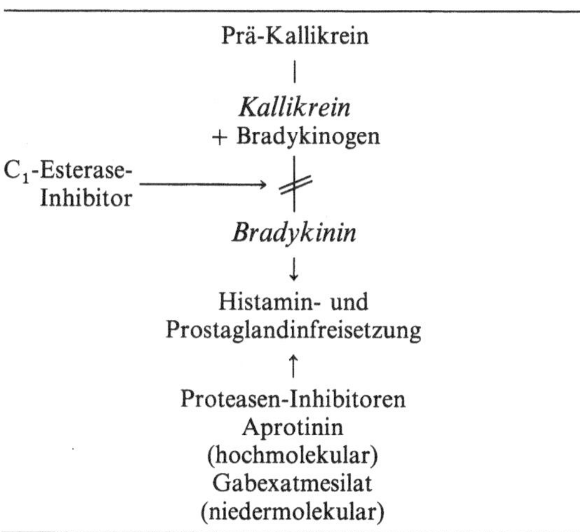

Die große Gruppe der Prostaglandine hat zwar deutlich gemacht, daß die Prostaglandine E als Verstärkersysteme für den Juckreiz bestehen können, auf der anderen Seite ist aber über den Einsatz von *Prostaglandinsynthetasehemmer* deutlich geworden, daß durch eine solch breitbasige Unterdrückung der Prostaglandine in ihrem gesamten Spektrum der Juckreiz verstärkt sein kann.

Dies gilt insbesondere für Aspirin und Indometazin [10]. Diese Erkenntnis ist mit der klinischen Erfahrung gekoppelt, daß mit der Blockierung der Prostaglandinentwicklung nicht nur allein proinflammatorische Substanzen, sondern auch kontrainflammatorische Substanzen in ihrem Einfluß auf pathophysiologische Vorgänge gebremst werden. Immer wieder deckt die Pharmakoanalyse, insbesondere mit *Antihistaminen bei lokaler Vorbehandlung* auf, daß Juckreiz und Erythementwicklung und auch urtikarielle Phänomene in ihrer Intensität signifikant vermindert wurden.

Prostaglandine können die Freisetzung von Noradrenalin über einen präsynaptischen Angriffspunkt reduzieren, und eine Hemmung der Prostaglandinsynthese durch Indometazin fördert die Freisetzung von Noradrenalin am gleichen Ort.

Das Netzwerk der gegenseitigen Beeinflussung der verschiedenen hier dargestellten Mediatorensysteme unterliegt einer solchen Vielfalt auf dem Gebiete der experimentellen Analyse, daß es wohl jetzt an der Zeit ist, Betrachtungen darüber anzustellen, ob ein roter Faden vorliegt, der sich durch die *Pathophysiologie der Dermatosen* hinzieht und an dem wir wichtige Erkenntnisse für unser therapeutisches Handeln erfahren können.

Zunächst liegt die Frage vor, ob *strukturelle Veränderungen des Nervennetzes* in der Haut mit Änderungen der Reizschwelle auf juckreizauslösende Stimuli oder mit der Entwicklung dieser Dermatosen gekoppelt ist. Mahrle, Runne und Orfanos [22] haben die Möglichkeit der Nervenschädigung durch

a) entzündliche Veränderung,
b) durch degenerative Einwirkung und
c) durch proliferative Entwicklungen
mit Hilfe normaler histologischer und elektronenmikroskopischer Techniken untersucht.

Es stellte sich heraus, daß insbesondere bei einer hypertrophen, hyperplastischen Nervenproliferation des Prurigo nodularis neurilemmomartige Strukturen innerhalb des dichten Zellinfiltrates vorlagen. Prurigoknoten wurden als hochsensible Inseln einer neuralen Proliferation bewertet. Diese Veränderungen nähern sich Befunden bei der Neurodermitis konstitutionalis, allerdings im entwickelten klinischen Bild. Kratzen in seiner verschiedensten Technik zwingt die Haut zur Reaktion und kann den Typ einer Dermatose mit Pruritus auf dem Boden einer konstitutionellen Situation provozieren.

Juckreiz bei Dermatosen kann sich entwickeln

1. bei fehlenden Veränderungen in der Epidermis aber ausgeprägtem subepidermalem Ödem mit mäßigen Infiltrationszellen, wie sie vom Typ der *Urtikaria* und des *Strophulus* beobachtet werden.
2. bei kompakter Epidermis in massiv akanthotischer Form mit einer Proliferation der Reteleisten und Intensivierung der Rundzelleninfiltration ggf. mit eosinophilen Leukozyten wie bei einer stufenförmigen Entwicklung der *Prurigo-Gruppe* bis zum *Prurigo nodularis.*
3. Die Veränderungen bei der *Neurodermitis zirkumskripta* und insbesondere die lokalisierten Pruritusformen bei *chronischen Ekzemen* reihen sich in diesen morphologischen Formenkreis ein.

   Eine weitere Gruppe sind
4. Dermatosen, bei denen sich eine granulomatöse Infiltration aus den gefäßführenden Schichten in die Epidermis hin entwickelt hat, wie beim *Lichen planus* als primäre epidermale „Wunde“ mit Zellabtropfung mit seinen Variationen und die *Mycosis fungoides*, obwohl hier deutliche zytologische Abgrenzungen notwendig sind.

   Von all diesen Gruppen ist
5. die *Dermatitis herpetiformis* mit ihrer immunologischen Charakterisation zu trennen und ihren unterschiedlichen nozizeptiven Reizen bis Brennen und Stechen.

Es ist kein Zweifel, daß diese fünf Gruppen in Hautreaktionen hineingehören, die durch morphologische Charakteristika herausragen. Der häufigste Juckreiz wird aber nicht bei einer solchen Dermatose gefunden, sondern bei der *Exsikkose der Haut jenseits der 60* Jahre, also die charakteristische Ausprägung der senilen Exsikkose [32]. Dem zur Seite zu stellen ist das *Winterjucken, der Pruritus hiemalis*, insbesondere bei Personenkreisen die aus tropischen Gebieten kommen und sich unserem Klima anpassen müssen. Auch hier ist die relative Exsikkose ein wichtier Faktor. Es scheint, wie bereits anfangs gesagt, die palisadenförmige Struktur der Epidermis in Abhängigkeit von deren physikalischem Zustand für die Entwicklung des Pruritus („ionogener Pruritus“) mit der Auswirkung dieses Hautzustandes auf den Nervenpool zu beachten sein.

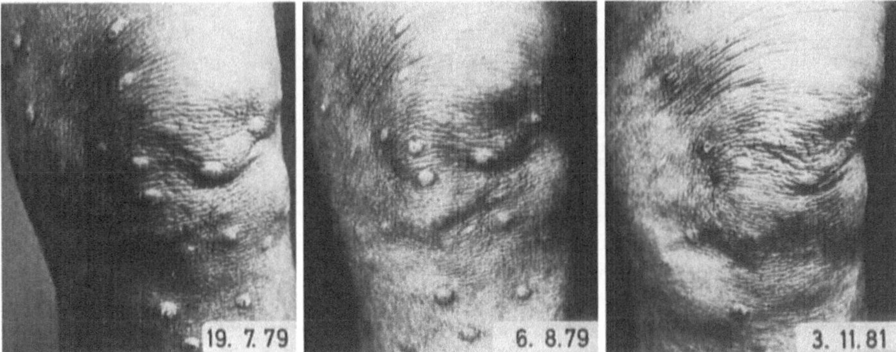

Abb. 5. Prurigo nodularis bei einer 59jährigen Frau Bestandsdauer der Prurigo seit 6 Jahren. Bisher keine therapeutische Besserung. Auf Thalidomid 100 mg innerhalb von 1–2 Monaten Rückbildung der Prurigoknötchen bis auf Restherde. Nach Absetzen des Thalidomids Rezidiv innerhalb 2–3 Monaten. Unter Thalidomid kein Juckreiz und kein Kratzen. Bisher 3malige Therapieserie bei dieser Patientin mit gleichen Ergebnissen

Unter *PUVA* ist ein Einsprießen freier Nervenendigungen in die Epidermis beobachtet worden. Wir können solche Beobachtungen bestätigen. Es entwickelt sich ein Stechen und Brennen. Nach einer Episode von 1–2 Monaten ist diese Krise vorbei, und es kann weiter gleichartig mit PUVA behandelt werden. Es liegt nahe, hier Prostaglandine, die unter einer Ultraviolett B-Bestrahlung stimuliert werden, in das Feld zu führen.

Juckreiz bei Allgemeinerkrankungen ist ein Problem nicht nur für den Hautarzt, wie es Ruiz-Torres [25] 1980 anhand eines eindrucksvollen Schemas der Ursachenfindung für chronischen Juckreiz hervorragend dargestellt hat. Unsere Analyse über kutane Rezeptoren, afferente und efferente Bahnen des zentralen Nervensystems und der Kopplung mit efferenten Leitungen des autonomen Nervensystems hat wohl deutlich gemacht, daß individuelle Faktoren, der Zustand der Haut als solcher einschließlich des Vorliegens einer Dermatose, die verschiedenen Schwellenwerte für sensible Reize einschließlich deren Verwertung in psychologischer Hinsicht bestimmen. Die therapeutischen Konsequenzen bei den verschiedenen Pruritusformen sollten die verschiedenen Schwerpunkte der Juckreizentwicklung beachten. Eine Dermatose mit begleitendem Juckreiz, eine Allgemeinerkrankung, die sich mit einer Juckreizentwicklung kombiniert, ohne daß die Haut sonst mit dieser Erkrankung verbunden ist, psychosomatische Situationen, die den Patienten in den Pruritus hineinzwingen, all dies sind Eckpfeiler in der Auswahl der Therapie (Tabelle 1).

Die *Unterhaltung einer Dermatose allein durch den Kratzeffekt* ist zweifelsohne beim Prurigo nodularis und beim endogenen Ekzem nicht von der Hand zu weisen und experimentell zu belegen. Der Pruritus nodularis geht allein sicher unter oraler Therapie mit *Thalidomid* zurück (Abb. 5). Diese Thalidomid-Therapie verbietet sich aber nun aus den verschiedensten Gründen.

Therapie

Die physikalische Technik der transkutanen Stimulation, die ihre Wurzeln in einer äußerst wirksamen Beeinflussung segmentgebundener Schmerzprojektionen besitzt [2], eröffnet auch im Einzelfall die Minderung von entsprechenden Juckreizen (Tabelle 6). Medikamentös stehen heute Antihistamine weiterhin im Vordergrund, wobei die Kombination verschiedenster Antihistamine mit sedierender Wirkung und ohne solche Komponente in Abhängigkeit von der Tageszeit der Applikation zu erwägen

Tabelle 6. Transkutane Stimulation

Impulsströme 1–2′, 60 Hz (unterhalb der Schmerzschwelle)
Anlage der Elektroden: Rücken/Schmerzsegment
Stimulierung von A_β Fasern (2. Neuron der Schmerzbahn)
Juckreizminderung über supraspinale Zentren

sind und zudem die mastzellstabilisierende Wirkung von Antihistaminen mit in Betracht gezogen werden muß. Es gelingt heute, mit Antihistaminen die Mehrzahl der Patienten mit Pruritus dann in den Griff zu bekommen, wenn Antihistamine *vor* der zu erwartenden Juckreizkrise gegeben werden (Langzeittherapie mit Teldane bzw. Metaplexan oder Omeril). *Kortikosteroide* sind dann ohne Zweifel von Wert, wenn die jeweilige Hautreaktion mit entsprechender Infiltration in das Spektrum der Kortikosteroidansprechbarkeit fällt. Sowohl bei Dermatosen als auch bei inneren Erkrankungen, die sich mit Juckreiz in die Haut projizieren, ist der Rückgang der auslösenden Erkrankung entscheidend für den Rückgang des Pruritus. Die Projektion einer psychosomatischen Situation in die Haut und ein damit sich entwickelnder Pruritus wird häufig mit *Tranquilizer* oder *Sedativa* im günstigen Sinne beeinflußt. Hautfettung, Anwendung von Bädern, körperliche Bewegung, Zusammenarbeit mit psychosomatisch orientierten Arbeitskreisen und eine straffe Programmierung des therapeutischen Plans wirken Wunder. Eine solche Therapie benötigt Zeit. Ein Patient braucht seine 30 Minuten im Gespräch mit seinem Arzt. Bei lokalisierten Pruritusformen, ohne daß man entsprechende auslösende banale Gründe findet, sind nur durch einen Eingriff in die Lebensgewohnheiten des Patienten zu ändern. Ich erinnere mich immer gerne an die Darstellung von Marchionini, daß es im islamischen Kulturkreis keinen Pruritus ani gibt; eine Änderung der hygienischen Techniken ist notwendig für die Behandlung, die dem Patienten deutlich gemacht werden muß.

Sie sehen schon aus dem Tenor, der sich bei mir entwickelt, daß ich aus meiner naturwissenschaftlichen Programmierung aussteige und mich mehr der philosophischen Betrachtung der Pruritusbehandlung zuwende. Eine solche Grundhaltung ist nicht unbeabsichtigt. Die Behandlung des Pruritus stellt heute noch keine exakte Naturwissenschaft dar. Das Problem kann nur in Zusammenarbeit mit dem Patienten unter Ausspielen aller medikamentösen und psychologischen Möglichkeiten bewältigt werden.

Zusammenfassung

Pruritus entwickelt sich im Nervenpool peripherer sensibler Rezeptoren des ZNS und kann bereits in der Haut durch gleichzeitige thermische, mechanische und insbesondere Schmerzreize moduliert werden.

Afferent/efferente Reflexe sowie antidrom verlaufende Impulse lösen in verschiedenen Ebenen der nervösen Leitungsbahnen Juckreiz über eine Mediatorenfreisetzung aus, deren gemeinsames Merkmal Erythembildung und Permeabilitätserhöhung ist.

Über visuelle Wahrnehmungen und bildliche Vorstellungen ist psychogen zentral ein Kratzreflex auslösbar. Die Reizschwelle auf juckreizauslösende Stimuli hängt von den Gegebenheiten des Mediatorenreservoirs in der Haut (Histamin, Kinine, Prostaglandine) ab und schließt die strukturelle Gegebenheit nervöser Rezeptoren, insbesondere bei Dermatosen ein. Eine Exsikkose der Hornschicht (Alter, Entfettung) senkt die Juckreizschwelle. Die exogene artifizielle Auslösung des Juckreizes wird über intraepidermale Applikation von Histamin und Histaminliberatoren sowie Endoproteasen aus Juckreizpulver provoziert.

Pharmakoanalytisch kann abgeleitet werden, daß H_1-Antagonisten und Lokalanästhetika sowohl lokal als auch systemisch vor der Juckreizauslösung gegeben, den

Pruritus wesentlich hemmen können. Bei Dermatosen mit Juckreiz ist der Rückgang der entzündlichen Hautveränderungen mit Schwinden des Juckreizes verbunden.

Eine Ultraviolett-B-Bestrahlung der Haut mindert den Pruritus im Bereiche des bestrahlten Hautterrains, insbesondere bei Pruritus nach Hämodialyse und bei Urämie sowie bei Neurodermitis atopica. Weiterhin ist den Ultraviolett-B-bestrahlten Hautfeldern die Juckreizschwelle auf lokal provozierte klinisch experimentelle Reize (Juckpulver, Brennessel-Auflage, Histaminliberatoren) erhöht.

Die Pharmakoanalyse des Pruritus unter verschiedenen Gegebenheiten unterstützt die Vorstellung, daß für den zentral stimulierten bzw. verstärkten Juckreiz sich entsprechende Pharmaka anbieten.

Die Auswirkungen von Thalidomid und Opioid-Antagonisten haben den Einblick in die Wege der Juckreizentwicklung in besonderem Maße eröffnet.

Literatur

1. Baum J (1982) Die Akupunktur in der Schmerzbehandlung. Dtsch med Wochenschr 107:348
2. Carlsson CA, Augistinsson LE, Lund S, Roupe G (1975) Electrical transcutaneous nerve stimulation for relief of itch. Experientia 31/2:191
3. Cook LJ, Shuster S (1982) Indirect evidence for secondary madiators in the skin's response to histamine. Br J Dermatol 577–583
4. Davies MG, Greaves MW (1981) The current status of histamine receptors in human skin: therapeutic implications. Br J Dermatol 104:601–605
5. Dieterich HA (1981) Biochemie und Pharmakologie der Neurotransmitter. Teil I: Die chemische Übertragung im peripheren Nervensystem. Biochemistry and pharmacology of neurotransmitters. Part I: Chemical transmission in the peripheral nervous system. Inn Med 8:11–19
6. Edwards AE, Shellow WVR, Wright E, Dignam TF (1976) Pruritic skin disease, psychological stress, and the itch sensation a reliable method for the induction of experimental pruritus. Arch Dermatol 112:339–343
7. Fjellner B, Hägermark Ö (1981) Studies on pruritogenic and histamine-relasing effects of some putative peptide neurotransmitters. Acta Derm Venerol (Stockh) 61:245–250
8. Gilchrest BA, Rowe JW, Brown RS, Steinman TI, Arndt KA (1982) Relief of uremic pruritus with ultraviolet phototherapy. N Engl J Med 136–142
9. Greaves MW, McDonald-Gibson W (1973) Itch: role of prostaglandins. Br Med J iii: 608–609
10. Greaves MW (1982) The pharmacology of histamine in normal and diseased skin. In: Jarrett A (ed) The physiology and pathophysiology of the skin. Academic Press, London New York Paris
11. Hägermark Ö, Hökfelt T, Pernow B (1978) Flare and itch induced by substance P in human skin. J Invest Dermatol 71:233–235
12. Hägermark Ö, Strandberg K (1977) Pruritogenic activity of prostaglandin E_2. Acta Derm Venerol (Stockh) 57:37–43
13. Hartschuh W, Weihe E (1980) Fine structural analysis of the synaptic junction of Merkel cell-axon-complexes. J Invest Dermatol 75:159–165
14. Hartschuh W, Weihe E, Büchler M, Herlmstaedter V, Feurle GE, Forssmann WG (1979) Metenkephalin-like immunreactivity in Merkel cell. Cell Tissue Res 201:343–348
15. Hensel H (1966) Allgemeine Sinnesphysiologie: Hautsinne, Geschmack, Geruch. Springer, Berlin Heidelberg New York
16. Hünecke P, Bosse K (1981) Kratzen. Münch Med Wochenschr 123:992–998
17. Iggo A (1977) Cutaneous and subcutaneous sense organs. Br Med Bull 33:97–102
18. Keele CA, Armstrong D (1964) Substances producing pain and itch, chap 15. Arnold, London 288–304
19. Kestenbaum T, Kalivas J (1979) Solar Pruritus. Arch Dermatol 115:1368–1369
20. Keidel WD (1963) Physiologie der Hautsinne. In: Handbuch der Haut- und Geschlechtskrankheiten, Erg-Werk Bd I/3. Springer, Berlin Göttingen Heidelberg
21. Lembeck F, Holzer P (1979) Substance P as neurogenic mediator of antidromic vasodilation and neurogenic plasma extravasation. Naunyn-Schmiedebergs Arch Pharmacol 310:175–183

22. Mahrle G, Runne U, Orfanos CE (1977) Sensorische Innervation und autonome Kontrolle der menschlichen Epidermis. In: Lassmann G, Jurecka W, Niebauer G (Hrsg), Struktur und Pathologie des Hautnervensystems. Wiener Symposium, Verlag des Verbandes der wissenschaftlichen Gesellschaft Österreichs, Wien
23. Moffaert van M (1983) Psychosomatik für den Dermatologen in der Praxis. Extracta Dermatologica (1):19–38
24. Rajka G (1968) Evaluation of drug influence on the itch duration in the skin of patients with atopic dermatitis, various eczemas and psoriasis. II. Experiments in unaffected skin. Comparison with itch threshold technique and clinical evaluation. Acta Derm Venerol (Stockh) 48:98–102
25. Ruiz-Torres A (1980) Pruritus – ein Problem nicht nur für den Hautarzt. Tempo Medical 22:27–29
26. Ruzicka T, Glück S (1983) Cutaneous histamine levels and histamine releasability from the skin in atopic dermatitis and hyper-IgE-syndrome. Arch Dermatol Res 275:41–44
27. Stüttgen G (1981) Physiologie und Pathophysiologie des Juckreizes. Münch med Wochenschr 123 (4):987
28. Summerfield JA (1980) Naloxone modulated the perception of itch in man. Br J Clin Phamacol 10:180–183
29. Summerfield JA (1981) Pain, itch and endorphins. Br J Dermatol 105:725–726
30. Winkelmann RK (1960) Schematische Darstellung der nervalen Versorgung der Schleimhaut, der unbehaarten und behaarten Haut. Advances in biology of the skin. New York
31. Zimmermann M (1981) Physiological foundations of pain and pain control. In: Rügheimer E, Zindler M (eds) Anaesthesiology. Excerpta Medica, Amsterdam Oxford Princeton
32. Editorial (1979) Pruritus, pain, and sweating disorders. J Invest Dermatol 73:495–500

Hans Kresbach

Die sog. Parapsoriasisgruppe

Historische Entwicklung

Als Brocq im Jahre 1902 den Terminus „*Parapsoriasis*" kreierte, wollte er keine einzelne neue Krankheit präsentieren, sondern offensichtlich heterogene Dermatosen, die seit 1890 von verschiedenen deutschen, französischen und angloamerikanischen Autoren unter verschiedenen Namen beschrieben worden waren, in einer Gruppe zusammenfassen [6]. Es handelte sich um oberflächliche Dermatitiden erythematös-makulöser, papulo-squamöser, lichenoider und atrophischer Art unterschiedlicher Erscheinungs- und Ausbreitungsweise (vor Brocq schon unter dem Titel „resistente makulopapulöse schuppende Erythrodermien" gruppiert), die einerseits durch Negativkriterien wie unbekannte Ätiologie und Therapieresistenz, andererseits durch Chronizität bei weitgehender subjektiver Symptomarmut gekennzeichnet waren. Innerhalb dieser a priori keineswegs logischen Gruppierung unterschied Brocq 3 Typen (Tabelle 1): In seiner „*Parapsoriasis guttata*" vereinigte er Fälle, die Juliusberg 1899 unter Benützung historischer Vorläufer als „Pityriasis lichenoides chronica" publiziert hatte. Die „*Parapsoriasis lichenoides*" stützte sich neben Brocq's eigenen Beobachtungen auf die „Parakeratosis variegata" von Unna, Santi und Pollitzer und auf den „Lichen variegatus" von Crocker. Die „*Parapsoriasis en plaques*" schließlich, von Brocq als „gut definierte klinische Einheit" bezeichnet, geht auf seine 1897 beschriebene „Erythrodermie pityriasique en plaques disséminées" zurück. Die ersten Autoren, die sich mit einer speziellen Erscheinungsform der sog. Parapsoriasisgruppe befaßt haben, waren zweifellos Unna, Santi u. Pollitzer im Jahre 1890 [46].

An die Psoriasis erinnerten die Brocq'schen Typen klinisch nur teilweise und Brocq sah die Bedeutung seiner Gruppe auch eher darin, daß sie die zentralen Glieder eines Systems „entzündlicher Dermatosen" wie Psoriasis, psoriasiforme und pityriasiforme Seborrhoide, Lichen planus, Pityriasis rubra benigna und Mykosis fungoides darstellen sollten, mit denen sie durch wechselnde Ähnlichkeiten und fallweise Übergänge verbunden seien [6]. Brocq und zeitgenössische Autoren haben übrigens nie

Tabelle 1. Les parapsoriasis, Brocq 1902 [6]

1. Typ:	*Parapsoriasis guttata* („Sehr ähnlich der Psoriasis")
2. Typ:	*Parapsoriasis lichenoides* („Übergangsform zwischen Lichen und Psoriasis; eher Paralichen")
3. Typ:	*Parapsoriasis en plaques* („Sehr ähnlich den psoriasiformen Seborrhoiden")

davon gesprochen, daß eine der Parapsoriasis-Formen in eine Mykosis fungoides „übergehen" könne, sondern immer nur davon, daß eine frühe Mykosis fungoides einerseits bei der Parapsoriasis en plaques und andererseits vor allem bei der Parapsoriasis lichenoides differentialdiagnostisch in Betracht käme. Der diesbezügliche „schlechte Ruf" der Parapsoriasis insgesamt ist also nach historischer Analyse des Problems nicht recht verständlich. Brocq hat weiters davon gesprochen, daß es „Reintypen" und „Übergangsformen" seiner Parapsoriasiskrankheiten gäbe, ein Problem, welches bis in die jüngste Vergangenheit anscheinend nicht ganz befriedigend gelöst werden konnte. Im allgemeinen dürfte es aber möglich sein, „dimorphe" oder ähnliche Erscheinungsformen einer bestimmten Entität zuzuordnen, weshalb man den vielzitierten Übergangs- oder Kombinationsfällen mit Skepsis gegenüberstehen sollte.

Die weitere – hier nur grob angedeutete – Entwicklung der sog. Parapsoriasisgruppe war durch Neubeschreibungen unter verschiedenen Namen, Umdeutungen, Umgruppierungen, Zuordnungen und Aufsplitterungen gekennzeichnet. Frühzeitig waren Tendenzen erkennbar, die Parapsoriasis en plaques und die Parapsoriasis lichenoides einander anzunähern, die Pityriasis lichenoides hingegen von der Gruppe abzutrennen [8]. Dies gilt namentlich für die akute Pityriasis lichenoides, von Mucha 1916 herausgestellt und von Habermann 1925 „Pityriasis lichenoides et varioliformis acuta" bezeichnet, die sogar der chronischen Form gegenüber als separate vaskulitische Entität betrachtet wurde. (Unter den Aspekten des späteren – inzwischen wieder weitgehend verlassenen [34, 43] – Vaskulitis-Konzeptes hat sich diese Sonderstellung lange erhalten. Auch von Lever u. Schaumburg-Lever [26] wird die Pityriasis lichenoides noch 1983 unter den Gefäßkrankheiten abgehandelt, nicht bei der Parapsoriasis.)

Die *1. historische Periode* der Parapsoriasis ging 1952 zu Ende. Sie war durch zwei weitere Erkenntnisse gekennzeichnet, nämlich daß sich Parapsoriasis en plaques und Parapsoriasis lichenoides mit verschiedener Frequenz in eine Mykosis fungoides transformieren können und daß die Parapsoriasis auch als Poikilodermie mit besonders häufiger lymphomatöser Entartung auftreten kann [5].

Die *2. Periode* beginnt mit der Differenzierung der Parapsoriasis en plaques in eine stets benigne *kleinfleckige* und in eine *großfleckige* Form mit variablem malignem Potential [9]. Letztere wurde dann weiter in eine „einfache" und in eine „poikilodermatische" großfleckige Form unterteilt [5, 15]. Ein extremer Standpunkt wollte in der großfleckigen poikilodermatischen Form überhaupt nur mehr eine besondere Erscheinungsform der frühen Mykosis fungoides im allgemeinen bzw. einer besonderen (milden) „lichenoiden" Erscheinungsform der Mykosis fungoides im speziellen erblicken [40, 41]. Eine weitere Tendenz ging dahin, die Parapsoriasis lichenoides „aufzulösen". Eine nichtatrophische Parakeratosis variegata wurde als retikulärstriäre Pityriasis lichenoides chronica und der ehemalige (atrophisierende) Lichen variegatus als retikuläre Variante der Parapsoriasis en plaques aufgefaßt. Für verbleibende Formen wurde auch die Bezeichnung „Dermatitis lichenoides striata et reticularis partim haemorrhagica" vorgeschlagen [32]. Eine Kenntnis der Unna'schen Originalarbeit über seine Parakeratosis variegata [46] läßt eine solche Interpretation eher nicht zu. Es ist völlig offenkundig, daß unter Parapsoriasis lichenoides, Parakeratosis variegata und Lichen variegatus identische Krankheitsbilder gemeint waren. Bezüglich grobstreifiger und grobnetziger papulo-keratotischer Erscheinungsformen muß hier einerseits auf vielleicht mögliche retiform-striäre Varianten der Pityriasis lichenoides chronica [32, 34] und auf atypische Psoriasisformen [17], andererseits aber nachdrücklich auf die „Keratosis lichenoides chronica"und klinisch ähnliche Krankheitszustände hingewiesen werden [10, 18, 21, 37].

Als ein weiteres Kennzeichen der zweiten historischen Periode ist schließlich eine *terminologische Konfusion* zu erkennen [31]. Da und dort werden für das gleiche Krankheitsbild verschiedene Namen und gleiche Namen für verschiedene Krankheitsbilder verwendet. Manche Bezeichnungen sind damit mißverständlich und vieldeutig geworden und sollten nicht mehr verwendet werden [24]. Die Klassifikation von Sutton aus dem Jahre 1956 umfaßte 12 separate Entitäten der Parapsoriasis [45]. Bezüglich *Nosologie* und *Nomenklatur* stellten sich daher folgende Fragen: 1. Welche Formen sind wirklich separate Entitäten oder Varianten einer Entität? 2. Welche Bezeichnung ist für eine bestimmte Entität die geeignetste? 3. Welche Formen sind distinkte Entitäten oder frühe Phasen bzw. Stadien eines kutanen Lymphoms [24]? Zur Klärung dieser Fragen sind u. E. zunächst semantische Probleme zu lösen. Die Größe von Plaques oder die netzförmige Anordnung bestimmter Läsionen allein stellen z. B. sicher keine maßgeblichen Kriterien dar. Viel wichtiger ist die Morphologie (einschließlich Morphogenese und Morphodynamik) der Läsionen. Grundsätzlich hat jede Parapsoriasisform ihre kennzeichnende klinische *Fundamentalmorphologie*. Für die Pityriasis lichenoides sind dies makulöse und papulo-squamöse Elemente, für die Parapsoriasis en plaques erythemato-squamöse „Flecke", fallweise auch lichenoide Papeln und Infiltration, für die poikilodermatische Parapsoriasis (anderswo auch Parapsoriasis lichenoides, atrophische Parapsoriasis, großfleckige Parapsoriasis en plaques, präretikulotisches Poikiloderm, Poikiloderma vascularis atrophicans usw. genannt) ein breites Spektrum von lichenoiden Papeln über Infiltrationen bis zur atrophischen Buntscheckigkeit mit Teleangiektasien [4].

Neuere Klassifikationsversuche

Neuere Klassifikationssysteme der sog. Parapsoriasisgruppe sind durch *Vereinfachung* und *Zusammenfassung* gekennzeichnet, ferner – wie bei Brocq – durch 3 Typen unter Wiedereinbeziehung der Pityriasis lichenoides. Der Name „Parapsoriasis guttata" wird vermieden und die Mucha-Habermann'sche Form als Variante der Pityriasis lichenoides und nicht als separate vaskulitische Entität anerkannt [24]. Die sehr ähnlichen Schemata von Sina u. Robinson [44] (Tabelle 2) sowie Meigel [30] (Tabelle 3) zählen – entsprechend einer nur teilweise anerkannten Ansicht – auch pseudolymphomatöse Varianten zur papulösen Parapsoriasis (= Pityriasis lichenoides) und beziehen hinsichtlich der Parapsoriasis en plaques einen etwas problematischen Standpunkt. Die Einteilung von Orfanos u. Tsambaos [36] (Tabelle 4) erhebt die Parakeratosis variegata wieder zum Ordnungsbegriff, läßt aber den Begriff „Parapsoriasis en plaques" ebenfalls in der Schwebe. Einen konstruktiven Beitrag leisteten Lambert u. Everett [24] (Tabelle 5), die in einer differenzierten Betrachtungsweise unter ihrer „kleinfleckigen Parapsoriasis" offensichtlich das verstehen, was Brocq mit seiner „Parapsoriasis en plaques" gemeint hat und ihre „großfleckige Parapsoriasis" letztlich mit der Brocq'schen Parapsoriasis lichenoides gleichsetzen. (Letztere hat ganz bewußt Parakeratosis variegata und Lichen variegatus – vielleicht mit einer gewissen Unterbetonung „atrophischer" und „poikilodermatischer" Erscheinungsweisen – vereinigt.) Es sei daran erinnert, daß Brocq sehr wohl plaqueförmige und

Tabelle 2. Parapsoriasis-Formen, Sina u. Robinson 1980 [44]

1. *Papulöse Parapsoriasis*

   Chronisch (Pityriasis lichenoides chronica)
   Akut (Parapsoriasis varioliformis acuta)
   Subakut
   Pseudolymphomatös

2. *Makulöse Parapsoriasis*

   Kleinfleckig (Xanthoerythrodermia perstans)
   Großfleckig (Parapsoriasis en plaques)
   Gemischtfleckig

3. *Retiforme Parapsoriasis*

Tabelle 3. Parapsoriasis-Erkrankungen, Meigel 1982 [30]

1. *Papulöse Parapsoriasis*	Leitmorphe Papel
Pityriasis lichenoides chronica Pityriasis lichenoides varioliformis acuta Lymphomatoide Papulose	
2. *Makulöse Parapsoriasis*	Leitmorphe Macula
Kleinherdige Parapsoriasis en plaques Großherdige Parapsoriasis en plaques	
3. *Retiform lichenoide Parapsoriasis*	Leitmorphe lichenoide Papel
Parapsoriasis lichenoides	in netzförmiger Anordnung

Tabelle 4. Parapsoriasis-Gruppe, Orfanos u. Tsambaos 1982 [36]

1. *Pityriasis lichenoides*	
Chronica („en gouttes") Acuta (Mucha-Habermann)	lichenoides Bild
2. *Parapsoriasis en plaques*	
Kleinfleckig Großfleckig	ekzematoides Bild
3. *Parakeratosis variegeta*	poikilodermatisches Bild

Tabelle 5. Nosologie der Parapsoriasis, Lambert u. Everett 1981 [24]

1. *Pityriasis lichenoides*

Acute (Synonyms: Pityriasis lichenoides et varioliformis acuta; PLEVA; Mucha-Habermann disease)
Chronic (Synonym: Pityriasis lichenoides chronica)

2. *Small Plaque Parapsoriasis*

Variant: Digitate dermatosis
Variant (of digitate dermatosis): Xanthoerythrodermia perstans

3. *Large Plaque Parapsoriasis*

(Synonyms: atrophic parapsoriasis; poikilodermatous parapsoriasis)
Variant: Retiform parapsoriasis
(Synonyms: variegate parapsoriasis; parakeratosis variegata)

Tabelle 6. Sog. Parapsoriasisgruppe, eigener Vorschlag

1. *Pityriasis lichenoides*	Makulo-papulo-squamös
Chronisch Akut Intermediär	
2. *Brocq'sche Krankheit*	Makulo-erythemato-squamös
(Parapsoriasis en plaques Brocq)	
3. *Parapsoriasis variegata*	Atrophisch-lichenoid-poikilodermatisch
a) Plaque-Typ b) Retiformer Typ	

netzförmige Formen seiner Parapsoriasis lichenoides kannte, die im übrigen nicht grundlos von Anfang an als die problematischste aller Parapsoriasisformen galt [16].

Ein *eigener Vorschlag* (Tabelle 6) geht nun davon aus, daß man innerhalb der sog. Parapsoriasisgruppe offensichtlich 3 Entitäten mit Varianten unterscheiden kann: 1. Die „*Pityriasis lichenoides*" mit chronischen, akuten und intermediären (subakuten) Verlaufsweisen [27]. Die mißverständlich gewordene Bezeichnung „Parapsoriasis guttata" sollte endgültig aufgegeben werden, weil verschiedene Autoren darunter auch die kleinfleckige Parapsoriasis en plaques verstanden haben. Man sollte auch keine pseudo- oder prälymphomatösen Krankheitsbilder dem Begriff angliedern. 2. Als „*Brocq'sche Krankheit*" möchten wir – historischen Vorbildern folgend [3, 16] – die von Brocq sehr exakt beschriebene Parapsoriasis en plaques bezeichnen. Diese deckt sich mit der kleinfleckigen, einfachen diskreten oder benignen Parapsoriasis en plaques neuerer Klassifikationen, wahrscheinlich auch mit der chronischen superfiziellen Dermatitis [23, 41], sicher mit der digitiformen Dermatose und der Xanthoerythrodermia perstans sowie der „Fingerprint parapsoriasis" und der „Persistent superficial dermatitis" [42]. Der unmodifizierte Terminus „Parapsoriasis en plaques" sollte vermieden werden, weil damit in der Vergangenheit – allerdings nicht von Brocq selbst – groß- und kleinfleckige, nichtatrophische und atrophische sowie poikilodermatische Formen, letztlich also ganz verschiedene Krankheiten, verstanden wurden [24, 39, 41]. 3. Als „*Parapsoriasis variegata*" möchten wir die großfleckige (einfache, atrophische, poikilodermatische) Parapsoriasis en plaques neuerer Klassifikationen und die Parapsoriasis lichenoides im Brocq'schen Sinn zusammenfassen. Daraus ergibt sich von selbst, daß man es teils mit plaqueförmigen, teils mit retiformen Läsionen zu tun haben wird.

Klinisches Bild

Auf die bekannten klinischen Details kann ich hier nicht eingehen. Diesbezüglich sei u. a. auch auf die ausgezeichnete Darstellung von Nasemann [33] verwiesen. Hier nur kurze Anmerkungen: Bei der *Pityriasis lichenoides* [11, 34] handelt es sich um schubweise Eruptionen von makulösen und papulo-squamösen Elementen vorwiegend an Stamm und Extremitäten, wobei die Einzeleffloreszenzen einen etwa 4-wöchigen Entwicklungszyklus durchlaufen. Charakteristisch sind die bekannten grauweißlichen Deckel- oder Oblatenschuppen, typisch das synchrone Vorhandensein von Läsionen unterschiedlicher Entwicklungsphasen mit der daraus resultierenden individuellen Polymorphie. Nicht selten sind postläsionelle Leukoderme. Akute Fälle sind durch die bekannten zusätzlichen exsudativen und hämorrhagisch-nekrotischen Phänomene gekennzeichnet. Varioliforme und chronisch-papulöse Elemente können gleichzeitig oder nacheinander vorhanden sein, intermediäre (subakute) Typen sind häufiger als polare. Seltene Ausnahmen sind febrile (und nichtfebrile) ulzeronekrotische (akute) Formen. Histologisch handelt es sich – auch nach eigenen Untersuchungen – um eine eher milde oberflächliche perivaskuläre lympho-histiozytäre Dermatitis mit geringer Spongiose und fokaler Parakeratose. Gelegentlich finden sich auch vereinzelte atypische lymphoide Elemente. Auch bei den akuten Formen konnten wir keine nekrotisierende Vaskulitis nachweisen [27, 43]. Das histologische Bild ist sicher nicht pathognomonisch und muß u. a. auch von Arzneireaktionen differenziert werden. Von 19 eigenen Fällen der letzten Jahre waren 12 Männer und 7 Frauen, das Alter bei Krankheitsbeginn schwankte von 14 bis 77 Jahren. Akute Formen sind bei jüngeren, chronische bei älteren Patienten häufiger.

Die *Brocq'sche Krankheit* zeigt zahlreiche, beständige, mehr oder minder scharf begrenzte, rundliche bis länglich-ovale, erythemato-squamöse Läsionen von fahlgelblicher bis gelblich-roter und rot-bräunlicher Farbe, namentlich thorakolateral und an den proximalen Extremitäten. Die Durchmesser der Herde betragen etwa 3–6 cm; es kommen aber durchaus auch viel größere vor [16], namentlich an den Beinen [3].

Konfluenzerscheinungen und figurierte Herde sind möglich, typisch ist andererseits die digitiforme Anordnung entlang der Spaltlinien. Die Herde sind nicht induriert, nach Kratzen leicht schuppend, mitunter oberflächlich gerunzelt bzw. facettiert, manchmal „pseudoatrophisch" und „pseudolichenifiziert". Hervorzuheben ist die persistierende, d. h. stabile Monotonie des Einzelfalles ohne progressive Dynamik. Klinische Unterschiede von Fall zu Fall (Größe, Form und Farbe der Herde betreffend) sind aber durchaus möglich. Charakteristisch ist ferner der oft jahrzehntelange, ja lebenslängliche Bestand. Kürzere Verläufe mit definitiven „Abheilungen" bedürfen einer retrospektiven Überprüfung der Diagnose [19].

Das histologische Bild ist oft sehr ähnlich dem der Pityriasis lichenoides [1, 2, 31]. Typisch ist auch hier eine superfizielle perivaskuläre lymphoidzellige Dermatitis mit mäßiger Spongiose und fokaler Parakeratose, insgesamt also ein diskretes ekzemartiges Bild [43]. Die Lymphozyten lassen sich als T-Lymphozyten erkennen, gelegentlich sind auch Eosinophile und Plasmazellen vorhanden. Die histologische Differentialdiagnose hat in erster Linie die seborrhoische Dermatitis, ferner Ekzeme, die Pityriasis rosea, die Psoriasis, Id-Reaktionen sowie den superfiziellen Typ gyrierter Erytheme zu berücksichtigen. Unter 35 eigenen Fällen befanden sich 28 Männer und 7 Frauen mit einem Alter zu Krankheitsbeginn ab 20 Jahren. Die Fälle häufen sich allerdings im 5.–7. Lebensjahrzehnt. 18 Patienten klagten über Juckreiz.

Beim *Plaque-Typ* unserer *Parapsoriasis variegata* handelt es sich – wie vom „großfleckigen Typ der Parapsoriasis en plaques" bekannt – um wenige, große (10–20 cm Durchmesser), mäßig bis deutlich indurierte, bläulich-rötliche bis tiefrote, leicht schuppende Plaques mit unscharfer Begrenzung und unregelmäßiger, oft viereckiger Gestalt. Sie sitzen namentlich an den Gesäßbacken, an den proximalen Extremitäten, im Bereich großer Beugen, am Unterbauch und bei Frauen auch an den Brüsten. Teils überwiegen lichenoide Elemente in unregelmäßiger Anordnung, meist eine deutliche Atrophie bei trockener Hautbeschaffenheit. Beim *retiformen Typ* liegt eine mehr oder weniger generalisierte netzartige Anordnung rötlich-brauner bis tiefroter, glänzender, flacher, schuppender Papeln von lichenoidem Aspekt mit deutlicher Atrophie vor. Das klinische Bild unterliegt – im Gegensatz zur Brocq'schen Krankheit – einer progressiven (und teils auch regressiven! [22]) morphologischen Dynamik. Schwierig wird die Zuordnung, wenn „einfache große Plaques" nicht spätestens nach etwa 3 Jahren eine Änderung ihrer Plaque-Morphologie in Richtung Atrophie oder Poikilodermie erkennen lassen. Das klinische Bild der Parapsoriasis variegata ist zunächst zweifellos kennzeichnender als das histologische. Später liegen meist dichte bandartige lichenoide rundzellige Infiltrate mit Zellatypien und entsprechenden Epidermisveränderungen vor, die in erster Linie die Abgrenzung gegenüber der Mykosis fungoides bzw. die Früherfassung einer Mykosis fungoides aktuell erscheinen lassen [12, 13].

Der Plaque-Typ ist viel häufiger als der retiforme Typ. Wir beobachteten in den letzten 10 Jahren 13 Fälle des Plaque-Typs der Parapsoriasis variegata (7 Männer, 6 Frauen; bei 6 Fällen Diagnose Mykosis fungoides) und 10 Fälle eines „undeterminierten" [23] Plaque-Typs (7 Männer, 3 Frauen), bei dem die Zuordnung längere Zeit unklar blieb. Beide Typen wurden ab dem 3. Lebensjahrzehnt beobachtet. (Dies unterstreicht die Tatsache, daß auch großfleckige Plaque-Typen zunächst histologisch „banal" sein können. Umgekehrt gibt es auch kleinfleckige Herde mit „suspekten" histologischen Befunden. 3 unserer 10 undeterminierten Fälle konnten nach Jahren der Parapsoriasis variegata zugeordnet werden, 5 andere sind relativ bald abgeheilt, was für primäre Fehldiagnosen spricht.)

Wir sind *nicht* der Meinung, daß *alle* Formen der sog. Parapsoriasisgruppe *potentiell prämaligne oder prämykotisch* sind [4]. Die Pityriasis lichenoides und die Brocq'sche Krankheit sind *benigne Affektionen*, die mit Pseudo-, Prä- und späteren wirklichen malignen Lymphomen offensichtlich nichts zu tun haben. Die lymphomatoide Papulose sollte als Pseudo-T-Zell-Lymphom [7] von der Pityriasis lichenoides strikt abgetrennt werden. Die Differentialdiagnose typischer Fälle ist auch zweifellos

möglich [35]. Die „Beziehungen" der Brocq'schen Krankheit zur Mykosis fungoides bestehen wahrscheinlich nur darin, daß erythematoide prämykoside Erscheinungen der klassischen Mykosis fungoides mitunter vorübergehend die Brocq'sche Krankheit imitieren können [22]. Nicht so einfach liegen die Dinge bei der Parapsoriasis variegata unserer Definition. Es ist bekannt, daß sich in einem Prozentsatz von etwa 10–100% laut Literatur Fälle großfleckiger, atrophischer, poikilodermatischer und retiformer Parapsoriasis nach jahre- und jahrzehntelangem Verlauf als *Mykosis fungoides* oder als ein anderes Lymphom herausgestellt haben. Dabei erheben sich folgende Fragen: Hat es sich von Anfang an um eine Mykosis fungoides (oder ein anderes Lymphom) gehandelt oder hat eine schrittweise Transformation eines primär benignen chronisch-entzündlichen Prozesses in ein malignes Lymphom stattgefunden? Trifft ersteres zu, müßte man die Fälle von der Parapsoriasis sofort abtrennen und eben als Mykosis fungoides bezeichnen [12, 41]. Im zweiten Fall müßte man diese Parapsoriasisformen als besondere prälymphomatöse Konditionen oder Läsionen auffassen. Eine „poikilodermatische Symptomatik" gehört übrigens seit jeher zur Mykosis fungoides und zum Morbus Hodgkin. Aus der Nichtbeachtung dieser Tatsache könnten sich u. U. völlig überflüssige Diskussionen ergeben. Auch die Existenz „poikilodermatischer Pseudolymphome" (etwa analog der Situation papulöse Parapsoriasis – lymphomatoide Papulose) möchten wir nicht außer Acht lassen.

Schlußfolgerungen und Zusammenfassung

Es ergeben sich folgende praktische Schlußfolgerungen: *Die sog. Parapsoriasisgruppe* hat in ihrer ursprünglichen Form *zu bestehen aufgehört.* Pityriasis lichenoides und Brocq'sche Krankheit sind nichtverwandte Entitäten mit Varianten, die bezüglich späterer maligner Entartung ohne Bedeutung sind.

Die zweifellos „synthetische" Parapsoriasis variegata ist und bleibt problematisch. Nach näherer Kenntnis der Dinge wird sich dieser Typ wahrscheinlich in *frühe Lymphome* (namentlich Mykosis fungoides), *Prälymphome* [25], *Pseudolymphome* und *benigne Affektionen* [12] aufschlüsseln. Unsere Absicht war es, alle Fälle, die das Malignitätsproblem wirklich berühren [14], in einer einzigen Gruppe zu vereinigen. Dazu haben uns die Literatur vieler Jahrzehnte und eigene Erfahrungen berechtigt. Wir glauben, daß etwa 50% der Fälle der sog. Parapsoriasis variegata frühe Formen einer überwiegend offensichtlich protrahiert und milde verlaufenden Mykosis fungoides sind [40].

Die nun angebrochene *3. historische Periode* der Parapsoriasis steht vor folgenden Problemen:

1. Aufhellung der Ätiopathogenese und Formalgenese von Pityriasis lichenoides [20] und Brocq'scher Krankheit sowie Fixierung ihrer nosologischen Position.
2. Differenzierung der verschiedenen biologischen Varianten der Parapsoriasis variegata mit Hilfe moderner zytomorphologischer und zytofunktioneller Methoden und monoklonaler Antikörper. Die in situ-Identifikation von T-Zell-Subpopulationen kann – obwohl zytologische „Momentaufnahme" – vielleicht auch prognostische Bedeutung erlangen [12, 28, 29, 36, 38].
3. Das alte „Epitheliose-Konzept" der Parapsoriasis gewinnt unter den modernen Aspekten der Interaktion von Keratinozyten bzw. Antigen-präsentierenden Langerhans-Zellen und interdigitierenden Retikulumzellen und Lymphozyten (T-Helfer-Zellen) neue Dimensionen. Auch dieser Frage ist konkret nachzugehen.

Ob Gruppe oder Typ – die Parapsoriasis bleibt also eine wissenschaftliche Herausforderung.

Literatur

1. Ackerman AB (1978) Histologic diagnosis of inflammatory skin diseases. Lea & Febiger, Philadelphia
2. Ackerman AB, Niven J, Grant-Kels JM (1982) Differential diagnosis in Dermatopathology. Lea & Febiger, Philadelphia
3. Arndt G (1910) Über Brocq'sche Krankheit. Arch Dermatol Syph 100:7–104
4. Bardach H, Raff M (1977) Poikilodermatische Parapsoriasis. Hautarzt 28:542–546
5. Bonvalet D, Colau-Gohm K, Belaich S, Civatte J, Degos R (1977) Les differéntes formes du parapsoriasis en plaques. A propos de 90 cas. Ann Dermatol Venereol 104:18–25
6. Brocq L (1902) Les Parapsoriasis. Ann Dermatol Syph 3:433–468
7. Burg G, Schmoeckel Ch, Braun-Falco O (1981) Möglichkeiten zur Abgrenzung von Pseudolymphomen und malignen B-Zell-Lymphomen der Haut. Hautarzt Suppl V, 32:210–217
8. Civatte A (1951) Le cinquantenaire du parapsoriasis. Ann Dermatol Syph 78:5–22
9. Degos R (1953) Dermatologie. Flammarion, Paris
10. Elbracht Ch, Wolf AF, Landes E (1983) Keratosis lichenoides chronica. Z Hautkr 58:701–708
11. Franc MP, Barrut D, Moulin G (1980) Le parapsoriasis en gouttes. Ann Dermatol Venerol 107:895–899
12. Goos M, Eckstein M, Biskup K (1983) Klinische, histologische und immunhistochemische Studie zur Frühdiagnose der Mykosis fungoides. Z Hautkr 58, 6:373–384
13. Grosshans E, Bonvalet D (1981) Früherkennung der Mykosis fungoides. Hautarzt Suppl V, 32:205–210
14. Hagedorn M (1981) Neoplastische Entwicklungen bei der großfleckigen atrophisierenden Parapsoriasis. Hautarzt Suppl V, 32:235–237
15. Heid E, Desvaux J, Brändle I, Grosshans E (1977) Der Verlauf der Parapsoriasis en plaques (Brocq'sche Krankheit). Z Hautkr 52:658–662
16. Juliusberg F (1928) Die psoriasiformen, pityriasiformen, exfoliativen Erythrodermien. I. Die Parapsoriasis. In: Jadassohn J (Hrsg) Handbuch der Haut- und Geschlechtskrankheiten, Bd VII/1. Springer, Berlin, S 289–341
17. Kerl H, Pachinger W (1979) Psoriasis: Odd varieties in the adult. Acta Derm Venerol [Suppl] (Stockh) 87:90–94
18. Kersey P, Ive FA (1982) Keratosis lichenoides chronica is synonymous with lichen planus. Clin Exp Dermatol 7:49–54
19. Khan M (1974) Parapsoriasis en plaques and Mycosis fungoides. Z Hautkr 49:547–554
20. Klug H, Haustein UF (1977) Elektronenmikroskopische Untersuchungen zur Parapsoriasis guttata (Pityriasis lichenoides chronica). Dermatol Monatsschr 163:455–467
21. Korting GW, Böckers M (1981) Zur Abgrenzung streifenförmiger Dermatosen: Der striäre lichenoide Morbus Darier als Differentialdiagnose zur „Keratosis lichenoides striata". Akt Derm 7:96–98
22. Kresbach H (1981) Retikulogranulomatosen. In: Korting GW (Hrsg) Dermatologie in Praxis und Klinik, Bd IV. Thieme, Stuttgart New York, S 39.26–39.56
23. Lambert WC (1979) Parapsoriasis. In: Fitzpatrick ThB, Eisen AZ, Wolff Kl, Freedberg IM, Austen KF (eds) Dermatology in general medicine, 2nd edn. McGraw-Hill, New York, pp 808–817
24. Lambert WC, Everett MA (1981) The nosology of parapsoriasis. J Am Acad Dermatol 5:373–395
25. Laugier P, Olmos L, Hunziker N, Orusco M, Bader C (1979) Parapsoriasis en plaques, de type poikilodermique avec infiltrat lympho-histiocytaire évolutif. Ann Dermatol Venerol 106:507–509
26. Lever WF, Schaumburg-Lever G (1983) Histopathology of the skin, 6th edn. Lippincott, Philadelphia
27. Marks R, Black M, Wilson Jones E (1972) Pityriasis lichenoides: a reappraisal. Br J Dermatol 86:215–225
28. McMillan EM, Wasik R, Martin D, Donaldson M, Everett MA (1981) Immuno-electron microscopy of "T" cells in large plaque parapsoriasis. J Cutan Pathol 8:385–392
29. McMillan EM, Wasik R, Peters S, Jackson I, Stoneking L, Everett MA (1983) OKT 9 reactivity in mycosis fungoides and large plaque (atrophic) parapsoriasis. Cancer 51:1403–1407
30. Meigel WN (1982) Parapsoriasis-Gruppe. Z Hautkr 57:1188–1204
31. Montgomery H (1967) Dermatopathology, Vol I. Harper & Row, New York

32. Musger A (1966) Zur Frage nach der nosologischen Stellung der Parapsoriasis lichenoides Brocq. Hautarzt 17:280–284
33. Nasemann T (1980) Parapsoriasisgruppe. In: Korting GW (Hrsg) Dermatologie in Praxis und Klinik, Bd II. Thieme, Stuttgart, S 10.26–10.38
34. Nigra ThP, Soter NA (1979) Pityriasis lichenoides. In: Fitzpatrick ThB, Eisen AZ, Wolff Kl, Freedberg IM, Austen KF (eds) Dermatology in general medicine, 2nd edn. McGraw-Hill, New York, pp 665–668
35. Nikolowski J, Burg G, Schmoeckel Ch, Braun-Falco O, Hoffmann-Fezer G (1982) Lymphomatoid papulosis: a cutaneous T cell pseudolymphoma? In: Goos M, Christophers E (Hrsg) Lymphoproliferative diseases of the skin. Springer, Berlin Heidelberg New York, pp 163–167
36. Orfanos CE, Tsambaos D (1982) Die Ultrastruktur der Parapsoriasis-Effloreszenzen. Z Hautkr 57:1209–1224
37. Panizzon R, Baran R (1981) Keratosis lichenoides chronica. Akt Derm 7:7–9
38. Rauch HJ (1983) Immunhistochemische Untersuchungen an malignen Lymphomen und Pseudolymphomen der Haut. Dermatologica 166:122–127
39. Samman PD (1972) The natural history of parapsoriasis en plaques (chronic superficial dermatitis) and preretikulotic poikiloderma. Br J Dermatol 87:405–411
40. Samman PD (1976) Mycosis fungoides and other cutaneous reticuloses. Clin Exp Dermatol 1:197–214
41. Samman PD (1977) Chronic superficial dermatitis and poikiloderma. Bull Cancer (Paris) 64, 2:177–186
42. Samman PD (1979) Reticuloses. In: Rook A, Wilkinson DS, Ebling FJG (eds) 3rd edn, Textbook of dermatology, Vol II. Blackwell, Oxford London Edinburgh Melbourne, pp 1535–1558
43. Schnyder UW (1978) Dermo-epidermale Erkrankungen. In: Doerr W, Seifert G, Uehlinger E (Hrsg) Spezielle pathologische Anatomie, Bd 7, Histopathologie der Haut, red. v. Schnyder UW, Teil 1 Dermatosen. Springer, Berlin Heidelberg New York, S 265–321
44. Sina B, Robinson jr. HM (1980) Parapsoriasis. Cutis 25:617–620
45. Sutton RL (1956) Diseases of the skin. Mosby, St. Louis
46. Unna PG, Santi, Pollitzer (1890) Über die Parakeratosen im allgemeinen und eine neue Form derselben (Parakeratosis variegata). Monatsh prakt Dermat 10:404–412; 444–459

Beate Czarnetzki

Dermatosen mit Eosinophilie

Grundlegende Aspekte zur Eosinophilie

Zum Verständnis der Dermatosen mit Eosinophilie ist es wesentlich, mit den Mechanismen, welche zur Vermehrung dieser Zellen führen, vertraut zu sein.

Eosinophile Zellen entwickeln sich aus der myeloischen Reihe im Knochenmark unter dem Einfluß von eosinopoetischen Faktoren. Reifung und Freisetzung ins Blut werden primär durch Produkte von T-Lymphozyten reguliert [1]. Genetische Faktoren, Serumfaktoren, Extrakte aus Bakterienabszessen und Nebennierenhormone wirken jedoch modulierend und inhibierend auf die Produktion und Ausschleusung der Eosinophilen auf das Knochenmark ein [1, 5, 13, 19].

Die Mehrzahl der Eosinophilen befindet sich im Knochenmark, wo sie 400mal häufiger sind als im Blut. Normalerweise machen Eosinophile $< 5\%$ oder $< 350/\mu l$ ($0.35 \times 10^9/L$) der peripheren Leukozyten aus. Die Wanderung der Zellen vom Blut ins Gewebe, wo sich wiederum 300mal mehr Eosinophile als im Blut befinden, wird ebenfalls durch Lymphokine, aber auch durch Produkte von Parasiten, durch das Komplementfragment C5a und durch die Sekretionsprodukte von Leukozyten, den eosinophil-chemotaktischen Leukotrienen, bestimmt [5]. Bei dieser Vielfalt von potentiell modulierenden Faktoren ist es nicht verwunderlich, daß die Ausprägung einer Eosinophilie beim selben Krankheitsbild sehr unterschiedlich sein kann.

Immunreaktionen und Eosinophilie

Die Abhängigkeit der Entwicklung einer Eosinophilie von lymphozytären Faktoren erklärt das nur verzögerte Auftreten einer Eosinophilie nach Beginn einer Krankheit. Diese Zeitspanne entspricht meist dem für die Sensibilisierung notwendigen Zeitraum von mindestens 8–12 Tagen. Eine weitere wichtige Voraussetzung für die Entwicklung einer Eosinophilie sind Art des Antigens sowie Frequenz und Dauer der Antigenexposition. Darum ist es verständlich, warum eine Eosinophilie nicht bei vorübergehenden, wohl aber bei länger und schwerer verlaufenden Immunreaktionen des Soforttyps (Asthma, Urtikaria) erscheint (Tabelle 1). Bei der kutanen basophilen Hypersensibilität, auch Jones-Mote-Reaktion genannt, die der Frühphase einer Kontaktsensibilisierung mit löslichen Eiweißen entspricht, fehlen Eosinophile, ebenso bei der primären experimentellen Kontaktsensibilisierung, nicht jedoch bei der wiederholten Applikation des Kontaktallergens ("retest-phenomen"). Eine Persistenz von Antigenen mag auch die Eosinophilie bei der Abstoßung von Transplantaten und bei Immundefekten (Wiskott-Aldrich-Syndrom) erklären. Eine milde und nicht obligat erscheinende Eosinophilie kann man schließlich bei Arthus-Reaktionen und bei der Serum-Krankheit beobachten, während bei der Shwartzman-Reaktion, bei der ein

Tabelle 1. Beteiligung von Eosinophilen bei verschiedenen Immunreaktionen

Immunreaktionen	Eosinophilie
1. Soforttyp (I)	+/−
2. Verzögerter Typ (IV)	+/−
3. Eosinophile Granulome (z. B. bei Parasiten)	++
4. Transplantatabstoßung	+
5. Arthus-Reaktionen + Serum Krankheit	+/−
6. Shwartzman-Reaktion	−

+ = positiv, − = negativ, +/− = unterschiedlich

Endotoxin und nicht ein Antigen Auslöser der Entzündungsreaktion ist, eine Eosinophilie nie beobachtet wird [1].

Parasiten und Eosinophilie

Ein Zusammenhang zwischen Eosinophilie und Parasitosen war schon vor der Jahrhundertwende bekannt. Bei experimentellen Infektionen von Tieren mit Schistosomen hat man die wesentliche, regulierende Rolle der T-Lymphozyten bei der Eosinophilie erstmals bewiesen. Zudem ist auch hier die Funktion der Eosinophilen als zytotoxische, z. B. Larven-tötende Zellen, bewiesen worden.

Im Gegensatz zur herkömmlichen Meinung entwickelt sich eine Eosinophile selten oder gar nicht bei Infektionen mit Protozoen (Giardiasis, Toxoplasmose, Leishmaniasis, Trypanosomiasis), und bei akuten Malariaanfällen kommt es sogar, ähnlich wie bei akuten bakteriellen Infekten, zur Eosinopenie. Metazoen (z. B. Hakenwürmer, Echinokokken, Askariden, Filarien, Trichinen), Krätzmilben oder Insektenstiche induzieren dagegen häufig eine Eosinophilie.

Das Eindringen von parasitären Larven in die Haut wird signalisiert durch lokalen Juckreiz und Entzündung, später durch generalisierte Ekzeme. Größere Knoten sieht man infolge von entzündlichen Granulomen um Filarien, und entzündliche eosinophile Follikulitiden können sich als eine Forme fruste bei Larva migrans bilden [6]. In den Tropen, wo Patienten oft mit mehreren Parasiten, besonders mit Filarien seit der Kindheit befallen sind, findet man häufig sehr ausgeprägte Eosinophilien ($9-60 \times 10^9/L$) sowie eosinophile Lungeninfiltrate und asthmatische Beschwerden. Dieser Krankheitskomplex wird tropische Eosinophilie genannt [16].

Allergien und Eosinophilie

Beim allergischen Asthma, bei der allergischen Rhinitis und beim atopischen Ekzem besteht meistens nur eine milde Eosinophilie, die selten Werte über 20% erreicht. Eine ausgeprägte Eosinophilie wird bei einer Aspergillose der Lunge oder bei der allergischen Granulomatose (Churg u. Strauss [3]) beobachtet. Letzteres Krankheitsbild geht mit Asthma und einer Polyarteritis nodosa einher und verläuft, ähnlich wie die Wegnersche Granulomatose, prognostisch ungünstig. Eine nur milde Eosinophilie sieht man auch bisweilen bei der Sarkoidose.

Die akute Urtikaria zeichnet sich durch eine ausgesprochene Zellarmut in der lokalen Quaddelreaktion aus. Bei der chronischen oder bei der physikalischen Urtikaria kann man dagegen bisweilen eine Beteiligung der Eosinophilen beobachten. In unserem Krankengut mit chronischer Urtikaria bestand eine Eosinophilie von 5–10% bei 22% der Patienten. Werte über 10% wurden dagegen nur bei 3% beobachtet. Andere Autoren berichten über eine Inzidenz der Eosinophilie von nur 4% bei chronisch rezidivierender Urtikaria.

Tabelle 2. Beteiligung von Eosinophilen bei besonderen bullösen und pustulösen Dermatosen

Diagnose	Eosinophile in		
	Blase	Dermis	Blut
Pemphigus vulgaris	– [a]	+	–
Pemphigus vegetans/fol.	+ [a]	+	+/–
Pemphigus erythematosus	+ [a]	+	+/–
Bullöses Pemphigoid	+	+	++
Dermatitis herpetiformis	+	+	–/+
Herpes gestationis	+	+	+
Incontinentia pigmenti	+	+	++
Erythema toxicum neonatorum	+	+	+
Eosinophile Pustulose (Ofuji)	+	+	+

[a] Bisweilen eosinophile Spongiose

Die Liste der Substanzen, die für die meist nur milde ausgeprägte Eosinophilie bei Arzneimittelreaktionen verantwortlich sein können, ist lang und wird angeführt von Gold und Penicillin. Ob überhaupt eine Eosinophilie entsteht, hängt von der Art der zugrundeliegenden Immunreaktion ab, die bei Arzneimittelreaktionen vielfältig sein kann.

Bei den meisten der mit immunologischen Mechanismen assoziierten bullösen Dermatosen findet man eine Vermehrung von Eosinophilen in den Blasen, im entzündlichen Infiltrat und im Blut (Tabelle 2). Beim Pemphigus vulgaris und dessen Sonderformen sieht man oft als Prodrom oder Begleitsymptom eine eosinophile Spongiose. Eine besonders ausgeprägte Eosinophilie entwickelt sich bei ungefähr 75% der Patienten mit bullösem Pemphigoid [2]. Bei diesen Patienten, nicht jedoch bei Patienten mit anderen Arten von mechanobullösen oder immunologisch bedingten Dermatosen, hat man auch eosinophil-chemotaktische Leukotriene und Substanzen mit eosinopoetischen Eigenschaften in Blasen und im Serum nachgewiesen [5, 17]. Dies deutet einerseits auf sehr spezifische pathogenetische Aspekte beim bullösen Pemphigoid hin, unterstreicht aber auch die Vielfalt möglicher Vorgänge, die bei anderen Krankheiten zur Eosinophilie führen können.

Eosinophilie und Malignome

Bei Malignomen scheinen Eosinophile mit wenigen Ausnahmen keine prominente Rolle zu spielen (Tabelle 3). Die Zellen sind oft leicht vermehrt bei Karzinomen der Lunge, des Pankreas, des Kolon und des Zervix. Das häufigere Vorkommen von Eosinophilen bei Lymphomen mag mit gleichzeitig bestehenden T-Zell-Defekten zu-

Tabelle 3. Maligne Erkrankungen mit Eosinophilie

1. Karzinome (weniger Sarkome)
   Bes. Lunge, Pankreas, Kolon, Zervix
2. Lymphome
   - M. Hodgkin
   - Sézary Syndrom
   - Akute lymphoblastische Leukämie
   - Malignes Fibrohistiozytom
   - Maligne Histiozytose
3. Nach Supervolt-Bestrahlung
4. Paraneoplastisches eosinophiles Leukämoid

sammenhängen. Bei 75% unserer Patienten mit Sézary Syndrom fanden wir zum Beispiel eine milde Eosinophilie mit Werten bis zu 18×10^9/L. Die Eosinophilie nach Supervolt-Bestrahlung von Tumoren [1] und beim paraneoplastischen eosinophilen Leukämoid [15] mag mit der länger anhaltenden Freigabe von veränderten Gewebeeiweißen aus dem nekrotischen Tumorgewebe, die vom Körper als Neo-Antigen erkannt werden, in Zusammenhang stehen.

Neuere Dermatosen mit Eosinophilie

Drei dermatologische Krankheitsbilder mit lokaler und systemischer Eosinophilie sind erst in jüngster Zeit beschrieben worden. Die eosinophile (follikuläre) Pustulose (Ofuji) [10] stellt sich dar unter dem Bild von juckenden, gruppierten Papeln oder Pusteln auf umschriebenen, geröteten Plaques. Oft entstehen polyzyklische Formen nach zentraler Abheilung. Histologisch sieht man kleine subkorneale Abszesse mit Eosinophilen und wenigen Neutrophilen sowie ein dichtes, perivaskuläres, oft auch perifollikuläres Infiltrat. Die Läsionen können sich spontan oder unter Steroidgabe zurückbilden [11].

Wells hat mehrfach Fälle beschrieben mit Erysipelas-ähnlichen, juckenden Hautödemen, die einzeln oder vielfach auftraten, teilweise urtikariell oder blasenbildend erschienen und nach einer Morphea-ähnlichen Übergangsphase sich innerhalb von sechs Wochen wieder zurückbildeten [18]. Neben einer Bluteosinophilie fiel histologisch ein aus Eosinophilen und Histiozyten bestehendes, dermales Infiltrat auf mit Ablagerungen von amorphen oder granulären, eosinophilen Niederschlägen auf den Kollagenbündeln, den sogenannten Flammenfiguren. Die Schwellungen traten oft in Zusammenhang mit Trichophyton rubrum Infektionen, Insektenstichen, Ekzemen, bullösem Pemphoid oder Herpes gestationis auf, sodaß die Eigenständigkeit des Krankheitsbildes zu bezweifeln ist.

Der schon früher beschriebene Morbus Kimura [12], auch „subkutane angiolymphoide Hyperplasie der Haut mit Eosinophilie“ genannt, stellt eine generalisierte, der Morbus Zuelzer-Apt [20] eine viszerale Form des Morbus Wells dar.

Shulman beschrieb 1974 umschriebene, oedematöse Herde an den Extremitäten von Patienten, die sich zunächst sklerodermiform veränderten und danach spontan abheilten. Histologisch bestand ein Infiltrat aus Eosinophilen, Lympho-Histiozyten und Plasmazellen in der Muskelfaszie und der Subkutis. Außer einer häufigen Bluteosinophilie wurden Fieber, eine erhöhte BSG, Gewichtsverlust und Hypergammaglobulinämie beobachtet. Eine gute Übersichtsarbeit über die inzwischen zahlreichen Fälle ist kürzlich erschienen [9]. Darin wird auch auf mögliche pathogenetische Aspekte und häufig assoziierte Krankheiten eingegangen.

Im Gegensatz zur eosinophilen Fasziitis kann man eine Eosinophilie unterschiedlicher Ausprägung nur bei 15.8% der Patienten mit lokalisierter Sklerodermie beobachten [7]. Ein pathogenetischer Zusammenhang zwischen der eosinophilen Fasziitis und der Sklerodermie ist somit unwahrscheinlich, aber nicht ausgeschlossen.

Das Hypereosinophilie-Syndrom

Hardy und Anderson definierten 1968 ein Syndrom, bei dem 1. eine Eosinophilie von $> 1.5 \times 10^9$/L mehr als sechs Monate lang andauerte 2. ohne daß bekannte Ursachen einer Eosinophilie nachzuweisen waren 3. mit Beteiligung von inneren Organen (Leber-Milz, Herz, Hirn und Lunge) Fieber, Gewichtsverlust und Anämie [8]. Obgleich eine eosinophile Leukämie, eine disseminierte Kollagenkrankheit oder Löfflers Endomyokarditis gleichzeitig bestehen können, wird bei den meisten Patienten mit persistierender Hypereosinophilie nur relativ selten eine ernsthafte Krankheit gefunden. Hauterscheinungen bestehen bei 27% der Fälle in Form von Erythemen, makulopapulären Ausschlägen, Petechien und Quaddeln. Der Juckreiz kann quälend sein. Histologisch findet man bisweilen in der Epidermis direkt neben degenerierten Epidermiszellen Eosinophile. Dies ist ein Hinweis für die zytotoxischen Eigenschaften der Eosinophilen, die in vitro an Epithelzellen, an Hirnzellen (Gordon Phänomen) und an Myokardzellen (Löfflers Endomyokarditis) nachgewiesen worden sind [13]. Wegen dieser potentiell zytotoxischen Eigenschaften der Zellen und der daraus resultierenden, möglicherweise lebensbedrohlichen Nebenwirkungen einer lang währenden Eosinophilie ist es ratsam, nach kürzlich erstellten Kriterien [14] bei lange anhaltender Hypereosinophilie eine Therapie mit Kortikosteroiden oder Zytostatika einzuleiten.

Diagnostik der Eosinophilie

Wegen der vielfältigen möglichen Ursachen einer Eosinophilie ist es unmöglich, die Diagnostik auf eine einfache Formel zu bringen, und in der Praxis bleibt die Eosinophilie nicht selten ungeklärt. Dennoch ist es oft hilfreich, mit der klinischen Symptomatik jener Krankheiten, bei denen eine Eosinophilie auftreten kann, wohl vertraut zu sein. Daten über Ausprägung und Dauer der Eosinophilie, sowie Anamnese und Befunde bei einer gründlichen Untersuchung der Haut und der inneren Organe sollte mit gezielten Laboruntersuchungen verbunden werden und so zur sicheren Diagnosestellung führen. Dabei muß stets bedacht werden, daß die Eosinophilie häufig nur eine unwichtige Begleiterscheinung einer Krankheit ist. Bisweilen kann sie aber ein erstes und hilfreiches Signal für eine sonst verschleiert gebliebene, lebensbedrohliche Krankheit, wie z. B. eine Arzneimittelallergie, sein.

Zusammenfassung

Voraussetzung zur Entwicklung einer Blut- und Gewebeeosinophilie ist die erhöhte Produktion der Eosinophilen aus ihren myeloischen Vorläufern im Knochenmark. T-Lymphozyten, genetische Faktoren und mehrere modulierende Faktoren wie Nebennierenhormone bestimmen den Ausprägungsgrad der Eosinophilie. Faktoren aus T-Lymphozyten, C5a, Parasitenextrakte und eosinophil-chemotaktische Leukotriene regulieren wiederum die Einwanderung der Zellen ins Gewebe. Diese komplexen Regelmechanismen erklären die oft unterschiedliche Ausprägung der Eosinophilie bei gleichem Krankheitsbild. Eosinophile werden klinisch primär nach einer immunologischen Sensibilisierungsphase und bei persistierenden Antigenen beobachtet. Am stärksten ausgeprägt sind Eosinophilien bei Parasitosen, bei Immundefekten und beim hypereosinophilen Syndrom. Bei allergischen Reaktionen, Rheumakrankheiten, Bindegewebskrankheiten, Malignomen und blasenbildenden Dermatosen sind sie weniger stark ausgeprägt. Zur klinischen Zuordnung einer Eosinophilie ist es wichtig, mit den entsprechenden Krankheitsbildern vertraut zu sein, um so durch Anamnese, Symptomatik des Patienten und gezielte Laboruntersuchungen zur korrekten Diagnose zu kommen.

Literatur

1. Beeson PB, Bass DA (1977) The Eosinophil. Saunders, Philadelphia
2. Bushkell LL, Jordon RE (1983) Bullous pemphigoid: A cause of peripheral blood eosinophilia. J Am Acad Dermatol 8:648–651
3. Churg J, Strauss L (1951) Allergic granulomatosis, allergic angiitis, and periarteritis nodosa. Am J Pathol 27:277–294
4. Chusid MJ, Dale DC, West BC, Wolff SM (1975) The hypereosinophil syndrome: Analysis of fourteen cases with review of the literature. Medicine (Baltimore) 54:1–27

5. Czarnetzki BM, Grabbe J (1983) Biological and chemical characterization of eosinophil chemotactic factors from human leukocytes. Agents Actions [Suppl] 12:205–216
6. Czarnetzki BM, Springorum M (1981) Larva migrans with eosinophilic papular folliculitis. Dermatologica 164:36–40
7. Giordano M, Ara M, Valentini G, Chianese U, Bencivenga T (1981) Presence of eosinophilia in progressive systemic sclerosis and localized scleroderma. Arch Dermatol Res 271:411–417
8. Hardy WR, Anderson R (1968) The hypereosinophilic syndromes. Ann Intern Med 68:1220–1229
9. Herzer P, Füeßl HS, Meurer M, Schattenkirchner M (1982) Eosinophile Fasziitis (Shulman-Syndrom). Klin Wochenschr 60:1319–1328
10. Ise S, Ofuji S (1965) Subcorneal pustular dermatosis, a follicular variant? Arch Dermatol 92:169–171
11. Ishibashi A, Nishiyama Y, Miyata C, Chujo T (1974) Eosinophilic pustular folliculitis (Ofuji). Dermatologica 149:240–247
12. Kawada A (1976) Morbus Kimura, Darstellung der Erkrankung und ihre Differentialdiagnose. Hautarzt 27:309–317
13. Mahmoud AAF, Austen KF (1980) eds The eosinophil in health and disease. Grune & Stratton, New York
14. Schooley RT, Flaum MA, Grainick HR, Fauci AS (1981) A clinicopathologic correlation of the idiopathic hypereosinophilic syndrome. II. Clinical manifestations. Blood 58:1021–1026
15. Siebenschein R, Siebenmann RE (1977) Paraneoplastisches eosinophiles Leukämoid mit Tromboendocarditis parietalis eosinophilica bei malignem Melanom. Schweiz Med Wochenschr 107:1257–1265
16. Spry CJF, Kumaraswami V (1982) Tropical eosinophilia. Semin Hematol 19:107–115
17. Varigos GA, Morstyn G, Vadas MA (1982) Bullous pemphigoid blister fluid stimulates eosinophil colony formation and activates eosinophils. Clin Exp Immunol 50:555–562
18. Wells GC, Smith NP (1979) Eosinophilic cellulitis. Br J Dermatol 100:101–109
19. Vadas MA (1982) Genetic control of eosinophilia in mice. Genes expressed in bone marrow-derived cells control high responsiveness. J Immunol 128:691–695
20. Zuelzer WW, Apt L (1949) Disseminated visceral lesions associated with extreme eosinophilia: pathologic and clinical observations on a syndrome of young children. Am J Dis Child 78:153

Günter Burg und Doris Burg

Dermatosen durch Neuropathien

Die Umweltanpassung und Belastbarkeit der Haut ist der komplexen Verflechtung dermaler und neurogener Strukturen, die im äußeren Keimblatt ihre gemeinsame Wurzel haben, zu verdanken. Dieser funktionelle Synergismus beider Organe bietet einer großen Anzahl pathogener Noxen Angriffspunkte, auf die im folgenden eingegangen werden soll. Einige theoretische Erörterungen sollen vorangestellt werden.

Über das *zerebrospinale* Nervensystem vermittelt uns die Haut Eigenschaften der Umwelt mit den Empfindungsqualitäten: Druck, Berührung, Vibration, Schmerz und Temperatur mit vielen Nuancierungen, die weitgehend der zentralen Verarbeitung zuzuschreiben sind. Diese Informationen sind wesentlich für die Aktivität des *vegetativen Nervensystems*, das für die umweltorientierte Anpassung des Hautorgans verantwortlich ist.

Das *afferente Nervensystem* nimmt seinen Ursprung von freien oder strukturierten Hautrezeptoren. Die freien Nervenendigungen dienen im wesentlichen der Temperatur- und Schmerzrezeption, während die strukturierten Endkörperchen für die Mechano-Rezeption verantwortlich sind. Die zentrale Steuerung des *efferenten (vegetativen) Nervensystems* liegt im Zwischenhirn, das seinerseits unter dem Einfluß des Großhirns und der afferenten Information aus der Peripherie steht. Seine absteigenden Bahnen werden im Seitenhorn des Rückenmarks umgeschaltet und unterliegen auch hier wieder Einflüssen aus der Peripherie. Als präganglionäre Fasern verlassen die Efferenzen vorwiegend mit der Vorderwurzel das Rückenmark, um den Grenzstrang zu erreichen. Sie werden hier noch einmal synaptisch umgeschaltet und ziehen als postganglionäre Fasern, die sich mit den Spinalnerven vereinen, zur Haut. In der Haut innervieren sie die musculi arrectores pilorum, Gefäße und Schweißdrüsen.

In Abhängigkeit der Ebene ontogenetischer Entwicklung, auf der Störungen auftreten, lassen sich die neurokutanen Erkrankungen in der folgenden Weise einteilen (Abb. 1):

1. Kongenitale neurokutane Erkrankungen, bei denen die Störung in der embryonalen Entwicklungsphase das gemeinsame ektodermale Keimblatt trifft. Beispiele sind der Morbus Recklinghausen oder der Morbus Bourneville-Pringle.

2. Erkrankungen, die auf eine simultane Störung von Haut und Nerven in der postembryonalen Phase zurückzuführen sind, und denen eine gemeinsame Affinität von Haut und Nervensystem gegenüber toxischen, metabolischen, infektiösen oder immunogenen Noxen zugrunde liegt.

3. Erkrankungen, bei denen Läsionen des Nervensystems sekundär zu Veränderungen der Haut führen. Die Störungen können auf allen Ebenen des Nervensystems, die etwas mit der Innervation der Haut zu tun haben, liegen. Am gravierendsten äußern sich Läsionen, bei denen das afferente zerebrospinale und das efferente autonome Nervensystem gleichzeitig betroffen sind. Dies kann z. B. auf Rückenmarksebene, wie bei der Syringomyelie oder auf der Ebene des peripheren Nervensystems, wie bei den sog. sensorisch-trophischen Polyneuropathien der Fall sein.

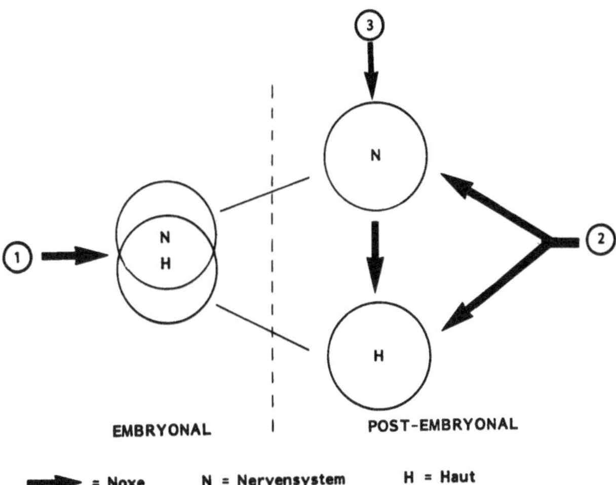

Abb. 1. Entstehung neurokutaner Erkrankungen. *1* Embryonal, *2* simultane Schädigung von Haut- und Nervensystem postembryonal, *3* neurogene Dermatosen

Derartige neurogene Störungen können Dermatosen beeinflussen oder verursachen.

Auf die *Beeinflussung* von Dermatosen durch das Nervensystem ist besonders von Halter [4] in einer 1941 erschienenen Arbeit über die Pathogenese des Ekzems und von Niebauer [7] hingewiesen worden.

Als Beispiel der Bahnung von Dermatosen durch neurologische Störungen sehen wir gelegentlich das Auftreten einer halbseitigen Rosacea bei Patienten mit gleichseitiger Trigeminusneuralgie [10]. Neben einem begünstigenden Einfluß auf die Entwicklung von Hautveränderungen findet man auch deren Hemmung durch Erkrankungen des Nervensystems. So beschreibt Braun-Falco 1952 [1] einen 13-jährigen Jungen mit Neurodermitis diffusa, bei dem der rechte, nach frühkindlicher Poliomyelitis schlaff paretische Arm von ekzematösen Hautveränderungen weitgehend verschont blieb.

Das gustatorische Schwitzen ist ein Beispiel für die *Auslösung* von Hautveränderungen durch neurogene Störungen, wobei angenommen wird, daß es durch eine Läsion des N. auriculotemporalis z. B. nach einer Operation im Parotis-Bereich zur Fehlinnervation von Schweißdrüsen im Bereich der Wange kommt.

Die *Denervierung* der Haut verursacht vordergründig eine gestörte Zirkulation, als deren Folge es zunächst zur Hyperämie mit ödematöser Schwellung und in der Folge zur Atrophie (Glossy skin) der Haut kommt. Bei persistierender Hyperämie, z. B. infolge partieller Denervierung, kann es zur subkutanen Fibrosierung bis hin zu Elephantiasis-artigen Veränderungen kommen. Ebenso werden die Hautanhangsgebilde beeinträchtigt. Es kommt zu Wachstumsstörungen von Nägeln und Haaren. Es kann Hypertrichose oder Haarausfall auftreten. Auch die Schweißsekretion wird gestört. Es kommt zu Hyperkeratosen und Pigmentverschiebungen. Tritt zu diesen trophischen und sekretorischen Störungen eine gestörte Rezeption hinzu, kommt es – insbesondere wenn das Schmerz- und Temperaturempfinden gestört ist – unter mechanischer Belastung der Haut zu Ulzerationen. Als klassisches Beispiel ist das *plantare Fußulkus* – von Nélaton [6] als *mal perforant* bezeichnet – hervorzuheben (Abb. 2).

Derartigen Veränderungen können verschiedene Störungen zugrunde liegen (Tabelle 1).

1. *Rückenmarkserkrankungen* wie die Tabes dorsalis, die Syringomyelie, Verletzungen und Tumoren des Rückenmarks, Poliomyelitis und Myelitiden anderer Genese.

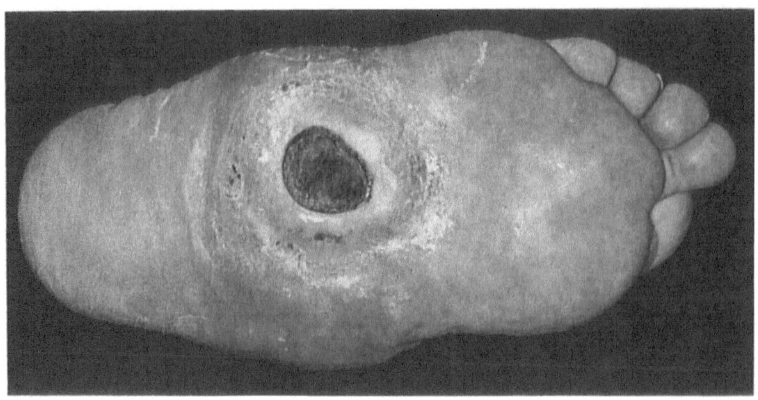

Abb. 2. „Mal perforant" bei Bureau-Barrière-Syndrom

Tabelle 1. Ursachen des mal perforant (Nélaton 1852)

Myelopathien	*Nervenläsion*
– Tabes dorsalis	– N. ischiadicus-Läsion
– Syringomyelie	– N. tibialis-Läsion
– Rückenmarks-	– (Cauda equina Syndrom)
Infarkt	*Sensorische Polyneuropathie (PN)*
Verletzung	
Tumor	– Diabetische PN
– Poliomyelitis	– Amyloid PN
– Myelitis anderer Genese	– Lepra PN
	– Alkoholische sensorisch-trophische PN
	– Hereditäre sensorische PN

2. *Umschriebene Nervenläsionen* besonders im Bereich des N. ischiadicus und des N. tibialis.
3. *Sensorisch-trophische Polyneuropathien*, wie sie als Sonderform beim Diabetes mellitus auftreten kann, die Amyloidpolyneuropathie, Polyneuropathie bei Lepra, die alkoholische Polyneuropathie vom Typ Bureau-Barrière und die hereditäre sensorische Polyneuropathie Thévenard.

Pathogenetisch ist der Gruppe der sensorisch-trophischen Polyneuropathien gemeinsam, daß die dünnen Nervenfasern (A-delta und C-Gruppe) bevorzugt betroffen sind (Tabelle 2). Sie sind für die Schmerz- und Temperaturempfindung und die autonome Innervation der Haut verantwortlich. Es resultiert hieraus eine „dissoziierte Empfindungsstörung", wobei Schmerz- und Temperaturempfindung vordergründig betroffen sind. Termini, die in der Literatur zur Bezeichnung des Folgezustandes verwendet wurden, sind: Mal perforant, Akroosteolyse, ulzeromutilierende Akropathie und andere.

Ursachen trophischer Ulcera im Wandel der Zeit sind in Tabelle 3 wiedergegeben. Diese waren vor ca. 100 Jahren in der überwiegenden Zahl der Fälle die Lues (ca. 50%), schließlich Diabetes mellitus (16%) und traumatische Nervenläsionen (13%), während der Alkoholismus als Ursache einer Polyneuropathie in dieser Zeit offenbar prozentual eine geringe Rolle spielte.

Unter den in den letzten 2 Jahren von uns beobachteten 32 Patienten mit Mal perforant steht die sensorisch-trophische Polyneuropathie bei Alkoholismus – auch Acroosteopathia ulcero-mutilans genannt – mit 53% an der Spitze. Zweithäufigste

Tabelle 2. Afferente Nervenfasern und kutane Empfindungsqualität

Empfindung	Faserdurchmesser (Nervenleitgeschwindigkeit)	Fasertyp
Berührung Druck Vibration	10–15 μm (30–60 m/sec)	A β
Druck (Wärme) Kälte „Heller" Schmerz (unspez.: Druck, Kälte)	1,5–6 μm (10–30 m/sec)	A δ
Berührung Wärme Kälte Juckreiz „Dumpfer" Schmerz (unspez.: Druck, Wärme, Kälte)	unter 2 μm (0,5–2 m/sec)	C

Tabelle 3. Ursachen trophischer Ulzera im Wandel der Zeit

Huriez & Dupriez, 1880–1890[a]			32 eigene Fälle, 1981–1983		
Alkoholismus	(8)	9%	Sensorisch-trophische Polyneuropathie		
Diabetes mellitus	(14)	16%	– bei Alkoholismus (Bureau-Barrière)	(17)	53%
Tabes dorsalis	(32)	35%	– bei Diabetes mellitus	(11)	35%
Progressive Paralyse	(17)	18%	Hereditäre sensorische Polyneuropathie (Thévenard)	(3)	9%
Traumatische Nervenläsionen	(12)	13%	Amyloidose	(1)	3%
Syringomyelie	(8)	9%	Lues	–	–

[a] Zit. nach Partsch [9]

Ursache ist der Diabetes mellitus mit 35%. Seltene Ursachen waren die hereditäre Polyneuropathie Thévenard [12] und die primäre Amyloidose. Eine luische Genese konnten wir in diesem Zeitraum nicht beobachten. Diese Zahlen stehen in etwa in Einklang mit den Angaben von Michel und Hornstein [5], die kürzlich über 25 Patienten mit ulzero-multilierender Akroosteopathie berichtet haben.

Sensorisch-trophische Polyneuropathie bei Alkoholismus

(Bureau-Barrière-Erkrankung)

Diese Erkrankung wurde 1955 von Bureau u. Barrière [2] als eigenständiges Krankheitsbild herausgestellt. Sie tritt fast ausschließlich bei Männern nach jahrelangem Alkoholabusus auf. Sie geht praktisch immer mit einer Hepatopathie einher und scheint durch Malnutrition, Nikotinabusus, Diabetes mellitus, mechanische und konstitutionelle Faktoren begünstigt zu werden.

Der Terminus „Acroosteopathia ulcero-mutilans" beschreibt das Spätsyndrom der Erkrankung. Am Beginn der Krankheitsentwicklung steht die Polyneuropathie mit Verminderung von Schmerz- und Temperaturempfindung, später auch der Vibrations- und Berührungsempfindung, Verlust der Achillessehnenreflexe und eine Verschmächtigung von Fußbinnenmuskeln. Erst in fortgeschrittenen Stadien atrophieren auch Unterschenkel und in manchen Fällen Handbinnenmuskeln. Der Sensibilitätsverlust kann dann auch die Lageempfindung betreffen (Abb. 3).

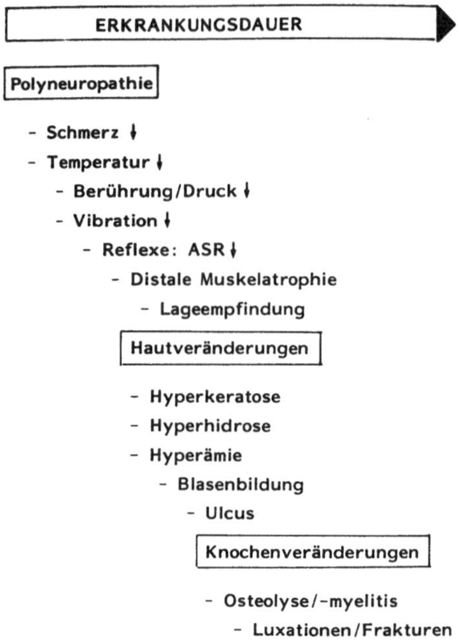

ERKRANKUNGSDAUER

Polyneuropathie

- Schmerz ↓
- Temperatur ↓
- Berührung/Druck ↓
- Vibration ↓
- Reflexe: ASR ↓
- Distale Muskelatrophie
- Lageempfindung

Hautveränderungen

- Hyperkeratose
- Hyperhidrose
- Hyperämie
- Blasenbildung
- Ulcus

Knochenveränderungen

- Osteolyse/-myelitis
- Luxationen/Frakturen

Abb. 3. Symptomatologie sensorisch-trophischer Neuropathien in zeitlichem Verlauf

Tabelle 4. Frühsymptome bei alkoholischer sensorisch-trophischer Polyneuropathie ($n = 9$)

	Zahl der Patienten	
Taubheitsgefühl der Fußsohle und Zehen	(6)	66%
Brennende Mißempfindungen der Großzehen und/oder Fußsohle	(6)	66%
Herabsetzung der Schmerzempfindung	(6)	66%
Herabsetzung der Temperaturempfindung	(3)	33%
Krämpfe und Spannungsgefühl in Unterschenkelmuskeln	(4)	44%
Lanzinierende Schmerzen in unteren Extremitäten	(4)	44%
Belastungs- und lageabhängige Schmerzen der Füße	(3)	33%

Entsprechend wurde von unseren Patienten noch lange vor Auftreten von Ulzera über folgende Frühsymptome geklagt (Tabelle 4): Taubheitsgefühl, brennende Mißempfindungen und verminderte Schmerzempfindung bei ca. 2/3 der Patienten, Herabsetzung der Temperaturempfindung, Krämpfe, lanzinierende und lageabhängige Schmerzen im Bereich der Beine und Füße. Die neurologischen Störungen wurden meist nur an den unteren Extremitäten geklagt. Ableitungen sensibler Nervenpotentiale an den oberen Extremitäten zeigten jedoch, daß subklinisch regelmäßig mit Ausnahme sehr früher Stadien auch die oberen Extremitäten betroffen waren. Dabei fanden wir die Amplitude der sensiblen Potentiale reduziert und in den meisten Fällen eine Verzögerung der distalen Nervenleitgeschwindigkeit. Abbildung 4 zeigt eine Fingernervableitung bei Elektrostimulation des N. medianus eines Patienten mit Bureau-Barrière-Syndrom im Vergleich zu einem normalen Fingernervpotential. Es fällt die niedrige Potentialamplitude und die verzögerte distale Latenz bei dem Patienten mit Bureau-Barrière-Syndrom auf.

Die Zeit zwischen neurologischen Frühsymptomen und dem Auftreten von Ulzera, die den Patienten zum Dermatologen führen, ist altersabhängig (Tabelle 5). Sie beträgt in unserem Patientengut mit alkoholischer Polyneuropathie vor dem 50. Lebensjahr durchschnittlich über 6 und nach dem 50. Lebensjahr ca. 1 1/2 Jahre.

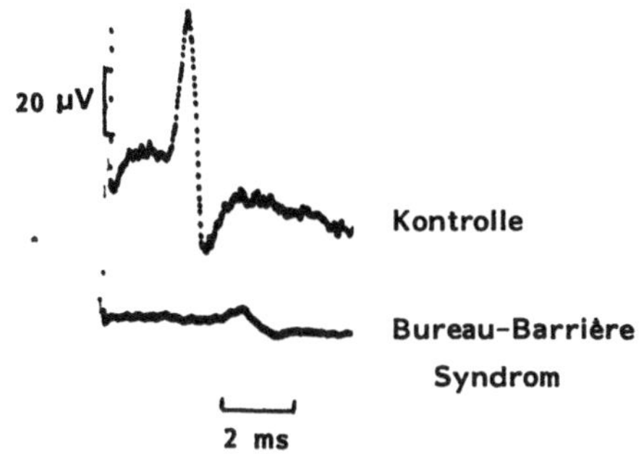

Abb. 4. Fingernervpotential bei Bureau-Barrière-Syndrom (*unten*) und bei einer Kontrollperson (*oben*)

Tabelle 5. Zeit zwischen Beginn der Sensibilitätsstörungen und Auftreten von Ulzera/Blasen in Abhängigkeit vom Erkrankungsalter ($n = 11$)

Pat.	Alter (Jahre)		
	Sensibilitäts-störung	Ulcus/ Blase*	Latenz (Jahre)
1*	22	30	8
2*	32	38	6
3	37	42	5
4	38	47	9
5	42	46	4
6	44	50	6
Σ	36	42,3	6,3
7	53	54	1
8	53	54	1
9	53	55	2
10	54	57	3
11	65	67	2
Σ	56	57,4	1,4

Die Hautveränderungen entwickeln sich in folgender Weise: Zunächst zeigen sich Hyperämie und Hyperhidrose; danach entwickeln sich hämorrhagische Blasen, meist in einer Hyperkeratose, häufig in symmetrischer Lokalisation. Schließlich entstehen schmierige Ulzerationen mit ausgestanztem Randwall aus einer Blase heraus oder durch eine Verletzung. Schließlich treten knöcherne Veränderungen in Form von Osteomyelitiden, Osteolysen, Luxationen und Frakturen hinzu (Abb. 3).

Eine dieser erworbenen Erkrankung von Bureau-Barrière symptomatologisch sehr ähnliche Störung ist die seltene *hereditäre sensorische Polyneuropathie von Thévenard* [12]. Die wesentlichen Unterschiede zwischen diesen beiden Formen einer ulzero-mutilierenden Akropathie sind in Tabelle 6 wiedergegeben. Die Thévenard'sche Erkrankung wird in einer autosomal dominanten und in einer rezessiven Form vererbt und kommt bei Männern und Frauen gleichermaßen häufig vor. Sie kann bereits in der Kindheit auftreten und ist häufig auch klinisch an den oberen Extremitäten ausgeprägt. Alkoholismus oder andere exogene Faktoren spielen keine Rolle.

Die *diabetische sensorisch-trophische Polyneuropathie* kommt hauptsächlich beim Insulin-pflichtigen Diabetes mellitus vor. Im Gegensatz zum Bureau-Barrière-Syndrom gehen die plantaren Ulzera in der Regel mit einer Anhidrose einher. Die

Tabelle 6. Besonderheiten bei familiärer (Thévenard) und nicht-familiärer (Bureau-Barrière) ulzeromutilierender Akropathie

	Thévenard (familiär)	Bureau-Barrière (nicht familiär)
Familiäre Häufung	+	–
Geschlecht	♀ ~ ♂	♀ < ♂
Beginn	Jugend	Mittleres Alter
Lokalisation	Obere und untere Extremitäten	Überwiegend untere Extremitäten
Alkoholismus	–	Häufig
Prädispon. Faktoren	–	+

diabetisch-angiologisch bedingten Ulzerationen sind im Gegensatz dazu meist nicht im Bereich der Fußsohle, sondern in der Knöchelregion oder an den Akren lokalisiert.

Zusammenfassend zeigen die neurogenen Dermatosen, wie sehr die Funktion der Haut als Integument und als Sinnesorgan vom ungestörten Synergismus von Haut und Nervensystem abhängig ist. In den meisten Fällen wird der Dermatologe als erstbehandelnder Arzt zugezogen. Ihm fällt dann die Aufgabe zu, neben einer rein örtlich-symptomatischen Behandlung auch eine Klärung der ätiologischen Faktoren herbeizuführen.

Zusammenfassung

In Abhängigkeit von der Ebene ontogenetischer Entwicklung, auf der eine Störung auftritt, werden kongenitale Erkrankungen von solchen mit simultaner Störung von Haut und Nerven in der postembryonalen Phase und Erkrankungen, bei denen Läsionen des Nervensystems sekundär zu Veränderungen an der Haut führen, unterschieden.

Neurogene Störungen können Dermatosen entweder beeinflussen oder verursachen, besonders ausgeführt werden die sensorisch-trophischen Polyneuropathien, die zur Ausbildung ulzero-mutilierender Veränderungen im Bereich mechanisch belasteter Hautareale führen. Am häufigsten kommen die von Bureau und Barrière beschriebene sensorisch trophische Polyneuropathie bei Alkoholismus und die sensorisch trophische Polyneuropathie bei Diabetes mellitus vor.

Die sensiblen Frühsymptome dieser Erkrankungen mit dem Nachweis dissoziierter Empfindungsstörungen gehen den ulzerierenden Veränderungen oft viele Jahre voraus und sind besonders zu beachten.

Literatur

1. Braun-Falco O (1952) Zum Einfluß des Nervensystems auf den Sitz einer Neurodermitis diffusa. Dermatol Wochenschr 126:1026–1030
2. Bureau J, Barrière H (1955) Acropathies pseudosyringomyéliques des membres inférieurs. Sem Hôp (Paris) 31:1419–1429
3. Golenhofen K (1980) Physiologie der Hautsinne. In: Korting GW (Hrsg) Dermatologie in Praxis und Klinik. Thieme, Stuttgart New York, S I/2.22–2.31
4. Halter K (1941) Zur Pathogenese des Ekzems. Arch Dermatol Syph 181:593–719
5. Michel U, Hornstein OP (1982) Akroosteopathia ulcero-multilans der Füße. Dtsch Med Wochenschr 107:169–175
6. Nélaton J (1882) Affection sungulière des os du pied. Gaz Hop 4:13

7. Niebauer G (1962) Nervensystem und allergisches Ekzem. Acta Neuroveg [Suppl] (Wien) VIII
8. Niebauer G (1980) Vegetative Endformation der Haut einschl. Langerhans-Zelle. In: Korting GW (Hrsg) Dermatologie in Praxis und Klinik. Thieme, Stuttgart New York, S I/1.69–1.87
9. Partsch H (1978) Neuropathien vom ulzero-mutilierenden Typ. Klinik, Klassifikation, Durchblutungsmessungen. Vasa [Suppl] 6
10. Pastinsky I, Rácz I (1974) Hautveränderungen bei inneren Krankheiten. Fischer, Stuttgart
11. Stüttgen G (1965) Die normale und pathologische Physiologie der Haut. Fischer, Stuttgart
12. Thévenard A (1942) L'acropathie ulcéro-multilante familiale. Rev Neurol (Paris) 7:193–212

Hans Holzmann und Gerhard Thiers

Dermatosen mit Arthropathien

Wird der Dermatologe mit Arthropathien konfrontiert, so handelt es sich meist um Gelenkaffektionen, die primär mit originären Dermatosen mehr/minder häufig positiv syntropisch verbunden sind – Beispiel: Psoriasis – psoriatische Osteoarthropathie – oder um Gelenkerkrankungen bzw. Krankheiten mit Arthropathien, bei denen, sozusagen sekundär, gelegentlich begleitende Hautveränderungen in Erscheinung treten können – Beispiel: Arthritis bei Morbus Crohn – Erythema nodosum. Die erste Krankheitsgruppe umfaßt daher mehr spezifische, die zweite relativ unspezifische Krankheitsäußerungen am Integument (Tabelle 1).

Es sei gestattet, anfangs einige relevante Gesichtspunkte für die Strategie der Diagnostik, d. h. die Erfassung und Zuordnung von Arthropathien voranzustellen, um damit eine möglichst fehlerfreie Enddiagnose zu gewährleisten. So grenzen Familienanamnese, Alter und Geschlecht des Patienten in vielen Fällen mögliche Erkrankungen schon wesentlich ein. Des weiteren haben für die rheumatologische Untersuchung folgende Gesichtspunkte besonderes diagnostisches Gewicht:

1. *Wo* sind die Beschwerden lokalisiert (Verteilungsmuster)?
2. *Wann* treten die Beschwerden auf und *wie* äußern sie sich?
3. *Wodurch* verändern sich die Beschwerden – z. B. durch Bewegungen, externe oder interne Maßnahmen?

Die Erhebung eines rheumatologischen Status ist dem Dermatologen weniger dienlich als die Erlernung einer verhältnismäßig subtilen Gelenkuntersuchung. So können Inspektion, Palpation und Funktionsprüfung der Gelenke, unter besonderer Berücksichtigung der Wirbelsäule und Ileosakralgelenke, wesentliche Hinweise für bestimmte Erkrankungen liefern. Zur Ermittlung des Befallmusters sei hier die Wichtigkeit der Untersuchung der Vorfüße herausgehoben. Die unterschiedliche Lokalisation zahlreicher Gelenkerkrankungen gestattet gerade durch die Beachtung dieser Region eine deutliche Differenzierung.

An Labordaten sind für die Bewertung von Arthropathien einmal eine Gruppe unspezifisch orientierender und zum anderen eher spezifischer Parameter von Bedeutung, die vor allem Aufschluß über die Akuität des Krankheitsgeschehens und das Ausmaß der Entzündung geben (Tabelle 2).

In der Diagnostik von Gelenk- und Knochenerkrankungen hat sich in neuerer Zeit auch die Nuklearmedizin einen festen Platz gesichert. Nuklearmedizinische, einfach durchführbare, nicht invasive und wenig strahlenbelastende Verfahren wie die Skelettszintigraphie, mit ^{99m}-Technetium-Phosphatverbindungen und die weniger kontrastreiche Gelenk- bzw. Weichteilszintigraphie mit ^{99m}-Technetium-Pertechnetat, gestatten mit der hochauflösenden Gamma-Kamera-Computer-Technologie eine qualitative und quantitative Bildanalyse von Funktion und Metabolismus im Bereich der Gelenke und des Knochens. Sie gehen über die primär deskriptive mor-

Tabelle 1. Leitsymptome einiger wichtiger Arthropathien an der Haut (11, 13, 14)

1. *Rheumatisches Fieber:*
   - Rheumaknötchen (2–20%)
   - Erythema anulare (höchstens 10%)
2. *Rheumatoide Arthritis:*
   - Rheumaknötchen (6–20%)
   - Hautatrophien
   - Raynaud-Phänomen, trophische Nagelwachstumsstörungen, Hautnekrosen
   - Varikosis, Ulcera crurum
   - Addison-ähnliches Hautkolorit
   - Erythema nodosum, Purpura
3. *Morbus Still:*
   - Erythema multiforme rheumatoides (25–80%)
   - Rheumaknötchen (selten)
4. *Felty-Syndrom:*
   - Therapieresistente Ulcera crurum
   - Langsam wandernde, grobnetzige anuläre Erytheme
   - Abnorme verwaschene, schmutzig-bräunliche Pigmentierungen
5. *Gicht-Arthritis:*
   - Tophi
6. *Morbus Behçet:*
   - Erythema nodosum
   - Polymorphe Erytheme
   - Thrombophlebitiden
   - Aphthen (Mundschleimhaut), Ulcera im Genitalbereich

Tabelle 2. Einige wichtige Laborparameter bei Arthropathien

Unspezifische	Spezifische
BSG	Antistreptolysintiter
CRP	Rheumafaktoren
Elektrophorese	Immunkomplexe
Blutbild	Harnsäure i.S.
Fe und Cu i.S.	Antinukleäre Antikörper
Alkalische Phosphatase	und deren Differenzierung
Hydroxyprolin im 24 h-Urin	HLA-Marker
Harnstatus und -sediment	

phologische Diagnostik der qualitativ subjektiven Bildbetrachtungen hinaus. Es handelt sich um außerordentlich sensitive und vor allem für die Frühdiagnostik wichtige Methoden, die gleichzeitig eine Aussage über Verlauf, wie Fortschreiten, Stillstand oder Rückbildung von krankhaften Veränderungen, erlauben. Sie bewähren sich u. a. zur Erfassung von entzündlich bedingten, traumatisch verursachten, degenerativen sowie einigen stoffwechselbedingten Arthropathien. Vor allem aber eignen sie sich für polytope Gelenkaffektionen, da durch die Ganzkörpererfassung die Zahl der Röntgenaufnahmen reduziert werden kann. Sie sind sensitiver als der klinische Befund und das Röntgenbild. Außerdem ermöglichen sie lange vor dem Auftreten von röntgenologischen Veränderungen schon eine Erfassung. Mit ihren Hinweisen (Intensität, Ausmaß und Nuklidanreicherung) sind sie jedoch unspezifisch und eine endgültige Diagnosestellung kann auch hier nur mosaiksteinartig durch Zuhilfenahme von Anamnese, Klinik, Labor und Röntgenbefunden bzw. durch Ausschluß anderer möglicher Erkrankungen erfolgen. Durch die mit einer einzigen Aufnahme mögliche Erfassung aller erkrankten Gelenke und damit des Verteilungsmusters kann allerdings eine spezifische und damit eine für die Differentialdiagnose wichtige Aussage resultieren.

Eine Röntgenaufnahme liefert Aufschluß über Struktur und Dichte des Knochens. Erst bei einem Mineralsalzverlust von etwa 30 bis 50% ist auf dem Röntgenbild eine pathologische Veränderung zu sehen. Die Röntgendiagnostik bringt also nicht wie die Szintigraphie Erkenntnisse über funktionelle und metabolische Vorgänge am Knochen und Gelenk. Ein sich röntgenologisch abzeichnender Defekt ist meist ein Dauerschaden, also weitgehend irreparabel bzw. irreversibel, möglicherweise ein ausgebranntes Residuum. Veränderungen des Szintigramms sind dagegen potentiell reversibel.

Mit der Skelettszintigraphie läßt sich vor allem eine gesteigerte Osteoblastentätigkeit erfassen, die sich durch eine vermehrte Kollagensynthese und die Produktion noch unreifen, wenig quervernetzten Kollagens auszeichnet. Die Durchblutung spielt hier für die pathologische Nuklidanreicherung eine geringere Rolle. Mit der Weichteilszintigraphie hingegen werden vor allem hyperämische bzw. entzündliche Vorgänge angezeigt. Die Skelettszintigraphie ist der Weichteilszintigraphie bei der Erfassung von Veränderungen bei der psoriatischen Osteoarthropathie und der Arthritis bei Morbus Reiter überlegen. Ansonsten stellen sich mit der Weichteilszintigraphie die synovitischen Veränderungen besser dar, während eine gute Darstellung von Wirbelsäulen- und Ileosakralgelenken nur mit der Skelettszintigraphie gelingt [17, 20].

Im weiteren sollen Knochenerkrankungen bei Dermatosen nur im Hinblick auf ihre diagnostische Bedeutung bei der differentialdiagnostischen Abklärung und Erfassung von Krankheiten, wie z. B. die Akroosteolyse bei progressiver Sklerodermie, Berücksichtigung finden. Auch auf Krankheiten, die sich gelegentlich an Haut und Gelenken äußern, wie z. B. Urticaria, Morbus Schönlein, Erythema exsudativum multiforme, Arzneimittelreaktionen oder seltene Stoffwechselerkrankungen, z. B. Amyloidose, Ochronose, und auch neurologische Komplikationen, wie die Lepra-Arthropathie, sei wegen der Fülle des Stoffes hier nur kurz hingewiesen [12, 19]. Schließlich sei auch die seltene Lyme-Arthritis im Rahmen des Erythema chronicum migrans, bei dem jetzt Spirochaeten als infektiöses Agens nachgewiesen wurden, hier nur gestreift. Es sollen vielmehr in den nächsten Abschnitten 5 Hautkrankheiten mit Arthropathien ausführlich dargestellt werden. Sie wurden von uns ausgewählt, weil sie für die tägliche Praxis eine große Bedeutung haben. Sie sollen paradigmatisch einen Einblick in dieses für die Dermatologie und Venerologie wichtige Gebiete vermitteln.

Die für den Dermatologen häufigste und wichtigste Hauterkrankung, die mit einer Gelenkbeteiligung einhergeht, ist die Psoriasis und die krankheitszugehörige *psoriatische Osteoarthropathie* (pO). Die Anschauungen über sie haben sich in den letzten Jahren entscheidend gewandelt. Während man bis vor nicht allzulanger Zeit glaubte, die Gelenkaffektionen seien die Kombination der Dermatose mit der rheumatoiden Polyarthritis (rP), ist vor allem durch neuere nuklearmedizinische Untersuchungen, sodann aber auch durch pathologisch-anatomische Befunde klargeworden, daß die pO eine häufig assoziierte, krankheitszugehörige und damit die wichtigste Extrakutanmanifestation der Allgemeinkrankheit Psoriasis ist. Viele Aussagen zur pO sind vor allem in ihrer Abgrenzung zur rP entstanden. Sie sind damit als vorläufig aufzufassen und letztlich nicht endgültig bestätigt, so lange z. B. die Gegenüberstellung nuklearmedizinischer Befunde großer Kollektive von pO und rP hinsichtlich ihres Befallmusters ausstehen. Natürlich kann bei der Häufigkeit der Psoriasis – die allgemeine Morbidität beträgt bis zu 2% – auch ein Zusammentreffen mit anderen häufigen Gelenkerkrankungen, wie Arthrosen, der rP, der Gicht-Arthritis u. a. beobachtet werden.

Anamnestisch findet sich meist eine familiäre Belastung bezüglich der Dermatose und/oder der Arthropathie. Wie schon gesagt, sind beim Psoriatiker zu irgendeinem

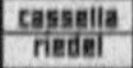
cassella
riedel

Zeitpunkt häufig subklinische und meist nur mit der Skelettszintigraphie erfaßbare Veränderungen am Knochen bzw. Gelenk nachweisbar.

Dermatose und pO sind in gleicher Häufigkeit auf beide Geschlechter verteilt. Die schweren Verlaufsformen der pO mit Beteiligung des Stammskeletts bevorzugen jedoch das männliche Geschlecht. Manifestation kann ab der Pubertät erfolgen, bevorzugt jedoch ist die Zeit zwischen dem 20. und dem 50. Lebensjahr.

Bei Kranken mit pO finden sich gehäuft Nagelveränderungen. Jedoch gibt es widersprüchliche Aussagen, ob topographische Beziehungen zwischen Ausmaß des Nagelbefalls und der häufig beobachteten Endgelenkbeteiligung bestehen. Gelegentlich ist der Endgelenkbefall von einer chronischen Paronychie begleitet. Als psoriatische Nagelveränderungen werden Tüpfelnägel, Ölflecke, subunguale Keratosen, Onycholysis partialis psoriatica, Krümelnägel und Splitterblutungen beobachtet [1, 5].

In den meisten Fällen geht die Manifestation der Dermatose den klinischen Erscheinungen der Arthropathie voraus. Häufig ist jedoch ein synchrones Auftreten festzustellen. Seltener wird das Voranschreiten der Arthropathie vor der Dermatose registriert. Es ist verständlich, daß in diesem Fall die Diagnose einer pO am schwierigsten ist.

Als klinische Symptome sind neben dem Klagen der Kranken über uncharakteristische rheumatische Beschwerden wie Morgensteifigkeit der Gelenke vor allem die klassischen Entzündungszeichen wie Schwellung, Rötung, Schmerzhaftigkeit und Funktionseinschränkung der Gelenke herauszustellen. Die Gelenkveränderungen zeigen jedoch im Gegensatz zur rP eher einen launischen, chronischen, entzündungsarmen Verlauf mit Remissionen und regellos entzündlichen Exazerbationen. Rheumaknötchen fehlen bei der pO. Szintigraphisch, klinisch und röntgenologisch kann man vor allem einen Typ mit Befall der peripheren Gelenke und einen solchen mit zusätzlichem Befall des Stammskeletts unterscheiden.

Wichtige Laborbefunde sind die negative Rheumaserologie, das Fehlen von antinukleären Faktoren, eine häufig mit der Schwere des Gelenkbefalls zunehmende Harnsäure i. S. und die Assoziation an die HLA-Antigene B 13, Bw 16, B 17, B 27 und B 37 in unseren Breiten. HLA-B 27 ist häufiger mit einer schweren Gelenkbeteiligung assoziiert und auch mit einer psoriatischen Stammskelettbeteiligung.

Histologische und ultramorphologische Befunde belegen spezifische pathologisch-anatomische Substrate der befallenen Gelenkabschnitte. Es wird ein außerhalb und innerhalb des Gelenkes ablaufender Prozeß unterschieden. Dabei ist der höchstwahrscheinlich auch primär ablaufende Umbau der gelenknahen Knochenabschnitte von der Synovitis abzutrennen [6].

Diese histologischen Befunde korrelieren mit nuklearmedizinischen Beobachtungen, die mit der Skelettszintigraphie einen primär am Knochen bzw. im Bereich der gelenknahen Knochenabschnitte ablaufenden Krankheitsprozeß belegen. Dieser kann erst spät in eine Synovitis übergehen, die dann mit der Weichteilszintigraphie zu erfassen ist. Mit der Skelettszintigraphie sind doppelt so häufig wie mit der Weichteilszintigraphie pathologische Veränderungen im Bereich der peripheren Gelenke zu erfassen. Dies kann auch als Hinweis für den Ablauf des Geschehens, d. h. zunächst eher proliferative, später mehr synovitische Veränderungen, aufgefaßt werden. Nach wie vor gilt jedoch für die pO im Hinblick auf das Verteilungsmuster der Befall im Strahl und die Bevorzugung der distalen Interphalangealgelenke im Bereich der Finger/Zehen als pathogonomisch [9, 10].

Der Morbus Reiter wird heute als eine Krankheit mit multifaktoriellem Erbgang angesehen. Männer sind häufiger betroffen. Familiäres Vorkommen sowie die häufige Bindung (ca. 70 bis 80%) der betroffenen Patienten an HLA-B 27 belegen eine Krankheitsdisposition, die in ihrer Manifestation durch bahnende venerische (Chlamydien, Mykoplasmen u. a.) oder dysenterische Infekte (Yersinien, Salmonellen, Shigellen u. a.) provoziert wird. Die genannten Keime spielen hier als Triggermechanismus eine Rolle. Es wird eine Antigengemeinschaft der Zelloberfläche dieser Patienten mit Antigenen der Erreger angenommen. Außerdem soll eine besondere Immunantwort dieser genetisch prädisponierten Gruppe auf bestimmte Infektantigene erfolgen. Für die Prädisposition des Mannes sollen Unterschiede des regionalen Lymphabflußsystems eine Bedeutung haben [3].

Die *Arthritis bei Morbus Reiter* erfolgt bei der sporadisch auftretenden venerischen Form (Urethritis; Balanitis circinata in ca. 25%) etwa 3 Wochen nach dem suspekten Geschlechtsverkehr, bei der dysenterisch epidemisch auftretenden Variante, Kinder und alte Leute sind hier bevorzugt, folgt die Gelenkmanifestation 10 bis 50 Tage nach Krankheitsbeginn. Man unterscheidet bei dem sexuell wie bei dem dysenterisch provozierten Morbus Reiter eine akute und eine chronische Verlaufsform. Nach Krankheitsinduktion kommt es im weiteren zu einem autonomen, von Exazerbationen und Remissionen gekennzeichneten Verlauf, der unabhängig von der Beseitigung des primären Infekts, z. B. durch Antibiotikatherapie, weiterschreiten kann und in seiner dispositionell vorgegebenen formalen Pathogenese abläuft. Es bestehen in Einzelfällen zwischen der Psoriasis und dem Morbus Reiter Überlappungen, die sowohl das Hauterscheinungsbild (psoriasiforme Herde mit Pusteln bis zum Bild der Keratodermia blenorrhagica), aber auch die Arthropathie betreffen können [7]. Ob diese Verbindung lediglich in der bei beiden Krankheiten häufig gegebenen Assoziation an denselben HLA-Marker, nämlich B 27, gelegen ist, muß vorläufig offen bleiben. Im übrigen sind außer der pO und dem Morbus Reiter auch der Morbus Bechterew, die Yersinia-Arthritis, der Morbus Crohn u. a. Erkrankungen mit HLA-B 27 positiv syntropisch verbunden. Das Verteilungsmuster der befallenen Gelenke bevorzugt bei Morbus Reiter in asymmetrischer Anordnung die großen Gelenke und die Interphalangealgelenke der Füße. Röntgenleitsymptome an der Wirbelsäule sind Sakroiliitis und Syndesmophytenbildung. Der Befall der Hände ist im Gegensatz zur pO ungewöhnlich. Röntgen-Veränderungen erlauben nicht immer eine sichere Unterscheidung von der pO. Bei letzterer fehlt die Osteoporose und ist ein Fersensporn seltener zu beachten. Auch sind bei der pO eher chronisch-destruktive Veränderungen feststellbar und die Syndesmophyten kleiner.

Bei der *Arthritis gonorrhoica* handelt es sich um eine typische *Infektarthritis*, die sich einmal in *Rheumatoiden* und zum anderen in einer *bakteriell-metastatischen Arthritis* (BMA) äußern kann. Rheumatoide sind reaktive, para- bzw. postinfektöse Gelenkveränderungen. Sie können bahnend wirken und fließend in die septisch verlaufende BMA übergehen [4].

Das akut oder subakut auftretende Rheumatoid ist meist polyartikulär lokalisiert, flüchtig und springend. Als Pathomechanismus werden Endotoxine von Gonokokken, Hypersensitivitätsmechanismen sowie Ablagerungen von wahrscheinlich IgM-haltigen Immunkomplexen diskutiert. Letztere sollen eine primäre Immunantwort darstellen. Sie aktivieren die Komplementkaskade und unterhalten die Entzündung.

Allgemeinerscheinungen wie Fieber, Gelenk-Schwellungen, -Rötung und -Erguß, sowie die Erhöhung der BSG sind bei den Rheumatoiden schwächer ausgeprägt als bei der BMA. Die Dauer der Beschwerden beträgt selten länger als 2 Tage. Pathologisch-anatomisch findet sich lymphomonozytäre Infiltrate in der Synovia. Der Übergang der Rheumatoide zur BMA kann in der 3. Krankheitswoche erfolgen.

Die BMA manifestiert sich überwiegend nur in einem (Monarthritis) oder wenigen Gelenken (Oligoarthritis). Meist sind die großen Gelenke befallen, weniger die kleinen, selten das Stammskelett. Manifestationsfaktoren, z. B. bei dem bevorzugten Befall des Kniegelenks, können dabei statische Belastungen sein. Die BMA kann mit einer knöchernen Ankylose ausheilen, ausnahmsweise auch in eine Arthritis deformans übergehen. Welche Faktoren dafür in Frage kommen, daß nur ein kleiner Prozentsatz von Gonokokkeninfekten durch Arthritiden kompliziert wird, ist letztlich nicht bekannt. Es herrscht keine Klarheit darüber, welche dispositionellen Gesichtspunkte beim Kranken zu berücksichtigen sind und welche besonderen Eigenschaften der Gonokokken selbst hier eine Rolle spielen könnten [16].

Über Familiarität bei progressiver Sklerodermie wird berichtet, auch über Beobachtungen von rP in Familien mit dieser Systemsklerose. Eine Bindung vor allem der schwer verlaufenden Formen an HLA-B 8 ist mehrfach mitgeteilt worden [8]. Laboratoriumsmäßig geht die Schwere des Verlaufs mit dem zunehmenden Auftreten unspezifischer und spezifischer Entzündungsparameter (bis 55% Rheumaserologie positiv, bis 70% antinukleäre Faktoren positiv) einher. Ein Geschlechtsverhältnis von 4:1 Frauen zu Männer bei der Akrosklerodermie und von 1:1 bei der diffusen Sklerodermie ist gegeben. Triggermechanismus für die Manifestation soll vor allem Quarzstaubexposition sein.

Arthralgien treten während des Krankheitsverlaufes in bis zu 97% auf. Der Gelenkbefall bei progressiver Sklerodermie steht jedoch nicht unbedingt im Vordergrund. Ein Großteil der „Gelenkbeschwerden" wird von akroosteolytischen und bindegewebigen Veränderungen (dermatogene Kontrakturen), die fließend von Unterhautbindegewebe zur Synovia übergehen können, vorgetäuscht.

Die krankheitszugehörige *Polyarthritis der Sklerodermie*, also nicht das zufällige Zusammentraffen einer rP mit der Sklerodermie, hat eine Häufigkeit bis zu 66%. Sie ist meist symmetrisch lokalisiert. Deswegen ist anfangs die häufigste Fehldiagnose: rheumatoide Polyarthritis. Mit dieser ist sie jedoch nicht identisch, obwohl Beziehungen zu ihr bestehen. Nur in 20% tritt die Arthropathie vor der Hautmanifestation in Erscheinung. Sie beginnt meist akut. Der Verlauf ist danach schleichend, chronisch-remittierend, auch langsam progredient. Sie geht mit einer milden Synovitis einher und ist im Gegensatz zur rP weniger agressiv, von geringerer Destruktionspotenz, selten auch ausgesprochen exsudativ. Sie bevorzugt in der Reihenfolge ihrer Häufigkeit Interphalangealgelenke der Hände und Füße von proximal nach distal abnehmend, Handwurzeln, selten die großen Gelenke und fast nie das Stammskelett. Histologisch sehen wir herdförmige Rundzellinfiltrate und Fibrinniederschläge auf der Synovia mit nachfolgender Fibrosierung, jedoch keinen Pannus, und nur selten knöcherne Destruktionen und Ankylosen. Röntgenologisch stellen sich häufig amorphe Verkalkungen in den Weichteilen dar und im Frühstadium Weichteilschwellungen, später dann Gelenkspaltverschmälerungen mit Usuren, auch Subluxationen und eine diffuse Osteoporose [2, 15, 18].

Zum Schluß soll das folgende Beispiel belegen, daß es bei lange und gut bekannten Dermatosen auch in der heutigen Zeit noch möglich ist, Arthropathien neu zu beschreiben. So ist aus Japan über Gelenkaffektionen bei Pustulosis palmaris et plantaris (PPP) berichtet worden. Die Autoren nennen dieses rheumatische Krankheitsbild *pustulöse Arthro-Osteitis* (PAO) und glauben, daß Hautveränderungen und Gelenkaffektionen nicht zufällig zusammentreffen, sondern einen gemeinsamen ätiologischen Faktor haben, d. h., daß es sich hier um eine nosologische Entität handelt. Abtrennungsschwierigkeiten der PPP von der Psoriasis pustulosa sind in Japan offenbar weniger gegeben, da letztere dort relativ selten beobachtet wird. Die Häufigkeit des Auftretens der PAO soll etwa bei 10% der PPP-Fälle gegeben sein. Wir glauben aufgrund unserer eigenen szintigraphischen Befunde, daß dieses rheumatologische Krankheitsbild jedoch noch häufiger vorkommt.

Pathogenetisch wird, wie bei der Dermatose, eine Id-Reaktion im Bereich der Gelenke als Folge eines Fokalgeschehens, z. B. einer Tonsillitis, diskutiert. Familiarität ist nicht bekannt. Frauen sind doppelt so häufig befallen wie Männer. Meist tritt die PAO gleichzeitig mit der Dermatose auf, selten jedoch folgt die Gelenkaffektion erst in langem zeitlichen Abstand. Ergriffen werden der vordere knöcherne Thorax, Stammskelett und periphere Gelenke. Bei gutem Allgemeinbefinden geben die Patienten Schmerzen im Bereich der befallenen Glenke an. Klinisch finden sich z. B. an den häufig befallenen Costoclavicularligamenten bilateral schmerzhafte Schwellungen mit Überwärmung, Rötung und Bewegungseinschränkung. Als pathologische Laborbefunde fallen bei negativer Rheumaserologie eine erhöhte BSG, ein positives CRP, eine geringgradige Leukozytose und eine mäßig erhöhte AP auf. Die Frühphasen sind zunächst nur szintigraphisch zu erfassen. Röntgenologisch sind später abnormale Ossifikationen am Costoclavicularligament und zwischen der Clavicula und der ersten Rippe auffällig. Das Manubriosternalgelenk ist das am zweithäufigsten befallene Gelenk. Gelenkspalterweiterung, Erosionen und knöcherne Ankylosen treten röntgenologisch hervor. Die Wirbelsäule ist in 34% der Fälle mit PAO befallen und röntgenologisch finden sich hier Zeichen einer Spondylitis mit Syndesmophytenbildungen und einer Spondylodiscitis. Eine meist bilaterale Sacroiliitis wird bei 13% der mit Gelenkaffektionen einhergehenden Fälle registriert. Eine periphere entzündliche, nicht erosive Oligoarthritis ohne Rheumaknötchen findet sich in 32%. Diese heilt im allgemeinen nach 1 bis 2 Monaten ohne Hinterlassung von Residuen ab. Es handelt sich bei der PAO um eine reaktive Infektarthritis, die der Gruppe der seronegativen ankylosierenden Spondylarthritiden zuzuordnen ist [21, 22].

Zusammenfassung

Nach der einleitenden Unterteilung in Dermatosen mit krankheitszugehörigen Arthropathien und in Krankheiten mit unspezifischen Krankheitsäußerungen an Gelenk und Integument wird auf die diagnostische Bedeutung von Anamnese, Klinik, Labor, Röntgenmorphologie und nuklearmedizinischen Verfahren bei den genannten Erkrankungen eingegangen. Besonders herausgestellt wird hierbei die differentialdiagnostische Bedeutung des Befallmusters der Arthropathien. Leitsymptome wichtiger rheumatologischer Affektionen an der Haut werden hervorgehoben und 5 häufige und für den Dermatologen und Venerologen in der Praxis wichtige Hauterkrankungen mit Arthropathien eingehend geschildert.

Literatur

1. Baker H, Golding DN, Thompson M (1964) The nails in psoriatic arthritis. Br J Dermatol 76:549–554
2. Baron M, Lee P, Keystone EC (1982) The articular manifestations of progressive systemic sclerosis (scleroderma). Ann Rheum Dis 41:147–152
3. Böhm G, Holzmann H (1980) Das Fiessinger-Leroy-Reiter-Syndrom – eine Krankheit mit multifaktoriellem Erbgang. Akt Rheumatol 5:273–280
4. Brackertz D (1980) Infektiöse Arthritiden. Therapiewoche 30:6919–6929
5. Braun-Falco O, Rassner G (1969) Psoriasis arthropathica aus dermatologischer Sicht. Therapiewoche 19:261–265
6. Fassbender HG (1979) Extra-articular processes in osteoarthropathia psoriatica. Arch Orthop Traumat Surg 95:37–46
7. Felman YM, Nikitas JA (1983) Reiter's syndrome. Cutis 31:152–164
8. Freudenberg J, Holzmann H, Schneider S, Korting GW (1978) HLA-Antigenfrequenzen bei Patienten mit progressiver Sklerodermie und Morphaea. Arch Dermatol Res 263:197–205
9. Holzmann H, Eissner D, Hahn K, Thiers G, Böhm G (1982) Die psoriatische Osteopathie. Z Hautkr 57:1144–1150
10. Holzmann H, Hoede N, Eissner D, Hahn K (1979) Die psoriatische Osteoarthropathie. Hautarzt 30:343–348
11. Hornstein OP (1967) Klinische Pathologie der Haut bei rheumatischen Erkrankungen. Z Rheumaforsch 26:273–290
12. Kelley WN, Harries ED, Ruddy Sh, Stedge CB (1981) Textbook of rheumatology. Saunders, Philadelphia London Toronto
13. Korting GW, Holzmann H (1960) Dermatologische Veränderungen beim Felty-Syndrom. Arch Klin Exp Dermatol 210:472–484
14. Leyh F (1979) Rheumatismus der Haut: Klinische Erscheinungsformen. In: Korting GW (Hrsg) Dermatologie in Klinik und Praxis, Bd 3. Thieme, Stuttgart, S 24.14–24.26
15. Lovell CR, Jayson MIV (1979) Joint involvement in systemic sclerosis. Scand J Rheumatol 8:154–160
16. Manicourt DH, Orloff S (1982) Gonococcal arthritis-dermatitis syndrome. Arthritis Rheum 25:574–578

17. Pfannenstiel P, Semmler U (1976) Möglichkeiten der Frühdiagnostik rheumatischer Erkrankungen durch die Szintigraphie. Therapiewoche 26:8354–8165
18. Schacherl M, Holzmann H (1967) Zur Polyarthritis bei progressiver Sklerodermie. Röfo 107:485–493
19. Schoen R, Böni A, Miehlke K (1970) Klinik der rheumatischen Erkrankungen. Springer, Berlin Heidelberg New York
20. Simrock A, Hör G (1981) Nuklearmedizinische Skelettdiagnostik. Therapiewoche 31:6039–6055
21. Sonozaki H, Kawashima M, Hongo O, Yaoita H, Ikeno M, Matsuura M, Okai K, Azura A (1981) Incidence of arthro-osteitis in patients with pustulosis palmaris et plantaris. Ann Rheum Dis 40:554–557
22. Sonozaki H, Mitsui H, Miyanaga Y, Okitsu K, Igarashi M, Hayashi Y, Matsuura M, Azura A, Okai K, Kawashima M (1981) Clinical features of 53 cases with pustulotic arthroosteitis. Ann Rheum Dis 40:547–553

Michael Landthaler und Michael Dorn

Dermatosen in der Schwangerschaft

Mit einer Schwangerschaft ergibt sich ein besonderer physiologischer Status, der sich in zahlreichen Veränderungen manifestiert, die neben anderem Hauterscheinungen auszulösen oder auch Dermatosen zu modulieren vermögen [22].

So kommt es zum Beispiel intra graviditate zu einer Herabsetzung der zellulären Immunität [20]. Der Grundsatz nimmt um 10 bis 20% zu, regelmäßig werden ein Anstieg der Gesamtlipide und des Cholesterins im Serum sowie die Neigung zur Wasser- und Kochsalzretention im Gewebe beobachtet [29]. Hormonell ist das 1. Trimenon durch die rasch ansteigende Bildung von Choriongonadotropin (HCG), das der Trophoblast produziert, gekennzeichnet. Im 2. Trimenon wird nur noch wenig HCG gebildet, aber in der Plazenta nimmt die Bildung von Östrogenen und Progesteron zu. Im letzten Schwangerschaftsdrittel erreicht die Steroidproduktion in der Plazenta extrem hohe Werte und es kommt zu einer ansteigenden Produktion von Prolaktin und ACTH im Hypophysenvorderlappen [29].

Bei den Hautveränderungen in der Schwangerschaft grenzt man sinnvollerweise physiologische Schwangerschaftszeichen an der Haut, Dermatosen in der Schwangerschaft und schwangerschaftsspezifische Hauterkrankungen voneinander ab. Grundsätzlich gilt, daß der sichtbaren Hautveränderung im „Ausnahmezustand Schwangerschaft“ noch mehr subjektive Aufmerksamkeit als sonst üblich zuteil wird. Fragen der Prognose und der Bedeutung für das ungeborene Kind sind Grund zur Beunruhigung der Schwangeren und damit einhergehend häufig auch Ursache zur Verweigerung diagnostischer oder therapeutischer Maßnahmen.

1. Physiologische Veränderungen

Schwangerschaftsphysiologische Hautveränderungen sind meist auf die hormonellen Umstellungen zurückzuführen und betreffen die Haut und die Hautanhangsgebilde (Tabelle 1). Am häufigsten finden sich Hyperpigmentierungen, Striae distensae,

Tabelle 1. Physiologische Veränderungen in der Schwangerschaft

Hyperpigmentierungen
Hyperhidrosis
Sriae distensae
Vaskuläre Veränderungen
Hypertrichose
Nagelveränderungen
Seborrhoe

Spider-Nävi und Palmarerytheme. Eine Verlängerung der Anagenphase in der Gravidität verursacht oft eine gewisse Hypertrichose. Die nachfolgende Telogenisation, möglicherweise durch eine zusätzliche Inhibition der Anagenphase verstärkt (Lit. bei [20]), führt dann zum nahezu obligaten postpartalen Effluvium.

2. Hauterkrankungen, die zufällig mit einer Schwangerschaft zusammentreffen

Natürlich kann jede akute oder chronische Hauterkrankung zeitlich zufällig mit einer Schwangerschaft zusammentreffen. So beobachteten wir zum Beispiel drei schwangere Patientinnen mit einer Pityriasis rosea, wobei weder das klinische Bild noch der Verlauf der Erkrankung Besonderheiten aufwiesen. Allerdings schränkt die Tatsache der Gravidität oft genug die therapeutischen Möglichkeiten auch objektiv erheblich ein, zum Beispiel in dem Sinn, daß bei einer Patientin mit ekzematisierter Scabies im letzten Schwangerschaftsdrittel die Behandlung kaum mit Hexachlorcyclohexan durchgeführt werden kann, sondern eher mit Benzylbenzoat erfolgen muß.

3. Hauterkrankungen, deren Verlauf durch die Schwangerschaft beeinflußt werden kann

Das Wachstum von Neurofibromen während einer Schwangerschaft wurde mehrmals beobachtet [1, 28]. Das Wachstum und die dunklere Pigmentierung von Nävuszellnävi und die Entstehung von Angiomen in einer Schwangerschaft sind geläufig [31]. Zahlreiche Hauterkrankungen werden durch eine Schwangerschaft in ihrem Verlauf beeinflußt (Tabelle 2). So ist zum Beispiel die passagere oder bleibende Besserung eines atopischen Ekzems in der Schwangerschaft möglich, häufig werden aber auch Verschlechterungen beobachtet, nach unseren Erfahrungen oft unter dem Bild eines generalisierten nummulär mikrobiellen Ekzems. Ähnliches trifft für die Psoriasis vulgaris zu: bei etwa 35% der Patientinnen bessert sich der Befund, während andererseits aber auch erhebliche Verschlechterungen vorkommen können [8].

Der Einfluß einer Schwangerschaft auf den Verlauf eines systemischen Lupus erythematodes war lange umstritten. Nach neueren Untersuchungen ließ sich bei Patientinnen ohne Nierenbeteiligung kein negativer Einfluß der Schwangerschaft auf den systemischen Lupus erythematodes, beziehungsweise das Kind nachweisen. Lag dagegen zu Beginn der Schwangerschaft schon eine Nierenbeteiligung vor, so wurde die Schwangerschaft in einem höheren Maß durch EPH-Gestosen (Ödeme, Proteinurie, Hypertonie) und einem Fortschreiten der Nierenerkrankung erschwert. Die Rate der kindlichen Komplikationen war deutlich erhöht [2, 14].

Besondere Überlegungen erfordert die Diagnose eines malignen Melanoms während einer Gravidität [4]. Nach einer Untersuchung von Shiu und Mitarbeitern an 251

Tabelle 2. Hautkrankheiten, deren Verlauf durch die Schwangerschaft positiv (+) oder negativ (–) beeinflußt werden kann

⊕	⊖
Atopisches Ekzem	Atopisches Ekzem
Psoriasis vulgaris	Candidose, Trichomoniasis
Sarkoidose	Porphyrien
Hidradenitis suppurativa	Neurofibromatosis
	Systemischer Lupus erythematodes
	Malignes Melanom

Patientinnen wird die Prognose bei Patienten im Stadium I der Erkrankung durch die Gravidität nicht negativ beeinflußt. Befindet sich die Schwangere dagegen im Stadium II der Melanomerkrankung ist die Fünf-Jahres-Überlebenswahrscheinlichkeit signifikant vermindert [25]. Bei einer Schwangeren mit malignem Melanom, die sich klinisch im Stadium I befindet, führen wir daher die operative Beseitigung des Primärtumors in typischer Weise durch. Ergibt die histologische Untersuchung ein niedriges oder mittleres Metastasierungsrisiko ist unserer Meinung nach keine absolute Indikation zum Schwangerschaftsabbruch gegeben. Bei hohem Metastasierungsrisiko und im Stadium II wird individuell entschieden. Grundsätzlich empfehlen wir nichtschwangeren Melanompatientinnen im gebärfähigen Alter nach operativer Entfernung des Tumors über 5 Jahre prophylaktische antikonzeptive Maßnahmen, wobei von hormoneller Antikonzeption abgeraten wird.

Seltener kommt es vor, daß eine zufällig in der Gravidität auftretende Erkrankung die Schwangerschaft beeinflußt. Bei einer eigenen Beobachtung erkrankte eine 21jährige Erstgebärende in der 20. Schwangerschaftswoche an einer hämorrhagisch-nekrotisierenden Vaskulitis allergika. Der weitere Verlauf der Schwangerschaft wurde durch eine EPH-Gestose (Ödeme, Proteinurie, Hypertonie) kompliziert und das Kind mußte wegen einer Plazentainsuffizienz vorzeitig durch einen Kaiserschnitt entbunden werden.

4. Schwangerschaftsspezifische Dermatosen

Zur Gruppe der spezifischen Veränderungen gehören Hauterkrankungen, die überwiegend oder ausschließlich während einer Schwangerschaft auftreten und die sich in der Regel postpartal spontan bessern (Tabelle 3). Nur bei wenigen handelt es sich um gesichterte Entitäten, die aufgrund ihres klinischen Bildes und/oder charakteristischer Befunde eindeutig abgegrenzt werden können; die Eigenständigkeit der zahlreichen anderen Exantheme der Schwangerschaft, die beschrieben worden sind, ist noch nicht gesichert, da pathognomonische Befunde fehlen und sich die klinischen Bilder oft variabel überschneiden [6, 12, 13, 22, 31].

4.1. Pruritus gravidarum

Die häufigste schwangerschaftsspezifische Erkrankung ist mit einem Vorkommen von 1:50 bis 1:500 der Pruritus gravidarum, der vor allem bei südamerikanischen Indianerinnen aufzutreten scheint. Der oft heftige, Tag und Nacht quälende Juckreiz beginnt meist im letzten Schwangerschaftsdrittel und klingt nach der Geburt rasch ab (Abb. 1). Primäreffloreszenzen fehlen. An der Haut finden sich nur sekundäre Effloreszenzen wie Exkoriationen und verkrustete Erosionen. Allgemeinsymptome wie Nausea und Erbrechen können ihn begleiten.

Tabelle 3. Schwangerschaftsspezifische Dermatosen

Pruritus gravidarum
Herpes gestationis (Milton 1872)
Impetigo herpetiformis (Hebra 1872) [9]
Autoimmun-Progesteron Dermatose (Bierman 1973) [3]
Papulöse Dermatitis (Spangler et al. 1962) [27]
Prurigo gestationis (Frühtyp) (Besnier 1904)

Polymorphe Exantheme (Holmes u. Black 1982) [12]
  Toxaemic rash (Bourne 1962) [7]
  Prurigo gestationis (Spättyp) (Nurse 1968) [18]
  PUPPP (Lawley et al. 1979) [17]

Erythema nodosum gravidarum (Bombardieri et al. 1977) [5]

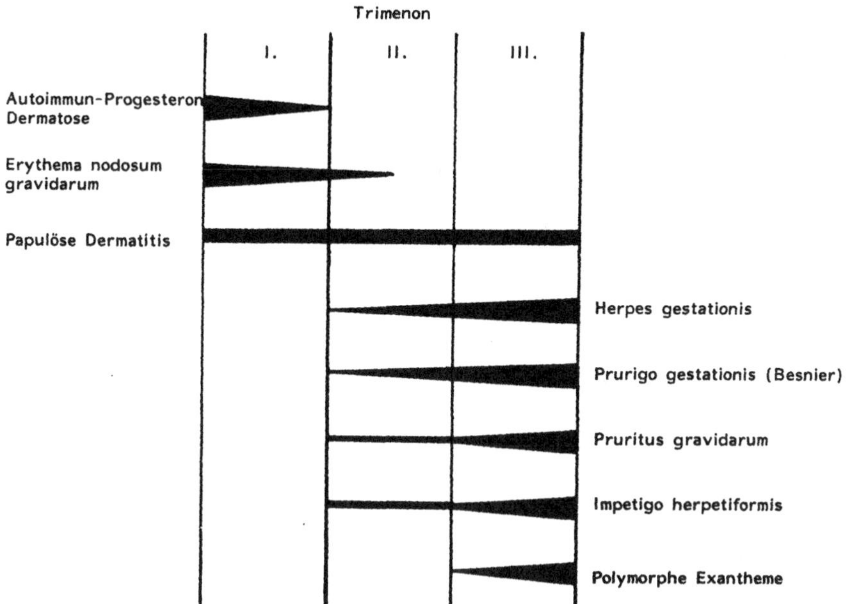

Abb. 1. Verteilung der schwangerschaftsspezifischen Dermatosen über die einzelnen Drittel der Schwangerschaft

Ursache ist eine schwangerschaftsbedingte Cholestase bei genetischer Prädisposition; laborchemisch findet sich typischerweise eine Erhöhung der alkalischen Phosphatase und der Gamma-GT.

Therapeutisch können systemisch Cholestyramin und Phenobarbital versucht werden [22, 31].

4.2. Herpes gestationis

Als die Schwangerschafts-Dermatose schlechthin gilt der Herpes gestationis, dessen Häufigkeit mit 1:4000 bis 1:50000 angegeben wird. Bei Erstmanifestation liegt der Beginn meist im 2. oder 3. Trimenon (Abb. 1), bei wiederholten Schwangerschaften kommt es typischerweise zu immer früherem Wiederauftreten des Herpes gestationis.

Das klinische Bild kann sehr polymorph sein. Neben Erythemen, papulösen und urtikariellen Effloreszenzen ist das namensgebende Auftreten von Bläschen und Blasen charakteristisch (Abb. 2), allerdings ist dies nicht obligat zu beobachten [16, 23, 26].

Die Sicherung der Diagnose erfolgt mittels histologischer Untersuchung und direkter Immunfluoreszenz, die subepidermale Blasenbildung, beziehungsweise Ablagerungen von C3-Komplement an der Basalmembranzone zeigen. Immunelektronenmikroskopisch ist C3 im Bereich der Lamina lucida der Basalmembran lokalisiert [11]. Im Serum der Patienten läßt sich der Herpes-gestationis-Faktor nachweisen. Dabei handelt es sich um ein biologisch aktives Protein der IgG-Klasse, das an die Gewebsstrukturen der Basalmembranzone gebunden wird und Komplement zu aktivieren vermag [23].

Therapeutisch sind bei Herpes gestationis Glukokortikosteroide – topisch und systemisch verabreicht – wirksam. Nach der Niederkunft ist eine kurzzeitige Exazerbation der Erkrankung möglich. Hauterscheinungen wurden auch bei den Neugeborenen beobachtet. Während Lawley und Mitarbeiter auf Grund einer Literaturübersicht eine gewisse Gefährdung des Kindes annehmen [16], fanden Shornick und Mitarbeiter in 28 Schwangerschaften keine erhöhte Gefährdung des Kindes [26].

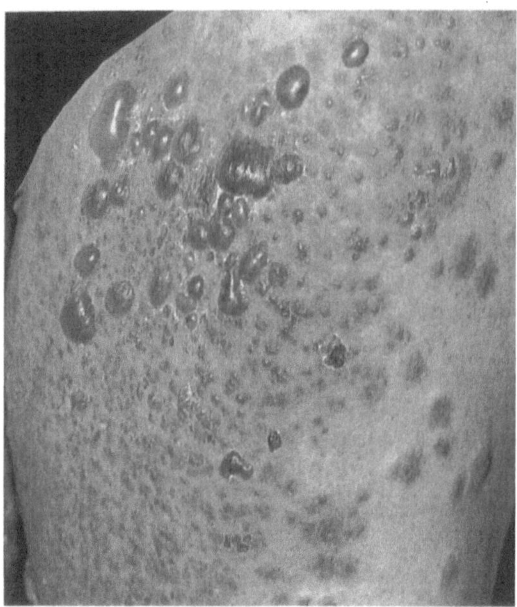

Abb. 2. Herpes gestationis

4.3. Impetigo herpetiformis

Das Krankheitsbild der Impetigo herpetiformis, das 1872 von Hebra [3] beschrieben und bisher etwa 300mal beobachtet wurde, ist klinisch sehr eindrucksvoll. Mit vorwiegendem Beginn im 3. Trimenon finden sich großflächige, teils elevierte Erytheme, die randwärts meist mit zahlreichen Pusteln besetzt und zentral von Schuppenkrusten bedeckt sind. Bevorzugte Lokalisationen sind das untere Abdomen und die Oberschenkelinnenseiten. Neben dem Exanthem ist eine ausgeprägte Allgemeinsymptomatik mit Fieber, Schüttelfrösten, Brechreiz, Durchfällen und tetanischen Krampfanfällen charakteristisch.

Unter den Laborbefunden ist eine Erhöhung der Leukozytenzahl und der Blutsenkungsgeschwindigkeit typisch, ebenso eine Erniedrigung des Kalziumspiegels im Serum.

Histologisches Merkmal ist, wie bei Psoriasis pustulosa, eine spongiforme Pustel. Die Impetigo herpetiformis wird deshalb heute als Sonderform der Psoriasis pustulosa generalisata von Zumbusch angesehen, die durch die besonderen metabolischen und hormonellen Umstellungen während einer Gravidität ausgelöst wird. Die Tatsache, daß gleichartige Krankheitsbilder gelegentlich bei Männern mit Insuffizienz der Nebenschilddrüsen beobachtet wurden, deutet vergleichbar auf die pathogenetische Bedeutung hormoneller Störungen hin. Die früher hohe Mortalität konnte durch die systemische Gabe von Glukokortikosteroiden deutlich gesenkt werden [19, 22, 31].

4.4 Autoimmun-Progesterondermatitis

Die Autoimmun-Progesterondermatitis [3] ist extrem selten, bisher wurden nur vier Patientinnen beschrieben [10]. Die Erkrankung beginnt im 1. Trimenon und ist nach Biermann durch ein nicht juckendes, akneiformes Exanthem gekennzeichnet. Neben dem Exanthem sind Arthralgien der großen Gelenke krankheitstypisch. Eine Eosinophilie im peripheren Blut und besonders positive Intrakutantestungen auf Progesteron sichern die Diagnose. Histologisch findet sich ein dichtes Infiltrat mit eosinophilen Leukozyten, das auch an den Stellen der positiven Intrakutantestung nachgewiesen werden kann. Therapeutisch sind Östrogene wirksam. Die von Biermann beobachteten Schwangerschaften endeten mit Spontanaborten im 1. Trimenon.

4.5 Papulöse Dermatitis der Schwangerschaft

Spangler und Mitarbeiter beschrieben 1962 eine schwangerschafts spezifische papulöse Dermatitis [27]. Die Krankheit ist ebenfalls sehr selten, bisher wurden nicht mehr als 20 gesicherte Krankheitsfälle beobachtet. Hauterscheinung können während der ganzen Gravidität vom 1. bis 3. Trimenon auftreten. Klinisch ist ein papulöses Exanthem ohne Prädilektionen typisch. Die Einzeleffloreszenz besteht in einer drei bis fünf mm großen, meist zentral hämorrhagisch verkrusteten Papel. Täglich treten drei bis acht weitere Papeln hinzu, die binnen sieben bis zehn Tagen unter Hinterlassung einer diskreten Hyperpigmentierung abheilen. Es besteht deutlicher Juckreiz. Von den Laborbefunden ist eine Erhöhung des Choriongonadotropins im Urin und eine Erniedrigung des Plasmakortisolspiegels hervorzuheben. Die histologischen Veränderungen sind dagegen unspezifisch. Eine systemische Glukokortikosteroidtherapie ist wirksam und hilft auch die Rate an kindlichen Komplikationen, die bei dieser Erkrankung hoch sein soll, zu senken.

4.6. Prurigo gestationis (Frühtyp)

Eine Prurigo gestationis soll bei etwa jeder dreihundertsten Schwangerschaft auftreten. Sie beginnt meist im 2. Trimenon und ist klinisch durch die typischen Knoten einer Prurigo simplex subacuta an den Streckseiten der Extremitäten gekennzeichnet. Nach der Niederkunft heilen die Prurigoknoten in der Regel innerhalb von Wochen ab [22]. Nach Untersuchungen von Holms und Black besteht bei diesen Patientinnen überproportional häufig eine atopische Diathese [13].

4.7. Polymorphe Exantheme der Schwangerschaft

Seit der Erstbeschreibung der „Pruritic urticarial papules and plaques of pregnancy (PUPPP)“ durch Lawley und Mitarbeiter [17] wurden weltweit etwa 50 Patientinnen beobachtet. Klinisch sind stark juckende Papeln, erythematöse und urtikarielle Plaques typisch, die überwiegend im letzten Schwangerschaftsdrittel vor allem am Stamm und den proximalen Extremitäten auftreten (Abb. 3). Bei einzelnen Patientinnen wurden auch Bläschen und Schuppenkrusten beobachtet.

Der von Bourne 1962 beschriebene, stark juckende „Toxaemic rash of pregnancy“ [7] tritt ebenfalls im letzten Schwangerschaftsdrittel auf und beginnt meist im Bereich von Striae distensae (Abb. 4). Klinisch finden sich elevierte, urtikarielle Ery-

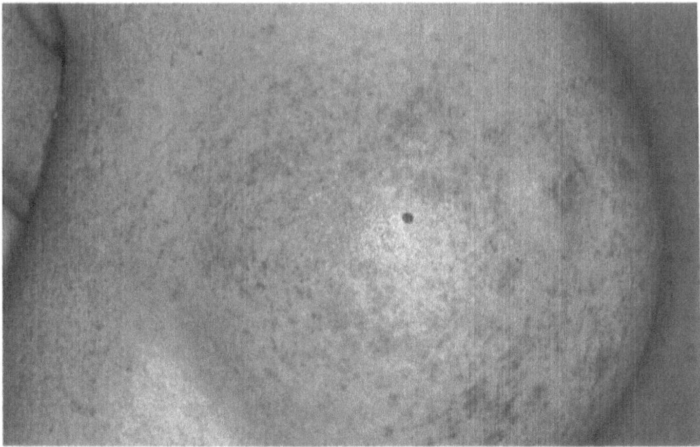

Abb. 3. Polymorphes Exanthem der Schwangerschaft unter dem Bilde von „Pruritic urticarial papules and plaques of pregnancy“ (PUPPP)

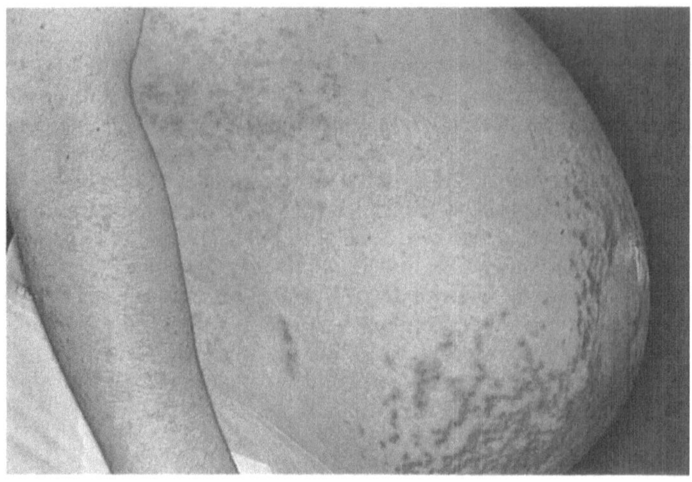

Abb. 4. Polymorphes Exanthem der Schwangerschaft unter dem Bilde eines „toxaemic rash". Beginn im Bereich von Striae distensae

theme und Papeln die zerkratzt werden. Verkrustung und Schuppung werden relativ häufig beobachtet.

Die „Prurigo gestationis vom Spättyp (Nurse)" zeichnet sich klinisch durch ein papulöses und urtikarielles Exanthem aus, das bei einigen Patientinnen ebenfalls im Bereich von Striae distensae besonders hervortrat [18].

Da sich die klinischen Bilder der drei Erkrankungen überschneiden und pathognomonische Untersuchungsbefunde fehlen, wurde von Holms und Black 1982 vorgeschlagen diese drei Krankheitsbilder als „Polymorphe Exantheme der Schwangerschaft" zusammenzufassen. Nach Holms und Black können daneben auch multiforme Exantheme beobachtet werden. Eigene Beobachtungen erlauben gelegentlich auch strophulusartige Varianten im Krankheitsbegriff zu subsumieren [12, 13].

Die Häufigkeit der polymorphen Exantheme der Schwangerschaft wird mit etwa 1:200 angegeben. Typischerweise treten sie im letzten Trimenon auf und klingen postpartal rasch ab. Nach eigenen Erfahrungen sind auch früherer Beginn, etwa im 2. Trimenon, und frühere Spontanheilung, d. h. vor der Niederkunft, möglich.

Die Ätiologie der polymorphen Exantheme ist unklar.

Histologisch finden sich zwei unterschiedliche Reaktionsformen: Einmal bei unauffälliger Epidermis ein oberflächliches und tiefes, gefäßbetontes, lymphohistiozytäres Infiltrat, das mehr oder weniger Eosinophile enthalten kann. Zum anderen ein Dermatitis-Typ mit spongiotischer Epidermisauflockerung, einem Ödem im oberen Korium und einem lympho-histiozytären Infiltrat mit Eosinophilen [17].

In der Immunfluoreszenz und Immunelektronenmikroskopie sind polymorphe Exantheme negativ [15].

Therapeutisch ist meist die topische Anwendung kortikosteroidhaltiger Externa ausreichend.

4.8. Erythema nodosum gravidarum

Als letzte der schwangerschaftsspezifischen Dermatosen ist das Erythema nodosum gravidarum anzuführen. Bisher sind lediglich vier Patientinnen beschrieben worden. Vermutlich ist die Erkrankung jedoch häufiger. Wir beobachteten zum Beispiel schon während eines halben Jahres zwei Patientinnen. Im ersten oder Anfang des zweiten Trimenons kommt es zu nodösen Erythemen, die spätestens bis zum Ende des zweiten Trimenons spontan abklingen. Bei unseren Patientinnen ergaben weder die Anamnese noch die Laboruntersuchungen Hinweise auf eine medikamentöse, infektiöse, beziehungsweise infektallergische Entstehung des Erythema nodosum. Die Tatsache, daß diese nodösen Erytheme bei mehreren Patientinnen in nachfolgenden Schwangerschaften oder nach Einnahme von Ovulationshemmern wieder auftraten, rechtfertigt die Einordnung als schwangerschaftsspezifische Dermatose.

Die Behandlung sollte mit kortikosteroidhaltigen Externa und Antiphlogistika erfolgen.

5. Behandlung von Dermatosen in der Schwangerschaft

Die Behandlung sollte zurückhaltend erfolgen. Jegliche systemische Medikation erfordert strenges Abwägen der Risiken, andererseits ist auch ein therapeutischer Nihilismus nicht zu vertreten [30].

In der örtlichen Behandlung sollten allgemeine Gesichtspunkte wie die Wahl der richtigen Kleidung und die eingeschränkte Verwendung von Seife beachtet werden.

Linderung von Juckreiz kann durch Essigwasserwaschungen und Lotia alba erreicht werden. Nach unseren Erfahrungen stehen die Patientinnen selbst der topischen Anwendungen von Kortikosteroiden äußerst kritisch gegenüber. Starke und sehr starke Präparate sollten nicht rezeptiert werden.

Bei systemischer Medikation sind vor allem im 1. Trimenon der Schwangerschaft teratogene Nebenwirkungen möglich. Die Liste solcher Medikamente umfaßt unter anderem Methotrexat, Cyclophosphamid, Langzeit-Sulfonamide, Trimethoprim und Sulfamethoxazol, Griseofulvin, Chloroquin und Metronidazol [24]. Im 2. und 3. Trimenon ist eine negative Beeinflussung des Foetus durch eine systemische Medikation möglich. Zu nennen sind Medikamente wie Diazepam, Tetrazykline, Langzeit-Sulfonamide, Chloramphenicol, INH, Chloroquin und Podophyllin [24]. Als Antiphlogistika sind Pyrazol-Derivate, als Antibiotika, Penicillin, Erythromycin und Cephalosporine erlaubt [30]. Von den Antimykotika können Nystatin und Clotrimazol gegeben werden, bei Anwendung von Griseofulvin ist Vorsicht geboten [30].

Bei Verordnung von Antihistaminen sind die Anweisungen der Hersteller zu beachten.

Die systemische Gabe von Glukokortikosteroiden sollte mit der minimal wirksamen Dosis erfolgen, die oft 20 bis 60 mg täglich nicht übersteigt. Bei Gabe in den ersten 12 Schwangerschaftswochen sind Gaumenspalten eine potentielle, aber nicht gesicherte teratogene Nebenwirkung [24]. Bei hochdosierter Gabe im 2. und 3. Trimenon ist bei Dauermedikation Minderwuchs und eine Nebenniereninvolution beim Kind möglich [30].

Zusammenfassung

Zu den Dermatosen in der Schwangerschaft zählen schwangerschaftsphysiologische Veränderungen, Hauterscheinungen, die zufällig mit einer Schwangerschaft zusammentreffen und Hauterscheinungen, deren Verlauf durch die Schwangerschaft beeinflußt werden kann, wie Psoriasis vulgaris, atopisches Ekzem und malignes Melanom.

Zur Gruppe der schwangerschaftsspezifischen Dermatosen gehören Hauterkrankungen, die überwiegend oder ausschließlich während einer Schwangerschaft auftreten und die sich in der Regel postpartal spontan bessern. Sie umfassen gesicherte Entitäten wie Pruritus gravidarum, Herpes gestationes, Impetigo herpetiformes, die Autoimmun-Progesterondermatitis, die papulöse Dermatitis der Schwangerschaft und die Prurigo gestationes vom Frühtyp.

Ätiologisch unklare und sich klinisch überschneidende, makulöse, papulöse und urtikarielle Exantheme, die überwiegend im letzten Schwangerschaftsdrittel auftreten, werden als polymorphe Exantheme der Schwangerschaft zusammengefaßt.

Neuerdings wurde auch ein schwangerschaftsspezifisches Erythema nodosum beschrieben.

Die örtliche und systemische Behandlung aller Dermatosen in der Schwangerschaft sollte zurückhaltend erfolgen.

Literatur

1. Ansari AH, Nagamani M (1976) Pregnancy and neurofibromatosis (von Recklinghausen's disease). Obstet Gynecol 47:225–229
2. Barnett EV, Danovitch GM, Nissenson AR (1981) Systemic lupus erythematosus in pregnancy. Ann Intern Med 94:667–677
3. Biermann SM (1973) Autoimmun progesterone dermatitis. Arch Dermatol 107:896–901
4. Bolling R, Ippen H (1981) Melanom und Schwangerschaft. Dtsch Med Wochenschr 106:1354–1356
5. Bombardieri S, Di Muno O, Di Punzio C, Pasero G (1977) Erythema nodosum associated with pregnancy and oral contraceptives. Br Med J I:1509–1510
6. Bork K, Korting GW (1981) Schwangerschaftsdermatosen und das Verhalten einiger Dermatosen in der Schwangerschaft. In: Käser O, Friedberg V, Ober KG, Thomsen K, Zander J (Hrsg) Gynäkologie und Geburtshilfe, Bd II/2. Thieme Stuttgart, S 8.112–8.120
7. Bourne G (1962) Toxaemic rash of pregnancy. Proc R Soc Med 55:462–464
8. Flegel H, Kluger D (1968) Das Verhalten der Psoriasis während der Schwangerschaft. Z Hautkr 43:991–998
9. Hebra F (1872) Über einzelne während der Schwangerschaft, dem Wochenbette und bei Uterinalkrankheiten der Frauen zu beobachtende Hautkrankheiten. Wiener Med Wochschr 22:1199–1202
10. Heubaum F, Köstler E, Seebacher C (1981) Die autoimmune Progesterondermatose. Eine Menstruations- und Schwangerschaftsdermatose. Dermatol Monatsschr 167:753–759
11. Hönigsmann H, Stingl G, Holubar K, Wolff K (1976) Herpes gestationis. Fine ultrastructural pattern of immunoglobulin deposits in the skin in vivo. J Invest Dermatol 66:389–392
12. Holmes RC, Black MM (1982) The specific dermatoses of pregnancy: a reappraisal with special emphasis on a proposed simplified clinical classification. Clin Exp Dermatol 7:65–73
13. Holmes RC, Black MM (1983) The specific dermatoses of pregnancy. J Am Acad Dermatol 8:405–412
14. Houser MT, Fish AJ, Tagatz GE, Williams PP, Michael AF (1980) Pregnancy and systemic lupus erythematosus. Am J Obstet Gynecol 138:409–413
15. Jurecka W, Holmes RC, Black MM, McKee P, Das And AK, Bhogal B (1983) An immunelectron microscopy study of the relationship between herpes gestationis and polymorphic eruptioin of pregnancy. Br J Dermatol 108:147–151
16. Lawley TJ, Stingl G, Katz SJ (1978) Fetal and maternal risk factors in herpes gestationis. Arch Dermatol 114:552–555
17. Lawley TJ, Hertz KC, Wade TR, Ackermann AB, Katz SJ (1979) Pruritic urticarial papules and plaques of pregnancy. J Am Med Assoc 241:1696–1699
18. Nurse DS (1968) Prurigo of pregnancy. Aust J Dermatol 9:258–267
19. Oumeish OY, Farraj SE, Bataineh AS (1982) Some aspects of Impetigo herpetiformis. Arch Dermatol 118:103–105
20. Rook A (1979) The ages of man and their dermatoses. In: Rook A, Wilkinson DS, Ebling FJG (eds) Textbook of dermatology, 2nd issue, Vol. 1. Blackwell, Oxford London Edinburgh Melbourne, S 213–229
21. Salvatore MA, Lynch PJ (1980) Erythema nodosum, estrogens, and pregnancy. Arch Dermatol 116:557–558
22. Sasseville D, Wilkinson RD, Schnader JY (1981) Dermatoses of pregnancy. Internat J Dermatol 20:223–241
23. Scherer R, Wolff HH, Braun-Falco O (1977) Herpes gestationis. Pathogenetische Bedeutung der immunpathologischen Befunde. Dtsch Med Wochenschr 102:1163–1166
24. Scoggins RB (1979) Skin changes and diseases in pregnancy. In: Fitzpatrick TB, Eisen AZ, Wolff K, Freedberg JM, Austen KF (eds) Dermatology in gerneral medicine, 2nd edn. McGraw Hill, New York, S 1363–1370

25. Shiu MH, Schottenfeld D, Mac Lean B, Fortner JG (1976) Adverse effect of pregnancy on melanoma. Cancer 37:181–187
26. Shornick JK, Bangert JL, Freeman RG, Gilliam JN (1983) Herpes gestationis: Clinical and histologic features of twenty-eigth cases. J Am Acad Dermatol 8:214–224
27. Spangler AS, Reddy W, Bardawil WA, Roby CC, Emerson K (1962) Papular dermatitis of pregnancy, a new clinical entity? J Am Med Assoc 181:577–581
28. Swapp GH, Main RA (1973) Neurofibromatosis in pregnancy. Br J Dermatol 88:431–434
29. Ufer J (1978) Hormontherapie in der Frauenheilkunde. DeGruyter, Berlin New York
30. Willgeroth F, Rummel W (1982) Medikamente in der Gravidität und Stillzeit. Fortschr Med 100:1954–1958, 1998–2002
31. Winton GB, Lewis CW (1982) Dermatoses of pregnancy. J Am Acad Dermatol 6:977–998

Psoriasis-Therapie

Constantin E. Orfanos, Harald Gollnick, Ralf Bauer und Rudolf Stadler

Orale Retinoidtherapie der Psoriasis

Einführung

Im Herbst vorigen Jahres 1982 wurde nach mehrjähriger klinischer Erprobung erstmalig ein Medikament in den Handel eingeführt, das zur oralen Behandlung der Psoriasis und ihrer Varianten vorgesehen ist (Ro 10-9359, Etretinat, Tigason). Dieses Präparat stellte den ersten Vertreter einer Gruppe von Medikamenten dar, die als *Retinoide* bekannt geworden sind und die dem Dermatologen die Möglichkeit eröffnen, die Psoriasis auf oralem Wege zu behandeln [10]. Der Einführung des ersten oralen Retinoids messen wir und viele andere in- und ausländische Dermatologen eine große Bedeutung zu, (a) weil hier erstmalig der Durchbruch gelungen ist, ein orales, nicht als Kortison oder als Zytostatikum wirkendes Medikament zu entwickeln, auf das die Psoriasis anspricht und (b) weil wir hier nicht ein einzelnes Medikament vor uns haben, sondern den Vertreter einer gänzlich neuen pharmakologischen Gruppe.

Die Gruppe der Retinoide darf mit gutem Grund als *hautspezifisch* gelten; denn Retinoide wirken nahezu gezielt auf verhornende Epithelien und eröffnen nicht nur bei Psoriasis, sondern auch bei vielen anderen Dermatosen neue Wege einer systemischen Behandlung. Eine neue Breitspektrum-Dermatotherapie bahnt sich an, an die wir große Hoffnungen knüpfen.

Wenn wir heute retrospektiv auf die über 12–15jährige Entwicklung der synthetischen Retinoide zurückblicken, so ist es unübersehbar, daß ihre klinische Anwendung zunächst nicht für dermatologische, sondern für onkologische Fragestellungen gedacht war. Es ist nicht viel mehr als einem Zufall zu verdanken, daß orale Retinoide gleich zu Beginn ihrer Erprobung bei Psoriasis zur Anwendung kamen. Ende der 60er Jahre herrschte die Vorstellung, daß die Psoriasis im wesentlichen eine hyperproliferative Epithelkrankheit ist. Aus diesem Grunde wurde sie in die Gruppe der möglichen Indikationen für orale Retinoide eingereiht und bereits zu Beginn der 70er Jahre kamen verschiedene synthetische Derivate bei Psoriatikern zur Anwendung [14]. Der Erfolg blieb dürftig. In der 2. Hälfte der 70er Jahre kam ein aromatisches Derivat dazu, das erstmalig den theoretischen Ansatz rechtfertigte und die Hoffnungen des Klinikers erfüllte. Heute ist das aromatische Retinoid Etretinat (Ro 10-9359; Tigason) das erste orale Präparat, das bei Psoriasis mit gutem Erfolg klinische Anwendung findet. Der deutsche Dermatologe hatte den Vorteil, bereits im Stadium der Erprobung mit dem neuen oralen Retinoid Erfahrungen zu sammeln. In der Zwischenzeit ist dieses Medikament bereits in mehreren Ländern eingeführt. Indikation und Dosierung stützen sich zu einem großen Teil auf die Ergebnisse deutscher Studien und entsprechender Veröffentlichungen. Es kommt hinzu, daß bereits heute, nicht ganz ein Jahr nach der Einführung des Etretinat in der Bundesrepublik, neue Entwicklungen sich abzeichnen, die möglicherweise in der Zukunft zu weiteren Präparaten aus dieser Gruppe führen werden. Aufregend ist die durchaus als realistisch einzuschätzende Hoffnung, aus der gleichen Gruppe neue Medikamente zu bekommen, etwa *Retinoide IIIer oder IVer Generation*, die noch wirksamer und nebenwirkungsärmer sind [16]. Welchen Stellenwert können wir aber heute dem Etretinat in der Behandlung der Psoriasis einräumen?

Orale Retinoide in der Psoriasistherapie

Synthetische Retinoide, die uns heute zur oralen Behandlung der Psoriasis zur Verfügung stehen, sind einerseits

a) das *Etretinat* (Tigason)

und andererseits eine Reihe verwandter Substanzen, die in verschiedenen Phasen ihrer Entwicklung sind. Dazu gehören:

b) die *13-cis-Retinsäure* (I. Generation), das Präparat Ro 4-3780, das als Roaccutan demnächst zur Behandlung der Akne auf den Markt kommen wird,
c) die *freie Säure des Etretinats* (II. Generation), das Präparat Ro 10-1670, dessen großer Vorteil die kurze Verweildauer im Körper ist, sowie
d) das erste Retinoid der III. Generation, das *Arotinoid* Ro 13-6298, das wir bereits bei Psoriasis, psoriatischer Arthropathie, Morbus Darier, Lichen ruber mucosae und Ichthyosen vorläufig klinisch erprobt und in einer 500–1000mal geringeren Dosis als der des Etretinates als wirksam befunden haben [15].

Von diesen oralen Retinoiden steht z. Z. in der freien Rezeptur lediglich das *Tigason* zur Verfügung. Dazu kommt das aromatische Retinoid *Tasmaderm* für die lokale Behandlung. Im folgenden werde ich die speziellen Indikationen des oralen Präparates, die Fragen seiner Dosierung – einschließlich der Kombinationsmöglichkeiten mit anderen antipsoriatischen Maßnahmen – sowie einschließlich seiner Nebenwirkungen und die Besonderheiten der Therapieüberwachung kurz erörtern.

Therapieplanung und Therapieüberwachung

Indikation von Etretinat bei Krankheiten aus dem psoriatischen Formenkreis

Als absolute Indikation für den Einsatz des Etretinat gelten pustulöse Psoriasisformen. Dazu gehören vor allem die genuine *generalisierte Psoriasis pustulosa Zumbusch* sowie *pustulöse Eruptionen einer Psoriasis vulgaris oder erythrodermica*, z. B. nach Kortisonentzug. Die lokalisierten Varianten der *Psoriasis pustulosa* vom inversen Typ (Barber), die *Palmoplantarpustulosen*, das *pustulöse Bakterid* sprechen auch gut auf die orale Retinoidbehandlung an. Bei diesen Krankheitsbildern ist der Effekt des Retinoids in 80–90% der Fälle innerhalb einiger Tage, spätestens aber nach 1–2 Wochen zu erwarten. Pustulöse Eruptionen bei Psoriatikern, die früher gefürchtet waren, weil sie das Allgemeinbefinden des Kranken erheblich beeinträchtigten und therapieresistent waren, sind heute mit Hilfe des Etretinats gut beherrschbar. Die Retinoidwirkung erstreckt sich auf alle sterilen Pustulosen, da das Etretinat ganz allgemein zur Unterbindung von Pustulationen führt [7, 11]. Experimentell konnte unsere Berliner Arbeitsgruppe zeigen, daß die in-vitro-Migration neutrophiler Granulozyten von Psoriatikern, die unter Retinoidbehandlung stehen, erheblich eingeschränkt oder gehemmt ist [1]. Als Folge davon verlieren pustulierende Krankheiten ihre Akuität, in manchen Fällen wandelt sich die Psoriasis pustulosa in eine Psoriasis vulgaris um; in anderen Fällen verschwindet das Krankheitsbild innerhalb von 4–5 Wochen nach Therapiebeginn völlig. In diesem Sinne üben Retinoide antiinflammatorische Wirkungen aus [9].

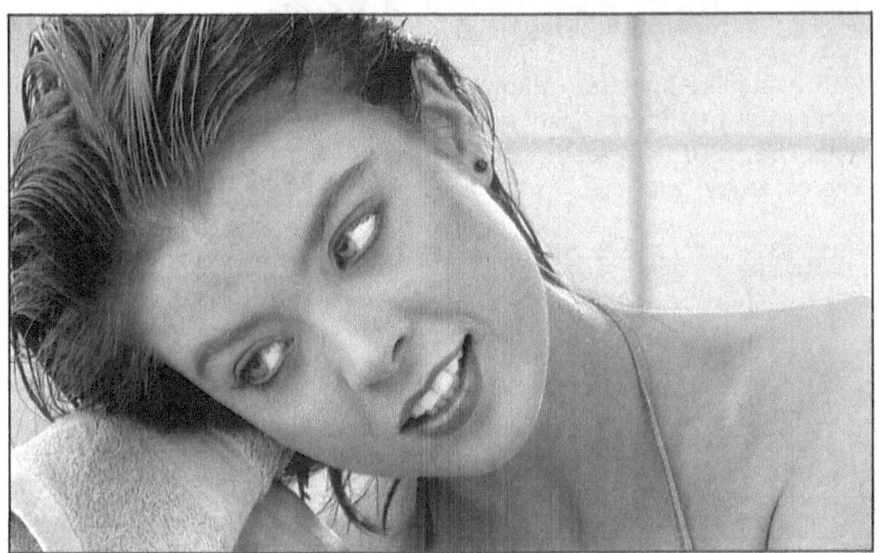

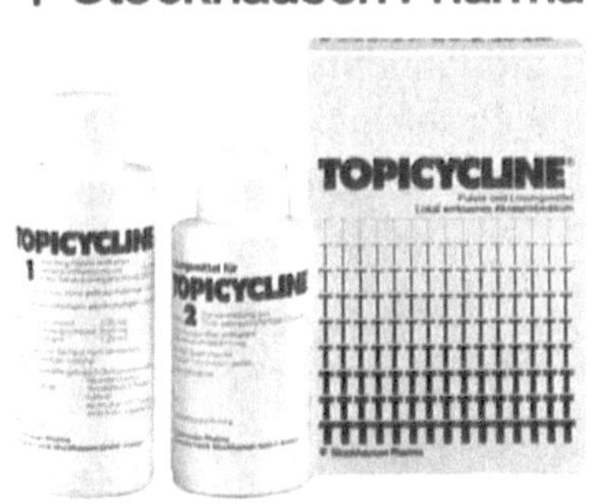

TOPICYCLINE
TOPICYCLINE 1
TOPICYCLINE 2

Auch bei der klassischen *Psoriasis vulgaris* ist die Wirkung des oralen Retinoids überzeugend, wenn auch nicht immer so zuverlässig. Immerhin, etwa 62% aller Fälle bessern sich unter oraler Retinoidtherapie ganz entscheidend oder verschwinden völlig. Gelegentlich können darunter Eruptionen auftreten, meist als Zeichen einer Überdosierung. Bei manchen Patienten haben wir eine zentrale Besserung (Abflachung und Abblassung) der Papeln beobachtet, während sich die Läsionen flächenmäßig ausbreiten. In solchen Fällen sollte man niedrig dosieren und erst nach 8–12 Wochen mit einem sicheren Erfolg rechnen. Insgesamt verlangt die orale Retinoidbehandlung der vulgären Psoriasis viel Geschick und Geduld.

Die *Psoriasis erythrodermica* kann auch mit Etretinat erfolgreich angegangen werden, doch hier sind besondere Dosierungsrichtlinien zu beachten (s. u.).

Die *Psoriasis arthropathica* verhält sich unterschiedlich und zeigt in etwa der Hälfte aller Fälle eine gute Ansprechbarkeit. Andere geben die Ansprechbarkeit mit 60–70% an. Nach unseren Erfahrungen kann hier das orale Retinoid mit nicht steroidalen Antiphlogistika kombiniert werden und auf diese Weise den Einsatz von Kortikosteroiden ersparen. In vielen Fällen gelingt es, das bis dahin notwendige Kortikoid abzusetzen und die Dosis der Analgetika zu reduzieren [2, 13, 17]. Hier ist zu beachten, daß eindrucksmäßig die Kombination Etretinat mit *Indometazin* sich nicht bewährt, wohingegen die Kombination des Retinoids mit neuen Antirheumatika (Felden, Voltaren, etc.) durchaus sinnvoll und oft in der Praxis erfolgreich ist. Gleichzeitige Gaben von *Aspirin* oder kombinierte Antirheumatika, die Acetylsalicylsäure enthalten, sollte man nach Möglichkeit vermeiden, da möglicherweise hier Interferenzen zu erwarten sind. In diesem Zusammenhang sei erwähnt, daß neben Aspirin und Indometazin auch orale Antiepileptika, z. B. *Phenytoin* und Primidon (Mylepsin), möglicherweise mit dem Etretinat interferieren. Unter gleichzeitiger antiepileptischer Therapie ist die Wirkung des Retinoids verzögert bzw. gestört, das Phenytoin wird von seiner Eiweißbindung verdrängt. Interferenzen mit anderen Medikamenten sind möglich. Eine gleichzeitige orale Behandlung mit oralen Antidiabetika bzw. Kumarin-Derivaten (Marcumar) bleibt hingegen unbeeinflußt.

Für alle Indikationen der oralen Retinoidtherapie gilt die Regel, daß das Etretinat nur dann eingesetzt wird, wenn die Ausdehnung der Krankheit *mindestens 10% der Körperoberfläche übersteigt*. Lokalisierte oder kleinfleckige Psoriasisformen sind in der Regel nicht als Indikation für eine orale Therapie anzusehen. Hier wird man mit den traditionellen Verfahren besser zum Ziele kommen. Weitere Voraussetzungen sind *normale Leber- und Nierenfunktionen* sowie *normale Blutfettwerte* (s. u.). Ebenso ist aus der Anamnese eine Lipidstoffwechselstörung in der Familie nach Möglichkeit auszuschließen. Relativ einschränkenden Charakter haben gewisse Risikofaktoren, wie z. B. *Adipositas*, *Hypertonie*, *Diabetes*, *Alkoholabusus*, *Fettleber*, *durchgemachte Hepatitis* etc. (s. u.).

Indikationsabhängige Dosierung und dosimetrische Richtlinien

Mit zunehmender Erfahrung bei der Anwendung oraler Retinoide ist es offensichtlich geworden, daß beim psoriatischen Formenkreis die Dosierung des Medikamentes je nach vorliegendem klinischen Befund variabel gehalten werden muß. Eine neue vergleichende dosimetrische Studie unserer Arbeitsgruppe [4] hat gezeigt, daß das gängige Schema einer Sättigungsbehandlung mit ca. 1 mg/kg/KG/tgl. in absteigender Dosierung, wie bei der oralen Kortison-Therapie, als starre Regel nicht mehr haltbar ist. Diese Dosierungsrichtlinie, die wir im Rahmen der ersten multizentrischen Studie 1976–78 [12] entworfen haben und mittlerweile allgemein anerkannt wurde, führt zwar schnell zum Erfolg, doch sie ist vergleichsweise mit einer höheren Zahl an Nebenwirkungen verbunden. Auch eine einschleichende aufsteigende Dosierung von 25 bis auf 75 mg/tgl. erscheint nach dieser neuen Vergleichsstudie nicht optimal, da der Erfolg länger auf sich warten läßt. Im allgemeinen gehen wir heute davon aus, daß orale Retinoide individuell dosiert werden müssen und daß hohe Initialdosen nur bei den generalisierten sterilen Pustulosen angebracht sind. Hier sind für 1–2 Wochen Dosen in Höhe von 75 mg/tgl. erforderlich. Bei der vulgären Psoriasis empfehlen wir geringere Dosen, in Höhe von ca. 35–50 mg/tgl., wobei hier die orale Retinoidtherapie als *Basisbehandlung* anzusehen und mit einer milden externen Cignolin-Anwendung niedriger Konzentration oder mit der gleichzeitigen Anwendung des Goeckermann-Schemas bzw. einer selektiven Phototherapie (*ReSUP*) zu kombinieren ist. Bei den erythrodermischen Formen gehen wir in der Regel von den niedrigsten Dosen aus, ca. 10–25 mg/Tag, und geben zusätzlich lediglich milde Externa und UV-Bestrahlung dazu. Die Behandlung muß über längere Zeit stationär oder auch ambulant fortgesetzt werden. Ebenso niedrig dosiert sollte das Retinoid bei gleichzeitiger Anwendung von PUVA gegeben werden (25–35 mg/d). Die *RePUVA-Technik* (= Retinoid + PUVA) hat sich bisher sowohl im Hinblick auf die effiziente Behandlung wie auch im Hinblick auf die Reduzierung der notwendigen UVA-Dosen und den damit verbundenen Nebenwirkungen (PUVA-Krebs) bewährt.

Insgesamt werden von uns *hohe Dosen* bei den pustulösen Formen, *mittlere Dosen* bei den vulgären Formen und *geringe* bzw. *geringste Dosen* bei den erythrodermischen Formen empfohlen. Ist ein schneller Erfolg unter stationären Bedingungen erwünscht, so kann die *Sättigungs-Dosis* 10 Tage lang gehalten werden, am besten mit gleichzeitiger SUP- oder PUVA-Therapie, und sollte dann auf eine *Erhaltungsdosis* von ca. 35 mg am Tag reduziert werden. Nach erfolgter Remission erst die Bestrahlung dann das Etretinat absetzen. Ist bei ambulanter Anwendung der Einsatz des Retinoids vorgesehen, so dürfte in den meisten Fällen eine mittlere Dosis von ca. 35–50 mg ausreichend sein. Der Arzt sollte insgesamt versuchen sich an die Bedürfnisse des Individualfalles anzupassen, sein Augenmerk auf das Auftreten möglicher Nebenwirkungen zu richten und die Toleranzschwelle des Kranken zu berücksichtigen (Tabelle 1).

Tabelle 1. Individuelle Therapieplanung zum Einsatz des oralen Retinoids bei Psoriasis

1. *Bestimmung evtl. vorhandener Risikofaktoren*
   a) Risikofaktoren für Lebertoxizität: Alkoholabusus, Leberschaden, (Hepatitis, Porphyrie) Begleitmedikation (z.B. Tetrazykline, Ketokonazol, Aminopterin)
   b) Risikofaktoren für Hyperlipidämie: Alkoholabusus, Diabetes, Hypertonie, Adipositas, Fettleber, familiäre Belastung bzw. Prädisposition, starkes Rauchen? (> 20–30 Zigaretten/tgl.)

2. *Abstimmung auf den klinischen Typ*
   a) Pustulös-exsudativ: hohe Initialdosis (1 mg/kg/KG) über 2–3 Wochen, allmählich auf Erhaltungsdosis reduzieren
   b) Chronisch-inveteriert: mittelhohe Dauerdosis (ca. 0,5 mg/kg/KG) über mehrere Wochen
   c) Erythrodermisch: niedrige Dauerdosis (0,2–0,5 mg/KG) über mehrere Wochen/Monate

3. *Abstimmung auf das einzusetzende Therapieschema*
   a) Als Monotherapie: in der Regel 35–75 mg/d
   b) Als Basistherapie: in der Regel 10–35 mg/d, in Kombination mit Cignolin, Teer, selektiver Phototherapie (ReSUP), Psoralene + UVA (RePUVA) etc.

4. *Abstimmung auf sonstige Modalitäten*
   Ambulant: eher niedrig dosieren!
   Stationär: eher hohe Initialdosis (2–3 Wochen) und Entlassung mit Erhaltungsdosis

5. *Abstimmung auf die Toleranzschwelle des Kranken*
   Erfahrung des Arztes mit Retinoid-Wirkungen und Nebenwirkungen und Abschätzung der zu erwartenden Akzeptanz von seiten des Patienten ist für den Therapieerfolg mit entscheidend!

Nebenwirkungen und erforderliche Laborkontrollen

Die Nebenwirkungen des Etretinats sind mittlerweile den meisten Dermatologen bekannt.

Im Prinzip können wir davon ausgehen, daß in den meisten Fällen (a) *mukokutane Nebenwirkungen* zu erwarten sind, die sich in der Regel, bei richtigem Einsatz des Medikamentes und richtiger Führung des Kranken als tolerabel erweisen, zumal sie bei einer Dosisreduktion sämtlich zurückgehen und keinerlei Schäden hinterlassen. Von seiten des Patienten ist allenfalls der Haarausfall, der in unterschiedlicher Intensität bei ca. 20–25% aller Behandlungsfälle auftritt, eine Nebenwirkung, die zum Absetzen des Medikamentes führen könnte [8]. Wichtig ist die Kenntnis, daß es sich bei den angegebenen Dosierungen um einen telogenen Haarausfall handelt, der mit einer Latenzzeit von 6–8 Wochen nach Behandlungsbeginn sich bemerkbar macht und nach Dosisreduzierung (ebenso nach einer notwendigen Latenzzeit) wieder zurückgeht. Nachdem wir gelernt haben mit dem Medikament umzugehen, haben wir nennenswerte Haarverluste bei Retinoid-Patienten nicht mehr gesehen. In jedem Falle sind von seiten der mukokutanen Nebenwirkungen keinerlei risikoreiche Komplikationen zu erwarten.

Demgegenüber sind bei (b) *systemischen Nebenwirkungen* besondere Vorsichtsmaßnahmen zu beachten:

Die Frage der *Lebertoxizität* dürfte mittlerweile als beantwortet gelten. Orale Retinoide wirken in therapeutischen Dosen nicht lebertoxisch, sofern die Leberfunktion *vor* Therapiebeginn intakt ist und in der Anamnese Leberschäden, Hepatitis, Alkoholabusus etc. ausgeschlossen sind. Wenn bei positiver Anamnese und bei gegebener Indikation das Etretinat doch noch eingesetzt wird, sind in regelmäßigen Abständen die Leberwerte zu kontrollieren. Gelegentlich wird man vorübergehende Erhöhungen der Transaminasen nachweisen, die aber im Rahmen bleiben. In unserem umfangreichen Material in Berlin haben wir bisher keinerlei schwere Komplikationen von seiten der Leber beobachtet. Allenfalls bei einer eventuellen Kombination mit anderen fakultativ lebertoxischen Medikamenten (hohe Tetrazyklin-Gaben, Ketokonazol, Aminopterin) könnte sich hier eine additive Wirkung bemerkbar machen.

Die wichtigste systemische Nebenwirkung des Etretinats ist die *Erhöhung der Blutfettwerte*. Man kann generell davon ausgehen, daß bei ca. 20–25% aller Patienten die Triglyceride unter oraler Retinoid-Therapie ansteigen und gelegentlich pathologische Werte erreichen. Seltener steigen auch die Cholesterin-Werte an. Hier konnte unsere Arbeitsgruppe zeigen, daß nahezu alle diese Patienten zusätzliche *Risikofaktoren* aufweisen, die wir inzwischen kennen und die es zu vermeiden gilt: Darunter sind im einzelnen Adipositas, Alkohol-Abusus, Fettleber, Diabetes, Hypertonie, erhöhte oder an der oberen Grenze der Norm befindliche Ausgangswerte sowie latente Lipidstoffwechselstörungen oder ähnliche Krankheiten in der Familie anzuführen [3, 5, 6]. Möglicherweise ist auch starkes Rauchen (> 30 Zigaretten/tgl.) als Risikofaktor anzusehen. In jedem Falle empfehlen wir beim Vorliegen derartiger Risikofaktoren mit der Indikation zur oralen Etretinat-Behandlung Zurückhaltung zu üben und die Triglycerid bzw. Cholesterin-Werte engmaschig zu kontrollieren. Derartige Kontrollen sind in der Praxis alle 3–4 Wochen zu empfehlen. Sind die Werte pathologisch erhöht, so empfiehlt sich zunächst, die Etretinat-Medikation um die Hälfte zu reduzieren oder aber das Medikament abzusetzen, falls eine Besserung nach Dosisreduktion nicht eintritt. In schweren Fällen mit absoluter Indikation zur Etretinat-Behandlung haben wir gute Erfahrungen mit einer entsprechenden *Diät* oder aber, in Einzelfällen, mit der gleichzeitigen Anwendung eines *Lipidsenkers* gesammelt. Generell ist zu sagen, daß bei Kenntnis der Sachlage, klarer Indikation und engmaschiger Kontrolle in Verbindung mit einfachen diätetischen Maßnahnmen die Erhöhung der Fettwerte innerhalb der Normgrenzen bleiben und keinerlei Gefahr für den Patienten mit sich bringen.

Tab. 2. Therapie-Überwachung bei oraler Retinoid-Therapie der Psoriasis

Alle Patienten unter oraler Retinoid-Therapie müssen ca. alle 3 Wochen klinisch untersucht und evtl. Nebenwirkungen registriert werden.
Ferner:

1. *Leberwerte:*

   Kontrolle von SGOT, SGPT, alk. Phosphatase (evtl. auch γGT).
   Bei leerer Anamnese: Alle 5–6 Wochen
   Bei fragl. Anamnese: Alle 3–4 Wochen
   3 Monate lang; später in größeren Abständen.

   Bei sicherer Erhöhung der Werte Dosisreduktion um 50%; Kontrolle nach 2 Wochen; falls keine Besserung, Medikament absetzen.

2. *Blutfettwerte:*

   Kontrolle von Triglyzeriden, Cholesterin (nach 12-stündiger Karenz!)
   Bei leerer Anamnese: Alle 3–4 Wochen
   Bei fragl. Anamnese: Alle 2 Wochen
   3 Monate lang; später in größeren Abständen.

   Bei Erhöhung der Werte:

   a) Fett- und KH-arme Diät; Kontrolle nach 2 Wochen; falls keine Normalisierung:
   b) Dosis reduzieren um 50%; Kontrolle nach 2 Wochen; falls keine Normalisierung:
   c) Lipidsenker einsetzen (z.B. Cedur 2 × 1 Drag./tgl.) bei gleichzeitiger Diät; Kontrolle nach 2 u. 4 Wochen; falls keine Normalisierung: Orales Retinoid absetzen.

In der Regel beschränkt sich somit die *Therapieüberwachung* (Tabelle 2) des Retinoid-behandelten Patienten auf eine routinemäßige 3–6 wöchige Kontrolle des dermatologischen Befundes, der Transaminasen und der Fett- und Cholesterinwerte. Bei einer evtl. vorgeschädigten Niere ist zusätzlich auf eine Einschränkung der Ausscheidungsfunktion zu achten. Eine diabetische Stoffwechsellage bleibt vom oralen Etretinat unbeeinflußt, ebenso Blutbild, Mineralien, Nierenwerte, Gesamt-Eiweiß, Immunglobuline und sonstige Laborparameter. Ernsthafte Komplikationen sind kaum zu erwarten. Harmlose mukokutane Nebenwirkungen (z. B. Cheilitis) lassen sich auch zur Therapieüberwachung heranziehen: Fehlt eine Cheilitis völlig und zeigt die Erkrankung keine Beeinflussung innerhalb einer angemessenen Zeit, so müßte man sich fragen, ob der Patient das Medikament überhaupt einnimmt. Nur in sehr seltenen Fällen sind besondere metabolische Vorgänge denkbar, die die Aufnahme bzw. die Wirkung des Medikamentes am Zielort verhindern.

Als letztes ist auf die bekannte *Teratogenität* aller Retinoide hinzuweisen, die bei der Frau zwingen eine sichere Antikonzeption zu betreiben, die zur Sicherheit bis zu 2 Jahre nach Absetzen des Medikamentes eingehalten werden muß.

Schlußfolgerungen

Zweifellos ist die orale Behandlung der Psoriasis mit Retinoiden in mancher Hinsicht aufwendig. Retinoide sind nicht das bequeme Medikament, das man dem unbequemen Patienten geben kann. Der Arzt muß Zeit investieren, um den Patienten aufzuklären, individuell ihn auf das Medikament einzustellen und die Therapie zu überwachen. Es kommt dazu, daß das Medikament relativ teuer ist, so daß auch von dieser Seite sein Einsatz überdacht werden muß. Doch trotz all dieser Überlegungen gibt es eine Reihe von Psoriatikern, für die der orale Einsatz von Etretinat indiziert ist. Unter ambulanter Retinoid-Therapie können sie wenn nicht eine völlige Abheilung, zumindest eine erhebliche Besserung ihrer Psoriasis erfahren und können auf diese Weise eine bessere Lebensqualität erzielen und einen längeren stationären Aufenthalt vermeiden. Somit müssen Retinoide auch in der Praxis zur Anwendung kommen. Unter diesem Aspekt ist alles in allem, sowohl in menschlicher, medizinischer als auch in ökonomischer Hinsicht, die orale Retinoidtherapie ein großer Fortschritt. Für den wissenschaftlich tätigen Dermatologen bleibt die Retinoid-Ära ein aufregendes neues Gebiet, das unser Fach um ein echtes internes Dermatotherapeutikum bereichert und unseren Horizont erheblich erweitert hat.

Zusammenfassung

Die Einführung oraler Retinoide ist ein Durchbruch in der systemischen Dermatotherapie. Das erste orale Retinoid (Etretinat, Tigason) hat die Behandlungsmöglichkeiten für schwere Psoriasisformen wesentlich verbessert. Pustulöse und erythrodermische Psoriasisformen sind Indikationen I. Ordnung, die ausgedehnte vulgäre und die arthropathische Psoriasis stellen weitere Indikationen dar. Das Medikament kann als Monotherapie aber auch als Behandlung mit anderen lokalen Maßnahmen verabreicht werden.

Interferenzen von Retinoiden mit anderen Medikamenten sind möglich: Neben Phenytoin und anderen Antiepileptika hat sich auch die Kombination von Etretinat mit Acetylsalicylsäure und Indometazin nicht bewährt. Der Einsatz von Dikumarinen bzw. von Lipidsenkern mit oralen Retinoiden ist hingegen möglich. *Risikofaktoren* für die unter Retinoid-Therapie auftretende Hyperlipidämie sind Adipositas, Hypertonie, Diabetes, Alkoholabusus, Fettleber, praeexistenter Leberschaden (z. B. nach durchgemachter Virushepatitis), etc. Die *Dosierung* sollte nicht streng schematisch, sondern muß individuell gehandhabt werden. In der Regel ist eine Dosishöhe entsprechend 0,5–0,8 mg/kg/tgl. (ca. 35–50 mg/tgl.) vorzuziehen, die als Erhaltungsdosis weiter zu reduzieren ist (0.2–0.5 mg/kg/tgl.).

Das neu eingeführte orale Retinoid hat entscheidend dazu geholfen, die Lebensqualität der schwer erkrankten Psoriatiker zu verbessern. Sein Einsatz ist in der Praxis durchaus möglich und sinnvoll.

Literatur

1. Bauer R, Schütz R, Orfanos CE (1982) Granulozyten-Migration in vitro bei Psoriasis-Patienten unter aromatischem Retinoid. Z Hautkr 57:1247–1257
2. Brackertz D, Müller W (1979) Die Beeinflußung der Arthropathia psoriatica und der chronischen Polyarthritis durch ein oral wirksames aromatisches Retinoid. Vh Dtsch Ges Inn Med 85:1343–1346
3. Gollnick H (1980) Elevated levels of triglycerides in patients with skin disease treated with oral aromatic retinoid. The significance of risk factors. In: Orfanos CE et al (eds) Retinoids: Advances in basic research and therapy. Springer, Berlin Heidelberg New York 1981, pp 503–505
4. Gollnick H, Orfanos CE (1983) Klinisch-therapeutische Index und Dosimetrie der oralen Behandlung und mit aromatischem Retinoid. Ein Vergleich unterschiedlicher Dosierungen. Hautarzt (im Druck)
5. Gollnick H, Schwartzkopff W, Luley C, Orfanos CE (1981) Alterations of lipid metabolism under treatment with oral retinoids (isotretinoin and etretinate). In: Farber EM et al (eds) Psoriasis. Proc. 3rd Intern Symp, Stanford, USA. Grune & Stratton, New York 1982, pp 479–486
6. Gollnick H, Luley C, Schwartzkopff W, Orfanos CE (1982) Veränderungen der Blutlipidwerte als Nebenwirkung oraler Retinoide. Z Hautkr 57:1255–1267
7. Lubach D, Edmüller C, Rahm-Hoffmann A (1980) Behandlung der subkornealen Pustulosis (Sneddon-Wilkinson) mit Retinoid. Hautarzt 31:545–547
8. Mahrle G, Orfanos CE, Ippen H, Hofbauer M et al (1979) Haarwachstum, Leberwerte und Lichtempfindlichkeit unter oraler Retinoid-Therapie der Psoriasis. Dtsch Med Wochenschr 104:473–477

9. Orfanos CE, Bauer R (1983) Evidence for anti-inflammatory activities of oral synthetic retinoids: experimental findings and clinical experience. Br J Dermatol [Suppl] 109, 25:55–60
10. Orfanos CE, Pullmann H, Runne U, Kurka M, Strunk V, Kunzig M, Dierlich E (1979) Behandlung der Psoriasis mit Vitamin A, Vitamin A-Säure und oralen Retinoiden. Hautarzt 30:124–133
11. Orfanos CE, Landes E, Bloch PH (1978) Traitement du psoriasis pustuleux par un nouveau retinoide aromatique (Ro 10-9359). Ann Dermatol Venerol 105:807–811
12. Orfanos CE, Goerz G et al (1978) Orale Psoriasis-Therapie mit einem neuen aromatischen Retinoid (Ro 10-9359). Eine multizentrisch kontrollierte Studie an 291 Patienten in der Bundesrepublik. Dtsch Med Wochenschr 103:195–199
13. Rosenthal M (1979) Retinoid in der Behandlung der Psoriasis-Arthritis. Schweiz Med Wochenschr 109:1912–1914
14. Runne U, Orfanos CE, Gartmann H (1973) Perorale Applikation zweier Derivative der Vitamin A-Säure zur internen Psoriasis-Therapie. 13-cis-beta-Vitamin A-Säure und Vitamin A-Säure-aethylamid. Arch Dermatol Forsch 247:171–180
15. Tsambaos D, Gollnick H, Orfanos CE (1982) Orales Arotinoid bei Psoriasis, kongenitaler Ichthyose, Palmoplantar-Keratosen, M Darier (15 Patienten). Diaklinik, 33. Tagung der Deutschen Dermatologischen Gesellschaft 30.9.–3.10., Wien. Hautarzt [Suppl] VI:34
16. Tsambaos D, Orfanos CE (1981) A new potent oral retinoid. Preliminary results. In: Farber EM et al (eds) Psoriasis. Proc 3rd Intern Symp, Stanford USA. Grune & Stratton, New York 1982, pp 515–520
17. Stollenwerk R, Fischer-Hoinkes H, Komenda K, Schilling F (1980) Clinical observations on oral retinoid therapy of psoriatic arthropathy. In: Orfanos CE et al (eds) Retinoids. Advances in basic research and therapy. Berlin Int Symp. Springer, Berlin Heidelberg New York 1981, pp 205–209

Hugh Zachariae

Zytostatika-Behandlung der Psoriasis

Die zytostatische Behandlung der Psoriasis ist mehr als 30 Jahre alt. 1951 untersuchte Gubner [10] zum ersten Mal den Wert von Aminopterin bei dieser Krankheit. 13 Patienten – 7 litten gleichzeitig an Arthritis psoriatica – wurden mit überzeugendem Effekt behandelt. Seitdem ist zuerst dieses Medikament und später sein Analogon, Methothrexat, auf der ganzen Welt bei schwerer, zu Invalidität führender Psorisis angewandt worden.

Methotrexat wirkt prinzipiell durch kompetetive Hemmung der Folsäurereduktase. Bei der DNS-Synthese soll die Folsäure mit Hilfe dieses Enzyms in Tetrahydrofolsäure reduziert werden [21]. Das heißt, es ist für die zelluläre Replikation notwendig. Methotrexat wirkt auf diese Weiße auf die DNS-Synthesephase im Zellzyklus ein. Hierdurch tritt eine Hemmung der Epidermopoese der psoriatischen Haut ein. Der Effekt einer peroralen Applikation von 5 mg Methotrexat alle 12 Stunden, in insgesamt 3 Dosen [25], auf psoriatische epidermale Mitosen dauert 8 bis 10 Tage [22]. Denselben Effekt findet man nach einer Einzeldosis von 25 mg Methotrexat. Dieses Phänomen spricht für eine einmalige Gabe pro Woche.

Methotrexat wirkt auch durch Hemmung der Granulozytenchemotaxie. Diese Wirkung dauert 6 bis 8 Tage [24] und spricht damit auch für eine Dosierung einmal pro Woche. Es ist möglich, daß die Beschleunigung der Chemotaxie eine der grundliegenden Fehlmechanismen bei Psoriasis bildet.

Die Wirkung bei der Arthritis psoriatica setzt weniger schnell ein und ist auch etwas unsicherer, aber auf der anderen Seite ausreichend dokumentiert, so daß eine schwere und aktive Arthritis psoriatica eine gute Indikation für die innere Behandlung mit Methotrexat bildet. Eine Doppelblinduntersuchung über die Wirkung von Methotrexat bei Arthritis psoriatica wurde bereits 1964 von Black und Mitarbeitern [6] durchgeführt. Wir haben neuere Untersuchungen über 59 Patienten publiziert [12]. 7 hörten mit Methotrexat wegen Nebenwirkungen auf, aber 33 von 52 wurden signifikant gebessert.

Methotrexatnebenwirkungen sind ebensolange bekannt wie das Mittel selbst. Die meisten Nebenwirkungen stehen in direktem Zusammenhang zur verabreichten Dosis. Bei doppelter Dosis verdreifachen sich gewöhnlich die Nebenwirkungen [19]. Aus diesem Grund sind die Nebenwirkungen bei der Psoriasisbehandlung bedeutend weniger ernst und treten seltener auf als bei der Leukämiebehandlung. Die schweren Nebenwirkungen können in der Regel vollständig umgangen werden, wenn Methotrexat bei richtiger Indikation und unter sorgfältiger Kontrolle gegeben wird. Aber ohne diese sorgfältige Kontrolle besteht eine Reihe von bedeutenden Risiken.

Indikation kann nur eine schwere und zu Invalidität führende Psoriasis sein, die auf eine lege artis durchgeführte Lokalbehandlung nicht reagiert oder bald danach zu einem Rezidiv führt. Vielleicht könnte man auch PUVA hier einführen. Die Behandlung setzt grundsätzlich eine normale Nieren-, Leber- und Knochenmarkfunktion voraus [20]. Schwangerschaft und auch übermäßiger Alkoholkonsum stellen eine Kontraindikation dar. Ein aktives Magengeschwür oder schwere Infektionen dürfen nicht vorhanden sein.

Risiken unter längerer Behandlung [4] sind eine Überdosierung auf Grund einer nicht erkannten Niereninsuffizienz, einer Verminderung der Plasmaalbumine, langsamen Gewichtsreduzierung oder nachlässige Kontrollen eines unzuverlässigen Patienten oder durch Medikament – „displacement".

Methotrexat wird reversibel an Plasmaalbumin gebunden und das Bindungsgleichgewicht wird von z. B. Salizylaten, Sulfonamiden, Thiaziden, Tetrazyklin oder Chloramphenicol verschoben, weshalb diese Stoffe vermieden werden sollten. Folsäure vermindert wahrscheinlich die Wirkung des Methotrexats. Leukovorin kann als Antidot bei Überdosierung angewandt werden.

Appetitlosigkeit, Übelkeit und Unwohlsein kommen häufig an den Behandlungstagen vor und müssen in Kauf genommen werden. Stomatitis, Gastroenteritis und Alopezie sind selten vorkommende Nebenwirkungen, die eine Reduktion der Dosis oder eine Behandlungspause verlangen. Agranulozytose und Thrombozytopenie sowie Pneumonie [4] treten nur äußerst selten auf und erfordern ein sofortiges Absetzen von Methotrexat. Ein sofortiges Absetzen von Methotrexat und Anwendung von Leucovorin ist auch nötig bei geringsten Zeichen einer toxischen epidermalen Nekrolyse [18]. Dies ist besonders notwendig, wenn die Psoriasis sehr ausgedehnt ist.

Es besteht kein Zweifel, daß Methotrexat hepatotoxisch ist und daß Leberschädigungen wie Fibrose und Zirrhose eine nicht ungewöhnliche Komplikation sind [17]. In unserer letzten Arbeit [27] über 764 Leberbiopsien von 328 Psoriasispatienten war die Inzidenz von Zirrhose bei mit Methotrexat behandelten Patienten 10% gegenüber 0,6% Prämethotrexatbiopsien. Die Inzidenz war 25% bei Psoriasispatienten, die mehr als 5 Jahre behandelt waren.

Es ist von vielen Arbeiten her klar, daß die tägliche orale Einnahme mit kurzen Pausen die bei weitem ungünstigste Darreichungsform ist [26]. Ebenso ist das Risiko höher bei dem HLA-Typ A1/B8, bei Alkoholismus, bei Diabetes und Adipositas und wenn andere hepatotoxische Medikamente angewandt worden sind [17]. Bisherige Untersuchungen zeigen keinen Unterschied zwischem dem sogenannten Weinstein-Schema und der wöchentlichen Einzeldosis [17, 27, 28]. Bei der Weinstein-Dosierung [25] wird Methotrexat alle 12 Stunden in kleinen oralen Mengen von 2,5 bis 7,5 mg verabreicht, insgesamt 3 Dosen pro Woche. Es ist auch klar, daß unsere Daten [27] zeigen, daß die Methotrexatinduzierte Zirrhose keine schnell progrediente Krankheit ist. Serienleberbiopsien von 14 Zirrhosepatienten zeigen keine Progression. 11 von diesen Psoriasispatienten bekommen auch heute Methotrexat unter sorgfältiger Kontrolle. Keiner trinkt Alkohol und die Dosierung ist die niedrigst mögliche. Keiner von diesen Patienten hat Zeichen einer Leberinsuffizienz. Die alkalische Phosphatase und die Galaktosebelastung sind immer normal. Die längste Beobachtungszeit nach der Feststellung einer Zirrhose ist heute 8 Jahre. Die kumulativen Methotrexatdosen bei Eintritt der Zirrhose lagen zwischen 590 mg und 8105 mg, der Medianwert lag bei 2200 mg.

Im Hinblick auf Chromosomen- [15] und Spermauntersuchungen [9] bei Psoriatikern, die mit Methotrexat behandelt worden waren, haben Untersuchungen an der Dermatologischen Universitätsklinik in Aarhus größere Unterschiede zwischen schweren Psoriatikern und Kontrollpersonen als zwischen mit Methotrexat behandelten und unbehandelten schweren Psoriatikern gezeigt.

Große Dosen von Methotrexat wirken stark immunosuppressiv und Untersuchungen von Epstein und Maibach [8] haben gezeigt, daß das Medikament auch bei der Psoriasistherapie eine gewisse immunosuppressive Wirkung hat. Es liegt deshalb nahe, daß man neben der verminderten Infektabwehr auch ein erhöhtes Krebsrisiko in Erwägung zieht. Einzelne kasuistische Mitteilungen über das Auftreten von Krebs bei Methotrexat-behandelten Patienten berechtigen aber nicht zu allgemein gültigen Schlüssen, und eine Gruppe amerikanischer Dermatologen, die es sich zur Aufgabe gestellt hat, dieses Problem sowohl retrospektiv als auch prospektiv zu verfolgen, hat keine vermehrte Häufung maligner Erkrankungen bei Methotrexat-behandelten Psoriatikern nachweisen können [2]. Methotrexat gibt auch negative Resultate im Ames-Test auf Mutagenität [5].

Methotrexat kann mit PUVA oder Tigason kombiniert werden, aber bei PUVA gibt es das Risiko einer prolongierten Phototoxizität [14] und bei Tigason das einer akuten Hepatitis [29].

Eine Reihe von anderen Zytostatika, z.B. Hydroxyharnstoff [7], Azathioprin [3], Azaribin [13], Buthiopurin [16], Razoxan [1], Mykophenolsäure [11] und Colchicin [23] sind bei der Psoriasis angewandt worden. In diesen Fällen handelte es sich jedoch meist um Stoffe, die offensichtlich schwächer als Methotrexat sind. Die Hepatotoxizität scheint geringer zu sein, doch ist die Dokumentation hierbei nicht so sicher und die Behandlungsserien sind relativ kurz.

Bei Hydroxyharnstoff und Azathioprin besteht vor allem die Gefahr einer Zytopenie, weshalb häufig Blutbildkontrollen notwendig sind. Die Dosierung und die besonderen Risiken betreffend muß auf die Einzelarbeiten über diese verschiedenen Stoffe verwiesen werden. An unserer Klinik ist Hydroxyharnstoff das Medikament der zweiten Wahl, wenn eine zytostatische Behandlung bei Psoriasis erwogen wird, Azathioprin, wenn die zytostatische Behandlung einer Arthritis psoriatica nötig ist und Colchicin bei Psoriasis pustulosa, wenn Methotrexat oder Tigason nicht hilft. Colchicin hat einen sehr guten Effekt auf die Leukozytenenchemotaxis. Eine besondere Nebenwirkung dieses Medikamentes ist die Diarrhö.

Bei jeder zytostatischen Behandlung müssen die Beschwerden der einzelnen Patienten und die Krankheitsintensität gegen die Risiken der Behandlung abgewogen werden. Ist die Erkrankung ernst und zu Invalidität führend, oder ist die Qualität des Lebens bedroht, werden die allgemein anerkannten relativen Kontraindikationen der Forderung nach einer Behandlung weichen müssen.

Zusammenfassung

Zytostatika sind mehr als 30 Jahre gegen Psoriasis eingesetzt worden; das am meisten verwendete Präparat ist Methotrexat. Es setzt eine normale Nieren-, Leber- und Knochenmarksfunktion voraus. Absolute Kontraindikation ist eine Schwangerschaft. Methotrexat ist hepatotoxisch; wenn die kumulative Dosis 1500 mg überschreitet, sind Fibrose und Zirrhose nicht ungewöhnlich. Die methotrexatinduzierte Zirrhose ist doch keine schnell progrediente Krankheit. Bei allen Zytostatika besteht die Gefahr einer Zytopenie, weshalb häufige Blutbildkontrollen notwendig sind.

Literatur

1. Atherton D, Wells R, Laurent M, Williams Y (1980) Razoxane in the treatment of psoriasis. Br J Dermatol 102:307–317
2. Bailin P, Tindall J, Roenigk H, Hogan M (1975) Is methotrexate therapy for psoriasis carcinogenic? A modified retrospective-prospective analysis. JAMA 232:359–362
3. Baker H, Wilkinson D (1979) Psoriasis. In: Rook A, Wilkinson D, Ebling F (eds) Textbook of dermatology. Blackwell, Oxford, pp 1315–1367
4. Baker H (1982) Antimitotic drugs in psoriasis. In: Farber E, Cox A (eds) Psoriasis, Proc III Int Symp. Grune & Stratton, New York, pp 119–126
5. Benedict W, Baker M, Haroun L, Choi E, Ames B (1977) Mutagenicity of cancer chemotherapeutic agents in the Salmonella/Microsome test. Cancer Res 37:2209–2213
6. Black R, O'Brien W, van Scott E, Auerbach R, Eisen A, Bunim J (1964) Methotrexate therapy in psoriatic arthritis. JAMA 189:743–747
7. Dahl M, Comaish J (1972) Long-term effects of hydroxyurea in psoriasis. Br Med J IV:585–587

8. Epstein W, Maibach H (1965) Immunologic competence of patients with psoriasis receiving cytotoxic drug therapy. Arch Dermatol 91:599–606
9. Grunnet E, Nyfors A, Brogaard Hansen K (1977) Studies on human semen in topical corticoid and in methotrexate treated psoriasis. Dermatologica 154:78–84
10. Gubner R (1951) Effect of aminopterin on epithelial tissues. Arch Dermatol Syph 64:688–699
11. Jones E Linn, Frost P, Epinette W, Gomez E (1977) Mycophenolic acid – an evaluation of efficacy. In: Farber E, Cox A, Jacobs P, Nall M Lexie (eds) Psoriasis, Proc II Int Symp. Yorke Medical Books, New York, pp 440–441
12. Kragballe K, Zachariae E, Zachariae H (1982) Methotrexate in psoriatic arthritis – a retrospective study. Acta Derm Venereol (Stockh) 63:165–167
13. Milstein H, Cornell R, Stoughton R (1973) Azaribine in the treatment of psoriasis. Arch Dermatol 108:43–47
14. Morison W, Montaz K, Parrish J, Fitzpatrick T (1982) Combined methotrexate-PUVA therapy in the treatment of psoriasis. J Am Acad Dermatol 6:683–687
15. Nielsen J, Zachariae H (1973) Chromosome aberrations in severe psoriasis. Acta Derm Venereol (Stockh) 53:192–194
16. Novotny F (1973) Innere Behandlung schwerer Psoriatiker mit Buthiopurin. Dermatol Monatsschr 159:986–990
17. Nyfors A (1980) Methotrexate therapy of psoriasis. Dan Med Bull 27:7469–7500
18. Reed K, Sober A (1983) Methotrexate-induced necrolysis. J Am Acad Dermatol 8:677–679
19. Rees R (1968) Psoriasis and methotrexate. In: Waisman M (ed) Pharmacological therapeutics in dermatology. Thomas, Springfield, Ill.
20. Roenigk H, Auerbach R, Maibach H, Weinstein G (1982) Methotrexate guidelines – revised. J Am Acad Dermatol 6:145–155
21. Shen D, Azarnoff D (1978) Clinical pharmacokinetics of methotrexate. Clin Pharmacokinet 3:1–13
22. Taylor J, Woodyard C, Halprin K (1982) In vivo effects of methotrexate on psoriatics epidermis. In: Farber E, Cox A (eds) Psoriasis, Proc III Int Symp. Grune & Stratton, New York, pp 389–390
23. Wahba A, Cohen H (1980) Therapeutic trials with oral colchicine in psoriasis. Acta Derm 60:515–520
24. Walsdorfer U, Christophers E, Schröder J-M (1983) Methotrexate inhibits polymorphonuclear leucocyte chemotaxis in psoriasis. Br J Dermatol 108:451–456
25. Weinstein G, Frost P (1971) Methotrexate for psoriasis – a new therapeutic schedule. Arch Dermatol 103:33–38
26. Weinstein G, Roenigk H, Maibach H, Cosmides J, Almeyda J, Auerbach R, Tobias H, Bergfeld W, Clyde D, Dahl M, Frost P, Schiff E, Krueger R, Tindall J, Lee J, Lundquist A, Schaffner F, Scheuer P, Zachariae H (1973) Psoriasis – liver – methotrexate interactions. Arch Dermatol 108:36–42
27. Zachariae H, Kragballe K, Søgaard H (1980) Methotrexate induced liver cirrhosis. Br J Dermatol 102:407–412
28. Zachariae H, Bjerring P (1982) Methotrexate in psoriasis with and without leucovorin: Effect of different dosage schedules on acute liver toxicity. Acta Derm Venereol (Stockh) 62:446–448
29. Zachariae H (1983) Methotrexate and etretinate as concurrent therapies in the treatment of psoriasis. Arch Dermatol (in press)

Enno Christophers und Michael Reusch

Heutiger Stand der Photochemotherapie (PUVA)

Die orale Photochemotherapie mit photosensibilisierenden Psoralenderivativen und UVA hat sich im Laufe des letzten Jahrzehntes zu einem effektiven Werkzeug in der Hand des Dermatologen entwickelt.

Seit 1973/74 konnte die Behandlung schwerer, ausgedehnter Psoriasis mit PUVA in einer Reihe internationaler Studien [22, 32, 44] dokumentiert werden. Über 100 000 Patienten wurden und werden inzwischen weltweit – überwiegend wegen Psoriasis – mit PUVA behandelt.

Indikationen

In den letzten Jahren hat sich die Indikation für PUVA entscheidend erweitert (Tabelle 1). Nicht nur nahezu alle Formen der Psoriasis, sondern auch eine Reihe von Dermatosen mit unterschiedlichen pathogenetischen Gangarten sprechen auf diese Therapie an. Dazu gehören die Parapsoriasis en plaque, die Mycosis fungoides [16, 24, 43] die Pityriasis lichenoides [4], der Lichen ruber exanthematicus [4], die diss. kleinknotige Sarkoidose, die Urticaria pigmentosa [6], die polymorphe Lichtdermatose [17] und die Vitiligo [15].

Von Bedeutung bei der Anwendung von PUVA ist die geringe therapeutische Breite. Sie erfordert eine strikte Beachtung der individuellen Dosierung von Psoralenen und UVA. Geringe Unterdosierungen führen zu deutlicher Verlängerung der Behandlung mit hohen kumulativen UVA-Dosen. Die in wenigen Tagen einsetzende Hyperpigmentierung erfordert immer höhere Lichtdosen. Auf der anderen Seite ver-

Tabelle 1. Dermatosen, die auf eine PUVA-Therapie ansprechen

Psoriasis vulgaris
Psoriasis guttata
Psoriasis pustulosa Zumbusch
Parapsoriasis en plaque
Mycosis fungoides
Pityriasis lichenoides chronica
Lichen ruber exanthematicus
Disseminierte kleinknotige Sakoidose
Urticaria pigmentosa
Polymorphe Lichtdermatose
Vitiligo
M. Duhring

ursacht Überdosierung z. T. schwere phototoxische Reaktionen wie Erythem, Ödem, Blasenbildung, etc.

Langzeitnebenwirkungen mit der möglichen malignen Entartung chronisch PUVA-exponierter Haut beschränken diese Therapie in der Regel auf den älteren Menschen mit ausgedehntem Hautbefund (Tabelle 2) [1, 13, 47]. Zudem sind eine Reihe von Kontraindikationen zu beachten, vor allem der Ausschluß von Patienten mit Arsen- oder Strahlenexposition, die bei PUVA offenbar einen Promotoreffekt auf die Krebsentstehung erkennen lassen.

Tabelle 2. Indikation für eine PUVA-Therapie

Ältere Patienten
Ausgedehnter Hautbefund
Keine Arsen- oder Strahlenvorbehandlung
Keine lichtsensibilisierenden Medikamente
Keine Schwangerschaft
Kein Lichtschaden

Das Ansprechen unterschiedlicher Dermatosen auf PUVA und die möglichen Langzeitnebenwirkungen [13, 23, 27, 29, 44, 47] werfen eine Reihe von Fragen auf:

1. Wie stellt man sich heute die molekularen Wirkmechanismen der PUVA-Therapie vor?
2. Läßt der unterschiedliche pathogene Charakter der auf PUVA ansprechenden Dermatosen einen einheitlichen Erklärungsmodus zu?
3. Welche möglichen Gefahren sind mit PUVA verbunden?

Molekulare Wirkungsmechanismen

Bei Psoralenen handelt es sich um trizyklische Ringsysteme, deren Fähigkeit, biologische Systeme gegenüber UVA zu sensibilisieren, von ihrer Konfiguration und Substitution abhängt [35] (Abb. 1 und 2).

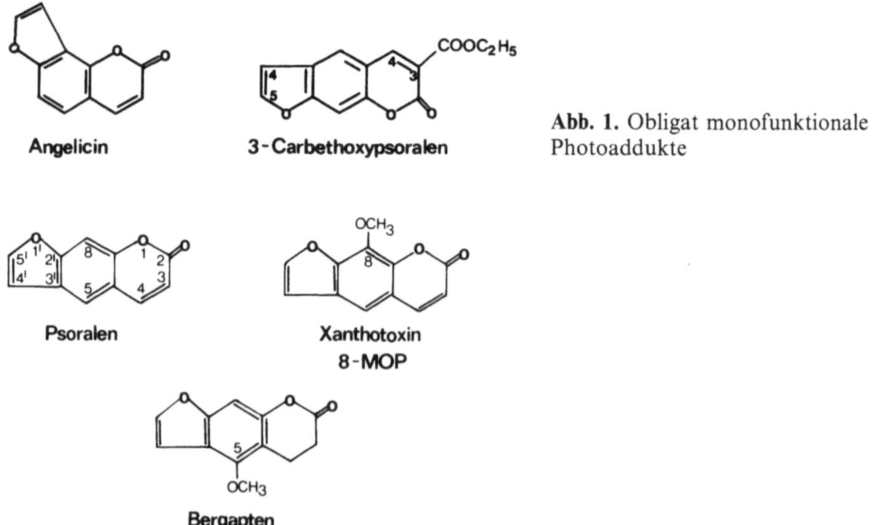

Abb. 1. Obligat monofunktionale Photoaddukte

Abb. 2. Bifunktionale Photoaddukte

Durch die Absorption eines Lichtquants gerät das Psoralenmolekül in einen angeregten, hochreagiblen Zustand. In Abhängigkeit von seiner Umgebung, z. B. DNA, RNA, Proteinen, O_2, etc., ist es zu einer Reihe von Reaktionen in der Lage.

Photosensibilisatoren erzielen im Allgemeinen ihre Effekte durch Generation von Singulett-Sauerstoff, der durch Oxidation biologischer Substrate toxisch wirkt [12]. Für PUVA wurde diese Reaktion bislang negiert [36] oder aber als quantitativ unerheblich eingestuft [9]. Für die biologischen Effekte wurden insbesondere die Reaktionen mit DNA verantwortlich gemacht [9], auf die sich ein großer Teil der experimentellen Untersuchungen beziehen. Sie sollen im folgenden näher erläutert werden.

Psoralene dringen sehr schnell in den Nucleus von Zellen ein (30 min) und vermögen die helikale Struktur der DNA aufgrund schwacher van der Waalscher Kräfte zu interkalieren. Nach Anregung durch UVA werden kovalente Bindungen mit einzelnen Basen möglich. Dabei wird ganz überwiegend die 5.6-Doppelbindung eines Thymins über eine C4-Zykloaddition mit der 3.4- oder seltener mit der 4'.5'-Doppelbindung der Psoralene verknüpft. Die resultierenden Monoaddukte unterscheiden sich hinsichtlich ihrer Absorptionseigenschaften für UVA. Je nach Konfiguration der Ringe und deren Substitution sind einige Psoralene in der Lage, durch erneute Lichtabsorption eine zweite Bindung mit der DNA einzugehen (Abb. 1 und 2). Offenbar vermag nur das 4'5'-Addukt nach Anregung durch ein weiteres Photon und bei passender Basenkonfiguration eine weitere kovalente Bindung mit einem Thymin des gegenüberliegenden DNA-Stranges einzugehen [7, 8]. Die resultierende Vernetzung der beiden DNA-Stränge nennt man cross-link. Quantitativ überwiegen die Monoaddukte deutlich [9], jedoch können bei erneuter Bestrahlung weitere Monoaddukte zu cross links umgewandelt werden [2, 3, 40]. Die Ausnutzung der unterschiedlichen Absorptionseigenschaften beider Monoaddukte erlaubt es, das zahlenmäßige Verhältnis von Mono- und Biaddukten zu beeinflussen.

Im Gegensatz zu den UV-Dimeren ($T^{\vee} - T$) werden die PUVA-Addukte nicht nach dem Zufallsprinzip überall in der DNA gebildet, sondern nur an spezifischen „linker regions" [35, 48, 49, 50]. Die DNA scheint mit den Histonen im Zellkern eine sich etwa alle 200 Basenpaare wiederholende Struktur einzugehen, wobei sich etwa 140 Basenpaare auf der Oberfläche eines solchen Nukleosoms (bestehend aus 4 Histonen) befinden und offenbar einen gewissen Schutz genießen [18, 25]. Dagegen bilden die folgenden 60 Basenpaare die sogenannte „linker region", an die eine ganze Reihe von z. T. karzinogenen Substanzen präferentiell ihre Addukte bilden, wie z. B. Aflatoxin B 1 und auch verschiedene Psoralene [18, 31, 35, 48]. Diese Nukleosomenkomplexe sind ihrerseits zu einer Reihe komplexerer Organisationsformen fähig [18].

Mit der Erfoschung von Monoaddukten und cross-links ist es gelungen, wesentliche Teile des molekularen Mechanismus von PUVA zu erhellen, der zumindest für die in vitro-Effekte, wie die Hemmung von DNA-Synthese und Mitosen, sowie die letale Photosensibilisierung verantwortlich ist.

Dabei ist der Einfluß der Monoaddukte auf Zytotoxizität und Wachstumshemmung gering, während sie einen deutlichen Einfluß auf die DNA-Synthesehemmung haben, für die offenbar eher die Gesamtzahl als der Typ der Addukte eine entscheidende Rolle spielt [10]. Die letale Photosensibilisierung und die subletale Mitosehemmung sind dagegen überwiegend auf cross-links zurückzuführen [7, 8, 38, 42]. Im Vergleich zur DNA-Synthese erweist sich die Mitose als sensibler Prozeß [42] (Abb. 3). Selbst mitotisch vollständig blockierte Zellen sind noch in der Lage, etwa 50% der DNA-Synthese unbehandelter Kontrollgruppen zu erreichen [42]. Als morphologisches Substrat solcher mitotisch blockierter, aber offenbar zu vielerlei Syntheseleistungen fähige Zellen wurden vergrößerte Zellen mit atypischer Vermehrung des Kernmaterials gefunden („PUVA-Zellen") [37, 40].

Während damit wesentliche Teile der molekularen Mechanismen von PUVA entschlüsselt scheinen, ist für die therapeutisch verwandten Dosierungen von PUVA ein stringenter Nachweis dieser Addukte in vivo nicht gelungen [5, 30]. Weiterhin gibt es noch keinen eindeutigen Beweis, daß diesen DNA-Addukten – sollten sie in vivo

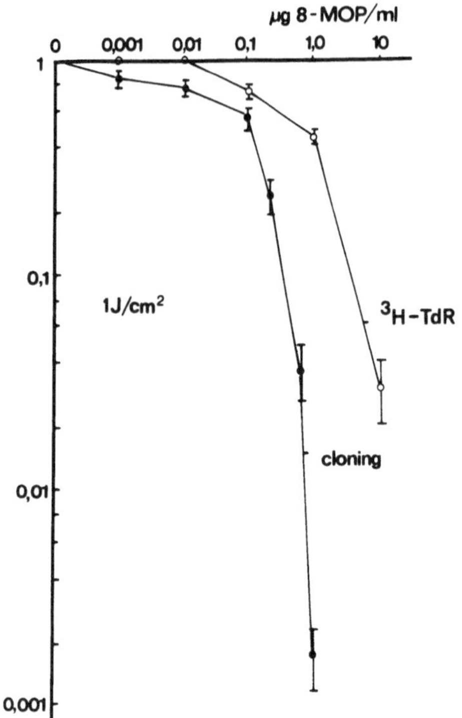

Abb. 3. Vergleich der Hemmung von DNA-Synthese und Wachstum von Meerschweinchenfibroblasten nach Inkubation mit verschiedenen 8-MOP-Dosen (Abszisse) und Bestrahlung mit 1 J/cm^2. Ordinate: 3 H-Thymidin-Einbau und klonales Wachstum im logarithmischen Maßstab. DNA-Einbau und Wachstum unbehandelter Zellen gleich 100% gesetzt [55]

in relevanten Größenordnungen auftreten – die entscheidende therapeutische Bedeutung zukommt. Die Vielzahl PUVA-reagibler Dermatosen läßt eher andere Reaktionswege in den Vordergrund der Betrachtung rücken. Möglicherweise findet die Generation von Singulett-Sauerstoff in quantitativ bedeutsamerem Umfang als angenommen statt [11, 41]. Denkbar wäre eine Beeinflussung der Psoriasis über das Entzündungsgeschehen, wobei Singulett-Sauerstoff durch Oxidation von Komplementspaltprodukten eine Rolle spielen könnte. Zumindest scheint die Chemotaxis der neutrophilen Granulozyten durch PUVA beeinflußt [28].

Bedeutsam können auch die beobachteten Alterationen des immunologischen Systems sein, wie die Verminderung von Langerhans-Zellen oder die Hemmung der Lymphozytenproliferation [28].

Während ein Teil der molekularen Wirkungsmechanismen von PUVA geklärt zu sein scheinen, sind in vivo stattfindende therapeutische Wirkprinzipien längst nicht hinreichend identifiziert. Möglicherweise liegen bei den einzelnen PUVA-reagiblen Dermatosen auch unterschiedliche Wirkprinzipien zugrunde.

Reparatur von Photoaddukten

Bakterien und Säugetierzellen besitzen ein hochentwickeltes, erst in Teilaspekten erforschtes Reparatursystem, das die Unversehrtheit und Konstanz der Erbinformationen sichert [19]. Dabei ist die DNA schon physiologischerweise durch Spontanveränderungen wie Depurination und Desaminierung von Basen und durch Umwelteinflüsse wie Sonnenbestrahlung (UVB) oder natürliche Radioaktivität gefährdet.

Offenbar werden Monoaddukte von der Zelle relativ leicht repariert [26, 40]. Die Reparaturkinetik und die repair-patch-Größe (20–25 Nukleotide) sollen dem repair von UVB-Dimeren entsprechen [49, 50]. Untersuchungen an Zellen von Patienten mit Xeroderma pigmentosum zeigen, daß sowohl UVB-Dimere wie auch PUVA-Addukte von diesen Zellen nicht repariert werden [26]. Offenbar ist für die Reparatur der Lichtschäden (UVB, PUVA) zumindest ein gemeinsamer Schritt erforderlich. Damit hat das Reparatursystem für PUVA-Monoaddukte Ähnlichkeit mit dem Exzisionsrepair nach UVB-Schaden. Für cross-links konnte bislang kein eigenständiger Reparaturweg nachgewiesen werden [20]. Sie erwiesen sich als wenig [2, 26] oder gar nicht reparabel [40].

Gefahren

Zur Zeit liegen eine Reihe von followup-Studien vor, in denen die Langzeitauswirkungen chronischer PUVA-Applikation untersucht werden [13, 23, 29, 45, 47].

Nach Kumulation hoher Dosen von PUVA kann es zu Hauterscheinungen im Sinne eines chronischen Lichtschadens kommen. Dabei werden u. U. eine vorzeitige Alterung der Haut, Elastose, Erschlaffung des Bindegewebes, epidermale Atrophie sowie aktinische Keratosen, evtl. auch Übergänge zu einem Morbus Bowen beobachtet [13, 25, 45].

Besondere Beachtung verdienen lentiginöse Hyperpigmentierungen wie sie in PUVA-exponierter Haut zur Beobachtung gelangen [27, 45]. Dabei handelt es sich um kleinfleckige, unregelmäßig braun bis tiefschwarz pigmentierte und bizarr konfigurierte Herde. Der histologische Befund atypischer, dichtgedrängter Melanozyten entspricht dem Bild der melanozytären Dysplasie [27]. Bisher wurde bei „PUVA-Lentigines“ eine maligne Umwandlung nicht gefunden.

Melanome wurden in den vorliegenden Studien nicht beobachtet. Nichtmelanotische Tumoren wie Basaliome und Spinaliome traten in amerikanischen Untersuchungen vermehrt auf [13, 47]. Die Patienten waren überwiegend durch Arsen- oder Strahlentherapie vorbelastet. Ungewöhnlich war die Häufung der Spinaliome in Relation zu den Basaliomen. Beide Tumorarten traten in für sie atypischen, lichtgeschützten Arealen auf. Bei derart vorgeschädigter Haut scheint PUVA einen Promotoreffekt für die Krebsrealisierung zu haben.

In europäischen Studien konnte eine solche Zunahme von Basaliomen und Spinaliomen nicht beobachtet werden [13, 45]. Möglicherweise ist die Verwendung des kürzeren europäischen Behandlungsprotokolls von entscheidender Bedeutung, das eine stark erhebliche Verringerung der kumulativen UVA-Dosen aufweist [22].

Die Beobachtungszeiträume sind noch zu kurz, um die Risiken von PUVA endgültig einzuschätzen, dies gilt auch für die Frage einer eigenständigen karzinogenen Potenz, die wegen der langen Latenz der Krebsauslösung wohl erst in 2 vielleicht 3 Jahrzehnten endgültig zu übersehen ist.

Ausblick

Bei der Abwägung der unübersehbaren Vorteile der PUVA-Therapie und ihrer möglichen Langzeitnebenwirkungen erscheinen zur Verminderung der Nebenwirkungen folgende Schlußfolgerungen für die gegenwärtige Anwendung angezeigt:

1. Keine unkritische Anwendung von PUVA, Beschränkung auf ältere Patienten mit ausgedehntem Hautbefund, Ausschluß der Kontraindikationen (Tabelle 2).
2. Einsparung von PUVA durch adäquate Dosierung, optimiertes Behandlungsregime und Kombinationstherapie, z. B. mit Retinoid [14, 21, 31] oder topischen Kortikosteroiden [46].
3. Sorgfältige Langzeitüberwachung im Hinblick auf mögliche PUVA-Schäden.

Langfristig ist die Identifizierung der in vivo relevanten Wirkmechanismen erforderlich. Andere Bestrahlungsregimes z. B. split-dose-UVA könnten bei genauerer Kenntnis der molekularen Vorgänge helfen, mögliche schädliche DNA-Addukte zu vermindern [20, 39]. Neuentwickelte Photosensibilisatoren könnten zudem eine gesteigerte Selektivität mit verringerten Nebenwirkungen verbinden.

Zusammenfassung

Die orale Photochemotherapie (PUVA) hat sich weltweit zu einer effektiven und praktikablen Behandlungsmethode verschiedener Dermatosen entwickelt. Ihr Anwendungsbereich erstreckt sich von Erkrankungen mit gesteigerter epidermaler Proliferation über entzündliche Dermatosen mit und ohne epidermale Beteiligung bis hin zu chronischen granulomatösen Entzündungen und Immunkomplexerkrankungen. Diese Vielfalt an PUVA-empfindlichen Erkrankungen wirft die Frage nach dem Wirkungsmechanismus von PUVA auf. Gesichert ist eine unter hohen Dosen von Psoralen oder UV-A stattfindende Bindung der Psoralenmoleküle an DNA. Über Reparaturmechanismen wie auch über die Photoinaktivierung von Entzündungsmediatoren ist wenig bekannt. Bislang hat sich PUVA als ein relativ sicheres Therapieverfahren erwiesen, das jedoch nicht verleiten soll, leichtsinnig damit zu verfahren.

Literatur

1. Baden HP, Parrington JM, Delhanty JDA, Pathak MA (1972) DNA synthesis in normal and xeroderma pigmentosum fibroblasts following treatment with 8-methoxypsoralen and long wave ultraviolet light. Biochim Biophys Acta 262:247–255
2. Ben-Hur E, Elkind MM (1973) Psoralen plus near ultraviolet light inactivation of cultured chinese hamster cells and its relation to DNA cross-links. Mutat Res 18:315–324
3. Bredberg A (1982) Genetic toxicity of psoralen and ultraviolet radiation in human cells. Acta Derm Venereol [Suppl] (Stockh) 104:1–40
4. Brenner W, Gschnait F, Hönigsmann H, Fritsch P (1978) Erprobung von PUVA bei verschiedenen Dermatosen. Hautarzt 29:541–544
5. Cech T, Pathak MA, Biswas RK (1979) An electron miscroscopic study of the photochemical cross-linking of DNA in guinea pig epidermis by psoralen derivatives. Biochim Biophys Acta 562:342–360
6. Christophers E, Hönigsmann H, Wolff K, Langner A (1978) PUVA-treatment of urticaria pigmentosa. Br J Dermatol 98:701–702
7. Cole RS (1970) Light-inducing cross-linking of DNA in the presence of a furocoumarin (psoralen). Studies with phage lambda, Eschericia coli and mouse leukemia cells. Biochim Biophys Acta 217:30–39
8. Dall'Acqua F, Marciani S, Vedaldi G, Rodighiero G (1972) Formation of interstrand cross-linkings on the DNA of guinea pig skin after application of psoralen and irradiation of 365 nm. FEBS Letters 27:192–194
9. Dall'Acqua F, Marciani MS, Zambon F, Rodighiero G (1979) Kinetic analysis of the photoreaction (365 nm) between psoralen and DNA. Photochem Photobiol 29:489–495
10. Dall'Acqua F, Vedaldi D, Bordin F, Rodighiero G (1979) New studies on the interaction between 8-methoxypsoralen and DNA in vitro. J Invest Dermatol 73:191–197
11. De Mol NJ, Beijersbergen van Henegouwen GMJ (1979) Formation of singlet molecular oxygen by 8-methoxypsoralen. Photochem Photobiol 30:331–335
12. Dougherty TJ, Gomer CJ, Weishaupt KR (1976) Energetics and efficiency of photoinactivation of murine tumor cells containing hematoporphyrin. Cancer Res 36:2330–2333
13. Farber EM, Abel EA, Xoc AC (1983) Long-term risks of psoralen and UV-A therapy for psoriasis. Arch Dermatol 119:426–431
14. Fritsch PO, Hönigsmann H, Jaschke E, Wolff K (1978) Photochemotherapie bei Psoriasis: Steigerung der Wirksamkeit durch ein orales aromatisches Retinoid. Klinische Erfahrung bei 134 Patienten. Dtsch Med Wochenschr 103:1731–1736
15. Fitzpatrick TB, Pathak MA (1974) Phototherapy of vitiligo (idiopathic leukoderma). In: Fitzpatrick TB, Pathak MA, Harber LC, Seiji M, Kukita A (eds) Sunlight and man, 1st edn. University of Tokyo Press, Tokyo, pp 783–791
16. Gilchrest BA, Parrish JA, Tanenbaum L, Hynes HA, Fitzpatrick TB (1976) Oral methoxalen photochemotherapy of mycosis fungoides. Cancer 38:683–689

17. Gschnait F, Hönigsmann H, Brenner W, Fritsch P, Wolff K (1978) Induction of UV light tolerance by PUVA in patients with polymorphous light eruption. Br J Dermatol 99:293–295
18. Gurley LR, Tobey RA, Walters RA, Hildebrand CE, Hohmann PG, D'Anna JA, Barham SS, Deaven LL (1978) Histone phosphorylation and chromatin structure in synchronized mammalian cells. In: Jeter JE, Cameron IL, Padilla JM, Zimmermann AM (eds). Academic Press, New York, pp 37, 60
19. Hanawalt PC, Friedberg EC, Fox CF (1978) (eds) DNA repair mechanisms. Academic Press, New York
20. Hanawalt PC, Lio S, Parsons CS (1981) DNA repair response in human skin cells. J Invest Dermatol 77:86–90
21. Heidbreder G, Christophers E (1979) Therapy of psoriasis with retinoid plus PUVA. Clinical and histological data. Arch Dermatol Res 264:331–337
22. Henseler T, Wolff K, Hönigsmann H, Christophers E (1981) Oral 8-methoxypsoralen photochemotherapy of psoriasis. The European PUVA study: a cooperative study among 18 European centers. Lancet 1:853–857
23. Henseler T, Christophers E (1982) Risk of skin tumors in PUVA patients. Symposion on PUVA research in Triangle Park, North Carolina
24. Hofmann C, Burg G, Plewig G, Braun-Falco O (1977) Photochemotherapie kutaner Lymphome (orale und lokale 8-MOP-UVA-Therapie). Dtsch Med Wochenschr 102:675–679
25. Hofmann C, Plewig G, Braun-Falco O (1979) Bowenoid lesions, Bowen's disease and keratoakanthomas in long term PUVA-treated patients. Br J Dermatol 101:685–692
26. Kaye H, Smith CA, Hanawalt PC (1980) DNA repair in human cells containing photoadducts of 8-methoxypsoralen or angelicin. Cancer Res 40:696–702
27. Kietzmann H, Goos M, Christophers E (1983) Les lentigines eruptives post-photochemiotherapiques. Ann Dermatol Venereol 110:63–67
28. Langner A, Wolska H, Marzulle FN, Jablonska S, Jarzabek-Chorzelska M, Glinski W, Pawinska M (1977) Dermal toxicity of 8-methoxypsoralen administered (by gavage) to hairless mice irradiated with long wave ultraviolet light. J Invest Dermatol 69:451–457
29. Lassus A, Peunala T, Idanpaa-Heikkila J et al (1981) PUVA treatment and skin cancer: A follow-up study. Acta Derm Venereol (Stockh) 61:141–145
30. Lerche D, Sondergaard J, Wadskos S, Leick V, Bohr V (1979) DNA interstrand cross-links visualized by electron microscopy in PUVA-treated psoriasis. Acta Derm Venerol (Stockh) 59:15–20
31. Mashkilleysson AL, Mashkilleysson NA (1983) Vergleich von RePUVA und aromatischem Retinoid Ro 10-9359 mit Methotrexat bei schweren Psoriasisformen. Hautarzt 34:229–230
32. McCarty KS, McCarty KS Jr (1978) Some aspects of chromatin structure and cell-cycle-related postsynthetic modifications. In: Jeter JR, Cameron IL, Padilla GM, Zimmermann AM (eds). Cell cycle regulation, 2nd edn. Academic Press, New York, pp 9–35
33. Melski JW, Tanenbaum I, Fitzpatrick TB, Bleich HL et al (1977) Oral methoxalen photochemotherapy for the treatment of psoriasis: a cooperative clinical trial. J Invest Dermatol 68:328–335
34. Morison WL, Parrish JA, Epstein JH (1979) Photoimmunology. Arch Dermatol 115:350–355
35. Musajo L, Rodighiero G (1962) The skin-photosensitizing furocoumarins. Experientia (Basel) 18:153–161
36. Niggli HJ, Cerutti PA (1982) Nucleosomal distribution of thymine photodimers following far- and near-ultraviolet light. Biochim Biophys Res Commun 105:1215–1223
37. Oginsky E, Green GS, Griffith DG, Folwks WL (1959) Lethal photosensitization with 8-methoxypsoralen to long wave length ultraviolet radiation. J Bacteriol 78:821–833
38. Omar A, Wiesmann UN, Krebs A (1977) Induction of multinucleate cells by 8-MOP and UV-treatment in vitro and in vivo. Dermatologica 155:65–79
39. Pohl J, Christophers E (1978) Photoinactivation of cultured skin fibroblasts by sublethal doses of 8-methoxypsoralen and long wave ultraviolet light. J Invest Dermatol 71:316–319
40. Pohl J, Christophers E (1979) Photoinactivation of skin fibroblasts by fractionated treatment with 8-MOP and UVA. J Invest Dermatol 73:176–179
41. Pohl J, Christophers E (1980) Photoinactivation and recovery in skin fibroblasts after formation of mono- and bifunctional adducts by furocoumarins-plus-UVA. J Invest Dermatol 75:306–310
42. Poppe W, Grossweiner LI (1975) Photodynamic sensitization by 8-methoxypsoralen via the singlet oxygen mechanism. Photochem Photobiol 22:217–219

43. Reusch M (1983) Untersuchungen zur Hemmung mitotischer Aktivität und DNA-Synthese durch Furocoumarinen und UVA-Licht bei Hautfibroblasten. Inauguraldissertation, Universität Kiel
44. Roenigk HH Jr (1977) Photochemotherapy for mycosis fungoides. Arch Dermatol 113:1047–1051
45. Roenigk HH Jr, Farber EM, Lobitz W, Stewart W, Kligman A, Petrozzi J, Dobson R, Robinson HL, Harber L, Muller SA, Cram Frost L, Gladstein A, Levy J (1979) Photochemotherapy for psoriasis: A clinical cooperative study of PUVA-48 and PUVA-64. Arch Dermatol 115:576–579
46. Ros A, Wennersten G, Lagerholm MB (1983) Long-term photochemotherapy for psoriasis: A histopathological and clinical follow-up study with special emphasis on tumor incidence and behavior of pigmented lesions. Acta Derm Venereol (Stockh) 63:215–221
47. Schmoll M, Henseler T, Christophers E (1978) Controlled study of PUVA, topical corticosteroids and the combination of both in the treatment of psoriasis. Br J Dermatol 99:693–702
48. Stern RS, Thibodeau LA, Kleinermann RA, Parrish JA, Fitzpatrick TB and 22 participating investigators (1979) Risk of cutaneous carcinoma patients treated with oral methoxsalen photochemotherapy for psoriasis. N Engl J Med 300:809–813
49. Wiesehahn GP, Hyde JE, Hearst JE (1977) The photoaddition of trimethylpsoralen to Drosophila melanogaster nucleic: A probe for chromatin substructure. Biochemistry 16:925–932
50. Zolan ME, Smith CA, Calvin NM, Hanawalt PC (1982) Rearrangement of mammalian chromatin structure following excision repair. Nature 299:462–464
51. Zolan ME, Cartopassi GA, Smith CA, Hanawalt PC (1982) Deficient repair of chemical adducts in a DNA of monkey cells. Cell 28:13–19

Herbert Hönigsmann

Phototherapie bei Psoriasis

Die Phototherapie der Psoriasis hat in der modernen Dermatologie eine Tradition von über 60 Jahren und, wenn man die Heliotherapie miteinbezieht, von vielen Jahrhunderten. Dennoch wurde erst in den letzten acht Jahren, beeinflußt durch die Einführung und die ausgezeichneten Erfolge der Photochemotherapie (PUVA) [13, 23, 24] das wissenschaftliche Interesse an den Mechanismen von UV-Strahlen in der dermatologischen Therapie erweckt. Kontrollierte Therapiestudien mit verschiedenen UV-Spektren, Kombinationen mit anderen Therapeutika und Untersuchungen mit verfeinerten Techniken laufen derzeit um einen optimalen Therapieerfolg bei möglichst geringem Nebenwirkungsrisiko zu erzielen. Die moderne Lichttechnologie hat die Entwicklung neuer hochenergetischer UV-Strahler ermöglicht, die sich zur Behandlung großer Hautflächen eignen und in ausgewählten Wellenlängenbereichen ihr Emissionsmaximum aufweisen. Der folgende Beitrag beschäftigt sich mit der UV-Phototherapie ohne Photosensibilisator.

Grundlagen

Eine wirksame Phototherapie der Psoriasis vulgaris kann mit einer Reihe von Behandlungsmodalitäten betrieben werden (UV-B, PUVA, UV-Teer, Retinoidkombinationen), die alle auf phototoxischen Mechanismen basieren und neben anderen Zellschäden, eine Schädigung der DNS bewirken. Zwar ist noch nicht bekannt, welche Zielstruktur in der Haut für den Therapieerfolg verantwortlich ist, aber es scheint klar, daß UV-Strahlung das proliferative Kompartment treffen muß. Das Setzen eines DNS-Schadens in Epidermalzellen ist vermutlich eine der Voraussetzungen für die Wirksamkeit. UV-Bestrahlung führt in normaler Haut und vermutlich auch in der psoriatischen Läsion zu einer vorübergehenden Reduktion der DNS-Synthese. Bei der Psoriasis könnte dies zu einer Normalisierung des proliferativen Stimulus führen. Es ist aber möglich, daß die Bestrahlung von Blutgefäßen oder des zellulären Infiltrates im oberen Korium und die Beeinflußung von Zellrezeptoren und Mediatoren ebenfalls einen bedeutenden Faktor bei der Therapie darstellt.

Aktionsspektrum

Das Aktionsspektrum der Phototherapie der Psoriasis ist ungefähr bekannt [14]. Bei Wellenlängen oberhalb 290 nm läuft das therapeutische Aktionsspektrum parallel mit dem Erythemaktionsspektrum. Unterhalb von 290 nm muß in zunehmendem Maße ein vielfaches der minimalen Erythemdosis (MED) angewendet werden, um einen Therapieeffekt zu erzielen. Bei 254 nm (UV-C-Bereich) sind auch tägliche Expositionen mit 50 MED pro Bestrahlung wirkungslos [14]. Da dabei ein beträchtlicher DNS-Schaden in der Epidermis entsteht, kann man annehmen, daß dieser allein nicht bestimmend für die Therapie ist. Bei 300 bis 305 nm findet sich, nach bisherigen Untersuchungen ein Maximum an Wirksamkeit. Innerhalb dieser Banden können wiederholte Dosen, auch wenn sie geringfügig unterhalb der MED liegen, einen kompletten Heilungserfolg erbringen. Im langwelligeren Bereich scheint das 313 nm-Band einen guten therapeutischen Effekt aufzuweisen. Mit relativ hohen aber unterhalb der MED liegenden Energiedosen, konnten experimentell kleine Testareale zur Rückbildung gebracht werden [4]. Interessanterweise hat sich auch gezeigt, daß 313 nm Strahlung für sich besser wirkt als in Kombination mit dem restlichen UV-B-Spektrum [15]. UV-A-Strahlung (320–380 nm) zeigt nur bei extrem hohen Dosen, die bis über das 1000-fache von gleichwirksamer UV-B-Strahlung hinausgehen, einen Therapieeffekt. Parrish konnte zeigen, daß bei UV-A-Bestrahlung (vorwiegend 365 nm) mit Dosen von 50 bis 300 J/cm^2 experimentell kleine Psoriasisareale zur Abheilung gebracht werden können [15]. Solche UV-A Dosen erzeugen allerdings Erythem, Ödem und eine bisweilen unerträgliche Schmerzempfindung. Mit konventionellen UV-Quellen ist eine derartige Behandlung außerdem aus Zeitgründen nicht praktikabel.

UV-Strahlenquellen

Das Ziel der Phototherapie besteht darin innerhalb einer vertretbaren Behandlungszeit auf möglichst risikoarmer Basis eine wirksame Ganzkörperbehandlung zu bieten. Die gegenwärtig für die Phototherapie am häufigsten verwendeten UV-Quellen sind Fluoreszenzröhren und konditionierte Hochdruckstrahler, bei denen versucht wird ihr Emissionsspektrum dem vermuteten therapeutischen Aktionsspektrum, möglichst anzunähern [21, 22]. Wellenlängen unter 290 nm haben mehr erythematogene als therapeutische Wirkung, Wellenlängen oberhalb von 313 nm haben eine gute therapeutische Wirkung bei Dosen um die Erythemschwelle, jedoch nur bei relativ hoher Energie. Es ergibt sich somit eine gewisse Kompromißregion für die Psoriasistherapie zwischen 300 nm und 320 nm, wobei es bei entsprechender Filterung vermutlich nicht auf den verwendeten Strahlertyp ankommt. Bei der sogenannten selektiven UV-Phototherapie (SUP) wird breitbandige Strahlung mit peaks bei 305 und 325 nm eingesetzt und damit ein gutes therapeutisches Ergebnis erreicht [21]. Ob SUP-Strahler gegenüber anderen, kurzwelligeren UV-B Strahlern echte Vorteile besitzen, ist nicht hinreichend dokumentiert. Es gibt nur eine kontrollierte Vergleichsuntersuchung an einem größeren Patientengut, bei der eine UV-Quelle mit einem Maximum bei 300 bis 310 nm im Vergleich mit einer SUP Anlage bessere Ergebnisse zeigte (16). Nach eigenen Erfahrungen, die allerdings auf keiner kontrollierten Studie basieren, scheint kein wesentlicher Unterschied zwischen SUP-Strahlern und den in einigen Bestrahlungsanlagen eingebauten Sylvania UV-6 oder UV-21 Röhren zu bestehen.

Therapiestudie

Wie im folgenden ausgeführt wird, ist es nicht nur vom Lampensystem und vom Behandlungsprotokoll, sondern auch vom klinischen Typ der Psoriasis abhängig, ob die UV-B-Phototherapie zur kompletten Remission führt. Dies hat sich in einer eigenen Studie gezeigt, bei der 67 Patienten mit generalisierter Psoriasis in einer mit Sylvania UV-6- bzw. UV-21-Fluoreszenzröhren ausgestatteten Stehkabine (Waldmann UV-1000 bzw. UV-6001) behandelt wurden [3]. Das Emissionsmaximum dieser Lampen liegt im vorher genannten günstigen Mittelbereich, nämlich bei 313 nm [4].

Die Patienten wurden 5mal pro Woche (Montag bis Freitag) bestrahlt. Als Anfangsdosis diente die individuelle MED, die vor Therapiebeginn bestimmt wurde.

Tabelle 1. UV-B-Phototherapie bei Psoriasis

	Plaquepsoriasis ($n = 41$)		Seborrhoische und eruptive Psoriasis ($n = 26$)	
	95–100% Erscheinungs-freiheit	keine oder nur mäßige Besserung	95–100% Erscheinungs-freiheit	keine oder nur mäßige Besserung
Anzahl der Patienten	19	22	24	2
Anzahl der Expositionen (Initialphase)	19 ± 8	22 ± 10[a]	13 ± 8	19[a] 16[a]
Dauer der Initialphase (Tage)	41 ± 34	47 ± 34[a]	22 ± 14	28[a] 28[a]
Gesamt-UV-B-Dosis am Ende der Initialphase (mJ/cm^2)	994 ± 808	1203 ± 731[a]	464 ± 539	806[a] 415[a]

[a] Daten bei Abbruch der UV-B-Therapie

Die UV-Dosis wurde täglich um 15–30% gesteigert, um eine gerade noch sichtbare Erythemreaktion zu erhalten. Bei stärkeren Erythemreaktionen wurde keine Dosissteigerung vorgenommen. Dieses Schema wurde bis zum Erreichen der Erscheinungsfreiheit fortgesetzt und anschließend durch zwei Monate eine Erhaltungsbehandlung ohne weitere Dosissteigerung angeschlossen (durch 1 Monat 2 Expositionen/Woche, dann 1 Monat 1 Exposition/Woche). Danach wurden die Patienten in 2-monatigen Abständen nachkontrolliert. Patienten, die nach 6–7 wöchiger UV-B-Therapie kein zufriedenstellendes Ansprechen (90–100% Erscheinungsfreiheit) zeigten, wurden auf PUVA Therapie umgestellt.

Die Ergebnisse der Initialbehandlung sind in Tabelle 1 zusammengefaßt. Von 26 Patienten mit seborrhoischer oder eruptiver Psoriasis waren 24 (92%) nach 13 ± 8 Behandlungen erscheinungsfrei. Demgegenüber konnte nur bei 19 (46%) von 41 Patienten mit chronischer Plaquepsoriasis eine komplette Abheilung nach 19 ± 8 Expositionen erzielt werden. Bei den verbleibenden Patienten wurde erst nach Umstellung auf PUVA Erscheinungsfreiheit erzielt [3].

Die Studie zeigt, daß sich bei der Initialbehandlung von seborrhoischer und akuter, eruptiver Psoriasis durchwegs ein ausgezeichneter Erfolg einstellt, bei chronischer, Plaquepsoriasis hingegen weniger als die Hälfte der Patienten ein vergleichbar gutes Ansprechen aufweisen [3]. Ein solches unterschiedliches Ansprechen der verschiedenen Krankheitsformen konnten wir bereits früher mit der SUP-Therapie beobachten [7], und eine ähnliche Abhängigkeit vom Psoriasistyp wurde auch von Hölzle [6] mitgeteilt.

Kombinationsbehandlung

Die Effektivität der UV-B-Behandlung kann nach neueren Studien der Harvardgruppe auch bei der Plaquepsoriasis wesentlich gesteigert werden, in dem durch lokale Applikation von Mineralöl, Vaseline oder Petrolatum auf den psoriatischen Plaque kurz vor der Bestrahlung die Reflexion von UV-Strahlen an der Hornschicht vermindert wird [12]. Durch diesen optischen Effekt kann mehr wirksame UV-Strahlung an die Proliferationszone herangebracht werden. Eigene Versuche mit diesem Behandlungsschema bestätigen diese Beobachtung.

Die Kombination von UV-B mit anderen Lokaltherapeutika, insbesondere mit Teer und Cignolin, führt ebenfalls zu einer deutlichen Verbesserung des Behandlungsergebnisses bei gleichzeitiger Einsparung von Behandlungszeit und kumulativer UV-

B-Dosis [6, 17]. Die antipsoriatische Wirkung dieser Substanzen per se addiert sich dabei vermutlich mit der des UV-B. Aus der Sicht des Patienten bedeutet eine derartige Kombinationsbehandlung keine Bereicherung, da dabei der Vorteil der sauberen UV-Therapie wieder verloren geht.

In Analogie zur Chemophotochemotherapie (PUVA mit aromatischem Retinoid) [5] führt auch bei der UV-B-Therapie und SUP-Therapie die zusätzliche Gabe von oralem Retinoid (Tigason) zu einer Steigerung der Wirksamkeit, die besonders bei indurierten Plaqueformen von Nutzen ist und in ihrer Effektivität der PUVA-Therapie nahekommt [1, 19].

Remissionsdauer

Über die Dauer der mit UV-B Phototherapie erzielten Remissionen gibt es nur wenig Daten [2]. Wir haben mit einem Halbseitenvergleich von UV-B nach obigem Schema und PUVA versucht dieser Frage nachzugehen, da wegen der hohen Variabilität des Verlaufs sehr große Patientenzahlen nötig sind, um statistisch relevante Daten zu bekommen [3]. Bei diesem Halbseitenversuch, der in einer Weise durchgeführt wurde, daß Interaktionen zwischen beiden Therapieformen ausgeschlossen waren, diente jeweils eine Seite des Patienten als Kontrolle der anderen. Zur Langzeitbeobachtung gelangten nur jene Patienten, bei denen auf beiden Seiten eine Remission erreicht wurde. Der Halbseitenversuch wurde auch in der 2monatigen Erhaltungsphase weitergeführt und nach Absetzen der Therapie die Patienten in regelmäßigen Abständen nachkontrolliert. Etwa die Hälfte der Patienten rezidivierte auf der UV-B-Seite innerhalb von 2–3 Monaten, während die PUVA-Seite frei von Läsionen blieb (Abb. 1); von den verbleibenden Patienten bildete die Mehrzahl nach 7–12 Monaten auf beiden Seiten Rezidivherde aus. Die Gründe für diese raschere Rezidivneigung nach UV-B

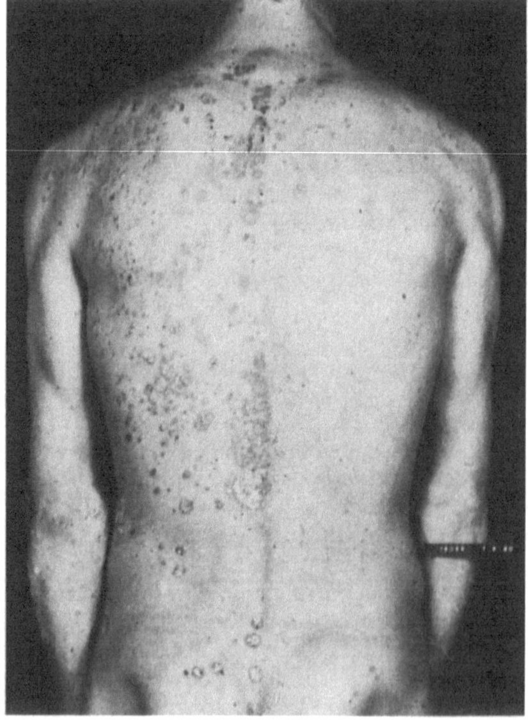

Abb. 1. Nachbeobachtung im Halbseitenvergleich zwischen UV-B-Phototherapie (linke Körperseite) und PUVA (rechte Körperseite). Rezidiv 8 Monate nach Therapieende auf der UV-B-Seite

sind nicht bekannt. Vermutlich stehen sie in Zusammenhang mit den unterschiedlichen Angriffspunkten von UV-B und PUVA.

Langzeitnebenwirkungen

Die Langzeitnebenwirkungen der UV-B-Therapie in der derzeit ausgeübten intensiven Form sind noch nicht geklärt. UV-B und UV-A führen zu kumulativen Linsenschäden am Auge. Ein adäquater Augenschutz während der Behandlung ist daher zwingend. Chronische Sonnenexposition führt zu vorzeitiger Hautalterung. Es ist anzunehmen, daß künstliche UV-Bestrahlung einen additiven Effekt zur kumulativen aktinischen Schädigung der Haut ausübt. Dies sollte vor allem auch bei der nicht ärztlich kontrollierbaren Heimbehandlung beachtet werden.

Der Frage nach potentieller Karzinogenität kommt, wie auch bei PUVA, eine zentrale Rolle zu [2, 3, 6, 10]. Für PUVA gibt es bereits mehrere katamnestische Untersuchungen an größeren Patientengruppen, die jedoch wegen der relativ kurzen Beobachtungszeit und der langen Latenzzeit, die für die Entwicklung aktinischer Tumoren bekannt ist, keine endgültigen Schlüsse gestatten [8, 9, 11, 18, 20]. Bisher scheinen nur Patienten mit bestimmten Risikofaktoren (frühere Arsen- oder Röntgentherapie, frühere Epitheliome) ein erhöhtes Epitheliomrisiko aufzuweisen [8, 20]. Für UV-B fehlen noch derartige Untersuchungen. Patienten, die früher mit UV, meist mit „Höhensonnen" behandelt worden waren, sind für Vergleiche ungeeignet, da genaue radiometrische Daten der Behandlung nicht erhebbar sind. Langzeitbeobachtungen an hochdosiert mit UV-B behandelten Patienten werden unbedingt notwendig sein.

Die UV-B-Therapie bedeutet mit den zur Zeit verfügbaren Behandlungssystemen eine Erweiterung der Möglichkeiten der dermatologischen Phototherapie bei seborrhoischen und eruptiven Psoriasisformen und, in Kombination mit Retinoiden, auch für schwerere chronische Plaqueformen. Die – im Vergleich zur Photochemotherapie – leichtere Handhabung und daher geringere Personalintensität bietet Vorteile für den niedergelassenen Dermatologen, der diese Behandlung in der Praxis anbieten möchte. Man muß aber einschränkend feststellen, daß manche chronische Psoriasisformen schlecht ansprechen, und daß die Behandlung von Erythrodermien und pustulösen Formen nicht den gewünschten Erfolg bringt [3, 6, 22]. Die Wirksamkeit der Erhaltungsbehandlung und die durchschnittliche Dauer der Remission muß noch an kontrollierten Studien geklärt werden. Die Risiken einer Langzeittherapie sind noch ungewiß.

Zusammenfassung

Die Phototherapie der Psoriasis hat in den letzten Jahren durch Optimierung der Behandlungsmethoden wesentlich an Wirksamkeit gewonnen. Ihr Ziel ist es, durch wiederholte, kontrollierte UV-Expositionen eine Remission der Psoriasis herbeizuführen. Alle Formen der Phototherapie beruhen auf photochemischen Reaktionen, die zu einer DNS-Schädigung führen. Der DNS-Schaden ist vermutlich eine der Voraussetzungen für den therapeutischen Erfolg. Das Aktionspektrum der Phototherapie läuft oberhalb von 290 nm parallel mit dem Erythemspektrum; einzelne Wellenlängenbereiche scheinen besonders wirksam zu sein. Der Behandlungserfolg ist abhängig vom klinischen Typ der Psoriasis: Während seborrhoische und eruptive Formen ausgezeichnet ansprechen, sind die Erfolge bei chronischer Plaquepsoriasis, bei Erythrodermie und Psoriasis pustulosa weniger günstig. Bei diesen Fällen erweist sich die Photochemotherapie eindeutig als überlegen. Die Wirksamkeit der Phototherapie kann durch lokale Applikation von Vaseline vor der Bestrahlung und durch die zusätzliche Gabe von Retinoiden wesentlich gesteigert werden. Kontrollierte Studien über die Remissionsdauer stehen noch aus, bisherige Ergebnisse weisen auf eine raschere Rezidivneigung im Vergleich zu PUVA hin. Die Risiken einer Langzeittherapie sind noch ungewiß.

Literatur

1. Beiersdörffer H, Wiskemann A (1978) Kombinierte Therapie der Psoriasis mit einem aromatischen Retinoid (Ro 10-9359) und UVB-Bestrahlungen. Akt Derm 4:183-187
2. Boer J, Schothorst AA, Suurmond D (1980) UV-B Phototherapy of psoriasis. Dermatologica 161:250-258
3. Brenner W, Jaschke E, Hönigsmann H (1983) UV-B-Phototherapie der Psoriasis. Z Hautkr 58:1113-1124
4. Fischer T (1976) UV-light treatment of psoriasis. Acta Derm Venereol (Stockh) 56:473-479
5. Fritsch P, Hönigsmann H, Jaschke E, Wolff K (1978) Photochemotherapie bei Psoriasis: Steigerung der Wirksamkeit durch ein orales aromatisches Retinoid. Klinische Erfahrungen bei 134 Patienten. Dtsch Med Wochenschr 103:1731-1736
6. Hölzle E (1980) Lichtbehandlung von Psoriasis und anderen Dermatosen in einer neuen UVB-Bestrahlungskabine. Z Hautkr 55:633-643
7. Hönigsmann H, Fritsch P, Jaschke E (1977) UV-Therapie der Psoriasis. Halbseitenvergleich zwischen oraler Photochemotherapie (PUVA) und selektiver UV-Phototherapie (SUP). Z Hautkr 52:1078-1082
8. Hönigsmann H, Wolff K, Gschnait F, Brenner W, Jaschke E (1980) Keratoses and nonmelanoma skin tumors in long-term photochemotherapy (PUVA). J Am Acad Dermatol 3:406-414
9. Hönigsmann H (1981) Langzeiteffekte von Photochemotherapie. Hautarzt [Suppl V] 32:369-373
10. Larkö O, Swanbeck G (1982) Is UVB treatment of psoriasis safe? Acta Derm Venereol (Stockh) 62:507-512
11. Lassus A, Reunala T, Idänpään-Heikkilö I, Infakoski T, Salo O (1981) PUVA treatment and skin cancer. A follow-up study. Acta Derm Venereol (Stockh) 61:141-145
12. LeVine MJ, Parrish JA (1980) Outpatient phototherapy of psoriasis. Arch Dermatol 116:552-554
13. Parrish JA, Fitzpatrick TB, Tanenbaum L, Pathak MA (1974) Photochemotherapy of psoriasis with oral methoxsalen and long wave ultraviolet light. N Engl J Med 291:1207-1211
14. Parrish JA, Jaenicke KF (1981) Action spectrum of phototherapy of psoriasis. J Invest Derm 76:359-362
15. Parrish JA (1982) Ultraviolet phototherapy of psoriasis. Pharmacol Ther 15:313-320
16. Paul BS, Stern RS, Parrish JA, Arndt KA (1983) Low intensity selective UV phototherapy. Arch Dermatol 119:122-124
17. Pullmann H, Wichmann AC, Steigleder GK (1978) Praktische Erfahrungen mit verschiedenen Therapieformen der Psoriasis. PUVA-, SUP-, Teer-UV-Therapie. Z Hautkr 53:641-647
18. Roenigk HH, Caro WA (1981) Skin cancer in the PUVA-48 cooperative study. J Am Acad Dermatol 4:319-324
19. Steigleder GK, Orfanos CE, Pullmann H (1978) Retinoid-SUP-Therapie der Psoriasis. Z Hautkr 54:19-23
20. Stern RS, Thibodeau LA, Kleinerman RA, Parrish JA, Fitzpatrick TB et al (1979) Risk of cutaneous carcinoma in patients treated with oral methoxsalen photochemotherapy for psoriasis. N Engl J Med 300:809-813
21. Tronnier H, Heidbüchel H (1976) Zur Therapie der Psoriasis vulgaris mit UV-Strahlern. Z Hautkr 51:405-424
22. Wiskemann A (1978) UVB Phototherapie der Psoriasis mit einer für die PUVA-Therapie entwickelten Stehbox. Z Hautkr 53:633-636
23. Wolff K, Hönigsmann H, Gschnait F, Konrad K (1976) Photochemotherapie bei Psoriasis. Klinische Erfahrungen bei 152 Patienten. Dtsch Med Wochenschr 100:2471-2477
24. Wolff K, Hönigsmann H (1981) Clinical aspects of photochemotherapy. Pharmacol Ther 12:381-418

Ulf Runne und Johannes Kunze

Die „Minuten-Therapie“ der Psoriasis mit Cignolin (Dithranol, Anthralin)

Cignolin ist und bleibt das klassische Antipsoriatikum. Es hat sich im Laufe dieses Jahrhunderts weltweit bewährt. Wegen seiner färbenden Eigenschaften war seine Anwendung bisher weitgehend auf die Klinik beschränkt. Die „Minuten-Therapie“ ermöglicht nun erstmals eine akzeptable häusliche Selbstbehandlung mit Cignolin [4, 7, 8].

Definition der „Minuten-Therapie“

Die „Minuten-Therapie“ stellt ein grundsätzlich neues Prinzip der dermatologischen Lokaltherapie dar. Die Cignolin-haltige Salbe wird für nur 10 bis 20 Minuten täglich auf die Psoriasis-Effloreszenz aufgebracht und anschließend wieder abgewaschen. Da die Barrierefunktion im Bereich des Psoriasisherdes massiv gestört ist, penetriert während dieser kurzen Kontaktzeit ein therapeutisch wirksames Quantum an Cignolin in die kranke Haut.

Vorteile der „Minuten-Therapie“

Die Vorteile der „Minuten-Therapie“ sind vielfältig. *Cignolin* ist wirksam und preiswert; es entfaltet keine systemischen Nebenwirkungen und führt nicht zu Langzeitschäden. Der *Patient* umgeht den bisher notwendigen mehrwöchigen Krankenhausaufenthalt und behält sein normales Leben in Familie und Beruf bei. Nicht zuletzt *sparen* Krankenkassen und Arbeitgeber – und damit wir alle – erhebliche *Kosten*.

Pathophysiologische Grundlagen

Das Stratum corneum bildet zum Schutz gegen das Eindringen von Pharmaka eine wirksame Diffusionsbarriere. *In vitro*-Untersuchungen an Kadaverhaut haben gezeigt, daß nach artefizieller Schädigung dieser Diffusionsbarriere, z. B. durch Entfernen der Hornschicht mittels Tesafilmabrissen, Cignolin besonders rasch in die Haut penetriert [10].

Da die Diffusionsbarriere im Bereich der parakeratotisch veränderten *Psoriasiseffloreszenzen* – im Gegensatz zur umgebenden klinisch normalen Haut – massiv gestört ist, genügt eine kurze Verweildauer (Kontaktzeit) der Salbe auf der Haut, um das erforderliche Wirkstoffquantum in die Effloreszenz zu bringen. Jede länger dauernde Salbenexposition dürfte dann kaum zusätzliche therapeutische Vorteile bringen.

Praktische Durchführung der „Minuten-Therapie"

a) Voraussetzungen

Für die „Minuten-Therapie" sind Patienten mit aktivem Genesungswillen auszuwählen, deren Psoriasistyp für eine Cignolin-Behandlung geeignet ist. Sie müssen zu Hause eine Dusche besitzen und sich anfangs zumindest wöchentlich in der Sprechstunde vorstellen. Falls die Möglichkeit dazu besteht, kann die Behandlungstechnik anfangs zwei oder drei Tage lang stationär eingeübt werden.

Die „Minuten-Therapie" ist eine verblüffend einfache, zugleich aber eine differente Behandlungsmethode. Sie gehört daher in die Hand des Fachdermatologen.

b) Steigerung der Behandlungsintensität

Auch bei der „Minuten-Therapie" wird die Behandlungsintensität entsprechend der *individuellen* Verträglichkeit gesteigert. Um unangenehmen Reizungen vorzubeugen, ist mit niedriger Intensität zu beginnen. Da das Maximum des Cignolin-Erythems erst nach zwei bis drei Tagen erreicht wird, steigern wir höchstens alle drei Tage. Solange man die Cignolin-Toleranz des Patienten noch nicht kennt, sollte eher unterschwellig behandelt werden – selbst wenn sich die Abheilungszeit dadurch verlängert. Zur besseren Stabilität und Penetration verwenden wir Cignolin in 2% Salizylsäure-Vaselinum album (CSV).

Die Behandlungsintensität wird durch Variation der Cignolin-Konzentration (0,1; 0,5; 1, 2 und 3% CSV) und der Kontaktzeit (10 bzw. 20 min) gesteuert. Bei besonders Cignolin-empfindlichen Patienten beginnt man mit 0,1 oder 0,5% CSV für 10 min. Zumeist wird jedoch von vornherein 1% CSV toleriert. Bei guter Verträglichkeit wird die Kontaktzeit auf 20 min ausgedehnt und danach zur nächst höheren Konzentration übergegangen, zunächst wieder für 10 und anschließend für 20 min. Es sollte immer im Bereich der Toleranzgrenze, d. h. etwas oberhalb der Erythemschwelle behandelt werden. Die Endkonzentration betrug bei je einem Drittel unserer 200 Patienten 1, 2 bzw. 3% CSV.

Der Patient benötigt zur Behandlung lediglich ein Rezept über:

a) Gummifingerlinge oder feste Einmalhandschuhe zum Schutz der auftragenden Hand gegen Reizung und Verfärbung,
b) Cignolin-2% Salizylsäure-Vaselinum album (CSV) in ansteigender Konzentration (s. o.),
c) ein wirksames Syndet, das ggf. rückfettend wirkt; wenn es sauer eingestellt ist, kann die Braunfärbung der Haut geringer ausfallen,
d) eine Pflegesalbe.

Außerdem empfiehlt es sich, dem Patienten ein kurzes *Merkblatt* über den Behandlungsablauf und die Vermeidung der Nebenwirkungen von Cignolin mitzugeben.

c) Behandlungstechnik

Der Patient behandelt sich entkleidet im Badezimmer, so daß die Wäsche nicht mit Cignolin in Berührung kommt.

1) Fingerlinge oder Gummihandschuhe anziehen.
2) Die CSV wird dünn auf die Effloreszenzen aufgetragen. Bei disseminiertem Hautbefall kann die Salbe bei erwiesener (!) guter Verträglichkeit auch flächenhaft aufgebracht werden. Es empfiehlt sich, die intertriginösen Partien und das Gesicht auszusparen und hier über Nacht z. B. 10% Liquor carbonis detergens mit 2% Salizylsäure in einer abwaschbaren Grundlage zu verwenden.

3) Die CSV bleibt während der vorgeschriebenen Kontaktzeit für 10 oder 20 min auf der Haut. Eine länger dauernde Einwirkung ist bei gegebener Verträglichkeit unschädlich, jedoch ohne größeren therapeutischen Nutzen (s. Abschnitt „Mögliche Verbesserungen").
4) Danach wird die Salbe gründlich entfernt. Größere Überschüsse können zunächst mit Haushaltpapier abgewischt werden. Alle weiteren Salbenreste werden dann mit dem Syndet emulgiert und unter der *Dusche* abgewaschen. Dieser Waschvorgang ist zwei- oder dreimal durchzuführen. Ein rückfettendes Syndet schützt die Haut vor zu starker Austrocknung. Da manchmal noch Spuren von Cignolin auf der Haut verbleiben können, werden zur Sicherheit ältere Handtücher verwendet und anschließend weniger wertvolle (Nacht-)Wäsche getragen.
5) Viele Patienten benutzen zum Abschluß noch eine Pflegesalbe.

Behaarte Kopfhaut: Hier wird Cignolin in einer abwaschbaren Grundlage verwendet (handelsübliche Präparate). Zum Schutz der Augen ist die Salbe nach hinten herauszuspülen.

Nebenwirkungen, Fehler, Gefahren – und wie man sie vermeidet

Auch bei der „Minuten-Therapie" behält Cignolin seine Nebenwirkungen. Die wichtigsten sind die *Reizung* der umgebenden Haut – bis hin zur möglichen Entstehung neuer anulärer Effloreszenzen durch *Überbehandlung* – und die *Verfärbung* von Wäsche und Duschbecken.

a) Reizung

Ursachen für stärkere Reizungen der klinisch normalen Haut können sowohl beim Arzt (zu hohe Anfangskonzentration, zu rasche Steigerung, unzureichende Beratung) als auch beim Patienten liegen (Verschmieren der Salbe auf die umgebende Haut, zu lange Kontaktzeit, unzureichendes Abwaschen). Eine zu hohe Behandlungsintensität, ein ungenügendes Abwaschen des Cignolins und die gleichzeitige oder intermittierende Anwendung von kortikosteroidhaltigen Externa stellen die wichtigsten Ursachen derartiger Reizungen dar. Bei richtiger Anleitung und sorgfältiger Behandlung lassen sich starke Reizungen jedoch weitgehend vermeiden.

Einige wenige Patienten vertragen selbst 0,1% CSV für 10 min nicht. Andere entwickeln verzögert, z. B. nach 8 bis 10 Tagen plötzlich eine starke Reizung, nachdem die verordnete Konzentration bis dahin bestens vertragen wurde. Jeder Patient ist deshalb eindringlichst darauf hinzuweisen, daß die Behandlung bei starker Reizung ausgesetzt und der Arzt unmittelbar konsultiert werden muß. Wir verordnen dann Lotio alba aquosa DRF (Zinklotio) und setzen die Behandlung anschließend mit geringerer Intensität – u. U. auch nur an jedem zweiten Tag – fort.

Von praktischer Bedeutung ist die Erkenntnis, daß *Kortikosteroide* das Cignolin-Erythem weder verhindern noch dämpfen; im Gegenteil, Kortikosteroide können das Cignolin-Erythem sogar signifikant verstärken [6, 8]. Anders als Juhlin [2] beobachteten wir dieses Phänomen auch dann, wenn die Kortikosteroide kein Propylenglykol als Lösungsmittel enthielten. Daraus folgt, daß Kortikosteroide beim Cignolin-Erythem keinen Platz haben.

b) Überbehandlung

Die unkontrollierte Cignolin-Applikation kann zur Überbehandlung führen. Wenn bereits abgeheilte Psoriasisherde weiter mit Cignolin behandelt werden, kommt es infolge fortgesetzter intensiver Reizung der periläsionalen Haut u. U. zu einer neuen, ringförmigen Psoriasis-Effloreszenz (Köbner-Phänomen).

c) Verfärbung von Wäsche und Duschbecken

Cignolin-Flecke stellen heute kein unlösbares Problem mehr dar. Sie lassen sich mittels Klorix [1] oder Domestos [2] sowohl aus der Wäsche als auch aus dem Duschbecken entfernen [7]. Zurückhaltung ist allerdings bei Kunststoffbadewannen, Kunstfasern und gefärbten Stoffen geboten. Die aufgedruckte Anleitung ist genau zu beachten.

Die Effizienz der „Minuten-Therapie"

Bei 200 ausgewerteten Patienten betrug die Abheilungsquote 77,5 %. Die Abheilungszeit war für die einzelnen Psoriasistypen unterschiedlich und lag durchschnittlich bei 29,5 Tagen (nähere Einzelheiten s. [8]). Diese Ergebnisse entsprechen denjenigen der traditionellen Cignolin-Behandlung.

Auffallend war, daß die häusliche Selbstbehandlung länger dauerte und weniger wirksam war als die stationär durchgeführte „Minuten-Therapie". Offenbar wird die häusliche Behandlung nicht so regelmäßig und weniger intensiv durchgeführt.

Manche Patienten sprechen nur unzureichend auf die Behandlung an. Das kann einerseits an einer Cignolin-Resistenz der Psoriasis und andererseits an einer mangelhaften, d. h. unregelmäßigen und zu wenig intensiven Behandlung liegen. Wir haben wiederholt beobachtet, daß scheinbare Therapieversager bei stationärer Aufnahme gut auf die „Minuten-Therapie" ansprachen.

Rezidivquote

Bei der Psoriasis liegt eine erblich angelegte Reaktionsweise der Haut vor; auch die „Minuten-Therapie" kann in diese Erbanlage nicht eingreifen. Rezidive sind daher ebenso wie bei anderen Therapieformen die Regel. Häufig treten die ersten neuen Effloreszenzen schon kurze Zeit nach Abschluß der Behandlung auf. Bei 50 nachuntersuchten Patienten betrug das rezidivfreie Intervall durchschnittlich 4 Monate [5].

Mögliche Verbesserungen

Mit dem Ziel weiterer Verbesserungen haben wir den Einfluß der Cignolin-Konzentration und -Kontaktzeit näher untersucht.

a) Konzentration

Zusätzliche Auswertungen ergaben, daß die Abheilungszeit offenbar nicht von der Höhe der maximal einsetzbaren, d. h. individuell tolerierten Cignolin-Konzentration abhängt. Patienten, die nur 0,1 % CSV vertrugen und darauf ansprachen, heilten in 27 Tagen ab; solche, die höhere Konzentrationen vertrugen, benötigten etwa denselben Zeitraum.

Daraufhin haben wir bei 11 Patienten die Konzentration von 0,3 % CSV gegen die höhere Konzentration von 1 bis 3 % im Rechts-Links-Vergleich geprüft. Die hohe Konzentration war bei 6 Patienten wirksamer, bei 5 Patienten wirkten beide Konzentrationen gleich. Reizung und Verfärbung der Haut waren meist identisch. Somit sind bei einem Teil der Patienten auch niedrige Konzentrationen therapeutisch wirksam.

---

1 Hersteller: Barnängen Deutschland GmbH, Postfach, D-5020 Frechen
2 Hersteller: Lever Sunlicht, Postfach, D-2000 Hamburg

b) Kontaktzeit

Manche Autoren bevorzugen eine einstündige Kontaktzeit der Salbe auf der Haut [1, 10, 11]. Wir haben die Effizienz der „Minuten-Therapie" und der Ein-Stunden-Therapie bei 5 Patienten im Rechts-Links-Vergleich geprüft. Die klinische Wirkung war jedesmal gleich. Die Ein-Stunden-Therapie führte jedoch zu einer stärkeren Reizung und Verfärbung der klinisch normalen Haut. Eine Verlängerung der Kontaktzeit auf 60 min bringt demnach keine therapeutischen Vorteile.

Als Ausgangspunkt für mögliche weitere Verbesserungen der „Minuten-Therapie" sind eingehende Untersuchungen der Penetration und Metabolisierung von Cignolin an gesunder und psoriatischer Haut *in vivo* erforderlich [3, 9].

Schlußbemerkung

Es ist erstaunlich, daß ein so altes Präparat wie Cignolin auch heute noch Neues bietet. Die „Minuten-Therapie" ist ein Beispiel dafür, daß bestimmte Ergebnisse der experimentellen dermatologischen Forschung erfolgreich für die praktische Dermatologie genutzt werden können.

Zusammenfassung

Die „Minuten-Therapie" der Psoriasis mit Cignolin stellt ein grundlegend neues Therapieprinzip dar. Sie basiert auf der stark beschleunigten Wirkstoff-Penetration im Bereich der Psoriasis-Effloreszenz. Da Cignolin hier nur noch für 20 min einzuwirken braucht, wird erstmals eine akzeptable häusliche Selbstbehandlung ermöglicht. Die Behandlungsergebnisse sind mit denen der traditionellen Cignolin-Therapie, die an die Klinik gebunden war, vergleichbar. Individuelle Dosierung, gute Anleitung und gründliches Abwaschen der Salbe beugen unerwünschten Reizungen vor. Bei eingetretener Reizung sind Kortikosteroide kontraindiziert, da sie das Cignolin-Erythem nicht dämpfen, sondern sogar verstärken können. Die „Minuten-Therapie" wendet die Ergebnisse der experimentellen Dermatologie für den praktischen Alltag an. Sie nutzt die Vorteile des Cignolins und umgeht dessen hauptsächliche Nachteile.

Literatur

1. Donaldson J, Cuncliffe WJ (1983) Should general practitioners use dithranol? Br Med J 286:1939–1940
2. Juhlin L (1981) Factors influencing anthralin erythema. Br J Dermatol 105 [Suppl] 20:87–91
3. Kammerau B, Zesch A, Schaefer H (1975) Absolute concentrations of dithranol and triacetyl-dithranol in the skin layers after local treatment: in vivo investigations with four different types of pharmaceutical vehicles. J Invest Dermatol 64:145–149
4. Kunze J, Petres J (1981) Eine vielversprechende Behandlungsmethode der Psoriasis. Die Kurzzeit-Anthralin-Therapie. Fortschr Med 99:761–764
5. Kunze J, Runne U (im Druck) Die „Minuten-Therapie" der Psoriasis mit Cignolin: Behandlungsintensität, Abheilungszeit und rezidivfreies Intervall. In: Mahrle G, Ippen H (Hrsg): Dermatologische Therapie heute. Perimed, Erlangen
6. Puschmann M, Runne U (im Druck) Reflektionsphotometrische und elektronenmikroskopische Untersuchungen des Anthralin-Erythems. In: Mahrle G, Ippen H (Hrsg): Dermatologische Therapie heute. Perimed, Erlangen
7. Runne U, Kunze J (1982) Short-duration ("minutes") therapy with dithranol for psoriasis: a new out-patient regimen. Br J Dermatol 106:135–139
8. Runne U, Kunze J (1983) Psoriasis: Die Praxis der „Minuten-Therapie" mit Cignolin. Z Hautkr 58(4):219–229

9. Runne U, Rosmarinowski J, Safar GJ, Kupka KD, Schultz-Amling W, Plumier E, Wiegrebe W (1983) Demonstration of dithranol in normal and psoriatic skin with Laser-Microprobe-Mass-Analysis (LAMMA) and biochemical techniques. Measurement methods for the in vivo penetration and metabolization. Arch Dermatol Res 275:269–270
10. Schaefer H, Farber EM, Goldberg L, Schalla W (1980) Limited application period for dithranol in psoriasis. Preliminary report on penetration and clinical efficacy. Br J Dermatol 102:571–573
11. Schauder S, Mahrle G (1982) Kombinierte Einstundentherapie der Psoriasis mit Anthralin und UV-Licht. Hautarzt 33:206–209

Gerd Klaus Steigleder, Helmut Pullmann, Hans Joachim Schulze und Wolfram Sterry

Kombinationsschemata zur Behandlung der Psoriasis

Die kombinierte Behandlung der Psoriasis hat im wesentlichen zwei Ziele: Erstens soll durch die gleichzeitige Anwendung von Antipsoriatika mit unterschiedlichen Wirkmechanismen eine schnellere Abheilung und längere Remission bewirkt werden. Zweitens kann bei einer Kombinationstherapie die Dosis oder Konzentration der einzelnen Komponenten reduziert werden, so daß unerwünschte Wirkungen seltener auftreten. Die vorliegende Übersicht will sich auf Kombinationsschemata beschränken, die unter kontrollierten Bedingungen auf ihre Wirksamkeit hin überprüft worden sind.

Kombinationen mit Cignolin

Seit seiner Einführung und der grundlegenden Arbeit von P. G. Unna [36] hat sich Cignolin als das überragende Lokaltherapeutikum der Psoriasis bewährt. Es hat nicht an Versuchen gefehlt, seine Wirkung durch Kombination mit anderen Verfahren weiter zu steigern, jedoch bislang ohne Erfolg.

Biochemische Untersuchungen [30] haben gezeigt, daß Cignolin in vitro durch UV-Strahlen zu hochaktiven, kurzlebigen Metaboliten umgewandelt wird. Dieser Photoaktivierung kommt klinisch aber keine Bedeutung zu: zusätzliche UV-Bestrahlung während einer Cignolin-Behandlung führen im Halbseitenversuch zu keiner rascheren Abheilung [1, 2, 31].

Dies gilt für UV A und UV B gleichermaßen; auch die Cignolin-Kurzzeittherapie kann durch zusätzliche UV-Bestrahlungen nicht verkürzt werden [31].

Die Kombination von Cignolin mit lokalen Kortikosteroiden sollte vermieden werden, da die Abheilungszeit nicht verkürzt wird, aber Rezidive wesentlich schneller auftreten [34].

Wenngleich also die antipsoriatische Wirkung des Cignolins nicht weiter gesteigert werden kann, so läßt sich dennoch seine Verträglichkeit durch Zusatz von Teer verbessern. Schon Unna [36] bevorzugte die kombinierte Cignolin-Teer-Behandlung oder den Zusatz von Ichthyol und Resorcin und schreibt „Die 5%igen Zusätze von Ichthyol und Resorcin zu der angegebenen Cignolin-Salbe haben auch hier eine wohltuende, schmerzlindernde Wirkung und sind überall angebracht, wo man Cignolin in Salbenform verschreibt, weil in dieser die reizende Wirkung des Cignolins sich leicht bis zur Schmerzhaftigkeit steigern kann".

Unsere Kölner Arbeitsgruppe hat den Wirkmechanismus verschiedenster Antipsoriatika autoradiographisch untersucht und konnte zeigen, daß Teer einen unmittelbar einsetzenden zytostatischen Effekt auf die Epidermis des psoriatischen Plaques entfaltet (Abb. 1 b). Demgegenüber kommt es nach Cignolinapplikation zunächst zu

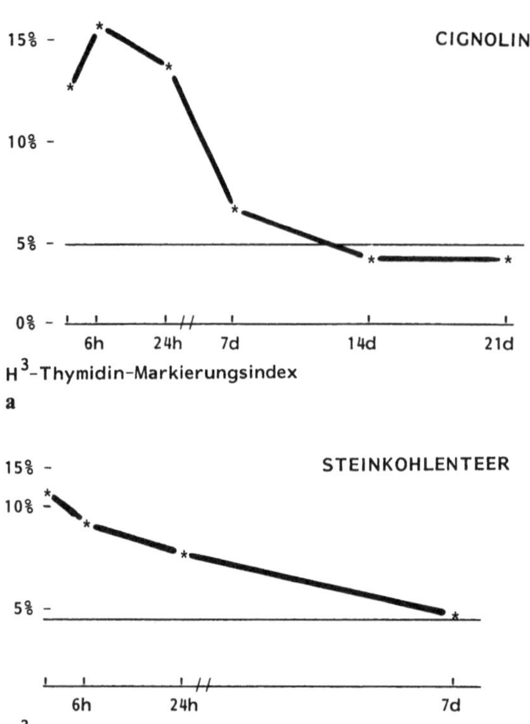

Abb. 1. a Initialer Anstieg der Zellteilungsrate im psoriatischen Plaque nach Cignolinapplikation. **b** Kontinuierlicher Abfall der Zellteilungsrate im psoriatischen Plaque nach Teerapplikation

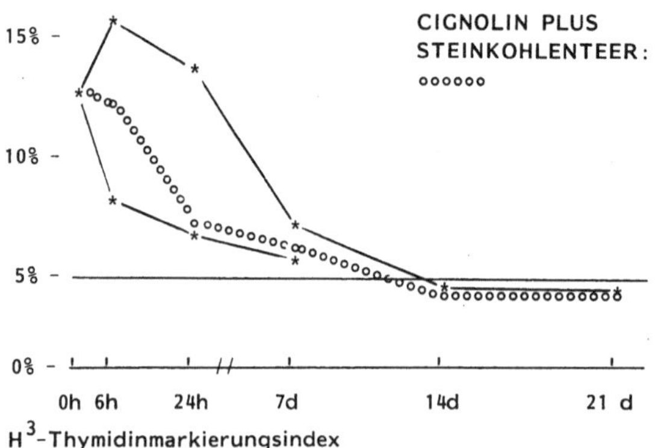

Abb. 2. Unterdrückung des Cignolin-bedingten Anstiegs der Zellteilungsrate im psoriatischen Plaque durch Teerzusatz. Die durchgezogenen Linien entsprechen den Verhältnissen bei alleiniger Cignolin- oder Teeranwendung

einem kurzfristigen weiteren Anstieg der Teilungsrate (Abb. 1a) [29]. Da demnach Teer und Cignolin unterschiedliche Wirkmechanismen aufweisen, erschien es uns sinnvoll, beide Substanzen gemeinsam in einer Salbengrundlage zu inkorporieren.

In einer Untersuchung an 15 Patienten [33] haben wir 5%igen Gasteer der in Köln üblichen Cignolin-Salicylsäure (2%ig)-Vaseline (CSV-Schema) [14] zugesetzt; die Abheilungsdauer der Psoriasis lag mit 22,5 Tagen signifikant unter den Werten, die in unserer Klinik [14] für die Therapie mit Cignolin alleine ermittelt wurden. Autoradiographisch verhindert der Zusatz von Gasteer beim CSV-Schema den weiteren Anstieg der Zellteilungsrate, wie er durch Cignolin allein ausgelöst wird (Abb. 2).

Verwendet man anstelle von Gasteer anderen Steinkohlenteer als Zusatz zum CSV-Schema, so kommt es im Halbseitenversuch zu keiner rascheren Abheilung der Psoriasis; eindrucksvoll ist aber, wie auch beim Gasteer, die Unterdrückung des Cignolin-Erythems durch Steinkohlenteer. Dies führt zu einer wesentlich verbesserten Verträglichkeit, die von allen Patienten im Halbseitenversuch empfunden wurde.

Möglicherweise ist die Teer-bedingte gute Verträglichkeit auch die Ursache für die weite Verbreitung des Ingram-Schemas (Abb. 3) [12] im angelsächsischen Raum, obwohl die Wertigkeit der einzelnen Komponenten noch nicht im Halbseitenversuch überprüft worden ist.

0,4% Cignolin in Lassar'scher Paste, ganztägig applizieren

Vor Bestrahlung Bad mit Mineralöl- und Steinkohlenteer-Zusatz

Bestrahlung mit Quecksilberlampe, 30 s, 75 cm FHA

Abb. 3. Ingram-Schema [12] zur Therapie der Psoriasis

Kombinationen mit UV-Therapie

Die älteste Kombinationstherapie mit UV-Bestrahlung stellt die Goeckerman-Therapie dar (Abb. 4) [6]. In den letzten Jahren haben mehrere Arbeitsgruppen den Versuch unternommen, systematisch die Bedeutung der beiden Komponenten UV B und Teer für den therapeutischen Effekt zu untersuchen. Die Befunde lassen sich folgendermaßen zusammenfassen: wird UV B in erythematogenen Dosen (erste Dosis: minimale Erythemdosis) eingesetzt, so führt die Vorbehandlung mit Teer zu keiner Beschleunigung der Heilung. Ein gleicher Effekt läßt sich durch eine der Bestrahlung vorausgehende Applikation von Vaseline erzielen [18, 24, 27]. Der günstige additive therapeutische Effekt von Vaseline oder anderen Grundlagen ist durch eine hierdurch bedingte erhöhte Strahlendurchlässigkeit des Stratum corneum bedingt; für die ambulante Therapie mit erythematogenen Dosen UV B ist die Applikation von 2%iger Salicylsäure-Vaseline am Abend vor der Bestrahlung, mindestens aber 2 Stunden vor der Bestrahlung zu empfehlen.

Bestrahlt man dagegen mit suberythematogenen Dosen (erste Dosis: etwa 1/3 der minimalen Erythemdosis), so führt die gleichzeitige Anwendung von Teer zu einer signifikant schnelleren Abheilung [5, 18]. Bei dieser Therapie ist 1%iger Steinkohlenteer genau so wirksam wie 5%iger Steinkohlenteer [27]. Eine Anwendung für etwa 2 Stunden vor der Bestrahlung ist für den therapeutischen Erfolg ausreichend [27].

Die gleichzeitige Verwendung von lokalen Kortikosteroiden im Rahmen einer UV B-Therapie ist nicht empfehlenswert [26], während sich in unseren Händen die Applikation von Cignolin an resistenten Plaques bewährt hat.

5% Steinkohlenteer in White'scher Paste, ganztägig applizieren

Vor Bestrahlung Bad mit Olivenöl-Zusatz

Bestrahlung mit Kaltquarzlampe, 1 min, 75 cm FHA

Abb. 4. Goeckerman-Schema [6] zur Therapie der Psoriasis

Die Möglichkeiten einer zusätzlichen Lokalbehandlung im Rahmen einer PUVA-Therapie wurden eingehend untersucht [22]. Es konnte gezeigt werden, daß die zusätzliche Anwendung sowohl von Teer als auch von Cignolin zu einer rascheren Abheilung und einer Reduktion der benötigten UV A-Dosis führt. Die Autoren merken jedoch an, daß diese Kombinationsbehandlung bei der ambulanten Anwendung von den Patienten als wenig vorteilhaft empfunden wurde, da der subjektive Vorteil der PUVA-Therapie, der in der fehlenden Notwendigkeit einer Salbenbehandlung liegt, verloren war.

Kontroverse Ansichten werden zu einer lokalen Therapie mit Glukokortikoiden während der PUVA-Behandlung in der Literatur vertreten. Während Übereinstimmung besteht, daß durch diese Kombination ebenfalls die UV A-Gesamtdosis reduziert werden kann [7, 22, 32], wird die Rezidivneigung nach dieser Kombinationstherapie unterschiedlich beurteilt. Bei ambulanter Therapie wurde ein früheres Auftreten von Rezidiven beobachtet [22] während bei stationärer Therapie im Vergleich zur alleinigen PUVA-Therapie keine früheren Rezidive bei der Kombinationsbehandlung gesehen wurden [32]. Diese Frage muß daher als noch nicht ausreichend geklärt angesehen werden.

Kombinationen mit Retinoiden

Retinoide, insbesondere Etretinat, sind Medikamente, die fast immer in Form einer Kombinationstherapie verabreicht werden, da sie alleine bei den meisten Fällen keine vollständige Abheilung herbeiführen können. Am häufigsten werden sie mit Kortikosteroiden oder mit UV-Therapie kombiniert.

Ein interessantes Kombinationsschema wird von einer holländischen Arbeitsgruppe empfohlen: Etretinat wird in der Hälfte der üblichen Dosierung, also mit 0,5 mg/kg Körpergewicht eingesetzt, und bestehende Restherde werden mit lokalen Glukokortikoiden behandelt [28, 37]. In dieser Dosierung sind die Nebenwirkungen durch Etretinat tolerabel, eine Steroidschädigung wurde durch intermittierende Anwendung nicht gesehen. Die Beurteilung durch die Patienten ist nach Angaben der Autoren günstig.

Große Aufmerksamkeit hat in der Literatur die Kombination von Retinoiden mit PUVA gefunden. Diese Kombinationstherapie wurde 1978 unabhängig von den Arbeitsgruppen Innsbruck/Wien und Köln beschrieben [4, 23] und von der Kölner Gruppe als Re PUVA-Therapie bezeichnet. Die Re PUVA-Therapie ermöglicht eine deutliche Reduktion der benötigten UV A-Gesamtdosis sowie eine Reduktion der nötigen Bestrahlungssitzungen [4, 10, 13, 23, 35]. Diese Möglichkeit einer Reduktion der UV A-Dosis wird am besten ausgenutzt, wenn mit der Etretinat-Therapie 1–2 Wochen vor Beginn der PUVA-Therapie begonnen wird [4, 23, 35].

Modifikationen der Re PUVA-Therapie sind möglich: so kann anstelle von oral verabreichtem 8-Methoxypsoralen ein Trioxalen-Bad mit anschließender UV A-Bestrahlung durchgeführt werden [20]. Für die Zukunft wird sich möglicherweise anstelle des Etretinat in der Re PUVA-Therapie der Einsatz von Isotretinoin (cis-Retinsäure) empfehlen, da dieses Medikament eine wesentlich kürzere Halbwertszeit als Etretinat aufweist [11]. Grupper und Beretti berichten, daß 5-Methoxypsoralen anstelle von 8-Methoxypsoralen bei 250 Patienten sich als überlegen erwiesen habe, da weniger akute Nebenwirkungen bei längeren Remissionen gesehen wurden [8].

Kombinationen mit Zytostatika

Bei schweren Formen der Psoriasis stellt Methotrexat das Zytostatikum der Wahl dar. Leider gibt es immer wieder Patienten mit derart ausgeprägter Therapieresistenz, daß auch mit Methotrexat eine vollständige Abheilung nicht erreicht wird. In diesen Fällen werden Kombinationen erforderlich. Gleich zu Beginn sei betont, daß Kombinationen mit Methotrexat generell als ultima ratio angesehen werden müssen und der Klinik vorbehalten bleiben sollten.

Eine Kombination der Methotrexat-Behandlung mit PUVA wurde in mehreren Zentren erprobt [3, 16, 21]. Diese Kombination erweist sich auch in schwersten Psoriasisfällen noch als wirksam. Allerdings wurden kürzlich bei 2 Patienten, die über längere Zeit mit Methotrexat-PUVA-Kombinationstherapie behandelt worden waren, multiple Plattenepithelkarzinome beobachtet [3]. Darüberhinaus ist nicht hinreichend untersucht, in welcher Weise sich pharmakologische Interaktionen zwischen 8-Methoxypsoralen und Methotrexat ergeben.

Frei von der Problematik der Arzneimittelinteraktion ist die Kombination zwischen Methotrexat und UV B. In einer größeren Studie wurden 63 Patienten mit dieser Kombinationstherapie behandelt [25]. Nach Abheilung der Psoriasis wurde Methotrexat abgesetzt und mit UV B eine Erhaltungsdosis durchgeführt. Durch diese Kombination war es möglich, die bis zur Abheilung erforderliche Methotrexatdosis deutlich zu reduzieren [25].

Die Kombination von Methotrexat mit Etretinat, die bei 2 Patienten mit therapieresistenter Psoriasis eingesetzt wurde [19], muß wegen der möglichen Arzneimittelinteraktionen zunächst noch zurückhaltend bewertet werden.

Zusammenfassung

Die kombinierte Behandlung der Psoriasis gestattet durch gleichzeitige Anwendung unterschiedlicher Wirkprinzipien eine raschere Abheilung der Psoriasis gegenüber bestimmten Monotherapieformen. Das bewährte Cignolin läßt sich in seiner Wirksamkeit nicht weiter steigern, durch Kombination mit Teer in seiner Verträglichkeit verbessern. Unter den Kombinationen mit UV-Therapie werden die Goeckerman-Therapie (UV B plus Teer) in Bezug auf die Bedeutung ihrer Einzelkomponenten sowie die Re PUVA-Therapie (Retinoide plus PUVA) besonders besprochen. Kombinationsschemata mit Zytostatika sollten der Klinik vorbehalten bleiben.

Literatur

1. Bowers RE, Dalton D, Fursdon D, Knowelden J (1966) The treatment of psoriasis with UVB, dithranol paste and tar baths. Br J Dermatol 78:273–281
2. Elbracht C, Landes E (1983) Untersuchung über die Wirksamkeit einer kombinierten Psoriasis-Behandlung mit Dithranol und UV-B (SUP). Z Hautkr 58:387–397
3. Fitzsimons CP, Long J, MacKie RM (1983) Synergistic carcinogenic potential of methotrexate and PUVA in psoriasis. Lancet i:235–236
4. Fritsch PO, Hoenigsmann H, Jaschke E, Wolff K (1978) Augmentation of oral methoxalen photochemotherapy with an oral retinoic acid derivative. J Invest Dermatol 70:178–182
5. Frost P, Horwitz SN, Caputo RV, Berger SM (1979) Tar gel – phototherapy for psoriasis. Arch Dermatol 115:840–846
6. Goeckerman WH (1925) Treatment of psoriasis. Northwest Med 24:229–231
7. Gould PW, Wilson L (1978) Psoriasis treated with clobetasol propionate and photochemotherapy. Br J Dermatol 98:133–136
8. Grupper C, Beretti B (1982) 5-MOP in PUVA and re-PUVA – 250 patients with a follow-up of three years. In: Farber EM, Cox AJ (eds) Proceedings of the Third International Symposium, Stanford University, Cal. Grune & Stratton, New York San Diego San Francisco Sao Paulo Sydney Tokyo Toronto, pp 503–508
9. Hanke CW, Steck WD, Roenigk Jr HH (1979) Combination therapy for psoriasis. Arch Dermatol 115:1074–1077
10. Heidbreder G, Christophers E (1979) Therapy of psoriasis with retinoid plus PUVA: clinical and histological data. Arch Dermatol 264:331–337
11. Hönigsmann H, Wolff K (1983) Isotretinoin – PUVA for psoriasis. Lancet i:236
12. Ingram JT (1953) The approach to psoriasis. Br Med J 2:591–594
13. Lauharanta J, Juvaskoski T, Lassus A (1981) A clinical evaluation of the effects of an aromatic retinoid (Tigason), combination of retinoid and PUVA, and PUVA alone in severe psoriasis. Br J Dermatol 104:325–332

14. Laum JH, Steigleder GK (1972) Behandlungsdauer bei kombinierter Cignolin-Salicylsäure-Vaseline-Behandlung bei Psoriasis. Hautarzt 23:204–206
15. Lawrence CM, Marks J, Shuster S (1983) Addition of retinoids to PUVA for psoriasis. Lancet i:706
16. Leković B, Dostanić I, Konstantinović S, Kneitner I (1982) Behandlung der pustulösen und erythrodermischen Psoriasis mit PUVA-Therapie und Methotrexat. Hautarzt 33:284–285
17. Le Vine MJ, White HAD, Parrish JA (1979) Components of the Goeckerman regimen. J Invest Dermatol 73:170–173
18. Lowe NJ, Wortzman MS, Breeding J, Koudsi H, Taylor L (1983) Coal tar phototherapy for psoriasis reevaluated: erythematogenic versus suberythematogenic ultraviolet with a tar extract in oil and crude coal tar. J Am Acad Dermatol 8:781–789
19. Mashkilleysson AL, Mashkilleysson NA (1983) Vergleich von RePUVA und aromatischem Retinoid Ro 10-9359 mit Methotrexat bei schweren Psoriasisformen. Hautarzt 34:229–230
20. Michaelsson G, Norén P, Vahlquist A (1978) Combined therapy with oral retinoid and PUVA baths in severe psoriasis. Br J Dermatol 99:221–222
21. Morison WL, Momtaz K, Parrish JA, Fitzpatrick (1980) Combination PUVA-methotrexate therapy of psoriasis. J Invest Dermatol 75:459–461
22. Morison WL, Parrish JA, Fitzpatrick (1978) Controlled study of PUVA and adjunctive topical therapy in the management of psoriasis. Br J Dermatol 98:125–132
23. Orfanos CE, Pullmann H, Sterry W, Kuenzig M (1978) Retinoid-PUVA (rePUVA): systemische Kombinationsbehandlung bei Psoriasis. Z Hautkr 53:494–504
24. Parrish JA, Momtaz-T K, Paul BS, Tanghetti E, Stern RS (1982) Maximizing ultraviolet phototherapy of psoriasis: Clinical studies. In: Farber EM, Cox AJ (eds) Psoriasis. Proceedings of the Third International Symposium, Stanford University, Cal. Grune & Stratton, New York San Diego San Francisco Sao Paulo Sydney Tokyo Toronto, pp 413–414
25. Paul BS, Momtaz-T K, Stern RS, Arndt KA, Parrish JA (1982) Combined methotrexate – ultraviolet B therapy in the treatment of psoriasis. J Am Acad Dermatol 7:758–762
26. Petrozzi JW (1982) Do topical steroids help in treatment of psoriasis with UVB? In: Farber EM, Cox AJ (eds) Psoriasis. Proceedings of the Third International Symposium, Stanford University, Cal. Grune & Stratton, New York San Diego San Francisco Sao Paulo Sydney Tokyo Toronto, pp 421–422
27. Petrozzi JW, Barton JO, Kaidbey KK, Kligman AM (1978) Updating the Goeckerman regimen for psoriasis. Br J Dermatol 98:437–444
28. Polano MK, Van der Rhee HJ, Van der Schroeff JG (1982) Treatment of psoriasis with oral etretinate and topical corticosteroids. In: Farber EM, Cox AJ (eds) Psoriasis. Proceedings of the Third International Symposium, Stanford University, Cal. Grune & Stratton, New York San Diego San Francisco Sao Paulo Sydney Tokyo Toronto, pp 497–500
29. Pullmann H, Steigleder GK (1983) Control of antipsoriatic therapy by means of autoradiographic methods. In: Wright NA, Camplejoku RS (eds) Psoriasis: Cell proliferation. Churchill Livingstone, Edinburgh London Melbourne New York, pp 317–326
30. Raab WP, Gmeiner BM (1975) Influence of ultraviolet light, various temperatures, and zinc ions on anthralin (dithranol). Dermatologica 150:267–276
31. Schauder S, Mahrle G (1982) Kombinierte Einstundentherapie der Psoriasis mit Anthralin und UV-Licht. Hautarzt 33:206–209
32. Schmoll M, Henseler T, Christophers E (1978) Evaluation of PUVA, topical corticosteroids and the combination of both in the treatment of psoriasis. Br J Dermatol 99:693–702
33. Schulze HJ, Sterry W, Pullmann H, Bloedhorn H, Steigleder GK (im Druck) Analyse des Wirkmechanismus und Kontrolle der antipsoriatischen Therapie durch autoradiographische Untersuchungen: Die kombinierte Cignolin-Teer-Therapie
34. Seville RH (1976) Relapse rate of psoriasis worsened by adding steroids to a dithranol regime. Br J Dermatol 95:643–646
35. Thivolet J, Robart S, Vignon E (1981) La rétinoide aromatique associé à photochimiothérapie pour le traitement du psoriasis et du rheumatisme psoriasique. Ann Dermatol Venereol 108:131–137
36. Unna PG (1916) Cignolin als Heilmittel der Psoriasis. Dermatol Wochenschr 6:116–137, 150–163, 175–183
37. Van der Rhee HJ, Tijsse JGP, Herrmann WA, Watermann AH, Polano MK (1980) Combined treatment of psoriasis with a new aromatic retinoid (Tigason) in low dosage orally and triamcinolone acetonide cream topically: a double-blind trial. Br J Dermatol 102:203–212

Hans-Jürgen Bandmann und Michael-Werner Kleine

Behaarter Kopf, Nägel und intertriginöse Räume

Nicht nosologische, sondern topographische Gegebenheiten der Psoriasis capitis, der Psoriasis unguium und der Psoriasis inversa sind der Anlaß für jeweils besondere therapeutische Empfehlungen.

Soweit eine Psoriasis systemisch durch Retinoide oder Zytostatika behandelt wird, bedarf es keiner eigenen Überlegungen. Eine systemische Therapie erreicht alle betroffenen Regionen relativ gleichmäßig und gleichzeitig. Nur bei der Nagelpsoriasis ist, wie auch bei der Lokaltherapie, mit einem zeitlichen Intervall zwischen Anwendung und sichtbarem Erfolg zu rechnen.

Die Wirksubstanzen müssen wie alle Lokaltherapien der Psoriasis einen möglichst großen Effekt am Ort der Applikation bei möglichst geringer Resorbierbarkeit erzielen und keratolytisch, antiphlogistisch und antiproliferativ durch örtliche Zytostaseeigenschaften wirken.

Um einen Überblick über die zur Zeit angewandte Behandlung der genannten Psoriasisformen zu gewinnen, wurden die Leiter 16 größerer Hautkliniken befragt.[1] Von 15 erhielten wir verwertbare Antworten, die mit unserem eigenen Vorgehen verglichen wurden. Die Behandlungspalette war groß und bunt. Es waren jedoch aus allen Antworten die gleichen Behandlungsprinzipien zu ersehen.

Es zeigten sich keine grundsätzlichen Unterschiede zu dem an der Schwabinger Hautklinik geübten Vorgehen. Daher soll hier jeweils die Behandlung empfohlen werden, mit der wir selbst die größte eigene Erfahrung besitzen.

Psoriasis capitis (Abb. 1)

Unter einer *Psoriasis capitis* versteht man die Schuppenflechte des mit Terminalhaaren dicht besetzten Kopfes. Die Psoriasis auf einer Glatze kann genauso wie eine Psoriasis vulgaris unbehaarter Regionen behandelt werden.

Das dichte Haarkleid führt zu einer stärker haftenden Schuppung, bedingt die schlechte Auffindbarkeit der Herde für die Behandlung bzw. Selbstbehandlung und erfordert Vehikel, welche das Haar selbst wenig beeinträchtigen und sich leicht aus ihm entfernen lassen (Tabelle 1).

Bei fest sitzender oder ausgedehnter Schuppung wird zunächst das Aufbringen von 1–2% Salizylöl (Tabelle 2) angeordnet.

---

1 Wir danken den Professoren: O. Braun-Falco, München; R. Baer, New York; E. Christophers, Kiel; N. Hjorth, Kopenhagen; O. Hornstein, Erlangen; H. Ippen, Göttingen; G.W. Korting, Mainz; W. Nikolowski, Augsburg; S. Marghescu, Hannover; Th. Nasemann, Hamburg; G. Plewig, Düsseldorf; H. Röckl, Würzburg; U.W. Schnyder, Zürich; G.K. Steigleder, Köln; und G. Stüttgen, Berlin

Therapie-Schema (Vorschlag)
(Salizylölkappe)
↓ 1–2 d
Kopfwäsche
(keratolytische Shampoos)
↓ 3–7 × w
Alkoholische Kortikoidlösungen
(auch mit Salizylsäure kombiniert)
↓
Teerhaltige Kopfwässer
↕
Teer- bzw. cignolinhaltige
Kopfsalben

Abb. 1. Psoriasis capitis. d = Tage, w = wöchentlich

Ein höherer Salizylgehalt ist nicht notwendig. Er verbietet sich auch wegen der leichteren Resorbierbarkeit der Salizylsäure aus Öl im Vergleich zu der aus Vaseline. Besonders bei Kindern ist deshalb Zurückhaltung anzuraten. Nach dem Einwirken über eine Nacht oder einen ganzen Tag wird das Salizylöl mit einem der zahlreichen medizinischen Haarwaschmittel entfernt (Tabelle 3).

Die Prozedur, d. h. Salizylölkappe mit Haarwäsche, ist so oft zu wiederholen, bis eine *völlige* Abschuppung der Herde erfolgt ist.

Häufig wird man die Schuppung allein durch tägliche Kopfwäsche beseitigen können. Auch während der antiphlogistisch-antiproliferativen Therapie sollten häufige, manchmal sogar tägliche Kopfwäschen für die Schuppenfreiheit der Psoriasisherde sorgen.

Nur selten, bei ungewöhnlich schneller Schuppenbildung, wird es notwendig sein, eine Okklusionsbehandlung mit kortikoidhaltigen Cremes durchzuführen. Auch hier müssen tägliche Kopfwäschen vorgenommen werden, schon um das weitere Vorgehen an Hand des Befundes bestimmen zu können.

Die Domäne der lokalen Kortikoid-Psoriasistherapie ist die der Psoriasis capitis (Tabelle 4).

Auch hochkarätige fluorierte Kortikoide können ohne Sorge vor Entstehung von Kortikodermen eingesetzt werden. Uns jedenfalls ist bisher noch nie ein Kortikoderm im Bereich des behaarten Kopfes vor Augen gekommen. Wie weit der Zusatz

Tabelle 1

Konsequenzen für Vehikelwahl
– Alkoholische Lösungen
– Auswaschbare Öle und „Salbengrundlagen" (Emulgatoren)

Tabelle 2

Rp.	
Acid. salicylic.	1.0 (2.0)
Ol. olivar.	
Ol. ricini	$\overline{aa}$ *ad* 100
S	1 (2) % Salizylöl

Tabelle 3

Sebopona flüssig		*PREVAL kersebo*	
Mit Teer	1,5%	Pix lithanthracis	1,0
oder mit Schwefel	2,0%	Natriumlaurylethoxysulfuricum	70,0
		2-Methyl-2,4-pentandiol	1,0
Ichto-Cadmin		Diethanollaurolyamidum	4,0
Cadmiumsulfid	1,0%	Bentonit	1,0
Ichthyol-Na (hell)	2,0%	Wasser + Aromatica	*ad* 100,0
Criniton			
Thymol	0,15%		
Acid. salicylic.	0,75%		
Rosmarinöl	0,5%		
2-Propanol	15,0%		

Tabelle 4

- Kortikoidlösungen (... crinale; ... ale; ... Tct.)
- Fluorierte Kortikoidlösungen z.T. mit Acid. salicylic. 3%
- Hydrokortisonhaltige Lösungen
- Kortikoid-Kombinationen mit Resorcin u.ä.

Tabelle 5

Crinohermal P	
Acid. salicylic.	2,0%
Resorcin	0,5%
Ammonium bituminosulfonat	0,5%
Prednisolon	0,2%
Alpicort	
Prednisolon	0,2%
Acid. salicylic.	0,4%
Sulfur colloidale	0,1%
Thymol	0,004%
Pix lithanthracis Extrakt	0,8%

von 3% Salizylsäure die Behandlung begünstigt, vermögen wir nicht zu sagen. Exsikkationen durch das alkoholische Vehikel werden im Bereich der Herde kaum gesehen. Der Patient sollte sich aber bemühen, die Kortikoidlösung möglichst nur im Bereich des Herdes aufzubringen. Das Tragen von Plastikhandschuhen beim Aufbringen der Lösungen empfiehlt sich, wobei man ruhig sagen darf, daß ein *gelegentliches* Vergessen dieses Schutzes völlig unbedenklich ist.

Hat sich der Behandlungseffekt eingestellt, sollte die Behandlung nicht abrupt abgebrochen werden, sondern mit schwächeren Kortikoiden oder besser mit Kombinationspräparaten (Tabelle 5) fortgesetzt und nach einiger Zeit mit einem Teerhaarspiritus (Tabelle 6) abgeschlossen werden.

So vermeidet man das bei schnellem Abbruch zu fürchtende Rezidiv (rebound effect). Bei einigen wenigen Patienten kommt es durch Kortikoidpräparate nur zu einer Abflachung, nicht aber zum Abheilen. Nur bei diesen Verläufen behandeln wir mit cignolinhaltigen Salben. Auch hier sind häufige Kopfwäschen notwendig (Tabelle 7).

Tabelle 6

Rp.	
Acid. salicylic.	6,0
Ol. ricini	1,0
Liquoris carbonis deterg.	10,0
Spirit. isopropylic. dilut.	ad 100,0
MDS: Teerhaarspiritus	

Tabelle 7

StieLasan Salbe	
1,8-Dihydroxyanthranol	0,44
Acid. salicylic.	0,4
Grundlage	ad 100,0
(Cetylalkohol, Natriumlaurylsulfat, Paraffin, Vaseline)	

Tabelle 8

Eichhoffsche Teerpinselung	
Rp.	
Acid. salicylic.	5,0
Naphthol.	5,0
Pix betulin.	10,0
Sapon virid.	10,0
Ichthyol	10,0
Spirit. dilut.	ad 100,0

Zur Behandlung der Psoriasisherde der Haut-Haargrenzen empfehlen wir Pinselungen mit der Eichhoffschen Lösung (Tabelle 8).

Psoriasis unguium (Abb. 2)

Die *Nagelpsoriasis* äußert sich in Veränderungen der Nagelplatte und beruht auf einer Psoriasis der Nagelbildungsstätten.

Die Nagelveränderungen (Dystrophie, Krümelnagel, Tüpfelnagel, Splitterblutung) machen sich also nach einer Psoriasis der Nagelbildungsstätten erst mit einem Verzögerungseffekt bemerkbar, während der psoriatische Ölfleck (wie auch die Psoriasis-Paronychie) Zeichen einer floriden Nagelbettpsoriasis sind.

Der verformte Nagel selbst wirkt als Reiz auf die Nagelbildungsstätten. Deshalb muß sich die Therapie zusätzlich zur kosmetischen und funktionellen Indikation auch mit dem verformten Nagel auseinandersetzen (Tabelle 9).

Therapie-Schema (Vorschlag)

- Nagelpflege
  (Feilen, Fräsen, Nagelbalsam)
- Vermeidung von Traumen
- (Versuch der Lokaltherapie: hochkarätige Kortikoide)
- Rö-Weichstrahlen

Abb. 2

Dies geschieht durch vorsichtiges Feilen und Fräsen zur Einebnung der Oberfläche und vor allem durch eine dauernde – monatelange – Pflege der Nägel durch einen Nagelbalsam (Tabelle 10).

Zusätzlicher Fadenpilzbefall oder eine aufgepfropfte Candidosis sollten entsprechend antimykotisch therapiert werden. Vor einer Nagelextraktion wird bis auf wenige Ausnahmen (Panaritium, groteske Dystrophien) gewarnt. Die Extraktion wirkt häufig wiederum als auslösender Reiz. Fast nie wächst ein extrahierter Psoriasis-Nagel unverformt nach.

Die Einleitung der Behandlung mit keratolytischen Präparaten ist hier nicht erforderlich. Die Wirkstoffe müssen die tiefer gelegenen Nagelbildungsstätten erreichen, z. B. durch die intraläsionale Instillation von Kortikoidkristallen. Diese Behandlungsart fand sich erstaunlich selten in den Antworten auf unsere Umfrage: Die Beschwerden der Patienten durch die Injektionen auch mit dem Dermojet sind wohl doch ein erheblicher Hinderungsgrund für die Anwendung.

Häufig empfohlen werden dagegen kortikoidhaltige Externa (Lösungen, Cremes, Salben), meist unter Okklusivbedingungen. Die Wirkung ist erst nach Wochen sichtbar. Die Behandlung muß nicht selten über unveränderter Haut erfolgen. Kortikoderme sind also zu befürchten, oft bevor der Therapieerfolg für Arzt und Patienten deutlich wird. Neben den genannten Nagelpflegemaßnahmen wird in der Schwabinger Hautklinik, wie in vielen anderen befragten Kliniken, von der Röntgen-Entzündungsbestrahlung mit einem Röntgenweichstrahlgerät Gebrauch gemacht (Tabelle 11). Auch hier zeigt sich der Erfolg erst Wochen nach Abschluß der Behandlung und keineswegs bei jedem Patienten!

Eine vielversprechende Behandlung scheint die mit 1% 5-Fluorourazil in alkoholischer Lösung zu sein. Die Erfolgsquote soll über 70% betragen. Wochenlange Behandlung ist erforderlich. Wir werden diese Behandlungsart übernehmen, können sie aber zur Zeit noch nicht selber beurteilen.

Tabelle 9

Therapieziel

- Stop der Reize auf Nagelbildungsstätten
- Antiphlogistische und Antiproliferative (Epidermis) Therapie

Tabelle 10

Preval onyx	
Steartrimonium Hydrolyzed Animal Protein	9,0
Polyquaternium 1	0,75
Glycerin (Glycerol)	3,0
Isopropanol	30,0
Farbstoff	20,0 ppm
Wasser + Aromatica	ad 100,0

Tabelle 11

Rö-Weichstrahlen (Dermopan)

Stufe 2:	29 kV; 0,3 mm; Al-Filter
FHA:	15 cm–(30 cm)
GWHT:	2,7 mm–(3 mm)
Dosis:	3 × 100 *R*
Intervall:	1 Woche

Gesamtdosis von 1000 *R* niemals überschreiten!

Psoriasis inversa (Abb. 3)

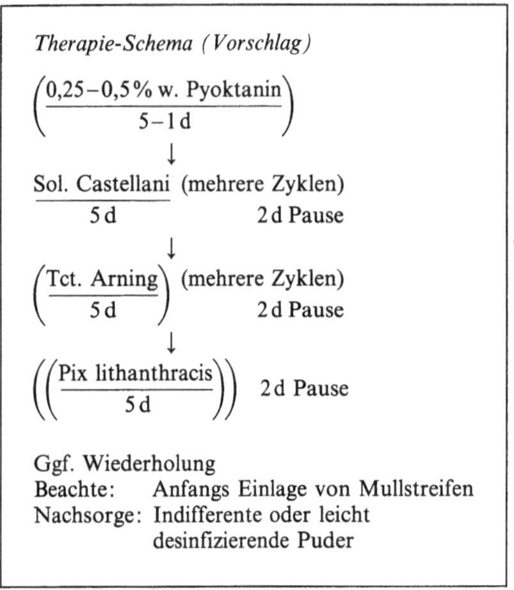

Abb. 3

Wenn man die *Psoriasis inversa* als Psoriasis der intertriginösen Räume bezeichnet, werden die besonderen Aufgaben für die Therapie von vornherein deutlich (Tabelle 12).

Durch die Lage der Psoriasis in den meist feuchten Hautfalten wird die Schuppenauflage der Psoriasisherde dauernd abradiert. Es kommt zu nässenden, gelegentlich mazerierten und zerklüfteten Herden und durch das warmfeuchte Milieu zur Keimbesiedlung, insbesondere mit Candida albicans. Die mikrobielle Besiedlung stellt neben den Milieugegebenheiten einen weiteren Dauerreiz dar, welcher die Psoriasis unterhalten kann. Salben und Cremes haften schlecht auf den feuchten Oberflächen und fördern durch Okklusion die Mazeration. Die Psoriasis inversa läßt sich jedoch bei Beachtung einiger Regeln sehr gut behandeln (Tabelle 13).

Tabelle 12

Konsequenzen für Vehikelwahl	
Keine deckenden fetten Vehikel	
Empfohlen:	Bei Oberflächendefekten wässrige Lösungen
Später:	Alkoholische Lösungen-Tinkturen
Gegebenenfalls:	Puder, Pasten

Tabelle 13

Konsequenzen für die Therapie

— Adstringieren
— Austrocknen
— Desinfizieren
— Entzündung beseitigen
— Proliferation bekämpfen

● Keine Okklusion
○ Keine Keratolyse
○ Vermeidung von Irritationen

Tabelle 14a

Rp.	
Pyoktanin	0,25–0,5
Kalii bicarbonic.	0,5 –1,0
Aquae destill.	ad 100
S: wässrige (neutr.) Pyoktaninlösung	

Tabelle 14b[a]

Pyoktanin (= Kristallviolett, = Methylviolett, = Gentianaviolett)

W: 1. – Bakteriostatisch und bakterizid für grampositive und gramnegative Bakterien
– Mykozid für Sproß- und Fadenpilze
2. Adstringierend

o. W: Säurefeste Bakterien

NW: Ätzschorfe und Ulzera
(Cave concentrationem, cave tempus, cave locum!)
Verschmutzung

[a] W = Wirkung; o. W. = ohne Wirkung; NW = Nebenwirkung

Der Patient wird durch die farbigen Therapeutika belästigt, nimmt sie aber, da der Erfolg auch für ihn bald deutlich wird, in Kauf.

Ist die Oberfläche durch Erosionen und Rhagaden besonders empfindlich, wenden wir als erstes eine 0,25–0,5% wässrige Pyoktaninlösung an (Tabellen 14a, b).

Sie ruft kein Brennen hervor, wie die alkoholische und phenolische Solutio Castellani, die allerdings unser Standardtherapeutikum bei nicht erodierter Oberfläche (Tabellen 15a–d) darstellt.

Tabelle 15a

Rp.	
a) Solut. Fuchsin. spirit. (10%)	10,0
b) Phenol. liquefact.	5,0
Aquae destillat.	ad 100,0
c) Aceton	5,0
d) Resorcin. pulv.	10,0

Mische a und b, filtriere, füge c und nach 2 Tagen d hinzu. Warte 1 Woche bis zum Gebrauch

S: Sol. Castellani DRF sine acido.borici

Tabelle 15b

Fuchsin (= Magenta)

W: 1. Desinfizierend (?) – Mykozid
2. Adstringierend

NW: Ätzschorfe und Ulzera
(Cave concentrationem, cave tempus, cave locum)

Tabelle 15c

Resorcin (= Resorcinol)

W: 1. Bakterizid – Mykozid
2. Adstringierend (Eiweißpräzipitation)
3. Keratolytisch > 10%
Keratoplastisch < 10%
4. Oberflächenanästhetisch

NW: Ätzen – Nephrotoxisch – Verschmutzend

Inkompatibel: Polyäthylenglykole, Acid. salicylicum

Tabelle 15d

Phenol

W: (Bakterizid-mykozid bei nicht lokaltherapeutischer Konzentration)
1. Bakteriostatisch
2. Oberflächenanästhesierend
3. Antipruriginös

NW: – schweres, leicht resorbierbares Gift
– Vorsicht bei höheren % und großflächiger Anwendung
– ätzend

Solutio Castellani wird nach der Pyoktaninpinselung oder von Anfang an eingesetzt. Die antimikrobiellen und adstringierenden Eigenschaften legen die Herde bald trocken. Ohne weiteren Wechsel auf Cignolin oder teerhaltige Lösungen kommt es meist nach 3–5 Wochen zur Abheilung. Auf die Nebenwirkungen der Farblösungen ist zu achten. Am besten ist die Überwachung durch den Arzt selbst. Falls der Patient nur in längeren Abständen gesehen werden kann, wird eine ein-zweimalige Pinselung pro Tag 5mal wöchentlich und eine zweitägige Pause mit Talkumpuder-Behandlung angeordnet. Der Patient soll die Lösungen mit einem Stieltupfer auftragen. Er ist auf die Wäscheverschmutzung, auf die Ätzwirkung bei zu häufiger und zu massiver Anwendung und auf die Konzentrationsänderungen verdunstender Lösungen hinzuweisen. Der letzteren kann man durch die Rezeptur kleiner Mengen begegnen. Die großflächige Anwendung von Solutio Castellani ist wegen deren Phenolgehalt nicht völlig unbedenklich. Intoxikationen sind uns aber bisher nicht bekannt geworden. Das farblose „Castellani" scheint eine schlechtere antipsoriatische Wirkung zu besitzen. Zu Anfang der Behandlung legen wir bei adipösen Patienten oder bei Mazeration zusätzlich Mullstreifen in die Falten ein. Nur selten muß eine Fortsetzung der Behandlung mit teer- oder cignolinhaltigen Tinkturen erfolgen. Wir verwenden hierfür die Neissersche Modifikation der Tct. Arning (Tabelle 16).

Tabelle 16

Rp.

Anthrarobin	1,0
Tumenol. ammon.	3,0
Glycerin.	3,0
Aether. sulfuric.	15,0
Spirit. dilut.	20,0

MDS: Tct. Arning (modifiziert nach Neisser)

Anthrarobin

W: Wie Cignolin, doch wesentlich schwächer – Antiproliferativ (Epidermis) – Antiphlogistisch – Antipruriginös

NW: Hautreizend (Konzentration, Dauer)
Verschmutzend

Tumenol

W: Anämisierend – Antiseptisch – Keratoplastisch – Austrocknend – Antipruriginös

Man achte darauf, daß die Abgabe der Solutio Castellani und der Arningschen Tinktur den Angaben des Therapeuten entspricht.

Kortikoide werden von uns zur Behandlung der Psoriasis in intertriginösen Räumen wegen der hier wohl doch erhöhten Gefahr der Ausbildung eines Kortikoderms nur in besonders begründeten Ausnahmen eingesetzt (Begründung auf der Karteikarte oder in der Krankengeschichte). Der Erfolg einer konsequent durchgeführten Farbstoffbehandlung macht ihre Anwendung zumeist aber überflüssig.

Die Empfehlungen hier mögen als Richtlinien dienen. Der geübte Therapeut darf nach der Antwort eines weisen Klinikchefs[1] handeln, die am Ende dieses kleinen therapeutischen Exkurses stehen soll: „Wir sind sehr variabel in unserer Therapie und passen uns individuell an. Wir lehnen eigentlich nichts ab, sind aber mit Steroiden sehr vorsichtig, soweit es sich um die stark wirkenden Typen handelt".

1 Zitiert mit freundlicher Erlaubnis von Herrn Prof. Dr. med. G. Stüttgen

Zusammenfassung

Nach Auswertung einer Umfrage bei 15 großen Hautkliniken werden therapeutische Konzepte der verschiedenen Psoriasisformen (capitis, unguium und inversa) gegeben. Es wird dargestellt, daß nicht nosologische, sondern topographische Gegebenheiten die Therapieform bestimmen und daß die Wahl des richtigen Vehikels einen ausschlaggebenden Faktor für den Heilerfolg darstellt. Zahlreiche Rezepturen werden detailliert aufgeführt und ihre jeweilige Anwendung begründet.

Literatur (Weiterführende Literatur)

1. v. Czetsch-Lindenwald H, Schmidt-La Baume Fr (1950) Salben-Puder-Externa, 3. Aufl. Springer, Berlin Göttingen Heidelberg
2. Diess D (1956) Salben-Puder-Externa, Ergänzung zur 3. Aufl. Springer, Berlin Göttingen Heidelberg
3. Everett MA (1978) Radio therapy of benign dermatoses. In: Goldschmidt H (ed) Physical modalities in dermatologic therapy. Springer, New York Heidelberg Berlin, pp 155–160
4. Gloor M (1982) Pharmakologie dermatologischer Externa. Springer, Berlin Heidelberg New York
5. Goodman Gilman A, Goodman LS, Gilman A (1980) Goodman and Gilman's The pharmacological basis of therapeutics, 6th edn. Macmillan, New York Toronto; Cindall, London
6. Ippen H (1968) Index pharmacorum. Thieme, Stuttgart
7. Korting GW (1967) Therapie der Hautkrankheiten. Schattauer, Stuttgart
8. McKenzie AW, Wilkinson DS (1977) Topical therapy. In: Rook A (ed) Recent advances in dermatology. Churchill Livingstone, Edinburgh London New York, pp 310–328
9. Rassner G (1970) Fortschritte in der Behandlung der Psoriasis. In: Braun-Falco O, Bandmann H-J (Hrsg) Fortschritte der praktischen Dermatologie und Venerologie, Bd 6. Springer, Berlin Heidelberg New York, S 131–141
10. Rohde B, Schmersahl P, Schneider J (1976) Katalog dermatologischer Wirkstoffe. Hermal, Reinbek bei Hamburg
11. Steigleder GK, Orfanos CE (1976) Praktische Gesichtspunkte bei der ambulanten Behandlung der Psoriasis vulgaris. In: Braun-Falco O, Marghescu S (Hrsg) Fortschritte der praktischen Dermatologie und Venerologie, Bd 8. Springer, Berlin Heidelberg New York, S 333–341
12. Steigleder GK (1977) Therapie der Hautkrankheiten. Thieme, Stuttgart
13. Tronnier H, Schmohl UC (1981) Taschenbuch dermatologischer Rezepturen. Hermal, Reinbek bei Hamburg
14. Wilkinson DS (1979) Formulary of local applications. In: Rook A, Wilkinson DS, Ebling FJG (eds) Textbook of dermatology, 3rd edn. Blackwell, Oxford London Edinburgh Melbourne, pp 2352–2366

Atopie

Johannes Ring

Was ist Atopie?

Definition von „Atopie"

Der Begriff „Atopie" ist jung, obwohl er eine altgriechische Vokabel benutzt. Er wurde 1923 von dem Altphilologen Perry der Columbia Universität geprägt und zwar auf Wunsch von Coca und Cooke, die damit eine beim Menschen beobachtete, familiär auftretende, „abnormale" Form von Überempfindlichkeit gegen Umweltallergene ohne vorausgehende Sensibilisierung (z. B. Asthma, Heuschnupfen) von anderen Formen der Überempfindlichkeit (wie z. B. Anaphylaxie) abgrenzen wollten [3].

Seither sind 60 Jahre vergangen. Der Begriff „Atopie" wird immer noch unterschiedlich diskutiert, von einigen Autoren gänzlich abgelehnt. Dennoch ist das klinische Bild klar. Die Krankheit selbst ist auch keineswegs erst 60 Jahre alt. Mit großer Wahrscheinlichkeit war der erste dokumentierte Atopiker kein geringerer als Imperator Augustus mit Hautjucken und saisonalem Schnupfen (Suetonius: „Vita Caesarum"). Mit der bei seinem Ururgroßneffen Britannicus beschriebenen Pferdehaarallergie könnte es sich beim julisch-claudischen Kaiserhaus um die erste dokumentierte atopische Familienanamnese handeln.

Atopisches Ekzem, allergisches Asthma und Heuschnupfen sind die 3 wichtigsten atopischen Erkrankungen; im Kindesalter herrscht das Ekzem vor, beim Erwachsenen zunächst die allergische Rhinitis, dann das Asthma. Auf diese 3 Erkrankungen läßt sich jedoch Atopie nicht begrenzen, denken wir nur an die allergische Konjuktivitis oder die Nahrungsmittelanaphylaxie.

Im Mittelpunkt der Auseinandersetzungen um den Atopie-Begriff stand immer wieder das atopische Ekzem, dessen zahlreiche Synonyma (Tabelle 1) bereits das breite Spektrum der unterschiedlichen Arbeitshypothesen widerspiegeln. Atopie wäre leichter zu definieren, wenn wir das atopische Ekzem aus dieser Gruppe eliminieren könnten; dann könnte man sich auf allergische Rhinitis und allergisches Asthma bronchiale einfach einigen. Die Bedeutung der Allergie für das atopische Ekzem ist jedoch keineswegs gesichert.

Tabelle 1. Atopisches Ekzem: Synonyma

Prurigo diathésique (Besnier)
Neurodermite diffuse (Brocq)
Asthma-Ekzem (Jadassohn)
Früh- bzw. spätexsudatives Ekzematoid (Rost u. Marchionini)
Endogenes Ekzem (Gottron u. Korting)
Atopic dermatitis (Sulzberger)
Neurodermitis constitutionalis sive atopica (Borelli u. Schnyder)

Diese faszinierende Erkrankung, bei der die Beziehung zwischen Dermatologie und Allergologie so recht augenfällig wird, ist klinisch aber ganz klar einzuordnen [1, 12, 14, 21]. Wir kennen die Stigmata des „Typus neurodermiticus" (Tabelle 2). Aber wir wissen immer noch nicht um die Primäreffloreszenz, oder ob es überhaupt eine solche gibt. Ich bewege mich in guter Tradition, wenn ich – frei nach Johannes bzw. Johann Wolfgang von Goethe sage: „Am Anfang war der Juckreiz!"

Gemeinsames Charakteristikum aller atopischen Erkrankungen ist eine Überempfindlichkeit von Haut und Schleimhäuten, eben der Grenzflächen, an denen sich die Auseinandersetzung des Individiuums mit seiner Umwelt abspielt.

Den engen Zusammenhang zwischen atopischem Ekzem und Asthma bzw. Rhinitis beobachtete schon Cooke 1916, statistisch eindeutig verifiziert wurde die Einheit der atopischen Erkrankungen von Schnyder in seiner Habilitationsschrift von 1960 [15]. Er beobachtete damals eine Häufigkeit von Atopien insgesamt von 9 bis 12%. Kjellmann gibt eine Atopiehäufigkeit von 15,1% an [6]. Die familiäre Komponente ist ganz eindeutig. Schnyder beschreibt bei eineiigen Zwillingen eine Konkordanzrate von 57,6% gegenüber zweieiigen Zwillingen von 37,5%. Dabei ist ein genauer Erbgang unbekannt. Eines ist klar: zusätzlich zu dem Merkmal „Atopie" wird auch die Wahl des Manifestationsorgans erblich beeinflußt (Tabelle 3). Daneben kennen wir zahlreiche Umweltfaktoren, die die Auslösung von atopischen Erkrankungen begünstigen oder beeinflussen können (z. B. Infekte, hormonelle Einflüsse, Klima und Wetter, psychosoziale Faktoren und unspezifische Reize etc.).

Neben der bekannten Überempfindlichkeit gegen Umweltallergene weisen Atopiker noch ein weiteres wesentliches Charakteristikum auf: wir finden eine veränderte pharmakologische Reaktivität (Tabelle 4), die sich als abnorme Gefäßreaktion, aber auch in einer Vielzahl anderer Systeme des menschlichen Organismus fassen läßt; hier seien nur die Schlagworte „β-Blockade", „cholinerge Überreaktivität", „vegetative Dysregulation" oder „veränderte Releasability" erwähnt. Diese veränderte pharma-

Tabelle 2. Stigmata des Atopischen Ekzems

Sebostase
Ichthyosis-Hände/-Füße
Lineäre Furchen der Fingerkuppen
Atopie-Falte (Dennie, Morgan)
Laterale Augenbrauenlichtung (Hertoghe)
Pelzkappenförmiger Haaransatz
Gesichtsblässe mit periorbitalen Schatten
Weißer Dermographismus
Verzögerte Weißreaktion nach Azetylcholin
Wolle-Überempfindlichkeit

Tabelle 3. Vererbung der Organspezifität bei Atopie (nach Kjellman 1976)

Familienanamnese Atopie	Atopie-Häufigkeit bei Kindern atopischer Eltern	
Ein Elternteil positiv:		
Nur 1 atopische Erkrankung	18%	$> p < 0,01$
Mehrere atopische Erkrankungen	38%	
Beide Eltern positiv:		
Verschiedene Organmanifestation	21%	$> p < 0,001$
Gleiche Organmanifestation	72%	
– Asthma/Rhinitis	66%	]
– Ekzem	75%	]

Tabelle 4. Veränderte pharmakologische Reaktivität bei Atopie

Abnorme Gefäßreaktionen
- Weißreaktion durch Nikotinsäureester
- „Delayed blanch" durch Azetylcholin
- Fehlendes Erythem nach Histamin
- Weißer Dermographismus
- Verzögerte Kälte-Reaktion
- Akrale Vasokonstriktion
- Veränderte Gewebereaktivität auf vasoaktive Mediatoren (z. B. Kallikrein, Serotonin, PGE_2)

Abnorme Reaktionen glatter Muskulatur
Veränderte Schweißsekretion
Verstärkte Pilomotorenreaktion
β-adrenerge Blockade
α-adrenerge Überreaktivität
Cholinerge Überreaktivität
Veränderte „Releasability"

Tabelle 5. Historische Übersicht über wichtige Entwicklungen zur Pathophysiologie der Atopie[a]

Anaphylaxie	Richet, Portier	1902
Allergie	v. Pirquet	1906
Familiäres Auftreten	Cooke	1916
Übertragbare Überempfindlichkeit	Prausnitz, Küstner	1921
Atopie	Coca, Cooke	1923
Reagine bei Atopie	Coca, Groove	1925
Vegetative Dysregulation	Korting	1954
Genetische Zusammenhänge	Schnyder	1960
Typ I - Reaktion	Coombs, Gell	1963
Immunglobulin E	Ishizaka et al.	1966
	Johansson et al.	1967
β-Blockade	Szentivanyi	1968
Releasability	Lichtenstein et al.	1977
Fc_{ε}-Rezeptor auf Lymphozyten	Spiegelberg et al.	1978
IgE-binding factor	Ishizaka et al.	1981

[a] Literatur zitiert bei Ring [14]

kologische Reaktivität, die sich nicht auf das vegetative Nervensystem beschränkt, stellt tatsächlich ein Stigma aller atopischen Erkrankungen dar, nicht nur des atopischen Ekzems (z. B. bronchiale Übererregbarkeit gegen Azetylcholin bei Asthma bronchiale).

In der Geschichte der Atopieforschung begegnen wir einem wellenförmigen Verlauf, in dem zyklisch und antizyklisch die „Allergie" gegen diese „vegetative Dysregulation" im weitesten Sinne betont wurde (Tabelle 5) (zitiert bei [1, 4, 7, 12, 13, 21]). Durch die Entdeckung des Immunglobulin E erhielt die immunologische Seite großen Auftrieb. Man glaubte den Schlüssel zur Atopie gefunden zu haben, insbesondere nachdem auch eine Erblichkeit der IgE-Bildung gezeigt werden konnte [9]. Danach wird die Gesamt-IgE-Produktion offenbar in der Weise kontrolliert, daß das Merkmal „Hohes IgE" autosomal rezessiv vererbt wird. Die Bildung spezifischer Antikörper folgt jedoch teilweise einer Koppelung an das HLA-System, wie Marsh et al. zeigen konnten [9]. Zwillingsstudien von Wüthrich belegen eine eindeutig höhere Konkordanzrate für die spezifische IgE-Bildung gegen bestimmte Allergene (z. B. Lieschgras (über 90% bei eineiigen im Vergleich zu 66% bei zweieiigen Zwillingen)); auch die Streuung der Gesamtserum-IgE-Werte war bei eineiigen Zwillingen signifikant niedriger als bei zweieiigen (zitiert bei [21]).

Dennoch ist die Gleichung „Atopie = IgE“ falsch, die Definition der American Academy of Allergy nicht ausreichend, wonach Atopie bedeutet „assoziiert mit, aber nicht notwendigerweise verursacht durch IgE-Antikörper“ [10].

Atopie ist einerseits mehr als IgE (z. B. veränderte pharmakologische Reaktivität). Andererseits ist IgE mehr als Atopie (Abb. 1): Wir finden erhöhte IgE-Werte bei Parasitosen, Tumoren, T-Regulationsstörungen, bei der Graft-Versus-Host-Reaktion, alles Zustandsbilder, die mit Atopie eigentlich nichts zu tun haben. Dennoch sind atopische Erkrankungen immunologisch unter die IgE-vermittelten Reaktionen einzuordnen (Abb. 2), wo sie sich aber von den „reinen“ IgE-Reaktionen, die zwangsläufig bei jedem Individuum zu beobachten sind, unterscheiden.

Man kann demnach „Atopie“ so definieren:

Atopie ist eine familiär auftretende Überempfindlichkeit von Haut und Schleimhäuten gegen Umweltstoffe,
- *assoziiert mit erhöhter IgE-Bildung und/oder*
- *veränderter pharmakologischer Reaktivität.*

Wie jedes biologische Phänomen ist auch Atopie kein Alles-oder-Nichts-Geschehen. Es gibt Randerscheinungen, deren Zuordnung fraglich und immer fraglicher wird, die jedoch in einer gewissen Beziehung zur Atopie stehen. Dies hat ja immer wieder zu den beschriebenen Verwirrungen beigetragen. Manche Autoren haben von „latenter Atopie“ gesprochen, andere von „Graden der Atopiehaftigkeit“.

In Abb. 3 sehen wir die „Gauß-Verteilung“ atopischer Erkrankungen, wenn wir die beiden Parameter „IgE-Bildung“ und „veränderte Reaktivität“ gemeinsam betrachten. Wo sie sich überlappen, haben wir es mit klassischen atopischen Erkrankun-

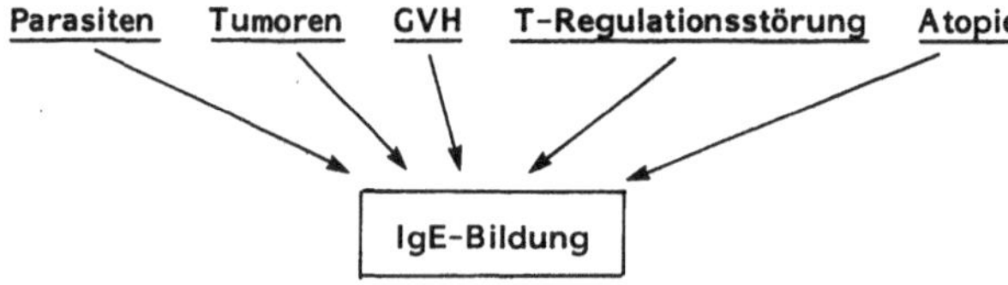

Abb. 1. Zustände mit erhöhter IgE-Bildung

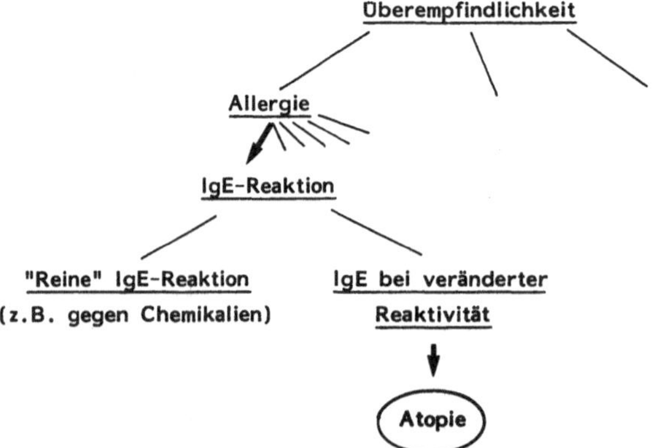

Abb. 2. Einordnung der Atopie innerhalb verschiedener Formen von Überempfindlichkeitsreaktionen

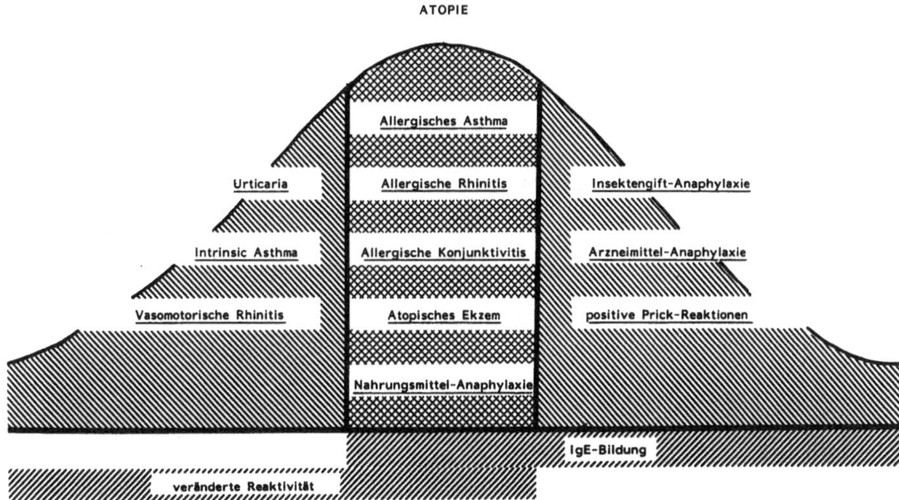

Abb. 3. „Gauß-Verteilung" atopischer Erkrankungen

gen zu tun. In den beiden Randbereichen links und rechts verläuft die Kurve ins Unscharfe.

Pathophysiologie der Atopie

Wir haben nun versucht, Atopie zu definieren. Wie aber entsteht dieser Zustand? In der Betrachtung der Pathogenese atopischer Erkrankungen sind 3 Aspekte besonders interessant:

1. Vermehrte IgE-Bildung,
2. T-Zell-Regulationsstörung
3. Veränderte pharmakologische Reaktivität

1. IgE-vermittelte Allergie

Die vermehrte IgE-Bildung ist ein wesentliches Charakteristikum atopischer Erkrankungen [4, 5, 6, 21]. Über die genetischen Zusammenhänge wurde bereits gesprochen. Im lebenden Organismus unterliegt die IgE-Bildung einem komplexen Regulationssystem durch T-Zell-Subpopulationen, insbesondere Suppressor-T-Zellen (zitiert bei [5] und [13]). Zusätzlich zu der von der normalen Immunantwort her bekannten antigenspezifischen Suppression oder Hilfe (Helfer- und Suppressor-Zellen) scheinen für die IgE-Bildung auch isotypische Regulationsmechanismen von Bedeutung zu sein [5]. Möglicherweise spielen hier Lymphozyten mit einem Rezeptor für IgE ($Fc_\varepsilon - R$) eine Rolle. Solche IgE-Rezeptoren niedriger Affinität wurden zunächst von Spiegelberg auf Lymphozyten beschrieben, in der Folge auch auf anderen Zellen, insbesondere auch auf Monozyten und Makrophagen, wo sie eine Phagozytose und Abtötung von Parasiten sowie eine Freisetzung von Mediatoren vermitteln können [18].

Warum gibt es IgE? Sicher bekannt ist nur, daß es den Allergologen nützt. Es ist jedoch unwahrscheinlich, daß dies der Grund für die Evolution eines so hoch differenzierten Systems ist. Lassen sie uns etwas spekulieren: IgE dient zur Abwehr von Parasiten, schützt vor partikulären Umweltstoffen und verhindert durch die Sofortreaktion eine chronische Spätreaktion (Histamin vermindert lymphozytäre Reaktionen). Obwohl exakte epidemiologische Untersuchungen ausstehen, wird allgemein eine Zunahme atopischer Erkrankungen insbesondere in zivilisierten Ländern angenommen. Besteht hier ein Zusammenhang? Man könnte auf dieser Basis Atopie als Zivilisationskrankheit ansehen. Ein interessantes Beispiel bieten die Waorani-Indianer in Ecuador (IgE > 12.000 U/ml), die kaum Atopie zeigen, aber häufig intestinale Parasiten tragen [8]. Das durch bessere Hygiene brachliegende System stürzt sich nun auf ähnliche Oberflächen (z. B. Pollen oder Hausstaubmilben) und versucht sie wie Parasiten zu eliminieren.

Tatsächlich kann eine Hausstaubmilbenallergie auch für das atopische Ekzem praktische Bedeutung haben. Wir finden häufig positive Testreaktionen auch ohne respiratorische Atopie. Im allergenfreien Milieu bessern sich die Beschwerden. Kürzlich gelang es Platts-Mills, in einem modifizierten Epikutantest mit Hausstaubmilbenextrakt eine ekzematöse Reaktion zu provozieren [11].

2. *Veränderte pharmakologische Reaktivität*

Wir haben die klinischen Formen der veränderten pharmakologischen Reaktivität an Blutgefäßen und glatten Muskeln bereits besprochen. Pathophysiologisch haben sie nahezu alle mit dem System der zyklischen Nukleotide zu tun [13] (Abb. 4).

Bei Atopikern finden wir charakteristische Muster im Sinne einer β-adrenergen Schwäche, der eine α-adrenerge sowie eine cholinerge Überreaktivität entgegen steht. Diese läßt sich in vitro und in vivo fassen.

Wir finden nach cholinerger Stimulierung einen verstärkten Anstieg des cGMP bei Atopikern und eine deutliche Steigerung der Anti-IgE-induzierten Histaminfreisetzung.

So läßt sich die bei Atopikern veränderte „Releasability“ d. h. vermehrte Bereitschaft zur Sekretion vasoaktiver Mediatoren, möglicherweise auf dem Boden eines Ungleichgewichts im intrazellulären zyklischen Nukleotidsystem erklären (zitiert bei [13]).

Wegweisend für diese Überlegungen war die Theorie der β-Blockade von Szentivanyi [20], der als erster eine Schwäche der Atopiker auf β-adrenerge Reize beobachtete. Die Ursache dieser β-Blockade ist nicht bekannt; neben einer genetischen Determination werden hormonelle Einflüsse, Infekte sowie Autoantikörper diskutiert, die gegen β-Rezeptoren bei Atopikern gefunden wurden. Die Rezeptordichte auf weißen Blutzellen ist herabgesetzt. Einige Autoren fanden eine geringere Rezeptoraffinität. Eine weitere Erklärungsmöglichkeit wurde von der Arbeitsgruppe um Hanifin vorgeschlagen, die bei atopischen Patienten (schon im frühen Lebensalter) erhöhte Werte einer cAMP-Phosphodiesterase beschrieben, also eines cAMP-abbauenden Enzyms [2].

Daß diese Überlegungen nicht nur theoretische Gebilde darstellen, zeigen in-vivo-Messungen von erhöhtem Plasmahistamin bei Patienten mit atopischem Ekzem [13].

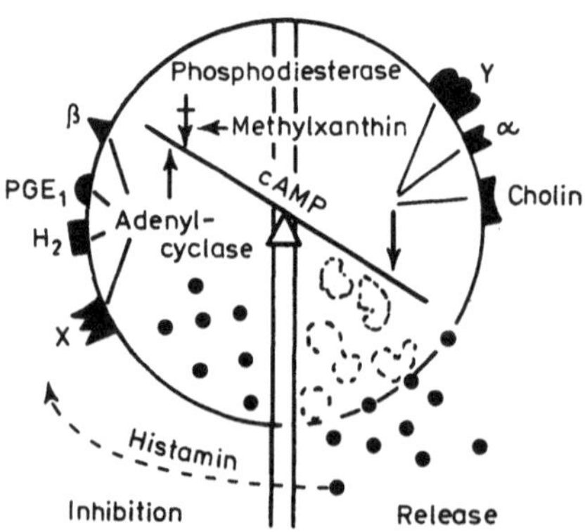

Abb. 4. Schematische Darstellung des intrazellulären Gleichgewichts der Konzentration von zyklischem Adenosin-3-5-Monophosphat (c-AMP) (aus Ring, zitiert bei [13])

Dabei ist Histamin nur als Marker der Mastzellsekretion zu betrachten. Wir können damit rechnen, daß zahlreiche andere Mastzell-Mediatoren bei Atopikern kontinuierlich und leichter freigesetzt werden als bei Normalpersonen.

Nun wirken diese Mediatoren nicht nur auf glatte Muskeln und Endothelzellen, wo sie die klassische Symptomatik der allergischen Soforttyp-Reaktion vermitteln, sondern auch auf weiße Blutzellen und hier besonders Lymphozyten, wo sie hemmende Wirkung ausüben (Tabelle 6) [16]. Dies mag zum Verständnis der gestörten zellulären Immunität beitragen, die wir bei Patienten mit atopischem Ekzem beobachten.

Tabelle 6. Histamin und zelluläre Immunreaktionen

Histamin hemmt (u.a.):

- Lymphokin-Bildung
- Antigen-/Mitogen-induzierte Proliferation
- Antikörperbildung
- Lymphozytotoxizität
- Komplementbildung durch Makrophagen
- Lysosomale Enzymfreisetzung aus Neutrophilen
- ConA-induzierte Suppressor-Zell-Bildung

3. Gestörte T-Zell-Regulation

Die Problematik einer gestörten zellulären Immunität bei Atopikern ist seit Jahrzehnten klinisch bekannt. In vitro lassen sich verschiedenste Defekte an verschiedenen weißen Blutzellen nachweisen [4, 17]; auch die Sensibilisierbarkeit in vivo mit Kontaktallergenen ist vermindert [12, 21]. Eigene Untersuchungen konnten eine abgeschwächte lysosomale Enzymfreisetzung nach verschiedensten Stimuli aus neutrophilen Granulozyten von Atopikern nachweisen. Das klinische Korrelat dieser zellulären Immunschwäche sind häufige Infekte wie z. B. beim atopischen Ekzem das gefürchtete Bild eines Eczema herpeticatum oder einer vehementen Impetiginisierung.

Besonders augenfällig werden diese Zusammenhänge der gesteigerten IgE-Bildung und der Immunschwäche bei der Maximal-Variante des „Hyper-IgE-Syndroms", bei dem extrem erhöhte IgE-Konzentrationen mit Hauterscheinungen im Sinne eines atopischen Ekzems (bei Erwachsenen meist der Prurigoform), und schwersten Störungen der zellulären Immunität einhergehen.

Eine weitere lymphozytäre Funktion, die bei Atopie abgeschwächt ist, ist die Suppressor-Zell-Funktion. Wir hatten bereits erwähnt, daß im normalen Organismus Suppressorzellen die IgE-Bildung niedrig halten, und daß es bei einem Mangel an Suppressorzellen – wie er durch Immunsuppression erzeugt werden kann – zu einer überschießenden IgE-Bildung kommt. Tatsächlich fanden eine Reihe von Autoren Schwächen der Suppressorzellen sowohl in ihrer quantitativen Anzahl als auch in ihrer Funktion bei Atopie und insbesondere bei atopischem Ekzem [19]. Auf dem Boden einer gestörten T-Zell-Regulation läßt sich wiederum die verstärkte IgE-Produktion bei Atopie erklären.

4. Der Teufelskreis (Circulus vitiosus)

So schließt sich der Kreis, der einen echten Circulus vitiosus darstellt und den wir als „Circulus vitiosus der Atopie" vor einigen Jahren als arbeitshypothetisches Modell zur Erklärung der pathophysiologischen Zusammenhänge bei diesem Zustandsbild vorgeschlagen haben (Abb. 5).

Die IgE-vermittelte Allergie führt bei Kontakt mit Umweltallergenen (und sie sind ubiquitär) zu einer Freisetzung von Mediatoren. Diese ist in Folge der veränderten pharmakologischen Reaktivität dieser Patienten verstärkt; die Hemmfaktoren

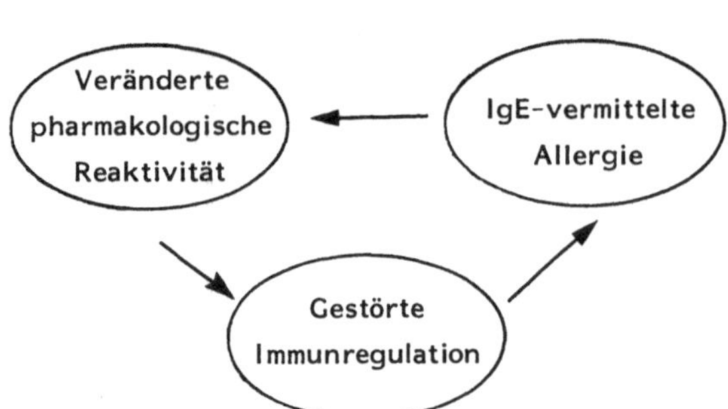

Abb. 5. Arbeitshypothetischer Circulus vitiosum möglicher Kausalfaktoren in der Entstehung und Unterhaltung des atopischen Ekzems

sind schwach (β-Blockade), die fördernden Einflüsse sind verstärkt (cholinerge Überreaktivität). Die ständige Freisetzung derartiger Mediatoren wirkt in das System der Immunregulation hinein. Eine gestörte T-Zell-Regulation, insbesondere eine Schwäche der Suppressor-T-Zellen, trägt wiederum zur IgE-Bildung bei.

Noch wissen wir nicht, was hier primär ist, wer hier Ei oder Henne ist. Dennoch erlaubt uns dieses Modell, die zahlreichen und z. T. widersprüchlichen Befunde, die zur Pathogenese atopischer Erkrankungen erhoben wurden, unter einen sinnvollen Hut zu bringen.

Zusammenfassung

Atopie ist eine familiär auftretende Überempfindlichkeit von Haut und Schleimhäuten gegen Umweltstoffe, assoziiert mit erhöhter IgE-Bildung und/oder veränderter pharmakologischer Reaktivität.

Literatur

1. Borelli S, Schnyder UW (1962) Neurodermitis constitutionalis sive atopica, II. Teil: Ätiologie, Pathophysiologie, Pathogenese, Therapie. In: Miescher G, Storck H (eds) Entzündliche Dermatosen I. Springer, Berlin Göttingen Heidelberg (Handbuch der Haut- und Geschlechtskrankheiten [Suppl], Vol II/1, pp 254–319)
2. Butler JM, Chan SC, Stevens S, Hanifin JM (1983) Increased leukocyte histamine release with elevated cyclic AMP-phosphodiesterase activity in atopic dermatitis. J Allergy Clin Immunol 71:490–497
3. Coca AF, Cooke RA (1923) On the classification of the phenomena of hypersensitiveness. J Immunol 8:163–182
4. Hanifin JM, Lobitz WC (1977) Newer concepts of atopic dermatitis. Arch Dermatol 113:663–670
5. Ishizaka K (1980) Regulation of the IgE response. In: Fougereau M, Dausset J (eds) Immunology 80. Academic Press, London, pp 815–828
6. Kjellmann NI (1976) Immunoglobulin E and atopic allergy in childhood. Medical Dissertation no 36, University of Linköping
7. Korting GW (1954) Zur Pathogenese des endogenen Ekzems. Thieme, Stuttgart
8. Larrick JW, Buckley CE, Machamer CE, Schlagel GD, Yost JA, Blessign-Moore J, Levy D (1983) Does hyperimmunoglobulinemia-E protect tropical populations from allergic disease? J Allergy Clin Immunol 71:184–188
9. Marsh DG, Hsu SH, Hussain R, Meyer DA, Freidhoff LR, Bias WB (1980) Genetics of human immune response to allergens. J Allergy Clin Immunol 65:322–330
10. Middleton EC, Ellis E, Reed E (eds) (1978) Allergy: Principles and practice. Mosby, St. Louis

11. Platts-Mills TAE, Mitchell EB, Rowntree S, Chapmann MD, Wilkins SR (1983) The role of dust mite allergens in atopic dermatitis. Clin Exp Dermatol 8:233–247
12. Rajka G (1975) Atopic dermatitis. Saunders, London
13. Ring J, Burg G (eds) (1981) New trends in allergy. Springer, Berlin Heidelberg New York
14. Ring J (1982) Angewandte Allergologie. MMW-Medizin-Verlag, München
15. Schnyder UW (1960) Neurodermitis-Asthma-Rhinitis. Eine genetisch-allergologische Studie. Karger, Basel
16. Schwartz A, Sutton SL, Askenase PW, Gershon RK (1981) Histamine inhibition of concanavalin A-induced suppressor T-cell activation. Cell Immunol 40:426–439
17. Schöpf E (1974) Störung zellvermittelter Immunreaktionen bei Neurodermitis atopica. Verminderte Spontanrosettenbildung von T-Lymphozyten. Dermatologica 149:210–218
18. Spiegelberg HL, Boltz-Nitulescu G, Plummer JM, Melewicz FM (1983) Characterization of the IgE Fc receptors on monocytes and macrophages. Federation Proc 42:124–128
19. Stingl G, Gazze L, Czarnecki N, Wolff K (1981) T-cell abnormalities in atopic dermatitis patients. Imbalance in T-cell subpopulation and impaired generation of con-A-induced suppressor cells. J Invest Dermatol 76:468–473
20. Szentivanyi A (1968) The beta adrenergic theory of the atopic abnormality in asthma. J Allergy 42:203–232
21. Wüthrich B (1983) Neurodermitis atopica sive constitutionalis. Ein pathogenetisches Modell aus der Sicht des Allergologen. Akt Dermatol 9:1–7

Brunello Wüthrich

Allergologische Diagnostik bei atopischen Erkrankungen

Die atopischen Erkrankungen sind in unserer Bevölkerung weit verbreitet (10–15%). In den letzten Jahren hat sich aufgrund neuer pathophysiologischer Erkenntnisse und der Einführung verfeinerter in vitro-Methoden die Palette der diagnostischen Verfahren bei allergischen Krankheiten wesentlich erweitert. Diese Entwicklung hat zu einer gewissen Unsicherheit über den Einsatz und die vernünftige Verwendung dieser diagnostischen Mittel in der Praxis geführt. Stellt die Hauttestung immer noch einen Grundpfeiler der Allergiediagnostik dar oder ist sie, aufgrund der heutigen Erkenntnisse, als überholt zu betrachten? Welche Fortschritte sind in den letzten Jahren auf dem Gebiet der allergologischen Diagnostik bei atopischen Erkrankungen erbracht worden? Der vorliegende Beitrag soll versuchen, hauptsächlich aus der Sicht des praktischen Arztes, diese Fragen zu beantworten.

Tabelle 1. Vorgehen bei der allergologischen Diagnostik in der Praxis

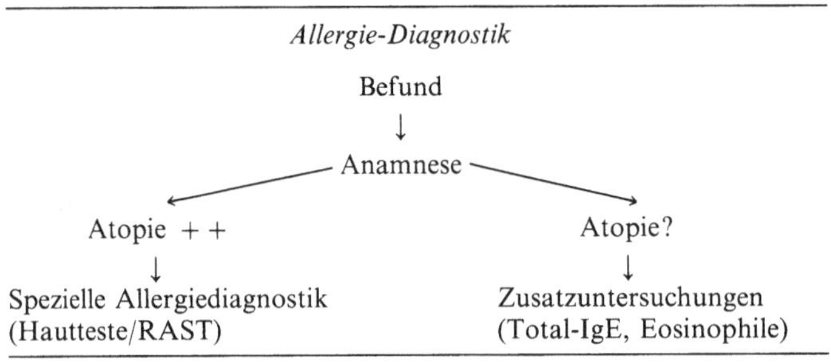

Ziel der allergologischen Diagnostik in der Praxis ist festzustellen, ob eine atopische Manifestation vorliegt und wenn ja, aufzudecken, welche Allergene eine aktuelle Bedeutung für das vorliegende Krankheitsbild haben.

Zur Beantwortung dieser grundlegenden Fragen stellen eine genaue Untersuchung des Patienten und eine exakte und ausführliche Familien- und persönliche Anamnese die ersten Schritte in der Abklärung dar. *Wissen und Erfahrung* bestimmen anschließend weitgehend das weitere diagnostische Vorgehen (Tabelle 1). Liegt eindeutig eine Atopie vor, z. B. eine klassische Pollinose, oder ergibt die spezielle Anamnese klare Hinweise auf auslösende Allergene, dann folgt unverzüglich als nächster Schritt die spezifische Diagnostik. Besteht nur ein Atopieverdacht, dann helfen eventuell gewisse Zusatzuntersuchungen bei der Entscheidung, ob eine spezielle allergologische Abklärung indiziert ist oder nicht. Hierzu gehören die Bestimmung des Gesamtserum-IgE und der Eosinophilenzahl im peripheren Blut und in den Sekreten.

Bestimmung des Gesamt-IgE

Heute stehen für die Routinediagnostik sowohl radioimmunologische Methoden (RIA) als auch Enzymimmunoassays (EIA) zur Verfügung (Tabelle 2). Alle diese Methoden zeigen eine gute Reproduzierbarkeit (Interassay-Variability) und gute Korrelation untereinander [21]. Für tiefe Werte, wie sie bei Säuglingen angetroffen werden, sollte aber der PRIST, für stark erhöhte Werte, wie bei schweren Formen von atopischer Dermatitis vorkommen, eher der RIST angewendet werden. Die Ergebnisse werden im E/ml oder in Kit-Units/l (KU/l) angegeben, wobei 1 E etwa 2,42 ng des WHO-Referenzserums (Standardnummer 68–341) entspricht. Um die Brauchbarkeit der Bestimmung der Serumkonzentration des IgE als Suchtest für eine Atopie

Tabelle 2. Methoden der IgE-Serumkonzentrationsbestimmung

I. Radioimmunologische Methoden (RIA)

1. Liquid phase RIA (Phadebas RIST, Pharmacia)
2. Solid phase RIA (Phadebas PRIST, Pharmacia)
3. Double antibody RIA (IgE Quantitope, Kallestad)

II. Enzymimmunoassays (EIA)

4. Solid phase EIA (Phadezym IgE PRIST, Pharmacia)
5. Test tube phase EIA (Enzygnost IgE, Behring-Werke)

zu beurteilen, muß die Verteilung der IgE-Serumspiegel in einer normalen Population berücksichtigt werden. Die IgE-Serumspiegel folgen nämlich nicht einer normalen Verteilungsart (Gaußsche Normalverteilung), sondern zeigen eine deutliche Linkssteilheit in der Klassenverteilung, so daß für die Berechnung der Normalbereiche (Mittelwerte ± Standardabweichungen) nicht die arithmetischen, sondern die geometrischen Mittelwerte und Standardabweichungen angegeben werden müssen. Für Kinder bis zum 14. oder 15. Lebensjahr müssen zudem altersabhängige Normalwerte herangezogen werden [11]. Für die Interpretation der IgE-Werte müssen also einerseits die Altersabhängigkeit, andererseits aber die große Streuung der Einzelwerte bei Normalen sowie bei den verschiedenen atopischen Erkrankungen berücksichtigt werden, so daß, wegen den Überlappungen in den Normbereichen (– 2 SD bis + 2 SD), IgE-Werte zwischen 20 und 200 E/ml für die Atopiediagnose bei Jugendlichen und Erwachsenen nicht aussagekräftig sind. So dürften etwa 60% der Patienten mit Rhinitis allergica, 35% mit allergischem Asthma bronchiale und 20% mit Neurodermitis atopica einen normalen IgE-Spiegel aufweisen [19]. Andererseits können, wie bei Parasitosen, auch bei Rauchern, bei Patienten mit Leberaffektionen, bei kongenitalen oder erworbenen T-Zell-Defekten und bei vielen entzündlichen Hautzuständen unspezifische IgE-Erhöhungen angetroffen werden. Der IgE-Bestimmung kommt zweifellos eine Bedeutung für die Allergie-Diagnose bei Säuglingen und Kleinkindern zu, so bei der Differentialdiagnose asthmoider Krankheitsbilder sowie zwischen atopischer Dermatitis und Dermatitis seborrhoides [23]. Aber auch hier kommen gelegentlich Überlappungen vor.

Von größerem Interesse ist jedoch eine IgE-Bestimmung bei der Geburt zur Früherkennung der atopiegefährdeten Kinder und als Grundlage einer Atopieprävention [11].

Atopieprävention

Das IgE kann fötal schon am Ende der 11. Schwangerschaftswoche produziert werden. Andererseits kann das IgE der Mutter nicht die Plazentaschranke passieren. Die

IgE-Bestimmung im Nabelschnurblut erlaubt eine Atopieprognose, da eine direkte Korrelation zwischen einem erhöhten IgE-Spiegel und der Entwicklung einer klinisch manifesten Atopie besteht. So konnte in einer prospektiven Studie über 1700 nichtselektionierten Geburten folgendes festgestellt werden [4]. Bei negativer Familienanamnese bezüglich Atopien und normalem IgE bei der Geburt ($\leq$ 1,3 U/l) entwickeln nur 3% der Kinder atopische Manifestationen in den ersten 18 Lebensmonaten, bei positiver FA und normalem IgE nur 7%, bei negativer FA und erhöhtem IgE (über 1,3) aber 62% und bei positiver FA und erhöhtem IgE 73%. In anderen Fällen kann der IgE-Spiegel in der Neonatalperiode normal sein, wobei in den ersten 6 bis 12 Lebensmonaten ein schneller Anstieg stattfindet, oft bevor die klinischen Symptome der Atopie auftreten.

Hat also eine IgE-Spiegelbestimmung im Erwachsenenalter nur eine beschränkte Bedeutung als Atopiescreening, besteht kein Zweifel, daß die Kombination einer familiären Atopie-Anamnese und zwei IgE-Bestimmungen im 1. Lebensjahr es erlauben, eine große Mehrheit der atopisch belasteten Kinder frühzeitig zu erkennen.

Eosinophilenzählung

Eine Blut- oder Sekreteosinophilie kann nicht immer als Ausdruck des Vorliegens einer Atopie gewertet werden. Wenn Parasitosen oder maligne Prozesse ausgeschlossen werden, ist sie lediglich ein Hinweis, daß eosinophilo-chemotaktische Faktoren aus Mastzellen und Blutbasophilen freigesetzt wurden, die Eosinophilen mobilisieren und im Gewebe zurückhalten. Die Freisetzung kann aber durch einen nicht-IgE-abhängigen Mechanismus erfolgen, z. B. durch Komplementspaltprodukte, Endotoxine, Polysaccharide. Ferner vermögen auch neutrophile Granulozyten eosinophilochemotaktische Faktoren abzugeben [5]. In diesem Zusammenhang sei daran erinnert, daß das nichtallergische „intrinsic" Asthma und die chronische obstruktive Bronchitis meist eine viel höhere Sputum und Bluteosinophilie zeigen als das allergische Asthma. Auch wurde für bestimmte Formen von perennialer Rhinopathie, ohne Nachweis von spezifischem IgE, aber mit konstanter Sekreteosinophilie, die Bezeichnung „NARES"-Syndrom (= *N*on-*A*llergic *R*hinitis with *E*osinophilia) vorgeschlagen [10]. Diese Formen, welche häufig mit einer Nasenpolypose einhergehen, scheinen gut auf lokale Kortikosteroide anzusprechen [15].

Spezifische Diagnostik

Ist nun das Vorliegen einer atopischen Pathogenese der zu untersuchenden Krankheit aufgrund von Anamnese und orientierenden Untersuchungen wahrscheinlich, so folgt als nächster Schritt die spezifische allergologische Diagnostik. Sie bezweckt, Allergenspezifische IgE nachzuweisen. In diesem Zusammenhang sei aber daran erinnert, daß das Allergen-spezifische IgE nur einer der Faktoren ist, welcher zur klinischen atopischen Manifestation führt [20], und daß der Nachweis des IgE allein nicht mit Krankheit gleichzusetzen ist. Damit es zur klinischen Manifestation kommt, braucht es noch zumindest die Hyperreagibilität der Gewebe und wahrscheinlich eine Insuffizienz der Beta-Rezeptoren (vgl. Beitrag Ring). Ferner bestimmen auch Anzahl der Mastzellen und der Basophilen die klinische Manifestation. Es ist ferner nicht gleichgültig, welches IgE man mißt oder versucht nachzuweisen, ob das frei zirkulierende (sogenanntes Überschuß-IgE) im Serum mittels RAST, das an den Hautmastzellen gebundene mittels Hauttests oder das im Schockorgan mittels Provokation (nasal, konjunktival, inhalativ, peroral) oder das an den Basophilen gebundene mittels Leukozytentests, wie Histamine-Release-Test oder Basophilendegranulationstest, da nicht nur eine Dissoziation in der Freisetzungsfreudigkeit [3] zwischen Mastzellen und Basophilen besteht [14], sondern, nach neueren Untersuchungen, auch unter den Mastzellen in

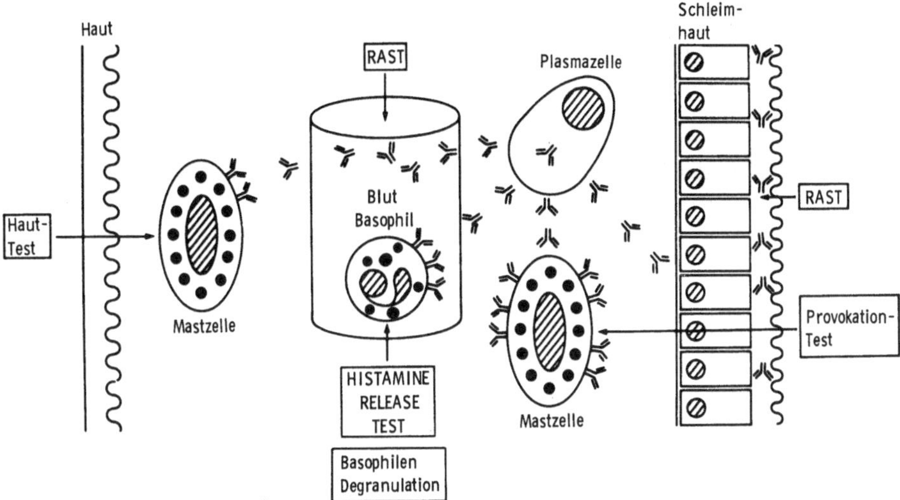

Abb. 1. Möglichkeiten der Allergie-Diagnostik vom IgE-Typ in vivo und in vitro (modifiziert nach Mygind [15]).

Haut und Gewebe verschiedene Subpopulationen mit verschiedener biologischer Aktivität angetroffen werden können [13] (vgl. Abb. 1).

Die *Hautteste* sind immer noch die wichtigste, einfachste und zugleich wirtschaftlichste Methode der spezifischen Allergie-Diagnostik [16]. Sie stellen ein altes Erfahrungsgut unserer Spezialität dar, zu welchem wir Sorge tragen müssen. Wahllose Austestung nach einem umfangreichen Routineprogramm mit einer ganzen Reihe klinisch bedeutungsloser Substanzen, welche noch in im Handel erhältlichen Testbatterien enthalten sind, ist scharf zu verurteilen, ebenso wie die Testung bei Krankheitsbildern, bei welchen aufgrund der heutigen Lehrmeinung keine allergische Pathogenese des Sofortreaktionstyps beteiligt ist. Das Ausmaß der Austestung wird einzig aufgrund der Anamnese und durch die daraus sich ergebenden therapeutischen Konsequenzen bestimmt, wobei zu einer sinnvollen Auswahl der zu testenden Allergene auch die Kenntnis ihrer allergologisch-klinischen Bedeutung gehört.

Voraussetzungen für die Validität von Hauttesten sind 1) daß die Haut sensibilisiert ist, d. h. spezifische IgE-Antikörper an den Mastzellen im kutan-vaskulären Apparat fixiert sind, 2) daß das spezifische Allergen in aktiver, geeigneter Form zur Testung verfügbar ist, 3) daß die Reaktionsfähigkeit der Haut auf die freigesetzten Mediatoren intakt ist, und 4) daß sich die Mastzellen nicht in einer kurz nach vorausgegangener Degranulation natürlicher Refraktärphase befinden.

Ursachen für „falsch" negative Hautteste – „falsch" für den testenden Arzt, aber dennoch biologisch „richtig" negativ – sind 1) wenn die Haut nicht das Schockorgan darstellt und somit nicht sensibilisiert ist (dies ist z. B. nach unseren Untersuchungen bei der Pollinose in rund 1% der Fall, bei Asthma nach Untersuchungen skandinavischer Autoren bis zu 20%), 2) wenn die IgE durch eine kurzfristig vorausgegangene Reaktion verbraucht wurden bzw. die Mastzellen die freigesetzten Mediatoren nicht wieder aufgebaut haben, 3) wenn nicht adäquate Testsubstanzen verwendet werden, (z. B. liefern Obstextrakte fast immer, Rohgemüse-Extrakte häufig negative Testreaktionen, weil die Allergene durch den Formalinzusatz inaktiviert werden) und 4) der Patient nicht unter medikamentöser Behandlung mit Antihistaminika inkl. den modernen Antiallergika, wie Ketotifen und Oxatomid, oder Tranquillizern steht.

Werden diese biologischen Variablen berücksichtigt, welche den Ausfall der Hautteste beeinflussen können, dann müssen für eine moderne Allergiediagnostik unbedingt sowohl eine gute Standardisierung der verschiedenen Testmethoden als auch der Allergenextrakte gefordert werden. Auf beiden Gebieten sind in den letzten Jahren entscheidende Fortschritte gemacht worden [7].

Zur Standardisierung der Allergenextrakte

Die heutigen Roh-Allergen-Extrakte (crude extract) enthalten oft unbekannte Mengen von irritierenden Bestandteilen oder anderen biologisch aktiven Komponenten; nur ein kleiner Teil des Inhalts hat allergene Aktivität. Mit den heute üblichen Standardisierungsmethoden in Gewichts/Volumen-Verhältnis des allergenen Ausgangsmaterials zu der Extraktflüssigkeit oder in Bestimmung des Eiweiß-Stickstoff-Gehaltes (PNU = Protein-Nitrogen-Units) werden nicht nur allergene Proteine, sondern auch andere Komponenten mitstandardisiert. So kann die Allergen-Aktivität von im Handel erhältlichen Allergenen von Hersteller zu Hersteller enorm variieren, oftmals zusätzlich von Fabrikationsserie zu Fabrikationsserie desselben Produzenten. So ergab die Bestimmung der allergenen Potenz mit der RAST-Inhibition von 11 kommerziellen Ragweedextrakten bis zu 1000fache Unterschiede. Enorme Unterschiede der Aktivität von Testlösungen und Erhaltungslösungen von Gräserextrakten konnten ebenfalls nachgewiesen werden [7].

Mit Hilfe der RAST-Inhibitionsmethode ist es nun möglich, Extrakte derselben Spezies herzustellen, welche betreffend Schwankungen der allergenen Potenz höchsten Anforderungen genügen. Das Problem liegt aber noch darin, daß es trotzdem noch nicht möglich ist, Allergenextrakte von verschiedenen Spezies direkt miteinander zu vergleichen. Es wird deshalb versucht, zusätzlich die Allergenextrakte aufgrund ihrer biologischen Aktivität mit der Angabe von sogenannten „*Biological Units*" *(BU/ml)* zu standardisieren. Leider gehen hierzu die verschiedenen Allergenhersteller wiederum eigene Wege, so daß zur Zeit die Verwirrung sehr groß ist.

Folgende „*biologische Einheiten*" werden verwendet:

Die H.E.P. = „*H*istamine-*E*quivalent-*P*ricktest": ein Allergenextrakt besitzt die Aktivität von 1 HEP = 1000 BU/ml, wenn es bei der Pricktestung bei mindestens 20 Patienten, welche auf dieses Allergen allergisch sind, im Mittel die gleiche Quaddelgröße wie bei der Pricktestung mit 1 mg/ml Histamin-HCl ($D_H > 5$ mm) erzeugt.

„*Biologische Einheit*" *(BU): NIBSC* (= *N*ational *I*nstitute for *B*iological *S*tandards and *C*ontrol). Ein Allergenextrakt, bei welchem in Vorversuchen das Fehlen von irritierenden Substanzen nachgewiesen wurde, besitzt die Aktivität von 10 BU/ml, wenn es bei der Pricktestung bei mindestens 30 darauf allergisch reagierenden Patienten eine mittlere Quaddelgröße von 75 mm^2 erzeugt.

„*SARAH-Einheit*" (= *S*kin *A*ctivity *R*eference *A*llergen/*H*istamine): Die SARAH-Einheit ist definiert durch die Gewichtsmenge des allergenen Ausgangsmaterials, welches in 1 ml von glycerinierter Coca-Lösung gelöst, beim Patienten die gleiche Hautreaktion wie eine Histaminlösung erzeugt. Der Quaddeldurchmesser eines Hauttests mit einer Allergenlösung der Stärke von 1 SARAH entspricht bei gleichen Patienten jenem einer Reaktion auf 10 mg/ml Histaminlösung.

„*I.S.R.*" (= *I*ndex *S*tallergènes de *R*éactivité): Hier muß der Allergen-Extrakt nach standardisierter Pricktestung bei Sensibilisierten eine mittlere Quaddelgröße von 22 mm^2 oder einen mittleren Quaddeldurchmesser von 5,2 mm erzeugen. Diese Quaddelgröße entspricht dem mittleren Durchmesser einer Quaddel nach Pricktestung mit einer 5%igen Codein-Phosphat-Lösung.

Die Vorteile einer Standardisierung in vitro nach der RAST-Inhibitionsmethode und zusätzlich durch eine biologische Methode sind, daß nun im Handel Allergenextrakte angeboten werden, welche betreffend Qualitätsvariation (allergene Potenz) von Batch zu Batch hohen Anforderungen genügen und auf Hauttestreferenzen basieren. Da diese neuen Allergene in gefriergetrocknetem Zustand geliefert werden, sind sie zudem mindestens während 3 Jahren stabil, was eine wissenschaftliche Auswertung von Testergebnissen im Langzeitverlauf, z. B. nach Hyposensibilisierungsbehandlung, ermöglicht.

Zur Standardisierung der Hautteste

Um die Allergenextrakte „biologisch" standardisieren zu können, müssen die Testresultate (Hautreaktionen) quantifizierbar und reproduzierbar sein, d. h. auch bei der

Decoderm trivalent

Zusammensetzung: 100 g enthalten: 0,1 g Fluprednyliden-21-acetat, 0,1 g Gentamicin, 0,5 g 5-Chlor-8-hydroxychinolin.

Anwendungsgebiete: Alle auf eine lokale Kortikoidbehandlung ansprechenden Hautkrankheiten mit bakterieller und/oder mykotischer Superinfektion wie z. B. intertriginöse Dermatitiden mit Candidainfektion, Pityriasis versicolor, Erythrasma, superinfizierte Psoriasis.

Gegenanzeigen: Spezifische Hautprozesse (Lues, Tb.), Windpocken, Impfreaktionen, periorale Dermatitis, Rosazea.

Nebenwirkungen: Bei langfristiger Anwendung: Hautatrophien, Teleangiektasien, Striae und Steroidakne. ■

Wirkungsweise: Fluprednyliden-21-acetat ist ein speziell für den externen Gebrauch entwickeltes Kortikoid, das allergische und entzündliche Hautreaktionen hemmt und subjektive Beschwerden wie Juckreiz, Brennen oder Schmerzen lindert. Das Breitband-Antibiotikum Gentamicin wirkt bakteriostatisch und bakterizid auf eine große Anzahl grampositiver und gramnegativer hautpathogener Keime. Das Antimykotikum 5-Chlor-8-hydroxychinolin besitzt eine starke und breite Wirksamkeit gegen hautpathogene Pilze und grampositive Bakterien; das antimyzetische Spektrum umfaßt Dermatophyten, Hefen und Schimmelpilze.

Anwendungshinweise: Decoderm trivalent Creme ist besonders zur Anfangs- und Zwischenbehandlung von bakteriell und/oder mykotisch infizierten Hautkrankheiten bestimmt. Nach Beseitigung der Erreger empfiehlt sich die Anwendung der reinen Kortikoidform (Decoderm-Creme), solange noch entzündliche Begleiterscheinungen im Vordergrund stehen. Für die letzte Behandlungsphase sei auf die Möglichkeit einer Intervall- und Nachbehandlung mit Decoderm Basiscreme verwiesen.

Besondere Hinweise: Bei länger dauernder Anwendung in hoher Dosierung oder auf großen Flächen mögliche systemische Wirkung beachten. Während der Schwangerschaft soll Decoderm trivalent Creme nicht auf großen Hautflächen für längere Zeit verwendet werden. Eine Anwendung am Auge ist generell zu vermeiden. An Schleimhäuten und Übergangsschleimhäuten ist mit jeglicher lokalen Kortikoidapplikation wegen der möglichen Resorption Vorsicht geboten.

Dosierung: 2-3 mal täglich dünn auftragen. Handelsformen: 15 g DM 17,30, 30 g DM 30,10, 50 g DM 46,30. Ferner Anstalts-Packungen. Apoth.-Abg'preise. Stand 1. 1. 1982. ■

E. Merck, Postfach 4119, 6100 Darmstadt 1.

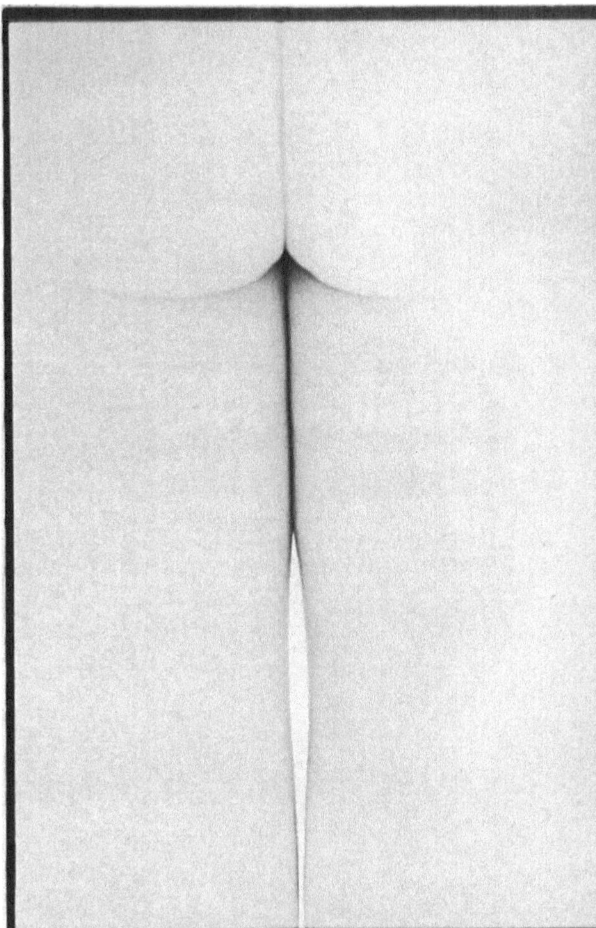

MERCK

Decoderm trivalent Creme.
Ein Weg zurück zur heilen Haut bei superinfizierten Ekzemen und Dermatitiden.

Bitte senden Sie mir (Absender nicht vergessen)
zur Vervollständigung meiner Edition
das Motiv des japanischen Fotografen
EIKOH HOSOE
Aus der Serie „Berühmte Fotografen zeigen
für Decoderm ‚Heile Haut'

E. Merck, Postfach 4119, 6100 Darmstadt 1

2005b

Nicht alle Dermatophytien haben eine kurzfristige Heildauer
Fulcin® S 500
Bewährte Wirkung von innen
Kostengünstige Langzeittherapie
bei großflächigen und
hartnäckigen Dermatophytien
der Haut, der Haare und der Nägel
Ohne Einschränkung der Anwendungsdauer

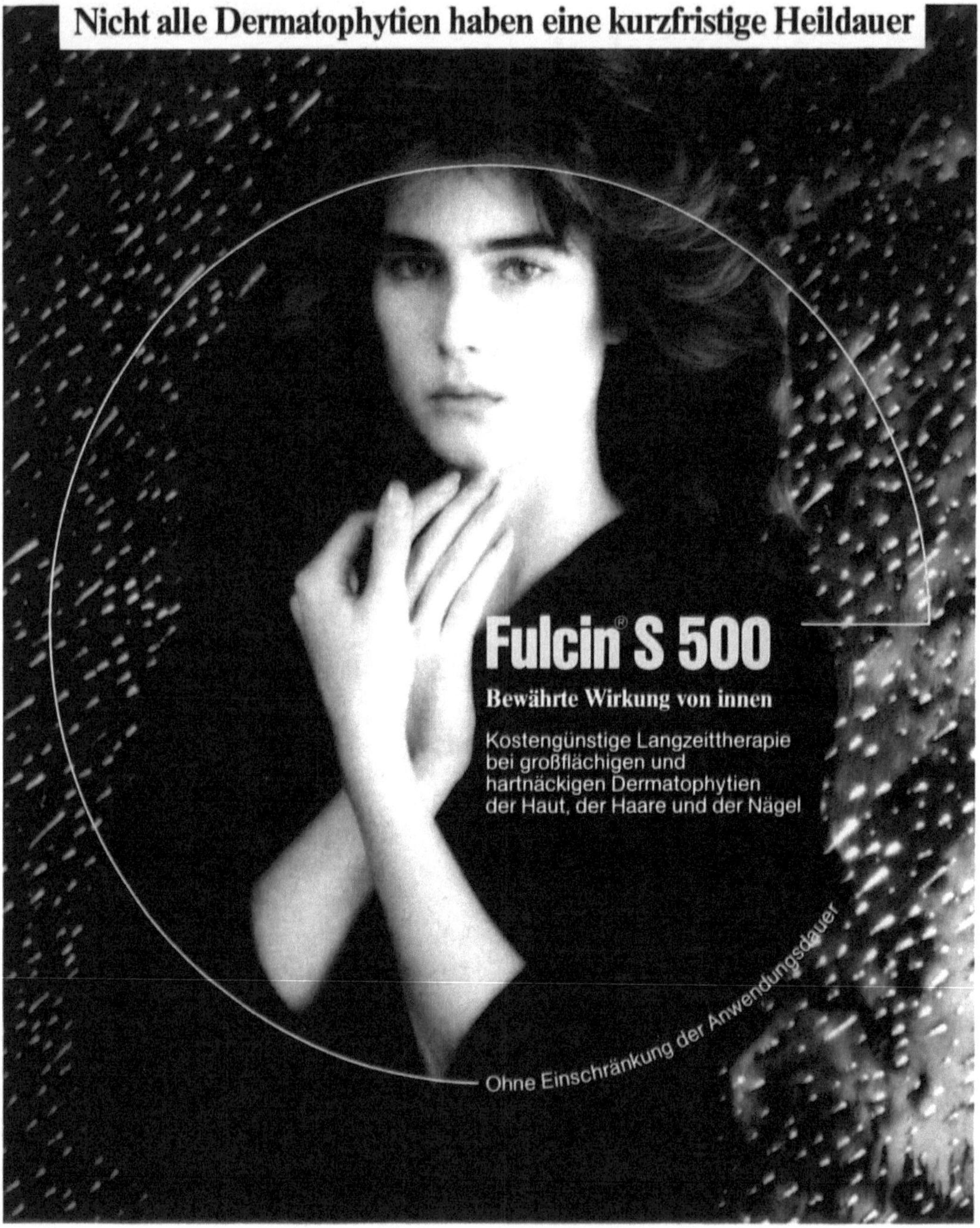

Hauttestung muß ein Minimum an Standardbedingungen erfüllt sein. Von den verschiedenen Hauttestverfahren, wie Pricktest, mit seinen Modifikationen, Scratch-Test, Intrakutantest und Reibetest, eignet sich für Standardisierungsversuche der Pricktest am Besten mittels einer Präzisionsnadel nach Morrow Brown [1], welche auch „*standardisierte Nadel*" genannt wird. Diese Technik bietet Gewähr dafür, daß einige wichtige Variablen der Testausführung, nämlich die Tiefe des Stiches und die Menge der in der Haut plazierten Allergenlösung von Versuch zu Versuch konstant gehalten werden können. Die Testnadel nach Morrow Brown besteht aus einem zylindrischen Stift von 3 mm Durchmesser, welcher mit einer 1 mm langen konischen Spitze endet. Während die Originalausführung aus rostfreiem Stahl besteht, gibt es nun im Handel für die Routinearbeit Ausführungen aus Glas oder aus Plastik zum Einmalgebrauch, so z. B. die Stallerpoint der Laboratoires des Stallergènes, konfektioniert in einer 100 Packung à je 10 Elementen mit je 10 abbrechbaren Nadeln. Der Pricktest wird ausgeführt indem mit einer Tropfpipette die glycerinierte Testlösung auf die Haut aufgetragen wird und anschließend durch den Tropfen die Morrow Brown-Nadel ohne seitliche Bewegungen und Anheben der Haut senkrecht in die Haut eingestochen wird. In einer Reihe von Vergleichsstudien zwischen den verschiedenen Pricktestmethoden, zeigte der Pricktest mit der standardisierten Testnadel die bessere Akzeptanz durch die Patienten und die bessere Reproduzierbarkeit, gemessen an der kleinsten Streuung der Einzelwerte der Quaddel- und Erythemgröße.

Zur statistischen Auswertung (Quantifizierung) der Hautreaktionen kann der *Hautreaktionsindex* nach Voorhorst [19] oder die *Planimetrie* verwendet werden.

Aber auch *die Wahl der Teststellen* ist von großer Bedeutung, da die Hautreaktivität bzw. die Mastzelldichte, nicht am ganzen Körper gleich ist. So führt z. B. die Ausführung des Pricktests mit derselben Konzentration am Rücken zu viel größeren Quaddeln als am Vorderarm [2]. Doch auch am Vorderarm bestehen noch Unterschiede, insofern als die volaren Partien stärker reagieren als die dorsalen, und die ulnaren stärker als die radialen. Am stärksten fallen die Hautreaktionen in der Ellenbeuge aus, am kleinsten am Handgelenk. Innerhalb eines Bereiches der Volarseite des Vorderarmes, welche drei Querfinger proximal des Handgelenkes beginnt und bis drei Querfinger distal der Ellenbeugenfalte reicht, besteht jedoch eine praktisch identische Hautreagibilität, wobei doch gelegentlich Unterschiede in der Reaktionsstärke bei kontralateraler Testung auf dem rechten und linken Vorderarm festgestellt werden können. Bei der Austestung mit fortlaufenden Verdünnungsreihen des Allergens, kann auch gelegentlich ein ungewöhnlicher Effekt beobachtet werden, daß nämlich eine stärkere Allergenverdünnung eine größere Quaddel erzeugt als eine stärkere Konzentration [9].

Der Pricktest oder der modifizierte Pricktest eignet sich auch gut für den Nachweis einer Sensibilisierung auf Frischobst und Frischgemüse, wie sie häufig bei Birken- und Beifußpollenallergikern angetroffen wird (vgl. Beitrag Juhlin). Zu diesem Zwecke wird die Nadel vorerst in das native Allergen eingestochen und anschließend die Testung durchgeführt.

Mit dem „*Multitest*"-Verfahren können gleichzeitig 8 Pricktests durchgeführt werden. Es handelt sich um einen sterilen Applikator aus Plastik zum Einmalgebrauch. Er besteht aus acht stempelartigen mit Allergen beladenen Testköpfchen im Abstand von 2 cm, von denen jedes mit 9 Dornen von 2 mm Länge versehen ist. Sie penetrieren also tiefer in die Haut als die Morrow Brown-Nadel, jedoch auch immer mit einer standardisierten Tiefe. Während der „*Multitest*" zur Beurteilung der zellulären Immunität auf sogenannte „Recall-Antigene" nun international anerkannt wird, eignet er sich nur bedingt, wegen der starken Traumatisierung und der häufig unspezifischen Reaktionen, für die Allergen-Analyse vom Soforttyp, kann jedoch anläßlich epidemiologischen Untersuchungen, z. B. in Großbäckereien oder bei Schulkindern, als „Atopiescreening" verwendet werden [8].

Eigenstäube, Eigentierhaare, Frischobst, Rohgemüse, seltene, exotische Früchte oder neue Allergene, für welche noch keine Testextrakte verfügbar sind, werden am besten mit dem *Scratch-Test* geprüft. So konnten in neuester Zeit mit dieser Methode neue Allergene erkannt werden, wie Wildseide oder Chironomiden-haltiges Fischfutter [6, 12].

Bei hochgradig Sensibilisierten, vor allem bei schweren Nahrungsmittelallergien (Fisch, Sellerie), aber auch bei organischen Berufsstäuben (Rohkaffeestaub, Mehle) kann auch ein *Reibtest* an der Volarseite des Vorderarms durchgeführt werden. Dieser Test eignet sich auch vorzüglich zum Nachweis einer Proteinkontaktdermatitis, wobei die Ablesung der Reaktion auch nach 24 und 48 Std erfolgen muß.

In der Alltagspraxis kann in der überwiegenden Mehrzahl der Fälle eine ausreichende allergologische Diagnose auf Grund einer sauberen Anamnese und der überlegt eingesetzten und beurteilten Hautteste gestellt werden [17, 18]. Als zusätzliche Maßnahmen in Zweifelsfällen bieten sich heute, neben Provokationstesten vor allem serologische Untersuchungen mit dem RAST an.

Bestimmung der Allergen-spezifischen Serum-IgE

Der *RAST* (Radio-Allergo-Sorbens-Test bzw. in seiner immunenzymatischen Modifikation als Phadezym-RAST) mißt nicht die an den Mastzell fixierten, sondern die „überschüssigen" IgE-Antikörper im Serum. Daher kann der RAST negativ ausfallen, auch wenn für klinische Manifestationen ausreichend viel IgE im Schockorgan an Mastzellen fixiert sind. Bei Säuglingen und Kleinkindern, bei Patienten mit ausgedehnten Hautveränderungen oder mit herabgesetzter Hautreaktivität, bei Urticaria factitia und wenn die Hauttestung aufgrund der Anamnese für den Patienten risikoreich wäre, z. B. bei schwerer Penizillinanaphylaxie, schwere Insektenstichanaphylaxie, hochgradige Nahrungsmittelallergien, z. B. auf Sesam usw. kann er als primärer Test eingesetzt werden. Als sekundärer Test wird er nur gezielt eingesetzt bei Diskrepanz zwischen Anamnese und Hauttestresultat sowie als Alternative zu Provokationstesten in ausgewählten Fällen. Die im RAST zu testende Allergenpalette wird ständig erweitert, so daß die Gefahr besteht, daß der Arzt überflüssig und unökonomisch zu viele Allergene im RAST testet. Zur Bestätigung des Vorliegens einer Gräserpollinosis ist es z. B. nicht notwendig, den RAST mit allen Gräsern durchzuführen, sondern es genügt die Untersuchung auf spezifische IgE gegenüber einem, evtl. zwei repräsentativen Gräsern. Bei richtigem Einsatz und richtiger Indikation ist aber zweifellos der RAST heute in der modernen Allergiediagnostik nicht mehr wegzudenken. Neuerdings steht der RAST auch kommerziell für die Testung auf Isozyanate zur Verfügung. Allerdings sind nur etwa 10–20% der Patienten mit einem Isozyanat-Asthma RAST-positiv.

Provokationsteste

Die aktuelle klinische Bedeutung von Allergenen muß vor allem auf Grund der Anamnese, dann aber auch durch Provokationsteste am Schockorgan bestätigt werden. Diesbezüglich sei auf den Beitrag Fruhmann hingewiesen sowie auf die frühere Arbeit in dieser Serie [17]. Auch auf die orale Provokationsteste bei Arzneimittel- oder Nahrungsmittelallergien bzw. -intoleranzen kann hier nicht eingegangen werden.

Zusammenfassung

Die tägliche Praxis zeigt, daß es nicht immer einfach ist, die Ursachen einer vermuteten atopischen Krankheit nachzuweisen. In vielen Fällen ist die Prägung der klinischen Symptomatik multifaktoriell. So muß der Einsatz verschiedener Diagnoseverfahren erwogen werden, um auf diese Weise, gleichsam einem Puzzlespiel, klinisches

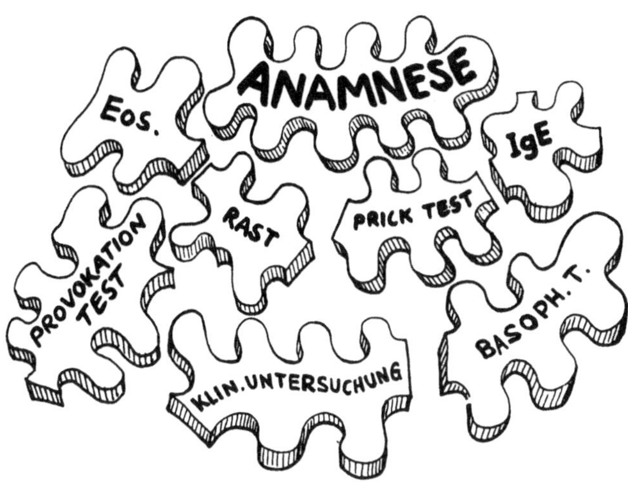

Abb. 2. Das Allergie-Puzzlespiel (modifiziert nach Kjellman [11]).

Bild, individuelle Anamnese und Lebensumstände mit angenommenen auslösenden Allergenen in ein „Bild" zu fassen (Abb. 2). So ist die Allergiediagnostik häufig eine Kunst. Sie muß aber immer gezielt und ökonomisch sein. Neben gesundem Menschenverstand ist sicher auch eine besondere Ausbildung erforderlich.

Literatur

1. Brown HM, Su S, Thantrey N (1981) Prick testing for allergens standardized by using a precision needle. Clin Allergy 11:95–98
2. Clarke CW, Mitchell J, Nunn AJ, Pepys J (1982) Reproducibility of prick skin tests to five common allergens. Clin Allery 12:1–8
3. Conroy MC (1981) Releasability – a new dimension in basophil and mast cell reactivity. In: New trends in allergy. Springer, Berlin Heidelberg New York, pp 40–45
4. Croner S, Kjellman N-IM, Eriksson B, Roth A (1982) IgE screening in 1701 newborn infants and the development of atopic disease during infancy. Arch Dis Child 57:364–368
5. Czarnetzki BM (1983) Release of eosinophil chemotactic leukotriene from neutrophils of patients with pseudo-allergic reactions. Int Arch Allergy Appl Immun 70:78–82
6. Häcki M, Wüthrich B, Hanser M (1982) Wildseide: Ein aggressives Inhalationsallergen. Dtsch Med Wochenschr 5:166–169
7. Heinimann U (1980) Allergen-Extrakte. Die Bedeutung der Qualitätskriterien für die allergologische Praxis. Swiss Med 2
8. Huber B, Berdel D (1982) Untersuchung mit dem Multi-Test. Ein Vergleich mit dem modifizierten Prick-Test. Allergologie 5:266–269
9. Huggins KG, Brostoff J (1979) An anomalous effect of allergen concentration on weal size elicited by skin testing for immediate hypersensitivity. Clin Allergy 9:37–42
10. Jacobs RL, Freedman PM, Boswell RN (1981) Non-allergic rhinitis with eosinophilia (NARES syndrom), clinical and immunological presentation. J Allergy Clin Immunol 67:253–262
11. Kjellman N-IM (1981) Prediction and prevention of atopic allergy. Allergy 37:463–473
12. Knüsel J, Wüthrich B (1983) „Aquarium-Allergie": Fischfutter, auch ein häusliches Allergen. Schweiz Med Wochenschr 113:658–662
13. Leder L-D (1981) The mast cell: morphology and ontogeny. In: New trends in allergy. Springer, Berlin Heidelberg New York, pp 2–8
14. Malling H-J, Skov PS, Permin H (1982) Basophil histamine release and humoral changes during immunotherapy. Dissociation between Basophil-Bound specific IgE, serum value and cell sensitivity. Allergy 37:187–190

15. Mygind N (1979) Clinical investigation of allergic rhinitis and allied conditions. Allergy 34:195–208
16. Ring J (1978) RIST, PRIST, RAST und so weiter. Zur Serodiagnostik der allergischen Sofortreaktion. Dtsch Med Wochenschr 103:365–368
17. Storck H, Wüthrich B (1976) Allergie-Diagnostik bei allergischen Erkrankungen der Haut und innerer Organe. In: Braun-Falco O, Wolff HH (eds) Fortschritte der praktischen Dermatologie und Venerologie, Bd 8. Springer, Berlin Heidelberg New York, p 99
18. Thompson RA, Bird AG (1983) How necessary are specific IgE antibody tests in allergy diagnosis? Lancet I:169–172
19. Voorhorst R (1980) Perfection of skin testing technique. A review. Ann Allergy 35:247–261
20. Wortmann F (1979) Das Atopie-Syndrom. Schweiz Med Wochenschr 109:1205–1212
21. Wüthrich B, Marti-Wyss S (1982) Total serum IgE determination: a comparison of solid and liquid phase radioimmunoassays (RIA) and enzymimmunoassays (EIA). Allergol Immunopathol (Madrid) 10:463–470
22. Wüthrich B (1982) IgE bei allergischem Asthma bronchiale. Dtsch Med Wochenschr 107:1982–1984
23. Yates VM, Kerr REI, Frier K, Cobb SJ, Mackie RM (1983) Early diagnosis of infantile seborrhoeic dermatitis and atopic dermatitis – total and specific IgE levels. Br J Dermatol 108:639–645

Günter Fruhmann

Indikationen zu inhalativen Provokationstesten

Einleitend sei auf das erweiterte Einteilungsschema der Immunreaktionen nach Coombs und Gell [4] verwiesen. Der auf dem Gebiet der Lungen- und Bronchialheilkunde tätige Allergologe hat es nicht nur bei der Sofortreaktion, also der Atopie, mit Indikationen zum inhalativen Provokationstest zu tun. Er muß vielmehr auch anläßlich einer bronchopulmonalen Typ-III-Reaktion die Auslösung der Reizantwort durch Einatmung der in Frage kommenden Antigene prüfen [5]. Darauf wird später kurz eingegangen.

Die Typ-I-Reaktion manifestiert sich am Bronchialbaum als allergisches Asthma bronchiale. Pathophysiologisch handelt es sich um eine Bronchialobstruktion, gekennzeichnet durch die Symptome der vorwiegend exspiratorischen Atemnot, anfangs vorrangig nach körperlicher, besonders auch sportlicher Anstrengung. Potente Antigene und die mit ihnen fixierten IgE-Antikörper, die mit den nicht-Antigenbindenden Fc-Enden ihrer schweren Ketten am Rezeptor der Mastzellmembran adhärent sind, modifizieren ihre Konfiguration, lösen eine Vernetzung aus und führen schließlich über Membransignale zu einer Störung der Kalziumpermeabilität, sodann zur Freisetzung von Histamin, eosino- und neutrophilen chemotaktischen Faktoren, Heparin, Kininen und zur Neugenerierung von Leukotrienen und Prostaglandinen [8]. Durch diese Mediatorsubstanzen resultieren an der Bronchialschleimhaut eine Entzündung mit Ödem, eine zelluläre Hyperplasie, eine Stimulation der Schleimsekretion und insbesondere die Kontraktion der glatten Muskulatur, der Bronchospasmus. All diese Einwirkungen sind verantwortlich für eine Bronchialobstruktion.

Es besteht gelegentlich eine Diskrepanz zwischen der klinisch relevanten Sensibilisierung des bronchopulmonalen Systems und der Reizantwort der Haut. Weiter hilft dann der inhalative Provokationstest. Sein Ergebnis ist auch deshalb wichtig, weil – falls man eine Hyposensibilisierungsbehandlung in Betracht zieht – die für die bronchiale Hyperreagibilität verantwortlichen Antigene als klinisch besonders relevante Krankheitsauslöser in der Therapielösung enthalten sein sollen.

Generell ist die Indikation zu einem spezifischen oder unspezifischen inhalativen Provokationsverfahren gegeben, wenn ein Patient von Atemnot berichtet und der Verdacht auf eine Allergie besteht oder wenn eine Sensibilisierung des Hautorgans gesichert ist und wegen Atembeschwerden die Entwicklung eines latenten Asthma bronchiale allergicum vermutet werden muß. Man sollte dann durch eine gezielte Therapie das Fortschreiten des Prozesses bis zum Vollbild des Asthmatikers abblokken.

Bei eindeutigem anamnestisch-klinischem Bezug und bei starker Sensibilisierung hat die klinische Beurteilung Priorität. Das aufwendige inhalative spezifische Provokationsverfahren unterbleibt sodann wegen der nicht zu unterschätzenden Komplikationsmöglichkeit. Weitgehend gefahrlos ist die unspezifische bronchiale Reagibilitätsprüfung: Der Patient atmet 5 ml 0,3% bis 3% als Nebel versprühte Azetylcholin-

oder Metacholinlösung[1] ein: Man erfährt, ob überhaupt ein hyperreagibles Bronchialsystem vorliegt und kann somit die Prognose abschätzen, ob sich die dermatologisch nachgewiesene Allergie in Richtung eines Asthmas fortentwickeln wird.

Die Bronchialobstruktion bestimmt man am zweckmäßigsten mit dem Ganzkörperplethysmographen. Für geringe Reizantworten bis zu etwa 0,6 $kPa \cdot L^{-1} \cdot s$ genügt das kostengünstigere Gerät FD5 von Siemens. Auch leistungsfähige Pneumotachographen mit einer Integration der Strömungsgeschwindigkeit zum Atemvolumen und Geräte zur Messung der Atemdrucke nach der Verschluß-Druck-Methode stehen zur Verfügung.

Ein klinisch relevantes, allerdings für gutachterliche Fragestellungen nicht immer ausreichendes Ergebnis liegt vor, wenn der ganzkörperplethysmographisch bestimmte Atemwegwiderstand um mindestens 50% ansteigt und hierbei Werte über 0,5 $kPa \cdot L^{-1} \cdot s$ erreicht, alternativ sich um mehr als 100% bis über mindestens 0,4 $kPa \cdot L^{-1} \cdot s$ erhöht. Gemessen wird vor und in der Regel insgesamt zehnmal im Abstand von 10 bis 60 Minuten bis zu 6 Stunden nach Applikation.

Einige Arbeitsgruppen, vor allem in den USA und Kanada, behelfen sich ausschließlich mit dieser Methode, allenfalls noch unter genauerer Austestung der Dosis-/Wirkungs-Beziehung. Sie basieren auf dem Ergebnis ihrer Diagnose eines latenten allergischen Asthma bronchiale, falls der Hauttest und/oder der Radioallergosorbenttest (RAST) eine Immunisierung anzeigen.

Man kann aber allein durch Anwendung der unspezifischen inhalativen Provokation mit Azetylcholin eine erhebliche, beispielsweise berufsbedingte Reagibilitäts-Steigerung des Bronchialbaums übersehen: Wir beobachteten eine schwere Atemwegsobstruktion nach Einatmung von Lötdämpfen, obwohl der vorhergehende Azetylcholintest keine Erhöhung des Atemwegwiderstands ausgelöst hatte. Als verantwortliche Substanzen fanden sich nicht Metalle wie Kadmium oder Zinn, sondern das als Flußmittel beigemischte Kolophoniumharz.

Die gezielte, spezifische inhalative Provokation ist indiziert bei unklaren anamnestischen Bezügen, insbesondere bei Vorliegen zahlreicher positiver Hautreaktionen und einer geringen bis mittelschweren Bronchialobstruktion. Sie ist gegenindiziert oder nur mit großer Vorsicht anzuwenden bei erheblichen asthmatischen Beschwerden, da in diesen Fällen mit dem Auftreten eines Status asthmaticus und/oder tagelanger Verschlimmerung der Atembeschwerden gerechnet werden muß.

Als wichtige in Frage kommende Inhalationsallergene seien erwähnt: Ubiquitär vorhanden: Pollen (Gräser, Blumen, Sträucher, Bäume); Hausstaubmilbe-Hausstaub; Tierhaare, -epithelien; Schimmelpilze. Vorwiegend berufsbedingt: Mehlstaub; Insekten; Antibiotika; Proteasen (Papain, Subtilisin, Pankreasextrakte u. a.) [6]. Heustaub mit Sporen von thermophilen Actinomyceten kann eine Allergiereaktion an der Lunge nach Typ III auslösen [7].

Ein allgemein noch zu wenig bekanntes Antigen sind die Proteasen, sei es das Papain aus der Baummelone oder das Bromelin, seien es tierische Pankreasfermente oder bakteriell erzeugtes Subtilisin[2]. Schon nach Applikation von 0,4 mg, in einem anderen Fall nach 0,006 mg Papain konnten wir eine mittelstarke asthmatische Dual-Reaktion feststellen (Abb. 1). Unter insgesamt 33 Papain-exponierten Personen fanden wir in 16 Fällen eine bronchiale und dermale Sensibilisierung, bei 8 ein klinisch relevantes Asthma [3]. Inzwischen wurden auch aus einem norddeutschen Pharmaziewerk nicht zu unterschätzende allergische Reaktionen der Arbeitnehmer bei der Verarbeitung von Pankreas-Extrakten bekannt.

Zur Technik der spezifischen inhalativen Provokation: Bei Verdacht auf eine hohe Sensibilisierung beträgt die Erstkonzentration 1:10000, sonst 1:1000 ml der Stamm-

---

1 Bei Verdacht auf eine starke bronchiale Hyperreagibilität beginnend mit 0,1% Metacholin.

2 Zur Aufklärung dieser Sensibilisierungen sowie auch in Bezug auf einige der folgenden Beispiele hat sich die allergologisch-pneumologische Zusamenarbeit sowohl mit der Hautklinik der Universität München (Dir. Prof. Dr. Dr. h. c. Braun-Falco) als auch mit Herrn Prof. Wüthrich, Hautklinik der Universität Zürich, als sehr fruchtbar erwiesen

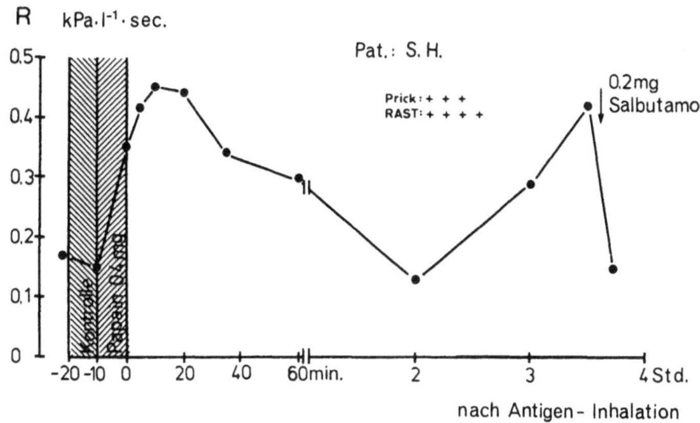

Abb. 1. Inhalativer Provokationstest bei latentem Asthma bronchiale. Bei einem Patienten mit nachgewiesener Hautsensibilisierung und spezifischen IgE-Antikörpern gegen die Protease Papain zeigt der Atemwegwiderstand einen erheblichen Anstieg nach Inhalation von 0,4 mg Papain. Es kommt zu einer dualen Reaktion sofort und 3 Stunden nach Inhalation. Die Bronchialobstruktion muß mit einem Bronchospasmolytikum behandelt werden. *R* = Atemwegwiderstand

lösung; bleibt eine obstruktive Reaktion aus, so wird die Konzentration langsam um den Faktor 5 bis 10 bis zu maximal 0,1 ml der Stammpräparate der Firma Bencard oder 1 ml der Firma Allergopharm erhöht. Wichtig ist der Kontrollversuch mit dem oftmals Glyzerin und Phenol enthaltenden Lösungsmittel und nicht etwa, wie häufig anzutreffen, mit physiologischer Kochsalzlösung.

Unerwartete Aufschlüsse erhielten wir durch die Untersuchung von Arbeitern, die Fischfutter aus den wegen ihres Hämoglobingehaltes rot gefärbten Larven der Zuckmücke hergestellt haben, und von Aquarianern, die damit in Berührung kamen. Etwa ein Drittel von 150 untersuchten Kontaktpersonen reagierten mit der Bildung von im RAST-Test nachgewiesenen spezifischen IgE-Antikörpern. Im inhalativen Provokationstest wurde nicht nur das Hämoglobin als relevantes Allergen nachgewiesen, sondern wir haben auch, insbesondere mein Mitarbeiter Baur [2] in Zusammenarbeit mit der Arbeitsgruppe um Herrn Prof. Braunitzer im Max-Planck-Institut für Biochemie, Martinsried bei München, die Isolierung und die Identifizierung einzelner Antikörper bindende Molekülbruchstücke durchgeführt. Bis jetzt sind 7 Antigendeterminanten, also Bindungsstellen für die menschlichen IgE-Antikörper, innerhalb gewisser Aminosäuresequenzen lokalisiert.

Die Wildseide, ein angeblich besonders natürliches Material, stammt vorwiegend von Seidenraupen aus China und möglicherweise aus Indien. Sie wird von dem wild lebenden Eichen-Spinner gewonnen und ist bis vor kurzem keinem ausreichenden Reinigungsprozeß unterworfen worden, so daß sie im Übermaß Rückstände von dem Eiweiß des Insekts enthalten hatte. Unter einigen damit sensibilisierten Patienten trafen wir auf eine Frau, welche schon voreilig als mit einer tiefenpsychologischen Abwehrreaktion gegen ihren Bettgenossen behaftet eingestuft worden war. Es stellte sich aber eine naturwissenschaftlich beweisbare Allergie auf Wildseide als Ursache ihrer nächtlichen Atemnot heraus.

Polymere Kunststoffprodukte befinden sich auf stetem Vormarsch in unserer Technologie und unseren Konsumgütern. Polyurethansysteme werden hergestellt aus Isocyanaten. Bisher haben meine Mitarbeiter 700 Seren von beruflich Isozyanat-Exponierten untersucht, davon waren über ein Drittel symptomatisch, und wiederum davon 15% wiesen spezifische IgE-Antikörper auf [1]. Bei mehr als 30 Personen mit dem vagen klinischen Verdacht auf eine bronchiale Isozyanat-Überempfindlichkeit konnten wir ein Isozyanat-Asthma durch die inhalative Provokationsprobe sichern.

Gelegentlich kommt es schon nach dem Einatmen kleinster Mengen zu einer starken Steigerung des Atemwegwiderstandes.

Im Verlauf dieser Ausführungen war wiederholt von dem Nachweis spezifischer IgE-Antikörper im RAST-Verfahren die Rede. Die Frage liegt auf der Hand, genügt nicht auch die Bestimmung der Gesamt-IgE-Konzentration im Serum für die Beurteilung der sensibilisierenden Pathogenese einer vorhandenen Asthma-Erkrankung?

Wir überblicken die Ergebnisse von etwa 3 000 Gesamt-IgE-Bestimmungen in Zusammenarbeit mit dem Institut für Klinische Chemie des Klinikums Großhadern der Universität München (Vorstand: Prof. Dr. M. Knedel).

Patienten, welche aufgrund von Anamnese, Ausfall von Hautreaktionen, RAST und inhalativer Provokation in die Gruppe der allergischen Asthmatiker einzuordnen waren, hatten in einem Drittel der Fälle ein normales, also „falsch negatives" Gesamt-IgE. Somit ergibt sich für dieses Verfahren eine schwache Sensitivität. Personen mit einer obstruktiven Atemwegserkrankung nicht allergischer Genese wiesen in mindestens einem Drittel erhöhte IgE-Spiegel, also einen „falsch positiven" Befund auf. Somit ist auch die Spezifität dieses Tests unbrauchbar (Abb. 2).

Im folgenden sei auf Befundkonstellationen von Pricktest und RAST eingegangen, bei denen man auf die aufwendige inhalative Provokationstestung verzichten kann.

Die prozentuale Übereinstimmung, sei es von positiven oder negativen Ergebnissen, ist in den Tabellen 1 und 2 aufgeführt. Bezüglich der Pollenantigene erhielten wir

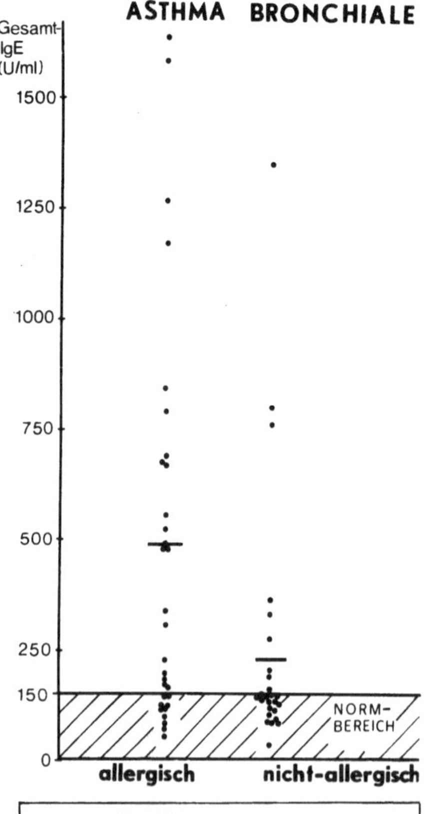

Abb. 2. Asthma bronchiale. Meßwerte des Gesamt-IgE im Serum bei allergisch und nicht allergisch bedingtem Asthma bronchiale

Tabelle 1. Prozentuale Übereinstimmung (in %) der Ergebnisse von Prick-Hauttest und Radioallergosorbenttest in Bezug auf das Ergebnis des inhalativen Provokationstests sowie untereinander für die Antigene: Pollen, Schimmelpilze und Hausstaubmilbe

Immunologischer Test	Pollen	Schimmelpilze	Hausstaubmilbe
Haut/Inhal.Prov.	83	59	48
RAST/Inhal.Prov.	85	57	51
Haut + RAST / Inhal.Prov.	91	93	87
Haut/RAST	85	44	70

Tabelle 2. Prozentuale Übereinstimmung (in %) der Ergebnisse von Prick-Hauttest und Radioallergosorbenttest in Bezug auf das Ergebnis des inhalativen Provokationstests sowie untereinander für die Antigene: Mehlstaub, Tierhaare, -epithelien, Gesamtergebnis

Immunologischer Test	Mehlstaub	Tierhaareepithel	Insgesamt (absolute Zahlen)
Haut/Inhal.Prov.	88	70	73 (242/333)
RAST/Inhal.Prov.	93	85	69 (186/270)
Haut + RAST / Inhal.Prov.	97	85	91 (135/148)
Haut/RAST	85	59	73 (664/905)

bei Asthmapatienten allein durch die Reizantwort der Haut in 83 %, durch den noch sensitiveren RAST in 85 % und durch diese beiden Verfahren in 91 % dasselbe Ergebnis wie mit der inhalativen Provokation, also den Nachweis einer klinisch relevanten Sensibilisierung der Bronchialschleimhaut. Wenn man bedenkt, daß in der Mehrzahl eine eindeutige Anamnese vorliegt, sind also bei Sensibilisierung durch Pollen RAST und inhalative Provokation selten erforderlich. Der Hauttest erscheint nach unseren Befunden ausreichend aussagekräftig.

Nach Exposition gegen Schimmelpilze benötigt man eine konkordante Aussage von Haut und RAST, damit mit einer Irrtumswahrscheinlichkeit von nur 7 % auf die durch Provokation nachweisbare, klinisch bedeutsame allergische Reaktion der Atemwege geschlossen werden kann. Im Falle der Einwirkung des Antigens der Hausstaubmilbe gelingt ohne respiratorische Provokation nur in 87 % eine wahrscheinliche Aussage zum aktuellen Sensibilisierungsgrad der Bronchialschleimhaut.

Für die Testung der bronchiologischen Relevanz einer Mehlstaub-Allergie genügt im allgemeinen ein konkordantes Ergebnis von dermalem Test und RAST.

Weniger aussagekräftig ist dagegen der Hauttest für die Beurteilung einer Tierhaarallergie der Bronchialschleimhaut. Es fällt hier die große Diskrepanz zwischen den Ergebnissen von Hauttest und RAST auf.

Insgesamt, unter Einschluß weiterer, hier nicht aufgeführter Antigene, ergibt sich folgendes Bild: Im Mittel trifft die Reizantwort der Haut in 73 %, nämlich in 242 von 333 inhalativ und dermal geprüften Patienten, auch für das Ergebnis der respiratorischen Provokation zu; in 69 % gilt dies für den RAST, und wenn beide Verfahren übereinstimmen, ergibt sich in 91 % der Fälle dieselbe Information wie durch den inhalativen Provokationstest. In 664 von 905 Untersuchungen waren übereinstimmend RAST und Hauttest positiv oder negativ.

Es folgt aus diesen Befunden, daß Hauttest und RAST für die Allergengruppen Pollen, Mehlstaub und beispielsweise auch Proteasen eine hohe diagnostische Wertigkeit besitzen. Eine geringe Übereinstimmung findet sich dagegen bei ungenau definierten Rohextrakten, beispielsweise Schimmelpilzen und Hausstaubmilbe sowie bei angeführten Sonderfällen, welche eine inhalative Provokationstestung für die Wahl der Therapie und die sozialversicherungsgerechte Beurteilung der Patienten erfordern.

Es zwingt sich gelegentlich der Eindruck auf, daß sich der eine oder andere dermatologische Allergologe einer Abgrenzung der exogen-allergischen Alveolitis, einer Immunreaktion nach Typ III, von dem Soforttyp des allergischen Asthma bronchiale nicht immer voll bewußt ist, zumal Sensibilisierungsmuster nach mehreren Gruppen des Schemas von Coombs und Gell gemeinsam vorkommen. Da aber für die exogen-allergische Alveolitis, also die Typ-III-Reaktion, ebenso wie für die Immunantwort nach Typ II und IV eine Hyposensibilisierung streng gegenindiziert ist, hat die Unterscheidung praktisch-therapeutische Bedeutung.

Zu wichtigen exogen-allergischen Alveolitiden zählen die Farmerlunge, die Taubenzüchterlunge, die Luftbefeuchterlunge, ferner die Zuckerrohrstrohlunge u. a. m. Die Liste erweitert sich kontinuierlich um eine Reihe zusätzlich erkannter Einzelfälle, beispielsweise auch hervorgerufen durch Isozyanate. Die klinische Symptomatik äußert sich im klassischen Fall nicht durch eine asthmatische Reaktion, sondern durch eine verzögerte systemische Reizantwort. Anamnestisch-klinisch berichtet der Patient von der Symptomatik einer Pneumonie mit Fieber, Schüttelfrost, Übelkeit, ferner von Atemnot, typischerweise etwa 4 Stunden verzögert nach dem Antigeneinstrom. Im Falle der Farmerlunge sind es nächtliche Krankheitsattacken nach dem Verfüttern von schimmeligem Heu am Vorabend. Röntgenologisch kann sich die interstitielle

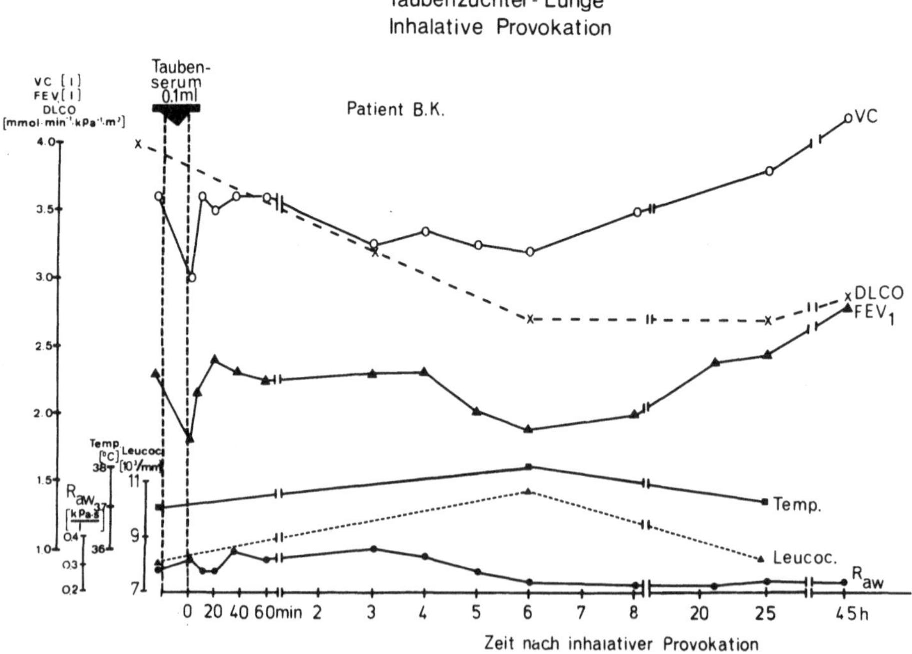

Abb. 3. Inhalativer Provokationstest bei einem Patienten mit Taubenzüchterlunge. Der starke Abfall der pulmonalen Diffusionskapazität (DLCO), die Erhöhung der Körpertemperatur und der Leukozyten im peripheren Blut mit Maximum etwa 6 Stunden nach der inhalativen Provokation von 0,1 ml Taubenserum, sprechen für eine systemische Reizantwort. Diese ist kennzeichnend für eine exogen allergische Alveolitis. Die Vitalkapazität (*VC*), der Atemstoßtest (FEV_1) und der Atemwegwiderstand (R_{aw}) zeigen begleitende, jedoch keine wertbaren Reaktionen

Tabelle 3. Veranschaulichung der Indikation für eine inhalative Provokation

Indikation		
Dermale Sensibilisierung (= Atopie)	→	Ausschluß eines latenten *Asthma*
Atembeschwerden	→	Ausschluß einer Sensibilisierung (Atopie?)

Tabelle 4. Überblick über die Methodik und über Ausschlußkriterien einer spezifischen inhalativen Provokation

Methodik			
Unspezifisch: 0,3–3,0% Acetylcholin (Metacholin) Spezifisch: 1 : 10 000–1 : 1 000 spez. Antigenlösung			
Bei:			
Klin.-anamnest. Evidenz: Schwerer resp. Symptomatik: Fehlender spez.-therap. Konsequenz:	→	Nur: Keine:	Respirat. Funktionsanalyse Spezielle Antigeninhalation

Pneumonie, ausgelöst durch Immunkomplexe der im Serum zirkulierenden Antikörper vom IgG-Typ mit den inhalativ aufgenommenen Antigenen deutlich darstellen. Es kommen auch chronische Verlaufsformen mit überwiegend bronchitischer Symptomatik vor. Eine inhalative Provokation ist häufig zur Klärung der Krankheitsursache mit entsprechenden therapeutischen, teilweise erheblichen sozialen Konsequenzen vonnöten, selbst wenn man dadurch auch eine mitigierte systemische Reizantwort mit Pneumonie auslöst. Charakteristisch ist die systemische Reizantwort mit Erhöhung der Körpertemperatur, mit einem Anstieg der Leukozyten im peripheren Blut und mit dem Abfall der Diffusionskapazität (Abb. 3).

Zusammenfassend ist die Indikation zur inhalativen Provokation innerhalb des Rahmenthemas der Atopie in der Tabelle 3 dargestellt. Anhaltspunkte für die Methodik und für Gegenindikationen enthält Tabelle 4.

Zusammenfassung

Der inhalative Provokationstest ist indiziert, wenn eine dermale Sensibilisierung vorliegt und Atembeschwerden den Verdacht auf ein latentes Asthma bronchiale lenken. Der unspezifische inhalative Provokationstest erfolgt durch Einatmen von 5 ml Lösung mit 0,3–3% Azetylcholin oder Metacholin. Bei unklaren anamnestischen Bezügen und nur geringer bis mittelschwerer Bronchialobstruktion ist die gezielte, spezifische inhalative Provokation mit einem Zehntausendstel bis zu einem Tausendstel handelsüblicher Antigentestpräparate angezeigt. Besteht eine klinisch-anamnestische Evidenz, eine schwere respiratorische Symptomatik und fehlen spezielle therapeutische Konsequenzen, so ist nur die eingehende respiratorische Funktionsanalyse ohne Antigeninhalation zu empfehlen. Die Messung des Gesamt-IgE besitzt weder eine ausreichende Sensitivität noch Spezifität für die Beurteilung einer allergischen Sensibilisierung der Bronchialschleimhaut. Wie aus unseren über 900 Untersuchungen hervorgeht, kommt Hauttest und RAST für die Allergengruppen Pollen, Mehlstaub und Proteasen, nicht aber für Schimmelpilze und Hausstaubmilbe, eine hohe diagnostische Bedeutung für das Vorhandensein einer bronchialen Sensibilisierung zu.

Literatur

1. Baur X, Fruhmann G (1981) Specific IgE antibiodies in patients with isocyanate asthma. Chest [Suppl] 80:73S–76S
2. Baur X, Dewair M, Fruhmann G, Aschauer H, Pletschinger J, Braunitzer G (1982) Hypersensitivity to chironomids (nonbiting midges): Localization of the antigenic determinants within certain polypeptide sequences of hemoglobins (erythrocruorins) of Chironomus thummi thummi (Diptera). J Allergy Clin Immunol 69:66–76
3. Baur X, König G, Bencze K, Fruhmann G (1982) Clinical symptoms and results of skin test, RAST and bronchial provocation test in thirty-three papain workers: Evidence for strong immunogenic potency and clinically relevant 'proteolytic effects of airborne papain'. Clin Allergy 12:9–17
4. Coombs R, Gell P (1968) Classification of allergic reaction responsible for clinical hypersensitivity and disease. In: Gell PGH, Coombs RRA (eds) Clinical Aspects of Immunology, 2nd edn. Blackwell, Oxford Edinburgh, pp 575–596
5. Fruhmann G, Baur X, König G (1980) Die Bedeutung des inhalativen Provokationstest für die Diagnose der exogen-allergischen Alveolitis. Verh Dtsch Ges Inn Med 86:1162–1165
6. Fruhmann G (1983) Immunmechanismen arbeitsmedizinisch relevanter Erkrankungen des broncho-pulmonalen Systems. Verh Dtsch Ges Arb Med, 23. Tgg. Gentner, Stuttgart
7. Fruhmann G (1976) Pneumokoniosen durch Inhalation organischer Stäube. In: Ulmer WT, Reichel G (Hrsg) Pneumokoniosen (Handbuch der inneren Medizin, 5. Aufl, Bd 4, Atmungsorgane 1. Teil). Springer, Berlin Heidelberg New York, S 543–598
8. König W, Bohn A, Bremm KD, Brom J, Theobald K, Spur B, Crea A (1983) Die Rolle der Mastzelle bei allergischen und entzündlichen Erkrankungen. Prax Klin Pneumol 37:127–138

Lennart Juhlin

Atopie und Nahrungsmittelallergie

Nahrungsmittel können verschiedene Symptome des atopischen Formenkreises auslösen. Jedoch geht die Diskussion oft darum, wie häufig Nahrungsmittel die auslösenden Faktoren sind und wie man diesen Tatbestand diagnostizieren kann. Wenige Gebiete sind so schlecht definiert und so viel mit klinischer Subjektivität belastet wie die Nahrungsmittelallergie. In letzter Zeit wurde jedoch in mehreren Studien versucht, die Diagnostik methodisch zu verbessern und positive Reaktionen genauer zu definieren.

Zunächst sollte erwähnt werden, daß Reaktionen auf Nahrungsmittel nicht unbedingt immunologischer Natur sein müssen, sondern auch durch psychologische Faktoren, durch toxische Substanzen oder durch einen idiopathischen Enzymdefekt ausgelöst werden können (Abb. 1). Die Art der Symptome hängt von den betroffenen Organen ab. Wir wollen uns hier auf die immunologischen Reaktionen der Haut konzentrieren, das heißt auf kutane Symptome wie Pruritus, Erytheme, Urtikaria und atopisches Ekzem, obwohl andere allergische Manifestationen wie Asthma, Rhinitis, Konjunktivitis, Migräne und gastrointestinale Symptome zu gleicher Zeit ebenfalls vorkommen können. Ein Juckreiz im perioralen Bereich ist in den meisten Fällen das erste Zeichen eines atopischen Ekzems. Vielleicht handelt es sich hier um eine Urtikaria sine Urtikae. Schon vor langer Zeit konnte gezeigt werden, daß die klinischen Zeichen des atopischen Ekzems nicht auftreten, wenn man die Haut vor mechanischen Traumata wie Kratzen schützt.

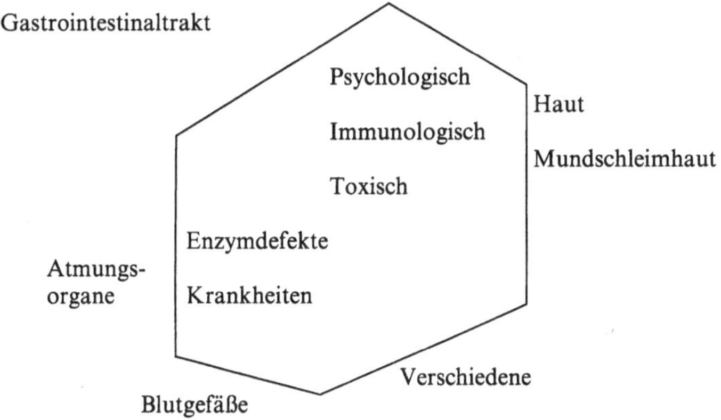

Abb. 1. Ursachen und Symptome von Nahrungsmittelrekationen

Diagnostisches Vorgehen

Die relevanten Kriterien für die Diagnose einer Nahrungsmittelüberempfindlichkeit bei Atopikern sind in Tabelle 1 aufgeführt. Ich möchte nur kurz meinen persönlichen Standpunkt zu den ersten drei Tests erläutern, da diese bereits von Herrn Kollegen Wüthrich diskutiert worden sind. Anschließend möchte ich einige neue Beobachtungen mit Provokationstesten zur Diskussion stellen.

Tabelle 1. Feststellung von Nahrungsmittelreaktionen

1. Anamnese einer spezifischen Reaktion
2. Wirksamkeit einer Karenzdiät
3. Positive Prickteste
4. Doppelblinder Provokationstest

Anamnese

Es ist oft schwierig, Reaktionen einzuordnen, die mit einiger Verzögerung auftreten, während die Zuordnung solcher Reaktionen, die innerhalb einer halben Stunde manifest werden, einfacher ist. Wichtig ist, den Zeitpunkt und die Häufigkeit einer Reaktion festzuhalten und zu evaluieren, ob sie auf dasselbe Nahrungsmittel zurückzuführen ist sowie welche Nahrungsmittelmenge die Symptome auslöste. Eine einzelne angedeutete bis milde Reaktion vor längerer Zeit sollte diagnostisch vernachlässigt werden. Bei brusternährten Säuglingen darf die Nahrung der Mutter als mögliche Quelle für Nahrungsmittelantigene nicht ausgeschlossen werden.

Karenzdiät

Es ist nicht möglich, einen Patienten bei weiter bestehenden Symptomen zu testen. Verdächtige Nahrungsmittel sollten daher komplett entzogen und anschließend einzeln wieder zugeführt werden, nachdem der Patient symptomfrei geworden ist. Bei kleinen Kindern sollten solche Nahrungsmittel vermieden werden, die häufig Reaktionen auslösen wie Nüsse, Eier, Kuhmilch, und Sojaprodukte. Bei älteren Kindern und Erwachsenen kann eine Diät empfohlen werden, die aus Reis, Lammfleisch, Wasser und Salz besteht, sofern eine Vielzahl von Nahrungsmitteln ausgeschlossen werden muß. Verdächtige Nahrungsmittel werden dann einzeln jeden zweiten Tag in großen Mengen in die Diät eingeführt.

Hautteste

Im allgemeinen sind Pricktestungen zu empfehlen, in denen die Quaddelbildung 15 Minuten später gemessen wird. Damit kann das Vorhandensein von Antikörpern in der Haut bestimmt werden. Es gibt hierfür stabile Antigenextrakte für Fisch, Eier, Milch, Nüsse, Getreideprodukte, Bohnen und Erbsen. Antigene von Früchten und von Kakao sind demgegenüber labil. Daher muß beim Pricktest durch die frische Frucht oder das Gemüse hindurch in die Haut gestochen werden. Kreuzreaktionen zwischen Birkenpollen und Äpfeln, Karotten, Kartoffeln und in gewissem Ausmaß auch Zitrusfrüchten können auftreten [3, 6]. Bei Patienten mit Birkenpollenallergie wird häufig auch eine Sofortreaktion auf Gewürze beobachtet [13]. Bei Kindern unter 3 Jahren beruht die Nahrungsmittelüberempfindlichkeit sowohl auf einer Reaktion vom Reagintyp als auch auf anderen allergischen Reaktionstypen. In 70% waren die Hauttests dabei falsch-positiv [17]. Dagegen waren oberhalb eines Alters von drei Jahren alle Reaktionen vom Reagintyp. Für die Sicherung der Diagnose sind Provokationstests unerläßlich. Ein negativer Hauttest hingegen macht eine Nahrungsmittelallergie unwahrscheinlich, sofern der Patient älter als drei Jahre ist [12].

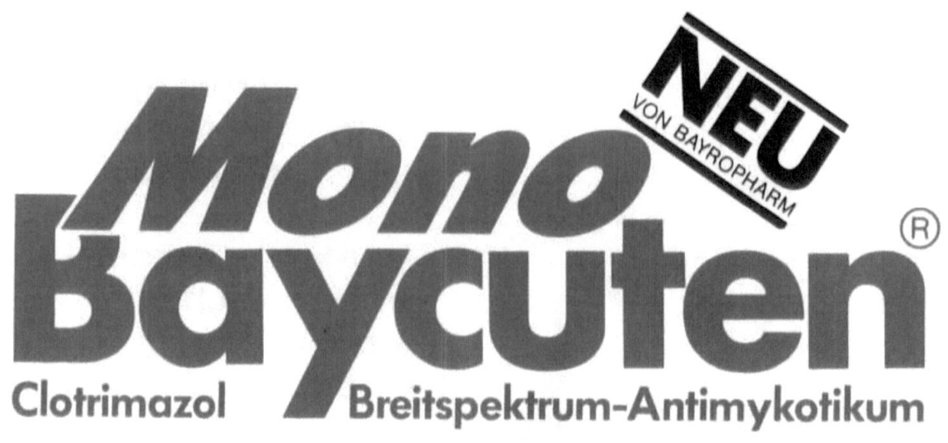
NEU
VON BAYROPHARM
Mono
Baycuten®

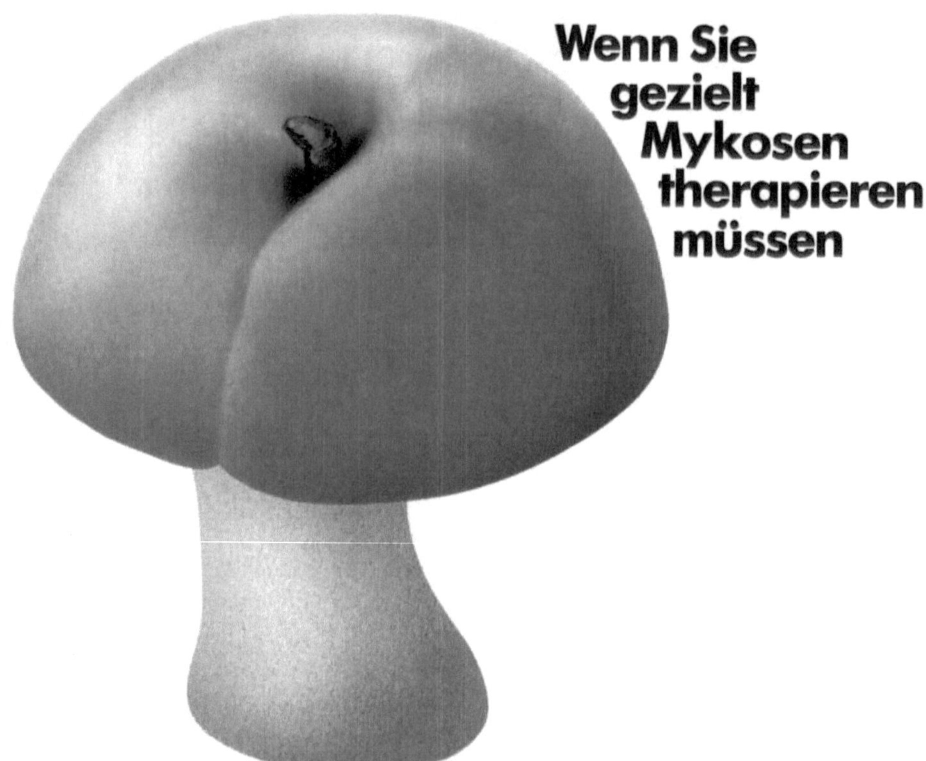
Wenn Sie
gezielt
Mykosen
therapieren
müssen

RAST

Bei Patienten mit einem erhöhten Schockrisiko für *in vivo*-Teste kann der Radioallergosorbenttest (RAST), der spezifische IgE-Antikörper im Blut erfaßt, nützlich für die Bestätigung einer Reaktion auf bestimmte Nahrungsmittel wie Nüsse, Eier und Fisch sein. Der RAST ist auch für spezifische klinisch-experimentelle Fragestellungen von Interesse. Routinemäßig durchgeführte Suchtests mittels RAST auf zahlreiche Nahrungsmittelallergene liefern dagegen nur wenig zusätzlich klinische Informationen. Mütterliches IgE ist nicht in der Lage, die Placentabarriere zu durchbrechen. Es konnte gezeigt werden, daß das IgE im Nabelschnurblut nachweisbar vom Fötus stammt und damit auf eine intrauterine Sensibilisierung hinweist. Der Nachweis von IgE im Nabelschnurblut kann als Indiz für eine extreme atopische Disposition mit erhöhtem Risiko zur Entwicklung einer Nahrungsmittelallergie gewertet werden. Die IgE-Bestimmung im Nabelschnurblut kann daher von prognostischem Wert sowie von Bedeutung für eine Therapie mit einer niedrig dosierten Antigenzufuhr sein [10].

Provokationsteste

Der Expositionstest mit den angeschuldigten Nahrungsmitteln sollte unbedingt als Doppelblindversuch durchgeführt werden, um somatische von psychogenen Reaktionen zu differenzieren. Alle in Frage kommenden Antigene müssen vor der Auslösung stets für einen ausreichenden Zeitraum abgesetzt werden.

Bessert sich in dieser Zeit das Krankheitsbild nicht, so ist ein Expositionstest sinnlos. Bei Kindern unter sechs Jahren sollte das verdächtige Nahrungsmittel in einem zweiten getarnt werden, das keine Reaktionen auslöst – wie z. B. Apfelbrei oder pürierte Aprikosen. Bei älteren Kindern und Erwachsenen kann das Nahrungsmittel meist in dehydrierter Form in farbstofffreien opaken Gelatinekapseln gereicht werden. Bei Kindern mit den verschiedenen Symptomen vom Reagintyp einschließlich der Diarrhöe waren mehr als 90 % der nachgewiesenen immunologischen Reaktionen auf Nahrungsmittel wie Kuhmilch, Nüsse, Ei und Sojabohnen zurückzuführen [12]. Diese sind in getrockneter Form im Einzelhandel erhältlich. Keiner der im Expositionstest untersuchten Patienten reagierte auf Erdbeeren, Tomaten oder Schokolade, obgleich derartige Reaktionen sowie auch solche auf Fisch, Weizen und künstliche Farbstoffe beschrieben wurden [11]. Die zur Auslösung zu empfehlende Nahrungsmittelmenge muß sich nach der Schwere der zuerwartenden Reaktionen richten. Im allgemeinen können 10 mg bis 1 g der getrockneten Nahrungsmittel als erste Dosis empfohlen werden. Bei den folgenden Expositionen werden die Dosen um das Zwei- bis Zehnfache bis zu einer Einzeldosis von 8 g gesteigert. Gegebenenfalls kann eine relativ große Nahrungsmittelmenge zur Auslösung einer Reaktion erforderlich sein. Es wurde empfohlen, das in Frage kommende Nahrungsmittel in einer Grundlage mit starkem Eigengeschmack und ausgeprägter Eigenfarbe wie Linsen, Möhren oder Karamel zu kaschieren. Gleichzeitig kann diese Grundlage als Kontrolle dienen [1].

Manchmal sind wiederholte Auslösungen an aufeinanderfolgenden Tagen notwendig, um ein Ekzem zu verstärken [11], das sich häufig langsam entwickelt und erst bis zu 72 Stunden nach Provokation auftreten kann [7]. Die meisten der beschriebenen Studien wurden in Praxen oder unter klinischen Bedingungen durchgeführt, um die Kontrolle der Nahrungsmittel und die Beobachtung der Symptome zu ermöglichen. Die Häufigkeit positiver Provokationsreaktionen hängt von der Auswahl der Patienten ab. So berichteten Bonifazi u. Mitarb. [4], daß von 253 Patienten mit hohen Titern von nahrungsmittelspezifischem IgE, die aber ohne klinische Symptome in der Anamnese waren, nur drei positiv reagierten. Dagegen zeigten 24 von 43 Patienten positive Reaktionen nach einer Exposition, die auch anamnestisch Symptome einer Sofortreaktion angaben. Sedlis [18] berichtete, daß von 27 Kindern mit positiven Hauttesten auf Eier 5 positiv im Provokationstest reagierten. Somit ist ein positiver IgE RAST oder Hauttest nur wenig hilfreich bei der Auswahl von Nahrungsmitteln für den Expositionstest. Basierend auf einer gründlichen Anamnese zur Nahrungsmittelüberempfindlichkeit fiel der Provokationstest bei einem Drittel der Kinder unter drei Jahren und bei 22% der Kinder zwischen drei und sechs Jahren positiv aus [12]. Alle Kinder, die älter als drei Jahre waren und bei denen der Expositionstest positiv verlief, zeigten auch einen positiven Hauttest.

Bis jetzt wurde der Rolle der psychogenen Faktoren wenig Beachtung geschenkt. Daß Symptome durch Anregung des Vorstellungsvermögens ausgelöst werden können, heißt nicht, daß die Beschwerden nur eingebildet sind, sondern heißt vielmehr, daß ihre Behandlung dem psychogenen Ursprung Rechnung tragen muß. Von 23 Patienten, die eine Reihe von Symptomen einer Nahrungsmittelallergie aufwiesen, konnte diese Diagnose nur in 4 Fällen durch Karenzdiät und Provokationstest bestätigt werden [14]. Alle 4 Patienten waren Atopiker und reagierten mit einer Urtikaria. Ein Patient entwickelte ein Ekzem. Keine dieser 4 Patienten hatte psychologische Symptome, die oft bei den Patienten beobachtet wurden, bei denen der Verdacht auf eine Nahrungsmittelallergie nicht bestätigt werden konnte.

Atherton u. Mitarb. [2] führten Provokationstests bei Kindern mit einem Ekzem als Hauptsymptom einer Erkrankung des atopischen Formenkreises doppelblind durch. Zirka zwei Drittel der Kinder zogen eindeutig eine ei- und milchfreie Diät vor. Darunter kam es gleichzeitig klinisch zu einer Besserung. Einige dieser Kinder sahen diese Nahrungsmittel als unverdächtig an und brachten sie nicht mit dem Ekzem in Verbindung. Sampson [17] berichtete kürzlich über 26 Kinder (Durchschnittsalter 11 Jahre) mit abgesichertem atopischen Ekzem und dem Verdacht auf eine Nahrungsmittelallergie. Bei diesen Kindern wurden Hautteste auf 28 Nahrungsmittelallergene durchgeführt. Anschließend wurde versucht, eine allergische Reaktion mit den Nahrungsmitteln auszulösen, die sich in der Anamnese oder im Hauttest als verdächtig gezeigt hatten. Bei 104 Provokationen mit Nahrungsmitteln wurden 23 positive Reaktionen bei 15 Kindern beobachtet. Alle 104 Kontrollprovokationen mit Plazebos waren negativ. Am häufigsten traten Erytheme und Pruritus innerhalb von 2 Stunden auf. 72% der Reaktionen waren auf Eier, Milch, Erdnüsse und Weizen zurückzuführen. Weiterhin wurden Reaktionen auf Sojabohnen, Geflügel, Fisch, Kartoffeln und Roggen beobachtet. Gelegentlich sind Kreuzreaktionen zwischen Geflügel und Eiern sowie zwischen Schokolade und Milch zu verzeichnen.

Die zuvor erwähnten Studien legen bei bestimmten Patienten mit atopischem Ekzem die Kombination der Karenzdiät mit einem doppelblinddurchgeführten Provokationsverfahren nahe. Bei Erwachsenen ist allerdings eine klinische Besserung des atopischen Ekzems durch diätetisches Vermeiden relativ selten. Daher sollte in weiteren Studien geklärt werden, ob diese Teste auf ein bestimmtes Alter beschränkt oder nur bei solchen Patienten durchgeführt werden sollten, die schwer erkrankt sind und auf keine Therapieform reagieren.

Intestinale Resorption von Antigenen

Antigene können in intakter Form vom Magen-Darm-Trakt resorbiert werden. Verschiedenartige Defekte in der Darmbarriere können die Aufnahme antigener Substanzen in den Körper erhöhen. Es existieren 3 intestinale Barrieren gegen Antigene:

1. *Schleimschicht.* Im Darmlumen findet sich ein muköses Sekret, in dem gleichzeitig auch Immunglobuline vorhanden sind, die sich mit Antigenen zu Antigen-Antikörper-Komplexen verbinden können. Diese werden dann durch Verdauungsenzyme abgebaut. Es werden aber auch große Mengen von IgA-Immunglobulinen sezerniert, die durch die proteolytischen Enzyme des Gastrointestinaltrakts nicht abgebaut werden können und denen somit eine besondere Bedeutung bei der Blockierung der Antigenaufnahme in den Körper zugeschrieben wird.

2. *Epitheliale Barriere.* Die Antigene werden in speziellen Mikrofaltenzellen, M-Zellen genannt, resorbiert, die direkt über den Peyerschen Plaques liegen, wo sie

unmittelbar mit Makrophagen und Lymphocyten der Lamina Propria in Kontakt kommen. Andere Antigene können zwischen den Mikrovilli der Enterozyten angereichert werden [19]. Ferner ist ein intrazellulärer Transport diskutiert worden.

3. *Intraepitheliale Barriere.* Nach Endozytose durch die mikrovillöse Membran werden Makromoleküle in kleinen Vesikeln und größeren Phagosomen transportiert. Diese assoziieren sich mit Lysosomen zu Phagolysosomen und erlangen damit die Fähigkeit, die Makromoleküle zu verdauen. Hierbei unverdaute Makromoleküle werden durch Exozytose im extrazellulären Raum abgelagert, wo sie durch die intestinalen lymphatischen Organe oder durch Blutgefäße aufgenommen werden.

Früh- und neugeborene Säuglinge resorbieren größere Mengen an Nahrungsmittelallergenen als ältere Kinder und Erwachsene. Der Mangel oder Funktionseinschränkungen dieser Barrieren erhöhen das Risiko von Nahrungsmittelreaktionen. So steigern anscheinend intestinale Infektionen und andere Faktoren, die eine Entzündung der Darmmukosa auslösen, die Resorption. Andere pathogene Faktoren sind eine Abnahme der Magenazidität, Veränderungen in der Zusammensetzung der intestinalen Flora und ein Mangel an Gallensäuren. Die Aufnahme von Antigenen und hochmolekularem Polyäthylenglykol war bei einigen Atopikern gesteigert. Dafür könnten lokale allergische Reaktionen in der Mukosa verantwortlich sein [9]. Da die Nahrungsmittelreaktionen dosisabhängig sind, hängt die resorbierte Menge von der aufgenommenen Quantität sowie von der Integrität der Barriere ab. Unter Berücksichtigung ihres Körpergewichts sind daher künstlich ernährte Säuglinge einer relativ massiven Antigenaufnahme ausgesetzt. So entspräche die von einem Säugling getrunkene Milchmenge einer Tagesaufnahme von 16–20 Litern beim Erwachsenen.

Anomalien in der Elimination von Antigenen

Die Entwicklung eines Ekzems kann auch auf eine fehlerhafte Umsetzung des Antigens zurückzuführen sein. Im Blut vorhandene Antikörper können mit einem Antigen einen Komplex bilden, der über das retikuloendotheliale System ausgeschieden wird. IgA-Komplexe sind als relativ harmlos anzusehen und treten bereits bei Gesunden auf. Jedoch werden auch Komplexe mit IgE, IgG oder CIq häufiger bei Atopikern beobachtet [1]. Eine frühzeitige Antigenexposition kann bei atopischen Kindern, die zur Bildung von IgE-Antikörpern prädisponiert sind, eine entsprechende Antikörperproduktion auslösen. Dadurch werden Mastzellen sowohl im Gastrointestinal- und Respirationstrakt als auch in der Haut sensibilisiert.

Prophylaxe durch Muttermilchernährung

Es erscheint gesichert, daß flaschenernährte häufiger als brusternährte Säuglinge ein Ekzem entwickeln, obgleich einige Studien einen solchen Unterschied nicht aufzeigen konnten. Bei der Bewertung solcher Studien ist der Tatsache Rechnung zu tragen, daß eine Mutter mit allergischen Symptomen in der Familie mehr zur Brusternährung neigt als andere Mütter. Die günstige Wirkung der Brusternährung wird einer verminderten Antigenzufuhr zugeschrieben. Auch in der Muttermilch können Antigene gefunden werden, die vermutlich über die Nahrung der Mutter dorthin gelangen. Jedoch ist deren Menge begrenzt und harmlos für normal entwickelte Kinder. Da der atopische Formenkreis mit einem genetisch determinierten Immundefekt verbunden ist, sind die Auswirkungen derartiger Ernährungsweisen bei solchen Kindern bedeutsam. Kürzliche Studien zeigten einen günstigeren Effekt der Brusternährung bei Familien mit allergischer Anamnese im Vergleich zu solchen ohne allergische Diathese [8, 16].

Therapie

Aus den eben genannten Gründen wird bei atopischen Kindern die Brusternährung empfohlen. Das trifft insbesondere auf Kinder mit extremer atopischer Disposition oder mit nachgewiesenem IgE im Nabelschnurserum zu. In diesen Fällen sollte darauf geachtet werden, daß auch die Mutter bekannte Antigene wie Eier, Milch und Nüsse weitgehend meidet.

Zunächst gilt es, eine Nahrungsmittelunverträglichkeit objektiv abzusichern und das als Ursache erkannte Nahrungsmittel zu eliminieren. Bei Kindern unter zwei Jahren, bei denen die Störung nicht immunologisch bedingt ist, ist diese gewöhnlich zeitlich begrenzt, so daß das entsprechende Nahrungsmittel ab einem Alter von drei Jahren wieder zugeführt werden kann. Da Milch das Hauptnahrungsmittel von Säuglingen ist, sollte dieses durch solche nährwertig äquivalenten Verdauungsprodukte von Milch oder Sojabohnen bestehen, die eine geringe Antigenität aufweisen. Säuglinge, die auch auf diese Produkte weiterhin reagieren, müssen eine auf der Gabe von Aminosäuren basierenden Diät einhalten. Bei Umstellung auf feste Ernährung sollte man sich auf solche Nahrungsmittel konzentrieren, die im allgemeinen keine Überempfindlichkeit auslösen [15]. Dabei sollte man beachten, daß Geflügel und Fleisch mit Eiern und Milch kreuzreagieren können. Bei Kindern, die eine Karenzdiät über lange Zeiträume einhalten, besteht die Gefahr einer Mangelernährung. Solche Diäten sollten daher nur angewandt werden, wenn die übliche Lokalbehandlung versagt. Man schätzt, daß bei 10% der Kinder mit einem dermatologischer- oder pädiatrischerseits gesicherten atopischen Ekzem diätetische Maßnahmen erfolgreich sind. Der erste Schritt besteht im Vermeiden von Erdnußbutter, Nüssen, Milch und Eiern. Ferner sollten den Patienten Listen mitgegeben werden, in denen Nahrungsmittel aufgeführt sind, die Milch und Eier enthalten. Bei Kindern mit ausgeprägtem Ekzem und Verdacht auf Allergie gegen zahlreiche Nahrungsmittel sollten alle in Verdacht kommenden Allergene gleichzeitig vermieden werden.

Elementarnahrungspräparate in Puderform werden im allgemeinen von Kindern nicht akzeptiert. Dagegen kann eine schwach allergene Diät, bestehend aus einer einzigen Fleischsorte wie Lamm oder Truthahn, einer Kohlenhydratquelle wie Reis oder Kartoffeln und einer Gemüse- oder Fruchtsorte, über einen Zeitraum von zwei bis drei Wochen empfohlen werden. Zeigt sich klinisch eine deutliche Besserung, so kann ein Nahrungsmittel nach dem anderen wieder zugesetzt werden. Selbstgemachte reine Produkte sind am sichersten. Wichtig wäre, die im Handel erhältlichen Nahrungsmittel ausreichend zu kennzeichnen. So kann Brot beispielsweise so unterschiedliche Bestandteile wie Weizen, Soja, Hefe, Milch, Eier, Schweinefett oder Fischproteine enthalten. Wichtig ist, die Teste für die Objektivierung der Nahrungsmittelunverträglichkeit bei schweren Fällen in doppelblinder Anordnung durchzuführen.

Schon vor 50 Jahren wurde für Atopiker eine Diät aus Mais und Leinsamenöl empfohlen. Die Wirksamkeit wurde von einigen Autoren bestätigt, nicht hingegen von anderen. Kürzlich beobachteten Wright u. Burton [20] in einer Doppelblindstudie, daß eine über 12 Wochen gegebene Diät, die auf Nachtkerzenöl basiert und damit reichlich Linolsäure und Gammalinolensäure enthält, das Ekzem bei 30–40% der Patienten bessert. Der Therapie liegt die Hypothese zu Grunde, daß bei Atopikern das Enzym Delta-6-Desaturase nicht ausreichend gebildet wird, das zur Umsetzung von Linolsäure zu Gammalinolensäure benötigt wird. Diese wiederum ist für die Synthese der Prostaglandine erforderlich. Dieser therapeutische Ansatz weicht von den gegenwärtig üblichen ab und eröffnet neue Möglichkeiten für die Behandlung des atopischen Formenkreises, sofern die günstige Wirkung bestätigt wird. Dinatriumcromoglykat wurde versuchsweise prophylaktisch gegeben, um die Aufnahme eines verdächtigen Nahrungsmittels zu ermöglichen [5]. In speziell gelagerten Fällen kann ein Therapieversuch mit Cromoglykaten angeraten sein, um eine Nahrungsmittelüberempfindlichkeit abzusichern. Jedoch ist zum augenblicklichen Zeitpunkt die wichtigste Maßnahme eine gründliche Information des Patienten. So sollte er auch über mögliche Kreuzreaktionen bei tierischen und pflanzlichen Produkten informiert sein. Auch sollte er wissen, zwischen welchen Nahrungsmitteln keine Kreuzreaktionen auftreten. So bestehen z. B. Unterschiede in der Überempfindlichkeit auf Crustazeen und Mollusken, das heißt, der Genuß von Mollusken wird beim Vorliegen einer Allergie auf Crustaceen oft vertragen (Tabelle 2).

Tabelle 2. Keine Kreuzreaktionen

Mollusken	Krebstiere
Abalone	Krabben
Weichtiere	Langusten
Austern	Hummer
Kammuscheln	Garnelen
Miesmuscheln	Tintenfische

Zusammenfassung

Nahrungsmittel können immunologische Reaktionen der Haut auslösen, mit Symptomen wie Pruritus, Erythemen, Urtikaria und atopischem Ekzem. Die relevanten Kriterien für die Diagnose einer Nahrungsmittelüberempfindlichkeit sind Anamnese einer spezifischen Reaktion, Wirksamkeit einer Karenzdiät, positiver Pricktest und Doppelblind-Provokationstest. Der RAST ist nur für spezifische Fragenstellungen von Interesse. Bei Kindern sind die meisten Reaktionen auf Nahrungsmittel wie Kuhmilch, Nüsse, Ei und Sojabohnen zurückzuführen. Diese sind in getrockneter Form erhältlich und können in opaken Gelatinekapseln für Provokationsteste verabreicht werden. Psychogene Faktoren sind wichtig und können damit ausgeschlossen werden. Verschiedenartige Defekte der Darmbarriere können die Aufnahme von antigenen Substanzen in den Körper erhöhen. Anomalien in der Elimination von Antigenen durch Immunkomplexe oder Anomalien des retikuloendothelialen Systems können eine Rolle spielen.

Bei Kindern mit atopischer Disposition wird als Prophylaxe Brusternährung empfohlen. Therapeutisch gilt es zunächst, das als Ursache erkannte Nahrungsmittel zu eliminieren. Der erste Schritt besteht im Vermeiden von Eiern, Milch, Nüssen und Erdnußbutter. Man kann auch eine schwach allergene Diät über einen Zeitraum von 2 bis 3 Wochen empfehlen. Eine Diät mit reichlich Gammalinolensäure eröffnet neue Möglichkeiten sofern die günstige Wirkung bestätigt wird. Nur in speziellen Fällen sollte ein Therapieversuch mit Cromoglykaten unternommen werden.

Literatur

1. Atherton DJ (1983) The role of foods in atopic eczema. Clin Exp Dermatol 8:227–232
2. Atherton DJ, Sewell M, Soothil JF, Wells RS, Chilvers CED (1978) A double-blind controlled cross-over trial of an antigen avoidance diet in atopic eczema. Lancet i:401–403
3. Björksten F (1983) Food sensitivity: Report at Marabou Symposium held on June 11, 1983, in Stockholm
4. Bonifazi E, Garofalo L, Monterisi A, Meneghini CL (1980) History of food allergy, RAST and challenge test in atopic dermatitis. Acta Derm Venereol [Suppl] (Stockh) 92:91–93
5. Dannaeus A, Foucard T, Johansson SGO (1977) The effect of orally administered sodium cromoglycate on symptoms of food allergy. Clin Allergy 7:109–111
6. Eriksson NE, Formgun H, Svenonius E (1982) Hypersensitivity in patients with pollen allergy. Allergy 37:437–443
7. Hammar H (1977) Provocation with cow's milk and cereals in atopic dermatitis. Acta Derm Venereol (Stockh) 57:159–163

8. Hide DW, Guyer BM (1981) Clinical manifestations of allergy related to breast and cow's milk feeding. Arch Dis Child 56:172–175
9. Jackson PG, Lessof MH, Baker RWR, Ferrett J, Mac Donald DM (1981) Intestinal permeability in patients with eczema and food allergy. Lancet i:1285–1286
10. Kjellman N-IM (1976) Predictive value of high IgE levels in children. Acta paediatr Scand 65:465
11. Lessof MH, Wraith DY, Merrett TG, Merrett J, Buisseret PD (1980) Food allergy and intolerance in 100 patients – local and systemic effects. Q J Med New Ser 49m 195:259–271
12. May CD, Bock SA (1978) A modern clinical approach to food hypersensitivity. Allergy 33:166–188
13. Niinimäki A, Hanuksela M (1981) Immediate skin test reactions to spices. Allergy 36:487–493
14. Pearson DJ, Rix KJB, Bentley SJ (1983) Food allergy: How much in the mind? A clinical and psychiatric study of suspected food hypersensitivity. Lancet 6:1259–1261
15. Rajka G (1983) Dietary associations in atopic dermatitis. Seminars in Dermatology 2:ml 30–33
16. Saarinen UM, Kajosaari M, Backman A, Siimes MA (1979) Prolonged breast feeding as a prophylaxis for atopic disease. Lancet ii:163–166
17. Sampson HA (1983) Role of immediate food hypersensitivity in the pathogenesis of atopic dermatitis. J Allergy Clin Immunol 71:473–480
18. Sedlis E (1965) Conference on infantile atopic eczema: some challenge studies with foods. J Pediatr [Suppl] 66:235–249
19. Walker WA (1982) Mechanism of antigen handling by the gut. Clin Immunol Allergy 2 (no. 1):15–40
20. Wright S, Burton JL (1982) Oral evening-primrose-seed oil improves atopic eczema. Lancet ii:1120–1122

Georg Rajka

Klinik des atopischen Ekzems

Die klinischen Aspekte der atopischen Dermatitis (aD) werden häufig vernachlässigt, was meines Erachtens ein Fehler ist. Denn letzten Endes sind es die Kliniker, die vom Patienten ausgehend die Grundlagen einer Krankheit beschreiben, die dann der Forscher zu ergründen versucht.

Wie Sie schon bemerkt haben, spreche ich von atopischer Dermatitis und nicht von atopischem Ekzem. Der Begriff „Ekzem" hat eine klassische Tradition in Europa; er beruht auf dem morphologischen Substrat der Spongiose und ist klinisch charakterisiert durch Nässen in der akuten Phase. Wie Sie wissen, bedeutet Ekzem in den angelsächsischen Ländern nicht dasselbe; man spricht dort sogar von einer „ekzematoiden Dermatitis" u. a. m. Besonders dort gibt es Autoren, die den Begriff „Ekzem" gänzlich abschaffen wollen. Demgegenüber läßt sich der von Sulzberger [10] eingeführte Name „atopische Dermatitis" leichter einsetzen, auch wenn es für deutsche Ohren etwas anders klingt; man kann mit ihm ältere oder nicht so befriedigende Begriffe wie „Neurodermitis constitutionalis" oder „Prurigo Besnier" vermeiden. Hier sollte erwähnt werden, daß das histologische Substrat der Spongiose bei aD immer noch sehr umstritten ist. Von einigen Autoren wird dies ganz klar verneint, während andere nur über follikuläre Spongiose sprechen, was vielleicht die Prurigopapel noch am besten charakterisieren könnte. Andere sprechen im Rahmen einer ganz breiten Gruppe von spongiotisch-psoriasiformen Effloreszenzen, die sie je nach akuten, subakuten oder chronischen Phasen unterscheiden.

Wenn ich zuerst über die Morphologie sprechen möchte, bin ich mir darüber im klaren, daß manche von Ihnen dies als Zumutung empfinden können, solch grundlegende Dinge überhaupt zu erwähnen. Meine Absicht ist es jedoch, einige kontroverse Befunde zu kommentieren und auch subjektive Aspekte zu erwähnen, sowie die diagnostischen Kriterien zusammenzufassen.

Morphologie der atopischen Dermatitis beim Säugling

Die wichtigsten klinischen Zeichen der atopischen Dermatitis sind ja bekannt. Ich möchte sie zunächst im Sinne meiner eigenen Erfahrungen diskutieren (s. Tabelle 1).

Tabelle 1

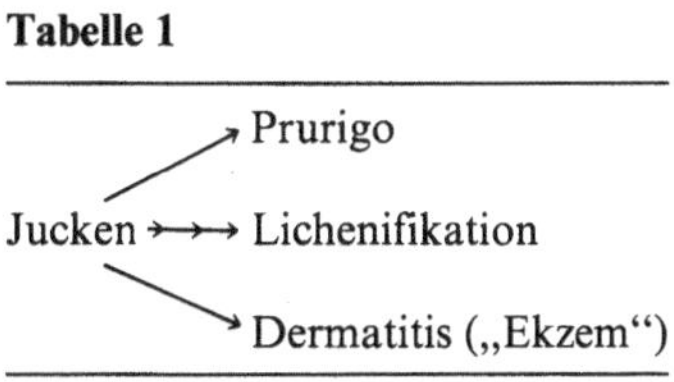

Die klinischen Erscheinungen dieser ersten Manifestation der Erkrankung sind unspezifisch; es gibt keinen sicheren morphologischen Unterschied zwischen atopischer Dermatitis und infantiler seborrhoischer Dermatitis, wie er in vielen Büchern erwähnt und auch u. a. von Sulzberger [8] beschrieben wird. Meiner Meinung nach ist eine morphologische Unterscheidung nur selten möglich.

In der Differentialdiagnose wird oft die Prädilektion bestimmter Lokalisationen betont, wobei es jedoch auch Ausnahmen gibt, so werden zentrofaziale Veränderungen als Zeichen einer seborrhoischen Dermatitis gedeutet, während laterofaziale Effloreszenzen für eine atopische Dermatitis sprechen sollen, was jedoch nur einen geringen Spielraum für eine echte Differenzierung ergibt. Retroaurikuläre Veränderungen werden als typisch für seborrhoische Dermatitis aufgefaßt; hier dominiert jedoch häufig die bakterielle Sekundärinfektion, die auch im Rahmen der atopischen Dermatitis keineswegs selten ist. Weiterhin habe ich – wie viele andere Autoren – häufig einen Befall des Capillitiums bei der klassischen atopischen Dermatitis beobachtet, und Sie wissen ja alle, wie verschieden das Bild der „crusta lactea" erklärt wird. Genitokrurale/perianale Veränderungen bei Kleinkindern – im deutschen Sprachraum oft Windeldermatitis genannt – treten wie bekannt nicht nur bei seborrhoischer Dermatitis auf, sondern können auch durch Candida, Staphylokokken, Psoriasis, Kontaktdermatitis, unspezifische Reizung und ganz sicher auch im Rahmen einer atopischen Dermatitis ausgelöst werden.

Bei beiden Hauterkrankungen finden wir als typisches Merkmal die Neigung zur Hautinfektion. Infektiöse Formen dominieren auch bei den seltenen erythrodermatischen Formen, wo seborrhoische Dermatitis im 2.–4. Lebensmonat, die auch als Leinersche Dermatitis bekannt ist und mit Diarrhöe einhergehen kann, stark überwiegt. Im Gegensatz dazu wird die Erythrodermia atopica Hill kaum mehr gesehen. Wenn man fettglänzende Schuppen findet, spricht dies natürlich mehr für eine seborrhoische Dermatitis. Nach meiner Meinung ist jedoch als differential-diagnostisches Zeichen das Fehlen des Kardinalsymptoms der atopischen Dermatitis, nämlich des Juckreizes, viel wichtiger [5]. Allerdings soll hierbei nicht vergessen werden, daß Kinder unter 2 Monaten sich noch nicht kratzen können. In dieser Zeit führt der Juckreiz zu Unruhe und Weinen. Auch die Zeit der Erstmanifestation ist manchmal wenig hilfreich. Die infantile seborrhoische Dermatitis pflegt bekanntermaßen sehr bald nach der Geburt aufzutreten. Dasselbe sieht man jedoch auch bei der atopischen Dermatitis – jedenfalls viel häufiger als einige Autoren beschreiben – der Schwerpunkt der Erstmanifestation allerdings im 2. Lebensmonat.

Die echten faßbaren Unterschiede zwischen atopischer Dermatitis und seborrhoischer Dermatitis finden wir deshalb meist nicht in der Morphologie, sondern in der Anamnese, den Untersuchungsergebnissen und dem klinischen Verlauf. Der Sammelbegriff „infantiles Ekzem" ist diplomatisch, bedeutet aber keine große Ehre für das differential-diagnostische Können. Eine weitere diplomatische Lösung wird von Vickers [9] angeboten, der von der „seborrhoischen Form der atopischen Dermatitis" spricht, während Beare und Rook eine häufige Koexistenz der beiden Formen annehmen [1]. Man kann sagen, daß zu Anfang des Jahrhunderts dem infantilen Ekzem meist eine seborrhoische Ätiologie zugeschrieben wurde, während wir heute denken, daß in der Mehrzahl der Fälle eine atopische Dermatitis vorliegt. Bei Erwachsenen ist die Differentialdiagnose demgegenüber auf Grund verschiedener typischer Veränderungen wesentlich leichter.

Hier soll auch die *Prognose* erwähnt werden, die in engem Zusammenhang mit der Frühmanifestation der atopischen Dermatitis steht. Zu dieser Frage werden verschiedenste Meinungen vertreten. Veröffentlichungen, die nicht auf exakten Nachuntersuchungen der Patienten beruhen – und solche sind nicht selten – sind mit Vorsicht zu interpretieren. Man nimmt an, daß in mehr als einem Drittel der an atopischer Dermatitis erkrankten Säuglinge die Krankheit später völlig abheilt. In den anderen

Fällen muß mit einem langwierigen Verlauf gerechnet werden. Vickers [9] der über 2000 Kinder beobachtet hat, findet im allgemeinen eine wesentlich günstigere Prognose. Nach seiner Meinung haben später auftretende, ausgedehnte und auch die Streckseiten befallende, sowie mit Asthma verbundene Formen eine schlechtere Prognose.

Morphologische Aspekte der atopischen Dermatitis bei Kindern und Erwachsenen

Ab einem Alter von 18 Monaten ist der häufige Befall von Ellenbeugen und Kniekehlen charakteristisch; und hier hat Korting [3] recht, der einen häufigeren Befall der Ellenbeugen beschreibt. Im Gesicht sind Lippen und Perioralregion oft betroffen, die Augenlider sind häufig licheninfiziert, was die meisten Kliniker sehen aber was selten in Lehrbüchern steht.

Ob die einfache oder doppelte Atopiefalte (Dennie-Morgan) mit dieser Lichenifikation etwas zu tun hat, ist schwer zu sagen. Das Gesicht der Patienten zeigt eine charakteristische Blässe. Die Ursache liegt in einer häufigen diffusen Lichenifikation sowie einer Vasokonstriktion auf Grund der Betablockade. Andererseits kann man bei atopischer Dermatitis leicht ein Gesichtserythem provozieren, was möglicherweise mit der erwähnten veränderten Releasability von Histamin zusammenhängen könnte [4, 6].

Hände und Füße sind beim Kleinkind ebenfalls häufig betroffen. Im trockenen Klima der skandinavischen Länder sieht man im Winter häufig nicht nur entzündliche und sekundär infizierte Hautveränderungen an den Handgelenken, sondern auch eine extreme Austrocknung, vor allem der volaren distalen Fingerpartien. Besonders häufig wird dies bei Kleinkindern beobachtet, deren Handschuhe beim Spielen im Schnee naß werden. Ich habe dies als „atopische Winterfinger" bezeichnet, in Analogie zu den beschriebenen „atopischen Winterfüßen", die eine Untergruppe des Formenkreises der juvenilen plantaren Dermatitis bilden. Ebenfalls an den Händen lokalisiert sich die atopische Dermatitis bei jungen Leuten infolge beruflicher Einflüsse, wenn sie mit fettlöslichen Substanzen oder Irritantien Kontakt haben (berufstätige Hausfrauen und Mütter, wo besonders bei der Pflege von Kleinkindern die Belastung der Hände sehr stark sein kann!). Ein ebenfalls sehr wichtiges und häufiges Zeichen der atopischen Dermatitis sind nummuläre Herde, klinisch sehr ähnlich oder identisch mit einem nummulären Ekzem. Nach eigenen Beobachtungen werden diese durch Austrocknung, Irritation, sowie Staphylokokkenbesiedelung ausgelöst und stellen eine Sonderform der atopischen Dermatitis dar.

Alle Autoren sind sich darüber einig, daß die entzündlichen Veränderungen, wie wir sie beim Ekzem diskutiert haben – im späteren Verlauf der atopischen Dermatitis seltener werden, und daß dann die Prurigopapeln sowie die Lichenifikation dominieren. Man pflegt bei diesen Patienten nur dann von einem Ekzem zu reden, wenn auch nässende Effloreszenzen vorliegen, was meist auf eine exogene Irritation und vor allem auf eine vermehrte Besiedelung mit Staphylokokken zurückzuführen ist. Daneben muß immer wieder betont werden, daß aufgrund dieser vermehrten Staphylokokkenbesiedelung – auch der nichtbefallenen Haut – bei Patienten mit atopischer Dermatitis eine verstärkte Neigung zur Sekundärinfektion auch nach banalen Traumen oder Kratzeffekten besteht; dies ist ein ganz wichtiges Charakteristikum der Erkrankung. Man ist eher überrascht, daß nicht alle zerkratzten Effloreszenzen klinische Zeichen einer Superinfektion aufweisen!

Diagnostische Kriterien

Es mag manchen von Ihnen überflüssig erscheinen, die Diagnostik der atopischen Dermatitis überhaupt zu diskutieren. Im Allgemeinen bestehen auch wenig Schwierigkeiten, diese Hauterkrankung zu erkennen, die seit dem Ende des letzten Jahrhunderts so klar beschrieben ist. Häufig findet man jedoch in der Literatur über hereditäre Hauterkrankungen, wie z. B. Wiskott-Aldrich-Syndrom oder Phenylketonurie, Hinweise auf das Vorliegen von Hautveränderungen im Sinne einer atopischen Dermatitis, während andere Autoren von „ekzematoider Dermatitis" sprechen. Ein gutes Beispiel ist auch das Hyper-IgE-Syndrom, wo man zuerst an eine Kombination mit der atopischen Dermatitis dachte, später aber behauptete, daß dies nicht der Fall sei, und daß es sich nur um eine „Dermatitis" handle [7].

Probleme treten ebenfalls auf in der Beziehung bestimmter Hautveränderungen, wie z. B. Pityriasis alba oder Lichen simplex chronicus (Neurodermitis circumscripta) zur atopischen Dermatitis.

Mit J. Hanifin [2] haben wir eine Liste von diagnostischen Kriterien zusammengestellt, die einen Kompromiß der europäischen und amerikanischen Meinungen darstellen (s. Tabelle 2).

Ein Beispiel für die Notwendigkeit exakter diagnostischer Kriterien ist in der Frage der Unterteilung in Untergruppen zu sehen. Manche Autoren teilen die atopische Dermatitis nach bestimmten Symptomen in Untergruppen ein. Nach meiner Meinung kann man prinzipiell einer Einteilung entweder klinische oder immunologische Gesichtspunkte zugrunde legen (s. Tabelle 3). Ich bin jedoch persönlich gegen eine derartige Untergruppierung, da die atopische Dermatitis eine sehr wechselhafte

Tabelle 2

Diagnostik:

Grundliegende:

1. Jucken
2. Typische Morphologie und Verteilung
3. Chronische oder chronisch rezidivierende Dermatitis
4. Persönliche oder familiäre Anamnese für Atopie

Anamnese

Frühes Auftreten
Häufige Hautinfektionen
Jucken bei Schwitzen
Nahrungsmittelintoleranzen
Verlauf beeinflußt durch Umgebungs-/emotionelle Faktoren
Wolle-Intoleranz

Wichtige klinische Befunde	*Untersuchungsresultate*
Xerosis/Ichthyosis-Kreis	Erhöhte IgE/Typ I-Reaktivität
Hand/Fußdermatitis	Reduzierte zelluläre Immunität
Cheilitis	Weißer Dermographismus/Delayed Blanch
Infraorbitale Lidspalte	Blanch
Gesichtsblässe	

Tabelle 3

Untergruppen	
Aufgrund Klinik	*Aufgrund immunologischer Befunde*
Kombination mit Asthma, Hautfieber	Hohes/normales IgE
Frühes/spätes Auftreten	Reduzierte/normale zelluläre Immunität
Kombination mit/ohne Ichthyosis	Erhöhte/normale Histaminantwort
Extrem/mäßig trockene Haut	
Mit/ohne Nahrungsmittelintoleranzen	

Tabelle 4. Schweregrad der atopischen Dermatitis

Drei Faktoren bestimmen den Schweregrad: Ausdehnung, Verlauf und Aktivität. Demgemäß kann man folgendes Punktesystem benützen:

	Punkte
Ausdehnung:	
Nur 1 Hauptgebiet (oder zus. $< \sim 20\ \mathrm{cm}^2$) betroffen	= 1
2–3 Hauptgebiete (oder zus. $< \sim 40\ \mathrm{cm}^2$) betroffen	= 2
Mehr als oben erwähnt	= 3
Säuglinge:	
Weniger als 20% der Körperoberfläche betroffen	= 1
Zwischen 20–50% der Körperoberfläche betroffen	= 2
Mehr als 50% der Körperoberfläche betroffen	= 3
Verlauf:	
Längere Remissionen	= 1
Remission nur im Sommer/unter günstigen klimatologischen Verhältnissen	= 2
Ununterbrochener Verlauf	= 3
Aktivität:	
In kurzen Perioden mildes Jucken, meistens am Tage	= 1
In längeren Perioden intensives Jucken, meist am Tage (und einige Prurigopapeln, Excoriationen)	= 2
Häufige längere Perioden mit intensivem Jucken, meist in der Nacht (und mehrere Prurigopapeln, Excoriationen)	= 3

Summe der Punkte:

3–4: Milde atopische Dermatitis
5–7: Mäßige atopische Dermatitis
8–9: Schwere atopische Dermatitis

Erkrankung ist und eine Klassifikation aufgrund nur eines Parameters zu einem bestimmten Zeitpunkt nicht gerechtfertigt erscheint.

Ein weiteres Problem besteht in der Quantifizierung der klinischen Befunde einer atopischen Dermatitis, wie sie in zahlreichen Arbeiten über diese Erkrankung versucht wird. In Tabelle 4 wird ein Vorschlag für eine brauchbare Charakterisierung durch ein Punktesystem vorgestellt, welches die Ausdehnung, den Verlauf und die Aktivität der atopischen Dermatitis zusammenzufassen versucht.

Lokalisation und Ätiologie

Wie viele andere habe auch ich mir Gedanken gemacht, warum die typischen Hauterscheinungen der atopischen Dermatitis besonders gerne in gewissen Prädilektionsarealen auftreten. Ich kann dazu keine sichere Antwort geben, aber ich möchte einige Vorschläge machen, die Beziehungen zu verschiedenen ätiologischen Gesichtspunkten aufzuzeigen (Tabellen 5–7).

Nach meiner Meinung sind in den letzten Jahren zwar deutliche Erfolge in der Aufklärung der ätiopathogenetischen Zusammenhänge der atopischen Dermatitis erzielt worden, vor allem auf dem Gebiet der Immunologie. Die wichtigsten klinischen Aspekte dieser Erkrankung sollten jedoch dann eben nicht vergessen werden. Dies bedeutet auch, daß nicht nur Immunologen mit hochspezialisierten Techniken, sondern auch Dermatologen mit einfacher klinischer Beobachtung wertvolle Beiträge zur Lösung des Rätsels dieser häufigen Hauterkrankung leisten können.

Tabelle 5. Einige Beispiele der Korrelation zwischen Hauterscheinungen und ätiologische Faktoren

Lokalisation der Hauterscheinungen	Einige mögliche ätiologische Faktoren
Beugeseiten	Nahrungsmittel Inhalative Stoffe (Pollen, Haare, Staub, Milben, Schimmelpilze, Nahrungsmittel) (Lokale) Hyperhidrose und Hemmung der Schweißverdunstung (Lokale) Hyperreaktivität gegenüber Histamin
Hände (vor allem Finger, Handfläche) (inkl. Dyshidrosis)	Faktoren, die zur trockenen Haut führen: Lösungsmittel, Reizstoffe, Sensibilisatoren, Vermehrung der Staph.aureus-Kolonisation
Gesicht	Faktoren die zur trockenen Haut führen: Reizstoffe/Sensibilisatoren (Luftgetragene oder Kontakt-)Vermehrung der Staph.aureus-Kolonisation (In einigen Fällen zusätzlich seborrhoische Dermatitis)
Rücken, Gesäß, Brust	Schwitzen-Schweiß-zurückhaltende Textilienveränderungen des Schweißtransportes
Fußsohlen	Faktoren die zur trockenen Haut führen: Kontakt- und mechanische Reizung/Sensibilisierung (Schuhmaterialien usw).

Mechanismus: Die erwähnten Faktoren rufen Jucken mit Konsequenzen und inflammatorische Läsionen durch immunologische/biochemische Wege hervor

Tabelle 6

Verschlimmerung durch Sonnenlicht:

16% der Patienten sind schlechter im Sommer; in erster Linie aufgrund Sonnenbestrahlung (in Skandinavien) (Rajka 1961) durch:

- Infrarot-Bestrahlung (Hyperhidrosis – Funktionelle Störungen des Schweißes)
- UV-B-Phototoxizität (z.B. Typ I–II Patienten)
- Photoallergie (durch Lichttestung gesichert, Morison et al. 1979)

Koexistenz und differentialdiagnostische Schwierigkeiten mit:

- Chronischen/polymorphen Lichtdermatosen (aktinische Prurigo und Varianten)

Tabelle 7

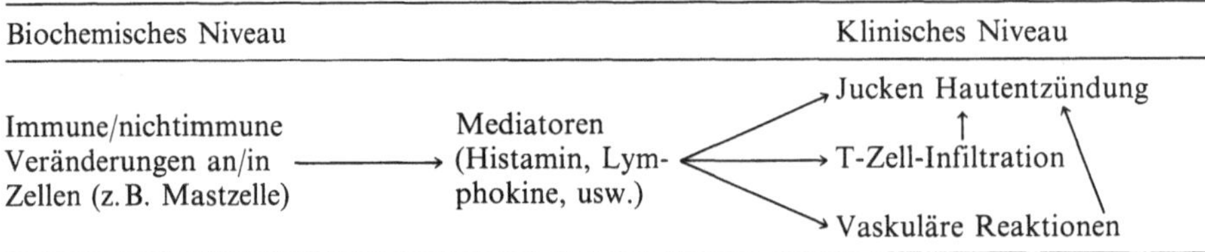

Zusammenfassung

Die morphologische Differentialdiagnostik zwischen der häufigen atopischen Dermatitis und dem selteneren seborrhoischen Ekzems der Säuglinge kann oft unsicher sein; Anamnese, Untersuchungsresultate und der Verlauf sind hier zuverlässigere Argumente. Nicht nur richtige diagnostische Kriterien sondern auch die genaue Charakterisierung des Schweregrades, wie sie hier vorgeschlagen wird, sind notwendig. An Beispielen wird gezeigt, daß die Lokalisation oft über die Ätiologie Auskunft geben kann.

Literatur

1. Beare JM, Rook A (1969) The newborn. In: Rook A, Wilkinson DS, Ebling FJ (eds) Textbook of dermatology. Blackwell, Oxford Edinburgh, p 112
2. Hanifin JM, Rajka G (1980) Diagnostic features of atopic dermatitis. Acta Derm Venerol [Suppl] (Stockh) 92:44–47
3. Korting GW (1954) Zur Pathogenese des endogenen Ekzems. Thieme, Stuttgart
4. Lebel B, Venencie Y, Saurat JH, Soubrane C, Paupe J (1980) Anti-IgE induced histamine release from basophils in children with atopic dermatitis. Acta Derm Venerol [Suppl] (Stockh) 92:57–59
5. Rajka G (1975) Atopic dermatitis. Saunders, London Philadelphia Toronto
6. Ring J, O'Connor R (1979) In vitro histamine and serotonin release studies in atopic dermatitis. Int Arch Allergy Appl Immunol 58:322–330
7. Schwartz D, Buckley RH (1971) Serum IgE concentrations and skin reactivity to anti-IgE antibody in IgA-deficient patients. N Engl J Med 284:513–517
8. Sulzberger MB (1940) Dermatologic allergy. Thomas, Springfield, Ill.
9. Vickers CFH (1980) The natural history of atopic eczema. Acta Derm Venerol [Suppl] (Stockh) 92:113–115
10. Wise F, Sulzberger MB (1933) Year book of dermatology and syphilology. Year Book Publ, Chicago

Rudolf L. Baer

Therapeutische Leitlinien beim atopischen Ekzem

Das atopische Ekzem ist eine Erkrankung, dessen Pathogenese immer noch unaufgeklärt ist. Die letzten 15 Jahre haben zu Erkenntnissen geführt, die es ermöglichen, die Behandlung dieser Dermatose sinnvoller als früher zu gestalten.

Wie bekannt, reagiert die Haut von Patienten mit atopischem Ekzem auf ungewöhnliche Weise auf eine ganze Reihe von physikalischen, pharmakologischen und immunologischen Reizen. Die Genese vieler dieser abnormen Hautreaktionen kann auf Grund einer ausgesprochenen Störung der Zellregulierung, darunter einer beta-adrenergischen Blockade [20] erklärt werden, die von immunologischen und nichtimmunologischen Faktoren ausgelöst oder beeinflußt werden kann. Die Erkenntnis dieser Zellregulierungsstörungen hat es ermöglicht, all diese Anomalien bei Patienten mit atopischem Ekzem auf einige grundlegende Mechanismen zurückzuführen.

Beispiele sind immunologische Reaktionen vom IgE-Typ und nichtimmunologische Anomalien wie intensiver Juckreiz (durch erhöhte Erregbarkeit der Hautnerven), gestörte Hautgefäßreaktionen (z. B. weißer Dermographismus, weiße Hautfärbung nach Methylcholininjektion und Applikation von Nikotinsäureestern), erhöhte Neigung zur Epithelproliferation und Lichenifikation sowie erhöhte Reaktivität der Schweißdrüsen und der glatten Gefäß- und Haarmuskulatur.

Durch niedrige Konzentrationen pharmakologischer Agonisten wie Histamin, Isoproterenol und Prostaglandin E1 können die Zellen auf eine nachfolgende Stimulieung mit viel höheren Konzentrationen dieser Agonisten pharmakologisch desensibilisiert werden. Die Erklärung für die Desensibilisierung besteht in einer erhöhten Aktivität der Phosphodiesterase, d. h. jenes Enzyms, welches das zyklische Adenosinmonophosphat abbaut. Viele Patienten mit atopischem Ekzem besitzen eine abnorm erhöhte Konzentration dieser zellulären Phosphodiesterase.

Weiterhin wurde gefunden, daß bei Patienten mit atopischem Ekzem Concavalin A in vitro vermehrt Histamin aus Leukozyten freisetzt. Diese Anomalie geht mit einer erhöhten Aktivität des zyklischen Adenosinmonophosphats und der Phosphodiesterase einher. Offenbar besteht somit eine Störung der Regulierung der zyklischen Nukleotide, wobei die erhöhte Konzentration der Phosphodiesterase eine grundlegende biochemische Anomalie bei der atopischen Dermatitis darstellt [5, 8, 16].

Kann die von der erhöhten Phosphodiesterase verursachte Störung therapeutisch korrigiert werden? In vitro wurde dies mit Papaverin und der experimentellen Substanz RO 20-1724 versucht [5, 15], aber klinische Versuche bei Patienten mit atopischem Ekzem sind bisher nicht veröffentlicht worden.

Im folgenden möchte ich über meine eigenen Erfahrungen während der vergangenen 35 Jahre mit der Behandlung des atopischen Ekzems mit peroralem Papaverin berichten. 1938 hatte Wirth [21] mitgeteilt, daß intravenös oder peroral verabreichtes Papaverin gegen Pruritus wirksam sei. Eigene Beobachtungen bei Patienten mit verschiedenen juckenden Dermatosen ergaben damals, daß Papaverin nur bei dem atopischen Ekzem, nicht aber bei anderen Dermatosen wirksam zu sein schien [2, 3]. Seither habe ich Papaverin oft peroral bei dem atopischen Ekzem in der Dosierung von 0,1 Gramm 4–6mal täglich verschrieben, da es sich manchmal als sehr wirksam erwies. Ich möchte aber betonen, daß ich keine Vergleiche bei mit Plazebo-Tabletten behandelten Kontrollpatienten durchgeführt habe.

In diesem Zusammenhang ist natürlich die Frage aufgetaucht, warum Papaverin bei dem atopischen Ekzem, aber nicht bei anderen Dermatosen mit Juckreiz wirksam ist. Die Erklärung für die therapeutische Wirksamkeit liegt wahrscheinlich darin, daß Papaverin die Aktivität der Phosphodiesterase hemmt, jenem Enzym, welches das zyklische Adenosinmonophosphat inaktiviert [5, 15].

Nebenwirkungen von peroralem Papaverin treten bei den angegebenen Dosen selten und mit geringer Beeinträchtigung des Patienten auf. Gelegentlich habe ich eine leicht sedierende Wirkung und Unbehagen beobachtet. In der Literatur sind Tachykardie, gastrointestinale Symptome und Rötung des Gesichtes, sowie das Auftreten von pathologischen Leberfunktionsprüfungen unter der Therapie beschrieben.

Sind immunologische Maßnahmen bei der Behandlung des atopischen Ekzems therapeutisch sinnvoll? Dabei ist zu bedenken, daß IgE-Antikörper nicht nur zu allergischen Reaktionen durch Freisetzung verschiedener Mediatoren, wie z. B. Histamin und Prostaglandin E1 führen, sondern daß sie auch Störungen der Zellregulation induzieren können.

Immunologische Anomalien sind beim atopischen Ekzem schon seit Jahrzehnten bekannt und waren einer der Gründe, warum der Name „atopische Dermatitis" im Jahre 1934 von Coca und Sulzberger geprägt wurde [6]. Man hat bereits damals erkannt, daß Hauttestungen mit sogenannten Proteinantigenen bei diesen Patienten urtikarielle Sofortreaktionen auslösen können. Auch die Existenz hautsensibilisierender Antikörper im Serum dieser Patienten war bekannt. Zusätzlich fand man, daß der IgE-Antikörpertiter im Serum vieler Patienten mit atopischem Ekzem höher als bei Kontrollpatienten ist [9]. Diskussionen über die Rolle dieser Antikörper in der Genese des atopischen Ekzems haben seit langem zu Meinungsverschiedenheiten geführt, da oftmals Nahrungsmittel und Inhalationsantigene, die spezifische Hautreaktionen auslösten, bei Patienten gar keine klinische Bedeutung zu haben schienen. Die zuvor erwähnten neueren Erkenntnisse machen aber verständlich, auf welche Weise IgE-Antikörper eine Rolle spielen könnten, ohne notwendigerweise eine akute klinische Verschlimmerung der Dermatose hervorzurufen.

Dabei ist vor allem an Antigene zu denken, die konstant mit der Haut in Kontakt gelangen und dadurch einen möglicherweise mehr oder weniger persistierenden Juckreiz hervorrufen könnten. Dies könnte die charakteristische Chronizität des atopischen Ekzems erklären. Häufig ist eine starke Aussaat von Staphylokokken auf der Haut von Patienten mit atopischem Ekzem nachweisbar [12, 13] und man findet im Serum dann auch erhöhte Titer von spezifischen IgE-Antikörper gegen Staphylokokkenantigene [1]. Bei erwachsenen Patienten mit atopischem Ekzem findet man gewöhnlich klinisch keinen Anhalt für eine bakterielle Infektion, während bei Säuglingen und Kindern relativ oft Pyodermien bestehen. Zu erwähnen ist auch das menschliche Schuppenantigen, das auf der Haut äußerst weit verbreitet vorkommt [4, 18, 19]. Hauttestungen mit diesem Antigen lösen bei vielen Patienten mit atopischem Ekzem eine urtikarielle Sofortreaktion aus, die wahrscheinlich auf dem Vorhandensein spezifischer IgE-Antikörper beruht. Leider hat man die mögliche Bedeutung dieses universell auf der Haut verbreiteten Antigens und seiner spezifischen IgE-Antikörper nicht weiter verfolgt.

Therapeutisch erscheint es vielversprechend, das Vorhandensein solcher weit verbreiteter Antigene auf der Haut zu reduzieren. Der Gebrauch von Antibiotika entsprechend der Resistenzbestimmung ist deshalb bei Patienten indiziert, die nicht auf einfachere Therapieformen ansprechen. Ich empfehle meistens Erythromycin in der Dosierung von 1–2 Gramm täglich. Diese Therapie sollte auf längere Zeit durchgeführt werden, insbesondere wenn der Juckreiz nach Absetzen des Antibiotikums wieder zunimmt. Auch die örtliche Behandlung mit Antibiotika und antibakteriellen Reinigungsmitteln ist möglich. Bezüglich des Schuppenantigens ist dem Patienten regelmäßiges Baden und Haarwäsche anzuraten. Antiseborrhoica sind gelegentlich hilfreich.

Die Bedeutung von Nahrungsmittel- und Inhalationsantigenen ist in den vergangenen Jahren mit modernen Methoden untersucht worden. Die Resultate lassen erkennen, daß diese Antigene, insbesondere Nahrungsmittel, bei manchen Säuglingen und Kindern eine Verschlechterung der Dermatose verursachen können [10, 17].Bei Erwachsenen stehen vermutlich die Inhalationsantigene, insbesondere der Hausstaub im Vordergrund. Es ist bekannt, daß bei manchen dieser Patienten spezifische Hyposensibilisierungsinjektionen eine nennenswerte Verbesserung hervorgerufen haben [7, 11, 14], das therapeutische Ansprechen kann aber erst nach zwei Jahren eintreten. Ich habe keine persönliche Erfahrung mit dieser spezifischen Therapie, möchte aber betonen, daß Hyposensibilisierungsinjektionen in den Dosen, die bei Rhinitis allergica und Asthma angewendet werden, nicht selten eine Verschlechterung des klinischen Bildes erzeugen.

Abschließend sind eine Reihe von therapeutischen Maßnahmen anzuführen, die sich seit Jahren als äußerst wertvoll bei der Behandlung der atopischen Dermatitis erwiesen haben.

1. *Glukokortikosteroide.* In der Regel genügt es, sich auf Lokalbehandlung mit Kortikoiden zu beschränken. Man muß wissen, daß diese Präparate beim atopischen Ekzem Follikulitiden, insbesondere während des Sommers und bei Benutzung von Okklusivverbänden verursachen können. Eine innerliche Behandlung mit Glukokortikosteroiden ist schwereren Krankheitsfällen vorbehalten.

2. *Antihistaminika,* welche die H1-Rezeptoren auf den Mastzellen blockieren, helfen den Juckreiz zu vermindern. Ihre Wirkung beim atopischen Ekzem beruht wahrscheinlich auf einer zentralen Sedierung. Antihistaminika, welche die H2-Rezeptoren blockieren, sind meist wirkungslos.

3. *Bekämpfung der Trockenheit der Haut.* Das Trockenheitsgefühl wird bereits mit einem Glukokortikoidpräparat reduziert. Zusätzlich sind Öl-in-Wasser-Emulsionen empfehlenswert um die Geschmeidigkeit der Haut zu verbessern. Auf feuchte Haut, nach Waschen oder Baden, haben sie sich besonders bewährt. Nützliche Zusätze können sein: Harnstoff und Milchsäure gegen die Trockenheit und Menthol, Phenol, Anaesthesin und Kohlenteerextrakte gegen den Juckreiz. Die Anwendung von fettenden Salben ist nicht ratsam, da sie beim atopischen Ekzem meist nur eine kurzzeitige Linderung des Trockenheitsgefühls bewirken, danach aber ein starkes Hitzegefühl, welches den Juckreiz erhöht, hervorrufen.

4. *Milieuwechsel.* Ein Milieuwechsel hat oft einen eklatanten Effekt. Gelegentlich genügt es, bereits den Patienten in die Klinik einzuweisen, die besten Resultate werden jedoch in einem warmen, trockenen Wüstenklima, im Hochgebirge oder am Meer erzielt.

5. *Ultraviolettbestrahlung.* UVB Bestrahlung in einem modernen Bestrahlungskabinett, 2 bis 3 mal die Woche kann den Juckreiz lindern. Hierbei genügen konstante, geringe Dosen, z. B. 1/3 der minimalen Erythemdosis.

6. *Vermeidung von Faktoren, die das Krankheitsbild verschlechtern können* wie z. B. heiße, feuchte Räume; Räume mit hoher Hausstaubkonzentration; psychische Belastung; Tätigkeiten, die zu einer starken Schweißsekretion führen; unvermittelte Temperaturveränderungen; Tragen von Wollstoffen und von Kleidung aus synthetischen Stoffen unmittelbar auf der Haut; alkalische Reinigungsmittel (Seifen).

Unter Berücksichtigung aller angeführten Faktoren, sind beim Ekzem sehr gute therapeutische Resultate erzielbar. Die systemische Glukokortikoidbehandlung und der Klimawechsel sind nur in schwersten Fällen indiziert. Vorrangig ist das Gespräch mit dem Patienten mit dem Hinweis, daß die Behandlung viele Monate oder vielleicht Jahre lang fortgesetzt werden muß, bis die Bereitschaft zur Ausbildung der klinischen Symptomatik des atopischen Ekzems abklingt oder erlischt. Die Eltern von Patienten im Säuglings- oder Kindesalter sind nachdrücklich zu beruhigen, daß diese Dermatose, unabhängig von der Dauer, gewöhnlich keinen bleibenden Hautschaden hinterläßt.

Zusammenfassung

Nach Diskussion pathogenetischer Aspekte des atopischen Ekzem wird über eigene Erfahrungen der Behandlung mit peroralem Papaverin berichtet. Die Bedeutung der Bekämpfung einer bakteriellen Besiedlung der Haut des Atopikers wird erörtert, weiterhin auch die Bedeutung von Nahrungsmittel - und Inhalationsantigenen. Schließlich kommen eine Reihe therapeutischer Maßnahmen wie die Anwendung von Glukokortikosteroiden, Antihistaminika, Bekämpfung der Trockenheit der Haut, Milieuwechsel, Ultraviolettbestrahlung und weitere zur Diskussion.

Literatur

1. Abramson JS, Dahl MV, Walsh G, Blumenthal MN, Douglas SD, Quie RG (1982) Antistaphylococcal IgE in patients with atopic dermatitis. J Am Acad Dermatol 7:105-110
2. Baer RL (1956) Current views on atopic dermatitis. N.Y. State J Med 56:1664-1667
3. Baer RL (1959) Atopic dermatitis. Med Clin N Am 43:765-777
4. Berrens L (1967) Studies on the human dandruff allergen. Dermatologica 134:432-448
5. Butler JM, Chan SC, Stenves S, Hanifin JM (1983) Increased leukocyte histamine release with elevated cyclic AMP-phosphodiesterase activity in atopic dermatitis. J Allergy Clin Immunol 71:490-497
6. Coca AF (1934) Specific diagnosis and treatment of allergic diseases of the skin. J A M A 103:1275-1277
7. Di Prisco ME, Champion RA (1979) Specific hyposensitization in atopic dermatitis. Br J Dermatol 101:697-700
8. Grewe SR, Chan SC, Hanifin JC (1982) Elevated leukocyte cyclic AMP-phosphodiesterase in atopic disease: a possible mechanism for cyclic AMP agonist hyperresponsiveness. J Allergy Clin Imunol 70:452-457
9. Gurevitch AW, Heiner DC, Reisner R (1973) IgE in atopic dermatitis and other commen dermatoses. Arch Dermatol 107:712-715
10. Hammar H (1977) Provocation with cow's milk and cereals in atopic dermatitis. Acta Derm Venereol (Stockh) 57:473-480
11. Kaufmann HS, Roth (1974) Hyposensitization with alum precitipated extracts in atopic dermatitis. Ann Allergy 32:321-330
12. Leyden JJ, Marples RR, Kligman AM (1974) Staphyloccocus aureus in the lesions of atopic dermatitis. Br J Dermatol 13:1046-1048
13. Noble WC (1969) Skin carriage of micrococcaceae. J Clin Pathol 22:249-253
14. Ring J (1982) Successful hyposensitization treatment in atopic eczema: results of a trial in monozygotic twins. Br J Dermatol 107:597-602
15. Rusin LJ, Duell E A, Vorhees JJ (1978) Papaverine and RO 20-1724 inhibit cyclic nucleotide phosphodiesterase activity and increase cyclic AMP levels in psoriatic epidermis in vitro. J Invest Dermatol 71:154-156
16. Safko MJ, Chan SC, Cooper KD, Hanifin JM (1981) Heterologous desensitization of leucocytes: a possible mechanism of beta adrenergic blockade in atopic dermatitis. J Allergy Clin Immunol 68:218-225
17. Sampson HA (1983) Role of immediate food hypersensitivity in the pathogenesis of atopic dermatitis. J Allergy Clin Immunol 71:473-480
18. Simon FA (1949) Allergy to human dander in infantile eczema. Progr Allergy 2:246-263 Karger, Basel
19. Storm Van Leeuwen W, Bien Z, Varekamp H (1926) Über die Hautreaktion mit Extrakten menschlicher Kopfhautschuppen bei allergischen Krankheiten. Klin Wochenschr 5:1023-1025
20. Szentivanyi A (1968) The beta-adrenergic theory of the atopic abnormality in bronchial asthma. J Allergy 42:203-232
21. Wirth L (1947) Antipruritic qualities of papaverine hydrochloride. J Invest Dermatol 8:63-64

Therapeutische Neuigkeiten

Peter Fritsch

Retinoide

Als Retinoide bezeichnet man die natürlich vorkommenden Vitamin-A-Substanzen (Vitamin-A-Alkohol = Retinol, Vitamin-A-Aldehyd = Retinal und Vitamin-A-Säure = Retinsäure) sowie deren synthetische Abkömmlinge [36]. Die Herstellung der letzteren entsprang ursprünglich dem Wunsch nach Vitamin-A-Präparaten mit günstigerem therapeutischen Index. Bislang wurden schon mehr als 1500 solche Retinoide synthetisiert und in verschiedenen in vivo- und in vitro-Testsystemen erprobt [1]; viele davon besitzen eine Reihe potenter und zum Teil völlig neuartiger klinischer Wirkungen, die die gesamte Stoffklasse in das Zentrum der Aufmerksamkeit gerückt haben. Zwei synthetische Retinoide sind in vielen Ländern seit kurzem im Handel:

Isotretinoin (13-Cis-Retinsäure) (Accutan), ein in geringen Mengen vorkommender natürlicher Vitamin-A-Metabolit, der jedoch schon vor seiner Entdeckung im Organismus synthetisiert und im Tierversuch erprobt wurde; und

Etretinat, ein aromatisches Retinoid (Tigason). Diese beiden Substanzen sind einander in ihrer Wirkungsweise zwar ähnlich, doch bestehen erhebliche Unterschiede in Anwendungsbereich und Pharmakodynamik (Tabelle 1).

Tabelle 1. Unterschiede und Parallelen von Etretinat und Isotretinoin

	Etretinat	Isotretinoin
Wirkung:		
Antikeratinisierend	+	+
Antiseborrhoisch	–	+
Antineoplastisch	+	+
Indikationen:		
Psoriasis	+	–
Cystische Akne	–	+
Ichthyosen	+	+
Tumorprophylaxe	+	+
Nebenwirkungen:		
An der Haut (siehe Text)	+	+
Gesichtserythem	–	+
Effluvium	+	–
Transaminasen, VLDL ↑	+	+
Speicherung im Fettgewebe	+	–
Dosierungsbereich	0,5–1,5 mg/kg KG	0,3–2,0 mg/kg KG

Weitere synthetische Retinoide der sogenannten dritten Generation (Arotinoide) sind derzeit in klinischer Erprobung [2]; von ihnen kann eine erhebliche Ausbreitung des Wirkungs- und Indikationsspektrum erwartet werden.

Wirkungsweise der Retinoide

Retinoide besitzen eine große Vielfalt zell- und molekularbiologischer Wirkungen, die in verschiedenen Testsystemen gemessen werden können. Eine vereinheitlichende hypothetische Erklärung des Wirkungsprinzips ist bislang ausständig.

Retinoide werden an intraplasmatische spezifische Rezeptoren gebunden, gelangen als Komplexe zum Kern und greifen dort in die Regulation des Zellstoffwechsels ein. Diese Wirkungsweise besitzt Ähnlichkeit mit der der Steroidhormone. Derartige Retinoidrezeptoren sind in normalen und krankhaften Geweben verschieden verteilt [12].

An Kulturzellen rufen Retinoide erhebliche Änderungen der Morphologie, der Substratadhäsion, der Wachstumscharakteristiken (Inhibition) und der biosynthetischen Aktivität hervor [7]; letztere kann sowohl im Sinn der Förderung als auch der Hemmung der spezifischen Differenzierung erfolgen: Fibroblasten erzeugen beispielsweise weniger Kollagen und auch Kollagenase, während bei neoplastischen Zellinien die Dedifferenzierung zurückgedrängt wird (Erhöhung etwa der Tyrosinaseproduktion von Melanomzellen). Verschiedene Zelltypen sprechen auf Retinoide durchaus verschieden an. Als unikale Ausnahme erfahren Epidermalzellen eine starke Stimulierung sowohl der Proliferation als auch der Proteinsynthese. Ein weiterer Effekt ist die Viskositätserhöhung der Zellmembranen und eine Destabilisierung der Lysosomen, die zur Liberalisisierung lysosomaler Enzyme führt. In Natur und Mechanismen ungeklärt sind ferner Auswirkungen der Retinoide auf Immunzellen und die Prostaglandinsynthese.

In Epithelien fördern Retinoide eine Differenzierung in Richtung Schleimsekretion und inhibieren Keratinisation. Das am meisten studierte klassische Testmodell hierfür ist die embryonale Hühnerhaut in Organkultur. Erwachsene Säugetierhaut reagiert komplex aber weniger drastisch: bei Verabreichung von Etretinat an haarlose Mäuse kommt es zu dosisabhängiger Proliferationssteigerung der Epidermis und Akanthose [8], Dyshäsion der Zellen des Stratum corneum und zur Beeinträchtigung der Barrierefunktion [4]. In den malpighischen Schichten kommt es zur Erweiterung des Interzellularraumes mit Anreicherung einer amorphen schleimähnlichen Substanz und zu erheblichen Veränderungen der Membranglycosylierung [20].

Einer der bemerkenswertesten und derzeit am intensivsten untersuchten Aspekte der Retinoide ist ihre Fähigkeit, experimentelle Karzinogenese an verschiedenen Ansatzpunkten zu unterbrechen und sogar in manchen Modellsystemen die eingetretene maligne Transformation zu unterdrücken [36].

Klinische Wirksamkeit der synthetischen Retinoide

Wegen des lückenhaften Verständnisses der molekularen Wirkungen muß derzeit an eher groben klinischen Charakterisierungen der Wirkungsweise der Retinoide festgehalten werden.

Der *antikeratinisierende* Effekt der Retinoide (Etretinat, Isotretinoin) beruht vorwiegend auf verminderter Kohäsion der Hornzellen, die wahrscheinlich auf einer veränderten Zusammensetzung der Interzellularsubstanz beruht [4]. Hierdurch kommt es zur schnelleren Abschilferung einzelliegender Hornzellen, die Ausbildung kohärenter Hornmassen wird verhindert. Dieser Effekt ist in dem Sinn unspezifisch, als er sowohl an normaler Haut als auch an sämtlichen Dermatosen mit Hyperkeratose nachgewiesen werden kann. Der zugrundeliegende biochemische Defekt bleibt bei klinischer Besserung unbeeinflußt und läßt sich, sofern morphologisch erkennbar, in Biopsien weiterhin nachweisen (etwa bei Morbus Darier oder epidermolytischer Hyperkeratose) [7]. Klarerweise bezieht sich der therapeutische Nutzen des antikeratinisierenden Effektes vorwiegend auf solche Zustände, wo Hyperkeratose das einzige oder zumindest dominierende Krankheitssymptom ist. Bei Dermatosen, die Hyperkeratose lediglich als assoziiertes Symptom ausbilden, hängt der Nutzeffekt von der Natur des zugrundeliegenden Defekts ab.

Die *antiseborrhoische* Wirkung (nur Isotretinoin) beruht auf einer transitorischen Atrophie der Talgdrüse und einer dadurch bedingten erheblichen Verminderung der Talgproduktion [18, 30]. Indirekte Folgen der letzteren sind Verschiebungen der Zusammensetzung des Hautfettes [37] (der Anteil des Talgs nimmt zu Gunsten des Anteils des Hornschichtenfettes ab) und Änderungen der normalen und pathologischen Hautflora, insbesondere eine Abnahme der lipophilen Propionibakterien [17].

Die *antineoplastische* Wirksaamkeit der synthetischen Retinoide (Etretinat, Isotretinoin), obwohl zweifellos ihre faszinierendste und potentiell wichtigste, besitzt derzeit nur geringe Bedeutung. Zur Behandlung schon manifester Tumoren der Haut sind sie im Regelfall nicht geeignet, da grundsätzlich die konventionelle chirurgische Therapie der langwierigen und unsicheren Retinoidbehandlung vorzuziehen ist. Eine Ausnahme hiervon bilden hier ausgesuchte Fälle von Keratoakanthomen (Riesenkeratoakanthome). Eigene begrenzte Erfahrungen zeigten, daß inoperable Hautkarzinome und Basaliome auf Etretinat nicht ansprachen. Hingegen bildeten sich etwa 50% der Läsionen bei Basalzellnaevus-Syndrom zurück [28]. Eine fraglos wichtige Rolle können synthetische Retinoide jedoch bei der Tumorprophylaxe spielen (siehe unten).

Indikationen (s.Tabelle 2)

1. *Hauptindikationen*

Ichthyosen und andere Verhornungsstörungen: Für eine Reihe hierher gehörender Dermatosen stellen die Retinoide die erste wirklich wirksame therapeutische Modalität dar [27]; für sie gibt es keine Alternativen. Als besonders wirksam hat sich Etretinat bei lamellärer Ichthyose, Erythrokeratodermia figurata variabilis und Morbus Darier erwiesen. Bei diesen und anderen, selteneren Ichthyosen können die meisten Patienten in geeigneter Dosierung (~ 1 mg/kg KG/Tag) in einen fast normalen Hautzustand verbracht und in diesem gehalten werden, solange die Retinoide verabreicht werden. Kurz nach Entzug der Droge stellen sich allerdings Rezidive ein. Die Compliance der Patienten ist üblicherweise sehr gut, da die oft dramatische Besserung die meist nur lästigen Nebeneffekte bei weitem wettmacht. In weniger ausgeprägten Fällen kann es schwierig sein, ein befriedigendes Gleichgewicht zwischen Wirkung und Nebenwirkungen zu erhalten. Schon aus diesem Grunde kommen Fälle von Ichthyosis vulgaris und X-linked Ichthyose, mildem Morbus Darier und diffuser Palmoplantarkeratose in der Regel nicht für eine Retinoid-Behandlung in Betracht. Indiziert ist Etretinat hingegen bei den oft sehr schmerzhaften punktierten und knotigen Formen hereditärer Palmoplantarkeratosen.

Vorzüglich wirksam ist Etretinat ferner bei der notorisch therapieresistenten Pityriasis rubra pilaris sowie in manchen Fällen von Lichen ruber, insbesondere beim verrukösen Lichen ruber und beim erosiven Lichen ruber der Mundschleimhaut.

Einschränkungen des Gebrauchs von Retinoiden bei hyperkeratotischen Dermatosen ergeben sich durch die mögliche funktionelle Beeinträchtigung der von überschüssiger Hornsubstanz befreiten Hautregion: bei epidermolytischer Hyperkeratose kommt es beispielsweise zu erhöhter Neigung zu Erosionen trotz der klinisch-morphologischen Besserung [5]. Eine Einschränkung anderer Natur liegt in der möglichen Verstärkung entzündlicher Begleitkomponenten, wie beispielsweise beim line-

Tabelle 2. Beurteilung der Indikationen der synthetischen Retinoide

Unersetzlich:
Schwere Ichthyosen (lamelläre Ichthyose etc.)
Erythrokeratodermien
Morbus Darier
Pityriasis rubra pilaris
(Tumorprophylaxe)
Mittel der Wahl:
Psoriasis pustulosa (E)*
Schwere Akneformen (I)*
Wertvolles Adjuvans:
Psoriasis vulgaris (E)*
Psoriasis arthropathica (E)*
Lichen ruber (inklusive erosivem Lichen ruber und Lichen ruber verrucosus)
Rosacea (I)*
Brauchbar zum gelegentlichen Einsatz:
Mosaikwarzen
Verrucae planae juveniles
Hyperkeratotisches Ekzem
Chronisch-discoider LE

* E: nur Etretinat; I: nur Isotretinoin

ären inflammatorischen epidermalen Naevus. Das dramatischste Beispiel einer retinoidinduzierten Verschlechterung ist das Nethertonsyndrom (Ichthyosis linearis circumflexa, Trichorrhexis nodosa und Atopie) [7]. Dieses, sowie das atopische Ekzem überhaupt, stellen die bisher einzige bekannte dermatologische Kontraindikation zur Retinoidbehandlung dar.

Psoriasis vulgaris ist die breiteste Indikation von Etretinat (Isotretinoin ist nur wenig wirksam) [33]; insgesamt wirkt Etretinat auf Psoriasis erheblich weniger dramatisch als bei den oben genannten Ichthyosen [16, 21, 23]. Innerhalb von 1–2 Wochen kommt es zwar zum Verschwinden der Schuppung und zur Abnahme der Infiltration der Plaques. Die weitere Besserung verläuft jedoch nur zögernd, vollständige Abheilung tritt erst nach langer Behandlungszeit und eher als Ausnahme denn als Regel auf. Rezidive stellen sich trotz Erhaltungsbehandlung in niederer Dosierung häufig ein (etwa 3/4 der Fälle). Trotz diesen scheinbar bescheidenen Erfolgen ist Etretinat ein bedeutsamer Fortschritt: einerseits allein durch die Möglichkeit, die Psoriasis durch Einnahme eines kaum toxischen Medikaments in einem sehr wenig auffällligen Zustand halten zu können; andererseits, weil die unter Etretinat persistierenden Psoriasisplaques außerordentlich gut auf konventionelle Therapie anderer Art ansprechen und dadurch zum tatsächlichen Abheilen gebracht werden können. Die Art der Begleittherapie scheint hierbei wenig Unterschied zu machen: sehr promptes Ansprechen wurde sowohl auf PUVA [6, 13] als auch auf UVB [22], Lokalbehandlung mit Cignolin [21], Teer und auch Kortikoidsalben berichtet. Derartige Kombinationstherapien stellen heute bei schweren Psoriasisformen überhaupt die Methode der Wahl dar, da sie hohe Effizienz mit vergleichsweise geringen Nebenwirkungen beider Komponenten verbinden.

Eher unerwartet ist das hervorragende Ansprechen von pustulöser Psoriasis auf Etretinat; sowohl die generalisierte Psoriasis pustulosa (Zumbusch) als auch die lokalisierten Formen (Typ Barber und Hallopeau) sprechen gewöhnlich innerhalb einiger Tage auf Etretinat in Monotherapie an und können unter Erhaltungstherapie erscheinungsfrei gehalten werden [38]. Nicht selten sind allerdings relativ hohe Erhaltungsdosen erforderlich, sodaß zusätzliche Photochemotherapie oft unumgänglich ist.

Etretinat ist unzweifelhaft das Mittel der Wahl bei Psoriasis pustulosa; der Wirkungsmechanismus ist wohl unterschiedlich von dem beim Plaquepsoriasis und basiert wahrscheinlich auf einer Inhibition der Leukozytenmigration.

Auch die psoriatische Arthropathie spricht in etwa der Hälfte der Fälle nach einer Behandlungsperiode von einigen Monaten auf Etretinat an [32]; Entzündungserscheinungen, Bewegungseinschränkung, Morgensteifigkeit und erhöhte Blutsenkung bilden sich langsam zurück, während schon eingetretene Gelenksdeformationen bestehen bleiben. Meßbarer Ausdruck der Wirkung ist der gedrosselte Verbrauch und manchmal das Absetzen von Analgetika und Antirheumatika. Die Wirksamkeit von Etretinat bei Psoriasis-Arthropathie wird unserer Erfahrung nach durch das in Erprobung befindliche Arotinoid noch erheblich übertroffen.

Nodulozystische Akne ist das Hauptindikationsgebiet von Isotretinoin; Etretinat ist hier kaum oder nicht wirksam. In mehreren kontrollierten Studien wurde gezeigt, daß schwere Aknefälle fast durchwegs innerhalb von etwa 4 Monaten abheilen und auch nach Absetzen von Isotretinoin nicht rezidivieren [15, 17, 26, 30]. Dies ist umso erstaunlicher, als die Drosselung der bei Akne gesteigerten Talgproduktion spätestens 2–3 Monate nach Absetzen von Isotretinoin wieder abklingt und die Ausgangwerte erreicht werden. Allerdings scheint die Rezidivfreiheit lediglich bei relativ hoher Dosis (1–2 mg/kg KG/Tag) einzutreten; liegt die Behandlungsdosis darunter, ist die Gefahr eines Rezidivs gegeben [35].

Von vorzüglicher Wirksamkeit ist Isotretinoin ferner bei Rosacea [31]; alle Stadien dieser Dermatose sprechen innerhalb weniger Wochen darauf an, selbst das ansonsten eher therapieresistente Stadium erythematosum.

Vorzüglich wirksam ist Isotretinoin klarerweise auch bei Seborrhoea oleosa; es muß einstweilen jedoch dahingestellt bleiben, ob die systemische Verabreichung einer potentiell teratogenen Droge zu rein kosmetischen Zwecken gerechtfertigt ist.

2. *Nebenindikationen*

Eine wichtige, wenn auch seltene Anwendungsweise sowohl von Etretinat als auch Isotretinoin ist in der *Tumorprophylaxe*; bei Xeroderma pigmentosum konnte in manchen, wenn auch nicht allen Fällen durch Dauermedikation von Retinoiden die Entwicklung von Hauttumoren verhindert werden [3, 29]. Ähnliche Beobachtungen liegen für das Basalzellnaevussyndrom [28] und multiple Keratoakanthome (Ferguson-Smith) vor [14]. Inwieweit eine Tumorprophylaxe bei multiplen aktinischen Keratosen durch Retinoide praktiziert werden kann, ist derzeit noch Gegenstand von Untersuchungen.

Im Gegensatz zu den meisten oben genannten Indikationen, wo Retinoide als Dauer- oder zumindest als Langzeittherapie gegeben werden müssen, können kurz dauernde Therapiestöße bei einer Reihe von Indikationen eine erhebliche Bereicherung des dermatologischen Instrumentariums bedeuten [7]. In solchen Fällen kann auch die Indikation klarerweise großzügiger gestellt werden. Therapiestöße mit Etretinat beschleunigen beispielsweise das Ansprechen von verrucösem Lichen ruber, hyperkeratotischem chronisch-discoiden Lupus erythematodes, hyperkeratotischem Handekzem und sogar bei Verrucae vulgares und Verrucae juveniles auf die konventionelle Therapie.

Nebenwirkungen

Die Nebenwirkungen von Etretinat und Isotretinoin sind einander und denen des Retinol ähnlich, vielgestaltig, aber im Ganzen zumeist von harmloser Natur. Ein Großteil der Nebenwirkungen ergibt sich aus der keratolytischen Wirkung der Retinoide: Abschuppung der Haut mit besonderer Betonung der Akren und der Lippen (eine solche „Cheilitis" ist in fast 100% manifest und kann geradezu als

Maßstab wirksamer Dosierung gewertet werden); die Folgen der Verdünnung der Hornschichte sind trockene Haut, Beeinträchtigung der Barrierefunktion [7] (in Extremfällen kann dies zu klinisch relevanter Resorption von Lokaltherapeutika führen) und Neigung zu dermatitischen Bildern („Retinoid-Dermatitis"). Auf ähnlicher Basis beruht eine häufig vorgefundene Rhinitis (Austrocknung der Nasenschleimhaut) und gelegentlich Epistaxis. Parallel zur Proliferationssteigerung der Epidermis tritt auch eine solche der Haare und Nägel auf: erstere hat nicht selten ein (reversibles) Telogeneffluvium, letzteres schnell wachsende, weiche Nägel zur Folge. Weitere, sich aus der selben Grundsituation ergebende Nebenwirkungen sind Pruritus, Paronychien, Durst; seltene Komplikationen sind Kopfschmerzen und Nausea.

Alle genannten Nebenwirkungen sind dosisabhängig und nach Absetzen der Retinoide prompt reversibel. Bedenklichere klinische Nebenwirkungen ergeben sich durch die Wirkung der Retinoide auf den Knochenauf- und abbau, die allerdings erst nach hochdosierter (mehr als 2 mg/kg Körpergewicht/Tag) und lang dauernder (mehr als 2 Jahre) Therapie zur Beobachtung kommen. Beobachtet wurden Hyperostosen und vorzeitige Schließung der Epiphysenfugen [19]. Hochdosierte Retinoidtherapie ist daher bei präpubertären Kindern nur bei sehr strenger Indikation durchzuführen. Die auch bei üblicher Dosierung als seltene Komplikation auftretenden Arthralgien sind hingegen nicht von röntgenologischen Veränderungen begleitet. Synthetische Retinoide sind, wie übrigens auch die natürlichen Retinoide, teratogen; ihre Verabreichung an Frauen in gebärfähigem Alter ist daher kontraindiziert, sofern nicht eine wirksame Kontrazeption durchgeführt wird. Eine solche muß auch über den Zeitpunkt des Absetzens hinaus durchgeführt werden, wobei die nötigen Sicherheitsperioden für Etretinat und Isotretinoin verschieden sind. Isotretinoin wird schnell ausgeschieden, daher wird die Fortführung der Kontrazeption durch einen Menstruationszyklus als ausreichend angesehen. Etretinat hingegen wird, sehr wahrscheinlich im Fettgewebe, gespeichert und ist noch Monate nach Absetzen im Serum nachweisbar [25]. Die Kontrazeption muß daher ein volles Jahr nach Absetzen der Droge fortgeführt werden. Da sich die teratogene Wirkung von Retinoiden auf die Organogenese beschränkt, besteht keine Gefahr der Schädigung unbefruchteter Eizellen. Auch die Spermiogenese bleibt durch Retinoide unbeeinflußt; nach jüngsten Untersuchungen kommt es sogar zu einer Verbesserung mancher andrologischer Parameter [34].

Die Routinelaborparameter bleiben im Rahmen der Therapie mit Etretinat und Isotretinoin weitgehend unverändert. In etwa 15% der Fälle, mit einer gewissen Dosisabhängigkeit, kommt es zur vorübergehenden Erhöhung der Transaminasen, die oft auch unter Fortführung der Therapie wieder abklingt. Selbst bei bis zu 6-jähriger Behandlung mit Etretinat kam es in einer Studie [24] nicht zu einer Beeinträchtigung der Leberfunktion.

Ein etwa gleich hoher Prozentsatz von Patienten entwickelt eine Hypertriglyzeridämie ohne gleichzeitige Erhöhung des Cholesterin, die sich gleichfalls nach Absetzen der Retinoide normalisiert. Die Erhöhung geht fast ausschließlich zu Lasten der VLDL-Fraktion der Lipoproteine [10]. Betroffen scheinen hauptsächlich prädisponierte Individuen zu sein [11]; das Risiko der Lipidsteigerung ist derzeit nicht genau abzugrenzen.

Zusammenfassung

Die beiden derzeit zur Verfügung stehenden synthetischen Retinoide (Abkömmlinge der Vitamin-A-Säure), Etretinat (Tigason) und Isotretinoin (Accutan), zeichnen sich durch einen erheblich besseren therapeutischen Index als die natürlichen Retinoide aus (Retinol, All-trans-Retinsäure) und haben durch ihre antikeratinisierende, antiseborrhoische (nur Isotretinoin) und antineoplastische Wirkung die dermatologische Therapie erheblich bereichert. Die breiteste Anwendung finden diese Retinoide bei

Psoriasis (Etretinat) und zystischer Akne (Isotretinoin), während die dramatischste Wirksamkeit bei manchen schweren Ichthyosen gegeben ist. Eine wesentliche, heute noch nicht klar absteckbare Rolle kommt den Retinoiden in der Tumorprophylaxe zu.

Literatur

1. Bollag W, Matter A (1981) From vitamin A to retinoids in experimental and clinical oncology: achievements, failures, and outlook. In: DeLuca LM, Shapiro SS (eds) Modulation of cellular interaction by vitamin A and derivatives (retinoids). The New York Academy of Sciences, New York, pp 9–23
2. Bollag W (1981) Arotinoids: a new class of retinoids with activities in oncology and dermatology. Cancer Chemother Pharmacol 7:27–29
3. Braun-Falco O, Galosi A, Dorn M, Plewig G (1982) Tumor-Prophylaxe bei Xeroderma pigmentosum mit aromatischem Retinoid (RO-10-9359). Hautarzt 33:445–448
4. Elias PM, Fritsch PO, Lampe M, Williams ML, Brown BE, Nemanic M, Grayson S (1981) Retinoid effects on epidermal structure, differentiation and permeability. Lab Invest 44:531–540
5. Fritsch P, Hönigsmann H, Jaschke E (1978) Epidermolytic hereditary palmoplantar keratoderma. Report of a family and treatment with an oral aromatic retinoid. Br J Dermatol 99:561–568
6. Fritsch PO, Hönigsmann H, Jaschke E, Wolff K (1978) Augmentation of oral methoxsalen – photochemotherapy with an oral retinoic acid derivative. J Invest Dermatol 70: 178–182
7. Fritsch P (1981) Oral retinoids in dermatology. Int J Dermatol 20:314–329
8. Fritsch PO, Pohlin G, Längle U, Elias PM, (1981) Response of epidermal cell proliferation to orally administered aromatic retinoid. J Invest Dermatol 77:287–291
9. Fritsch P, Rauschmeier W, Neuhofer J (1983) Response of psoriatic arthropathy to arotinoid (RO 13-6298): A pilot study. Proc Retinoid Conference 1983, London, May 16-18
10. Gerber LE, Erdman JW (1982) Changes in lipid metabolism during retinoid administration. J Am Acad Dermatol 6:664–671
11. Gollnick H (1981) Elevated levels of triglycerides in patients with skin desease treated with oral aromatic retinoid. The significance of risk factors. In: Orfanos CE, Braun-Falco O, Farber EM, Grupper Ch, Polano MK, Schuppli R (eds) Retinoids – Advances in basic research and therapy. Springer, Berlin Heidelberg New York, pp 503–505
12. Goodman, D (1981) Retinoid-binding proteins in plasma and in cells. In: DeLuca LM, Shapiro SS (eds) Modulation of cellular interaction by vitamin A and derivatives (retinoids). The New York Academy of Sciences, New York, pp 69–78
13. Grupper C, Berretti B (1981) Treatment of psoriasis by oral PUVA therapy combined with aromatic retinoid (RO 10-9359; Tigason). Dermatologica 162:404–413
14. Haydey RP, Reed ML, Dzubow LM, Shupach JL (1980) Treatment of keratoacanthomas with oral 13-cis-retinoic acid. N Engl J Med 303:560–562
15. Jones DH, King K, Miller AJ, Cunliffe WJ (1983) A dose-response study of 13-cis-retinoic acid in acne vulgaris. Br J Dermatol 108:333–343
16. Kaplan RP, Russel DH, Lowe NJ (1983) Etretinate therapy for psoriasis: clinicla responses, remission times, epidermal DNA and polyamine responses. J Am Acad Dermatol 8:95–102
17. King K, Jones DH, Daltrey DC, Cunliffe WJ (1982) A double-blind study of the effects of 13-cis-retinoid acid on acne, sebum excretion rate and microbial population. Br J Dermatol 107:583–590
18. Landthaler M, Kummermehr J, Wagner A, Nikolowski J, Plewig G (1981) Effects of 13-cis-retinoic acid on sebaceous glands in humans. In: Orfanos CE, Braun-Falco O, Farber EM, Grupper Ch, Polano MK, Schuppli R (eds) Retinoids – Advances in Basic Research and Therapy. Springer, New York Heidelberg Berlin, pp 259–266
19. Milstone LM, McGuire J, Ablow RL (1982) Premature epiphyseal closure in a child receiving oral 13-cis-retinoic acid. J Am Acad Dermatol 7:663–666
20. Nemanic MK, Fritsch PO, Elias PM (1982) Pertubations of membrane glycosylatic in retinoid-treated epidermis. J Am Acad Dermatol 6:807–808
21. Orfanos CE, Georz G (1978) Orale Psoriasis-Therapie mit einem neuen aromatischen Retinoid (RO 10-9359). Dtsch Med Wochenschr 103:195–199

22. Orfanos CE, Steigleder GK, Pullmann H, Bloch PH (1979) Oral retinoid and UVB radiation: A new alternative treatment for psoriasis on an outpatient basis. Acta Derm Venereol (Stockh) 59:241–244
23. Ott F, Bollag W (1975) Therapie der Psoriasis mit einem oral wirksamen neuen Vitamin-A-Säure Derivat. Schweiz Med Wochenschr 105:439–441
24. Ott F (1981) Long-term biological tolerance of Ro 10-9359. In: Orfanos CE, Braun-Falco O, Farber EM, Grupper C, Polano MK, Schuppli R (eds) Retinoids – Advances in basic research and therapy. Springer, Berlin Heidelberg New York, pp 355–357
25. Paravicini U (1981) Pharmacokinetics and metabolism of oral aromatic retinoids. In: Orfanos CE, Braun-Falco O, Farber EM, Grupper Ch, Polano MK, Schuppli, R (eds) Retinoids – Advances in basic research and therapy. Springer Berlin Heidelberg New York, pp 13–20
26. Peck GL, Olsen TG, Yoder FW, Strauss JS, Downing DT, Pandya M, Butkus D, Arnaud-Battandier J (1979) Prolonged remisions of cystic and conglobate acne with 13-cis-retinoic acid. N Engl J Med 300:329–333
27. Peck GL, Gross EG, Butkus D (1981) Comparative analysis of two retinoids in the treatment of discorders of keratinization. In: Orfanos CE, Braun-Falco O, Farber EM, Grupper Ch, Polano MK, Schuppli R (eds) Retinoids – Advances in basic research an therapy. Springer, Berlin Heidelberg New York, pp 279–286
28. Peck GL, Gross EG, Butkus D, DiGiovanna JJ (1982) Chemoprevention of basal cell carcinoma and isotretinoin. J Am Acad Dermatol 6:815–823
29. Pichler E, Fritsch P (1983) Xeroderma pigmentosum: Tumorprophylaxe mit Etretinat. Hautarzt, in press
30. Plewig G, Wagner A, Nikolowski J, Landthaler M (1981) Effects of two retinoids in animal experiments and after clinical application in acne patients: 13-cis-retinoic acid Ro 4-3780 and aromatic retinoid Ro 10-9359. In: Orfanos CE, Braun-Falco O, Farber EM, Grupper Ch, Polano MK, Schuppli R (eds) Retinoids – Advances in basic research an therapy. Springer, Berlin Heidelberg New York, pp 219–235
31. Plewig G, Nikolowski J, Wolff HH (1982) Action of isotretinoin in acne rosacea and gram-negative folliculitis. J Am Acad Dermatol 6:766–785
32. Rosenthal M (1979) Retinoid in der Behandlung von Psoriasis-Arthritis. Schweiz Med Wochenschr 109:1912–1914
33. Runne U, Orfanos CE, Gartmann H (1973) Perorale Applikation zweier Derivate der Vitamin-A-Säure zur inneren Psoriasis-Therapie: 13-cis-beta-Vitamin-A-Säure und Vitamin-A-Säure-aethylamid. Arch Dermatol Forsch 247:171–180
34. Schill WB, Wagner A, Nikolowski J, Plewig G (1981) Aromatic retinoid and 13-cis-retinoic acid: spermatological investigations. In: Orfanos CE, Braun-Falco O, Farber EM, Grupper Ch, Polano MK, Schuppli R (eds) Retinoids – Advances in basic research and therapy. Springer, Berlin Heidelberg New York, pp 389–395
35. Shalita AR (1983) Isotretinoin in the treatment of acne. Proc Retinoid Conference 1983, London May 16–18
36. Sporn MB, Dunlop NM, Newton DL (1976) Prevention of chemical carcinogenesis by vitamin A and its synthetic analogs (retinoids). Fed Proc 35:1332–1338
37. Strauss JS, Stranieri AM (1982) Changes in long-term sebum production from isotretinoin therapy. J Am Acad Dermatol 6:751–756
38. Thune P (1982) Treatment of palmoplantar pustulosis with Tigason. Dermatologica 164:67–72

Gerd Plewig

13-cis-Retinsäure

Vier Jahre nach der ersten Mitteilung über den günstigen Effekt der 13-cis-Retinsäure-Therapie bei schwerer Akne [21] und einer stürmisch einsetzenden Phase klinisch-experimenteller Studien bezüglich Indikation, Wirkungsweise und Nebenwirkungen dieses Medikamentes in den USA [4, 28], der Bundesrepublik Deutschland [23, 24, 25, 27] und England [10, 11, 12, 14, 15] zeichnet sich jetzt deutlich ab, welchen Wert das Retinoid zur Beeinflussung von Erkrankungen des seborrhoischen Formenkreises einnehmen wird.

Terminologie und Warenzeichen

13-cis-Retinsäure (Isotretinoin, Ro 4-3780), in den USA seit 1982 und in England seit 1983 als Accutane, seit 1983 als Roaccutan in der Schweiz im Handel, wird wahrscheinlich zu Beginn des Jahres 1984 auch bei uns unter der letztgenannten Bezeichnung eingeführt werden.

Indikationen

Als Hauptindikationen sind zu nennen: Akne, Rosazea, gramnegative Follikulitis sowie Perifolliculitis capitis abscedens et suffodiens. Weitere mögliche Indikationen werden hier nur erwähnt, aber nicht besprochen; es sind dies vor allem Lichen ruber planus der Haut, Lichen ruber mucosae, erosiver oder bullöser Lichen ruber der Mundschleimhaut; verschiedenste Formen der Genodermatosen mit Verhornungsstörungen; Basaliome und Basaliomatosen, besonders bei Arsenanamnese, Psoriasis, Morbus Reiter etc.

Akne

Als wichtigste Indikation gelten die Acne conglobata [24, 25], schwere Formen der Acne papulopustulosa [2, 24], die Aknetriade und Aknetetrade [25] sowie die Acne fulminans [7].

Acne conglobata

In den ersten Studien [23] war es ausschließlich die Acne conglobata, bei der dieses neue Medikament eingesetzt wurde. Fast alle Behandlungen wurden als Monotherapie durchgeführt. Diese Empfehlung kann auch heute noch ausgesprochen werden, da die Kombinationen von 0,05 mg/kg Körpergewicht (KG) Isotretinoin pro Tag und 5 mg Cyproteronazetat [15], bzw. 0,5 mg/kg KG Isotretinoin pro Tag und 1 g/die Erythromyzin [11] nicht besser waren als die Gabe von Isotretinoin allein.

Dosierung und Therapiedauer. Die übliche Tagesdosis liegt zwischen 2,0 und 0,2 mg Isotretinoin/kg KG. Hohe Dosen führen zu einem rascheren Ansprechen auf die Therapie, sind aber stärker mit Nebenwirkungen belastet. Mehrere Studien haben verschiedene Dosen mit einander verglichen, wobei auch solche von 0,8 und 0,01 mg/kg noch berücksichtigt wurden. Eindeutige Therapierichtlinien kann man zwei Arbeiten entnehmen: Meigel et al. [16] empfehlen eine Dosis von 1,0 mg/kg KG für etwa 12 Wochen oder bis zu einer mindestens 75%igen Besserung der Akneeffloreszenzen, gefolgt von 0,5 bis 0,2 mg/kg KG bis zu 24 Wochen. Jones et al. [10] geben 0,5 mg/kg KG Isotretinoin für 24 Wochen an.

Eine Zusammenfassung der bisher wichtigsten Therapiestudien, die Kasuistiken und kleinere Patientenkollektive jedoch nicht berücksichtigt, ist der Tabelle 1 zu entnehmen.

Tabelle 1. 13-cis-Retinsäure-Studien

Land	Autoren	*N*	Jahr	mg/kg KG/Tag	Monate
USA	Peck et al. (21)	14	1979	1,0–3,3	4
BRD	Plewig et al. (25)	18	1980	0,5–2,0	2
USA	Goldstein et al. (4)	7	1981	1,0	4
BRD	Plewig et al. (23)	136	1981	0,2–1,0	3
BRD	Plewig et al. (24)	79	1982	0,05–2,0	3–6
USA	Peck	32	1982	0,5–3,2	4–8
GB	Lyons et al. (14)	18	1982	0,8	3
GB	Janes et al. (11)	76	1983	0,1–1,8	4
BRD	Meigel et al. (16)	198	1983	0,2–1,0	3–6
BRD	Hennes	87	1983	0,2–1,0	12–21 Nachbehandlung

Die bisher größte und am längsten kontrollierte Untersuchung, die der Deutschen Multizentrischen Studiengruppe [15, 23] läßt eine deutliche Dosisabhängigkeit, auch gemessen an der Remissionsdauer, erkennen. Bei 1,0 mg Isotretinoin/kg KG waren 6 bzw. 12 Monate nach Therapieende noch 96 bzw. 81% der Patienten rezidivfrei. Bei einer Dosis von 0,5 mg/kg KG lagen diese Zahlen noch bei 84 bzw. 47% und sanken in der mit 0,2 mg/kg KG behandelten Gruppe auf 74 bzw. 37% ab.

Therapieplan bei Acne conglobata

Auswahl der richtigen Patienten mit genauer Information über Wirkungsweise und zu erwartende Nebenwirkungen.

Ausschlußkriterien sind Kinderwunsch oder Schwangerschaft; Frauen im gebärfähigen Alter ohne sicher wirksame Kontrazeption; (familiäre) Fettstoffwechselstörungen; Risikofaktoren wie Adipositas, Medikamentenabusus, Alkoholismus, Leber- und Nierenerkrankungen; (allergische?) Arzneimittelnebenwirkungen auf Isotretinoin.

Laborkontrollen. Die wichtigsten Parameter sind in der Tabelle 2 zusammengestellt. Während der Einnahme von Isotretinoin sollten diese nach 2, 4 und 12 Wochen sowie danach alle 2 bis 3 Monate kontrolliert werden.

Dosis. 1,0 oder 0,5 g Isotretinoin/kg KG für mindestens 12 Wochen; Reduzierung auf 0,5 oder 0,2 mg/kg KG bis zur völligen Abheilung aller Hauterscheinungen.

Tabelle 2. 13-cis-Retinsäure-Therapie

Laborkontrollen	0	2	4	12 Wochen
Blutbild	+	+		
SGOT, SGPT, γ GT	+	+	+	+
Alkalische Phosphatase	+			
Kreatinin	+			
Cholesterin	+	+	+	+
Triglyzeride	+	+	+	+
Urinstatus	+			

Nebenwirkungen an Haut, Schleimhaut, Muskel- oder Gelenkapparat sowie pathologisch veränderte Laborparameter können zu einer Dosisreduzierung oder sogar zum Absetzen des Medikamentes zwingen.

Zusätzliche differente Therapie. Keine.

Varia. Pflege der obligat auftretenden Cheilitis zum Beispiel mit Paraffin liquid., Unguentum molle $\overline{aa}$ oder andere stark fettende Salben. Maßnahmen, die eine zusätzliche Exsikkation der Haut bedingen, wie häufiges Duschen oder Baden sollten vermieden werden. Lichtschutz ist in sonnenreichen Jahreszeiten angezeigt mit Präparaten, die einen hohen Lichtschutzfaktor von 10 bis 15 gewährleisten. Stärkere körperliche Betätigung, sowie vermehrte mechanische Belastung von Händen und Füßen, sind kontraindiziert, da die Neigung zur Blasenbildung infolge erhöhter Verletzlichkeit der Haut unter dieser Therapie zunimmt.

Acne papulopustulosa

Eine schwere, entzündliche Akne, auch wenn sie nicht das Ausmaß der Acne conglobata erreicht, gilt heute als gesicherte Indikation für eine orale Isotretinoinbehandlung. Erste Ergebnisse hierzu liefert die Deutsche Multrizentrische Studiengruppe an Hand von 191 Patienten [2]. Es wurden 3 Dosierungen von 1,0, 0,5 und 0,2 mg/kg KG verglichen. Eine direkte Dosis-Wirkung-Relation konnte erkannt werden. Die höchste Dosis von 1,0 mg/kg KG lieferte nach 12 bis 24 Wochen Therapie die besten Behandlungsergebnisse. Die Frage nach der Dauer der Remission ist noch nicht zu beantworten, aber auch hier scheint eine höhere Dosis eine längere Remissionsdauer zu gewährleisten.

Der Therapieplan sieht ähnlich wie bei Acne conglobata aus, wobei die Initialdosis mit 1,0 oder 0,5 mg/kg KG etwas niedriger ist als bei Acne conglobata. Eine zusätzliche Therapie (Antibiotika, lokale Schälpräparate wie Vitamin-A-Säure oder Benzoylperoxid) wird zur Zeit nicht empfohlen.

Acne fulminans

Dieses dramatische Krankheitsbild, das mit Leukozytose, Fieber, Gelenkschmerzen, Erythema nodosum an den Unterschenkeln, Proteinurie, Hautulzerationen und schwerem Krankheitsgefühl einhergehen kann, spricht besonders gut auf Isotretinoin an [24, 25]. Die klinischen Veränderungen dieser fulminanten Erkrankung, die 13-cis-Retinsäure-Dosierung und die Behandlungsergebnisse werden in einer Übersichtsarbeit dokumentiert [7].

Das Behandlungsprotokoll entspricht dem bei Acne conglobata. Eine hohe Anfangsdosis von 2,0 mg/kg KG und Bettruhe werden empfohlen. Die orale Gabe von Azetylsalizylsäure (Aspirin, Colfarit), Indometazin (Amuno) oder Piroxicam (Felden) für wenige Tage kann indiziert sein, um Fieber und stärkere Schmerzen zu beeinflussen. Feuchtwarme Kompressen mit Kochsalz- und/oder Harnstofflösung oder Salbe zur Entfernung der hämorrhagischen Krusten, sowie Schutzverbände auf größere erodierte Hautflächen sind als Zusatzmaßnahmen sinnvoll. Die Acne fulminans spricht gut auf eine Isotretinoinbehandlung an. Die Behandlungsdauer bei den 11 genannten Patienten lag zwischen 12 und 20 Wochen [7]. Bei keinem Patienten trat ein Rezidiv auf.

Perifolliculitis capitis abscedens et suffodiens

Bisher liegen nur kasuistische Mitteilungen über die Behandlung dieses seltenen, wahrscheinlich der Akne zuzuordnenden Krankheitsbildes vor, das im Rahmen der Aknetetrade gesehen werden kann. Gute Ergebnisse wurden nach einer Isotretinoinbehandlung gesehen. Da bei dieser chronisch verlaufenden, mit unterminierenden Epithelbrücken und Büschelhaarbildung einhergehenden Erkrankung, die zu Haarausfall führt, andere Therapiemaßnahmen weitgehend versagen (einschließlich Antibiotika und Röntgenbestrahlung zur temporären Epilation), ist ein Therapieversuch mit Isotretinoin zu vertreten. Als Dosis wird 2,0 mg/kg KG für mehrere Wochen oder Monate mit dann absteigender Dosis auf 1,0 – 0,5 mg/kg KG für mindestens sechs Monate empfohlen.

Aknetriade und Aknetetrade

Diese intertriginös lokalisierte Erkrankung mit Manifestationen axillär, inguinal, perianal und perigenital sowie aber auch gelegentlich im Nacken mit Acne-conglobata-Effloreszenzen am Rumpf spricht gut auf Isotretinoin an [24, 25]. Es hat sich jedoch gezeigt, daß weiter fortgeschrittene Erkrankungen mit Hautkontrakturen und tiefreichenden epithelausgekleideten Fistelgängen mit dieser konservativen Therapie nicht zu beherrschen sind. Eine chirurgische Sanierung mit Ausräumung aller Fistelgänge, soweit dies möglich ist, und anschließenden plastisch-rekonstruktiven Maßnahmen wird empfohlen. Einige sehr befriedigende Rehabilitationszustände konnten so erzielt werden. Präoperativ wird eine Therapie mit 1,0–2,0 mg Isotretinoin/kg KG über 4 bis 12 Wochen empfohlen.

Rosazea

Indikation. Hierzu zählen schwere, therapieresistente Formen der Rosazea, Rosazea mit Rhinophym und Rosacea conglobata (mit dem Pyoderma faciale identisches Krankheitsbild). Bereits 1980 wurde auf die Möglichkeit dieser Therapiemodalität hingewiesen und ein Jahr später ausführlich über diese Indikationsform berichtet [18]. Die Deutsche Multizentrische Studiengruppe hat 91 Patienten untersucht (Tabelle 3).

Dosierung. Sie liegt etwa wie bei Acne papulopustulosa. Es werden 0,5 mg/kg KG Isotretinoin für 12 bis 18 Wochen empfohlen, oder eine etwas höhere Initialtherapie („Bolus-Therapie") mit 1,0 – 2,0 mg/kg KG über 4 bis 8 Wochen, gefolgt von 0,5–0,2 mg/kg KG für weitere 12 bis 24 Wochen, insbesondere für Patienten mit Rosacea conglobata oder Pyoderma faciale.

Tabelle 3. Multizentrische 13-cis-Retinsäure-Studien: Publikationen

Acne conglobata	12 Wochen	$N = 136$	Hautarzt 32: 634 (1981)
Acne conglobata	24 Wochen	$N = 194$	Hautarzt 34: 387 (1983)
Acne conglobata	Remissionsdauer	$N = 87$	In Vorbereitung
Acne papulopustulosa	20 Wochen	$N = 191$	Hautarzt (in Vorbereitung)
Rosazea		$N = 91$	In Vorbereitung

N = Anzahl der Patienten

Rosazeapatienten sind älter als Aknepatienten und weisen daher häufig die Risikofaktoren auf, die bereits bei der Acne-conglobata-Therapie genannt wurden. Die Isotretinointherapie ist der Gabe von Tetrazyklinen bzw. Metronidazol bei Rosazea überlegen.

Rezidiv und erneute 13-cis-Retinsäure-Behandlung

Die ursprünglich von Peck et al. [21] genannte vollständige Remission auch über Jahre hinaus läßt sich nicht ganz bestätigen. Rezidive bei Acne conglobata oder auch bei Acne papulopustulosa kommen ebenso wie bei Rosazea oder gramnegativer Follikulitis vor. Die zur Zeit umfangreichsten Daten über Rezidivhäufigkeit bei Acne conglobata legt die Deutsche Multizentrische Studiengruppe vor [9]. Folgende Erkenntnisse lassen sich daraus ableiten: Eine erneute Isotretinointherapie ist gelegentlich erforderlich. Meist zeigt sich, bei gleicher Dosis, ein rascheres Ansprechen als bei der Initialbehandlung; ebenso ist dann die Therapiedauer im wesentlichen kürzer. Nicht selten reicht bei der zweiten Behandlung eine niedrigere Dosis. Die Nebenwirkungen entsprechen denen der Initialbehandlung.

Gramnegative Follikulitis

Dieses schwere, häufig außerordentlich protrahiert verlaufende und therapeutisch fast nicht zu beherrschende Krankheitsbild stellt eine weitere wichtige Indikation für die Isotretinointherapie dar. Über 13 Patienten mit dieser Erkrankung wurde berichtet [24]. Diese Erfahrungen wurden ausgedehnt und es liegen jetzt Informationen vor über 20 Patienten mit dieser bakteriellen Hautinfektion, wobei besonderer Wert auf eine quantitative wie auch qualitative Bestimmung der Bakterienpopulation der Haut gelegt wurde (Neubert U., Rufus A., Plewig G., in Vorbereitung). Vor Einleitung der Therapie sollte die Diagnose durch mehrfache bakteriologische Untersuchungen gesichert sein.

Therapieplan. Absetzen aller Antibiotika und Chemotherapeutika; keine lokale antimikrobielle Therapie. Isotretinoin 2,0–1,0 mg/kg KG über 4 bis 12 Wochen, gefolgt von 1,0–0,5 mg/kg KG für weitere 20 Wochen oder bis zur deutlichen klinischen und bakteriologisch gesicherten Ausheilung. Rezidive werden bei etwa der Hälfte der Patienten gesehen. Die Patienten sprechen gut auf eine neue Therapie an.

Mögliche Wirkungsweise der 13-cis-Retinsäure

Mehrere Möglichkeiten werden diskutiert, auf welche Weise Isotretinoin wirksam ist.

Sebumsuppression. Die bereits klinisch erkennbare Unterdrückung der Seborrhö und Umwandlung in einen sebostatischen Hauttyp, und die histologisch [13] und elektronenmikroskopisch [24] belegte Hemmung der Lipidsynthese in den Sebozyten der Talgdrüsenazini ist vielleicht die auffälligste Wirkung.

Keratinisierung. Ein weiterer wichtiger Angriffspunkt ist auf die Keratinisierung (Verhornung) gerichtet. Zeichen hierfür sind Ablösung von Hyperkeratosen, exfoliative (schuppende) Hautveränderungen und die Elimination der Proliferations-Retentionshyperkeratosen bei Akne (Beseitigung von Komedonen) [23, 25]. Das Retinoid führt zu einer Lockerung der sonst festen Verkittung der Hornzellen untereinander.

Antiinflammatorische Wirkung. Die Hemmung der entzündlichen Reaktionen bei Akne [27], Rosazea [18], gramnegativer Follikulitis [24] und in experimentellen Entzündungsmodellen [19] ist ein weiterer Effekt dieses Medikamentes.

Hemmung der Bakterienpopulation. Es kommt indirekt zu einer Reduktion der auf der Haut und in den Follikelkanälen befindlichen Bakterienflora [24]. Einflüsse auf die Neutrophilenfunktion [1] wurden durch In-vitro-Tests gezeigt.

Häufige Nebenwirkungen bei 13-cis-Retinsäure-Therapie

Die Nebenwirkungen der Isotretinointherapie sind in zahlreichen Studien gut dokumentiert [5, 6, 8, 14, 16, 25, 27]. Viele der Nebenwirkungen sind dosisabhängig, manche nur passager trotz Fortführung der Therapie und selten so stark, daß die Behandlung abgebrochen werden muß. Die Nebenwirkungen sind sehr ähnlich denen der Therapie mit aromatischem Retinoid. Haarausfall wie bei der Behandlung mit aromatischem Retinoid scheint nicht vorzukommen [8]. An den Schleimhäuten kommt es zu Cheilitis, trockenem Mundgefühl, Blepharokonjunktivitis, Balanitis und Urethritis. Die Blepharokonjunkitivitis beruht wahrscheinlich auf dem Verschwinden des Lipidfilms der trilamellär geschichteten Tränenflüssigkeit des Augapfels [3] auf Grund der starken Sebumsuppression. An der Haut kommt es zu schuppender Gesichtsrötung (Dermatitis facialis), Exsikkationsphänomenen, besonders in den kalten Jahreszeiten, Pruritus, erhöhter Hautverletzlichkeit, Paronychie etc. Am Muskel- und Gelenkapparat werden selten Myalgien und Arthralgien („Muskelkater") beobachtet, deren Ätiologie unbekannt ist.

Seltenere Nebenwirkungen

Bei Acne conglobata und Acne fulminans können sich an ulzerierenden Knoten der Haut Granuloma-teleangiectaticum-artige Vegetationen bilden, die bovistartig proliferieren [7], bei Berührung leicht bluten und keine oder nur eine schlechte Selbstheilungstendenz aufweisen. Therapeutisch wird die lokale Anwendung einer glukokortikosteroidhaltigen Creme oder Salbe für wenige Tage empfohlen, wodurch die Gefäßproliferation gebremst und eine rasche Epithelisierung ermöglicht wird. Diese Behandlung ist sauber und schmerzfrei, so daß eine Ätzung mit Silbernitrat obsolet erscheint.

Follikuläre Pustulationen, oft in miliarer Aussaat, wurden bei Acne conglobata und Acne fulminans gesehen [7]. Diese Pusteln entwickeln sich in den Talgdrüsenfollikeln, auch in bis dahin nicht befallener Haut. Sie heilen unter fortlaufender Therapie narbenlos ab. Analoge Pustulationen wurden früher bei topischer Anwendung von all-trans-Vitamin-A-Säure-Therapie beobachtet. Die Pathogenese ist unbekannt.

Psoriasiforme Exantheme [26] klinisch auch vielfach lichenoid, wurden schon bei der Behandlung mit dem aromatischen Retinoid (Tigason) beschrieben. Bei einem Aknepatienten sahen wir kurz nach der Therapieeinleitung ein derartiges Exanthem mit rascher Rückbildung nach Absetzen der Behandlung (Dr. B. Maas, persönliche Mitteilung, Juli 1983). Das bei erneuter Exposition rezidivierende Exanthem verbietet einen weiteren Retinoideinsatz.

Vorzeitiger Epiphysenschluß [17] und *multiple Periostosen* [22] sind nur jeweils an einzelnen Patienten mitgeteilte Veränderungen, die auch nur bei der im Kleinkindesalter frühzeitig einsetzenden und jahrelang durchgeführten Therapie in hoher Dosierung bis zu 4,5 mg/kg KG beschrieben wurden. Bei den Grundkrankheiten handelte es sich um genetisch bedingte Ichthyosen. Diese beiden Nebenwirkungen wurden bisher in der Aknetherapie nicht beobachtet.

Teratogenität und Eliminationskinetik des Isotretinoins

Die schwerwiegendste und daher sehr sorgfältig zu beachtende Nebenwirkung aller Retenoide und damit auch der 13-cis-Retinsäure ist die mögliche Fehlbildung von

Feten. Alle Frauen im gebärfähigen Alter müssen auf diese Gefahr hingewiesen werden. Eine Behandlung mit Isotretinoin ist deshalb nur unter Durchführung sicherer Kontrazeptionsmaßnahmen zulässig. Da 13-cis-Retinsäure rasch aus dem Körper eliminiert wird, die Halbwertzeit beträgt etwa zwei Tage, scheint eine Kontrazeption für drei Monate über die Therapie hinaus ausreichend zu sein.

Deutsche Multizentrische Studiengruppe

Seit 1981 sind mehrere deutsche Hautkliniken an einer multizentrischen Prüfung beteiligt, die die Wirksamkeit, Nebenwirkung und Remissionsdauer untersucht. Der derzeitige Stand der Publikationen dieser Studiengruppe ist in der Tabelle 3 zusammengestellt.

Internationale Symposien

Mehrere internationale Symposien befaßten sich teilweise oder ausschließlich mit aktuellen Fragen der 13-cis-Retinsäure-Therapie. Das erste Symposium fand 1980 in Berlin statt, gefolgt von einer Publikation der Referate [20]. Ein weiteres Symposium wurde 1981 in Iowa City/USA abgehalten. Zur Publikation wurde eine Zeitschrift gewählt [28]. 1983 fand in London ein Symposium statt (Publikation in Vorbereitung) und für 1984 ist ein Symposium in Genf angekündigt.

Danksagung. Frau Dr. B. Maas, Fräulein A. Rufus, MTA, Universitätshautklinik Düsseldorf, leisteten wertvolle Mitarbeit. Allen Kolleginnen und Kollegen der Deutschen Multizentrischen Studiengruppe danke ich herzlich für ihre Kooperation. – Mit freundlicher Unterstützung der Deutschen Forschungsgemeinschaft (Pl 58/6–8). – Die 13-cis-Retinsäure wurde freundlicherweise von Herrn Dr. R. Hennes und Frau Dr. A. Mack, Hoffmann-La Roche, Grenzach-Wyhlen, zur Verfügung gestellt.

Zusammenfassung

Als Indikationen für eine 13-cis-Retinsäure-Therapie (Isotretinoin, Ro 4-3780, Roaccutan) werden [1] Acne conglobata, schwere Acne papulopustulosa, Acne fulminans, Aknetetrate und Perifolliculitis abscedens et suffodiens; [2] Rosacea sowie [3] gramnegative Follikulitis genannt. Dosierungsempfehlungen in mg/kg KG, Therapiedauer, Fragen einer zusätzlichen Therapie, häufige und seltenere Nebenwirkungen sowie ein Hinweis auf die wichtigsten Wirkungsmechanismen dieses Medikamentes (Sebumsuppression, Änderung der Keratinisierung, Reduzierung der Bakterienpopulation, antiinflammatorische Wirkung) werden genannt.

Literatur

1. Chamisa Ch, Eistenstat B, Ragaz A, Weissmann G (1982) The effects of retinoids on neutrophil functions in vitro. J Am Acad Dermatol 6:620–629
2. Cörlin, R, Maas B, Mack-Hennes A (1983) 13-cis-Retinsäure. Niedrig dosierte orale Anwendung bei Akne papulopustulosa. Hautarzt (im Druck)
3. Ensink BW, von Voorst Vader PC (1983) Ophtalmological side-effects of 13-cis-retinoic therapy. Br J Dermatol 108:627
4 Goldstein JA, Comite H, Mescon H, Pochi PE (1982) Isotretinoin in the treatment of acne. Arch Dermatol 118:555–558
5. Gollnick H, Tsambaos D, Orfanos CE (1981) Risk factors promote elevations of serum lipids in acne patients under oral 13-cis-retinoic acid (isotretinoin). Arch Dermatol Res 271:186–196

6. Gollnick H, Schwartzkopff W, Schleising M, Orfanos CE (1983) Verhalten der lipolytischen Aktivität des Serums vor und unter 13-cis-Retinsäure bei parenteraler Fettbelastung. Hautarzt Suppl VI, 34:268–270
7. Hartmann RR, Plewig G (1983) Acne fulminans. Tratamento de 11 pacientes com o ácido 13-cis retinóico. Ann Bras Dermatol 58:(1) 3–10
8. Heilgmeier GP, Braun-Falco O, Wagner A, Plewig G, Sund M (1982) Einfluß der 13-cis-Retinsäure auf das Trichogramm beim Menschen. Hautarzt 33:533–536
9. Hennes R, Mack A, Schell H, Vogt HJ (1983) 13-cis-retinoic acid in acne conglobata. A follow-up study of 14 trial centers. Arch Dermatol Res (zum Druck eingereicht)
10. Jones DH, Cunliffe WJ, Cove JH (1981) 13-cis-retinoic acid in acne (a double-blind study of dose response). In: Orfanos CE, Braun-Falco O, Farber EM, Grupper Ch, Polano MK, Schuppli R (eds) Retinoids advances in basic research and therapy. Springer-Verlag, Berlin Heidelberg New York, pp 255–258
11. Jones DH, Forster RA, Mitschell J, Cunliffe WJ (1983) A comparison of 13-cis-retinoic acid and erythromycin treatment in severe acne. Br J Dermatol [Suppl 24] 109:27–28
12. King K, Jones DH, Daltrey DC, Cunliffe WJ (1982) A double-blind study of the effects of 13-cis-retinoic acid on acne, sebum excretion rate and microbial population. Br J Dermatol 107:583–590
13. Landthaler M, Kummermehr J, Wagner A, Plewig G (1980) Inhibitory effects of 13-cis-retinoic acid on human sebaceous glands. Arch Dermatol Res 269:297–309
14. Lyons F, Laker MF, Marsden JR, Manuel R, Shuster S (1982) Effect of oral 13-cis-retinoic acid on serum lipids. Br J Dermatol 107:591–595
15. Marsden J, Shepherd L, Laker M, Ford G, Shuster S (1983) Low dose 13-cis-retinoic acid and cyproterone acetate in acne. Br J Dermatol [Suppl 24] 109:27
16. Meigel W, Gollnick H, Wokalek H, Plewig G und 44 Kollegen aus 19 Hautkliniken (1983) Orale Behandlung der Acne conglobata mit 13-cis-Retinsäure. Hautarzt 34:387–397
17. Milstone LM, McGuire J, Ablow RC (1982) Premature epiphyseal closure in a child receiving oral 13-cis-retinoic acid. J Am Acad Dermatol 7:663–666
18. Nikolowski J, Plewig G (1981) Orale Behandlung der Rosazea mit 13-cis-Retinsäure. Hautarzt 32:575–584
19. Nikolowski J, Plewig G, Hofmann C (1982) In-vivo-Tests zum Nachweis antiinflammatorischer Wirkung der 13-cis-Retinsäure. Dermatol Monatsschr 168:173–181
20. Orfanos CE, Braun-Falco O, Farber EM, Grupper Ch, Polano MK (eds) Retinoids. Advances in basic research and therapy. Springer, Berlin Heidelberg New York
21. Peck GL, Olsen TG, Yoder FW, Strauss JS, Downing DT, Pandya M, Butkus D, Arnaud-Battandier J (1979) Prolonged remissions of cystic and conglobate acne with 13-cis-retinoic acid. N Engl J Med 300:329–333
22. Pittsley RA, Yoder FW (1983) Retinoid hyperostosis. N Engl. J Med 308:1012–1013
23. Plewig G, Gollnick H, Meigel W, Wokalek H et al (1981) 13-cis-Retinsäure zur oralen Behandlung der Acne conglobata. Ergebnisse einer multizentrischen Studie. Hautarzt 32:634–646
24. Plewig G, Nikolowski J, Wolff HH (1982) Action of 13-cis-retinoic acid (isotretinoin) in acne, rosacea and gramnegative folliculitis. J Am Acad Dermatol 6:766–785
25. Plewig G, Wagner A, Braun-Falco O (1980) Orale Behandlung schwerster Akneformen mit 13-cis-Retinsäure. Klinische Ergebnisse. Münch Med Wochenschr 38:1287–1293
25. Rüst O, Rufli Th (1979) Nebenwirkungen des oralen Retinoids Ro 10-9359 in der nicht erkrankten Haut des Psoriatikers: die „Retinoid-Dermatitis". Schweiz Med Wochenschr 109:1921–1925
27. Wagner A, Plewig G (1980) 13-cis-Retinsäure. Pharmakologische und toxikologische Untersuchungen bei der Behandlung schwerster Akneformen. Münch Med Wochenschr 122:1294–1300
28. Strauss JS (1982) (ed) Oral retinoids – a workshop – J Am Acad Dermatol 6:573–832

Bernd-Rüdiger Balda

Immunmodulatoren

Der Immunapparat ist wahrscheinlich das komplizierteste System unseres Organismus mit der Aufgabe, ihn sowohl vor Selbstzerstörung als auch vor gefährdenden Umwelteinflüssen zu bewahren. Obwohl im Prinzip genetisch determiniert, besitzt dieses hochentwickelte Zusammenspiel verschiedener Zellen, Immunglobuline und anderer Zellprodukte sowie biophysikalischer Funktionsabläufe, das bislang nur bruchstückhaft erschlossen werden konnte, eine gewisse Trainings- oder gar Lernfähigkeit; gemeint ist das Vermögen zu reproduzierbaren adaptativen Regulationen. Ein Zusammenbruch dieses Systems durch Erschöpfung und damit der Ausfall sämtlicher immunologischer Abwehrvorgänge kann nur noch kurzfristig überlebt werden, wie das Beispiel des acquired immunodeficiency syndrome (AIDS) zeigt.

Aber auch eine Überregulation bis hin zu unkontrollierten malignen Proliferationen von Zellen des Immunsystems und/oder der Produktion ihrer Immunkomponenten hat quoad vitam die gleiche Bedeutung, da es fast stets einem funktionellen Ausfall gleichzusetzen ist.

Nicht nur die Erfahrungen mit Zytostatika, die bei klinischer Anwendung ausnahmslos eine mehr oder weniger deutliche Immunsuppression hervorrufen, sondern unabhängig davon die mit Tumorleiden verbundene und sich aus stimulierenden wie inhibierenden Elementen zusammensetzende Immundysregulation, die letztlich jedoch einer tumorassoziierten Immundepression entspricht, waren und sind Anlaß, nach restaurativen Therapieansätzen auf immunologischer Basis zu suchen. Sie werden u. a. beschrieben als Immunnormalisierung, Immunrestauration, Immunsubstitution, Immunregulation, Immunstimulation, immunadjuvante Maßnahmen. Derartige Akzentuierungen geben aber nicht die tatsächlichen Veränderungen der komplizierten, ineinandergreifenden Regelsysteme wieder, denn bereits die Modifikation einer einzigen Komponente läßt das gesamte Immunsystem mitreagieren. Selbst die Einordnung eines Pharmakons als Immunsuppressor oder Immunstimulans ist dosisabhängig willkürlich. Dennoch sollte für praktische Zwecke eine verbindliche definitorische Festlegung erfolgen, in die allerdings das Behandlungsziel, nämlich die Wiederherstellung der normalen Immunkompetenz durch Verstärkung bestimmter immunologischer Funktionen bei gleichzeitiger Veränderung, auch Hemmung, anderer, mit einbezogen ist. Im weiteren werden deshalb Stimulierung oder Inhibierung von Immunantworten in Abhängigkeit vom Zeitpunkt, von der Dosierung und unter Berücksichtigung des Antigens als Immunmodulation und die sie auslösenden Substanzen als Immunmodulatoren bezeichnet.

Patienten mit intaktem Immunsystem werden folglich auch nicht der Immunmodulation ausgesetzt, sondern vielmehr nur solche mit angeborenen und erworbenen Immundefekten, beispielsweise dem Wiskott-Aldrich-Syndrom, der Ataxia teleangiectatica, dem Hyper-IgE-Syndrom, der chronischen mucocutanen Candidiasis, anderen chronisch-granulomatösen Entzündungen, Herpes-Virusinfektionen, malignen Tumoren sowie dem bereits erwähnten AIDS.

Unter Berücksichtigung des gegenwärtigen Wissensstandes haben sich als potentielle therapeutische Angriffspunkte eine Aktivierung von Makrophagen- und NK-Zellen (natural killer cells), eine Stimulation von T-Zellen (Reifung, Differenzierung, Proliferation und Funktion) sowie der Antikörperproduktion, ferner eine Modulation von Oberflächenantigenen (z. B. im Sinne einer besseren Expression von Tumorantigenen) oder von Effektormechanismen (z. B. Elimination von Immunkomponenten, Restauration von Interleukin-2-induzierten Effektorzellfunktionen etc. verwiesen.

Obwohl bereits ein banales Antiphlogistikum als Immunmodulator angesprochen werden könnte, ist es allgemein üblich, unter dieser Bezeichnung andere und durchaus heterogene Verbindungen zu verstehen (Tabelle 1), von denen einige nachfolgend etwas näher charakterisiert werden sollen.

Tabelle 1. Immunmodulatoren (Auswahl)

Bakterien (z. B. BCG, C. parvum, C. granulosum)
Bakterienextrakte (z. B. MER, Polysaccharide, Lipopolysaccharide)
Viren (z. B. Vakzinevirus, EBV)
Glukokortikosteroide
Zytostatika (z. B. Azathioprin, Zyklophosphamid)
Levamisol
Inosiplex
Retinoide
Interferone, Interferon-Induktoren
ds RNA
Mediatoren (z. B. Interleukine)
Thymushormone

Angesichts der weltweiten intensiven Forschung auf diesem Gebiet ist es allerdings im hier gebotenen Rahmen unmöglich, auch nur annäherungsweise vollständig die Originalarbeiten zu zitieren. An weiteren Details Interessierte werden daher auf die weiterführende Literatur verwiesen [1, 5, 7, 8, 10].

Bereits Robert Koch entdeckte 1880 bei dem Versuch, eine Tbc-Vakzine zu entwickeln, das Phänomen der allergischen Spätreaktion. Freund fand 1942, daß bestimmte Mischungen von Tuberkelbakterien Immunreaktionen auf Fremdantigene verstärken können (Freundsches Adjuvans). Die weitere Entwicklung führte schließlich zu der BCG-Impfung von Tumorpatienten in der Hoffnung, die humorale und zelluläre Immunantwort gegenüber Tumorzellen stimulieren zu können [9, 11]. So wurde nachgewiesen, daß BCG u. a. die Makrophagenaktivität und T-Zell-Proliferation steigert, die T-Zell-abhängige humorale Immunabwehr sowie die T-Zell-Zytotoxizität und gleichzeitig die Antigenität (oftmals) schwacher Tumorantigene verstärkt [3]. Interessanterweise ist es aber von entscheidender Wichtigkeit, wann und wie BCG verabfolgt wird. So führt wiederholte Skarifikation der Haut zu verstärkter T-Zell-Zytotoxizität, jedoch zu verminderter humoraler Immunantwort, die i.v.-Injektion zum umgekehrten Effekt [8, 13].

Im Prinzip gleichartig wirken BCG-Extrakte, z. B. MER, nämlich über eine Makrophagenstimulation, Aktivierung von B- und T-Lymphocyten und indirekt auch über eine T-Zellproliferation [8, 11]. C.parvum und C.granulosum sowie Coryne-Bakterienextrakte zeigen in tierischen Modellen ähnliche Effekte, sind aber beim Menschen, insbesondere bei Tumorpatienten, sowohl hinsichtlich ihrer erwünschten Immunmodulation als auch der Nebenwirkungen ineffektiver [8].

Lipopolysaccharide sind beispielsweise die Endotoxine gramnegativer Bakterien. Neben zahlreichen anderen Effekten induzieren sie die Proliferation von B-Lmphocyten, Makrophagen, aktivieren letztere und führen möglicherweise zur Freisetzung des wichtigen Tumor-nekrotisierenden Faktors [13]. Polysaccharide sind überwiegend Zellwandbestandteile von Hefen (Saccharomyces-Arten). Sie unterscheiden sich aber von Lipopolysacchariden und BCG, weil sie offensichtlich nur deprimierte T-Helferzellfunktionen aktivieren und AK-abhängige zellvermittelte Zytotoxizität stimulieren können [8]. Ob es darüber hinaus noch zu weiteren T-Zell- und Makrophagenstimulierungen kommen kann, ist nicht sicher belegt. Für Lipopolysaccharide und Polysaccharide gilt, daß die bisher vorliegenden Ergebnisse noch zu präliminär sind, um eine verbindliche Einschätzung zu gestatten.

Das Anthelmintikum Levamisol ist als Imidazol-Körper seit längerem als Immunmodulator bekannt und eingeführt [7]. Es wirkt über einen verstärkten Abbau von cAMP und einen verzögerten Abbau von cGMP, was eine Lymphozytenproliferation und Vermehrung der Leukozytenchemotaxis zur Folge hat [7]. Besonders wirksam scheint Levamisol bei primären, d. h. angeborenen Immundefekten zu sein [7]. Nach

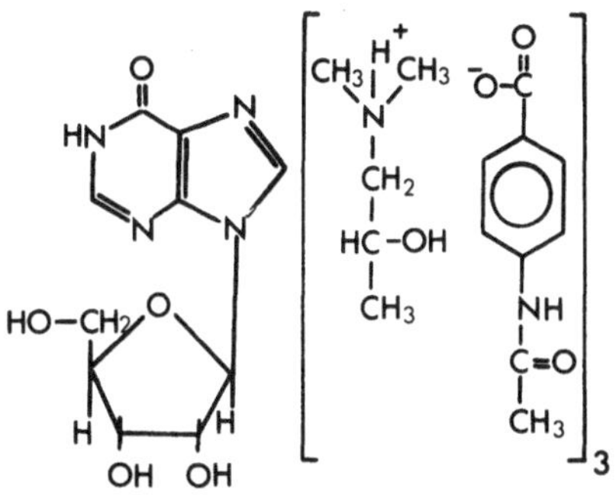

Abb. 1. Formel von Inosiplex: Inosin und 1-Dimethylamino-2-propanol-(4-acetoamidobenzoat) im molaren Verhältnis 1:3

anfänglichem Enthusiasmus, der zu einer breiten Palette von Indikationen für den klinischen Einsatz von Levamisol geführt hat [7] werden mit wachsender Erfahrung die erfolgversprechenden Einsatzmöglichkeiten dieser Substanz zurückhaltender beurteilt.

Eine weitere Verbindung mit immunverändernden Eigenschaften ist das Inosiplex, ein Komplex aus Inosin und 2-Hydroxy-propyldimethylamino-benzoat in einem molaren Verhältnis von eins zu drei (Abb. 1). Inosiplex vermag die Lymphozyten-Differenzierung und -Proliferation zu induzieren und zu stimulieren, ferner die Helfer- und Suppressorzellfunktionen aktiver T-Lymphozyten, die zytotoxischen Eigenschaften von T-Lymphozyten und die Lymphokinsekretion zu induzieren [7]. Hauptanwendungsgebiete sind Herpesvirus-Infektionen. Eigene Erfahrungen aus der Prüfphase dieses Präparates sind auf den Tabellen 2 und 3 wiedergegeben. Sie zeigen, daß ganz allgemein Herpesvirus-Infektionen mit Inosiplex nicht wesentlich zu beeinflussen sind. Eine detailliertere Betrachtung läßt allerdings eine positive Tendenz zugunsten schwerer Herpes-genitalis-Rezidive und postherpetischer Eruptionen von Erythema exsudativum multiforme erkennen, bei der einer langfristigen und individuell auszutitrierenden Dosierung besondere Bedeutung zukommt [3]. Kürzlich wurde über eine Verbesserung des Verhältnisses von T-Helfer (OKT 4)- zu T-Suppressor (OKT 8)-Zellen durch Inosiplex bei AIDS berichtet [12].

Interferone werden als Antwort auf Virusinfekte von den betroffenen Zellen produziert. Zu unterscheiden ist zwischen Lymphozyten- und Fibroblasteninterferonen. Spezifisch sind alleine ihre antiviralen Effekte. Im übrigen sind Interferone eigentlich Immunsuppressoren durch Inhibierung der Lymphozytenproliferation und der Antikörperproduktion. Sie hemmen auch die Zellteilung, beeinflussen andererseits die Expression von Oberflächenantigenen, erhöhen die Phagozytosefähigkeit und aktivieren NK-Zellen. Genaue Einzelheiten sind bislang unverstanden [8]. Interferonef-

Tabelle 2. Zusammenfassung der Patientendaten von 74 Inosiplex-Behandelten und 10 Plazebo-Behandelten mit verschiedenen Herpesvirus-Infektionen

	Inosiplex	Plazebo
Männer	34	7
Frauen	40	3
Alter	12–60 Jahre (Mittel 32,3 Jahre)	21–63 Jahre (Mittel 36,2 Jahre)
Krankheitsdauer	0,5–30 Jahre	0,5–10 Jahre

Tabelle 3. Gleiches Patientenkollektiv wie in Tabelle 2; Zusammenfassung der therapeutischen Effekte ohne Aufschlüsselung des Herpesvirus-Infektes

	Inosiplex	Plazebo
Sehr gut (Erscheinungsfrei)	5 (7%)	–
Gut (Kaum noch Rezidive, mindestens Verdoppelung des rezidivfreien Intervalles)	30 (40%)	1
Unverändert	37 (50%)	8
Verschlechtert	2 (3%)	–
Nebenwirkungen (Übelkeit, Kopfschmerzen)	6 (8%)	1

fekte werden aber durch Substanzen, die zu einem cAMP-Anstieg führen, verstärkt. Unter der Vorstellung, durch in vivo synthetisierte Interferone ein stärker wirksames „Immuninterferon" gewinnen zu können, wurden sog. Interferoninduktoren wie poly I:C eingesetzt. Derartige Versuchsansätze haben bislang nicht die Schwelle klinischer Praktikabilität erreicht. Ausschließlich im Bereich des Experimentellen angesiedelt sind auch Versuche mit doppelsträngiger RNS (dsRNA), durch die neben einer Induktion der Interferonproduktion zusätzlich auch die Makrophagen- und T-Zellproliferation verstärkt werden können [8].

Obwohl ebenfalls noch keine Patientendaten vorliegen, verdienen als Immunmodulatoren möglicherweise größere Aufmerksamkeit die Lymphokine. Sie sind Mediatoren, die von stimulierten Lymphozyten sezerniert werden und das Zusammenspiel der einzelnen Zellkompartimente innerhalb des Immunsystems regulieren [10, 13]. Am besten untersucht ist von dieser Substanzgruppe das Interleukin-2. Es wird nach Antigenkontakt von zytotoxischen T-Vorläuferzellen sezerniert und ist für die funktionelle Differenzierung sowie das klonale Wachstum entsprechender T-Lymphozyten verantwortlich [10].

Die sog. Thymusfaktoren oder -hormone sind physiologischerweise an der T-Zelldifferenzierung beteiligt [7, 8]. Bisher am besten untersucht ist das Thymopoetin, ein Polypeptid, dessen aktiver Anteil sich auf die Sequenz der Aminosäuren 32–36 beschränkt [6]. Dieses Pentapeptid wird als Thymopentin oder TP5 neuerdings bei Immundefizienzsyndromen, Zoster- und Herpes-simplex-Infektionen, Hyper-IgE-Syndrom etc. klinisch eingesetzt. TP5 wirkt über ein cAMP-Signal regulierend auf eine gestörte Relation von T-Helfer- zu T-Suppressorzellen bei krankhaften Zuständen, nicht aber bei Normalpersonen. Der Verstärkereffekt auf die Phagozytose entspricht dem von Levamisol. Es hat keinen Einfluß auf die Chemotaxis. Bei guter Verträglichkeit sind die Ergebnisse erster Therapiestudien ermutigend [2, 4, 14].

Hingewiesen werden soll noch auf die sicher immunmodulierenden Prostaglandine [1], die diesbezüglich zukünftig zu beachtenden Retinoide [5] und die hinsichtlich ihrer Wirkungen auf das Immunsystem relativ gut bekannten Glukokortikosteroide.

Zusammenfassung. Ohne genaue Kenntnis aller Einzelkomponenten und ihres komplizierten gegenseitigen Wechselspiels ist eine gezielte Manipulation des Immunsystems zu therapeutischen Zwecken außerordentlich schwierig. Weitere Probleme bringen genetische Determinationen und pharmakokinetische Funktionsabläufe mit sich. Dennoch zeichnen sich bei einigen der sog. Immunmodulatoren reproduzierbare Effekte ab, die klinisch genutzt werden können. So scheint der Einsatz von Inosiplex zumindest bei manchen schweren Herpes-genitalis-Rezidiven sowie postherpetischen Komplikationen und die Gabe von Thymopentin bei Immundefektsyndromen sinnvoll zu sein. Dabei ist es von entscheidender Wichtigkeit, ein individuelles Dosierungsprotokoll zu erarbeiten. Gelingt dies nicht, so ist nicht nur der erhoffte therapeutische Erfolg in Frage gestellt, sondern es können durchaus auch gegenteilige Effekte induziert werden. Immunmodulatoren sind daher momentan noch nicht für die Anwendung in der Praxis geeignet.

Zusammenfassung

Immunmodulatoren werden bei Patienten mit angeborenen und erworbenen Immundefekten therapeutisch eingesetzt mit dem Ziel, die normale Immunkompetenz durch Verstärkung bestimmter immunologischer Funktionen bei gleichzeitiger Veränderung, auch Hemmung, anderer wiederherzustellen. Ihre Wirkung ist abhängig von der immunologischen Ausgangssituation, von der Dosierung, vom Zeitpunkt der Applikation, von pharmakogenetischen und pharmakokinetischen Daten. Insbesondere wird versucht, mit ihrer Hilfe eine Aktivierung von Makrophagenzellen, eine Stimulation von T-Zellen, der Antikörperproduktion sowie eine Modulation von Oberflächenantigenen und Effektormechanismen zu erreichen. Obwohl sich einige erfolgversprechende therapeutische Ansatzpunkte, so auch bei schweren Herpes-simplex-Eruptionen, abzeichnen, ist insgesamt jedoch die Kenntnis über das komplizierte Zusammenspiel der Einzelkomponenten des Immunsystems und ihrer Beeinflußbarkeit gegenwärtig noch zu gering, um gefahrlos Immunmodulatoren in der Praxis einsetzen zu können. Eine Ausnahme stellt möglicherweise das Inosiplex dar, doch ist seine therapeutische Wirksamkeit auch noch nicht hinreichend sicher untermauert.

Literatur

1. Activation and regulation in the immune response (1980). Behring Institute Mitteilungen 65
2. Aiuti F (1983) A Placebo-controlled trial of thymic hormone treatment of recurrent herpes simplex labialis infection in immunodeficient hosts. Int J Clin Pharmacol Therap Toxicol 21:81–86
3. Balda BR (1983) Therapie bei Viruskrankheiten der Haut. In: Spiess H (Hrsg) Therapie von Viruskrankheiten. Schriftenreihe des Grünen Kreuzes (im Druck)
4. Davis ES, Levinsky RJ (1982) Treatment of cell-mediated immunodeficiency with calf thymic hormone (T.P.I.) Ped Res 16:573–578
5. DeLuca LM, Shapiro SS (1981) Modulation of cellular interactions by vitamin A and derivatives (retinoids). Ann N Y Acad Sci 359
6. Goldstein G, Scheid MP, Boyse EA, Schlesinger DH, Van Wauwe J (1979) A synthetic pentapeptide with biological activity characteristic of the thymic hormone thymopoetin. Science 204:1309–1310
7. Hadden JW, Chedid L, Mullen P, Spreafico F (1981) Advances in immunpharmacology. Pergamon Press, Oxford
8. Hadden JW, Delmonte L, Oettgen HF (1979) Immunpharmacology. In: Good R A, Day SB (eds) Comprehensive immunology 3. Pergamon Press, Oxford

9. Helm F (1979) Einführung in die Tumorimmunotherapie. In: Braun-Falco O, Marghescu S (Hrsg) Fortschr prakt Dermat Venerol 8:55–61
10. Interleukin-2 (1980) Behring Institute Mitteilungen 76
11. Macher E (1976) Immuntherapie bei malignen Tumoren. In: Braun-Falco O, Marghescu S (Hrsg) Fortschr prakt Dermat Venerol 8:211–217
12. Manvar D, Ahuja K, Reddy M, Moriaty M, Grieco MH (1983) Immunomodulation with isoprinosine in A.I.D.S. Proc Acad Allerg Immunol (in press)
13. Schuff-Werner P, Beyer JH, Nagel GA (1981) Immun-Modulation: Ein neuer therapeutischer Ansatz in der Krebstherapie? Die gelben Hefte 4, XXI
14. Strannegard O (1982) FcIgG receptor-bearing lymphocytes and monoclonal antibody-defined T cell subsets in atopic dermatitis: effect of treatment with thymopoetin pentapeptide (TP-5). Int Arch Allerg Appl Immunol 69:238–244

Günther Forck

Hyposensibilisierung bei Wespengift- und Bienengiftallergie

Zahllose Menschen werden in jedem Jahr von Insekten gestochen. Dabei gelangen pharmakologisch wirksame Substanzen in die Haut eines Menschen, die in der Regel typische Lokalreaktionen hervorrufen, wie Quaddelbildung, Juckreiz und Rötung, gelegentlich auch eine stärkere Ödembildung. Hierbei handelt es sich um obligat toxische Reaktionen, denen keine besondere Gefährlichkeit zuzumessen ist; nur bei Stichen im Zungen- und Halsbereich können durch die hierdurch ausgelösten Schwellungen erhebliche Inhalationsbeschwerden mit Erstickungsgefahr auftreten. Systemische Reaktionen werden beim nichtsensibilisierten Menschen nur dann beobachtet, wenn durch gleichzeitige Applikation von zahlreichen Stichen akut-toxische Wirkungen ausgelöst werden. Diese sind in ihrer Wirksamkeit naturgemäß dosisabhängig. Die Toxigenität ist in den Giftbestandteilen begründet, die neben Histamin und kininähnlichen Peptiden zahlreiche andere pharmakologisch wirksame Substanzen umfassen. Eine Auflistung der Gifte und Bestandteile für die in unseren Breiten bedeutungsvollen Insekten Biene, Wespe und Hornisse ist in Tabelle 1 erfolgt.

Die Toxigenität der Gifte kann jedoch keineswegs die gelegentlich äußerst dramatisch ablaufenden Reaktionen erklären, die bei einem zweiten oder jedem weiteren Stich auftreten können und die eindeutig als anaphylaktische Reaktionen, d. h. durch IgE-Antikörper vermittelte Immunreaktionen, bedingt sind.

Bevor auf die allergischen Reaktionen nach Insektenstichen eingegangen wird, soll zunächst auf ein interessantes Phänomen aufmerksam gemacht werden, das gleichsam

Tabelle 1. Pharmakologisch und biologisch aktive Bestandteile von Hymenopterengiften [nach Habermann E. (1972) Science 177: 314–322]

	Biene	Wespe	Hornisse
Biogene Amine	Histamin	Histamin Serotonin	Histamin Serotonin
	Dopamine	Dopamine	
			Azetylcholin
Protein- und Polypeptid-Toxine (ohne enzymatische Wirkung)	Melittin Apamin MCD-Polypeptid Minimine	Wespenkinin	Hornissenkinin
Enzyme	Phospholipase A Phospholipase B? Hyaluronidase	Phospholipase A Phospholipase B Hyaluronidase	Phospholipase A Phospholipase B

Darstellung des bienengiftspezifischen IgE- und IgG-Spiegels bei 20 Imkern in Relation zur Dauer der Imkertätigkeit

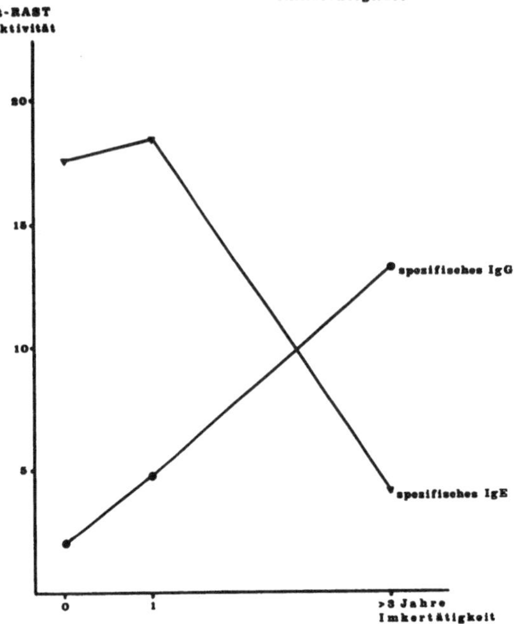

Abb. 1. Änderung des bienengiftspezifischen IgE und IgG bei Imkern zu Beginn der Imkertätigkeit

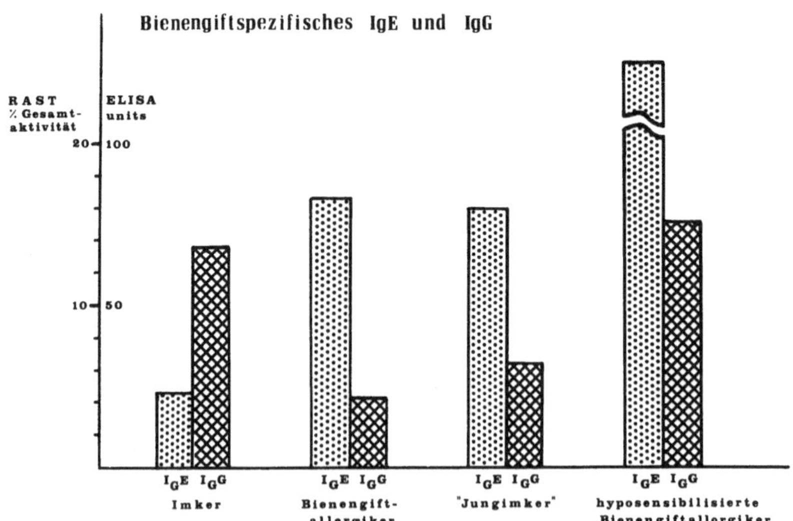

Abb. 2. Vergleich der gemessenen IgE- und IgG-Werte bei Jungimkern (< als drei Jahre Imkertätigkeit), Altimkern (> als drei Jahre Imkertätigkeit), Allergikern (vor Beginn der Behandlung) und Hyposensibilisierten (6 Wochen nach Erreichen der Enddosis der Hyposensibilisierungstherapie)

das Gegenteil einer allergischen Reaktion ist, nämlich die Tatsache, daß Imker, die in jedem Sommer u. U. mehrere hundert Mal von ihren Bienen gestochen werden, auf diese Injektion von Insektengiften nicht nur nicht systemisch reagieren, sondern den Stich auch nicht mit einer Quaddelbildung beantworten. Imker sind offenbar tolerant geworden. Eigene Untersuchungen [5] haben nun gezeigt, daß als Indikator für eine derartige Toleranz hohe bienengiftspezifische IgG-Spiegel verantwortlich zu machen sind bei normalem bzw. sehr niedrigen spezifischem IgE-Spiegel. Natürlich sind die Imker nicht von Anfang an, d. h. bei Beginn ihrer Imkertätigkeit, tolerant gewesen. Bei einer Analyse der spezifischen IgE-Antikörper im Serum von 130 Imkern in Abhängigkeit von der Dauer der Imkertätigkeit [5] läßt sich zeigen, daß in den ersten drei Jahren nach Aufnahme der Imkertätigkeit relativ hohe sIgE-Werte gemessen werden können, daß diese sIgE-Werte in den ersten 2½ bis 3 Jahren nach Imkertätigkeit deutlich abfallen und sich in dieser Zeit gleichzeitig ein hoher Titer an spezifischen IgG-Antikörpern, den sogenannten blockierenden oder Schutzantikörpern, aufbaut (Abb. 1)

Führt man nun bei Patienten mit durchgemachten allergischen Reaktionen auf Insektenstiche eine analoge in-vitro-Diagnostik mit Hilfe von RAST- und ELISA-Technik durch, so läßt sich feststellen, daß die jeweils spezifischen IgE-Werte für Bienen- und Wespengift deutlich erhöht sind, bei meist fehlenden entsprechenden IgG-Antikörpern. Zur Verdeutlichung sind in der Abb. 2 die Antikörperspiegel an IgE und IgG von Jungimkern, Altimkern und Allergikern dargestellt. Bis zu einem gewissen Grade läßt sich somit sagen, daß die mit hohen IgE-Antikörperspiegeln versehenen Jungimker im Laufe ihrer ersten drei Jahre der Imkertätigkeit durch eine Vielzahl von Insektenstichen tolerant geworden sind; sie sind gleichsam auf natürliche Weise hyposensibilisiert worden [3].

Zur Diagnostik einer Insektengiftallergie

Wie schon weiter oben ausgeführt worden ist, muß die allergische Reaktion auf Insektengifte von der toxischen Reaktion unterschieden werden. Während die Letaldosis für den Menschen durch etwa 100–200 gleichzeitig applizierten Insektenstiche erreicht ist, genügt beim Allergiker ein einzelner Stich, um schwerste allergische Reaktionen, unter Umständen sogar den Tod, herbeizuführen. Es hat sich eingebürgert, den jeweiligen Grad einer abgelaufenen allergischen Reaktion nach der Einteilung von Mueller [7] vorzunehmen, die in der Tabelle 2 wiedergegeben ist. Die präzise erhobene Vorgeschichte des Patienten erlaubt daher schon weitgehend die Stellung der Diagnose: Insektengiftallergie.

Obwohl häufig von Patienten angegeben werden kann, welches Insekt gestochen hat, ist es zweckmäßig, durch Hauttitration nicht nur die individuelle Sensibilisierungsschwelle des Patienten festzustellen, sondern auch eine Bestätigung der Angaben des Patienten. Aus diesem Grunde sollte in jedem Fall eine Doppeltitration mit Bienengift und Wespengift durchgeführt werden. Hierbei wird man im Ergebnis entweder die Angabe des Patienten bestätigt finden oder ein anderes Ergebnis erhalten, was für die Hyposensibilisierungstherapie jedoch von großer Bedeutung ist. Die Hauttitration dient naturgemäß auch dazu, um den Sensibilisierungsgrad des Patienten festzustellen. Wir selbst führen die Titration als Intracutanteste durch und beginnen mit einer Testkonzentration der Insektengifte[1], die bei 10^{-6} bzw. 10^{-7} µg/ml liegt. Es werden intracutane Injektionen in aufsteigener Reihe, d. h. jeweils um eine Zehnerpotenz gesteigert, durchgeführt bis zu einer Grenzkonzentration von 10^{0} µg/ml. Die fakultativ toxische Reaktion liegt unserer Erfahrung nach bei 10^{-1} µg/ml.

1 Insektengifte zur Diagnostik und Therapie werden in Deutschland angeboten von Fa. Hollister Stier, Berliner Str. 156, 5000 Köln 80; Fa. Deutsche Pharmacia GmbH, Munzinger Str. 9, 7800 Freiburg 1

Tabelle 2. Schweregrade der allergischen Allgemeinreaktionen nach Hymenopterenstichen (nach Mueller [7])

Grad	Symptome	
1 Leichte Allgemeinreaktion	Generalisierter Pruritus Urticaria	Übelkeit/Unwohlsein Angstgefühle
2 Mittelschwere Allgemeinreaktion	Symptome des Grades 1 plus mindestens 2 folgende:	
	Quincke-Ödem Engegefühl im Thorax Giemen	Abdominalkrämpfe Nausea od. Erbrechen
3 Schwere Allgemeinreaktion	Symptome des Grades 1 + 2 plus mindestens 2 folgende:	
	Dyspnoe Dysphagie Verwaschene Sprache	Ausgesprochenes Schwächegefühl Benommenheit Verwirrtheit Todesangst
4 Schockreaktion	Symptome der Grade 1 + 2 + 3 plus mindestens 2 folgende:	
	Zyanose Harn- oder Stuhlinkontinenz Blutdruckabfall	Kollaps Bewußtlosigkeit

Als positiver Hauttest wird eine deutliche Quaddelbildung mit entsprechendem Umgebungserythem gewertet. Es muß an dieser Stelle ausdrücklich darauf hingewiesen werden, daß sich bei allergologischer Betrachtung Bienengift vollständig von Wespengift unterscheidet. Es liegt nicht der geringste Anhalt für das Vorliegen einer Kreuzreaktivität vor, wie auch eigene Untersuchungen mit dem RAST-Inhibitionstest gezeigt haben [1]. Eine gewisse Verwandtschaft findet sich jedoch zwischen Wespen- und Hornissengift. Wird eine Doppelsensibilisierung sowohl gegen Bienengift als auch Wespengift festgestellt, muß demnach eine Doppel-Hyposensibilisierung durchgeführt werden [6].

Neben der positiven Anamnese und dem Nachweis einer Sensibilisierung mit Hilfe der Hauttitration spielt für die Diagnose einer Insektengiftallergie auch der Radio-Allergo-Sorbens-Test (RAST) eine Rolle. Mit Hilfe des RAST-Verfahrens ist es nicht nur möglich, die Art der spezifischen Antikörper vom Typ IgE (gegen Bienen- oder Wespengift gerichtet) festzustellen, sondern auch den Grad der Sensibilisierung. Entsprechen die gemessenen Antikörperspiegel der RAST-Klasse 2 und höher, so kann dies als zusätzliches Indiz für die erfolgte Sensibilisierung gewertet werden. Mit der RAST-Technik oder der ELISA-Technik [2] nachgewiesene erhöhte Werte an IgG-Antikörper können als beginnenden oder eingetretenen Schutz bewertet werden.

Indikation zu einer Hyposensibilisierungstherapie

Im Idealfall wird man bei positiver Anamnese auch entsprechende Haut- und RAST-Ergebnisse erhalten, sodaß dann eine absolute Indikation zur Durchführung einer Hyposensibilisierung gegeben ist (Abb. 3). Gelegentlich wird aber auch eine Hyposensibilisierung dann durchgeführt, wenn nur zwei Werte entsprechend der oben abgehandelten Kriterien positiv sind. Am stärksten wird man sich in jedem Fall bei der Entscheidung für eine Hyposensibilisierungsbehandlung von der klinischen Anamnese leiten lassen.

2 Enzyme-Linked-Immuno-Sorbent-Assay

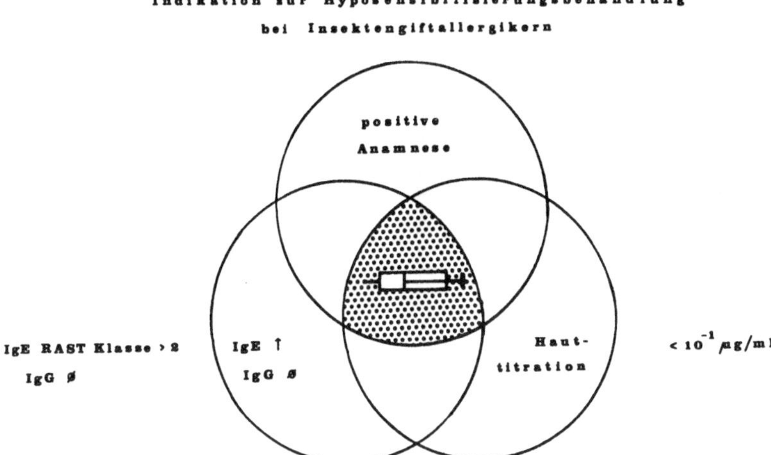

Abb. 3. Parameter für die Indikation zur Hyposensibilisierungsbehandlung

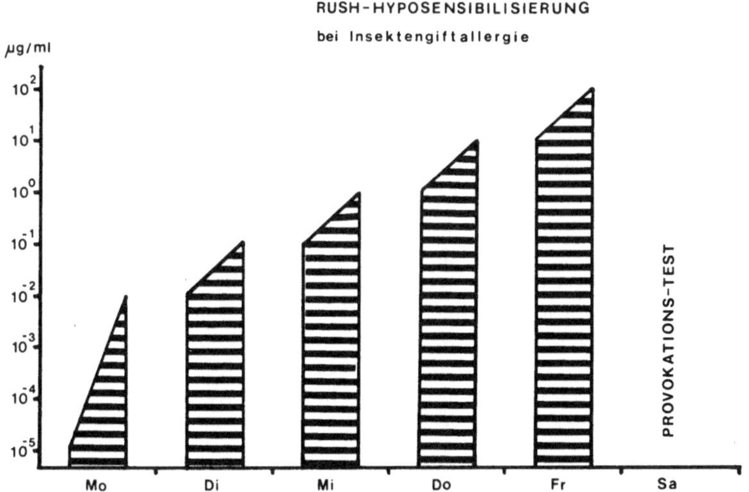

Abb. 4. Schematisierte Darstellung der Hyposensibilisierungsbehandlung bei einer Rush-Desensitization mit abschließenden Provokationstesten innerhalb von 6 Tagen

Die für die Hyposensibilisierungsbehandlung notwendigen sogenannten reinen Gifte werden in lyophylisierter Form angeboten und können sowohl im Sinne einer konventionellen Hyposensibilisierungsbehandlung, d. h. 1–2 Injektionen pro Woche, wie auch zu einer Rush-Hyposensibilisierung eingesetzt werden. Da jedoch bis zum Erreichen der Maximal- und Enddosis (100 µg/ml) in Abhängigkeit von dem Sensibilisierungsgrad des zu behandelnden Patienten unter Umständen 25 bis 50 Injektionen zu geben sind, bevorzugen wir die sogenannte Rush-Desensitization. Hierzu werden die Patienten für einige Tage stationär aufgenommen und jeden Tag mit unter Umständen 8–10 Injektionen behandelt. Hierdurch gelingt es häufig innerhalb von 5 Tagen die Enddosis zu erreichen (Abb. 4), ohne daß es zum Auftreten von systemischen Reaktionen kommt. Die häufiger zu beobachtenden Lokalreaktionen am Injektionsort können im Hinblick auf die Fortsetzung der Therapie nach unserer Erfahrung, die sich inzwischen auf mehr als 900 Behandlungen stützt, außer Betracht

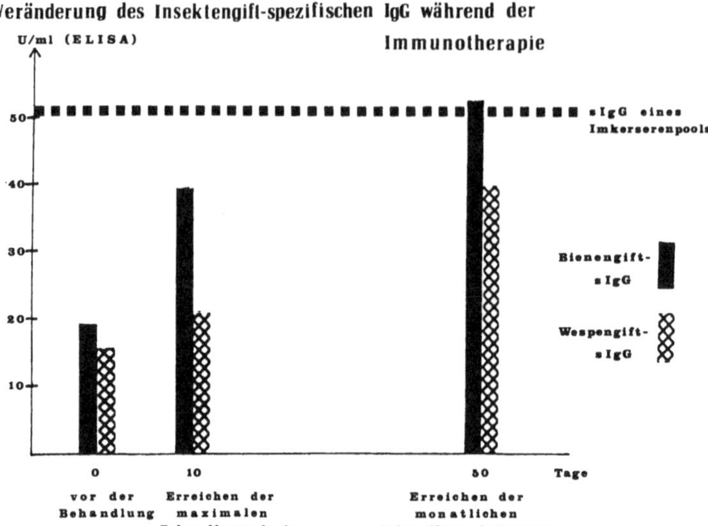

Abb. 5. Änderung des IgG-Spiegels bei Bienen- und Wespengiftallergikern 6 Wochen nach Erreichen der Enddosis von 100 µg/ml Gift

gelassen werden. Zur Linderung des Juckreizes werden bei den Patienten gelegentlich Alkoholumschläge angelegt. Nach Erreichen der Enddosis von 100 µg/ml wird eine Provokation mit einem Insektenstich (Biene oder Wespe) durchgeführt, um eine Bestätigung für den eingetretenen Schutz zu erhalten. Dieses Wissen ist natürlich auch für den Patienten äußerst wertvoll. Die Fortsetzung der Behandlung erfolgt ambulant, teilweise in unserer Abteilung, zum weit überwiegenden Teil aber bei niedergelassenen Kollegen in der ärztlichen Praxis. Regelmäßige Kontrolluntersuchungen der Serum-IgE- und IgG-Spiegel werden durchgeführt. Etwa ein Jahr nach Erreichen der Enddosis zeigt sich gegenüber dem Anfangswert ein deutlicher Abfall des spezifischen IgE und ein leichter Abfall des spezifischen IgG gegenüber dem Meßwert, der 6 Wochen nach Erreichen der Enddosis regelmäßig als höchster Wert festgestellt werden kann (Abb. 5). Ein Vergleich der Jahreswerte [2] zwischen konventioneller Behandlung und Rush-Desensitization ergibt praktisch keine Unterschiede im Hinblick auf IgG- und IgE-Spiegel, insofern sind beide Therapieverfahren effektiv. Für die Durchführung als Rush-Desensitization sprechen allerdings auch ökonomische Gründe, da hierdurch der Patient in zeitlicher Hinsicht weniger belastet wird.

Zum Immunstatus nach 2½ bis 3jähriger Behandlung

Unter Bezugnahme auf das oben geschilderte Imkermodell wurden inzwischen 83 Patienten nach 2½ bis 3jähriger Hyposensibilisierung nachuntersucht. Diese Nachuntersuchung bezog sich einmal auf die Festlegung der IgE- und IgG-Werte. Wie aus den Tabellen 3 und 4 zu entnehmen ist, hat sich der spezifische IgE-Spiegel bei der weit überwiegenden Zahl der Patienten deutlich vermindert, während der spezifische IgG-Spiegel deutlich erhöht blieb. Die prozentuale Zunahme des IgG gegenüber dem jeweiligen Ausgangswert betrug am Ende der Behandlung bei Bienengiftallergikern + 33%, bei Wespengiftallergikern + 13% (Abb. 6). Korrespondierend zu diesem RAST-Ergebnis war auch das Ergebnis der Hauttitration (Abb. 7). In fast allen Fällen konnte nach 2½ bis 3jähriger Behandlung eine deutliche Minderung der Sensibilisierung festgestellt werden, die nicht selten den Faktor 1000 erreichte. Zusätz-

Tabelle 3. Verhalten der IgE- und IgG-Spiegel im Verlauf einer 3-jährigen Hyposensibilisierungsbehandlung bei 38 Bienengiftallergikern

	IgE				
	38 Bienen	↓	↗↘	↔	↑
	↑	16	4	1	2
IgG	↗↘	7	2	0	0
	↔	3	0	0	0
	↓	3	0	0	0

↑ Deutlicher Antikörperanstieg
↓ Deutlicher Antikörperabfall
↗↘ Anfangs deutlicher Antikörperanstieg, dann leichter Abfall
↔ Unveränderter Antikörperspiegel

Tabelle 4. Verhalten der IgE- und IgG-Spiegel im Verlauf einer 3-jährigen Hyposensibilisierung bei 44 Wespengiftallergikern

	IgE				
	44 Wespen	↓	↗↘	↔	↑
	↑	8	3	1	0
IgG	↗↘	8	4	1	2
	↔	6	1	1	0
	↓	6	1	1	1

↑ Deutlicher Antikörperanstieg
↓ Deutlicher Antikörperabfall
↗↘ Anfangs deutlicher Antikörperanstieg, dann leichter Abfall
↔ Unveränderter Antikörperspiegel

lich zum Hauttest und zum RAST-Test wurde eine nochmalige Provokation mit dem jeweiligen Insekt durchgeführt. Diese Provokationsteste wurden ausgezeichnet toleriert, nicht in einem einzigen Fall kam es zu schweren systemischen Reaktionen. Aufgrund dieser Ergebnisse hatten wir uns daher entschlossen, die Hyposensibilisierungsbehandlung als beendet anzusehen. Mit den Patienten, bzw. deren behandelnden Ärzten wurde allerdings vereinbart, daß in bestimmten zeitlichen Abständen Blutuntersuchungen auf IgE- und IgG-Spiegel durchgeführt werden, darüberhinaus wurden die Patienten aufgefordert, Mitteilung an uns zu erstatten, wenn auf natürliche Weise ein Insektenstich erfolgt sein sollte.

Faßt man die Erfahrungen und Ergebnisse, die bei mehr als 900 Hyposensibilisierungsbehandlungen von Insektengiftallergikern erhalten wurden, zusammen, so läßt sich zum Einen sagen, daß die Insektengiftallergie und ihre Behandlung ein außerordentlich interessantes immunologisches Modell darstellt und daß die Behandlung bei

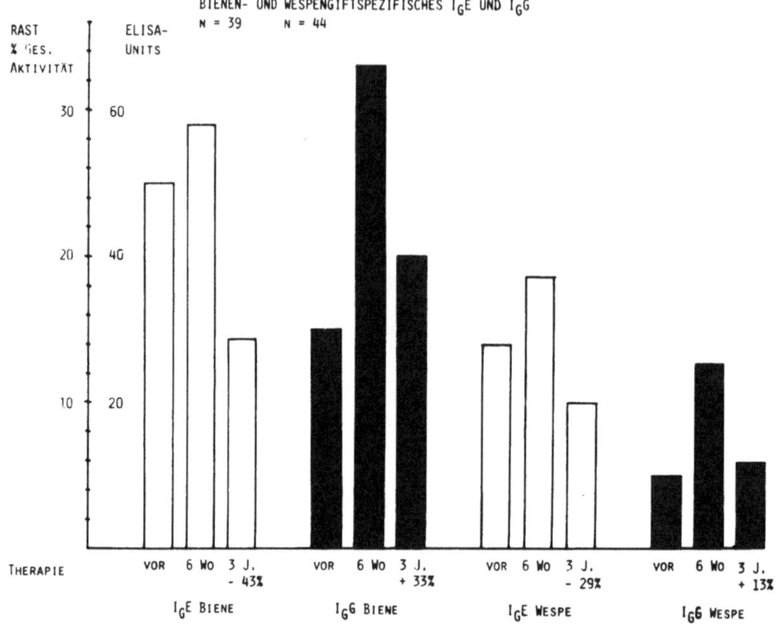

Abb. 6. Darstellung der spezifischen IgE-Spiegel (RAST, prozentuale Restaktivität) und IgG-Spiegel (ELISA-Units) im Verlauf einer 3jährigen Hyposensibilisierungsbehandlung bei 83 Insektengiftallergikern. Meßwerte: Vor der Behandlung, 6 Wochen nach Erreichen der Höchstdosis, 3 Jahre nach Beginn der Behandlung

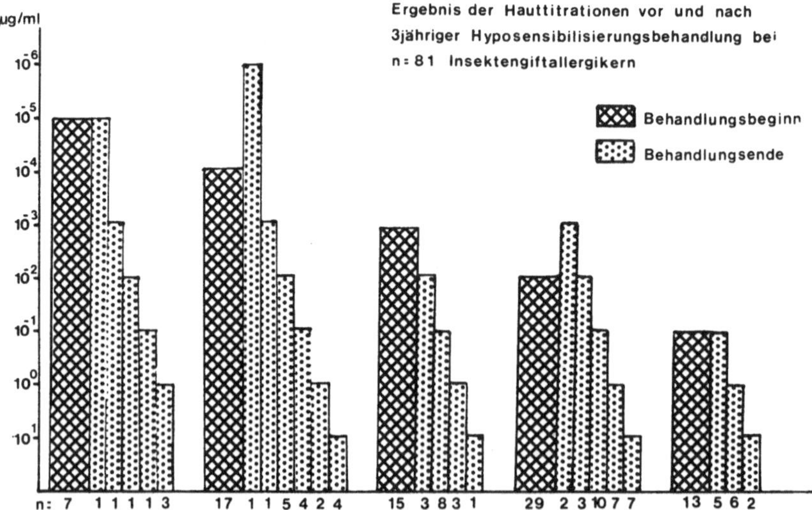

Abb. 7. Nachweis einer abnehmenden Sensibilisierung bei 81 Insektengiftallergikern nach Hyposensibilisierungsbehandlung von 2½ bis 3 Jahren mittels erneuter Hauttitration

über 98% aller Patienten erfolgreich war. Sie gehört damit ohne Zweifel zu den erfolgreichsten Therapieverfahren in der Medizin. Einzelne Versager in der Therapie konnten nur dann beobachtet werden, wenn es unter der Therapie nicht zu einer Steigerung des jeweils spezifischen IgG kam. Die Gründe hierfür sind bisher noch nicht genügend aufgeklärt. Möglich sind auch anaphylaktoide Reaktionen.

Zusammenfassung

Durch die Einführung sogenannter reiner Insektengifte ist die Hyposensibilisierungsbehandlung von Insektengiftallergikern zu einem außerordentlich erfolgreichen Verfahren geworden und hat die früher übliche Ganzkörpertherapie völlig verdrängt. Sowohl mit einem konventionellen Hyposensibilisierungsschema als auch mit der Rush-Desensitization lassen sich über 98% der Allergiker erfolgreich behandeln. Aufgrund einer Erfahrung, die sich auf über 900 behandelte Insektengiftallergiker stützt, bevorzugen wir – nicht zuletzt aus ökonomischen Gründen – die sogenannte Rush-Desensitization, die stationär in der Klinik innerhalb einer Woche durchgeführt werdsen kann, die anschließende Weiterbehandlung erfolgt in der Regel beim niedergelassenen Arzt. Nach etwa 3jähriger Behandlung haben sich die Immunparameter bei den Insektengiftallergikern so gewandelt, daß es berechtigt erscheint, die Hyposensibilisierungsbehandlung als beendet anzusehen. Regelmäßige Überprüfungen mit Hilfe von in-vitro-Testen erlauben eine laufende Kontrolle der jeweiligen IgE- und IgG-Spiegel bzw. deren Änderungen.

Literatur

1. Forck G, Kalveram Ch, Kalveram K-J (1981) Untersuchungen zur Kreuzreaktivität von Bienen- und Wespengift. 2. Kölner RAST-Symposium 1979, Grosse, Berlin
2. Forck G, Schalke B, Kalveram K-J, Kalveram Ch, Eising E (1981) Die Bedeutung unterschiedlicher Therapieschemata bei der Hyposensibilisierungsbehandlung von Insektengiftallergikern im Hinblick auf das Verhalten des spezifischen IgE und IgG bei 170 Hyposensibilisierungen. 3. Kölner RAST-Symposium 1981, Grosse, Berlin
3. Forck G (1981) Die Bedeutung der in-vitro-Teste für die Praxis, am Beispiel der Insektengiftallergie. In: Borelli-Düngemann (Hrsg) Fortschritte der Allergologie und Dermatologie. IMP Verlagsgesellschaft mbH, Neu-Isenburg
4. Habermann, E (1972) Science 177:314–322
5. Kalveram Ch, Kalveram K-J, Forck G (1981) Bienengift-, Wespengift- und Phospholipase A-spezifische IgE-und IgG-Antikörper bei Imkern und Insektengiftallergikern. 2. Kölner RAST-Symposium 1979, Grosse, Berlin
6. Kästner H, Forck G, Kalveram K-J, Kalveram Ch (1981) Das Verhalten spezifischer IgE- und IgG-Antikörper bei doppelter Hyposensibilisierungsbehandlung wegen gleichzeitig vorliegender Allergie gegen Bienen- und Wespengift. 3. Kölner RAST-Symposium 1981, Grosse, Berlin
7. Mueller HL (1966) Diagnosis and treatment of insect sensivity. J Asthma Res 3:331

Michael Dorn

Systemische antimykotische Therapie – Aktueller Stand

Das Spektrum der systemisch anwendbaren Antimyzetika ist mit Amphotericin B (AMB), 5-Fluorcytosin (5-FC), Miconazol und Ketoconazol sowie Griseofulvin schmal. Jahrzehntelang haben im wesentlichen AMB und Griseofulvin die Möglichkeiten und Grenzen der innerlichen Behandlung von Pilzinfektionen antipodisch markiert [3]: AMB als universales, parenteral und eher kurzzeitig anzuwendendes, dabei hochtoxisches Medikament zur Therapie der oft lebensbedrohenden Systemmykosen; Griseofulvin als peroral einzunehmende, auch bei Langzeitanwendung gut verträgliche Substanz mit der engen Indikation akuter und chronischer Dermatophytosen.

Erst die Entdeckung der systemisch anwendbaren, durch ein breites antimyzetisches Spektrum gekennzeichneten Antimykotika aus der Gruppe der Imidazolyle hat diese Situation entscheidend geändert. Über Clotrimazol und Miconazol, die hinsichtlich Effektivität und Verträglichkeit Wünsche offen ließen [3], haben Forschung und Entwicklung in dieser Substanzgruppe zu Ketoconazol geführt, das als oral einnehmbares Antimykotikum versprach, wegen guter Verträglichkeit und hoher Effektivität das Medikament schlechthin für die Behandlung von Pilzinfektionen sein zu können [18, 24, 39].

Die seit Markteinführung des Ketoconazols vor zwei Jahren nach weitverbreiteter Anwendung gemachten therapeutischen Erfahrungen und das zwischenzeitliche Bekanntwerden von Nebenwirkungen rechtfertigen eine Bestandsaufnahme zum Stellenwert der Substanz in der systemischen antimykotischen Therapie.

Ketoconazol [18, 24, 39] hemmt in vitro das Wachstum von Dermatophyten, Hefen, Schimmelpilzen und biphasischen Erregern von Systemmykosen. Wie bei anderen Imidazolderivaten ist der Wirkmechanismus prinzipiell fungistatisch, indem der Zellwandaufbau der Pilze durch Blockade der Ergosterinsynthese gestört wird. Es besteht im Vergleich zu anderen Imidazolen eine Diskrepanz zwischen mittelmäßigen Hemmwerten in vitro und guter klinischer Wirkung [18, 35]. Eine Erklärung dafür ist, daß Ketoconazol in vivo möglicherweise synerg mit Leukozyten und Makrophagen die Phagozytose fördert. Hinweis auf eine immunbiologische Wirkung ist auch, daß in vitro unter Ketoconazol die unspezifisch stimulierte Neutrophilenmigration vorübergehend gefördert wird; andererseits wird die mitogeninduzierte Lymphozytentransformation gering gehemmt, was sich letztlich für die Überwindung einer Pilzinfektion auch negativ auswirken könnte [34].

Orales Ketoconazol wird relativ konstant, anders als die Schwestersubstanz Miconazol, abhängig von saurem Magensaft, gut resorbiert [18, 24]. Medikamente, die die Magensaftazidität herabsetzen wie Antazida, Anitcholinergika oder H2-Blocker (Cimetidin, Ranitidin) beeinflussen die Aufnahme ungünstig. Bei anaziden Patienten bessert Ketoconazolgabe in Fruchtsäften oder z. B. Cola die Resorption, was sich auch anbietet, um die Dosis für Kinder anzupassen.

Schon ein bis zwei Stunden nach Einnahme kann man Ketoconazol in Wirkkonzentrationen im Plasma, etwas verzögert auch in interstitieller Flüssigkeit oder beispielsweise im Vaginalepithel nachweisen [19, 37]. Die Halbwertszeit liegt bei sechs bis zehn Stunden. Abbau zu inaktiven Metaboliten erfolgt in der Leber, weswegen Ketoconazoltherapie auch bei eingeschränkter Nierenfunktion möglich ist. Wegen hoher Eiweißbindung ist das Präparat kaum liquorgängig.

Wie Ketoconazol eigentlich in das Epithel oder in die Hornschicht kommt, ist noch nicht ganz klar [18, 22]. Wahrscheinlich wird die Substanz mit dem ekkrinen Schweiß an die Hautoberfläche transportiert, das ist der gleiche Mechanismus wie bei Griseofulvin, nicht wie man anfangs glaubte mit dem Talg, und bindet sich dann an Keratinozyten und Oberflächenlipide [16].

Ketoconazol hat eine große therapeutische Breite. Die empfohlene Dosierung bei Dermatomykosen beträgt 200 bis 400 mg/Tag, bei Systemmykosen eher 400 bis 800 mg [14, 18]. Die Nebenwirkungsrate ist vergleichsweise gering [18, 24, 27, 39]. Mäßig dosisabhängig werden vor allem gastrointestinale Beschwerden wie Übelkeit, Brechreiz, Magenschmerzen, Diarrhoe, Obstipation bei etwa 5% der Patienten angegeben, seltener Pruritus (2%) oder in 0,7% Hauterscheinungen, die meist als flüchtige Arzneiexantheme, nur ausnahmsweise bis hin zum Bild einer exfoliativen Erythodermie auftreten [5, 18, 24, 33]. Bislang von eher theoretischem Interesse sind endokrine Nebenwirkungen durch Beeinflussung des Steroidstoffwechsels [31, 32, 38]: Testosteronerniedrigung im Serum oder Speichel; tierexperimentell herabgesetzte Choriogonadotropin-stimulierte, testikuläre Testosteronproduktion oder auch verminderte ACTH-Stimulierbarkeit der Nebennierenrinde. Ketoconazol verdrängt Östrogen aus Bindungsstellen an Transportglobulinen, so daß ein verschobenes Androgen-Östrogen-Verhältnis resultiert, was vermutlich für die bei einigen Patienten beobachtete Gynäkomastie [6] verantwortlich ist. Daneben sind unter Ketoconazol nach Absetzen der Therapie reversible Azoospermie und in jüngerer Zeit häufiger Libidoverlust beschrieben worden [18].

Klinisch bedeutsamste und ernsthafteste Nebenwirkung sind toxische Leberreaktionen [23, 27]. In etwa 1% der Fälle, maximale Angabe in einer Studie 10%, beobachtet man mäßige, nach Absetzen der Therapie reversible Erhöhung lebertypischer Serumenzyme [8, 18]. Weltweit sind darüber hinaus bis jetzt 96 Fälle ernsterer, Hepatitis-ähnlicher Reaktionen bekannt geworden, die in vier Fällen letal verliefen. Auch wenn der Zusammenhang zwischen Präparateinnahme und Leberschädigung nicht in allen Fällen eindeutig war, so bedeutet das Vorkommen dieser Nebenwirkungen doch eine ernstzunehmende Indikationseinschränkung. Die toxischen, häufiger bei Frauen als bei Männern und eher bei älteren Menschen beobachteten Leberreaktionen werden als idiosynkratische Empfindlichkeit gedeutet. Sie treten dosisunabhängig mit einer Latenzzeit von etwa fünf Wochen nach Beginn der Therapie auf und sind tierexperimentell nicht reproduzierbar. Retrospektive Auswertung anamnestischer Daten betroffener Patienten hat ein Risikoprofil ergeben, das die Angabe früherer Medikamentenunverträglichkeit oder von vorbestehenden Leberschäden umfaßt, daneben den Umstand, daß die Patienten oft direkt von Griseofulvin auf Keoconazol umgesetzt wurden [18, 20, 23]. Die Zukunft wird zeigen, ob sorgfältige Anamneseerhebung, Kontrolle der Transaminasen vor und etwa alle zwei bis vier Wochen unter der Behandlung sowie Absetzen der Medikation nach Erhöhung ernstere Nebenwirkungen vermeiden helfen.

Ketoconazol ist seit 1977 in klinischer Erprobung und zahlreiche Untersuchungen haben bislang die therapeutische Effektivität der Substanz bei Systemmykosen, Kandidosen und Dermatophytosen bewiesen [24, 39].

Eine relativ aktuelle, pauschale Zusammenstellung [18], die nahezu ausschließlich auf offenen klinischen Studien mit Ketoconazol beruht, gibt Heilungsraten an von 67% bei Dermatomykosen, 81% bei Onychomykose und Paronychie, für Kandidosen der Mundschleimhaut 77%, der Vagina 80–90%, bei chronischer mukokutaner Kandidose 25% und Besserung bei 52%, bei Pityriasis versicolor 92%, unter den

Tabelle 1. Antimykotische Therapie bei Systemmykosen [nach Dismukes WE (1982)]

Systemmykose	Therapie der 1. Wahl	Alternative
Aspergillose	AMB + 5-FC/Rifampicin	-
Dissem. Kandidose	AMB + 5-FC	Ketoconazol?
Mucormykose	AMB	-
Blastomykose	AMB	Ketoconazol, Hydroxystilbamid
Kokzidioidomykose	AMB	Ketoconazol (Miconazol)
Kryptokokkose	AMB + 5-FC	Ketoconazol (Miconazol)
Histoplasmose	AMB/Ketoconazol	-
Parakokzidioidomykose	Ketoconazol	Sulfonamide, AMB
Extrakutane Sporotrichose	AMB	-
Chromomykose	5-FC	Ketoconazol?
Sporotrichose	Kaliumjodit	Ketoconazol?

Systemmykosen 79% bei Parakokzidioidomykose, 70% bei systemischen Kandidosen und 52% bei Histoplasmose, für Kokzidioidomykose und Chromomykose 13% beziehungsweise 24%. Im großen und ganzen haben sich die anfangs oft hochgestellten Erwartungen hinsichtlich der Wirksamkeit von Ketoconazol bei primären oder sekundär-opportunistischen Systemmykosen, besonders aber bei dermalen Mykosen nicht ganz erfüllt [7]. Es liegen aber für viele dieser Infektionen bisher noch zu wenige, gesicherte, reproduzierbare Studien vor, um endgültig urteilen zu können [18]. Zum gegenwärtigen Zeitpunkt gilt, daß AMB trotz mäßiger Verträglichkeit, allein oder in Kombination mit anderen Präparaten, in der Regel immer noch das Antimykotikum der ersten Wahl ist [7]. Lediglich bei Parakokzidioidomykose und Histoplasmose hat sich Ketoconazol bislang hinreichend bewährt (Tabelle 1).

Die Frage einer möglichen Kombinationstherapie von Ketoconazol mit anderen Antimykotika, wie sie für AMB und 5-FC wegen besserer klinischer Wirksamkeit, niedrigerer Toxizität, geminderter Gefahr einer Resistenzentwicklung etabliert ist [3], ist derzeit noch offen. Aus theoretischen Überlegungen, infolge der gehemmten Ergosterolbiosynthese unter Ketoconazol wird vermutlich die wirkungsnotwendige Bindung des AMB an die Zellwand der Pilze reduziert [3], und nach tierexperimentellen Studien [30] gilt lediglich die Kombination AMB und Ketoconazol als nicht sinnvoll.

Bei antimykotischer Prophylaxe ist das anders. Immunsupprimierte, neutropenische Patienten, Leukämiker zum Beispiel, haben ein hohes Risiko, an häufig letal verlaufenden, opportunistischen Pilzinfektionen zu erkranken: meist Kandidosen (70%) oder Aspergillosen (15%), die oft im Anschluß an virale oder bakterielle Infekte manifest werden [18, 24, 28, 39]. Pilzprophylaxe wird bei solchen Patienten meist mit Polyenantibiotika, Nystatin oder AMB peroral, durchgeführt, womit die Häufigkeit klinisch manifester Infektionen gesenkt werden kann (Tabelle 2). Einmalige Gabe von Ketoconazol hat sich hierfür nicht hinreichend bewährt, zumal sich das Erregerspektrum zu den Aspergillen oder Torulopsishefen verschiebt (U. Jehn 1982, persönl. Mitt.), die therapeutisch schwerer als Candidahefen angegangen werden können. Höhere, über den Tag verteilte Dosen sind wirksam (Tabelle 2). Nach dem derzeitigen Stand scheint kombinierte, perorale Medikation von Polyenantibiotika und Ketoconazol am sinnvollsten: infolge fehlender Resorption gewährleisten Polyene im Sinne einer Lokalbehandlung in gewissem Umfang eine Darmdekontamination, notwendig, weil Ketoconazol so gut resorbiert wird und die Keimzahlen im Darm nicht hinreichend verringert, während Ketoconazol andererseits systemisch wirkam ist und auch versteckte Keimreservoire trifft.

Zur Behandlung von kutanen Kandidosen haben sich mit Ketoconazol völlig neue therapeutische Möglichkeiten eröffnet [18, 35]. Das gilt vor allem für die chronische

Tabelle 2. Antimykotische Prophylaxe bei immunsupprimierten Patienten (Neutropenie < 1000/mm³) (Janssen-Report, April 1983)

		Pilzbefall	Pilz-infektionen	Letale Infektionen
Plazebo		59	17	1
Ketoconazol	200–400 mg	77	31	6
	2 × 200 mg	50	6	4
	3 × 200 mg	25	0	0
Nystatin	5 × 1 Mio.	65	25	10
AMB	3 × 500 mg	13	5	2
Miconazol	5 × 250 mg	39	30	6
AMB + Ketoconazol,	2 × 200 mg	16	0	0
Bactrim + Ketoconazol,	2 × 200 mg	46	10	0

mucokutane Kandidose [26] oder alltäglicher auch für die oft therapieresistente Candidaparonychie oder den rezidivierenden, hefebedingten Fluor vaginalis [27, 35]

Mit Ketoconazol können Symptome und Hauterscheinungen der meisten Patienten mit mukokutaner Kandidose entscheidend gebessert werden. Es ist individuell möglichst niedrig dosierte Dauertherapie erforderlich, sieht man von einzelnen, geheilten Fällen mit spontaner Immunkonversion nach Keimzahlverringerung ab, da die zugrunde liegende, primäre oder sekundäre Immunschwäche nicht geändert wird [26, 39]. Resistenzentwicklungen unter Dauertherapie spielen bisher keine Rolle [18, 22, 27]. Miconazol, 5-FC und AMB sind Medikamente der zweiten Wahl geworden; unspezifische Immunstimulation, zum Beispiel durch Gabe von Transferfaktor, hat weiterhin ihren therapeutischen Stellenwert [26].

Bei vulvovaginalen Kandidosen hat das Präparat mit einer Dosierung von 2 × 200 mg über 5 Tage bei hoher Wirksamkeit weite Akzeptanz bei Patientinnen und vor allem bei Gynäkologen gefunden. Im Normalfall des klinisch typischen, akuten Fluors ist Ketoconazol jedoch kaum indiziert. Die Behandlung ist nicht wirksamer als Lokaltherapie, sondern im Gegenteil durch eine höhere Rezidivquote belastet [18]. Das liegt vermutlich daran, daß unter Ketoconazol zwar die vaginale Hefeflora rasch verringert wird, die kutane Besiedlung der Vulva jedoch länger persistiert. Darm- und Partnerbehandlung sind davon unabhängig weiterhin notwendig [27]. Eine Indikation für Ketoconazol sind eher die klinisch meist atypischen, chronisch-rezidivierenden Verlaufsformen bei durch Diabetes mellitus, Hormon-, Steroid- oder Antibiotikatherapie sowie durch antikonzeptive Maßnahmen disponierten Patientinnen [28]. Nach eigenen Erfahrungen bewährt sich eine Therapie mit 200 mg/Tag bis zur Beschwerdefreiheit, die während der folgenden Menses über jeweils fünf Tage wiederholt wird.

Bei der Behandlung der Pityriasis versicolor mit Ketoconazol werden Heilungsraten von 80–100% berichtet [9, 10, 18]. Der Wirkungseintritt ist langsamer als bei der gleich effektiven Lokaltherapie mit Selendisulfidshampoo [9]. Rezidivprophylaxe mit Ketoconazol [10], beispielsweise monatlich 200 mg über drei Tage, ist nach eigenen Erfahrungen nicht wirksamer als einmalige Shampooanwendung jeden zweiten oder dritten Monat. Pityriasis versicolor ist keine Infektion im herkömmlichen Sinn, sondern eine nosoparasitäre Erkrankung, bei der ausschließlich Wirtsfaktoren, neben einer gewissen hereditären Disposition hauptsächlich das individuell vermehrte Schwitzen, die Krankheitsmanifestation und die Rezidivneigung bestimmen. Der Erreger hat dabei nur sekundäre Bedeutung: Malassezia furfur ist als Pityrosporumhefe normaler, saprophytärer Bestandteil der kutanen Mikroflora des Menschen, worin sich begründet, daß vollständige, dauerhafte Elimination des Erregers durch antimikrobielle Therapie kaum möglich ist [9, 27]. Berücksichtigung dieses Umstandes und Kosten-Nutzen-Analyse läßt der äußerlichen Behandlung den Vorzug geben.

Während sich bei den oberflächlichen Hefeinfektionen angesichts fehlender therapeutischer Alternativen ausschließlich die Frage der Indikationsstellung für eine innerliche Behandlung mit Ketoconazol ergibt, steht bei der Therapie von Dermatophytosen der Vergleich mit der etablierten Griseofulvinbehandlung im Vordergrund [4, 12, 13, 17]. Die hohe Wirksamkeit von Ketoconazol bei akuten oder chronischen Dermatophytosen ist bereits in zahlreichen Untersuchungen festgestellt worden, teils unter besonderer Betonung des Aspekts, daß die Behandlung auch bei bis dahin griseofulvinrefraktären Dermatophytosen erfolgreich war [5, 18, 24, 36, 39]. Klinische Griseofulvinresistenz von Dermatophytosen hat verschiedene Ursachen: Patientencompliance, pharmakokinetische Fragen der Dosierung, Absorption, Enzyminduktion und -inaktivierung, Interaktion mit anderen Arzneimitteln, in wohl nur geringem Prozentsatz ist eine adaptativ verminderte Empfindlichkeit der Erreger verantwortlich zu machen [5, 27]. Häufigste Ursache für chronische, therapieresistente Dermatophyteninfektionen ist sicherlich eine zur Zeit noch nicht bis in letzte Einzelheiten definierte Immunschwäche des Wirts [1]. Es bleibt abzuwarten, inwieweit Ketoconazoltherapie langfristig und an einem größeren Patientengut diesem Problem wirksamer beikommen kann [4, 17, 18, 22, 36].

Die ersten Doppelblindstudien [11, 21, 40] zum Vergleich der therapeutischen Effektivität von Griseofulvin und Ketoconazol, die publiziert worden sind, ergeben ein uneinheitliches Bild.

In einer multizentrischen Untersuchung [21] erwies sich Ketoconazol dem Griseofulvin bei Tinea corporis, Tinea inguinalis und Tinea pedum signifikant überlegen; mit Ketoconazol wurden 61 % der Patienten klinisch und mykologisch geheilt, aber nur 39 % mit Griseofulvin. Allerdings waren in dieser Studie die Behandlungszeiten mit Griseofulvin meist kürzer als mit Ketoconazol, ohne daß in der Arbeit ein Grund dafür klar wird. Außerdem wurde Griseofulvin in der ultramikronisierten Form mit 250 mg/Tag unterdosiert, da eher 330 bis 350 mg als therapeutische Standarddosis gelten können [25]. Bei Tinea capitis war Ketoconazol deutlich weniger effektiv als Griseofulvin. Entsprechend früheren Untersuchungen [18, 24] der geringeren klinischen Wirksamkeit von Ketoconazol gegenüber animalen Dermatophyten, zum Beispiel Microsporum spp., bleibt Kerion Celsi daher eher eine Indikation für Griseofulvin.

In anderen Doppelblindstudien [11, 40] mit nicht ausgewählten, nicht Griseofulvin-refraktären Fällen von Dermatophytosen ergaben sich im therapeutischen Ergebnis und in der Therapiedauer keine signifikanten Unterschiede zwischen Griseofulvin und Ketoconazol, allerdings erfolgte klinisch-symptomatisch der Wirkungseintritt unter Ketoconazol oft früher als unter Griseofulvin.

Im großen und ganzen kann man auf Grund der bisher vorliegenden Erfahrungen wohl davon ausgehen, daß Griseofulvin und Ketoconalzol gleichwertige Therapeutika sind [12, 13, 17, 18, 22, 27, 36]. Zur Ersttherapie von Dermatophytosen, die systemische Behandlung erfordern wie profunde Trichophytie, hyperkeratotische Tinea an Handtellern und Fußsohlen oder Onychomykose bevorzugen wir im Hinblick auf mögliche Nebenwirkungen und auch unter Kosten-Nutzen-Gesichtspunkten derzeit noch Griseofulvin. Argumente hierfür sind auch die breiten therapeutischen Erfahrungen, die mit der Substanz in den vergangenen 30 Jahren gemacht worden sind [4]. Man kennt die Kontraindikationen, im wesentlichen Porphyrie, Hepatopathien, Lupus erythematodes, Störungen der Hämatopoese, Gravidität, und die häufigsten Nebenwirkungen: Kopfschmerzen zu Beginn der Einnahme und vermutlich zytotoxische Leberschädigung mit passageren, reversiblen Transaminasenerhöhungen. Griseofulvinassoziierte Todesfälle sind bisher nicht bekannt geworden.

Ketoconazol hat eine neue Ära der antimykotischen Therapie eröffnet. Für die dermatologische Therapie in unseren Breiten ist das Präparat unverzichtbar bei der Behandlung von chronischen Kandidosen, wertvoll bei der Therapie von Dermatophytosen. Die Substanz markiert aber sicher erst den Anfang einer Entwicklung, an deren Ende weitere systemisch anwendbare Antimykotika mit noch besserer Wirksamkeit und Verträglichkeit stehen werden.

Zusammenfassung

Die Einführung von Ketoconazol als oral einnehmbares, systemisch wirksames Antimykotikum mit breitem Wirkungsspektrum und guter Verträglichkeit hat die Möglichkeiten der innerlichen Behandlung von Pilzinfektionen entscheidend bereichert. Die vorliegenden Erfahrungen nach weit verbreiteter Anwendung zeigen, daß die Substanz in unseren Breiten vor allem bei chronischen, weniger bei akuten Kandidosen indiziert ist, nicht bei Pityriasis versicolor. Bei Dermatophytosen werden Ketoconazol und Griseofulvin als gleichwertige therapeutische Alternativen angesehen. Sichere Indikationen unter den Systemmykosen sind Parakokzidioidomykose und Histoplasmose. Zur Prophylaxe sekundärer opportunistischer Pilzinfektionen scheint eine Kombinationsbehandlung von Amphotericin B mit Ketoconazol am wirksamsten. Angesichts möglicher hepatotoxischer Nebenwirkungen ist kritische Indikationsstellung für eine Ketoconazoltherapie erforderlich.

Literatur

1. Ahmed AR (1982) Immunology of human dermatophyte infections. Arch Dermatol 118:521–525
2. Artis WM, Odle BM, Jones HE (1981) Griseofulvin-resistant dermatophytosis correlates with in vitro resistance. Arch Dermatol 117:16–19
3. AMA Department of Drugs (1980) Antifungal Agents. In: AMA Drug Evaluations, 4th edn. American Medical Association, Chicago, pp 1353–1368
4. Blank H (1982) Commentary: Treatment of dermatomycoses with griseofulvin. Arch Dermatol 118:835–836
5. Cox FW, Stiller RL, South DA, Stevens DA (1982) Oral ketoconazole for dermatophyte infections. J Am Acad Dermatol 6:455–462
6. DeFelice R, Galgiani JN, Campell SC, Palpant SD, Friedman BA, Dodge RR, Weinberg MG, Lincoln LJ, Tennican PO, Barbee RA (1982) Ketoconazole treatment of nonprimary coccidioidomycosis. Evaluation of 60 patients during three years of study. Am J Med 72:681–687
7. Dismukes WE (1982) Systemic antifungal agents. Vortr First Annual Postgraduate Workshop on Mycology, September 22, 1982, Evanston. Academy Communications, New York pp 1–7
8. Dismukes WE, Stamm AM, Graybill JR, Graven PC, Stevens DA, Stiller RL, Sarosi GA, Medoff G, Gregg CR, Gallis HA, Fields BT, Marier RL, Kerkering TA, Kaplowitz LG, Cloud G, Bowles C, Shadomy S (1983) Treatment of systemic mycoses with ketoconazole: emphasis on toxicity and clinical response in 52 patients. National Institute of Allergy and Infectious Diseases Collaborative Antifungal Study. Ann Intern Med 98:13–20
9. Dorn M (1982) Ketoconazol-Therapie der Pityriasis versicolor. In: Seeliger HPR, Hauck H (Hrsg) Chemotherapie von Oberflächen-, Organ- und Systemmykosen. Perimed, Erlangen, S 75–79
10. Faergemann J, Djärv L (1982) Tinea versicolor: treatment and prophylaxis with ketoconazole. Cutis 30:542–545
11. Gisslen H, Hersle K, Mobacken H, Nordin P (1982) Comparative study of ketoconazole and griseofulvin in dermatophytosis of the groin. Curr Ther Res 32:40–44
12. Götz H (1983) Betrachtungen zum ersten deutschen Nizoral-Symposium vom 27. bis 28. November 1981 in Düsseldorf. Z Hautkr 58:266–272
13. Götz H (1983) Ersetzt Ketoconazol die Behandlung mit Griseofulvin? Hautarzt 34:194–195
14. Graybill JR, Craven PC, Donovan W, Matthew EB (1982) Ketoconazole therapy for systemic fungal infections. Inadequacy of standard dosage regimens. Am Rev Respir Dis 126:171–174
15. Grosso DS, Boyden TW, Pamenter RW, Johnson DG, Stevens DA, Galgiani JN (1983) Ketoconazole inhibition of testicular secretion of testosterone and displacement of steroid hormones from serum transport proteins. Antimicrob Agents Chemother 23:207–212
16. Harris R, Jones HE, Artis WM (1983) The role of eccrine sweat in delivery of ketoconazole to human stratum corneum. J Invest Dermatol 80:314
17. Hay RJ, Clayton YM (1982) Treatment of chronic dermatophyte infections. The use of ketoconazole in griseofulvin treatment failures. Clin Exp Dermatol 7:611–617

18. Heel RC, Brogden RN, Carmine A, Morley PA, Speight TM, Avery GS (1982) Ketoconazole: A review of its therapeutic efficacy in superficial and systemic fungal infections. Drugs 23:1–36
19. Heykants JJP, Woestenborghs RJH, Bisscho MPJM, Merkus JMWM (1982) Distribution of oral ketoconazole to vaginal tissue. Eur J Clin Pharmacol 23:331–333
20. Janssen PAJ, Symoens J (1983) Hepatic reactions during ketoconazole treatment. Am J Med 74:80–85
21. Jolly HW, Daily AD, Rex IH, Krupp I, Tromovitch TA, Stegman SJ, Glogau R (1983) A multicenter double-blind evaluation of ketoconazole in the treatment of dermatomycosis. Cutis 31:208–213
22. Jones HE (1982) Ketoconazole. Arch Dermatol 118:217–219
23. Korting HC (1983) Ketoconazol und Leber. Hautarzt 34:193–194
24. Levine HB (ed) (1982) Ketoconazole in the management of fungal disease. Adis Press, New York Tokyo Sydney Mexico Auckland Hongkong
25. Lin C, Lim J, DiGiore C, Gural R, Symchowicz S (1982) Comparative bioavailability of a microsize and ultramicrosize griseofulvin formulation in man. J Int Res 10:274–277
26. Jorizzo JL (1982) Chronic mucocutaneous candidosis. An update. Arch Dermatol 118:963–965
27. Meinhof W (1983) Ketoconazol – Wende in der antimykotischen Therapie? Hautarzt 34:155–158
28. N.N. (1983) 1½ Jahre Erfahrung mit Ketoconazol – eine Bilanz. Fortschr Med 101: 1196–1198
29. Petersen EA, Alling DW, Kirkpatrick CH (1980) Treatment of chronic mucocutaneous candidiasis with ketoconazole. Ann Int Med 93:791–795
30. Polak A, Scholer HJ, Wall M (1982) Combination therapy of experimental candidiasis, cryptococcosis and aspergillosis in mice. Chemotherapy 28:461–479
31. Pont A, Williams PL, Loose DS, Feldman D, Reitz RE, Bochra C, Stevens DA (1982) Keoconazole blocks adrenal steroid synthesis. Ann Int Med 97:370–372
32. Pont A, Williams PL, Azhar S, Reitz RE, Bochra C, Smith ER, Stevens DA (1982) Ketoconazole blocks testosterone synthesis. Arch Int Med 142:2137–2140
33. Rand R, Sober AJ, Olmstead PM (1983) Ketoconazole therapy and exfoliative erythroderma. Arch Dermatol 119:97–98
34. Rensburg CEJ van, Anderson R, Joone G, Merwe MF van der, Eftychis HA (1983) The effects of ketoconazole on cellular and humoral immune functions. J Antimicrob Chemother 11:49–55
35. Roberts DT (1982) The current status of systemic antifungal agents. Br J Dermatol 106:597–602
36. Robertson MH, Rich P, Parker F, Hanifin JM (1982) Ketoconazole in griseofulvin-resistant dermatophytosis. J Am Acad Dermatol 6:224–229
37. Schäfer-Korting M, Korting HC, Dorn M, Mutschler E, Braun-Falco O (1983) Ketoconazole concentrations in human skin blister fluid and plasma. Int J Clin Pharm Ther Toxicol (in press)
38. Schürmeyer T, Nieschlag E (1982) Ketoconazole-induced drop in serum and saliva testosterone. Lancet 2:1098
39. Seeliger HPR, Hauck H (Hrsg) (1982) Chemotherapie von Oberflächen-, Organ- und Systemmykosen, Perimed, Erlangen
40. Stratigos I, Zissis NP, Katsambas A, Koumentaki E, Michalopoulos M, Flemetakis A (1983) Ketoconazole compared with griseofulvin in dermatophytoses: a randomized, double-blind trial. Dermatologica 166:161–164

Erhard Hölzle

Hyperhidrosis-Therapie

Definition und Pathogenese der Hyperhidrosis

Die Hyperhidrosis ist eine funktionelle Störung der ekkrinen Drüsen; auch bei extremer Achselnässe sind die apokrinen Drüsen nicht ursächlich beteiligt. Diese liefern lediglich das Substrat zur Bildung des typischen apokrinen Körpergeruchs. Erst die bakterielle Zersetzung geringster Mengen apokrinen Schweißes läßt dann geruchsaktive Substanzen entstehen [14].

Eine ausgeprägte Hyperhidrosis ist für den betroffenen Patienten außerordentlich belastend und bedeutet für den behandelnden Arzt ein schwieriges therapeutisches Problem. Von der idiopathischen lokalisierten Hyperhidrosis, dem Dermatologen bekannt als Hyperhidrosis axillaris, Hyperhidrosis manuum und Hyperhidrosis pedum, sind symptomatische Formen der Hyperhidrosis zu unterscheiden. Diese treten generalisiert bei endokrinologischen oder metabolischen Störungen auf. Lokalisierten Formen liegen neurologische Störungen oder nävoide Fehlbildungen zugrunde (Tabelle 1). Eine Reihe von Beispielen und die pathogenetischen Zusammenhänge wurden kürzlich in einer Übersicht [5] dargestellt.

Tabelle 1. Pathogenese der Hyperhidrosis

Symptomatische Hyperhidrosis	
Generalisiert	Endokrinologische Erkrankungen
	Metabolische Störungen
Lokalisiert	Neurologische Störungen
	Nävoide Fehlbildung
Idiopathische Hyperhidrosis	
Lokalisiert	Hyperhidrosis axillaris
	Hyperhidrosis manuum
	Hyperhidrosis pedum

Therapeutische Möglichkeiten zur Behandlung der Hyperhidrosis

Einen wesentlichen therapeutischen Ansatzpunkt bietet die pharmakologische Beeinflußung des vegetativen Nervensystems durch Anticholinergika. Bei systemischer Anwendung sind jedoch störende Nebeneffekte an anderen Organen zu beachten, die sich meist bei den, zur Hemmung der Schweißsekretion notwendigen Dosierung einstellen.

Die äußerliche Anwendung von Anticholinergika ist in der Wirkung häufig unbefriedigend und kann Anlaß zu Kontaktsensibilisierungen [15] geben.

Chemisch aggressive Externa, wie Metallsalzlösungen, Aldehyde und Säuren bewirken eine Blockierung der Ausführungsgänge der Schweißdrüsen und führen dadurch zu einer Schweißretention. Metallsalze, insbesondere von Aluminium und Zirkonium, schädigen das Akrosyringium und bilden ein obstruierendes Präzipitat. Es ist bemerkenswert, daß der Mechanismus der schweißhemmenden Wirkung der Metallsalze, trotz ihrer therapeutischen Anwendung seit Jahrzehnten, erst während der letzten Jahre aufgeklärt wurde. Mehrere Arbeitsgruppen konnten inzwischen überzeugend darlegen, daß eine Obstruktion der distalen Ausführungsgänge das wirksame Prinzip darstellt [8, 16, 17]. Wahrscheinlich wird der Verschluß durch Präzipitation der Metallionen aufgrund einer Komplexbildung mit Mukopolysacchariden der, die Ductuli auskleidenden Kutikula bewirkt. Verstärkend wirkt hierbei eine zusätzliche toxische Schädigung der wandständigen Zellen des Akrosyringiums, so daß schließlich ein obstruktives Konglomerat aus Metallionen, Mukopolysacchariden und nekrotischen Wandzellen entsteht. Formalin, Glutaraldehyd oder Trichloressigsäure führen durch Denaturierung des Keratins der Hornschicht zu einer „Verklebung" des Schweißdrüsenporus. Formalin ist jedoch ein potentes Kontaktallergen und Glutaraldehyd bewirkt kosmetisch störende, gelbbraune Verfärbung der Hornschicht, so daß der therapeutische Einsatz dieser Substanzen limitiert ist.

Schließlich können auch operative Verfahren zur Behandlung der Hyperhidrosis eingesetzt werden. Bewährt hat sich bei extremen Formen der Hyperhidrosis axillaris die Exzision der stark perspirierenden Hautfelder im Zentrum der Achselhöhlen [12]. Möglich ist auch eine Sympathektomie zur segmentalen Ausschaltung der sympathischen Nervenversorgung der ekkrinen Schweißdrüsen [3]. Dieses Verfahren ist operationstechnisch schwierig und hat häufig erhebliche Nebenwirkungen zur Folge. Es sollte daher nur nach Ausschöpfung aller weiterer Maßnahmen und bei strengster Indikationsstellung erwogen werden.

Die Anwendung der Leitungswasser-Iontophorese zur Behandlung der palmoplantaren Hyperhidrosis hat in der deutschsprachigen Fachliteratur bisher wenig Beachtung gefunden, obwohl es ein wirksames, nur von geringen Nebenwirkungen belastetes Verfahren darstellt [11].

Weitere therapeutische Möglichkeiten sind in Tabelle 2 genannt. Eine psychovegetative Beeinflußung kann lediglich als adjuvante Therapiemaßnahme gelten. Die schweißhemmende Wirkung von Hausmitteln, wie Salbei und Kampfer ist nicht gesichert. Kürettage und Kryotherapie der axillären Schweißdrüsen sind keine allge-

Tabelle 2. Therapeutische Möglichkeiten zur Hemmung der ekkrinen Schweißdrüsen

Psycho-vegetative Beeinflussung	Psychotherapie Sedativa Tranquillanzien
Antihidrotika	Anticholinergika Salbei Kampfer
Äußerliche Behandlung	Anticholinergika Metallsalze Aldehyde, Säuren
Chirurgische Behandlung	Sympathektomie Exzision der axillären Schweißdrüsen Kürettage der axillären Schweißdrüsen Kryotherapie der axillären Schweißdrüsen
Physikalische Behandlung	Röntgentherapie Leitungswasser-Iontophorese

mein anerkannten Therapieverfahren. Die Anwendung ionisierender Strahlen ist zur Behandlung der Hyperhidrosis obsolet. Eine kritische Würdigung der möglichen Therapieverfahren kann einer neueren Übersicht entnommen werden [6].

Die Anwendung von Aluminiumchlorid in der Behandlung der lokalisierten Hyperhidrosis

Aluminiumchlorid ist unter den zahlreichen äußerlich verwendeten Antiperspiranzien am längsten bekannt [20] und hat auch die größte Verbreitung gefunden. In kommerziellen Präparaten wird vorwiegend die besser verträgliche, teilweise neutralisierte Form, das Aluminiumhydroxichlorid angewandt. Der gezielte und konsequente Einsatz von $AlCl_3$ zur Behandlung der ausgeprägten Hyperhidrosis axillaris wurde 1975 von Shelley u. Hurley [19] beschrieben.

Die Autoren versuchten die Wirkung durch Lösung des $AlCl_3$ in einer alkoholischen Grundlage zu steigern. Außerdem empfahlen sie, die Applikation unter Plastikfolienokklusion über Nacht. Die Wirksamkeit dieser Maßnahme wurde von einigen Arbeitsgruppen bestätigt [1, 18]. Allerdings erwies sich der Einsatz der Okklusion als nicht unbedingt erforderlich. Unsere eigenen, an zahlreichen Patienten gewonnenen Erfahrungen zeigen, daß sich wässerige Lösungen ebenso bewähren und überdies ein geringeres Risiko der Hautreizung aufweisen.

Wir verwenden eine Lösung von $AlCl_3$, die durch Zusatz von 1–2% Methylzellulose eine gelartige Konsistenz erhält. Diese eingedickte wässerige Lösung besitzt wesentliche Vorteile. Sie ermöglicht das Abfüllen in Rollstifte, die eine bequeme und sparsame Anwendung erlauben und gleichzeitig eine wirkungsverstärkende mechanische Komponente durch sanftes Einmassieren bewirken [9]. Weiterhin wird Abtropfen oder Abrinnen der Lösung verhindert, da sie aufgrund der hohen Viskosität an der Haut haften bleibt. Die Zubereitung der Lösung ist jedoch zeitaufwendig. Die entsprechende Rezeptur ist in Tabelle 3 gegeben.

Die Anwendung erfolgt grundsätzlich über Nacht. Während des Schlafes sind die Schweißdrüsen inaktiv, so daß eine Diffusion in die Ausführungsgänge hinein stattfinden kann. Axillär werden 15%ige $AlCl_3$-Lösungen, bei guter Verträglichkeit auch 20% angewendet. Um einer Hautirritation durch die stark adstringierenden Lösungen vorzubeugen, erfolgen die Applikationen nur jeden zweiten Abend. Sobald eine ausreichende Schweißhemmung ausgebildet ist, wir nur noch bei Bedarf behandelt. Wegen der starken Azidität und der damit verbundenen toxischen Wirkung der

Tabelle 3. Herstellung des $AlCl_3$-Gels

1) Methylzellulose (1–2%) in Aqua dest. einrühren
2) Quellen → schütteln, rühren (Stunden bis Tage)
3) $AlCl_3 \cdot 6H_2O$ in fertiger Grundlage lösen

Lösung ist darauf zu achten, daß 24 bis 48 Stunden nach Entfernung der Achselhaare nicht behandelt wird. Während der Anwendung sollte wertvolle Nachtwäsche nicht getragen werden, da die Gefahr einer Zerstörung der Textilfasern gegeben ist.

Palmoplantar werden grundsätzlich 30%ige Lösungen verwendet. Die Hautverträglichkeit an diesen Arealen ist sehr gut; die Applikation kann täglich erfolgen. Als wirkungsverstärkend hat sich hier die Anwendung unter Okklusion bewährt. Falls die Patienten dies ablehnen, ist alternativ ein lockerer Schlauchmullverband empfehlenswert, um das Beschmutzen der Bettwäsche zu verhindern. Bei ausreichender Wirksamkeit erfolgt auch hier die Anwendung nur noch nach Bedarf.

Die therapeutische Wirkung ist bei der Hyperhidrosis axillaris ausgezeichnet. Über 90% der Patienten erreichen eine vollständige oder ausreichende Sekretionshemmung. Die palmare Hyperhidrosis läßt sich bei etwa 40% der Patienten und Hyperhidrosis pedum bei 30% der Patienten ausreichend behandeln. Die therapeutischen Ergebnisse einer großen Patientengruppe sind in Tabelle 4 zusammengefaßt. Ein willkommener therapeutischer Nebeneffekt ist eine vollständige Desodorierung, da durch die stark adstringierenden $AlCl_3$-Lösungen die Hautflora weitgehend eliminiert wird [10].

Als Nebenwirkungen werden konzentrationsabhängig und insbesondere während der Initialphase der Behandlung Juckreiz unmittelbar nach der Anwendung und in

Tabelle 4. Übersicht über die Wirksamkeit der $AlCl_3$-Therapie an einer Gruppe von 251 behandelten Patienten

	Hemmung der Schweißsekretion			
	Keine	Mäßig	Gut	Vollständig
Axillae (%)	2	3	32	63
Palmae (%)	17	46	25	11
Plantae (%)	15	58	27	0

selteneren Fällen Hautreizung beobachtet. Diese tritt besonders bei hautempfindlichen Patienten oder bei übertrieben intensiver Behandlung auf.

Eine histologisch sichtbare Dilatation und Atrophie der Drüsenazini nach langdauernder Anwendung von Aluminiumchlorid wurde an einigen Patienten gefunden [7]. Diese erklärt möglicherweise die Beobachtung, daß bei diesen Patienten nach konsequenter Langzeitanwendung von $AlCl_3$-Lösungen die Intensität des Achselschwitzens abnahm.

Neben der beschriebenen idiopathischen Hyperhidrosis können aber auch andere Formen der lokalisierten Hyperhidrosis mit $AlCl_3$-Lösungen behandelt werden. Hierzu gehören der Nävus sudoriferus, das aurikulotemporale Syndrom sowie weitere umschriebene neurologische Formen der Hyperhidrosis. Zu beachten ist jedoch, daß durch die Behandlung nicht größere Hautflächen von der Thermoregulation ausgeschaltet werden, und dadurch kompensatorisches Schwitzen an anderen Arealen hervorgerufen wird.

Die Leitungswasser-Iontophorese zur Behandlung der palmoplantaren Hyperhidrosis

Aufgrund vereinzelter Mitteilungen in der Literatur griff 1952 eine amerikanische Arbeitsgruppe die Leitungswasser-Iontophorese auf [2] und führte eine systematische experimentelle Überprüfung der Wirksamkeit durch.

In die praktische Dermatologie wurde die Iontophorese durch Levit [13], einen niedergelassenen amerikanischen Hautarzt, eingeführt. Das Prinzip beruht darauf, daß mittels einer Gleichstromquelle, deren Elektroden in flache Wasserbäder eintauchen, schwache Ströme durch die zu behandelnden Hautareale an Handflächen oder Fußsohlen geleitet werden. In Abb. 1 ist eine vereinfachte Schaltskizze dargestellt. Der Stromkreis wird über den Körper des Patienten geschlossen. Abhängig vom behandelten Körperareal werden Stromstärken bis zu 20 oder 30 mA ohne subjektive Mißempfindungen toleriert. Die Stromstärke wird so geregelt, daß sie möglichst dicht unterhalb der individuellen Toleranzgrenze liegt. Behandlungen erfolgen täglich oder 2–3mal wöchentlich jeweils für 30 Minuten. Nach etwa 10 Anwendungen wird meist eine ausreichende Sekretionshemmung erreicht, die dann durch eine Erhaltungstherapie in größeren Abständen aufrecht erhalten werden kann. Die Behandlungsbedingungen und Therapieergebnisse an 5 Patienten sind in Tabelle 5 zusammengefaßt. Die Behandlung ist außerordentlich wirksam und es können auch schwere Formen der Hyperhidrosis damit kontrolliert werden.

An Nebenwirkungen treten bei höheren Stromstärken während der Behandlung stechende und brennende Schmerzen der Haut sowie Weichteilschmerzen der gesamten stromdurchflossenen Extremität auf. Gelegentlich werden auch Hautreizungen

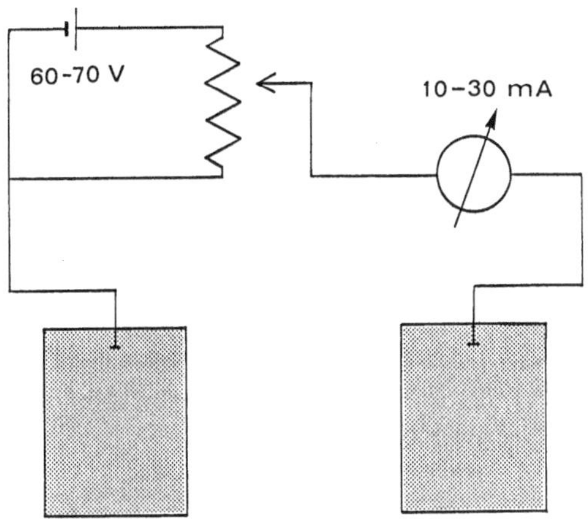

Abb. 1. Schaltskizze der Leitungswasser-Iontophorese. Der Stromkreis wird über den Körper des Patienten geschlossen. Wegen des relativ hohen elektrischen Widerstandes der Wasserbäder müssen 60–70 V Spannungsdifferenz herrschen, um einen Stromfluß von 10–30 mA zu bewirken.

Tabelle 5. Behandlungsschema und Therapieergebnis bei 5 Patienten mit Hyperhidrosis der Hände und 5 Patienten mit Hyperhidrosis der Füße

	Stromstärke	Behandlungsschema	Sekretionshemmung
Hände ($N = 5$)	10–25 mA	11 × 30 min	80% (± 11%)
Füße ($N = 5$)	20–30 mA	10 × 30 min	74% (± 25%)

mit Rötung und Druckdolenz sowie das vorübergehende Aufschießen von glasstecknadelkopfgroßen, milchig trüben Bläschen, besonders in der Nähe des proximalen Nagelfalzes beobachtet.

Der Wirkungsmechanismus der Leitungswasser-Iontophorese ist ungeklärt. Histologisch faßbare strukturelle Veränderungen an den Schweißdrüsenazini oder den Ausführungsgängen konnten bisher nicht gefunden werden [4].

Vorgehen bei der Therapie der idiopathischen Hyperhidrosis

Symptomatische Formen der Hyperhidrosis werden durch die Therapie der zugrundeliegenden Störung behandelt. Bei Hyperhidrosis axillaris empfiehlt sich zunächst die Anwendung einer 15–20%igen $AlCl_3$-Lösung. Bei mangelhafter Wirksamkeit oder Unverträglichkeit kann dann eine chirurgische Exzision der axillären Schweißdrüsenfelder vorgenommen werden.

Auch bei der palmoplantaren Hyperhidrosis lohnt sich der Versuch der Anwendung einer $AlCl_3$-Lösung. Diese sollte allerdings wegen der an diesen Körperarealen geringeren Wirksamkeit und der guten Verträglichkeit immer hochkonzentriert, also 30%ig sein. Bei Versagen dieser Therapie kann als nächster Schritt eine Iontophorese-Behandlung erfolgen. Führt auch diese Maßnahme nicht zum Ziel oder ist die Behandlung technisch nicht durchführbar, so kann in extrem gelagerten Fällen eine Sympathektomie überlegt werden.

Zusammenfaßung

Die lokalisierte idiopathische Hyperhidrosis ist eine funktionelle Störung der ekkrinen Schweißdrüsen. Sie ist von symptomatischen Formen der Hyperhidrosis als Folge von endokrinologischen, metabolischen oder neurologischen Störungen abzugrenzen.

Zur Behandlung der Hyperhidrosis axillaris hat sich die äußerliche Anwendung von 15–20%igen wässerigen Aluminiumchloridlösungen bewährt. Die Lösungen enthalten durch Zusatz von 2% Methylzellulose eine gelartige Konsistenz und werden mit Hilfe von Rollstiften abends aufgetragen. Über 90% der Patienten erzielen mit dieser Behandlung eine therapeutisch zufriedenstellende Schweißretention, die durch eine Langzeittherapie aufrecht erhalten werden kann. Bei Unverträglichkeit oder ungenügender Wirksamkeit der Lösungen kann eine Exstirpation der axillären Schweißdrüsenfelder vorgenommen werden.

Zur Behandlung der Hyperhidrosis manuum et pedum können 30%ige Aluminiumchloridlösungen verwendet werden. In diesen Arealen ist jedoch, trotz zusätzlicher Plastikfolienokklusion, die Wirksamkeit geringer.

Als alternative Therapieform wird die Leitungswasser-Iontophorese dargestellt. Mit Hilfe von Wasserbädern werden schwache Gleichströme durch die hyperhidrotischen Areale geleitet. Etwa 10 Anwendungen für jeweils 30 Minuten genügen, um auch bei starker Hyperhidrosis eine ausreichende Sekretionshemmung zu bewirken. Die Nebenwirkungen sind gering und abhängig von der verwendeten Stromstärke. Eine Erhaltungstherapie ist erforderlich.

Literatur

1. Bandrup F, Larsen PO (1978) Axillary hyperhidrosis. Local treatment with aluminum chloride hexahydrate 25% in absolute ethanol. Acta Derm Venereol (Stockh) 58:461–465
2. Bouman HD, Grunewald-Lentzer EM (1952) The treatment of hyperhidrosis of hands and feet with constant current. Am J Phys Med 31:158–169
3. Greenhalgh RM, Rosengarten DS, Martin P (1971) The role of sympathectomy for hyperhidrosis. Br Med J 1:332–334
4. Hill AC, Baker GF, Jansen GTh (1981) Mechanism of action of iontophoresis in the treatment of palmar hyperhidrosis. Cutis 28:69–72
5. Hölzle E (1983) Pathophysiologische Aspekte und klinische Erscheinungsbilder der Hyperhidrosis. Hautarzt (im Druck)
6. Hölzle E (1983) Die Therapie der Hyperhidrosis. Hautarzt (im Druck)
7. Hölzle E, Braun-Falco O (1983) Structural alterations of axillary eccrine glands in hyperhidrotics following long-term treatment with aluminium chloride hexahydrate. Br J Dermatol (im Druck)
8. Hölzle E, Kligman AM (1979) Mechanism of anti-perspirant action of aluminum salts. J Soc Cosm Chem 30:279–295
9. Hölzle E, Kligman AM (1979) Factors influencing the anti-persispirant action of aluminum salts. J Soc Cosm Chem 30:357–367
10. Hölzle E, Neubert U (1982) Antimicrobial effects of an antiperspirant formulation containing aqueous aluminum chloride hexahydrate. Arch Dermatol Res 272:321–329
11. Hölzle E, Pauli M, Braun-Falco O (1983) Leitungswasser-Iontophorese zur Behandlung von Hyperhidrosis manuum et pedum. Hautarzt (im Druck)
12. Hurley HJ, Shelley WB (1966) Axillary hyperhidrosis. Clinical features and local surgical management. Br J Dermatol 78:127–140
13. Levit F (1968) Simple device for treatment of hyperhidrosis by iontophoresis. Arch Dermatol 98:505–507
14. Leyden JJ, McGinley KJ, Hölzle E, Labows JN, Kligman AM (1981) The microbiology of the human axilla and its relationship to axillary odor. J Invest Dermatol 77:413–416
15. Przybilla B, Schwab U, Hölzle E, Ring J (1983) Kontaktsensibilisierung durch ein Antiperspirant mit dem Wirkstoff Propanthelinbromid. Hautarzt 34:459–462
16. Quatrale RP, Coble DW, Stoner KL, Felger CB (1981) The mechanism of antiperspirant action by aluminum salts. II. Histological observations of human eccrine sweat glands inhibited by aluminum chlorohydrate. J Soc Cosm Chem 32:107–136
17. Reller HH, Luedders WL (1977) Pharmacologic and toxicologic effects of topically applied agents on the eccrine sweat glands. In: Marzulli FN, Maibach HI (eds) Advances in modern toxicology, Vol 4 Dermatotoxicology and pharmacology. Hemisphere Publishing Co, Washington London, pp 1–54
18. Scholes KT, Crow KD, Ellis JP, Harman RR, Saihan EM (1978) Axillary hyperhidrosis treated with alcoholic solution of aluminium chloride hexahydrate. Br Med J 2:84–85
19. Shelley WB, Hurley HJ (1975) Studies on topical antiperspirant control of axillary hyperhidrosis. Acta Derm Venereol (Stockh) 55:241–260
20. Stillians AW (1916) The control of localized hyperhidrosis. JAMA 67:2015

Birger Konz

Injizierbares Kollagen

Vor einigen Jahren ist es einer amerikanischen Arbeitsgruppe, – der Collagen Corporation in Palo Alto –, gelungen, ein injizierbares Kollagen herzustellen, welches für die Korrektur krankheitsbedingter bzw. ästhetisch störender Hautveränderungen geeignet ist. Seit Beginn der klinischen Prüfung im Jahre 1976 und nach der Zulassung des Präparates im August 1981, wurden in den USA mehr als 10 000 Patienten behandelt [8, 9, 14]. Das injizierbare Kollagen ist seit Juli 1983 auch in der BRD zugelassen und im Handel erhältlich. Die folgenden Ausführungen sollen dieses Präparat vorstellen, die Indikationen und Kontraindikationen besprechen und die Einzelheiten der Injektionstechnik darstellen.

Injizierbares Kollagen stellt ein hochgereinigtes, dermales Rinderkollagen vorwiegend vom Kollagentyp I dar. Es liegt in einer sterilen Fertigspritze von 1 ml Inhalt vor, wobei 35 mg Kollagen in gepufferter physiologischer Kochsalzlösung suspendiert sind, der 3 mg Lidocain zugesetzt wurden. Durch spezielle enzymatische bzw. biochemische Verfahren wurde das tierische Kollagen löslich gemacht und die Antigenwirkung stark reduziert. Die in flüssiger Form injizierte Kollagenmatrix polymerisiert spontan am Injektionsort und wird von den Wirtsfibroblasten durchwachsen, vaskularisiert, sodaß ein stabiles kollagenes Bindegewebe entstehen kann [8, 9].

Für eine erfolgversprechende Behandlung mit diesem injizierbaren Kollagen sind drei *prinzipielle Voraussetzungen* zu beachten:

1. Sorgfältige Patientenauswahl,
2. Negative Substrat-Test-Reaktion und
3. Korrekte Injektionstechnik.

Die Mißachtung dieser drei Punkte wird in einem hohen Prozentsatz zum Mißerfolg führen.

Folgende *Indikationen* haben sich auf Grund der amerikanischen Erfahrungen herauskristallisiert: weiche, eingesunkene und schüsselförmige Aknenarben; Narben nach Varizelleninfektion; eingesunkene Operationsnarben; Unfallnarben sowie altersbedingte Falten im Nasolabial-, Perioral- und Glabella-Bereich [1, 10, 11, 12].

Bei der *Patientenauswahl* müssen neben diesen Indikationen besonders die Kontraindikationen berücksichtigt werden. Patienten mit einer Lidocain-Allergie müssen ebenso wie Patienten mit atopischer Diathese oder einer Arzneimittel-Allergie von der Behandlung ausgeschlossen werden. Da bisher keine Erfahrungen bei der Injektionsbehandlung von Schwangeren und Kindern bestehen, sollte hier auf dieses Verfahren verzichtet werden. Weiterhin sind Patienten auszuschließen, die an Erkrankungen des rheumatischen Formenkreises leiden oder Autoimmunerkrankungen wie Lupus erythematosus, Dermatomyositis, Sklerodermie und Hashimoto Thyreoiditis aufweisen.

Vor jeder Therapie mit injizierbarem Kollagen sollten die Patienten genauestens über den Behandlungsverlauf aufgeklärt werden. Eine Therapie ist nur möglich, beim

Vorliegen einer negativen Substrat-Test-Reaktion. Es muß darauf hingewiesen werden, daß es Unverträglichkeitsreaktionen trotz negativer Testung gibt. Weiterhin ist in der ersten Zeit nach der therapeutischen Injektion eine direkte Sonnenbestrahlung zu vermeiden. Für eine erfolgreiche Korrektur sind in der Regel mehrmalige Kollageninjektionen nötig und was von besonderer Wichtigkeit ist, daß das erreichte Korrekturergebnis nicht von Dauer ist, sondern in der Regel nach einigen Jahren die Behandlung wiederholt werden muß, um ein dauerhaftes Resultat zu erzielen.

Nach Besprechung und Ausschluß dieser Präliminarien kann das injizierbare Kollagen getestet werden. Die käuflich erhältlichen *Testinjektionen* enthalten 0,1 ml Kollagensuspension. Dieses Testimplantat wird streng intradermal an der Ober- oder Unterarminnenseite injiziert. Die Testreaktion wird über eine Dauer von 4 Wochen beobachtet. Bei zweifelhafter Testreaktion ist eine Wiederholung erforderlich. Positive Testreaktionen sind in ca. 3% der getesteten Patienten beobachtet worden. Sie bestehen aus Erythem, Verhärtung, Schwellung und Juckreiz, die länger als 6–12 Stunden nach dem Test bestehen oder erst nach Tagen auftreten. Bei einer Unverträglichkeit können neben diesen lokalen Reaktionen auch allgemeine Symptome wie Muskel- und Gelenkschmerzen, sowie generalisierte Exantheme auftreten [2, 4, 5].

Hat sich im Verlauf von 4 Wochen keine Reaktion gezeigt, kann mit der *Korrekturinjektion* begonnen werden. Wie bei der Testimplantation hat auch hier die Injektion streng intradermal zu erfolgen. Bei subkutaner Injektion wird keinerlei Korrekturerfolg erzielt, da das Kollagen schnell abtransportiert bzw. resorbiert wird. Die richtige Injektionstechnik ist der eigentliche Schlüssel für eine erfolgversprechende Therapie mit injizierbarem Kollagen. Zwei Verfahren können angewendet werden: punktuelles oder lineäres Vorgehen. Bei beiden Techniken ist darauf zu achten, daß die Nadelöffnung dermiswärts zeigt. Beim punktuellen Vorgehen wird das Kollagen in kleinen Portionen über immer neue Injektionen intradermal in das zu behandelnde Gebiet eingebracht (Abb. 1). Das lineäre Vorgehen besteht darin, daß man zunächst die Nadel intradermal im Bereich der Läsion vorschiebt und beim Zurückziehen das Kollagen langsam in den Stichkanal einpreßt. Welches Verfahren angewendet wird, hängt von der persönlichen Erfahrung ab. Von besonderer Bedeutung ist, daß die zu behandelnde Läsion überkorrigiert wird. Dies deshalb, weil in der käuflich erhältlichen 1 ml-Spritze, lediglich ein Drittel der Gesamtmenge als Kollagen vorliegt. Der Rest der Lösung besteht aus physiologischer Kochsalzlösung und Lidocain. Diese beiden Komponenten werden in den ersten Stunden nach der Injektion resorbiert, sodaß bei Verzicht auf eine Überkorrektur zu wenig Kollagen in den Herd eingebracht wird. Aus diesem Grund hat die Collagen Corporation ein höher konzentriertes Präparat auf den Markt gebracht, bei dem statt 35 mg/ml, 65 mg/ml suspendiert sind. Dieses Produkt ist jedoch im Augenblick nur in den USA erhältlich. In Abb. 2 ist die Bedeutung der Überkorrektur graphisch dargestellt. Bei einer Überkorrektur bei der Erstbehandlung von lediglich 50%, erreicht man ein Korrekturergebnis von 20%. Erst bei Überkorrektur von 200% ist mit einem Korrekturergebnis von über 80% zu rechnen [14]. Die therapeutisch beabsichtigte Überkorrektur bildet sich nach

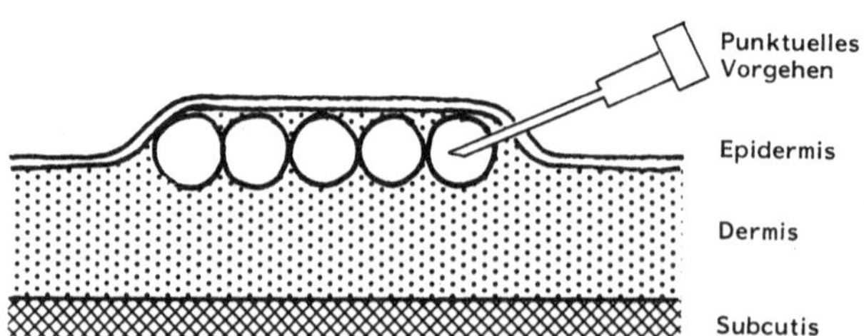

Abb. 1. Punktuelles Vorgehen. Intradermale Injektion des Kollagens in kleineren Portionen. Nadelöffnung zeigt dermiswärts

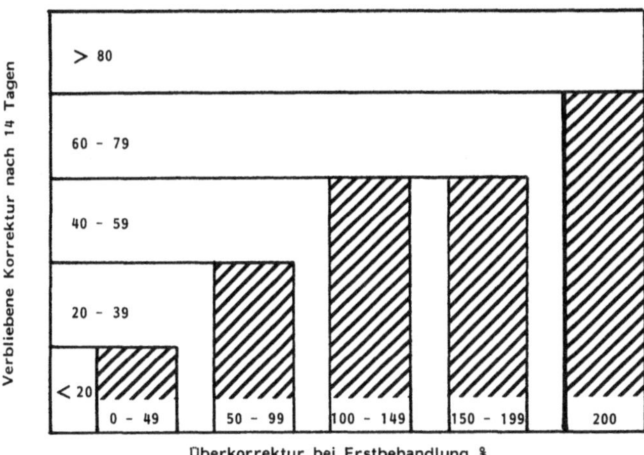

Abb. 2. Korrekturergebnis nach 14 Tagen in Abhängigkeit der prozentualen Überkorrektur bei der Erstbehandlung

12–24 Stunden zurück. Abb. 3a–c zeigen den klinischen Verlauf der Erstbehandlung bei einer eingesunkenen, weichen Narbe.

Auf ein Problem der Injektionsbehandlung soll hingewiesen werden. Da die intradermale Kollagenbehandlung unter einem relativ starken Druck erfolgt, kommt es bei der Punktion eines Follikelausführungsganges, was sich nicht vermeiden läßt, zum Austritt des Kollagens durch die Follikelöffnung. Hier muß die Injektion abgebrochen und von einer anderen Stelle in der Umgebung eine neue Injektion vorgenommen werden.

Die Möglichkeit der Follikelpunktion und die Tatsache, daß die Dermis nur zu einem gewissen Maß bzw. Menge für Kollagen aufnahmefähig ist, limitieren die einzelnen Behandlungsschritte. Daher sind, wie eingangs erwähnt, für eine erfolgreiche Korrekturbehandlung mehrere Injektionssitzungen nötig. Die ergänzenden Korrekturinjektionen sind in ca. 2wöchentlichen Abständen möglich. Erhaltungsinjektionen können je nach Indikation und Befund in $^1/_2$ und 2jährigen Intervallen notwendig werden. Aufgrund der amerikanischen Erfahrungen hat sich gezeigt, daß bei eingesunkenen, weichen Aknenarben und Varizellennarben bis zu vier Sitzungen notwendig sind, bei Operationsnarben und Altersfalten drei Injektionsbehandlungen und bei Unfallnarben zweimalige Kollageninjektionen eine ausreichende Korrektur ergeben [14].

Trotz einer negativen Testreaktion kann es nach der Korrekturbehandlung zu unerwünschten Nebenwirkungen kommen. Diese sind in 1,5% auf eine fehlerhafte Injektionstechnik zurückzuführen, so z. B. bei zu tiefer Injektion und Punktion eines Gefäßes, zu Hämatombildung, bei nicht sterilem Arbeiten sind Infektionen möglich. Auf eine intravasale Injektion des Kollagens, bei der Behandlung von Falten im Periorbitalbereich, ist die bisher schwerste Komplikation zurückzuführen: die einseitige Erblindung, als Folge eines embolischen Verschlusses der Arteria centralis retinae [6]. Bei ca. 1,3% der in den USA behandelten Patienten ist es trotz negativer Testreaktion zu Fremdkörperreaktionen im Bereich der Korrekturinjektion gekommen [7, 13]. Auch bei einer unserer Patientinnen konnten wir eine solche Fremdkörperreaktion beobachten (Abb. 4). Diese Reaktionen können sich im weiteren Verlauf unter symptomatischer Behandlung zurückbilden, in Einzelfällen müssen diese Areale jedoch operativ entfernt werden [3].

Die eigenen Erfahrungen im Verlauf eines Jahres bei 10 Patienten konnten die Resultate aus den USA bestätigen. Weiche, eingesunkene Aknenarben, Varizellennarben und altersbedingte Falten im Nasolabialbereich ließen sich durch die Injektions-

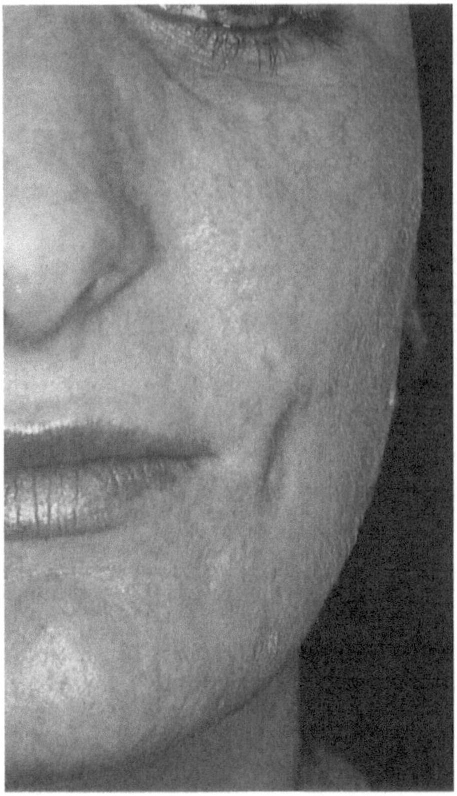

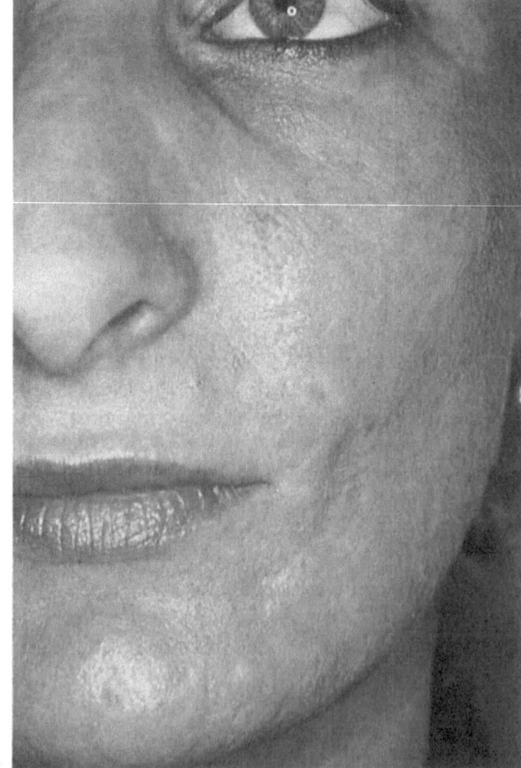

Abb. 3. a Eingesunkene, weiche Narben bei Zustand nach Acne vulgaris mit artifizieller Komponente, **b** Überkorrektur durch Kollageninjektion, **c** Resultat 8 Tage nach der Erstbehandlung

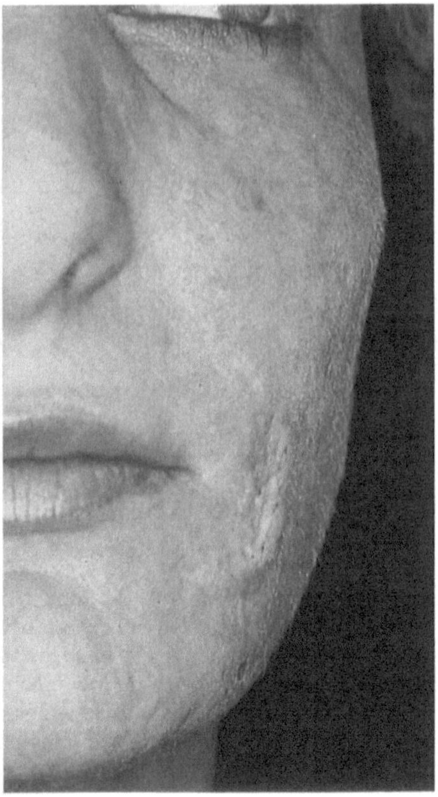

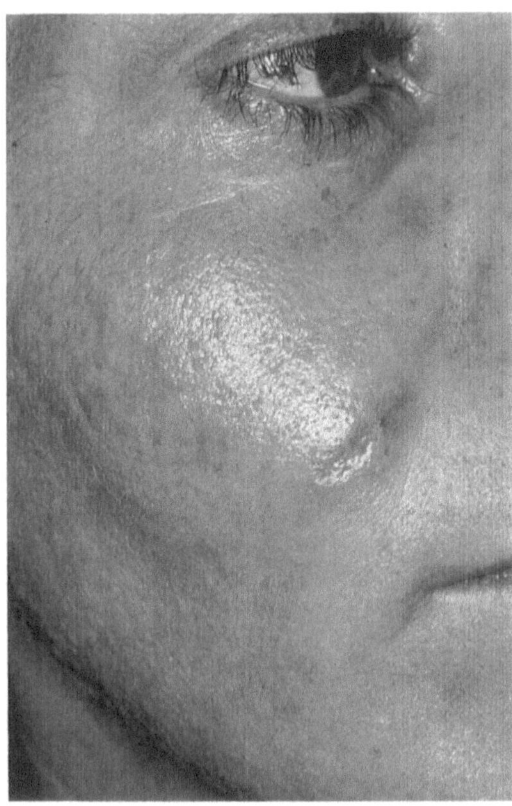

Abb. 4. Fremdkörperreaktion nach Korrekturinjektion, trotz negativer Substrat-Test-Reaktion

behandlung mit Kollagen zufriedenstellend korrigieren. Da nur eine begrenzte Menge des injizierbaren Kollagens zur Verfügung stand, konnten mehrmalige Injektionen nur bei der Hälfte der Patienten durchgeführt werden. Die weitere Erfahrung mit injizierbarem Kollagen wird vermutlich zeigen, daß mit diesem Behandlungsprinzip, bei richtiger Indikationsstellung, genauer Patientenauswahl und exakter Injektionstechnik, eine wertvolle Bereicherung unserer Therapiemaßnahmen vorliegt.

Zusammenfassung

Injizierbares Kollagen ist ein neues Behandlungsverfahren zur Korrektur von Aknenarben, Varizellennarben, Unfall- und Operationsnarben sowie von altersbedingten Falten. Dieses hochgereinigte, bovine Kollagen vom Typ I zeigt geringe antigene Eigenschaften und ist in der Lage, bei den angegebenen Indikationen, gute korrektive Resultate zu zeigen. Die wichtigsten Voraussetzungen für eine erfolgversprechende Behandlung sind: sorgfältige Patientenauswahl, negative Substrat-Test-Reaktion und eine exakte Injektionstechnik. Die in den USA gewonnenen Erfahrungen bei über 10 000 Patienten werden dargestellt und die bisherigen eigenen Ergebnisse berichtet.

Literatur

1. Bailin P 2, Bailin MD (1982) Correction of depresses scars following Mohs' surgery: The role of collagen implantation. J Dermatol Surg Oncol 8:845–849
2. Barr RJ, King DF, McDonald RM (1982) Necrobiotic granulomas associated with bovine collagen test site injections. J Am Acad Dermatol 6:867–869

3. Brodin MB (1982) Implantable collagen vs. silicone. J Dermatol Surg Oncol 8:91
4. Brooks N (1982) A foreign body granuloma produced by an injectable collagen implant at a test site. J Dermatol Surg Oncol 8:111–114
5. Cucin R 2, Barek D (1983) Complications of injectable collagen implants. Plast Reconstr Surg 71:731
6. Gasiorowski HC, Gormley DE (1983) A supplemental technique for the use of injectable collagen. J Dermatol Surg Oncol 9:351–352
7. Hanke CW, Robinson JK (1983) Injectable collagen implants. Arch Dermatol 119:533–534
8. Knapp TR, Kaplan EN, Daniels JR (1977) Injectable collagen for soft tissue augmentation. Plast Reconstr Surg 60:398–405
9. Knapp TR, Luck E, Daniels JR (1977) Behavior of solubilized collagen as a bioimplant. J Surg Res 23:96–105
10. Konz B (1982) Injizierbares Kollagen: Indikation und Technik. Hautarzt 33:618–619
11. Stegman SJ, Tromovitch TA (1980) Implantation of collagen for depressed scars. J Dermatol Surg Oncol 6:450–453
12. Stegman SJ, Tromovitch TA (1982) Cosmetic dermatologic surgery. Arch Dermatol 118:1013–1016
13. Swanson NA, Stoner JG, Siegle RJ, Solomon AR (1983) Treatment site reactions to zyderm collagen implantation. J Dermatol Surg Oncol 9:377–380
14. Zyderm collagen implant (1981) Physician reference guide. Collagen Corp, Palo Alto

Erkrankungen des Bindegewebes

Niels Sönnichsen

Immunpathologische Mechanismen bei chronischen Bindegewebskrankheiten

Aufgrund bestimmter morphologischer Bindegewebsveränderungen werden eine Reihe klinisch und pathologisch-anatomisch verschiedene, vor allem aber auch ätiologisch unklare Krankheitsbilder zur Gruppe der sog. Kollagenosen zusammengefaßt. Die wichtigsten Vertreter sind der systemische Lupus erythematodes, die Sklerodermie und die Dermatomyositis. Diese gemeinsame Betrachtungsweise hat sich als außerordentlich fruchtbar erwiesen. Die Bezeichnung Kollagenerkrankungen ist sicherlich nicht richtig, sodaß im Allgemeinen der weniger einengende Begriff „chronische Bindegewebskrankheiten" genutzt wird.

Neben den deutlichen Unterschieden in der Klinik und auch im therapeutischen Verhalten konnten in den letzten Jahren auch die Unterschiede in der Pathogenese deutlich herausgearbeitet werden. Trotzdem gibt es eine Reihe von Gemeinsamkeiten, die nicht zuletzt in der vielfachen klinischen Überlappungssymptomatik deutlich werden. In der vorliegenden Arbeit erfolgt eine vergleichende Darstellung der wichtigsten pathogenetischen Faktoren mit dem Ziel, sowohl Unterschiede als auch Gemeinsamkeiten herauszuarbeiten, um damit das Verständnis für diagnostische und therapeutische Maßnahmen in der Praxis zu geben.

I. Lupus erythematodes (LE)

Die Pathogenese des LE ergibt sich aus dem Zusammenwirken genetischer Faktoren mit Veränderungen im Immunsystem sowie der Einwirkung exogener Noxen.

1. Genetische Faktoren

Die Beteiligung genetischer Faktoren an der Pathogenese des LE leitet sich ab:

- aus der familiären Tendenz der Erkrankung,
- aus Veränderungen im Immunsystem bei klinisch gesunden Angehörigen von LE-Kranken,
- aus Beobachtungen bei natürlichen Tiermodellen des LE (z. B. NZB- und NZW-Mäusen),
- aus den Assoziationen mit dem HLA-System.

Auf Einzelheiten, die in zahlreichen Publikationen wiedergegeben sind, soll hier verzichtet werden. Von besonderer Bedeutung sind die Beziehungen zum HLA-System.

Während viele Jahre für den LE auf die Assoziation mit HLA-B8 und auch HLA-A1 hingewiesen wurde, wissen wir heute, daß der entscheidende Punkt die

Assoziation mit der Klasse II, nämlich den Genorten HLA-D und HLA-DR darstellt. Im Gegensatz zu den HLA-A, -B- und -C-Antigenen, die auf nahezu allen kernhaltigen Zellen des Organismus nachgewiesen werden können, kommen die Produkte der HLA-D/DR-Genorte nicht auf allen kernhaltigen Zellen vor, sondern zeigen eine beschränkte Gewebepräsentanz auf B-Lymphozyten, T-Helferzellen, Makrophagen, Endothelzellen, Langerhans-Zellen und Spermatozyten.

Die verschiedenen Phasen der Immunantwort (Präsenz der Antigene durch Makrophagen an T-Helferzellen, Weitergabe der Information an andere T- und B-Zellen, Aktivierung der B-Zellen zu antikörperproduzierenden Plasmazellen usw.) stehen unter der Kontrolle des auf dem Chromosom 6 lokalisierten Major Histocompatibility-Komplexes. Bezüglich der Pathogenese des LE sind dabei vor allem zwei Dinge bemerkenswert:

a) die genetische Regulierung des normalerweise vorhandenen Gleichgewichtes zwischen T-Helfer (T_H)- und T-Suppressor (T_S)-Zellen,
b) die Tatsache, daß die Produktion von Antikörpern durch B-Zellen nur möglich ist, wenn die B-Zelle durch eine T_H-Zelle aktiviert wird, und dies erfolgt nur, wenn die T_H-Zelle einen identischen immunogenen Komplex aus Antigen und HLA-DR sowohl auf dem Makrophagen als auch auf der B-Zelle erkennt.

Die Assoziation des LE mit den HLA-DR-Antigenen zeigt eindrucksvoll den Zusammenhang von Immunsystem und genetischen Faktoren [1, 13]. Wenn man die Frage stellt, was sich hieraus für die Familienberatung von LE-Kranken ergibt, so läßt sich das gegenwärtig nur mit der sog. empirischen Risikoziffer erfassen. Sie beträgt beim systemischen LE für männliche Verwandte 1. Grades 1/50 und für weibliche Verwandte 1. Grades 1/10. Beim kutanen LE liegt die empirische Risikoziffer für beide Geschlechter unter 1/50.

2. *Das Immunsystem*

Im Mittelpunkt der Pathogenese des LE steht das Immunsystem. Charakteristisch ist eine allgemeine Hyperreaktivität mit einer Vielzahl von Autoantikörpern gegen körpereigene Substanzen und die Ablagerung von Immunkomplexen, wodurch letztlich die unterschiedliche Organsymptomatik entsteht. Zum Verständnis der immunologischen Prozesse sollen zwei Tatsachen vorausgestellt werden:

a) die strenge Trennung von humoraler und zellulärer Immunreaktion ist nicht mehr aufrechtzuerhalten, sie stehen im engen Zusammenhang und sind gekennzeichnet durch komplexe Interaktionen verschiedener Lymphozyten- und Makrophagenpopulationen sowie der Wirkung von Lymphokinen und Interleukinen,
b) die Bildung von Autoantikörpern ist bis zu einem gewissen Maß als ein physiologischer Vorgang anzusehen.

Bei der Einordnung des LE in die Gruppe der Autoimmunkrankheiten, steht deshalb auch nicht die bloße Entstehung von Autoantikörpern im Mittelpunkt, die eigentliche Frage muß lauten, wie kommt es zu dieser exzessiven Antikörperbildung mit nachfolgender pathogenetischer Wirkung?

Dem Immunsystem liegt beim LE eine komplexe Störung zu Grunde. Man kann die Störung am einfachsten charakterisieren als immunologische Imbalanz zwischen B- und T-Zellen mit enorm gesteigerter B-Zellaktivität. Die Komplexität ist charakterisiert durch die Beteiligung mehrerer Faktoren:

a) Makrophagen,
b) T-Zellen,
c) B-Zellen,
d) Mediatoren,
e) Immunkomplexe.

Für Makrophagen ist u. a. eine gestörte Kinetik der Clearance sowie eine gestörte Bindung von Immunkomplexen an entsprechende Rezeptoren nachgewiesen. Es besteht ein Mangel an T_S-Zellen, es fehlen die für die Reifung der T-Zellen notwendigen interdigitierenden Zellen, und es sind Autoantikörper gegen T_S-Lymphozyten nachweisbar. Andererseits ist die erhöhte B-Zellaktivität besonders leicht erfaßbar.

Neben den Zellen sind verschiedene Mediatoren beteiligt. Hier soll besonders auf die von uns nachgewiesenen mitogenen Faktoren aufmerksam gemacht werden, die in akuten Phasen im Serum von LE-Kranken nachzuweisen sind.

Die mitogenen Faktoren lassen zwei Wirkungen erkennen:

a) sie stimulieren B-Zellen,
b) sie erhöhen die Stimulationsraten bereits antigen-stimulierter Lymphozyten.

Hier liegt offensichtlich der Schlüssel zum Verständnis der Autoimmunität speziell für den LE.

Die Aktivität der B-Lymphozyten hängt neben der Mitwirkung der Makrophagen und T_H-Zellen und natürlich dem Antigen auch von der Bindung der Mitogene an spezifische Rezeptoren der Lymphozytenoberfläche ab. Dabei sind zwei Reaktionsweisen möglich:

a) „Physiologischerweise" liegt eine geringe Antigen- und Mitogenkonzentration vor. Es werden deshalb vorwiegend B-Lymphozyten mit hoher Affinität zum Antigen stimuliert. Es resultieren deshalb auch Antikörper mit hoher Affinität und Immunkomplexe mit hoher Avidität. Sie hemmen die weitere Immunantwort und werden durch Makrophagen eliminiert.
b) Beim LE mit hoher Konzentration mitogener Serumkomponenten werden B-Lymphozyten polyklonal stimuliert. Bei geringer Antigenkonzentration werden bereits Lymphozyten mit geringer Affinität zum Antigen stimuliert. Die resultierenden Antikörper haben eine geringe Affinität zum entsprechenden Antigen, es entstehen Immunkomplexe mit niedriger Avidität, die pathologische Bedeutung haben.

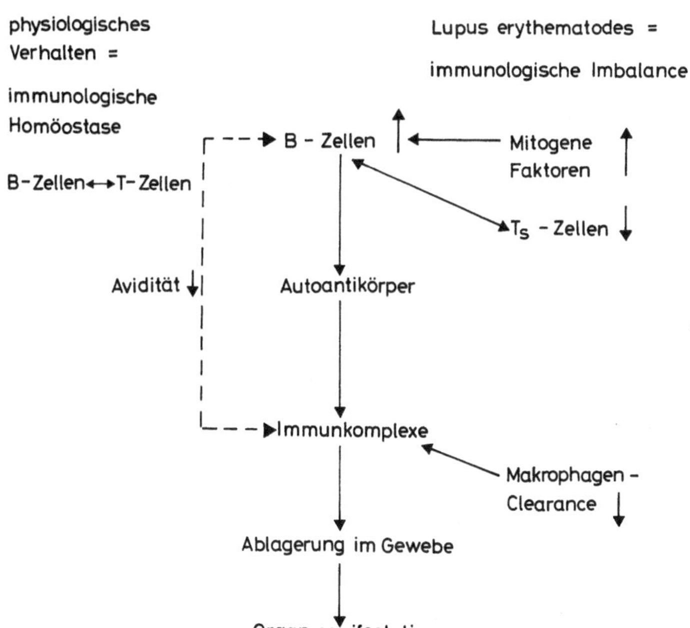

Abb. 1. Vereinfachtes Schema der Immunpathogenese des Lupus erythematodes

So entwickelt sich eine komplexe Dysregulation des Immunsystems mit z. T. sich selbstunterhaltenden Mechanismen. Die klinisch so gut erfaßbare Erhöhung der B-Zellaktivität liefert mit der Produktion der gegen Zellkerne bzw. DNA gerichteten Antikörper (ANF; ssDNA; dsDNA) sowie der Antikörper gegen nicht-DNA-haltige Zellkernbestandteile (RNP; Sm; SSA; SSB u. a.) zugleich die immunologischen Marker für die Diagnostik und Verlaufskontrolle. Diese Betrachtungsweise erklärt auch die Wirkung der wichtigsten therapeutischen Verfahren, nämlich Immunsuppression, Immunstimulation und Plasmapherese [2, 8, 12, 13] (Abb. 1).

II. Sklerodermie

Im Gegensatz zum LE ist es für die Sklerodermie bisher nicht möglich gewesen, eine geschlossene pathogenetische Kette aufzustellen. Offensichtlich sind jedoch mindestens Gefäßsystem, Bindegewebe und Immunsystem beteiligt.

1. Das Gefäßsystem

Veränderungen des Gefäßsystems sind bei der Sklerodermie lange bekannt und gut untersucht. Am deutlichsten finden sich Gefäßbefunde bei der häufigsten Form der Sklerodermie, der Akrosklerodermie. Hier geht der sog. vasomotorische Symptomkomplex einschließlich der Raynaud-Symptomatik der Manifestation der Sklerose meist lange voraus. Am deutlichsten lassen sich die Gefäßveränderungen bei der Sklerodermie an den Hautkapillaren submikroskopisch nachweisen. Im Zytoplasma der Endothelzellen findet man reichlich Mikrofilamente, das Endothel ist insgesamt sehr hoch, so daß eine beträchtliche Lumeneinengung der Kapillaren erfolgt, was zu einer Hemmung des transendothelialen Stofftransportes führt. Das Endothel zeigt neben einer verminderten Anzahl von Mikropinozytose-Vesikeln auch palisadenartig angeordnete Protuberanzen, die teilweise vakuolisiert erscheinen. Daneben finden sich perivaskuläre, teilweise amorphe basalmembranartige (PAS-positive) Substanzen. Insgesamt liegt das Bild einer systematisierten Mikroangiopathie vor [3, 6].

2. Das Bindegewebe

Veränderungen des Bindegewebes sind sowohl biochemisch als auch morphologisch faßbar, das betrifft sowohl den Proteoglycan- als auch den Kollagenstoffwechsel. Submikroskopisch steht das vermehrte Auftreten von dünnen Fibrillen als Ausdruck einer gesteigerten Fibrillogenese im Vordergrund. Dies lenkt die Aufmerksamkeit auf den Fibroblasten, dem für die Pathogenese der Sklerodermie wohl eine besondere Bedeutung beigemessen werden muß.

Tatsächlich ist es in den letzten Jahren gelungen, eine Reihe von Besonderheiten des Fibroblasten bei der Sklerodermie herauszuarbeiten. Dazu gehören:

a) eine erhöhte DNA-Synthese,
b) ein geringerer cAMP- und höherer cGMP-Gehalt,
c) eine gesteigerte Gesamtkollagen-Synthese, wobei keine Veränderungen im Verhältnis von Kollagen Typ I zu Typ III auftritt,
d) eine veränderte Reaktion auf Katecholamine,
e) eine erhöhte Calciumaufnahme als Ausdruck veränderter Membranfunktion,
f) ein unterschiedliches Verhalten gegenüber Wachstumsfaktoren.

Dies alles bedeutet, daß letztlich von den Fibroblasten zu viele kollagene Fasern produziert werden, und die Sklerose entsteht [5, 7].

3. Das Immunsystem

Die immunologischen Befunde sind bei der Sklerodermie widerspruchsvoll, das betrifft besonders ihre Deutung. Gesichert lassen sich folgende Immunphänomene in wechselnder Häufigkeit nachweisen:

a) Antinukleäre Faktoren,
b) Antikörper gegen ds-DNA und ss-DNA,
c) Centromeren-Antikörper,
d) zirkulierende Immunkomplexe,
e) Immunkomplexablagerungen im Gewebe,
f) Erhöhung der T_H-Zellen und Verminderung der T_S-Zellen.

Während die verschiedenen Antikörper beim LE für die Diagnostik unentbehrlich sind, kommt ihnen bei der Sklerodermie eine andere Bedeutung in der Klinik zu. Antikörper kommen bei der Sklerodermie nicht so konstant vor, sie treten sehr wechselnd auf und zeigen auch eine andere Reaktion auf die Therapie. Ihre Bedeutung liegt jedoch darin, daß sie eine gewisse Typisierung der Sklerodermie zulassen, was zu therapeutischen Konsequenzen führt. Unabhängig von dem klinischen Erscheinungsbild läßt sich die progressive Sklerodermie unter Berücksichtigung der Immunphänomene in 3 Typen einteilen [4, 10, 14]:

a) Progressive Sklerodermie vom Typ I = keine nachweisbaren Immunphänomene,
b) Progressive Sklerodermie vom Typ II = Immunphänomene vorhanden, keine Immunkomplexvaskulitis,
c) Progressive Sklerodermie vom Typ III = Immunkomplexvaskulitis ausgeprägt einschließlich Overlapping-Syndrom, MCTD, diffuse Fasziitis mit Eosinophilie,
d) das Zusammenwirken von Gefäßsystem, Bindegewebe und Immunsystem.

Versucht man, die ganz unterschiedlichen Befunde unter einem gemeinsamen Gesichtspunkt zu sehen, so erscheint es zweckmäßig, vom Endprodukt der Sklerodermie – der Sklerose – zurückzurechnen. Die Sklerose ist Ausdruck der gesteigerten Fibrillogenese, d. h. der gesteigerten Aktivität der Fibroblasten. Der Kernpunkt der Pathogenese könnte deshalb in den Faktoren liegen, die den Fibroblasten veranlassen, vermehrt kollagene Fasern zu bilden.

Der Fibroblast unterliegt einem komplizierten Regulationsmechanismus. Außer einer Selbstregulation wirken auf den Fibroblasten vor allem Thrombozyten, Mastzellen, Makrophagen, Endothelzellen, T-Zellen und verschiedene Mediatoren. Es ist ohne weiteres vorstellbar, daß die beschriebenen Veränderungen des Gefäß- und Immunsystems in diese Regelkreise eingreifen. Gestörte Durchblutung führt zwangsläufig zur Hypoxie, dies beeinflußt den Gesamtnukleotidgehalt der Zelle. Für die morphologische und funktionelle Intaktheit der Zelle einschließlich ihrer spezifischen Syntheseleistung ist die Stabilisierung des ATP-Gehaltes, des ATP/ADP-Quotienten und des Gesamtnukleotidbestandes eine entscheidende Voraussetzung.

Hypoxie führt zum Abfall der Nukleotide, dabei wird Hypoxanthin über Xanthin zu Harnsäure abgebaut, wobei H_2O_2 und O_2 entstehen. Die hochreaktiven O_2-Radikale, insbesondere das Hydroxyradikal OH, führen über irreversiblen Nu-

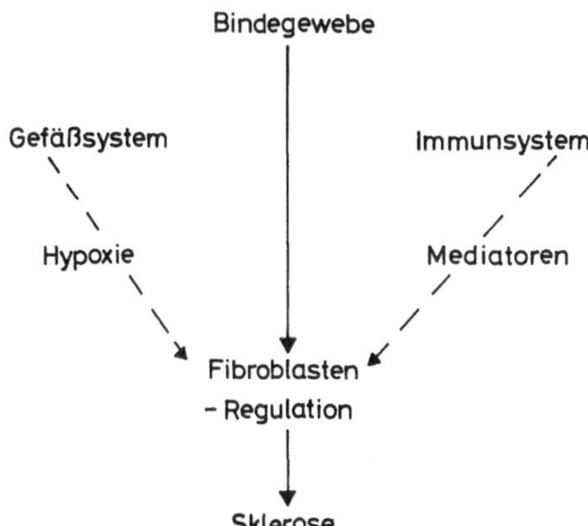

Abb. 2. Vereinfachtes Schema der Pathogenese der Sklerodermie

kleotidverlust zur Zellschädigung. Diese Schädigung muß sich zwangsläufig auf den Fibroblasten auswirken, ebenso beeinflußen die Immunzellen einschließlich Lymphokine und Interleukine den Regelmechansimus der Fibroblasten.

Zusammengefaßt läßt sich die Pathogenese heute als eine Dysregulation des Bindegewebes erklären, in deren Mittelpunkt ein genetisch unterschiedlich programmierter Fibroblast steht, auf den spezifische und unspezifische Faktoren einwirken, besonders über das Gefäß- und Immunsystem.

In diese Betrachtungsweise lassen sich die aktuellen therapeutischen Maßnahmen wie Vasodilatatoren, Hemmer der Biosynthese von Bindegewebskomponenten, Immunsuppressiva und auch neuere Entwicklungen wie z. B. die Superoxid-Dismutase einordnen (Abb. 2).

III. Dermatomyositis

Immunpathologische Vorgänge stehen heute im Vordergrund bei der Pathogenese der Dermatomyositis. Insgesamt sind jedoch Gefäßveränderungen, Immunphänomene und die Tumorsyntropie von Bedeutung. Die Gefäßveränderungen lassen sich ultrastrukturell besonders an den hauptsächlich betroffenen Organsystemen, nämlich Haut und Muskulatur, nachweisen. Die Kapillaren zeigen ein stark zerklüftetes Endothel mit bizarren Mikrovilli sowie amoph-granuläre Ablagerungen und Veränderungen der Basalmembran.

Bei den auch von uns über einen längeren Zeitraum untersuchten humoralen Immunphänomenen ist kaum eine Gesetzmäßigkeit zu erkennen. Besonders deutlich ist der Unterschied zum LE. Andererseits sind mit Hilfe der direkten Immunfluoreszenztechnik auch im Gewebe Immunkomplexablagerungen nachzuweisen. Diese finden sich auch in der Niere.

Der auffälligste Befund bei der Dermatomyositis ist jedoch die Syntropie mit Tumoren. Es gibt verschiedene Erklärungsmöglichkeiten für den Zusammenhang von Tumor und Dermatomyositis. Am wahrscheinlichsten ist jedoch die Annahme, daß die Antigene der Tumorzellen zur Antikörperbildung führen und dadurch der Krankheitsprozeß ausgelöst wird.

Dies erklärt auch die Bildung der Immunkomplexe, zeigt aber, daß dieser Immunkomplexbildung nicht wie beim LE ein Autoimmunmechansimus zugrunde liegt, sondern ein „Fremdantigen“ vorliegt. Damit wird erklärlich, daß nicht nur Tumorzellen als Antigen wirken, sondern auch andere Antigene in Betracht kommen. Im Gegensatz zum LE, bei dem die Störung im Immunsystem selbst liegt, wird die Dermatomyositis offensichtlich durch exogene Faktoren ausgelöst. Neben Tumoren werden verschiedene Infektionen mit Viren oder Bakterien aber auch Toxine angeschuldigt. Auch bei der Dermatomyositis muß eine genetische Komponente angenommen werden, wie die familiäre Tendenz und die Korrelation mit HLA-B8 zeigen. Die Myositis scheint letztlich auf dem Boden einer Immunkomplexvaskulitis vielleicht auch durch direkte Schädigung der Muskelzelle zustande zu kommen [9, 11].

Zusammenfassung

In der vorliegenden Arbeit ist der Versuch unternommen worden, die Gemeinsamkeiten und auch Besonderheiten der Pathogenese des Lupus erythematodes, der Sklerodermie und der Dermatomyositis herauszuarbeiten. In Abb. 3 sind die Gedanken schematisch dargestellt.

Es wird deutlich, daß die eigentlich primäre Störung bei allen Krankheiten unterschiedlich ist. Gleichzeitig ist bei allen Krankheiten das Immunsystem beteiligt, allerdings in ganz unterschiedlicher Weise. Das Immunsystem gibt aber die Möglichkeit,

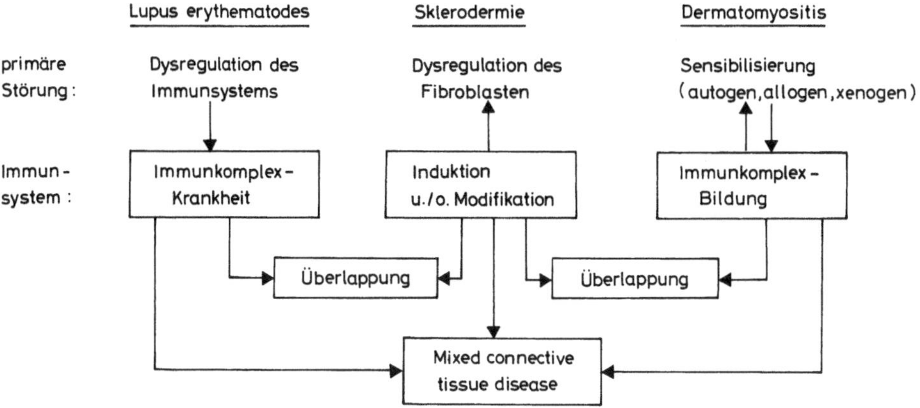

Abb. 3. Vergleichende schematische Darstellung der Pathogenese des Lupus erythematodes, der Sklerodermie und der Dermatomyositis

gewisse Gemeinsamkeiten der Krankheiten zu erklären und die vielfältige Überlappungssymptomatik der Krankheiten untereinander verständlich zu machen.

Literatur

1. Bertrams J, Rittner Ch (1981) Der HLA-Komplex. Dtsch Med Wochenschr 106:952–958
2. Diezel W, Günther W, Meffert H, Sönnichsen N (1982) Polyclonal B-cell activation in the acute phase of systemic lupus erythematosus. J Invest Dermatol 78:87–91
3. Haustein UF, Klug H (1975) Zur Ultrastruktur der Hautkapillaren bei Lupus erythematodes, Dermatomyositis und progressiver Sklerodermie. Dermatol Monatsschr 161:353–363
4. Krakauer RS, Sundeen J, Sauder DN, Scherbel A (1981) Abnormalities of immunregulation in progressive systemic sclerosis. Arch Dermatol 117:80–82
5. Krieg T, Luderschmidt C, Weber L, Müller PK, Braun-Falco O (1981) Scleroderma fibroblasts: some aspects of in vitro assessment of collagen synthesis. Arch Dermatol Res 270:263–272
6. Kristensen JK (1982) Blood flow and blood pressure in fingers in generalized scleroderma. Int J Dermatol 21:404–406
7. Le Roy EC, Mercusio S, Sherer GK (1982) Replication and phenotypic expression of control and scleroderma human fibroblasts. Proc Natl Acad Sci 79:1286–1290
8. Miller KB, Schwartz RS (1979) Familiäre Anomalien in der Suppressor-Zell-Funktion beim systemischen Lupus erythematodes. N Engl J Med 301:803–809
9. Pachmann LM, Jonasson RA, Cannon JM, Friedman O (1977) Increased frequency of HLA-B8 in juvenile dermatomyositis. Lancet II:1238
10. Pepper D, Berns MW, Tan E, Brunkley BR (1981) Kinetochore structure, duplication and distribution in mammalian cells: analysis by human autoantibodies from scleroderma patients. J Cell Biol 91:95–102
11. Sato T, Walker DL, Peters HA, Reese HH, Chou SM (1971) Chronic polymyositis and myxvirus-like inclusions: Electronmicroscopic and viral studies. Arch Neurol 24:409–418
12. Smolen JS, Cheesed TM, Leierson WM (1982) Heterogenity of immunregulatory T-cells substes in systemic lupus erythematosus. Am J Med 72:783–790
13. Sönnichsen N, Diezel W, Günther W, Meffert H, Barthelmes H, Klug H, Apostoloff E (1979) Neuere Untersuchungen zur Pathogenese des Lupus erythematodes. Hautarzt 30:567–572
14. Sönnichsen N, Brenke A, Barthelmes H, Albrecht-Nebe H, Diezel W (1983) Immunologische Befunde bei der progressiven Sklerodermie – diagnostische und nosologische Bedeutung. Dermatol Monatsschr 169 (im Druck)

Stefania Jablonska

Pseudosklerodermien

Die Diagnose Sklerodermie ist in typischen Fällen einfach, kann aber in weniger typischen Fällen Schwierigkeiten bereiten. Sie richtig zu stellen, hat wegen der unterschiedlichen Prognose und Therapiemöglichkeit nicht nur theoretische, sondern auch praktische Bedeutung. Die bei verschiedenen Krankheiten auftretenden Pseudosklerodermien sind Beweis für den Zusammenhang zwischen zirkumskripter lokalisierter Sklerodermie (LS) und progressiver, systemischer Sklerose (PSS). So haben zum Beispiel sklerodermische Veränderungen bei Transplantatabstoßung (GVHR) viele Merkmale der LS und weisen gleichzeitig viszerale Symptome der PSS auf. Die eosinophile Fasziitis (EF) kann in wenigen Fällen in eine Form der symmetrischen LS übergehen oder kann auch für PSS charakteristische viszerale und immunologische Veränderungen entwickeln. Die mit Phenylketonurie (PKU) assoziierte Pseudosklerodermie kann entweder vom LS-Typ sein oder auch generalisiert auftreten. Es gibt hier jedoch keinen viszeralen Befall und keine für PSS charakteristischen immunologischen Störungen. Dasselbe gilt für die Pseudosklerodermie bei Porphyria cutanea tarda (PCT) und für die sogenannte Sklerodermatomyositis, die als chronische Dermatomyositis mit sekundärer Induration der Haut von der PSS mit ausgeprägter Myositis zu unterscheiden ist.

Pseudosklerodermien unter dem Bild einer zirkumskripten Sklerodermie

In der Tabelle 1 sind die wichtigsten Krankheiten dieser Gruppe zusammengestellt.

Tabelle 1. Pseudosklerodermien, die lokalisierte kutane Sklerodermie nachahmen

1. Lichen sclerosus et atrophicus
2. Atrophodermia Pasini-Pierini
3. Hemiatrophia faciei Romberg
4. Lipatrophien
   1 Panatrophie Gowers
   2 Atrophie nach Traumen, bei Diabetikeren an Injektionsstellen etc.
   3 Lipoatrophie der Knöchelgegend
   4 Orbikulare Lipoatrophie
   5 Generalisierte Lipoatrophie
5. Phenylketonurie
6. Porphyria cutanea tarda
7. Pseudosklerodermie nach Knochenmarktransplantation (Graft Versus Host Reaction)
8. Poikiloderma

1. Lichen sclerosus et atrophicus (LSA)

Typische Formen von LSA sind eindeutig von Morphea zu unterscheiden, gelegentlich stößt jedoch die Unterscheidung auf Schwierigkeiten, bzw. kann sogar unmöglich sein. Zum histologischen Bild der LSA gehört, neben der Epidermisatrophie und follikulären Hyperkeratosen, eine hydrophile Degeneration der Basalschicht und ein Schwund der subepidermalen elastischen Fasern. Dieser kann jedoch auch bei typischen Morpheafällen vorhanden sein, obwohl das Lymphoedem in dieser Lokalisation bedeutend weniger ausgeprägt als bei LSA ist. Typischer LSA kommt häufig zusammen mit typischer Morphea vor, mitunter gibt es auch Übergangsformen [7].

Untersuchungen an Fibroblasten aus der Vulva lassen vermuten [5], daß ein elastase-ähnliches Enzym, das von Fibroblasten der menschlichen Haut produziert wird, den Schwund der subepidermalen elastischen Fasern bedingen kann.

2. Atrophodermia Pasini-Pierini

Bei dieser Form der primär-atrophischen LS treten sklerodermiforme Herde in unterschiedlicher Lokalisation oder vorwiegend im Bereich der Atrophie aus. Diese Form ist durch einen sehr langen und verhältnismäßig milden Verlauf gekennzeichnet, ohne Befall der Subcutis und der Muskulatur, wie elektrophysiologische Untersuchungen gezeigt haben [7]. Da diese Erkrankung im Prinzip keiner Therapie bedarf und eine günstige Prognose hat, ist ihre Unterscheidung klinisch wichtig.

3. Hemiatrophia faciei (Romberg)

Diese Erkrankung stellt im Grunde ebenfalls eine Sonderform der LS dar, bei welcher die Atrophie entweder primär oder im Bereich umschriebener Sklerodermieherde, vor allem an der Stirn oder an den Wangen, entsteht. Die Atrophie ist hier bedeutend ausgeprägter als bei primärer Sklerodermie und betrifft hauptsächlich die Subkutis, die Muskulatur und die Knochen. Die Bezeichnung „progressive Hemiatrophie" wurde fallen gelassen, da die Atrophie häufig stationär bleibt.

Obwohl die nosologische Eigenständigkeit der Hemiatrophia faciei nicht unumstritten ist, kann der sehr enge pathogenetische Zusammenhang zur Sklerodermie nicht übersehen werden. Bei Kranken, die seit Kindheit zirkumskripte Sklerodermieherde im Gesicht aufweisen, können nach der Pubertät ausgedehnte faziale Hemiatrophien auftreten. Aus diesem Grunde sollte die Prognose der linearen oder zirkumskripten Sklerodermie im Gesicht bei Kindern sehr vorsichtig gestellt werden und Anlaß zu genauer Nachbeobachtung und therapeutischen Bemühungen sein.

4. Lipoatrophien

Lipoatrophie (Panatrophie) Gowers. Diese ebenfalls primär-atrophische Form der LS betrifft hauptsächlich das subkutane Gewebe. Die Haut und die Muskulatur bleiben unverändert. Gelegentlich wird in der Anamnese über vorausgehende, gewöhnlich gering ausgeprägte Indurationen berichtet, in der Mehrheit der Fälle scheint die Atrophie jedoch primär zu sein [4, 7].

Durch frühzeitige histologische Untersuchung können im subcutanen Gewebe ausgedehnte entzündliche, perivasculäre Infiltrate und entzündliche Veränderungen der Gefäßwände nachgewiesen werden. Später wird das Fettgewebe atrophisch und durch die Proliferation der Kollagenfasern auch sklerotisch. Die Erkrankung tritt vor allem in leicht traumatisierbaren Bereichen, wie am Unterschenkel, auf.

Bei einigen Patienten sind umschriebene lipoatrophische Herde auch im Gesicht, gewöhnlich nach Zahnextraktion, aufgetreten. Zu den sehr seltenen Formen gehört die lineäre Lipoatrophie unter Einbeziehung der peripheren Nerven, die wahrscheinlich durch den Druck des fibrösen Gewebes bedingt ist.

Atrophische Veränderungen im Glutealbereich nach Injektionen bzw. eine Atrophie des Fettgewebes bei Diabetikern im Bereich der Insulininjektionen stehen in keinem Zusammenhang zur Sklerodermie, obwohl sie gewisse Ähnlichkeiten mit der Lipoatrophie Gowers aufweisen. In beiden Fällen stellt das subkutane Gewebe den Zielort der pathogenen Reaktion dar, die entzündlich verläuft und ausschließlich die Gefäße betrifft.

Die *Lipoatrophie der Knöchelgegend* (Lipoatrophy of the ankles) ist gewöhnlich symmetrisch und kann auch an anderen Stellen der unteren Extremitäten lokalisiert sein. Wie bei den posttraumatischen Lipoatrophien betreffen die primär entzündlichen Veränderungen das subkutane Gewebe.

Die *lineare Atrophie* des Fettgewebes, auch beschrieben unter dem Namen Lipoatrophia orbicularis, ist meist durch geringen Druck (z. B. des Badewannenrandes) bedingt.

Generalisierte Lipoatrophie: dieser nicht progrediente Krankheitsprozeß ist sehr selten und hat keinen Zusammenhang zur Sklerodermie. Die Pathogenese ist unbekannt, Beziehungen zu Diabetes oder zu hormonalen Störungen bestehen nicht.

5. Sklerodermie bei Phenylketonurie (PKU)

Sklerotische Veränderungen treten in den seltenen PKU-Fällen auf, bei denen es durch Phenylalaninderivate zu Störungen des Tryptophan-Stoffwechsels kommt. Diese Stoffwechselstörung betrifft sowohl das Tryptamin, die Indol-Essigsäure, das Serotonin und die 5-Hydroxy-Indolessigsäure. Die Beziehung zwischen Hautinduration und Phenylalanin-Metabolismus ist eindeutig, denn bei einer Phenylalaninarmen Diät bilden sich die Sklerodermie-ähnlichen Herde wieder zurück und treten bei Verschlechterung der PKU erneut auf [8, 11]. Neugeborene mit dieser Störung weisen generalisierte Sklerodermie-ähnliche Hautveränderungen auf (Pinoccio-Baby). Diese sind an den Beinen und gluteal am stärksten ausgeprägt und zeigen – wie bei eosinophiler Fasziitis – eine charakteristische ungleichmäßige Einziehung des subkutanen Gewebes. Falls die Erkrankung nicht diagnostiziert und keine Phenylalanin-arme Diät durchgeführt wird, vertiefen sich diese und führen zu sklerosierenden Atrophien. Bei älteren Kindern treten – abhängig von der Schwere der PKU – Hautveränderungen wie bei zirkumskripter Sklerodermie, subkutaner zirkumskripter Sklerodermie oder wie bei Atrophodermia Pasini-Pierini auf, die sich bei entsprechender Diät völlig zurückbilden. Das histologische Bild hat alle Merkmale der Sklerodermie. Diese Pseudosklerodermie hat somit auch großes theoretisches Interesse, da sie auf die mögliche Rolle des Tryptophanstoffwechsels für die Pathogenese der Sklerodermie hinweist.

6. Pseudosklerodermie bei Porphyria cutanea tarda (PCT)

Hier treten die Sklerodermie-ähnlichen Veränderungen gewöhnlich symmetrisch, vor allen an Handrücken, Capillitium, Gesicht, Thorax, seltener am ganzen Rumpf auf. Die gewöhnlich nicht konfluierenden Herde zeigen Induration, Atrophie, De- und Hyperpigmentation, gelegentlich auch Erosionen und Blasenreste, sodaß die Sklerose auf poikilodermatischer Basis entsteht [4, 7]. Wir beobachteten Fälle mit ausgedehnter Sklerose, bei denen jedoch im Gegensatz zur PSS kein Raynaud'sches Phänomen vorhanden war. In einigen Fällen sind diese Sklerodermie-ähnlichen Herde von der zirkumskripten Sklerodermie nicht zu unterscheiden. Ähnlich wie bei der mit PKU assoziierten Pseudosklerodermie ist auch hier die Abhängigkeit von dem zugrundeliegenden Krankheitsprozeß sehr deutlich: die Sklerodermie-ähnlichen Veränderungen können sich, abhängig von der Dauer des Krankheitsprozesses, zusammen mit der PCT unter Normalisierung des Pyrrol-Stoffwechsels wieder zurückbilden.

7. Pseudosklerodermie nach Knochenmarkstranplantation

Chronische Formen einer Graft-Versus-Host-Reaction (GVHR) können zu Sklerodermie-ähnlichen Veränderungen führen [4]. Befallen sind gewöhnlich in symmetrischer Verteilung das Gesicht, der Rumpf und die Extremitäten. Die Einzelherde erinnern eher an zirkumskripte Sklerodermie, auch fehlen Raynaud-Symptomatik und andere Symptome einer PSS mit viszeralem Befall. Histologisch zeigen sich eine Vermehrung der Kollagenfasern mit Sklerose des kutanen und subkutanen Bindegewebes und interessanterweise entzündliche Infiltrate mit Neubildung von Kollagenfasern in der Umgebung von kutanen Nerven. Diese Fälle von Pseudosklerodermie bei GVHR sind selten, sie weisen jedoch auf die mögliche Rolle der zellulären Immunität für die Pathogenese der Sklerodermie hin.

8. Poikiloderma

Diese Form der Poikilodermie weist große Ähnlichkeit zur Sklerodermie auf und ist durch Blasen gekennzeichnet, die in der frühesten Kindheit an den Händen auftreten und später – ähnlich wie bei PSS – zur Sklerose der Hände mit zahlreichen Teleangiektasien führen können. Für diese Form wurde kürzlich die Bezeichnung „Kindler'sches Syndrom" vorgeschlagen [1].

2. Pseudosklerodermien mit Befall der Faszien

1. Eosinophile Fasziitis (EF)

Die EF gehört zum Spektrum der Sklerodermie, bzw. der Pseudosklerodermien [13, 14, 21]. Die Veränderungen betreffen vorwiegend die Extremitäten, können jedoch gelegentlich – ebenfalls symmetrisch – auch am Rumpf auftreten, in der Regel bleiben die Finger und das Gesicht frei. Von der zirkumskripten, linearen Sklerodermie kann die EF durch die symmetrische Anordnung, den plötzlichen Beginn, häufig mit Fieber und erhöhter Blutsenkung, durch die Hypergammaglobulinämie, die periphere und Gewebeeosinophilie sowie durch die spontane und in der Mehrheit der Fälle vollständige Rückbildung unterschieden werden. Im Unterschied zur zirkumskripten linearen Sklerodermie beginnt die Krankheit häufig nach physischer Anstrengung. Differentialdiagnostisch wichtig ist die Histologie, die eine mächtige Verdickung der Faszie mit ausgedehnten entzündlichen Infiltraten und Eosinophilie zeigt. Doch kann auch eine subkutane lineäre zirkumskripte Sklerodermie als Folge eines Traumas auftreten und gelegentlich von Hypergammaglobulinämie, erhöhter Blutsenkung und geringer Eosinophilie begleitet sein. Ein wesentlicher Unterschied zur EF besteht jedoch in der langsameren Entwicklung der Sklerodermie und in der fehlenden spontanen Remission. Auch die zirkumskripte Sklerodermie kann symmetrisch auftreten und auch bei der subkutanen lineären Sklerodermie kann histologisch eine verdickte und entzündlich veränderte Faszie, gelegentlich sogar mit Eosionophilen, nachgewiesen werden. In einigen Fällen bildet sich die EF nicht spontan zurück, sondern geht in eine Sonderform der Sklerodermie über, die als generalisierte zirkumskripte Sklerodermie ohne Raynaud'sches Syndrom und im allgemeinen ohne viszeralen Befall imponiert.

Obwohl angenommen werden kann, daß enge pathogenetische Beziehungen zwischen der EF und der Sklerodermie bestehen, scheint die Abtrennung der EF als nosologische Einheit zweckmäßig. Allerdings ist im Einzelfall nicht vorauszusagen, ob die EF sich spontan zurückbildet oder in eine Sklerodermie-Fasziitis übergeht. In der Behandlung der EF haben sich Steroide in niedriger Dosierung (z. B. 30–40 mg Prednisolon täglich) oder auch nicht-steroidale antiinflammatorische Medikamente, sowie gelegentlich auch Vitamin E (600 mg täglich) bewährt. Im Hinblick auf die hohe Spontanremissionsrate ist die Wirkung dieser Medikamente bei EF jedoch schwer zu bewerten.

2. Kongenitale Fasziendystrophie

Diese Entität wurde von Esterly u. McKusick [2] unter der Bezeichnung „Stiff Skin Syndrome“ als Mukopolysaccaridose beschrieben, obwohl eine Störung des Mukopolysaccharidstoffwechsels nicht nachgewiesen werden konnte.

Bei dieser Krankheit treten in der frühen Kindheit Sklerodermie-ähnliche brettharte Veränderungen an den unteren Extremitäten, gluteal und vereinzelt auch am Rumpf auf. Arme, Hals, Gesicht, Hände und Füße bleiben frei. Der Brustkorb ist schmal, dagegen sind die Schultern gut entwickelt. Charakteristisch ist die Kontraktur der unteren Extremität, wodurch die krankheitstypische Haltung und Gangart bedingt ist. Nach Esterly u. McKusick ist die Vererbung autosomal-dominant. Bei 2 von 5 unserer Fälle bestanden Veränderungen auch bei den Geschwistern, nicht dagegen bei den Eltern. Auch wir konnten keine Mucopolysaccharidstörung nachweisen, die Fibroblastenkultur jedoch zeigte eine Synthesestörungen von Kollagen, Fibronektin oder Laminin (PD Dr. Th. Krieg). Das Wesen dieser Krankheit scheint in einer genetisch bedingten Veränderung der Faszie zu liegen, die – wie in unseren eigenen Fällen – 4mal dicker als normal sein kann. Die Krankheitssymptome sind daher dort, wo die Faszie am dicksten ist, am stärksten ausgeprägt. Der Verlauf ist stationär; mit Ausnahme einer gewissen Behinderung des Brustkorbs, der sich nicht normal entwickeln kann, fehlt ein viszeraler Befall. Außer Rehabilitationsmaßnahmen ist keine Therapie möglich.

3. Pseudosklerodermien unter dem Bild einer progressiven systemischen Sklerodermie (PSS)

1. Chronische Raynaudsche Krankheit

Die chronische Raynaudsche Krankheit kann in PSS übergehen, wobei die Differenzierung zu initialer Sklerodermie mitunter große Schwierigkeiten bereitet. Hier kann der Nachweis von Anti-Zentromer-Antikörpern (ACA) behilflich sein. Diese Antikörper finden sich bei mehr als der Hälfte der Patienten mit dem CREST-Syndrom [15, 22], und bei Frühformen der Akrosklerodermie, bei denen noch keine Verhärtung der Haut vorliegt. Durch den Nachweis dieser Antikörper und durch den Nachweis typischer Kapillarveränderungen mittels der Kapillaroskopie können bestimmte Patienten mit Raynaud-Krankheit einer Risikogruppe zugeordnet werden, die in systemische Sklerodermie übergehen kann und ständiger Kontrolle bedarf.

2. Gemischte Kollagenkrankheit
(Mixed Connective Tissue Disease/MCTD/Sharp-Syndrom)

Ein Teil der Patienten mit MCTD weist klinische Merkmale der Sklerodermie mit besonders ausgeprägtem Befall der Muskulatur auf. Dazu können Myokarditis und Perikarditis treten [15, 19, 20]. Die langjährige Beobachtung hat gezeigt, daß einige dieser Kranken im Laufe weniger Jahre eine vollständig ausgeprägte Sklerodermie entwickeln können. Ein charakteristisches Merkmal des MCTD sind Antikörper gegen lösliche nukleäre Antigene, die gegen spezifische Ribonukleoproteine (RNP) gerichtet sind und die zu der sogenannten epidermalen Kernfluoreszenz führen können [12, 19, 20], welche möglicherweise ein in-vitro-Phänomen darstellt [6]. Wir konnten Antikörper gegen RNP in unserem Material bei 88% der Patienten mit MCTD, aber nur bei 8% der Patienten mit PSS feststellen. Die Diagnose MCTD ist praktisch wichtig, da diese Fälle günstig auf eine Therapie mit Kortikoidsteroiden ansprechen.

3. Skleroedem

Neben dem Skleroedema Buschke-Ollendorf, das durch raschen Verlauf charakterisiert und häufig infektionsbedingt ist [7], wurden bei Diabetes mellitus sklerodermieartige Veränderungen als Skleroedem beschrieben, die mehr als 20 Jahre anhalten können [3]. Weiterhin können bei juveniler Diabetes digitale Sklerosen auftreten [18]. Durch mikrovaskuläre Störungen kommt es bei Diabetes – ähnlich wie bei Sklerodermie – zu einer gesteigerten Kollagensynthese in den Fibroblasten [6]. In den diabetischen Fibroblasten ist jedoch das Verhältnis von Fibronektin – zur Kollagensynthese im Vergleich zu normalen Fibroblasten herabgesetzt. Das Auftreten von Skleroedem oder Sklerose bei Diabetes mellitus weist auf einen Befall des Gefäßsystems und somit auf eine schwere Verlaufsform hin.

4. *Pseudosklerodermie bei monoklonaler Gammopathie oder bei multiplem Myelom*

Veränderungen vom Typ der ödematösen Sklerodermie oder des Skleroedems können von Gammopathien (IgG-lambda oder IgA-kappa) begleitet sein. Im Gegensatz zu PSS fehlen bei diesen Fällen eine Raynaud-Symptomatik und die Sklerodermie-typischen Veränderungen im Mund- und Nasenbereich. Der Nachweis von Bence-Jones-Protein im Harn ist gewöhnlich negativ, Knochenveränderungen können nur in einigen Fällen nachgewiesen werden. Im Myelogramm läßt sich gewöhnlich eine Aktivierung der Plasmozyten nachweisen, monoklonales IgG ist im allgemeinen nicht vorhanden. Histologisch zeigt sich im Korium eine auffällige Homogenisation und Sklerose des subkutanen Bindegewebes, Ablagerungen von Paraprotein können jedoch mit den heute üblichen Methoden in der Regel nicht gefunden werden [9]. Bei unseren beiden Fällen entwickelte sich ein multiples Myelom. Unter immunsuppressiver Therapie bildeten sich die sklerodermieähnlichen Veränderungen der Haut zurück, kutane Rezidive gingen mit einer Verschlechterung der Grunderkrankung einher.

5. *Skleromyxödem*

Obwohl typische Fälle von Skleromyxödem deutliche klinische und histologische Unterschiede zur PSS aufweisen, zeigen einige sehr fortgeschrittene Fälle dennoch sklerodermieartige Veränderungen mit Akrosklerose, Induration und Atrophie der Haut im Gesicht und am Rumpf [4, 7]. Jedoch fallen auch in diesem Stadium papulöse Effloreszenzen und vermehrte Faltenbildung der gewissermaßen überzähligen Haut am Rücken auf; histologisch zeigen sich Proliferationen der Fibroblasten und Ablagerungen von muzinähnlicher Substanz im Bereich der Haarfollikel. Bei diesen Krankheiten lassen sich häufig Paraproteine vom Typ IgG-lambda nachweisen.

6. *Sklerodermatomyositis*

Dieser Begriff wird sowohl auf die sklerodermieähnlichen Veränderungen bei chronischer Dermatomyositis als auch auf Fälle von typischer PSS mit ausgeprägter Myositis angewendet [15]. Die sklerodermieähnliche Dermatomyositis unterscheidet sich von der PSS vor allem durch die gänzlich unterschiedlichen immunologischen Befunde und den unterschiedlichen viszeralen Befall. Die Bezeichnung Sklerodermatomyositis wird gegenwärtig noch häufiger für PSS mit sehr ausgeprägter Myositis angewandt.

7. *Sklerodermie-ähnliche Silikose*

Sklerodermie-ähnliche Veränderungen können sowohl bei Patienten mit Lungensilikose, als auch als Folge von subkutanen Silikoneinpflanzungen für kosmetische Zwecke auftreten. Kürzlich wurden auch Fälle von PSS als Folge kosmetischer Eingriffe unter Verwendung von Silikon berichtet, was von den Autoren als autoimmunologische Reaktion gedeutet wird [10].

8. Durch Medikamente und berufliche Schäden bedingte Pseudosklerodermien

Diese Formen sind in der Tabelle 2 zusammengestellt.

Tabelle 2. Pseudosklerodermien

Pseudosklerodermien durch *Medikamente:*

- Bleomycin
- Pentazocin
- Vitamin K-Injektionen
- L-5-Hydroxytryptophan und Carbidopa
- Silikoninjektionen

Pseudosklerodermien durch *berufliche Schäden:*

- Vinylchloridkrankheit
- Silikose

Zusammenfassung

Pseudosklerodermien, die zirkumskripte oder systemische Formen der Sklerodermie nachahmen, sind verschiedenartiger Herkunft und können unter anderem durch metabolische, immunologische, autoimmunologische Störungen, sowie durch berufliche oder medikamentöse Schädigungen bedingt sein. Diese verschiedenen Formen der Pseudosklerodermie können nur durch eine aufwendige Differenzierung von der echten Sklerodermie unterschieden werden, wobei hier die diagnostische Kriterien der ARA (American Rheumatism Association) für die Sklerodermie nicht immer ausreichend sind. Die Erkennung dieser Pseudosklerodermien hat sehr wichtige praktische Bedeutung, da sie sich zurückbilden können, falls die zugrunde liegende Krankheit einer kausalen Therapie zugeführt wird.

Literatur

1. Bordas X, Palou J, Capdevilla JM, Mascaro JM (1982) Kindler's Syndrome. J Am Acad Dermatol 6:263–265
2. Esterly NB, McKusick VA (1971) Stiff skin syndrome. Pediatrics 47:360–369
3. Fleischmajer R, Faludi G, Krol S (1970) Scleredema and diabetes mellitus. Arch Dermatol 101:21–26
4. Fleischmajer R, Pollock JL (1979) Progressive systemic sclerosis: pseudoscleroderma. In: Rodnan GP (ed) Clinics in rheumatic diseases. Progressive systemic sclerosis. Saunders, London Philadelphia Toronto, pp 243–261
5. Godeau G, Frances C, Hornebeck W, Brechemier D, Robert L (1982) Isolation and partial characterization of an elastase-type protease in human vulva fibroblasts: its possible involvement in vulvar elastic tissue destruction of patients with lichen sclerosus et atrophicus. J Invest Dermatol 270–275
6. Iwatsuki K, Tagami H, Imaizumi S, Ginoza, Yamad M (1982) The speckled epidermal nuclear immunofluorescence of mixed connective tissue disease seems to develop as an in vitro phenomenon. Br J Dermatol 107:653–657
7. Jablonska S (1975) Scleroderma-like conditions. In: Jablonska S (ed) Scleroderma and pseudoscleroderma. Polish Medical Publishers, Warsaw, pp 399–609
8. Jablonska S, Stachow A, Suffczyńska M (1967) Skin and Muscle indurations in phenylketonuria. Arch Dermatol 95:443–450
9. Kovary PM, Vakilzaden F, Macher E, Zaun H, Merk H, Goerz G (1981) Monoclonal gammopathy in scleroderma. Arch Dermatol 117:536–539
10. Kumagi Y, Chiyuki A, Shiokawa Y (1979) Scleroderma after cosmetic surgery. Arthritis Rheum 22:532–537

11. Lasser AE, Schultz BC, Beaff D, Bieliński S, Kirschenbaum B (1978) Phenylketonuria and scleroderma. Arch Dermatol 114:1215–1217
12. Prystowsky SD, Tuffanelli DL (1978) Speckled particular epidermal nuclear IgG deposition in normal skin. Arch Dermatol 114:705–710
13. Rodnan GP (1982) Eosinophilic fasciitis. In: Stein JH (ed) Internal Medicine. Little Brown, Boston
14. Rodnan GP, Jablonska S, Medsger TAJr (1979) Classification an nomenclature of progressive systemic sclerosis (scleroderma). In: Rodnan GP (ed) Clinics in rheumatic diseases. Progressive systemic sclerosis. Saunders, London Philadelphia Toronto, pp 5–13
15. Rodnan GP, Schumacher HR, Zvaifler NJ (ed) (1983) Progressive systemic sclerosis and related disorders. In: Primer ion the rheumatic diseases, 8th edn. Arthritis Foundation, Atlanta
16. Rosenbloom AL, Silverstein JH, Lezotte DC, Richardson K, McCullum M (1981) Limited joint mobility in childhood diabetes mellitus indicates increased risk for microvascular disease. N Engl J Med 305:191–194
17. Runne U, Fasshauer K (1977) Idiopathische und sklerodermische Hemiatrophia faciei mit generalisierter Myopathie. Hautarzt 28:10–17
18. Seibold JR (1982) Digital sclerosis in children with insulin dependent diabetes mellitus. Arthritis Rheum 25:1357–1361
19. Sharp GC, Irwin WS, Tan EM, Gould RG, Holman HR (1972) Mixed connective tissue disease – an apparently distinct rheumatic disease syndrome associated with a specific antibody to extractable nuclear antigen (ENA). Am J Med 52:148–159
20. Sharp GC, Reichlin M, Tuffanelli DL, Prystowsky DS (1979) Mixed connective tissue disease: three views. In: Beutner EH, Chorzelsky TP, Bean M (eds) Immunopathology of the skin. Wiley, New York, pp 327–335
21. Shulman LE (1977) Diffuse fasciitis with eosinophilia: a new syndrome. Arthritis Rheum 20:205–215
22. Tan EM, Rodnan GP, Garcia I, Moroi Y, Fritzler MJ, Peebles C (1980) Diversity of antinuclear antibodies in progressive systemic sclerosis. Anticentromere antibody and its relationship to CREST syndrome. Arthritis Rheum 23:617–625

Klaus Wolff

Lupus erythematodes: Klinische Variationsbreite und Diagnostik

Von der klinischen Symptomatik her gesehen, umfaßt der Lupus erythemathodes (LE) ein Spektrum kutaner und systemischer Manifestationen, wie sie hinsichtlich Vielfalt und Variationsbreite bei kaum einer anderen Krankheit gefunden werden; an kutanen Erscheinungen erstreckt sich dieses Spektrum von zarten, kaum erkennbaren Gesichtserythemen, periungualen und palmaren Erythemen zum klassischen Schmetterlingsexanthem, es umfaßt Ödeme, erosiv verkrustete Veränderungen und Schleimhauterosionen. Typisch scheibenförmig atrophisierende Herde des chronisch diskoiden LE (CDLE) gehören als lokalisierte und generalisierte Dermatose ebenso zu diesem Spektrum wie Effluvium, Alopezie und die eher „unspezifischen" Veränderungen der hypokomplementämischen urtikariellen Vaskulitis oder Erythema-multiforme-artige Eruptionen. Der Multisystembefall des systemischen Lupus erythemathodes (SLE) führt zu einer ähnlichen Vielfalt an Symptomatik, die je nach Organbefall, Akuität oder Chronizität des Krankheitsprozesses den kutanen Erscheinungen vorausgehen, diese begleiten oder ihnen nachfolgen können. Die Beobachtung, daß Patienten mit SLE gelegentlich überhaupt keine Hautmanifestationen aufweisen, daß schwere systemische Verläufe oft nur zu geringfügigen kutanen Veränderungen führen, daß massiver kutaner Befall oft nur minimale Systembeteiligung erkennen läßt und der CDLE in den meisten Fällen überhaupt auf die Haut beschränkt bleibt, hat in der Vergangenheit nicht nur zu Verständigungsschwierigkeiten zwischen der Dermatologie und anderen Disziplinen geführt, sondern auch die falsche Vorstellung genährt, daß SLE und CDLE zwei völlig verschiedene Krankheiten seien. Nomenklatorische Mißverständnisse haben schließlich die Situation völlig verwirrt: Während beispielsweise der Begriff LE disseminatus für manche lediglich einen disseminierten kutanen Befall kennzeichnete, wurde er von anderen als ein Synonym für den SLE verwendet.

Heute besteht Einigkeit darüber, daß alle diese Erscheinungen Manifestationen einer einzigen, allerdings in ihrer Expressivität außerordentlich vielfältigen Multisystemkrankheit darstellen. Wie die inneren Organe ist beim LE auch die Haut – manchmal ausschließlich – befallen, wobei Akuitätsgrade des Krankheitsprozesses, Anzahl der befallenen Organsysteme und Schwerpunkt dieses Befalls letztlich das gesamtklinische Bild bestimmen. Wir wissen heute, daß CDLE zwar in den meisten Fällen eine rein kutan lokalisierte Dermatose darstellt, wir wissen aber ebenso, daß ein Übergang in einen SLE in ca. 5% der Fälle stattfinden kann, daß CDLE-Läsionen beim SLE gar nicht so selten und manchmal als einzige kutane Manifestation vorkommen und daß Akuität und Ausdehnung des Hautbefalls nicht unbedingt den Schweregrad der Systemkrankheit widerspiegeln.

Allgemeine Diagnostik

Die kutanen Manifestationen des LE lassen sich nach Gilliam [6] unabhängig vom Vorhandensein oder Fehlen von Systembefall in chronische, subakute und akute Veränderungen klassifizieren (Tabelle 1). Die chronischen Hautveränderungen – lokalisierter oder generalisierter CDLE – gehen meist ohne, gelegentlich mit Systembefall, die Lupus-Panniculitis meist mit (allerdings mildem) Systembefall einher; subakute Veränderungen finden sich häufig bei milden Systembefall, akute immer und gelegentlich mit schwerem Systembefall. Es ist heute international üblich, der Diagnose des SLE, auf den ich mich ab jetzt beschränken möchte, die Kriterien der American Rheumatism Association (ARA) zugrunde zu legen [21] (Tabelle 2), wobei bei Erfüllung von mindestens vier dieser elf Kriterien die Diagnose SLE als gegeben angenommen wird. Die Beurteilung stützt sich dabei also auf klinisch dermatologische Befunde (mehr als 80% der SLE-Patienten haben kutane Erscheinungen), internistische, nephrologische oder neurologische Symptome sowie hämatologische und immunologische Laborparameter.

Nicht beinhaltet in diesen Kriterien ist der sogenannte Lupusband-Test (LBT), der sich für die Diagnostik und die prognostische Beurteilung von LE-Patienten als besonders wichtig erwiesen hat. Seit Cormane 1964 Immunglobuline und Komplementkomponenten in der dermo-epidermalen Junktionszone von CDLE-Läsionen gefunden hatte, ist dieser mittels direkter immunfluoreszenzmikroskopischen Methoden durchgeführte LBT aus der Diagnostik des LE nicht mehr wegzudenken. Bereits 1974 wurde von Gilliam u. Mitarb. [5] gezeigt, daß derartige Immunpräzipitate bei SLE auch in klinisch nicht befallener Haut vorkommen und daß in solchen Fällen eine Beziehung zu renaler Beteiligung bestehen kann. Während beim CDLE der Test in läsionaler Haut in bis zu 90% der Fälle positiv ausfällt, ist er in normaler Haut derartiger Patienten durchwegs negativ. Beim SLE hingegen finden sich in 50% der Fälle IgG-Ablagerungen auch in normaler bedeckter, in 70 bis 80% in normaler lichtexponierter Haut [12]. Wurden Patienten mit SLE im Hinblick auf eine Beziehung zwischen positivem LBT in nicht läsionaler Haut und Überlebensdauer untersucht, fand sich bei Patienten mit negativem LBT eine Letalität von nur 11%, bei LBT-positiven Patienten hingegen von 41% [2].

Autoantikörpersysteme, die beim SLE gefunden werden, umfassen ein ganzes Spektrum von Antikörpern gegen bestimmte nukleäre und zytoplasmatische Antigene, denen eine unterschiedliche Spezifität zukommt (Tabelle 3), deren Vorkommen

Tabelle 1. Hautveränderungen bei LE [a]

1) *Chronisch kutaner LE*
   - Lokalisierte CDLE
   - Generalisierter CDLE
   - Hypertropher CDLE
   - Lupus-Panniculitis

2) *Subakut-kutaner LE*
   - Lokalisiert (Erythema perstans Kaposi)
   - Generalisiert
     - Papulosquamös
     - Anulär-polyzyklisch

3) *Akut kutaner LE*
   - Lokalisiert (Schmetterlingsexanthem)
   - Generalisiert

[a] Nach Gilliam u. Sontheimer [6]

Tabelle 2. Revidierte ARA-Kriterien (1982) [a]

1. Schmetterlingsexanthem
2. Diskoide Läsionen
3. Photosensitivität
4. Orale Ulzerationen
5. Arthritis
6. Serositis
7. Nierenbeteiligung
8. Neurologische Symptome
9. Hämatologische Symptome [b]
10. Immunologische Symptome [c]
11. Antinukleäre Antikörper

[a] Tan EM et al. [21]
[b] Hämolytische Anämie oder Leukopenie oder Lymphopenie oder Thrombopenie
[c] LE-Zellphänomenon oder anti-n-DNS- oder anti-Sm-Antikörper oder biologisch falsch-positiver VDRL-Test

Tabelle 3. Antikörpersysteme bei LE[a]

Antigen	Chemie	Spezifität	IF	Methode
nDNS	DNS-Protein	Hoch	Ring: peripher	Gegenimmunelektrophorese; RIA; C. luciliae
nRNP	RNS-Protein	Gering	Speckled	Hämagglutination
Sm	Säure-lösliches nucleäres Glykoprotein	Hoch	Speckled	Hämagglutination; Geldoppeldiffusion
Ro (SS-A)	Zytoplasmatisches Glykoprotein	Kollagenvaskuläre Erkrankung	0	Geldoppeldiffusion (menschl. Milzextrakt)
La (SS-B)	Zytoplasmatisches RNS-Protein	Kollagenvaskuläre Erkrankung	0	Gel-Doppeldiffusion (Kalbthymusextrakt)

[a] Nach Synkowski et al. [19]

jedoch auf ganz bestimmte Verlaufsformen hinweist [19]. Tatsächlich kann man manche dieser Autoantikörpersysteme als Marker für bestimmte Untergruppen innerhalb des LE-Spektrums, sogenannte *Subsets*, ansehen, für die sich ein ganz bestimmter Verlaûf prognostizieren läßt.

Serologische LE-Subsets

Anti-nDNS Antikörper sind für SLE spezifisch [20] und finden sich meist bei Patienten mit positivem LBT in nicht läsionaler lichtgeschützter Haut, sie sind häufig mit Hypokomplementämie und dem Vorkommen von zirkulierenden Immunkomplexen, die anti-DNS-Antikörper enthalten, vergesellschaftet; anti-nDNS-Antikörper sind ein deutlicher Hinweis auf renalen Befall [19]. Antikörper gegen das *Sm-Antigen* [16, 20] sind ebenfalls für SLE spezifisch, auch sie deuten auf renalen Befall hin, häufig ist mit ihrem Vorkommen ein Raynaud-Phänomen assoziiert, ebenfalls häufig finden sich mit Ihnen vergesellschaftet anti-nRNP- und/oder anti-DNS-Antikörper. Anti-*nRNP-Antikörper* [16] kommen zwar häufig beim SLE vor, sind jedoch für diese Krankheit nicht spezifisch, da sie auch bei der Mixed Connective Tissue Disease, der progressiven systemischen Sklerose, rheumatoiden Arthritis und beim medikamentös induzierten LE gefunden werden. Klinische Assoziationen dieses Antikörpersystems umfassen einen meist geringen Nierenbefall sowie Raynaud-Symptomatik; der LBT-Test (IgG) ist bei diesen Patienten häufig negativ oder nur als IgM-LBT positiv. Antikörper gegen denaturierte *einzelsträngige DNS* (anti-ssDNS) werden beim SLE ebenfalls häufig gefunden, sie sind jedoch für diesen nicht spezifisch [19]. Nierenbeteiligung ist möglich, antinucleäre Antikörper werden, wenn man Mäuseleber als Substract verwendet, häufig nicht gefunden (siehe weiter unten). Schließlich sei noch auf eine Gruppe von Patienten mit SLE hingewiesen, bei denen *Anti-Ro (SS-A)* und *Anti-La (SS-B)* Antikörper gefunden werden [15]. Diese sind nicht für SLE, aber für das breitere Spektrum kollagenvaskulärer Erkrankungen spezifisch; klinisch finden sich bei diesen Patienten eine ausgeprägte Photosensitivität, Schmetterlingseruptionen, eine meist geringfügige Nierenbeteiligung und Symptome eines Sjögren-Syndroms. Die noch später zu diskutierenden Subsets des neonatalen LE, des subakut kutanen Lupus LE (SCLE) und die mit hereditären Komplementdefizienzen einhergehenden LE-Fällen gehören ebenfalls in diesen Bereich.

Bei 5 bis 10% der nach den ARA Kriterien diagnostizierten SLE-Patienten lassen sich mittels konventioneller Immunfluoreszenz an Mäuseleber als Substrat keine ANA nachweisen [3, 14] (...) sogenannter ANA-negativer SLE). Auch diese Patienten zeigen klinisch ausgeprägte Photosensitivität, oft nur milde Nierenbeteiligung und Polyarthritis. Häufig sind sie Ro- und La-positiv und enthalten Antikörper gegen einzelsträngige DNS. Testet man derartige ANA-negative Patientenseren mit anderen Substraten (z. B. KB- oder HEP 2-Zellen) lassen sich in den meisten Fällen dennoch ANA nachweisen.

Klinische LE-Subsets

Vom rein klinischen Gesichtspunkt sind in den letzten Jahren ebenfalls bestimmte Subsets innerhalb des Spektrums des SLE abgegrenzt worden, die sich zum Teil mit den eben beschriebenen serologischen Subsets decken oder zumindest überschneiden. Der sogenannte *neonatale Lupus* wurde zwar schon 1954 beschrieben [10], jedoch erst in letzter Zeit etwas näher charakterisiert [4, 8, 11]. Bei Neugeborenen von an LE erkrankten Frauen kommt es zu transienten diskoiden, anulären oder erythematösen Effloreszenzen, vorwiegend im Gesicht; es bestehen hämatologische Manifestationen eines SLE, relativ häufig kommt es zu einem atrioventrikulären Block. Diaplazentar werden von der Mutter ANA und Sicca-assoziierte Antikörper (anti-Ro (SS-A), Anti-La (SS-B)) übertragen, die später ebenso wie die ANA aus der Zirkulation verschwinden. Das Krankheitsbild heilt meist spontan innerhalb von Monaten ab, doch ist in einzelnen Fällen auch eine Persistenz des Lupus beschrieben worden. Von Wichtigkeit ist die Tatsache, daß 15% der Mütter derartiger Kinder klinisch asymptomatisch sind.

Der *subakut-kutane Lupus erythemathodes* (SCLE), dessen klinische Manifestationen bereits von Kaposi und später Brocq beobachtet worden waren, ist 1979 von Sontheimer und Mitarbeitern näher charakterisiert worden [17]. Er ist durch ausgedehnte kutane Manifestationen (konfluierende anuläre oder papulosquamöse, psoriasiforme Effloreszenzen und Plaques, Abheilung mit Teleangiektasien aber ohne Atrophie oder Vernarbung) Lichtempfindlichkeit und meist nur geringfügige Systembeteiligung gekennzeichnet [7]. Serologisch weisen diese Patienten variable Titer von nDNS-Antikörpern und Antikörper gegen die Antigene Ro und La auf. Immungenetisch findet sich eine hohe Korrelation mit HLA B8 und HLA DR3 [18]. Einige dieser Patienten erweisen sich gegenüber systemisch verabreichten Kortikosteroiden und Immunsuppressiva relativ resistent, sprechen jedoch auf Thalidomid ausgezeichnet an, was jedoch lediglich die kutane, nicht aber die Systemsymptomatik oder die Laborparameter betrifft [24].

Bei der *Lupus-Panniculitis* [26] lassen sich meist geringfügige, selten aber auch gar keine Anzeichen eines Systembefalls feststellen. Im Zusammenhang mit oder völlig unabhängig von typischen CDLE-Läsionen treten meist an den Extremitäten tiefsitzende, knotige und plattenartige Infiltrate in der Subkutis auf, die sekundär mit der darüberliegenden Haut verbacken, einschmelzen und letztlich zu Fisteln führen können. Histologisch liegt dem Prozeß eine lobuläre Panniculitis zugrunde, die durch dichte Lymphfollikel-artige Ansammlung von Lymphozyten, Vaskulitis, Fettgewebsnekrose, Sklerose und ev. Verkalkung gekennzeichnet ist. Über eine Assoziation dieses LE-Subsets mit den oben beschriebenen Autoantikörpersystemen des SLE liegen derzeit noch keine Daten vor.

Schließlich kann der LE auch im Rahmen *hereditärer Defizienzen einzelner Komplementkomponenten* vorkommen [22]. Derartige Assoziationen sind für hereditäre Clq-, Clr-, Cls-, C4-, C2-, C3-, C5-, C7-, C8-Defizienz [22] und Cl-Esterase Inhibitormangel [9] beschrieben worden, am häufigsten ist eine derartige Kombination jedoch bei C2-Defizienz der Fall [22]. In letzter Zeit sind mehrere Familien mit hereditärem C4-Mangel und SLE beschrieben worden, wobei das homozygote Fehlen der Komplementkomponente allerdings nicht immer mit einem SLE kombiniert sein muß [23]. Klinisch zeigen die Patienten die klassische SLE-Symptomatik, daneben aber in charakteristischer Weise auch eigenartig glasig erscheinende diskoide Herde im Gesicht, an Handtellern, Fingerspitzen und Fußsohlen. Es besteht Licht- und Kälteempfindlichkeit (Raynaud-Symptomatik), Nierenbeteiligung kommt vor, ANA sind jedoch nicht immer nachzuweisen [23]. Nach neueren Untersuchungen scheinen auch diese Patienten Autoantikörper gegen das Ro-Antigen zu besitzen. Interessant ist ferner die bei einem Großteil der bisher bekannt gewordenen Fälle gefundene Vererbung der C4 Defizienz mit dem HLA Haplotyp A30, B18, W7 und BF/S1 [23]. Männliche Patienten scheinen durch septische Komplikationen besonders gefährdet zu sein.

Der Lupus erythemathodes ist eine chronische entzündliche Autoimmunerkrankung ungeklärter Ätiologie. Multiple Organe können als Zielorgane befallen sein, die Symptomatik ist daher vielgestaltig und desgleichen die Prognose. Manche SLE-Patienten leiden an einer lebensbedrohenden Krankheit, während andere trotz multiplen Organbefalls einen wesentlich günstigeren Verlauf aufweisen. Während die Letalität des SLE 1943 [1] noch mit rund 95% angegeben wurde, bleiben heute mehr als 90% der Patienten am Leben [25], was einerseits auf eine verfeinerte Diagnostik und damit Erfassung auch leichterer Fälle, andererseits aber auch auf die Fortschritte in der Therapie zurückzuführen ist. Die Abgrenzung bestimmter Antikörpersysteme, die als Marker für definierte Verläufe aufgefaßt werden können, haben in den letzten 10 Jahren einen bedeutenden Fortschritt in dem Bemühen gebracht, eine prognostisch ausnutzbare Ordnung in dieses heterogene Spektrum des LE einzubringen [13, 19]. Zweifelsohne werden sich in den nächsten Jahren gerade auf diesem Gebiet noch wesentliche Änderungen ergeben, doch geben gerade die Bemühungen der Abgrenzung bestimmter Lupus-Subsets berechtigte Hoffnung, diese Krankheit auch therapeutisch besser in den Griff zu bekommen.

Zusammenfassung

Das Spektrum des kutanen und systemischen Lupus erythematodes ist außerordentlich breit und umfaßt neben den „klassischen" Manifestationen und Verlaufsformen dieser in ihrer Expressivität außerordentlich vielfältigen Multisystemkrankheit sogenannte „Subsets", also Untergruppen, die sich nach immunologischen und klinischen Kriterien relativ gut definieren lassen. Serologische Subsets sind durch das vorwiegende Vorkommen bestimmter Autoantikörpersysteme oder eine Kombination derartiger Systeme charakterisiert; klinische Subsets – die sich mit den serologischen Subsets decken oder überschneiden –, durch bestimmte klinische Symptomkombinationen, Organmanifestatioinen und Verlaufsformen. Die Kenntnis sowohl der klassischen Verlaufsformen als auch der Subsets erlaubt es, bei der Erstellung der Prognose im Einzelfall wesentlich exakter vorzugehen, als es früher möglich war; darüber hinaus gestattet diese Kenntnis eine optimale Therapieplanung.

Literatur

1. Coburn AF, Moore DH (1943) The plasma proteins in disseminated lupus erythematosus. Bull J Hopkins Hosp 73:196–214
2. Davis DM, Gilliam JN (1982) Prognostic significance of the lupus band test in systemic lupus erythematosus. A 10 year longitudinal study. J Invest Dermatol 78:360–361A
3. Doré N, Synkowski D, Provost TT (1983) Antinuclear antibody determinations in Ro (SSA)-positive, antinuclear antibody-negative lupus and Sjögren's syndrome patients. J Am Acad Dermatol 8:611–615
4. Drazin TH, Esterly NB, Furey NL, DeBorsky H (1979) Neonatal lupus erythematosus. J Am Acad Dermatol 1, 437–442

5. Gilliam JN, Cheatum DE, Hurd ER, Stastny P, Ziff M (1974) Immunoglobulin in clinically uninvolved skin in systemic lupus erythematosus: association with renal disease. J Clin Invest 53:1434–1440
6. Gilliam JN, Sontheimer RD (1981) Distinctive cutaneous subsets in the spectrum of lupus erythematosus. J Amer Acad Dermatol 4:471–475
7. Gilliam JN, Sontheimer RD (1982) Subacute cutaneous lupus erythematosus. Clin Rheumat Dis 8, No. 2:343–352
8. Kephart DC, Hood AF, Provost TT (1981) Neonatal lupus erythematosus: new serologic findings. J Invest Dermatol 77:331–333
9. Mana MC, Conolly SM (1982) An association between CI esterase inhibitor deficiency and lupus erythematosus: report of two cases and review of the literature. J Am Acad Dermatol 7:255–264
10. McCuiston CH, Schoch EP Jr (1954) Possible discoid lupus erythematosus in newborn infants: report of a case with subsequent development of acute systemic lupus erythematosus in the mother. Arch Dermatol 70:782–785
11. Miyagawa S, Kitamura W, Yoshioka J, Sakamoto K (1981) Placental transfer of anticytoplasmic antibodies in anular erythema of newborns. Arch Dermatol 117:569–571
12. Noel LH, Droz D, Rothfield NF (1978) Clinical and serologic significance of cutaneous deposits of immunoglobulins, C3 and Clq in SLE patients with nephritis. Clin Immunol Immunopathol 10:381–388
13. Provost TT (1979) Subsets in systemic lupus erythematosus. J Invest Dermatol 72:110–113
14. Provost TT, Ahmed AR, Maddison P et al (1977) Serologic markers for systemic disease. Arthritis Rheum 20:1457–1461
15. Reichlin M (1982) Clinical and immunological significance of antibodies to Ro and La in systemic lupus erythematosus. Arthritis Rheum 25:767–771
16. Sharp GC (1982) Anti-nRNP and anti-Sm antibodies. Arthritis Rheum 25:757–760
17. Sontheimer RD, Thomas JR, Gilliam JN (1979) Subacute cutaneous lupus erythematosus – a cutaneous marker for a distinct LE subset. Arch Dermatol 115:1409–1415
18. Sontheimer RD, Stastny P, Gilliam JN (1981) HLA associations in subacute cutaneous lupus erythematosus. J Clin Invest 67:312–316
19. Synkowsky DR, Mogavero HS, Provost TT (1980) Lupus erythematosus. Laboratory testing and clinical subsets in the evaluation of patients. Med Clin North America 64, 5:921–939
20. Tan EM (1982) Special antibodies for the study of systemic lupus erythematosus. An analysis. Arthuritis Rheum 25:753–756
21. Tan EM, Cohen AS, Fries JF, Masi AT, McShane DJ, Rothfield NF, Schaller JG, Talal N, Winchester RJ (1982) The 1982 revised criteria for the classification of systemic lupus erythematosus. Arthritis Rheum 25:1271–1277
22. Tappeiner G (1983) Disease states in genetic complement deficiencies. Int J Dermatol 21, 175–191
23. Tappeiner G, Hintner H, Scholz S, Albert E, Linert J, Wolff K (1982) Systemic lupus erythematosus in hereditary deficiency of the fourth component of complement. J Am Acad Dermatol 7 (no. 1): 66–79
24. Volc-Platzer B, Wolff K (1983) Behandlung eines subakut kutanen Lupus erythematosus mit Thalidomid. Hautarzt 34:175–178
25. Wallace DJ, Podell T, Weiner J, Klinenberg JR, Foronzesh S, Dubais EL (1981) Systemic lupus erythematosus – survival patterns: experience with 609 patients. JAMA 245:934–938
26. Winkelmann RK, Szasz Peters M (1982) Lupus Panniculitis. In: SL Moschella (Hrsg) Dermatology update. Review for physicians. Elsevier, New York, pp 135–152

Michael Meurer

Gemischte Bindegewebskrankheiten

Der systemische Lupus erythematodes (SLE), die progressive systemische Sklerodermie (PSS), die rheumatoide Arthritis (RA) und die Dermatomyositis (DM) sind chronisch entzündliche Systemerkrankungen unbekannter Ätiologie, die klinisch durch den Befall des Gefäß- und Bindegewebsapparates verschiedener Organe und serologisch durch unterschiedlich ausgeprägte Autoimmunphänomene diagnostiziert werden können. Viele Patienten weisen jedoch Symptome auf, die überlappend bei verschiedenen dieser sogenannten Kollagenosen vorkommen oder sogar charakteristisch für eine andere als die diagnostizierte Grunderkrankung sein können. Beispiele für derartige Mischformen oder Überlappungssyndrome mit typischen Symptomen zweier oder mehrerer Kollagenosen sind in der Literatur kasuistisch vielfach berichtet und u. a. von Dubois [7], zusammengefaßt worden.

1972 haben Sharp et al. [18] 25 Patienten beschrieben, die klinisch ebenfalls durch die Überlappung typischer Merkmale von SLE, PSS, DM und zusätzlich durch einen gemeinsamen serologischen Parameter charakterisiert waren: im Serum aller dieser Patienten konnten in sehr hohen Titern antinukleäre Antikörper gegen die RNP-Fraktion des extrahierbaren nukleären Antigens (ENA) nachgewiesen werden. Seither sind mehrere hundert von Fällen publiziert worden, die klinisch und serologisch diesem von Sharp als „mixed connective tissue disease" (MCTD) bezeichneten Überlappungssyndrom, das im deutschsprachigen Raum bisweilen auch als „Sharp-Syndrom" bezeichnet wird [17], entsprechen.

Frühmanifestationen des Mixed Connective Tissue Disease (Tabelle 1)

80% der Patienten mit MCTD sind Frauen, meist im jüngeren und mittleren Lebensalter. Vereinzelt ist das Krankheitsbild auch bei Kindern beschrieben worden [22]. Leitsymptom und häufig erstes Krankheitszeichen sind entzündliche Weichteilschwellungen der Finger und Hände und intermittierende digitale Ischämien im Sinne eines Raynaud-Syndroms. Dazu treten in fast allen Fällen Polyarthralgien, häufig mit Ergußbildung, aber ohne röntgenologisch nachweisbare Knochen- oder Knorpelveränderungen. Fälle mit erosiver und deformierender Arthritis, die meist auf die Hände und Handgelenke beschränkt bleibt, sind selten [10]. Weitere Leitsymptome sind Schmerzen und Schwäche in der stammnahen Extremitätenmuskulatur. Die Myopathie kann vor allem im Frühstadium – wie bei DM – ausgeprägte entzündliche Veränderungen im Elektromyogramm und in der Histologie zeigen und zu einem deutlichen Anstieg der muskelspezifischen Enzyme im Serum führen. Bei etwa einem Drittel der Patienten ist der Krankheitsbeginn durch generalisierte Lymphadenopathie und rezidivierende Fieberschübe gekennzeichnet.

Wichtig ist, daß sich bei mehr als der Hälfte der Patienten mit MCTD bereits in der Frühphase Funktionsstörungen des Oesophagus mit verminderter Peristaltik und

Tabelle 1. Mixed Connective Tissue Disease: Klinische Befunde

Leitsymptome:	Hand-/Fingerschwellungen Raynaud-Syndrom Polyarthragie/Arthritis Polymyalgie/Myositis
Häufige Befunde:	Rezidivierendes Fieber Polyadenopathie *Asymptotische Lungen- und Ösophagusbeteiligung*
Weitere Befunde:	Sjörgen-Syndrom Myokarditis/Perikarditis Hepatosplenomegalie Hashimoto-Thyreoiditis

herabgesetztem Sphinkterdruck nachweisen lassen, die längere Zeit asymptomatisch bleiben können [24]. Ebenso frühzeitig können Störungen der Lungenfunktion mit Einschränkung der Diffusionskapazität auftreten, die subjektiv ebenfalls lange nicht bemerkt werden. Eine frühzeitige Diagnostik dieser Lungenveränderungen ist wichtig, da diese im weiteren Krankheitsverlauf zu schweren Komplikationen führen können [6, 8, 20]. Weiterhin sind bei MCTD Perikarditis, Hepatosplenomegalie, Hashimoto-Thyreoditis und Sjögren-Syndrom beschrieben worden [20].

Hautmanifestationen des MCTD (Tabelle 2)

An der Haut fallen zu Beginn der Erkrankung vor allem die Zeichen des Raynaud-Syndroms auf. Diese führen allerdings seltener als bei Akrosklerodermie zu Sklerodaktylie und fast nie zu Fingerkuppennekrosen [20, 25]. Häufig sind auch periunguale Teleangiektasien und heliotrope periorbitale Erytheme wie bei DM. Maricq et al. [13] konnten bei 54% der Patienten mit MCTD, dagegen nur bei 2% der SLE-Patienten und bei 10% der Patienten mit Morbus Raynaud, durch in-vivo-Kapillaroskopie Sklerodermie-typische Veränderungen mit Verlust an Kapillaren einerseits und Kapillarschlingenerweiterung andererseits nachweisen.

Mehr als die Hälfte der Patienten entwickeln Hautmanifestationen wie bei Lupus erythematodes, die entweder akut in Form von Schmetterlingserythemen im Gesicht, subakut mit disseminierten nicht-vernarbenden Herden, oder chronisch wie bei diskoidem LE auftreten können. Ein Lupus erythematodes integumentalis kann auch dem Vollbild eines MCTD vorausgehen, wie von Bauer et al. [2] beschrieben. Weniger

Tabelle 2. Mixed Connective Tissue Disease: Hautmanifestationen

Häufige Befunde:	Raynaud-Symptomatik Periunguale Teleangiektasien Heliotrope Lidödeme Schmetterlingserythem LE subacutus LE chronicus discoides
Weitere Befunde:	Sklerodaktylie Diffuse nicht-vernarbende Alopezie Urtikarielle Vaskulitis
Seltene Befunde:	Diffuse Sklerodermie Gelenkkontrakturen Calcinosis cutis

spezifische Symptome sind nicht-vernarbende diffuse Alopezie und urtikarielle Exantheme, die histologisch sowie immunfluoreszenzoptisch das Bild einer Immunkomplexvaskulitis zeigen können. Eine diffuse Sklerosierung der Haut mit dermatogenen Gelenkkontrakturen ist nur bei weniger als 10% der MCTD-Patienten beschrieben worden [20, 25]. Ebenso gehören Calcinosis cutis [3] und gastrointestinale Veränderungen wie bei PSS [20] zu den seltenen Spätkomplikationen des MCTD.

Spätmanifestationen und Komplikationen (Tabelle 3)

In den ersten Veröffentlichungen über MCTD war eine Nephropathie nur bei 5–10% der Patienten beschrieben und daraus eine relativ günstige Prognose des Syndroms im Vergleich zu SLE abgeleitet worden [18, 25]. Aufgrund der heute vorliegenden größeren Fallzahlen, wird die Häufigkeit einer Nephropathie bei MCTD auf 20–30% geschätzt. In den meisten Fällen liegt eine benigne membranöse Glomerulonephritis vor, die günstiger verläuft als die Nephritis bei SLE [4]. Auch neurologische Symptome wurden erst in den letzten Jahren vermehrt bei MCTD berichtet. Im Vordergrund stehen dabei aseptische Meningitiden, Trigeminusneuralgien und periphere Neuropathien [5]. Auch diese ZNS-Veränderungen verlaufen im allgemeinen milder als bei SLE [5, 20].

Tabelle 3. Mixed Connective Tissue Disease: Komplikationen

Komplikationen:	Nephropathie (10–30%)
	Myokarditis
	Trigeminusneuralgie
	Aseptische Meningitis
	Pulmonale Hypertonie
	Systemische Vaskulitis

Dagegen können die im Anfang meist asymptomatischen Lungenveränderungen bei einem Teil der Patienten zu schweren Komplikationen führen: so entwickelten 19 Patienten mit MCTD die von Esther et al. [8] über 6,5 Jahre beobachtet wurden, eine pulmonale Hypertonie, an deren Folgen 3 Patienten verstarben. Autoptisch fanden sich ausgeprägte proliferative entzündliche Veränderungen der Gefäße in der Lunge und in anderen Organen. Auch 4 der 20 von Bennett et al. [6] nachuntersuchten Patienten mit MCTD starben an pulmonalen Komplikationen.

Bei Kindern sind schwere Verlaufsformen des MCTD mit Herzbeteiligung, Thrombozytopenie, Nierenversagen und letalem Ausgang beschrieben worden [22]. Autoptisch konnten bei diesen Patienten in fast allen Organen proliferative Gefäßveränderungen und plasmazelluläre Infiltrate nachgewiesen werden, die im Gegensatz zur progressiven systemischen Sklerodermie auch die großen Gefäße betrafen [6, 22].

Laborbefunde bei Mixed Connective Tissue Disease (Tabelle 4)

Im akuten Krankheitsstadium bestehen fast immer BKS-Beschleunigung, Hypergammaglobulinämie, häufig auch erhöhte Serumspiegel der Muskelenzyme, sowie bei 30–40% der Patienten mäßiggradige Anämie und Leukopenie. Rheumafaktoren sind bei etwa 60% und zirkuierende Immunkomplexe bei 80% der Patienten im akuten Stadium nachweisbar. Diese Veränderungen bilden sich mit nachlassender Krankheitsaktivität wieder zurück. Coombs-positive hämolytische Anämie und Thrombozytopenie – wie bei SLE – sind bei erwachsenen Patienten selten, bei Kindern mit MCTD dagegen häufig.

Wichtigste Laboruntersuchung bei Verdacht auf MCTD ist der indirekte Immunfluoreszenztest zum Nachweis von antinukleären Antikörpern (ANA). ANA sind bei

Tabelle 4. Mixed Connective Tissue Disease: Laborbefunde

Antinukleäre Antikörper in hohen Titern mit geflecktem Kernfluoreszenzmuster[a]
Antikörper gegen Ribonukleoprotein (RNP)[b]
Zirkulierende Immunkomplexe[c]
Rheumafaktor
BKS-Beschleunigung
Hypergammaglobulinämie
Mäßiggradige Anämie/Leukopenie (in 30–40%)

[a] Nachweis durch indirekte Immunfluoreszenz z. B. auf Rattenlebergefrierschnitten
[b] Nachweis durch Doppelimmundiffusion oder Hämagglutination mit ENA als Antigen
[c] Nachweis durch $C1_q$-Bindungstest oder Raji-Test

MCTD typischerweise in sehr hohen Titern vorhanden und zeigen auf routinemäßig verwendeten Antigensubstraten (z. B. Rattenlebergefrierschnitte) ein geflecktes Kernbindungsmuster (Abb. 1). Diese ANA können durch Immundoppeldiffusion oder durch einen indirekten Haemaglutinationstest weiter charakterisiert werden. Als Antigensubstrat dient ein Extrakt von löslichen Kernproteinen, das sogenannte „extractable nuclear antigen" (ENA), aus Kalbs- oder Kaninchenthymuszellen. Die ANA sind beim MCTD ausschließlich gegen eine ENA-Fraktion gerichtet, die Ribonukleoprotein enthält und nach enzymatischer Vorbehandlung von ENA mit RNase zerstört wird.

Diese nukleären Ribonukleoproteine (nRNP) stellen also den RNase-empfindlichen Anteil des ENA dar. nRNP setzt sich aus kurzen RNS-Ketten und nicht histonhaltigen Zellmatrixproteinen zusammen, die in eukaryoten Zellen aller Säugetiere vorkommen und möglicherweise wichtige Funktionen für RNS-abhängige zelluläre Prozesse besitzen [12]. Antikörper gegen RNP können in meist niedrigen Titern auch bei anderen Kollagenosen, vor allem bei SLE (30–50%), aber auch bei PSS, DM und beim Sjögren-Syndrom (10–25%) vorkommen [14]. Aber nur beim MCTD sind RNP-Antikörper unabhängig vom Krankheitsverlauf über Jahre in gleichbleibend hohen Titern nachweisbar. Der gleichzeitige Nachweis von Antikörpern gegen andere nukleäre, nukleoläre oder zytoplasmatische Antigene spricht gegen die Diagnose eine MCTD [23].

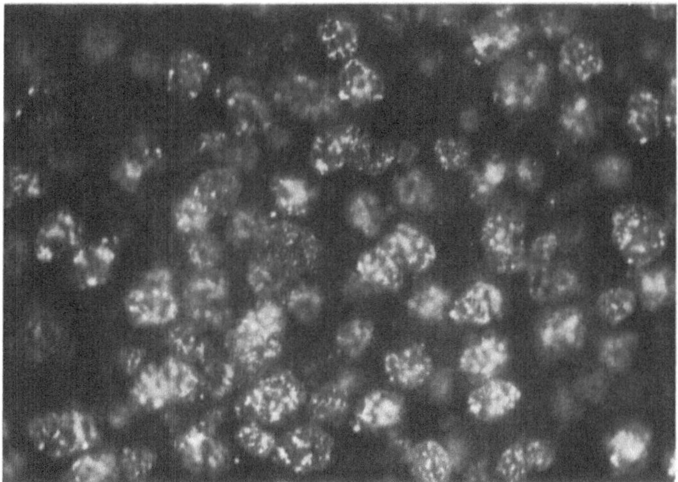

Abb. 1. Direkte Immunfluoreszenzuntersuchung mit MCTD-Serum (1:40): Typisches, geflecktes Kernbindungsmuster, Rattenleberschnitt (mit FITC-markiertem anti-human-IgG 1:120)

Immunfluoreszenzbefunde bei MCTD

Bei etwa einem Drittel der Patienten ist der Lupusbandtest in klinisch nicht befallener Haut positiv. Dagegen zeigt die gesunde Haut fast aller Patienten im direkten Immunfluoreszenztest eine epidermale Kernfluoreszenz (Abb. 2), die durch Bindung von RNP-Antikörpern der IgG-Klasse an Kernbestandteile der Epidermiszellen zustande kommt und gelegentlich auch bei Patienten mit anderen Kollagenosen beobachtet werden kann.

Einige Autoren halten diese epidermale Kernfluoreszenz für einen Artefakt, der während der Aufbereitung des Gewebes durch Kontamination mit Patientenserum entsteht. Neuere Arbeiten schließen nicht aus, daß RNP-Antikörper auch in vitro mit Epidermiszellkernen reagieren können [9], möglicherweise auch mit Kernen von Fc-Rezeptor-tragenden peripheren Monozyten und von T-Supressor-Zellen [1]. Der Mechanismus der Penetration von RNP-Antikörpern in lebende Zellen und die Auswirkungen auf zelluläre Funktionen ist zur Zeit noch unklar.

Therapie des MCTD

Im Frühstadium mit Arthralgien und Myalgien werden symptomatisch nichtsteroidale Antiphlogistika eingesetzt, bei Fortdauer der Beschwerden auch Kortikosteroide in niedriger Dosierung. Die Raynaud-Symptomatik kann in einzelnen

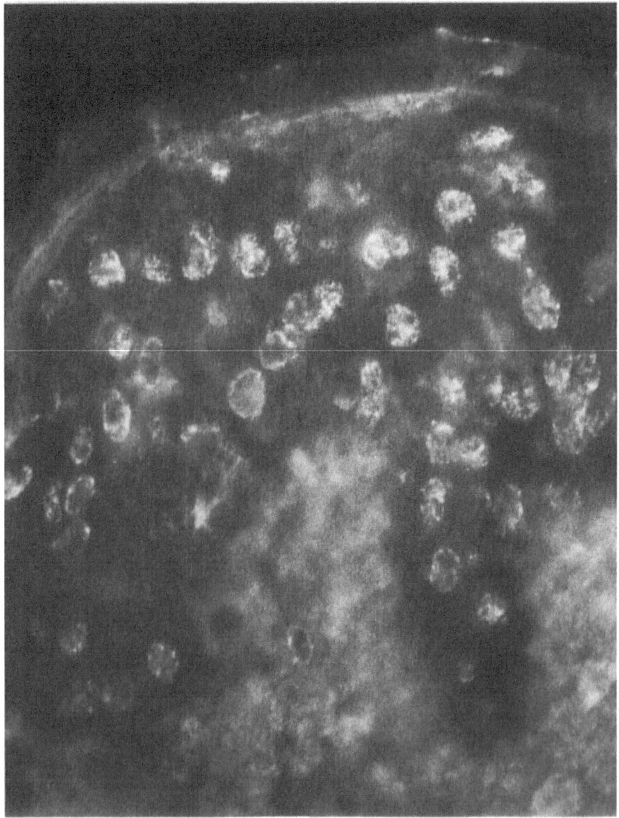

Abb. 2. Direkte Immunfluoreszenzuntersuchung in klinisch nicht-befallener Haut bie MCTD: vorwiegend gefleckte Fluoreszenz der Epidermiszellkerne (mit FITC-markiertem anti-human-IgG 1:30)

Fällen durch gefäßerweiternde Substanzen gebessert werden, auf die Vermeidung von Kälteexposition ist zu achten. LE-typische Hautmanifestationen können zusätzlich mit Cloroquin oder mit Hydroxychloroquin behandelt werden [15].

Bei schweren Verlaufsformen mit systemischer Beteiligung sind Kortikosteroide in hoher Dosierung erforderlich, bei pulmonaler Hypertonie und systemischen Gefäßveränderungen werden von Sharp [21] zusätzlich Zytostatika empfohlen.

Schwierig ist die Therapie Sklerodermie-typischer Veränderungen. Die bisherige Erfahrung hat gezeigt, daß diese kaum auf eine Steroidtherapie ansprechen. Deshalb zeigt etwa die Hälfte der MCTD-Patienten, die anfänglich eine typische Mischsymptomatik aufweisen, nach Besserung der akut entzündlichen Veränderungen durch eine Steroidtherapie im weiteren Verlauf ausschließlich Symptome der Sklerodermie [16, 20].

Differentialdiagnose des MCTD

Die nosologische Eigenständigkeit des MCTD ist auch heute noch nicht allgemein akzeptiert. Von einigen Autoren [19] wird das MCTD als Sonderform des SLE angesehen. Gegen SLE sprechen die obligate Raynaud-Symptomatik, die häufige Lungen- und Oesophagusbeteiligung und das Fehlen anderer Autoimmunphänomene als anti-nRNP-Antikörper. Von anderen Autoren wird das MCTD als entzündliche Verlaufsform der PSS angesehen [19]. Die LE-typischen Hautmanifestationen und Veränderungen wie urtikarieller Vasculitis, Perikarditis, Meningitis u. a. beim MCTD sind jedoch mit der Diagnose PSS nicht vereinbar.

Nicht alle gemischten Bindegewebskrankheiten, die klinisch eine Kombination von Symptomen verschiedener Kollagenosen zeigen, können dem MCTD zugerechnet werden. Diese Diagnose sollte nur bei den Patienten mit einer klinischen Mischsymptomatik gestellt werden, die serologisch hochtitrige Antikörper gegen RNP und immunhistopathologisch eine epidermale Kernfluoreszenz in nichtbefallener Haut zeigen. Diese Patienten sind durch Raynaud-Symptomatik und durch Muskel-, Lungen- und Oesophagusbeteiligung charakterisiert und können sowohl Hautmanifestationen des Lupus erythematodes, der Dermatomyositis als auch der Akrosklerodermie aufweisen. Eine umfassende klinisch und immunologische Diagnostik, die eine frühzeitige antiphlogistische Therapie ermöglicht, ist bei diesen Patienten vor allem auch im Hinblick auf die heute bekannten schweren Verlaufsformen, die bei MCTD vorkommen können, von praktischer Bedeutung.

Zusammenfassung

Von den Krankheitsbildern, die zum Spektrum der gemischten Bindegewebskrankheiten gehören, kann das Mixed Connective Tissue Disease (MCTD) oder Sharp-Syndrom durch immunologische und klinische Parameter abgegrenzt werden. Dieses Überlappungssyndrom, das vor allem Frauen im mittleren Lebensalter befällt, ist serologisch durch hochtitrige antinukleäre Antikörper gegen RNP, immunhistologisch durch epidermale Kernfluoreszenz und klinisch durch Raynaud-Symptomatik, Muskel- und Gelenkbefall sowie durch häufig asymptomatische Oesophagus- und Lungenbeteiligung gekennzeichnet. Die Haut dieser Patienten kann Veränderungen wie bei LE, Dermatomyositis oder Akrosklerodermie aufweisen. Nierenbeteiligung, ZNS-Veränderungen und systemische Sklerodermie sind seltener, dagegen sind in letzter Zeit häufiger schwere Verlaufsformen mit pulmonaler Hypertonie und systemischer Vaskulitis beschrieben worden. Die entzündlichen Symptome des MCTD, weniger dagegen die Sklerodermie-artigen Veränderungen sprechen gut auf Kortikosteroide an.

Literatur

1. Alarcon-Segovia D, Llorente L (1983) Antibody penetration into living cells. IV. Different effects of anti-native DNA and anti-RNP IgG on the cell cycle of activated Tγ cells. Clin Exp Immunol 52:365–371
2. Bauer R, Schulz-Ehrenburg U, Orfanos CE (1981) Entwicklung eines MCTD aus einem Lupus erythematodes integumentalis. Hautarzt 32:23–27
3. Bäurle G, Hornstein OP (1979) Generalized cutaneous calcinosis and mixed connective tissue disease. Dermatologica 158:257–268
4. Bennet RM, Spargo BH (1977) Immune complex nephropathy in mixed connective tissue disease. Am J Med 63:534–540
5. Bennet RM, Spargo BG (1978) Neuropsychiatric problems in MCTD. Am J Med 65:955–962
6. Bennet RM, O'Connell DJ (1980) Mixed connective tissue disease: a clinicopathological study of 20 cases. Semin Arthritis Rheum 10:25–51
7. Dubois EL (1974) The relationship between SLE, PSS and MCTD. In: Dubois EL (ed) Lupus erythematosus, 2nd edn. University of Southern California Press, Los Angeles, pp 477–487
8. Esther JH, Sharp GC, Agia G, Hurst DJ (1981) Pulmonary hypertension in patients with connective tissue disease and antibody to nuclear ribonucleoprotein. Arth Rheumat 24:105
9. Galoppin L, Saurat JH (1981) In vitro study of the binding of anti-RNP antibodies to the nucleus of isolated living keratinocytes. J Invest Dermatol 76:264–267
10. Halla JT, Hardin JG (1978) Clinical features of arthritis of mixed connective tissue disease. Arth Rheumat 21:497–508
11. Harmon C, Wolfe JF, Lillard S, Held C, Cordon R, Sharp GC (1976) Pulmonary involvement in mixed connective tissue disease. Arth Rheumat 19:801
12. Lerner EA, Lerner MR, Hardin Ja, Janeway CA, Steitz JA (1982) Deciphering the mysteries of RNA-containing lupus antigens. Arth Rheumat 25:761–766
13. Maricq HR, Leroy EL, D'Angelo WA, Medsger TA, Rodnan GP, Sharp GC, Wolfe JF (1980) Diagnostic potential of in vivo capillary microscopy in scleroderma and related disorders. Arth Rheumat 23:183–189
14. Meurer M, Ring J (1980) Das Spektrum der antinukleären und antizytoplasmatischen Antikörper bei Kollagenosen. Hautarzt 31:478–485
15. Meurer M (1981) Lupus erythematodes discoides. Dtsch Med Wochenschr 106:962–963
16. Nimelstein SH, Brody S, McShane D, Holan HR (1980) Mixed connective tissue disease: a subsequent evaluation of the original 25 patients. Medicine (Baltimore) 59:239–248
17. Rosenthal M, Müller W (1977) Das Sharp-Syndrom. Schweiz Med Wochenschr 107:1162–1165
18. Sharp GC, Irvin WS, Tan EM, Gould RG, Holman HR (1972) Mixed connective tissue disease – a apparently distinct rheumatic disease syndrome associated with a specific antibody to extractable nuclear antigen (ENA). Am J Med 52:148–159
19. Sharp GC, Reichlin M, Tuffanelli DL, Prystowski SD (1979) Mixed connective tissue disease: Three views. In: Beutner EH, Chorzelski TP, Bean SF (eds) Immunopathology of the skin, 2nd edn. Wiley & Sons, New York, pp 327–335
20. Sharp GC, Anderson PC (1980) Current concepts in the classification of connective tissue diseases. J Am Acad Dermatol 2:269–279
21. Sharp GC (1983) Mixed connective tissue disease. In: Lichtenstein LM, Fauci AS (eds) Current therapy in allergy and immunology 1983–1984. Decker-Mosby Co., Philadelphia St. Louis Toronto, pp 125–129
22. Singsen BH, Swanson VL, Bernstein BH, Heuser ET, Hanson V, Landing BH (1980) A histologic evaluation of mixed connective tissue disease in childhood. Am J Med 68:710–717
23. Tan EM (1982) Autoantibodies to nuclear antigens (ANA): Their immunobiology and medicine. In: Kunkel HG, Dixon FJ (eds) Advances in immunology, Vol 33. Academic Press, New York London
24. Winn D, Gerhardt D, Winship D, Sharp GC (1976) Esophageal function in steroid treated patients with mixed connective tissue disease. Clin Res 24:545A
25. Wolfe JF, Kingsland L, Lindberg D, Sharp GC (1977) Disease pattern in patients with antibodies only to nuclear RNP. Clin Res 25:488A

Reiner Scherer

Wertigkeit immunpathologischer Befunde für die Klinik und Prognose bei LE, SLE, PSS, DM

Innerhalb der Gruppe der Bindegewebserkrankungen findet man eine ungewöhnliche Vielzahl immunpathologischer Phänomene. Vielfach wurde daraus die Berechtigung abgeleitet, diese Krankheiten dem Formenkreis der „Autoimmunerkrankungen" zuzuordnen. Diese unangemessene Kategorisierung birgt gleichzeitig die Gefahr in sich, daß an die immunologischen Laborbefunde bei diesen Erkrankungen ein Übermaß an Erwartungen bezüglich ihrer diagnostischen und prognostischen Aussagekraft geknüpft wird. Die auffallenden immunpathologischen Befunde bei den Bindegewebserkrankungen sind mit Sicherheit in der überwiegenden Mehrzahl *Epiphänomene* ohne direkten ursächlichen Bezug zur Pathogenese, die ohnehin bei diesen Erkrankungen weitgehend unbekannt ist.

Bei der Bewertung immunpathologischer Befunde wird vielfach immunologische Spezifität mit Krankheitsspezifität gleichgesetzt und nicht selten werden harmlose immunologische Laborbefunde zu Kronzeugen einer vermuteten systemischen Bindegewebserkrankung hochstilisiert. Erst die Einstufung der immunpathologischen Befunde als Epiphänomen erlaubt es, ihre Wertigkeit für die Klinik und Prognose von Bindegewebserkrankungen genügend distanziert und kritisch zu sehen.

Der Wert eines Labortests hängt davon ab, ob er eine gestellte Frage mit ausreichender Sicherheit und Genauigkeit beantworten kann. Erste Voraussetzung dafür ist allerdings das Vorliegen einer klaren Fragestellung. Die Fragestellung wird durch das Ziel der Diagnostik bestimmt. Diese sind bei der Diagnostik von Bindegewebserkrankungen:

1) Die Sicherung der Diagnose: Liegt eine Bindegewebserkrankung vor? Welche?
2) Die diagnostisch-prognostische Einordnung: Erlauben die Befunde eine Zuordnung zu bekannten Subklassen? Wie groß ist das Risiko einer über die Hautmanifestationen hinausgehenden Systembeteiligung?
3) Verlaufskontrolle: Läßt sich die Krankheitsaktivität objektiv an Hand von Laborparametern beurteilen?

Im Folgenden soll analysiert werden, in welchem Maß bei den Krankheiten Lupus erythematodes (LE), systemischer Lupus erythematodes (SLE), progressive systemische Sklerose (PSS) und Dermatomyositis (DM) die gegenwärtig eingesetzten immunologischen Untersuchungsverfahren in der Lage sind, die beschriebenen Fragestellungen befriedigend d. h. ausreichend sicher und genau zu beantworten.

Immunhistologie

Als einziges routinemäßiges immunhistologisches Verfahren wird derzeit die *direkte Immunfluoreszenz* durchgeführt. Bei dieser Technik werden Hautbiopsien von Patienten frisch und unfixiert eingefroren, Kryostatschnitte davon hergestellt und in diesen Schnitten mit Hilfe von fluoreszenzmarkierten Antiseren krankheitstypische Ablagerungen von Autoantikörpern, Immunkomplexen und Komplementkomponenten nachgewiesen. In 90% der Fälle von chronisch diskoidem LE und in 95% der Fälle von SLE findet man in Biopsien von läsionaler Haut im Bereich der dermoepidermalen Verbundzone feingranuläre bis grobschollige Ablagerungen von Immunglobulinen und Komplementkomponenten. Dieses Phänomen wird als „LE-Band" bezeichnet. In frischen Läsionen (unter 6 Wochen) oder in langfristig steroidbehandelten Arealen kann der LE-Bandtest negativ ausfallen [12].

Der immunhistologische Befund bei LE ist krankheitstypisch aber nicht krankheitsspezifisch. Feingranuläre Ablagerungen von Immunglobulinen oder Komplementkomponenten findet man in unterschiedlicher Häufigkeit und Ausprägung bei Dermatomyositis (Biopsien aus teleangiektatischer Haut), kutanen Porphyrien, Rosazea, essentiellen Teleangiektasien, septischer Vaskulitis, Psoriasis pustulosa und Leishmaniose, ohne daß es für diese Erkrankungen eine diagnostische Bedeutung hat. Auch in Hautbiopsien aus dem Gesichtsbereich von hautgesunden Probanden lassen sich in ca. 10% unspezifische feingranuläre Ablagerungen von IgM und/oder Komplement C_3 nachweisen [2]. Der diagnostische Wert des LE-Bandtests aus läsionaler Haut liegt allein in der Bestätigung der LE-Diagnose. Direkte Immunfluoreszenzuntersuchungen von Hautbiopsien bei PSS und DM ergeben keinen für die Diagnostik verwendbaren Befund.

Für die Immunfluoreszenzuntersuchung von Biopsien aus nichtläsionaler Haut bei LE bestehen folgende Indikationen:

1) Untersuchung einer fraglichen Systembeteiligung bei nachgewiesenem kutanem LE.
2) Untersuchung der Krankheitsaktivität bei nachgewiesenem SLE.

Der eindeutige Nachweis eines LE-Bandes in klinisch unveränderter Haut ist ein schwerwiegender Hinweis auf einen krankheitsaktiven SLE mit einem hohen Risiko (ca. 70%) der Nierenbeteiligung [11]. Die Prognose bezüglich einer Nierenmanifestation ist deutlich ungünstiger bei Ablagerungen der IgG-Klasse als bei ausschließlichen IgM-Ablagerungen. In Phasen der Remission schwächt sich das LE-Band ab und kann schließlich gänzlich abgebaut werden. Die Inzidenz eines positiven Lupus-Bandtests in unveränderter, lichtgeschützter Haut bei krankheitsaktivem SLE wird mit ca. 90%, die bei inaktivem SLE mit 33% angegeben [5]. Da der Lupus-Bandtest nicht quantifizierbar ist, stellt er einen allzu groben Indikator für die Verlaufsbeurteilung bei SLE dar. Geeignetere Parameter für die objektive, abgestufte Beurteilung der Krankheitsaktivität sind der Titer der Anti-n-DNS-Antikörper und der Serumkomplementtiter.

Suchmethoden zum pauschalen Nachweis antinukleärer Antikörper

Seit der ersten Beschreibung des LE-Zelltests durch Hargraves vor 35 Jahren ist eine verwirrende Vielzahl weiterer Untersuchungsmethoden zum Nachweis antinukleärer Antikörper beschrieben worden. Der LE-Zelltest selbst ist wegen des aufwendigen Verfahrens und der relativen Unempfindlichkeit weitgehend verlassen. Auch der heute noch weit verbreitete LE-Latextest muß wegen seiner vergleichsweise geringen Empfindlichkeit als obsolet gelten. Die Methode der Wahl als Suchreaktion auf antinukleäre Antikörper ist die indirekte Immunfluoreszenz. Als Antigensubstrat dienen Gefrierschnitte von kernreichen tierischen Organen (z. B. Rattenleber, -niere) oder auf Objektträger gezüchtete Gewebekulturen (z. B. Hep-2-, BHK-Zellen). Diese werden mit dem Patientenserum überschichtet und die Bindung antinukleärer Antikörper an das Kernsubstrat in einem zweiten Schritt mit fluoreszenzmarkierten, klassenspezifischen Antihumanantikörpern nachgewiesen. Zusätzlich kann untersucht werden, ob die gebundenen antinukleären Antikörper Komplement aktivieren können. Dazu wird in einem zusätzlichen Inkubationsschritt der Gewebeschnitt mit den am Kernsubstrat fixierten antinukleären Antikörpern mit einem ANA-freien, frischen Serum als Komplementquelle überschichtet und die Komplementaktivierung durch fluoreszenzmarkiertes Anti-C_3-Serum nachgewiesen.

Ein positiver ANA-Nachweis gelingt beim aktiven SLE in über 95% der Fälle, bei der progressiven Sklerodermie in ca. 70% und bei der Dermatomyositis in ca. 20% der Fälle. Daraus kann man ableiten, daß der ANA-Test für die DM-Diagnose irrelevant ist, für die Diagnose einer PSS nur bei positivem Ausfall verwertbar ist und schließlich für den Ausschluß eines SLE eine außerordentlich empfindliche Reaktion darstellt. Umgekehrt aber, für die Diagnose eines SLE fehlt dem ANA-Test die Krankheitsspezifität. Positive höhertitrige ANA findet man noch bei einer Vielzahl anderer ganz unterschiedlicher Erkrankungen wie z. B. rheumatoide Arthritis, chronisch-aggressive Hepatitis, Myasthenia gravis und Sjögren-Syndrom. Niedertitrige ANA findet man bei ungefähr 5% der gesunden Normalbevölkerung, wobei die Tendenz ohne objektive Krankheitserscheinungen einen positiven ANA-Test zu entwickeln mit dem Alter zunimmt.

Man begeht einen möglicherweise folgenschweren Fehler, wenn man sich von Seiten des Labors allein mit der Angabe „ANA-positiv“ begnügt. Ein korrekter Laborbefund beim Nachweis von antinukleären Antikörpern muß *unter allen Umständen* folgende zusätzliche Informationen enthalten:

1) Substrat (z. B. Rattenleber),
2) Kernfluoreszenzmuster (z. B. homogen, kleinfleckig, membranös, nukleolär),
3) Immunglobulinklasse,
4) Titer,
5) Komplementbindung.

Die Angabe des *Kernsubstrates* ist für Verlaufsuntersuchungen erforderlich, da substratspezifische Unterschiede im Titer und Fluoreszenzmuster vorkommen. Das *Kernfluoreszenzmuster* kann wichtige Informationen zur Wertung des Befundes enthalten. So sind niedertitrige ANA vom homogenen oder kleinfleckigen Typ als harmloser, unspezifischer Nebenbefund einzustufen, insbesondere wenn es sich um Antikörper der IgM-Klasse handelt. Ein membranöses Kernmuster hat auch bei niedrigen Titern hohen Krankheitswert. Es wird meist durch anti-DNS-Antikörper hervorgerufen und weist auf einen aktiven SLE mit hohem Risiko der Nierenbeteiligung hin. Ein hochtitriges antinukleoläres Fluoreszenzmuster ist pathognomonisch für PSS. Die *Immunglobulinklasse* gibt einen weiteren wichtigen Hinweis auf den Krankheitswert des ANA-Befundes. Bezogen auf die LE-Diagnostik gilt, daß ANA der IgM-Klasse als prognostisch günstig und ANA der IgG-Klasse als prognostisch ungünstig anzusehen sind. Die Prognose insbesondere bezüglich einer Nierenbeteiligung verschlechtert sich weiter, wenn es sich um *komplementaktivierende ANA* der Subklassen IgG1 und IgG3 handelt. Der *Titer* ist nicht nur wegen seiner quantitativen Aussage wichtig. Je höher der Titer ausfällt, um so größer ist die Wahrscheinlichkeit, daß es sich nicht um einen harmlosen, unspezifischen Befund sondern um eine krankheitsrelevante Beobachtung handelt [12]. Für die Verlaufskontrolle bei SLE und PSS ist die Beobachtung der Titerhöhe wenig aussagekräftig, da häufig keine Korrelation zur Krankheitsaktivität besteht. Manchmal kann man allerdings mit erfolgreicher Therapie einen Wechsel des Kernfluoreszenzmusters z. B., von der membranösen zur harmloseren homogenen oder kleinfleckigen Kernfluoreszenz beobachten.

Zusammengefaßt läßt sich an einem Vergleich zweier musterhafter Befundkonstellationen noch einmal die außerordentliche Bedeutung eines vollständigen ANA-Status demonstrieren. Die Befundkonstellation: „ANA-positiv/Rattenleber/homogen/IgM/1:32/C_3-negativ“ bei einem Patienten mit DLE ist als absolut harmlos zu bewerten und stellt keinen Hinweis auf das Vorliegen oder den bevorstehenden Übergang in einen SLE dar. Demgegenüber ist eine Befundkonstellation: „ANA-positiv/Rattenleber/membranös/IgG/1:256/C_3-positiv" außerordentlich schwerwiegend, da sie den Verdacht auf einen krankheitsaktiven SLE mit hohem Risiko der Nierenbeteiligung nahelegt. Die bloße undifferenzierte Aussage „ANA-positiv" würde in der Wertung für die Klinik die beiden kraß unterschiedlichen Befunde fälschlich in den gleichen Rang erheben.

Aufschlüsselung der Antigenspezifität antinukleärer und antizytoplasmatischer Antikörper

Der Nachweis antinukleärer Antikörper ist eine zwar empfindliche aber unspezifische Suchreaktion. Es empfiehlt sich daher bei positivem Reaktionsausfall durch Differenzierung des betreffenden nukleären Antigens zu einer mehr krankheitsspezifischen Aussage zu gelangen. In den letzten Jahren konnten Antikörper gegen mehr als fünfzehn verschiedene Kernantigene charakterisiert werden [4]. Wie aus Abb. 1 hervorgeht, können zwei Hauptgruppen von Kernantigenen unterschieden werden: mit physiologischen Pufferlösungen extrahierbare Antigene (ENA) und Antigene, die sich unter diesen Bedingungen nicht aus dem Kern herauslösen lassen (z. B. Histone, Desoxyribonukleoprotein). Mit Hilfe biochemischer Verfahren RNasebehandlung, Trypsinisierung, Ammoniumsulfatpräzipitation) und Referenzseren bekannter Spezifität können diese beiden Gruppen noch weiter aufgeschlüsselt werden. Die verwirrende Nomenklatur geht zurück auf die wahlweise Verwendung von Abkürzungen von Patientennamen (z. B. Sm = Smith) oder von Krankheitsbezeichnungen (z. B. RANA = Rheumatoid Arthritis Nuclear Antigen) oder von biochemischen Bezeichnungen (z. B. DNP = Desoxyribonukleoprotein). Aus der in der Literatur beschriebenen Vielfalt haben bisher nur vier Antikörper gegen Kernantigene und zwei zytoplasmatische Antikörper eine genügend hohe Krankheitsspezifität gezeigt, daß ihre Bestimmung bereits heute für die Routinediagnostik empfohlen werden kann (siehe Tabelle 1). Nachfolgend soll die diagnostische Aussagekraft dieser Parameter beschrieben werden.

Antikörper gegen native doppelsträngige Desoxyribonukleinsäure (n-ds-DNS)

Diese Antikörper können entweder mittels Radioimmunoassay (RIA) oder Fluoreszenzimmunoassay nachgeweisen werden. Bei dem einen Verfahren dient radioaktiv markierte n-ds-DNS aus menschlichen Gewebekulturen (Hela-Zellen) als Substrat,

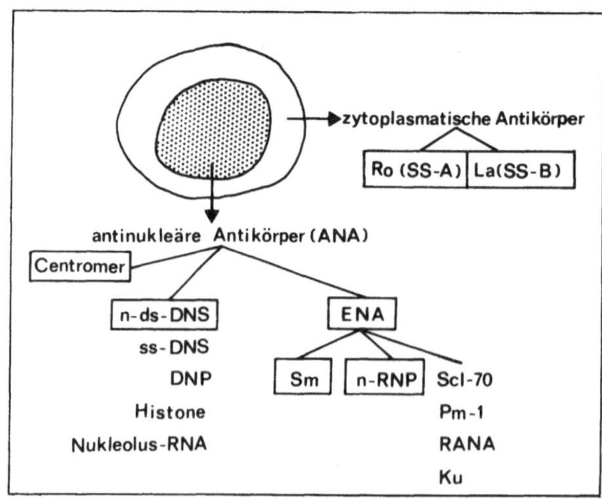

Abb. 1. Schematische Darstellung des Systems der antinukleären und antizytoplasmatischen Antikörper

Tabelle 1. Indikationen zur Bestimmung spezifischer antinukleärer und antizytoplasmatischer Antikörper

Anti-n-ds-DNS	Positive ANA Negative ANA + dringender Verdacht auf SLE SLE-Verlaufskontrolle
Anti-SM	Kleinfleckige ANA: SLE-Bestätigung SLE-Prognose
Anti-nRNP	Kleinfleckige ANA + Verdacht auf gemischte Bindegewebserkrankung
Anti-Centromer	Verdacht auf PSS
Anti-Ro (SS-A) }	Verdacht auf Sjögren-Syndrom
Anti-La (SS-B) }	Verdacht auf ANA-negativen SLE

im anderen Fall wird mittels indirekter Immunfluoreszenz die Bindung des Antikörpers an die n-ds-DNS im Kinetoplasten des Hämoflagellaten Crithidia luciliae sichtbar gemacht. Vorteil des RIA ist die abgestufte, objektive Quantifizierung im Vergleich zur relativ ungenauen, subjektiven Einflüssen unterworfenen Titerbestimmung beim Fluoreszenzverfahren. Der RIA weist eine höhere Empfindlichkeit auf, die allerdings auch eine geringere Krankheitsspezifität zur Folge hat. Während der weniger empfindliche Crithidia-Assay praktisch ausschließlich bei aktivem SLE reagiert, findet man positive RIA-Werte nicht selten auch bei rheumatoider Arthritis, Sjögren-Syndrom, Myasthenia gravis und chronisch-aggressiver Hepatitis. Die Häufigkeit eines n-ds-DNS-Antikörpernachweises bei gesichertem SLE beträgt beim RIA 80 bis 85%, beim Fluoreszenzassay ca. 60%. Bei krankheitsaktivem SLE soll die Trefferquote bei beiden Verfahren gleich hoch sein [6]. Ein wichtiger Vorteil des Crithidia-Verfahrens ist die Möglichkeit, analog der ANA-Bestimmung, verschiedene Immunglobulinklassen zu unterscheiden. Auch hier sind IgG-Antikörper, insbesondere wenn sie komplementbindend sind, prognostisch ungünstiger bezüglich einer Nierenbeteiligung als der ausschließliche Nachweis von IgM-Antikörpern oder IgA-Antikörpern. Für eine optimale LE-Diagnostik ist der Einsatz beider Verfahren sinnvoll: der Crithidia-Assay zur Diagnosestellung und prognostischen Einordnung, der RIA zur exakten quantitativen Antikörperbestimmung bei der Verlaufskontrolle. Die klinische Aktivität eines SLE zeigt eine sehr gute Korrelation zum Titer der n-ds-DNS-Antikörper im Blut. Dies unterstreicht experimentelle Befunde, daß unter allen antinukleären Antikörpern diesen am meisten oder sogar ausschließlich eine pathogenetische Bedeutung zukommt. Dies gilt insbesondere für die Ablagerung DNS-haltiger Immunkomplexe in der Niere.

Aus praktischen Gründen ist es sinnvoll, die Bestimmung auf n-ds-DNS-Antikörper nur im Anschluß an den Nachweis von antinukleären Antikörpern durchzuführen. Bei negativen ANA rechtfertigt nur ein dringender SLE-Verdacht die Bestimmung der DNS-Antikörper. Die Befundkonstellation ANA negativ/n-ds-DNS-Antikörper positiv tritt nur in maximal 5% aller SLE-Fälle auf [1]. Sie ist nicht an eine besondere Unterklasse des SLE gebunden.

Antikörper gegen Einzelstrang-Desoxyribonukleinsäure (ss-DNS)

Antikörper dieser Spezifität kommen bei allen Bindegewebserkrankungen und zahlreichen anderen Erkrankungen vor. Sie haben keine diagnostische Bedeutung.

Antikörper gegen Sm-Antigen

Das Sm-Antigen gehört der RNase-resistenten Fraktion der ENA an. Der Antikörper läßt sich durch Immundiffusion nach Ouchterlony oder durch Hämagglutination nachweisen. Sm-Antikörper sind hochspezifisch für SLE. Allerdings findet man den

Antikörper nur bei ca. 25% der Fälle [9]. Durch den Sm-Antikörper wird eine Patientengruppe charakterisiert, die ein besonders hohes Risiko einer schweren Verlaufsform einschließlich Nierenbeteiligung aufweist. Der Titer der SM-Antikörper zeigt keine Korrelation zur Krankheitsaktivität. Er bleibt auch in Phasen der Remission unverändert hoch. Wegen ihrer hohen Krankheitsspezifität wurden sowohl die Sm-Antikörper als auch die n-ds-DNS-Antikörper in den von der American Rheumatism Association (ARA) 1982 neu zusammengestellten Kriterienkatalog zur Klassifizierung des SLE aufgenommen [14].

Antikörper gegen Desoxyribonukleoprotein (DNP)

Der DNP-Antikörper ist für das LE-Zellphänomen verantwortlich, entspricht also dem LE-Faktor. Er verursacht ein homogenes Kernfluoreszenzmuster. DNP-Antikörper sind nur bei ca. 70% der Fälle mit aktivem SLE nachweisbar, darüber hinaus aber auch bei allen anderen Bindegewebserkrankungen. Die diagnostische Bedeutung ist überholt.

Antikörper gegen nukleäres Ribonukleoprotein (n-RNP)

n-RNP-Antikörper findet man in der RNase-empfindlichen Fraktion der ENA. Ein hoher Titer antinukleärer Antikörper vom kleinfleckigen Kernfluoreszenzmuster sollte stets zur Suche nach n-RNP-Antikörpern veranlassen. Der Nachweis erfolgt wie beim Sm-Antikörper durch Immundiffusion oder Hämagglutination. Hohe Titer sind charakteristisch für das Sharp-Syndrom [3]. n-RNP-Antikörper können – wenn auch in niedrigeren Titern – ebenfalls bei allen anderen Bindegewebserkrankungen auftreten. SLE-Patienten, die ausschließlich n-RNP-Antikörper aufweisen, sollen nur sehr selten eine renale Beteiligung entwickeln [10].

Antikörper gegen Scleroderma-70-Antigen (Scl-70)

Dieses nukleäre Antigen hat ein Molekulargewicht von 70000 und ist ein chromosomenassoziiertes Nichthistonprotein aus der ENA-Gruppe. Antikörper gegen Scl-70 erzeugen ein dichtes kleinfleckiges Kernfluoreszenzmuster. Sie lassen sich durch Immundiffusion gegen einen tierischen Thymusextrakt nachweisen. Ca. 20% aller Fälle von PSS weisen Anti-Scl-70 auf [4]. Diagnostisch bedeutsam ist, daß Antikörper gegen Scl-70 hochspezifisch für PSS sind.

Antikörper gegen Centromer

Diese Antikörper werden häufig übersehen, wenn bei der ANA-Bestimmung als Gewebesubstrat reife tierische Organe wie Leber oder Niere verwendet werden. Centromer-Antikörper zeigen sich hier als unauffälliges, feingranuläres Kernfluoreszenzmuster, welches leicht als unspezifische Hintergrundfluoreszenz fehlinterpretiert werden kann. Bei der Verwendung teilungsaktiver Zellen wie z. B. Hep-2-Zellen als ANA-Substrat sind die Centromer-Antikörper leicht in den Metaphasenkernen erkennbar (Abb. 2). Centromer-Antikörper kommen gehäuft aber nicht ausschließlich bei PSS vor. Innerhalb der Sklerodermiegruppe stellen sie einen serologischen Marker für das CREST-Syndrom (Calzinosis, Raynaud-Syndrom, Ösophagus-Dysfunktion, Sklerodaktylie, Teleangiektasie) dar. Zwischen 60 und 90% aller Patienten mit CREST-Syndrom sollen Centromer-Antikörper aufweisen [13].

Ku-Antikörper

Dieser Antikörper aus der ENA-Gruppe wurde bei 55% der Patienten mit einem Überlappungssyndrom von PSS und Polymyositis nachgewiesen [4]. Eine diagnostische Bedeutung ist noch fraglich.

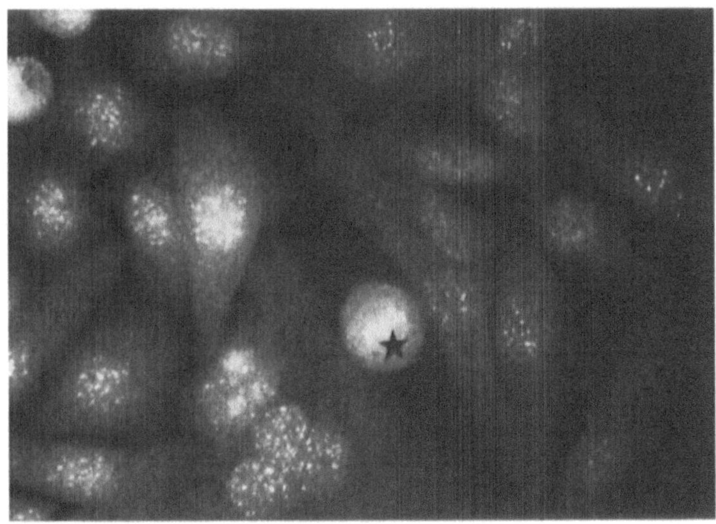

Abb. 2. Nachweis von Anticentromer-Antikörpern mittels indirekter Immunfluoreszenz auf Hep-2-Zellen. Charakteristische Anordnung der Centromeren in einer Metaphase-Zelle (★)

PM-1-Antikörper

Präzipitierende Antikörper gegen das PM-1-Antigen wurden bei 17% der Patienten mit Dermatomyositis, bei 64% mit Polymyositis und bei 87% mit einem Überlappungssyndrom von Polymyositis und PSS gefunden [4]. PM-1-Antikörper scheinen für diese Krankheitsgruppe zwar spezifisch zu sein, eine praktische Bedeutung für die Diagnose und prognostische Einordnung der DM ist aber nicht erkennbar.

Antikörper gegen die zytoplasmatischen Antigene Ro (Synonym: SS-A) und La (Synonym: SS-B)

Diese präzipitierenden, antizytoplasmatischen Antikörper treten häufig gemeinsam auf und zwar vor allem beim Sjögren-Syndrom, aber in niedrigerer Prozentzahl auch bei allen anderen Bindegewebserkrankungen. Für die LE-Diagnostik ist wichtig, daß ANA-negative SLE-Fälle häufig diesen Antikörpertyp aufweisen. Er charakterisiert eine SLE-Untergruppe, die klinisch durch besondere Lichtempfindlichkeit und ein erhöhtes Risiko einer Nierenbeteiligung charakterisiert ist [10]. Darüber hinaus findet man dieses Antikörpersystem gehäuft im Serum von Müttern und Kindern bei neonatalem SLE [4] sowie beim subakuten kutanen LE.

Sonstige immunologische Parameter zur Verlaufsbeurteilung und prognostischen Einordnung bei Bindegewebserkrankungen

Die quantitative Immunglobulinbestimmung, der Nachweis von Rheumafaktor und der Nachweis zirkulierender Immunkomplexe sind für die Diagnostik, die prognostische Einordnung und die Verlaufskontrolle von SLE, PSS und DM wegen ihrer geringen Spezifität wenig hilfreich. Die Bestimmung des Komplementspiegels ist für die Verlaufskontrolle bei SLE, nicht aber bei PSS und DM geeignet. Der Komplementspiegel kann entweder in frischen Seren als hämolytische Aktivität (CH_{50}) oder weniger aufwendig durch quantitative Bestimmung der C_3 und C_4-Komplementkomponente untersucht werden. Ein Anstieg des Titers der n-ds-DNS-Antikörper zusammen mit einem Abfall des Komplementspiegels ist ein sicherer Hinweis auf eine

Tabelle 2. Nierenbeteiligung bei SLE: Prognostisch ungünstige immunpathologische Befunde

- Hoher Titer Anti-ds-DNS-Antikörper
- Hoher Titer Anti-ds-DNS-Antikörper, IgG-Typ, komplementbindend
- Hoher Titer Anti-ds-DNS-Antikörper, therapiefraktär
- Anti-Smith (Sm)-Antikörper
- HLA-A1, HLA-B8
- $CH_{50}\downarrow$, $C_3\downarrow$, $C_4\downarrow$, $C_{3a}\uparrow$
- LE-Band in unbefallener Haut
- (Zirkulierende Immunkomplexe)

Krankheitsexazerbation bei SLE. In Tabelle 2 sind die immunologischen Laborbefunde zusammengefaßt, mit denen bei SLE ein hohes Risiko einer Nierenbeteiligung prognostiziert werden kann. Neben den bereits beschriebenen Antikörperkonstellationen geben auch immungenetische Befunde einen Hinweis auf die Krankheitsprognose. Ein deutlich höheres Risiko einer Nieren- und Lungenbeteiligung weisen SLE-Patienten mit den immungenetischen Markern HLA-A1 und HLA-B8 auf [8].

Zusammenfassung

Insgesamt lassen sich bei den Bindegewebserkrankungen eine verwirrende Vielzahl immunpathologischer Befunde erheben. Im Verhältnis zur Quantität ist ihr Wert für die Klinik bei diesen Erkrankungen eher dürftig. Die eingangs skizzierten Fragestellungen nach Sicherung der Diagnose, diagnostisch-prognostischer Einordnung und Verlaufsbeurteilung lassen sich mit den beschriebenen Laborparametern nur für die Krankheitsgruppe des Lupus erythematodes ausreichend sicher und genau beantworten. Für die Sklerodermie sind sie nur wenig hilfreich, bei der Dermatomyositis versagen sie völlig. Die immunpathologischen Befunde bei PSS und DM sind deswegen nicht aussagekräftig, weil sie keinerlei pathogenetische Bedeutung haben. Dies wird besonders deutlich bei der PSS, wo man zwar bei ca. 70% der Patienten ANA nachweisen kann, aber gerade die ANA-negativen Fälle einen besonders schweren Verlauf nehmen [7]. Ohne verbindliches pathogenetisches Konzept gleichen unsere immunpathologischen Befunde bei den Bindegewebserkrankungen derzeit noch einzelnen, beziehungslosen Mosaiksteinen in einem unbekannten Gesamtmosaik.

Literatur

1. Abegg A, Enzler P, Grob PJ (1980) Antikörper gegen native Desoxyribonukleinsäure ohne antinukleäre Antikörper. Dtsch Med Wochenschr 105:1273-1279
2. Blenkinsopp WK, Clayton RJ, Haffenden GP (1978) Immunoglobulin and complement in normal skin. J Clin Pathol 31:1143-1146
3. Chubick A, Gilliam JN (1978) A review of mixed connective tissue disease. Int J Dermatol 17:123-133
4. Genth E (1982) Klinische Bedeutung von Antikörpern gegen extrahierbare nukleäre Antigene. Med Welt 33:1583-1591
5. Halberg P, Ullman S, Jorgensen F (1982) The lupus band test as a measure of disease activity in systemic lupus erythematosus. Arch Dermatol 118:572-576
6. Herzer P, Greif G, Lemmel EM (1982) Der Crithidia luciliae-Immunfluoreszenztest zum Nachweis von Antikörpern gegen doppelsträngige DNA. Klin Wochenschr 60:143-151
7. Kleinsmith DM, Heinzerling RH, Burnham TK (1982) Antinuclear antibodies as immunologic markers for a benign subset and different clinical characteristics of scleroderma. Arch Dermatol 118:882-885

8. Lakomek HJ, Specker CH, Kuntz BME, Goerz G (1982) Assoziationen von HLA-Antigenen zum systemischen Lupus erythematodes und seiner Krankheitssymptomatik. Dtsch Med Wochenschr 107:766–770
9. Meurer M, Ring J (1980) Das Spektrum der antinukleären und antizytoplasmatischen Antikörper bei Kollagenosen. Hautarzt 31:478–485
10. Provost TT (1979) Subsets in systemic lupus erythematosus. J Invest Dermatol 72:110–113
11. Provost TT, Andres G, Maddison PJ, Reichlin M (1980) Lupus Band Test in untreated SLE patients: correlation of immunoglobulin deposition in the skin of the extensor forearm with clinical renal disease and serological abnormalities. J Invest Dermatol 74:407–412
12. Scherer R (1979) Immunfluoreszenzuntersuchungen in der Dermatologie. Med Klinik 74:132–143
13. Tan EM (1981) Antinuclear antibodies in scleroderma. Int J Dermatol 20:569–573
14. Tan EM, Cohen AS, Fries JF, Masi AT, McShane DJ, Rothfield NF, Schaller JG, Talal N, Winchester RJ (1982) The 1982 revised criteria for the classification of systemic lupus erythematosus. Arthritis Rheum 25:1271–1277

Otto P. Hornstein

Fortschritte in der Therapie des Lupus erythematodes

Wegen seines relativ häufigen Auftretens vorwiegend bei Frauen im jungen bis mittleren Alter und der dubiösen Prognose besteht weltweit beim Lupus erythematodes ein hohes Interesse an neuen und wirksameren Formen der Therapie. Da die Frage der nosologischen Zusammengehörigkeit von dermalem (DLE) und systemischem LE (SLE) heute weitgehend im Sinne einer immungenetisch bedingten Verschiedenheit betrachtet wird [10, 11, 18, 28, 30], werde ich die Therapie dieser beiden Hauptformen der Erkrankung gesondert besprechen[1]. Wichtig ist es, mögliche Übergänge oder Kombinationen von DLE und SLE durch sorgfältige klinische und laborchemische Überwachung im Auge zu behalten und sich bewußt zu sein, daß es *den* systemischen LE als *einheitliches* klinisches und immunserologisches Krankheitsbild *nicht* gibt [7, 8, 39].

Besonderheiten der therapeutischen Erfolgsbeurteilung

Die folgende Hypothese der Ätio-Pathogenese des LE soll dem besseren Verständnis der möglichen therapeutischen Angriffspunkte dienen (Abb. 1). Anscheinend wird die Erkrankung durch eigentümliche Wechselwirkungen von immungenetischen und Umwelt-Faktoren bestimmt, wobei somatische Mutationen in Stammzellen des spezifischen Immunsystems zur Bildung von „forbidden clones“ abnormer Lymphozyten mit tiefgreifenden Störungen der gesamten zellulären Immunregulation führen [10, 15, 18, 26, 28, 30, 37]. An der immungenetischen und mutagenen Komponente der Erkrankung kann die Therapie kaum ansetzen, dagegen lassen sich krankheitsauslösende Faktoren (UV-Licht, Medikamente, Traumen, Dysstress) bekämpfen, was einen gewissen ätiotropen Ansatzpunkt bedeutet. Somit ergibt sich ein *erster therapeutischer Imperativ:* die sorgfältige Meidung auslösender exogener Faktoren, die gerade beim LE außerordentlich vielfältig sind.

Neben aktiver und passiver Meidung des Sonnenlichts (durch entsprechende Kleidung, Sonnenschutz-Dermatika auch bei trübem Wetter, zweckmäßige Be-

1 Zwangsläufig werde ich, der Sprachdiktatur der heutigen Medizin mit ihrem Hang zu akrophonen Kunstworten mitunterworfen, hier die weitverbreiteten Kürzel DLE und SLE übernehmen – nicht ohne Sachkritik. Denn die Vorteile wissenschaftlicher Metasprachen (Zeit- und Raumersparnis) wiegen die fundamentalen Nachteile nicht auf: Verständnisbarrieren für Nichteingeweihte, Verfall des logischen Sprachempfindens, oft auch Veränderung oder Verkürzung des eigentlichen Wortsinns. Bekanntlich wird D in DLE meist von „discoid“ abgeleitet, obwohl nicht jeder dermale LE so konfiguriert ist. Ich halte es daher für konsequent, dem D durch Gleichsetzung mit „dermal“ wieder eine medizinisch und sprachlich logische Basis zu geben

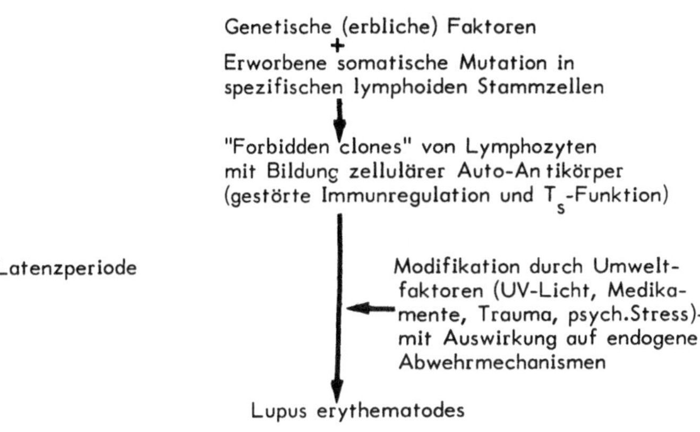

Abb. 1. Hypothese zur Ätiopathogenese des Lupus erythematodes (modifiziert nach Rowell [30])

rufs-, Freizeit- und Urlaubsgestaltung) sind die medikamentösen Auslöser des LE besonders zu beachten. Zahlreiche Arzneimittel können das Bild des SLE induzieren, darunter Antikonvulsiva, Procainamid, Hydralazin, Isonikotinsäurehydrazid und Sulfonamide, aber auch Östrogene, Griseofulvin und bestimmte Tetrazykline (Tabelle 1).

In den letzten 30 Jahren hat sich die Prognose des SLE drastisch und zunächst kontinuierlich verbessert (Tabelle 2). Da in dieser Zeit Glukokortikoide und seit 15 Jahren auch Immunsuppressiva zu Mitteln der Wahl beim SLE geworden sind, liegt es nahe, die Verbesserung der Prognose nur diesem therapeutischen Fortschritt zuzuschreiben. Es darf aber nicht übersehen werden, daß auch die zunehmende, frühere und gründlichere Erfassung, und die immunserologische Qualifizierung auch milderer Verlaufsformen des SLE zu diesem Resultat beigetragen hat. Ebenso ist unterstützenden therapeutischen Maßnahmen (intensiver Sonnenschutz, Antibiotikatherapie bei komplizierenden Infektionen, chronische Hämodialyse bei schwerer Nierenbeteiligung) ein beträchtlicher Anteil an der Verbesserung der Gesamtprognose beizumessen. Betrachtet man unter diesem Aspekt die Überlebensrate der SLE-Patienten seit Mitte der 50er Jahre, so läßt sich hinsichtlich der Kortikosteroidtherapie kein dramatischer Sprung in der Prognoseverbesserung feststellen, was verdeutlicht, daß den Kortikoiden allein nicht der ganze Anteil am therapeutischen Erfolg zukommt. Allerdings haben die Glukokortikoide bei den schweren Verlaufsformen des SLE die Überlebensraten erhöht [1, 6, 16, 17, 28, 40], besonders bei Nierenbeteiligung.

Tabelle 1. Pharmaka mit relativ häufiger SLE-Induktion

Antikonvulsiva	Mephenytoin, Ethosoximid, Carbamazepin, *Diphenylhydantoin*, Primidon, Trimethadion
Antiarrhythmika	*Procainamid*, Chinidin, Practolol
Antihypertensiva	*Dihydralazin*, *Hydralazin*, Chlorthalidon, Methyldopa, Captopril
Psychopharmaka	Chlorpromazin
Antirheumatika	*Phenylbutazon*
Chemotherapeutika	*Isonazid* (INH), p-Aminosalizylsäure, Penizillin, Streptomycin, *Sulfonamide*, Tetrazykline, Griseofulvin
Thyreostatika	Methylthiouracil, Propylthiouracil
Verschiedene	D-Penicillamin, L-Dopa, *Östrogen* (orale Kontrazeptiva), Oxyphenisatin, Methysergid, Tolazamid

Tabelle 2. Überlebensraten beim systemischen Lupus erythematodes (SLE) (modifiziert nach Börsch [3]

Überlebensrate nach			Zahl der Patienten	Autoren
5 Jahren	10 Jahren	15 Jahren		
51%	–	–	$n =$ 99	Merell u. Shulman 1955
69,4%	53,7%	–	$n =$ 299	Kellum u. Haserick 1965
76,9%	59,1%	50%	$n =$ 150	Estes u. Christian 1971
98%	76,7%	–	$n =$ 50	Grigor et al. 1978
88%	79%	74%	$n =$ 650	Wallace et al. 1981
77%	71%	–	$n =$ 1103	Ginzler et al. 1982 (Multicenter-Studie)
82,6%	76,1%	–	$n =$ 42 (Kinder)	Caeiro et al. 1981

Leider können Steroide wegen unerwünschter Nebeneffekte auch zur Morbidität und Mortalität der Krankheit beitragen. Erinnert sei an Steroid-Cushing, Diabetes, Osteoporose, gastrointestinale Ulzera oder Perforationen, Myopathie und vermehrte Infektionsempfänglichkeit. Einige Nebenwirkungen, wie die aseptische Knochennekrose des Hüftkopfes oder eine Steroidpsychose können auch Ausdruck primärer Krankheitsmanifestationen sein [30]. Nieren- und ZNS-Beteiligungen am Krankheitsbild verschlechtern sowieso die Prognose, wobei bei akuten Psychosen zwischen primärer Krankheit und Therapiewirkung oft kaum zu trennen ist.

Therapie des dermalen Lupus erythematodes

Grundsätzlich ist zwischen *allgemeinen*, *topischen* und *systemischen* Maßnahmen zu unterscheiden (Tabelle 3). Den ersteren kommt im Sinne der Rezidivprophylaxe eine besondere Bedeutung zu, wobei die Meidung auslösender Faktoren äußerst genau zu nehmen ist. Bei jedem LE-Patienten sollte die Einnahme bzw. Verschreibung *jedes* Medikamentes gründlich überlegt werden, was auch für orale Kontrazeptiva gilt. Da Östrogene nicht nur den systemischen, sondern gelegentlich auch den dermalen LE induzieren oder verschlimmern können, sollten im Bedarfsfall möglichst Gestagenbetonte Präparate verordnet werden [3].

Die *topische* Therapie der Wahl besteht in konsequenter und ständiger Anwendung von Sonnenschutzmitteln mit hohem Lichtschutzfaktor und von Kortikoidhaltigen Externa [27, 30]. Aber nicht die Verordnung immer stärkerer Steroidpräparate, sondern die diskontinuierlich-intermittierende Anwendung – unter Zwischenschaltung der jeweiligen Basiscreme – ist am wichtigsten. Evtl. kann auch eine Stufentherapie – also Beginn mit einem stärkeren Kortikoid, nach einigen Tagen Übergang auf ein schwächeres Präparat – durchgeführt werden, doch bevorzugen wir die *zirkadiane Tandemtherapie* mit 1–2 Anwendungen in der ersten Tageshälfte und Übergang auf das Kortikoid-freie Externum für abends und nachts.

Bei chronischen, umschriebenen und Therapie-resistenten Herden können auch Kortikosteroid-Pflaster angewendet werden, die gleichzeitig eine lokale Sonnenabdeckung bewirken. Jedoch halten wir eine mehrtägige Okklusion wegen der verstärkten örtlichen Nebenwirkungen für riskant und empfehlen statt dessen eine Intervallbehandlung mit täglichem Wechsel von Steroidokklusion und Steroid-freier Basissalbe. Der von Rowell empfohlen wöchentliche Wechsel des Kortikoidpflasters [30] erscheint uns viel zu lang. Auch ist diese Okklusionstherapie nur an unbehaarten, nicht-intertriginösen und keiner mechanischen Scherbelastung ausgesetzten Hautpartien praktikabel. Auch die intrafokale Injektion von Kortikoid-Kristallsuspensionen (z. B. Triamcinolon-Acetonid 5–10 mg/ml, verteilt auf Dosen von 0,3–0,5 mg pro Einzelherd, grundsätzlich nur mit Tuberkulinspritze und feiner Nadel oberflächlich appliziert) sollte auf scharf umschriebene, chronische oder Therapie-refraktäre Hautherde beschränkt bleiben.

Tabelle 3. Therapie des dermalen Lupus erythematodes

Generell
- Meidung auslösender Faktoren (UV-Licht, Medikamente, Dysstress)
- Möglichst wenig Medikamente
- Regelmäßige klinische und immunserologische Überwachung

Topisch

Lichtschutz (aktiv und passiv)
- Kortikoid-Externa (Intervalltherapie, evtl. intermittierend okklusiv)
- Evtl. Exzision (nur ganz umschriebene Herde)

Systemisch
- Chloroquin (oder Derivate)
- Clofazimin (Lampren) 100 mg/d
- β-Caroten 3×50 mg/d
- Etretinat (Tigason) $2-3 \times 25$ mg/d
- Thalidomid (wegen neurologischer Nebenwirkungen abzuraten)

bei Therapieresistenz:
- Glukokortikoide (Prednisolon 5–15 mg/d)
  oder
- Cyclophosphamid 50–200 mg/d

bei Raynaud-Symptomatik:
- Vasodilatantia (α-Rezeptorenblocker)

Für die *systemische Therapie* des DLE ist *Chloroquin-Diphosphat* (Resochin) nach wie vor das Vorzugsmedikament. Dem klassischen Schema (jeweils 10 Tage 250 mg 3 ×, 2 × und 1 ×, dann möglichst eine Pause) habe ich keine neue Variante anzufügen. Allerdings wird Resochin von manchen Patienten schlecht vertragen, weshalb ein Ausweichen auf Hydroxi-Chloroquin (Quensyl, 400–800 mg/d) hilfreich sein kann. Gerade bei Resochin und anderen Anti-Malaria-Mitteln ist die Gefahr kumulativ-toxischer Nebenwirkungen relativ groß, weshalb eine längere Erhaltungstherapie auf einer möglichst niedrigen Tagesdosis (125–250 mg/d) basieren sollte [30].

Neben den bekannten ophthalmologischen *Nebenwirkungen* (prognostisch harmlose Chloroquinablagerungen in die Cornea, dagegen gefährliche Retinopathie) sind auch Pigmentierungen von Nägeln, Haut und Mundschleimhaut (Gaumen), Haarverfärbungen, toxisch-exfoliative oder lichenoide Dermatitis, Myopathie, extrapyramidale Dyskinesien und andere neuropsychiatrische Störungen zu erwähnen [30]. Jedenfalls empfiehlt es sich, vor jeder Chloroquintherapie die Patienten grundsätzlich ophthalmologisch untersuchen zu lassen und diese Kontrollen alle drei Monate zu wiederholen. Auch sollte man regelmäßig nach Lichtscheu fragen, da dieses subjektive Zeichen am frühesten auf eine ophthalmopathische Chloroquinablagerung hinweist.

Nach Rowell liegt die therapeutische Erfolgsquote mit Chloroquin bei etwa 75%, doch ist bei der Hälfte der Patienten mit einem Rückfall nach Absetzen der Therapie innerhalb von 6 Monaten zu rechnen [30]. Chloroquin scheint ebenso wie Clofazimin (Lampren) mehr morbostatisch als kurativ zu wirken. Am wirksamsten ist die *Kombination mit topischen Steroiden*, da diese häufig eine Dosisreduktion zuläßt und somit eine Chloroquin-Langzeittherapie erleichtert. Über 6 Monate hinaus sollte man aber grundsätzlich, auch bei fehlenden Nebenwirkungen, Resochin bei LE nicht verordnen.

Verschiedentlich wurde mit β-Caroten (3 × 50 mg/d) eine deutliche symptomatische Besserung erzielt [25]. Auch Clofazimine (Lampren), ein weiteres Anti-Malaria-Mittel, kann die Hauterscheinungen des DLE bei etwa 2/3 der Patienten unterdrücken, doch müssen die Patienten schon vorher auf die dabei auftretende orangefarbene Pigmentierung, besonders der belichteten Hautpartien, aufmerksam gemacht werden [22].

Die systemische Anwendung von *Glukokortikoiden* sollte beim DLE, falls indiziert, nur auf niedrige Dosen von 5–15 mg/d Prednisolonäquivalent beschränkt bleiben. Beteiligung des behaarten Kopfes und/oder Arthralgien stellen eine solche Indikation dar, eine weitere ist der Chloroquineinspareffekt. Azathioprin (Imurek) sollte nur den Therapie-resistenten Fällen von DLE vorbehalten sein.

Therapie des systemischen Lupus erythematodes

Auch hier gilt die Trias von generellen, topischen und systemischen Maßnahmen, wobei letztere von vitaler Bedeutung sind. Anti-Malaria-Mittel und nicht-steroidale Antirheumatika (Indometacin, Acetylsalizylsäure) werden als relativ riskant angesehen, *Kortikosteroide* sind eindeutig die Medikamente der 1. Wahl. In aktiven Krankheitsphasen sind Initialdosen von 60–120 mg/d Prednison oder Äquivalent notwendig, die dann schrittweise auf eine unter der Cushing-Schwelle liegende Erhaltungsdosis reduziert werden. Bei leichteren Manifestationen genügen zunächst oft 20–40 mg Prednison tgl. [3]. Bei kompletter klinischer Remission darf auch ein völliges Absetzen der Steroide gewagt werden, doch ist eine sorgfältige klinische und laborchemische Verlaufskontrolle die Bedingung. Bei schwersten zentralnervösen oder hämatologischen Manifestationen (Enzephalitis, hochgradige Anämie oder Thrombozytopenie, Gefahr des akuten Nierenversagens) kann eine intravenöse Prednisonstoßtherapie (tgl. 1 g Prednison oder Äquivalent über 3 Tage) lebensrettend sein. Nach internistischer Erfahrung zeigt aber die Mehrzahl der SLE-Patienten keinen fulminanten Krankheitsverlauf und profitiert dann nicht von einer hochdosierten und prolongierten Steroidtherapie [1, 3, 9].

Der therapeutische Wert der *Immunsuppressiva* beim SLE wird unterschiedlich beurteilt [9, 14, 16, 29, 36]. Einige Autoren haben in kontrollierten und teilweise auch randomisierten Studien mit Azathioprin (1–2,5 mg/kg/d) günstige Ergebnisse in Verbindung mit systemischen Steroiden erzielt [4, 14, 38], wobei der Steroid-sparende Effekt und die geringe Toxizität des Azathioprin zusätzlich zu Buche schlagen. Jedoch eignet sich Azathioprin nicht zur Behandlung akuter Exazerbationen des SLE, da seine Wirkung erst nach 3–6 Wochen eintritt. Das meiste leisten die Immunsuppressiva anscheinend zusammen mit Steroiden, wobei eine mehr als zweimonatige Kombinationstherapie erforderlich ist [34]. Auch die Kombination Azathioprin/Heparin s.c. hat statistisch günstig abgeschnitten [4]. Cyclophosphamid hat in kontrollierten prospektiven Therapiestudien eher enttäuscht, jedenfalls keine sicheren Vorteile gegenüber Azathioprin erbracht [9]. In einer gekreuzten Doppelblindstudie bei diffuser Lupusnephritis (der häufigsten Indikation) zeigte die Dreierkombination von Prednison, niedrig dosiertem Azathioprin und Cyclophosphamid gegenüber Prednison und

Tabelle 4. Therapie des systemischen Lupus erythematodes

Generell und topisch

- Wie integumentaler LE
- Bettruhe

Systemisch

- Kortikoide (Prednison 60–120 mg/d, Erhaltungsdosis 15 mg/d bis Remission)
- Chloroquin (Derivate) (3–1 × 250 mg/d), möglichst Intervalltherapie) Augenkontrolle
- Immunsuppressiva: Azathioprin, Cyclophosphamid, Chlorambucil
- Testosteron (?)
- Antibiotika (bei infektiösen Komplikationen)
- Diaminodiphenylsulfon (bei urtikariellen Manifestationen)
- Symptomatische Organtherapie (Nieren, Herz, Lunge, ZNS etc.)

Azathioprin keinen Vorteil [13]. Auch Chlorambucil (10 mg/d → 2–5 mg/d) wurde bei Lupusnephritis empfohlen, wobei die Kombination mit Prednison sich erfolgreicher als die genannte Dreierkombination erwies [31].

Die anfänglich in Levamisol als Immunmodulans gesetzten Hoffnungen haben sich nicht erfüllt, so daß diese Therapie gegenwärtig beim SLE kaum empfohlen wird. Inwieweit die von der Arbeitsgruppe um Bauer und Orfanos [2a] begründete immunmodulatorische Therapie mit aromatischem Retinoid (Tigason) der Nachprüfung standhält, bleibt abzuwarten.

In Einzelfällen sind mittels Plasmapherese besonders bei akuten Exazerbationen dramatische Besserungen erzielt worden [3, 30], doch stehen kontrollierte klinische Studien über die Langzeitwirkung m. W. noch aus.

Das gleiche gilt für den hypothetisch vermuteten Therapieeffekt von Testosteron beim SLE, nachdem die Arbeitsgruppe um Lahita (Rockefeller University, New York) erst kürzlich auf der Jahrestagung 1983 der American Rheumatism Association in San Antonio/Texas über einen Defekt in Testosteronmetabolismus bei SLE-Patienten berichtet hat [21]. Experimentell konnte gezeigt werden, daß erkrankte Frauen Testosteron ungewöhnlich schnell zu Substanzen metabolisieren, aus denen Östrogene aufgebaut werden können, so daß die Blutspiegel an Östrogen erhöht und an Testosteron abnorm niedrig sind. Falls die Hypothese zutrifft, daß Testosteron auf das Immunsystem stabilisierend wirkt, wäre es denkbar, daß ein Mangel an Testosteron bei manchen Frauen der Entwicklung eines SLE Vorschub leistet. Die therapeutische Konsequenz (Testosteron oder antiöstrogene Substanzen) befindet sich aber noch im präklinischen Erprobungsstadium.

Bei den oft Steroid-assoziierten bakteriellen Infektionen ist frühzeitige und massive Antibiotikatherapie indiziert. Im übrigen bedürfen die verschiedenen, oft wechselnden Organmanifestationen des SLE einer sehr gezielten symptomatischen Therapie, besonders im Hinblick auf die renalen Komplikationen. Dies ist einer der Gründe, warum Patienten mit SLE heute häufig in Medizinischen Kliniken behandelt werden, auch *vor* Stellung der Diagnose.

Eine Schwangerschaft wird heute nicht mehr als Indikation zur therapeutischen Interruptio angesehen. Beim SLE kommt es nur bei etwa jeder 6. Patientin zur – meist renalen – Verschlechterung [16], bei jeder 3. zur Besserung, und bei den übrigen zu keiner wesentlichen Beeinflussung des Krankheitsbildes und Verlaufs [12, 30]. Die Fertilität ist bei beiden Geschlechtern ungestört, allerdings besteht eine höhere perinatale Kindesmortalität mit einem höheren Risiko für Frühgeburten [12]. Auch sollten Salizylate bei graviden SLE-Patientinnen wegen der Gefahr perinataler kindlicher Komplikationen möglichst vermieden werden [12]. In der Schwangerschaft ist körperliche und psychische Belastung möglichst zu vermeiden, und während der Geburts- und Nachgeburtsphase kann auch beim DLE eine niedrig dosierte Prednisolontherapie – beim SLE eine temporäre Erhöhung der Dosis – angezeigt sein.

Thalidomid, eine enttäuschte Hoffnung

Sie werden sich gewundert haben, daß ich auf die in den letzten Jahren wiederholt propagierte Thalidomidbehandlung bisher nicht eingegangen bin. In der Tat sind mit Thalidomid, das durch die sehr erfolgreiche Behandlung der fieberhaften lepromatösen Leprareaktion eine ungeahnte Renaissance erlebt hat [35], auch beim DLE erstaunliche Therapieerfolge in Größenordnungen wie Chloroquin erzielt worden [2, 19, 20, 32]. So wurde erst kürzlich aus Münster über 60 Fälle mit chronischem DLE berichtet, wobei alleinige Thalidomidtherapie bei 90% eine völlige Rückbildung oder deutliche Besserung bewirkte, bei 71% allerdings nach Absetzen des Medikamentes von Rückfällen gefolgt, die auf erneutes Thalidomid wiederum gut ansprachen. Initial wurden Tagesdosen von 400 mg, dann monatliche Reduzierungen bis zu Erhaltungsdosen von 50–100 mg über 3–5 Monate oder länger verordnet [20].

Das Hauptproblem sind die *Nebenwirkungen*, die sich in einem Viertel der Fälle in leichter bis mittelschwerer Polyneuritis als Ausdruck einer kumulativen Toxizität äußerten. Inzwischen auch aus der Münsteraner Nervenklinik publizierte Ergebnisse der klinischen und elektrophysiologischen Untersuchung von 26 Patienten mit DLE unter Thalidomidtherapie stützen die Annahme einer vorwiegend sensiblen, distal betonten Polyneuropathie, wobei sich allerdings keine eindeutige Korrelation zwischen der Thalidomiddosis und der Häufigkeit und Ausprägung der Neuropathien erkennen ließ [22]. Nun haben die Münsteraner Neurologen die Herstellerfirma darüber unterrichtet, daß nach ihren Beobachtungen die polyneuritischen Veränderungen kaum oder so langsam reversibel sind, daß auch ein halbes Jahr nach dem Absetzen des Thalidomid noch die Symptome nachweisbar sind.

Dies hat die Fa. Grünenthal Anfang Juli d. J. dazu bewogen, die seit 15 Monaten an verschiedenen Hautkliniken laufende klinische Prüfung von Thalidomid bei Lupus erythematodes und Prurigo nodularis Hyde vorzeitig zu beenden. Eigenartigerweise sind entsprechende Nebenwirkungen bei lepromatösen Leprareaktionen bisher nicht bekannt geworden, was aber auch eine Frage der Dosierung oder der Schwere bereits bestehender lepröser Nervenausfälle sein kann.

Schlußbetrachtung

Gibt es also wirkliche Fortschritte in der Therapie des Lupus erythematodes? Ich glaube, daß diese Frage nur sehr differenziert zu beantworten ist. Wie schon eingangs ausgeführt, hat besonders beim SLE die systemische Kortikoidbehandlung, seit 15 Jahren mit Immunsuppressiva kombiniert, und die Verbesserung der klinischen und immunserologischen Diagnostik und Verlaufskontrolle die düstere Prognose des SLE sehr aufgehellt. In den letzten Jahren scheint sich aber der prognostische Aufwärtstrend nicht mehr fortzusetzen, der Anteil der tödlich endenden Spätfälle an SLE ist nicht mehr kleiner geworden [14, 29]. Ob die Erkrankungshäufigkeit an DLE und SLE – bedingt durch hohen Arzneimittelverbrauch und andere Provokationsfaktoren – noch zugenommen hat, ist schwer zu beantworten, da dank besserer und breiter gestreuter Früherfassung heute weit mehr mildere Verlaufsformen als früher diagnostiziert werden. Eine Rückläufigkeit der Inzidenz liegt jedenfalls nicht vor, so daß man diesbezüglich leider von keinem therapeutischen Fortschritt sprechen kann.

Die Palette der therapeutischen Möglichkeiten ist größer geworden, aber um den Preis von Nebenwirkungen, die im Falle des Thalidomid schwer genug sind, um die Herstellerfirma zur Einstellung weiterer klinischer Prüfungen bei DLE (und Prurigo nodularis Hyde) zu veranlassen. Auch die Plasmapherese bringt nur bei foudroyanten Exazerbationen temporäre Besserungen und greift ebenso wie andere Therapieverfahren nur symptomatisch-morbostatisch ein.

Als ich dieses Vortragsthema annahm, ahnte ich die Problematik der darin enthaltenen Fortschrittsverheißung. Die verantwortungsbewußte Entscheidung des Thalidomidherstellers macht unser *Dilemma* deutlich, daß größere Wirksamkeit diffiziler Medikamente meist auch größere Nebenwirksamkeit impliziert. Wenn ich gleichwohl auch einen echten Fortschritt in der Therapie des Lupus erythematodes konstatiere, dann vor allem in der Zunahme an diagnostischer und therapeutischer Erfahrung, in der wirksameren Bekämpfung von lebensbedrohlichen Organmanifestationen, und im präziseren Einsatz von Medikamenten, wie sorgfältige und umfangreiche prospektive Verlaufsstudien belegen. Auch die verantwortungsvolle Sorgfalt großer pharmazeutischer Firmen bei klinischen Arzneiprüfungen, am Beispiel des Thalidomid überzeugend demonstriert, ist ein Fortschritt, stärkt sie doch unsere ärztliche Aufmerksamkeit für Nebenwirkungen und schützt somit unsere Patienten mehr als früher davor. Auch die in den letzten Jahren gefestigte Erkenntnis über die Vermeidbarkeit der Schwangerschaftsunterbrechung aus medizinischer Indikation beim SLE sehe ich als echten Fortschritt an.

Als Dermatologen müssen wir uns allerdings über eines im klaren sein: Beim systemischen Lupus erythematodes ist die Mehrzahl der Fortschritte außerhalb unseres Faches erzielt worden, da inzwischen auch Internisten, Immunologen, Rheumatologen und Organspezialisten anderer Gebiete die Krankheit in ihrer Vielfalt und

Wechselhaftigkeit erkennen. Ich vermute, daß heute Patienten mit SLE eher in einer dermatologischen Praxis als in einer Hautklinik auftauchen. Wir bekommen sie nicht selten konsiliarisch in anderen Kliniken, aber kaum noch primär bei uns zu sehen. Wenn die Dermatologie den Anschluß an die weitere immundiagnostische und therapeutische Entwicklung beim LE nicht an andere Fachgebiete verlieren will, sollten die praktizierenden Dermatologen dazu bereit sein, *bei Verdachtsfällen oder grundsätzlich bei der Überwachung von LE-Patienten* mit Hautkliniken zu kooperieren, die zur Durchführung der labortechnisch aufwendigen und schwierigen immunologischen Kontrolluntersuchungen imstande sind. Auch die Intensivierung einer solchen Zusammenarbeit zwischen frei praktizierenden und klinisch tätigen Dermatologen wäre ein echter Fortschritt.

Zusammenfassung

Seit Einführung der systemischen Kortikoidtherapie, ergänzt durch Immunsuppressiva, hat sich die vitale Kurz- und Langzeitprognose des systemischen Lupus erythematodes (SLE) erheblich gebessert, was aber auch mit Fortschritten in der Frühdiagnose, mit der Erfassung auch milderer Verlaufsformen, und der wirksameren Bekämpfung lebensbedrohlicher Organmanifestationen zusammenhängt. Beim DLE ist Chloroquin, intermittierend und unter Kontrolle der Nebenwirkungen angewandt, immer noch das Medikament der Wahl, in Verbindung mit sorgsamsten Lichtschutz. Auch mit Clofazimin (Lampren) sowie β-Caroten lassen sich Erfolge beim DLE erzielen, desgleichen mit Thalidomid, das neuerdings aber wegen häufiger polyneuritischer Nebenwirkungen beim DLE als kontraindiziert gilt. Topische Kortikosteroide sollten nur intermittierend angewandt werden. Aufgrund der verbesserten therapeutischen Möglichkeiten stellt eine Gravidität heute meist keine medizinische Indikation zur Interruptio mehr dar. Grundsätzlich bedarf beim SLE jede Medikation einer strengen Indikation (cave: medikamentöse Provokation). Weitere prognostische Verbesserungen beim LE dürften auch von der Sorgfalt der ärztlichen Langzeitüberwachung von SLE-Patienten abhängen, da sich deren Schicksal meist an irreversiblen Organkomplikationen oder foudroyanten Exacerbationen entscheidet.

Literatur

1. Albert DA, Hadler NM, Ropes MW (1979) Does corticosteroid therapy affect the survival of patients with systemic lupus erythematodes? Arthritis Rheum 22:945–953
2. Barba-Rubio BJ, Gonzales-Franco F (1975) Lupus erithematojo discoide y talidomina. Derm Rev Mex 19:131
2a. Bauer R (1983) LE-Syndrom: Moderne Aspekte systemischer Therapie. Vortrag bei der Tagung Nordwestdeutscher Dermatologen vom 18.–20.3.1983 in Göttingen
3. Börsch G, Neumann R, Ricken D (1983) Therapie des systemischen Lupus erythematodes. Dtsch Med Wochenschr 108:792–794
4. Cade R, Spooner G, Schlein E et al (1973) Comparison of azathioprine, prednisone and heparin alone or combined in treating lupus nephritis. Nephron 10:37–56
5. Caeiro F, Michielson FMC, Bernstein R, Hughes GRV, Ansell MB (1981) Systemic lupus erythematosus in childhood. Ann Rheum Dis 40:325
6. Cameron JS (1979) Lupus nephritis. Eur J Rheumatol Inflamm 3:100–111
7. Canoso JJ, Cohen AS (1979) A review of the use, evaluations and criticisms of the preliminary criteria for the classification of systemic lupus erythematosus. Arthritis Rheum 22:917–921
8. Cohen AS (1971) Preliminary criteria for the classification of systemic lupus erythematosus. Bull Rheum Dis 21:643–648
9. Decker JL (1982) The management of systemic lupus erythematosus. Arthritis Rheum 25:891
10. Dubois EL (1976) (ed) Lupus erythematosus, 2nd edn (revised). University of California Press

11. Estes D, Christian CL (1971) The natural history of systemic lupus erythematosus by prospective analysis. Medicine (Baltimore) 50:85
12. Fine LG, Barnett EV, Danovitch GM, Nissenson AR, Conolly ME, Lieb SM, Barrett CT (1981) Systemic lupus erythematosus in pregnancy. UCLA Conference. Ann Intern Med 94:667
13. Ginzler E (1976) Prednisone and azathioprine compared to prednisone plus low-dose azathioprine and cyclophosphamide in the treatment of diffuse lupus nephritis. Arthritis Rheum 19:693–699
14. Ginzler EM, Diamond HS, Weiner M, Schlesinger M, Fries JF, Wasner C, Medsger jr TA, Ziegler G, Klippel JH, Hadler NM, Albert DA, Hess EV, Spencer-Green G, Grayzel A, Worth D, Hahn BH, Barnett EV (1982) A multicenter study of outcome in systemic lupus erythematosus. Arthritis Rheum 25:601–611
15. Grigor R, Edmonds J, Lewkonia R, Bresnihan B, Hughes GRV (1978) Systemic lupus erythematosus. Ann Rheum Dis 37:121
16. Hughes GRV (1979) Systemic lupus erythematosus: treatment and prognosis. Br Med J 27:1019–1022
17. Kaplan D (1980) Regimes for treatment of lupus nephritis. Ann Intern Med 92:437–438
18. Kellum RE, Haserick JR (1964) Systemic lupus erythematosus. Arch Intern Med 113:200
19. Knop J, Happle R, Bonsmann G, Vakilzadeh F, Macher E (1981) Treatment of chronic discoid lupus erythematosis with thalidomide. Arch Dermatol Res 271:165–170
20. Knop J, Bonsmann G, Happle R, Ludolph A, Matz DR, Mifsud EJ, Macher E (1983) Thalidomide in the treatment of sixty cases of chronic discoid lupus erythematosus. Br J Dermatol 108:461–466
21. Lahita RG (1983) 47. Wissenschaftliche Jahrestagung der American Rheumatism Association, San Antonio/Texas, 1.–4. Juni 1983
22. Ludolph A, Matz DR (1982) Elektrophysiologische Veränderungen bei Thalidomid-Neuropathie unter Behandlung des Lupus erythematodes discoides. EEG-EMG 13:167–170
23. Matthews CNA, Saihan EM, Warin RP (1978) Urticaria-like lesions associated with systemic lupus erythematosus: response to dapsone. Br J Dermatol 99:455–457
24. Merrell M, Shulman LE (1955) Determination of prognosis in chronic disease, illustrated by systemic lupus erythematosus. J Chronic Dis 1:12
25. Newbold PCH (1976) Beta-carotene in the treatment of discoid lupus erythematosus. Br J Dermatol 95:100–101
26. Reinertsen JL (1979) Immunogenetic aspects. In: Decker JL (ed) Systemic lupus erythematosus: evolving concepts. Ann Intern Med 91:587–604
27. Reymann F (1974) Treatment of discoid lupus erythematosus with betametasone-valerate cream 1%. Dermatologica 149:65–68
28. Ropes MW (1976) Systemic lupus erythematosus. Cambridge, Harvard University Press
29. Rosner S, Ginzler EM, Diamond HS, Weiner M, Schlesinger M, Fries JF, Wasner C, Medsger jr TA, Ziegler G, Klippel JH, Hadler NM, Albert DA, Hess EV, Spencer-Green G, Grayzel A, Worth D, Hahn BH, Barnett EV (1982) A multicenter study of outcome in systemic lupus erythematosus. Arthritis Rheum 25:612
30. Rowell NR (1979) Lupus erythematosus, scleroderma and dermatomyositis. In: Rook A, Wilkinson DS, Eblin FJG (eds) Textbook of dermatology, 3rd edn Blackwell Scientific Publications, Oxford London Edinburgh Melbourne, p 1151ff
31. Sabbour MS, Osman LM (1979) Comparison of chlorambucil, azathioprine or cyclophosphamide combined with corticosteroids in the treatment of lupus nephritis. Br J Dermatol 100:113–125
32. Samsoen M, Grosshans E, Basset A (1980) La thalidomide dans le traitement du lupus érythemateux chronique (LEC). Ann Dermatol Venereol 107:515
33. Schiödt M (1978) Local excision in the treatment of oral discoid lupus erythematosus. Acta Derm Venerol (Stockh) 58:274–276
34. Schubert JCF (1973) Der Lupus erythematodes visceralis. Diagnose, Klinik und Therapie. Dtsch Ärztebl 2:69–75
35. Sheskin J (1975) Therapeutische Erfahrungen über den Einfluß des Thalidomids bei der Lepra-Reaktion. Hautarzt 26:1–5
36. Steinberg AC, Decker JL (1974) A double-blind controlled trial comparing cyclophosphamide, azathioprine and placebo in the treatment of lupus glomerulonephritis. Arthritis Rheum 17:923–937

37. Steinberg AD (1979) Studies of immune regulation. In: Decker JL: Systemic lupus erythematosus: evolving concepts. Ann Intern Med 91:587–604
38. Sztejnbok M (1971) Azathioprine in the treatment of systemic lupus erythematosus. A controlled study. Arthritis Rheum 14:639–645
39. Tan EM, Cohen AS, Fries JF, Masi AT, McShane DJ, Rothfield NF, Green Schaller J, Talal N, Winchester RJ (1982) The 1982 revised criteria for the classification of systemic lupus erythematosus. Arthritis Rheum 25:1271
40. Wallace DJ, Podell T, Weiner J, Klingenberg JR, Forouzesh S, Dubois EL (1981) Systemic lupus erythematosus – survival patterns. J Am Med Ass 245:934
41. Ruzicka T, Goerz G (1981) Dapsone in the treatment of lupus erythematosus. Br J Dermatol 104:53

Günter Goerz, Gerhard Hammer und Günther Wirth

Therapie der progressiven Sklerodermie

Die Ätiologie und Pathogenese der progressiven Sklerodermie sind unbekannt, somit kann jede Therapie nur symptomatisch und nicht kausal sein. Es werden zahlreiche pathogenetische Faktoren wie immunologische Störungen, Störungen im Stoffwechsel (Kollagen, Kalzium, Tryptophan), vasogene Störungen (Endothel, Thrombozyten, Vasokonstriktoren) diskutiert, die durch entsprechende Pharmaka beeinflußt werden sollen. Ebenso schwierig jedoch ist auch die Beurteilung eines Therapieeffektes bei der progressiven Sklerodermie, da es fast keine objektiv meßbaren Parameter gibt und weil außerdem die Krankheit sehr unterschiedliche, sich über Jahrzehnte erstreckende Verläufe nehmen kann. Somit muß zunächst die Ausdehnung oder Form der progressiven Sklerodermie festgelegt werden, damit ein Therapieerfolg an vergleichbaren Fällen beurteilt werden kann. Es gibt zahlreiche Einteilungsversuche für die progressive Sklerodermie [6, 13], wobei am „Anfang" das CREST-Syndrom und am „Ende" die maligne diffuse Sklerodermie steht. Die Amerikanische Rheumatismus Assoziation (ARA) hat versucht, durch Herausarbeitung von „Minor-" und „Major-Kriterien" für die progressive Sklerodermie eine Objektivierung der Diagnose zu ermöglichen. Eine Arbeitsgruppe „progressive Sklerodermie" der Arbeitsgemeinschaft Dermatologische Forschung (ADF), die im wesentlichen von 5 Universitätskliniken der BRD getragen wird, hat in Anlehnung an Barnett bzw. Fiessinger u. Houet [4] folgende Einteilung vorgeschlagen: Typ I = Akrosklerose mit Befall distal vom Handgelenk, Typ II = Sklerose über das Handgelenk hinausgehend, Typ III = diffuse (maligne) Sklerodermie, die am Stamm beginnt. Eine Unterteilung in Typ a = entzündliche Form und Typ b = nicht-entzündliche Form erscheint besonders für Typ II wichtig, da sich hierdurch vielleicht Formen von CREST-Syndrom und progressiver Sklerodermie trennen lassen.

Eine nicht zu überschauende Zahl an Medikamenten sind bisher mit mehr oder weniger nachweisbarem Erfolg eingesetzt worden, die ohne Anspruch auf Vollständigkeit in Tabelle 1 zusammengestellt sind.

Wenn man alle die bisher aufgezeigten Schwierigkeiten berücksichtigt: Vergleichbarkeit von Form, Schwere und Verlauf der Erkrankung sowie Verwendung objektiver Parameter für die Haut und innere Organe, so verbleiben nurmehr wenige Therapiestudien, die wirklich ernst zu nehmen sind.

Die Arbeitsgruppe um Rodnan (Steen et al. [15]) hat im vergangenen Jahr eine entsprechende Untersuchung vorgelegt. Aus dem Krankengut von 10 Jahren (1972–1981) von 530 Patienten mit progressiver Sklerodermie konnten unter Verwendung entsprechend strenger Kriterien schließlich 118 Patienten beurteilt werden. Es schieden alle Patienten mit CREST- oder Overlap-Syndrom aus, alle Patienten, die länger als 3 Jahre erkrankt waren, oder die nach weniger als 6 Monaten nach Therapiebeginn verstorben waren. Die Verumgruppe wurde mit D-Penicillamin in einer

Tabelle 1. Medikamentöse Therapie der Progressiven Sklerodermie

Antiphlogistika
Zyklooxygenasehemmer, Glukokortikoide
Zytostatika
Imurek, Zyklophosphamid, Chlorambucil
Vasoaktive Substanzen
Griseofulvin (?), Trental (?), Aggregationshemmer, Prostazyklin, Converting-Enzyme-Hemmer, Serotonin-Rezeptorblocker, Calcium-channel-Blocker oder Macrodexinfusionen
Metabolisch aktive Substanzen
Calcitonin, EDTA-Infusionen, Gestagene, Cyclofenil, Relaxin, Hyaluronidase, Superoxiddismutase oder Penicillamin
Sonstige
Aldactone, Penizillin, Vitamin E

Dosis zwischen 500–1 500 mg pro Tag behandelt. D-Penicillamin wurde bereits 1966 von Harris und Sjoerdsma [5] in die Therapie der progressiven Sklerodermie eingeführt. D-Penicillamin wirkt als Chelatbildner mit Kationen auf kupferabhängige Enzyme der Kollagenbiosynthese (z. B. Lysinoxidase), auf Lysinaldehyde und vermindert somit die intra- und interzelluläre Vernetzung des Kollagenmoleküls, wodurch dieses besser abgebaut werden kann [9, 15, 17]. Außerdem hat es sicher eine immunsuppressive Wirkung [14], was aufgrund der Interaktion mit zweiwertigen Kationen oder SH-Gruppen gut vorstellbar ist. Die Ergebnisse dieser Studie lassen sich wie folgt zusammenfassen: Die Hautsymptome zeigen eine geringe Besserung, die Veränderungen an den inneren Organen entwickeln sich weniger progredient (jedoch kaum signifikant), aber und das erscheint sehr wichtig, die kumulative Überlebenszeit nach 5 Jahren beträgt bei der D-Penicillamin behandelten Gruppe 88% und bei der Kontrollgruppe 66%. Natürlich läßt sich aus diesen Befunden noch nicht ableiten, daß Penicillamin das Mittel der Wahl bei der Behandlung der progressiven Sklerodermie ist. Es besteht jedoch die Hoffnung, daß weitere geplante Studien zeigen werden, ob in der Zukunft D-Penicillamin „ein Basistherapeutikum" zur Behandlung der progressiven Sklerodermie sein kann. Allerdings muß in diesem Zusammenhang berücksichtigt werden, daß D-Penicillamin mit erheblichen unerwünschten Wirkungen an der Haut und den Schleimhäuten einhergehen kann; aber auch D-Penicillamin induzierte Veränderungen an inneren Organen (besonders Glomerulonephritiden) stellen schwere, lebensbedrohliche Komplikationen dieser Therapie dar.

Gibt es neue Pharmaka zur Behandlung der progressiven Sklerodermie? Sicher wirkende Substanzen, die als Mittel der Wahl empfohlen werden könnten, gibt es nicht. Das *Antiöstrogen Cyclofenil* scheint einen Effekt zu haben [11] und es wird z. Zt. in einer Doppelblindstudie in Großbritannien und Skandinavien untersucht.

Der Arachidonsäuremetabolit Prostaglandin D_2: Prostazyklin oder Epoprostenol zeichnet sich durch eine Hemmung der Thrombozytenaggregation und eine Vasodilatation aus. Die intravenöse Applikation von Prostazyklin (Epoprostenol) führte bei der Behandlung des Raynaud-Symptoms, der Sklerodermie und bei arteriellen Durchblutungsstörungen zu bemerkenswerten Therapieerfolgen [2, 3, 12].

In diesem Zusammenhang besonders interessant ist das *Ketanserin*, ein *5-Hydroxytryptamin* (= *Serotonin*) Rezeptorenblocker. Diese Substanz, die relativ frei von unerwünschten Wirkungen ist, zeigt in ersten offenen Studien einen Effekt beim Raynaud-Symptom bzw. bei der progressiven Sklerodermie. Es läuft z. Zt. eine randomisierte Doppelblindstudie mit dieser Substanz, die uns in nächster Zeit vielleicht

Tabelle 2. Medikamentöse Behandlung des Raynaud-Phänomens

1. Zentrale und periphere Katecholaminentspeicherung:
   Reserpin
2. „Calcium channel blocking agents":
   Verapamil, Diltiazem
   Perhexidin
   Nifedipin (Adalat)
   Indapamid (Natrilix)
3. 5-Hydroxytryptamin-Rezeptorenblocker:
   Ketanserin
4. Thrombozytenaggregationshemmer:
   Epoprostenol (Prostazyklin, PGI_2)
5. Angiotensin-Converting-enzyme-Hemmer:
   Captopril
6. Andere und ungeklärte Mechanismen der peripheren Vasodilatation:
   Nitroglycerin (auch lokal)
   Indopamid, Epoprostenol
   Prazosin (Minipress)
   Griseofulvin

darüber Auskunft gibt, wie effektiv Ketanserin bei der Behandlung der progressiven Sklerodermie ist.

In Anlehnung an die ARA-Kriterien für die progressive Sklerodermie [13] muß betont werden, daß die Raynaud-Symptomatik ein führendes, häufiges und vielleicht am ehesten therapeutisch erfaßbares Symptom der progressiven Sklerodermie ist. Zur Behandlung des Raynaud-Symptoms sind zahlreiche Medikamente empfohlen worden, die nach pathogenetischem Wirkungsprinzip in Tabelle 2 geordnet sind.

Die Hoffnungen, die in diesem Zusammenhang auf das Reserpin gesetzt wurden, haben sich nicht bestätigt [10].

Die „Calcium-channel-Hemmer" führen im Rahmen der Depolarisation am Herzmuskel bzw. der Muskelzelle der Gefäße zu einer Erschlaffung, so daß sich ein Spasmus des Gefäßes lösen kann, was einen entsprechend positiven Effekt bei der Raynaud-Symptomatik oder der Sklerodermie haben könnte [1, 7, 8, 16]. Die chemisch außerordentlich verschiedenen Substanzen weisen wahrscheinlich auch eine unterschiedliche Aktivität am Gefäßsystem auf. Nifedipin (Adalat) scheint in diesem Zusammenhang am effektivsten zu sein.

Auf die Bedeutung des 5-HT_2 (oder Serotonin-Rezeptor)-Hemmer Ketanserin wurde bereits eingegangen. Besonders interessant erscheint weiterhin eine Substanz, das Captopril, ein Hemmer des sog. Angiotensin-Converting-Enzyme. Dieses Enzym wandelt das vasogen inaktive Angiotensin I in das aktive Angiotensin II, aktiviert und inaktiviert andere Kinine und greift so in die Gerinnung, das Kininsystem und die Komplementkaskade ein. Leider ist auch diese Substanz von zahlreichen unerwünschten Wirkungen begleitet. Weitere Substanzen mit z. T. nicht geklärten Angriffspunkten auf das Gefäßsystem sind Nitroglycerin (oral oder sublingual angewendet) oder Indapamid (Natrilix), die aber nach einigen Erfahrungen nicht den gewünschten therapeutischen Effekt hatten.

Zusammenfassung

Nur eine genaue Klassifizierung jedes Sklerodermiepatienten und eine genaue Überwachung der Therapie wird uns zeigen, ob ein Medikament effektiv ist oder nicht. Dies ist sicher nur in Form multizentrischer (Doppelblind-)Studien möglich, weil sonst jeweils die Fallzahl zu klein sein wird. Wir hoffen, daß eine solche Zusammenarbeit möglich wird, damit ein Mitarbeiter in einigen Jahren auch einmal über die Therapie der progressiven Sklerodermie unter der Überschrift „Fortschritte in der Dermatologie“ referieren kann.

Literatur

1. Antman EM, Stone PH, Muller JE, Braunwald E (1980) Calcium channel blocking agents in the treatment of cardiovascular disorders. Part I: Basic and clinical electrophysiologic effects. Ann Intern Med 93:875–885
2. Belch JJF, Newman P, Drury JK, McKenzie F, Capell H, Leiberman P, Forbes CD, Prentice CRM (1983) Intermittent epoprostenol (prostacyclin) infusion in patients with Raynaud's syndrome. Lancet 1:313–315
3. Belch JJF, Newman P, Drury JK, McKenzie F, Capell H, Leiberman P, Forbes CD, Prentice CRM (1983) Epoprostenol (prostacyclin) and severe arterial disease. Lancet 1:315–317
4. Fiessinger J-N, Housset E (1975) Sclérodermies – nosologie et classification. Rev Pract 25:1925–1931
5. Harris ED, Sjoerdsma A (1966) Effect of penicillamine on human collagen and possible application to treatment of scleroderma. Lancet 2:996–999
6. Jablonska S (1975) Scleroderma and pseudoscleroderma. Polish Medical Publisher, Warsaw
7. Kahan A, Weber S, Amor B, Saporta L, Hodara M (1981) Nifedipine and Raynaud's phenomenon. Ann Intern Med 94:546
8. Kinney EL, Nicholas GG, Gallo J, Pontoriero C, Zelis R (1982) The treatment of severe Raynaud's phenomenon with verapamil. J Clin Pharmacol 22:74–76
9. Le Roy EC (1982) Pathogenesis of scleroderma (systemic sclerosis). J Invest Dermatol 79 [Suppl] 1:87s–89s
10. McFadyen IJ, Housley E, Stewart AI (1973) Intraarterial reserpine administration in Raynaud syndrome. Arch Intern Med 132:526–528
11. Mensing H, Meigel W (1981) Cyclofeniltherapie der progressiven Sklerodermie. Hautarzt [Suppl V] 32:425–427
12. Ritter JM, Barrow SE, Blair IA, Dollery CT (1983) Release of prostacyclin in vivo and its role in man. Lancet 1:317–319
13. Subcommittes for scleroderma criteria of the american rheumatism association diagnostic and therapeutic commitee (1980) Preliminary criteria for the classification of systemic sclerosis (scleroderma). Arthritis Rheum 23:581–590
14. Schumacher K (1975) Grundlagen der immunsuppressiven Wirkung von D-Penicillamin. Internist 16:450–465
15. Steen VD, Medsger TA, Rodnan GP (1982) D-Penicillamine therapy in progressive sclerosis (scleroderma). A retrospective study. Ann Intern Med 97:652–659
16. Stone PH, Antman EM, Muller JE, Braunwald E (1980) Calcium channel blocking agents in the treatment of cardiovascular disorders. Part II: Hemodynamic effects of clinical applications. Ann Intern Med 93:886–904
17. Uito J, Tan EML, Ryhänen L (1982) Inhibition of collagen accumulation in fibrotic processes. J Invest Dermatol [Suppl] 79:113s–120s

Nävi und maligne Melanome

Birger Konz

Kongenitale Nävuszellnävi

Alle Nävuszellnävi, die bei der Geburt vorhanden sind, werden als kongenitale Nävi bezeichnet. Alle diejenigen, die in den ersten Lebenstagen, Wochen oder gar Monaten erscheinen, gelten definitionsgemäß als erworbene Nävi [1, 3, 6, 23, 26]. Meistens handelt es sich um einzelne Läsionen, die eine Pigmentierung aufweisen, in der Größe sehr variieren können, gelegentlich behaart sind und eine papillomatöse Oberfläche aufweisen. Kongenitale Nävuszellnävi finden sich bei ca. 1% der Neugeborenen. Die meisten sind größer als 1,5 cm im Durchmesser. Eine Geschlechtsbevorzugung ist nicht gegeben, jedoch findet sich oft eine familiäre Häufigkeit. Kongenitale Nävuszellnävi werden während der Embryonalzeit angelegt. Dies läßt sich mit Sicherheit aus der Entstehung der Nävi im Lidbereich ableiten. Die Lider werden in der 4. bis 5. Woche der Embryonalzeit angelegt, zwischen der 8. und 9. Woche beginnt zunächst eine querverlaufende Furchung und im Anschluß daran, die Trennung beider Lider. Diese ist bis zur 28. Schwangerschaftswoche abgeschlossen, so daß Nävi in dieser Region spätestens zu diesem Zeitpunkt vorhanden sein müssen [25].

Die heutige Kontroverse in der Behandlung kongenitaler Nävuszellnävi kann mit folgenden Fragen umrissen werden:

1. Sind kongenitale Nävi Melanomvorläufer?
2. Gibt es klinische bzw. histologische Kriterien für eine mögliche Entartung?
3. Sollten alle kongenitalen Nävi entfernt werden?
4. Wenn ja, wann und wenn nein, welche sind zu entfernen?

Für das Risiko der Melanomentstehung innerhalb kongenitaler Nävi ist sicher die Größe ein entscheidender Faktor [4, 13, 16, 21, 22]. Das Risiko bei kleinen Nävi (< 1,5 cm im Durchmesser) ist ausgesprochen gering. Bei mittelgroßen Nävi [1,5–20 cm im Durchmesser] sind Melanomentwicklungen beobachtet worden, doch liegen heute keine repräsentativen Zahlen vor [13]. Bei den Riesennävi („Giant nevi") liegen die Verhältnisse anders. Von Riesennävi sollte nach Greeley et al. [8] nur gesprochen werden, wenn die Herde über 900 cm^2 groß sind und kleinere Herde nur dann so benennen, wenn sie bestimmte funktionelle und anatomische Regionen, wie z. B. Teile einer Extremität oder Teile der Gesichtsregion erfassen. Manchmal sind diese Riesennävi, besonders wenn sie in der Kopf-Hals-Region lokalisiert sind, mit einer meningealen Melanozytose sowie einem Hydrozephalus, der sog. neurokutanen Melanoblastose (Touraine), assoziiert [2, 19]. Die wirklichen Riesennävi sind extrem selten, die Häufigkeit wird mit 2 Fällen auf 1 Million Neugeborene angegeben [6].

Über die Entwicklung maligner Melanome in Riesennävi gibt es nach den vorliegenden Berichten wohl kaum einen Zweifel [5, 8, 10, 11, 15]. Festzustellen ist jedoch, daß die Angaben über die Häufigkeit dieses Ereignisses erheblich schwanken, da die meisten Studien lediglich die Erfahrung eines Arztes oder das Material eines Hospitals berücksichtigen. Kaplan [10] gibt ein durchschnittliches Risiko von 15%, Rhodes et al. [20] ein solches von 6,3% und Lorentzen et al. [15] ein Entartungsrisiko von 4,6% an. Die letztgenannte Studie ist insofern von Interesse, weil der Versuch unternommen wurde, das Melanomrisiko bei Patienten mit Riesennävi über die gesamte Lebenszeit zu ermitteln. Andererseits ist zu beobachten, daß ca. 60% der Riesennävusmelanome sich während des ersten Lebensjahrzehnts entwickeln, weitere 10% im Alter von 10–20 Jahren, so daß 30% der malignen Entartungen nach dem 20. Lebensjahr zu erwarten sind [11]. Der Grund für die Melanomentwicklung in Riesennävi ist nicht bekannt. Zwei Faktoren könnten jedoch von Bedeutung sein: zum Ersten existieren in großflächigen Riesennävi eine erheblich größere Anzahl von Melanozyten als in normaler Haut, zum Zweiten könnte in solchen Herden eine größere Potenz zur malignen Transformation von Nävuszellen bestehen.

Somit erscheint es wichtig, ob es neben den bisher erwähnten klinischen Merkmalen der kongenitalen Nävi auch histologische Unterscheidungskriterien zu den erworbenen Nävi gibt. Bei den angeborenen Nävi finden sich, im Gegensatz zu den erworbenen Nävi, die Nävuszellen in allen Schichten der Dermis, meist bis in das untere 2/3 des Stratum retikulare, die Nävuszellen sind in den Hautanhangsgebilden, den Nerven, den Gefäßwänden und in vielen Fällen lassen sich Nävuszellen auch im subkutanen Fettgewebe nachweisen. Mark et al. [16] konnten bei einer großen Anzahl angeborener Nävuszellnävi in über 90% der Fälle diese Merkmale finden. Bei den von ihnen untersuchten erworbenen Nävi konnten nur vereinzelt diese Kriterien nachgewiesen werden. Diesen Ergebnissen ist jedoch widersprochen worden [23]. Kuehnl-Petzoldt et al. [14] diskutieren zwei Populationen von Nävuszellen innerhalb eines angeborenen Riesennävus, wobei die intraepidermal bzw. subepidermal gelegenen Nävuszellen elektronenoptisch deutlich mehr Melanosomen aufweisen, als die tiefer gelegenen Zellverbände.

Ob die dargestellten klinischen und histologischen Befunde bei kleinen und mittelgroßen Nävuszellnävi eine Auswirkung auf die maligne Entartung haben, muß zum heutigen Zeitpunkt unbeantwortet bleiben [13]. Wie dargestellt, liegen die Bedingungen bei den angeborenen Riesennävi aufgrund der Literaturberichte anders.

Daher sollten nicht alle kongenitalen Nävuszellnävi entfernt werden. Bei kleinen und mittelgroßen angeborenen Nävi spielen für die chirurgische Indikation oft kosmetische, soziale und psychologische Momente eher eine Rolle, als die geringe Gefahr einer malignen Entartung. Entscheidend sind Lokalisation, Ausdehnung des Herdes, Relation von anästhesiologischen und chirurgischem Risiko zum zu erwartenden kosmetischen Erfolg, und nicht zuletzt eine gute und vernünftige Aufklärung der Eltern. Die Entscheidung zur Entfernung eines kleinen bzw. mittelgroßen angeborenen Nävus ist daher letztendlich nur aufgrund der jeweils individuell vorgegebenen Situation zu machen. Wird eine Entfernung aufgeschoben, sollten die Herde sowohl schriftlich als auch photographisch gut dokumentiert werden. Eine sorgfältige Nachkontrolle muß den Eltern empfohlen werden. Ist eine operative Entfernung aus bestimmten Gründen (Lokalisation, z. B. Gesicht; psychologischen Gesichtspunkten, z. B. Angst der Eltern vor maligner Entartung) nötig, ist bei kleinen und mittelgroßen Nävi, die chirurgische Exzision, der Dermabrasion oder elektrokaustischen Behandlungen vorzuziehen. Neben der histologischen Kontrolle der Nävusstruktur, ebenso wie aus prophylaktischen und unter forensischen Aspekten, werden durch die Exzision und die möglicherweise notwendigen plastischen Defektdeckungsmaßnahmen ausgezeichnete Erfolge erzielt. Der richtige Zeitpunkt für notwendige operative Maßnahmen kann nicht allgemeingültig angegeben werden. Als Anhaltspunkt können gelten: so früh wie möglich und mehrzeitige chirurgische Maßnahmen sollten bis zur Einschulung abgeschlossen sein.

Liegt bei den kleinen und mittelgroßen Nävi eine relative Indikation für die Entfernung vor, so besteht bei angeborenen Riesennävi in der Regel eine absolute Indikation. Besonders gefährdet für die Melanomentstehung sind Patienten mit Riesennävi vom Badeanzugtyp („Garment nevi“) (Abb. 1). Da oft aufgrund der weiten

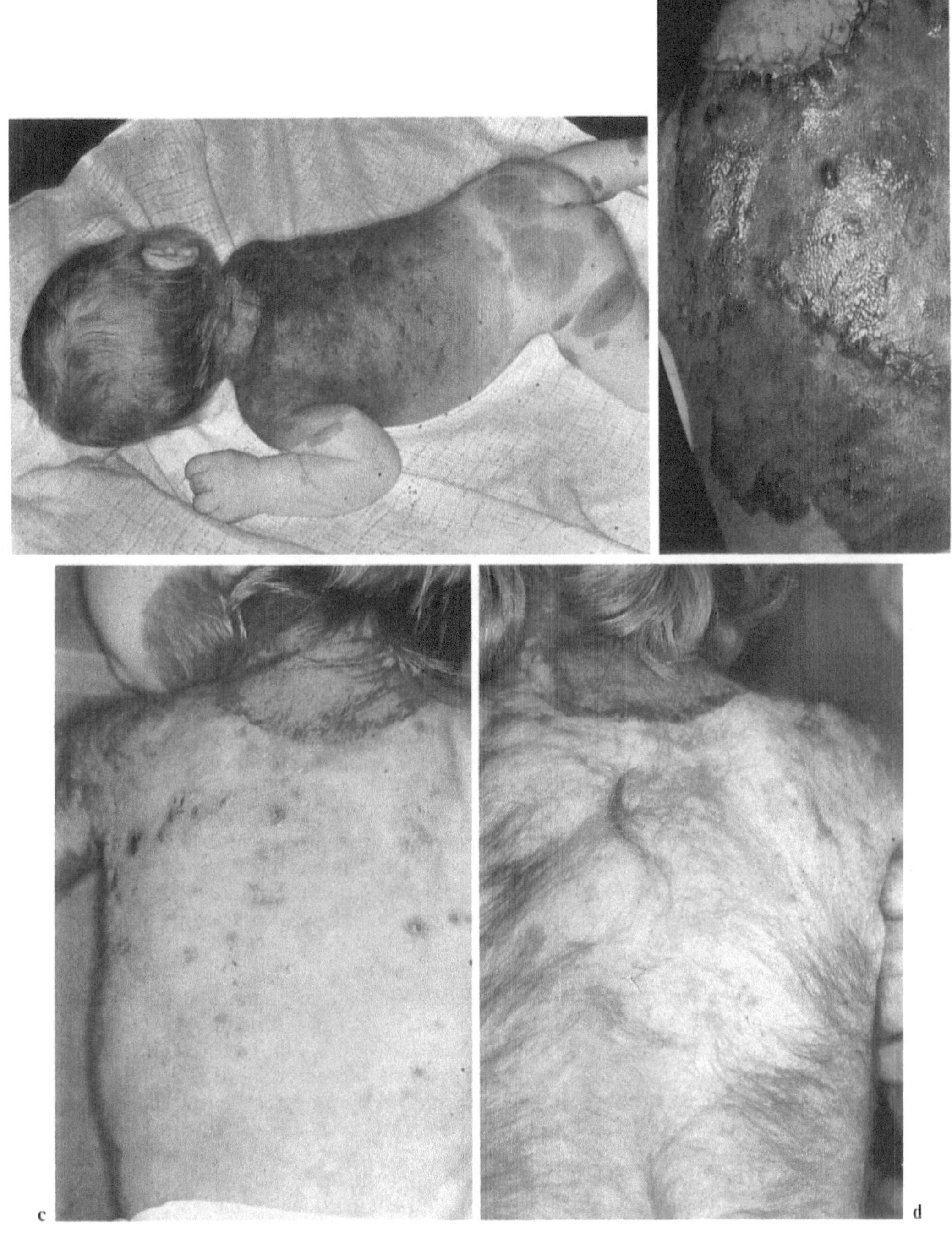

Abb. 1. a Ausgedehnter angeborener Riesennävus mit Bevorzugung des Rumpfes. Melanomverdächtige Bezirke im Nacken- und Rückenbereich. Patient 6 Wochen alt. **b** Zustand nach großzügiger Exzision der melanomverdächtigen Bezirke und Dermabrasion des Riesennävus im Rückenbereich. **c** Postoperatives Resultat 3 Wochen nach dem Eingriff. **d** Ergebnis 6 Monate nach der Operation. Die Pigmentierung ist beseitigt, doch starkes Haarwachstum im behandelten Areal

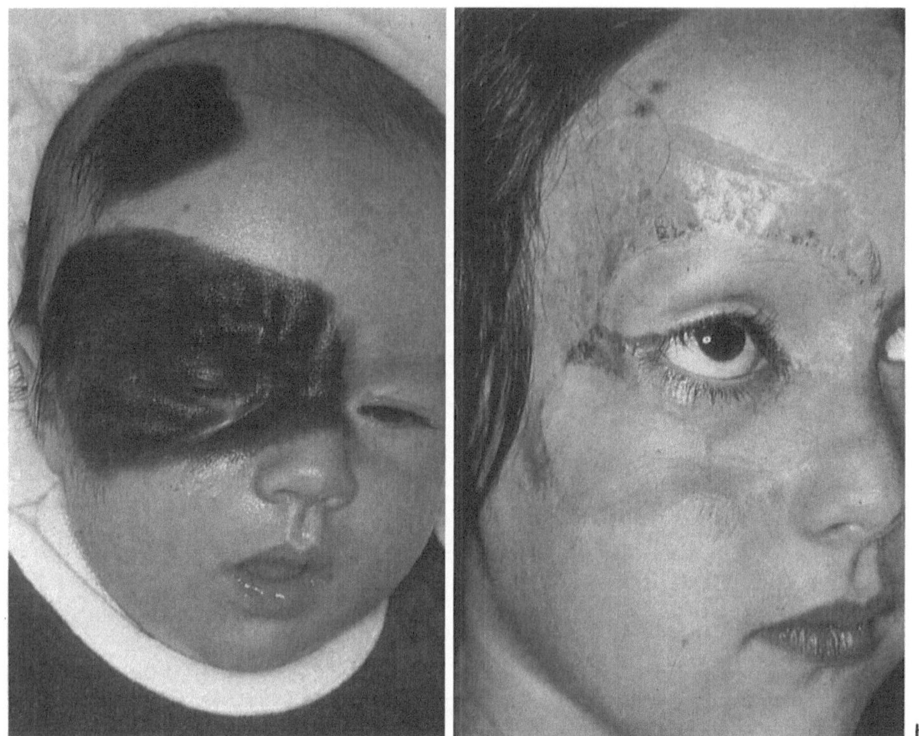

Abb. 2. a Periorbital und fronto-parietal lokalisierter Naevus giganteus bei einem 5 Monate alten Mädchen. **b** Zustand nach Serienexzision des Herdes in 6 operativen Schritten; Defektdeckung mit Spalthaut, größtenteils mit Vollhaut. Alter der Patientin 8 Jahre

Ausdehnung plastisch-operative Maßnahmen begrenzt sind, wird die möglichst frühzeitige, d. h. in den ersten Lebenstagen bzw. Wochen vorgenommene Dermabrasion empfohlen [7, 9, 17, 18, 24]. Durch die Dermabrasion gelingt es, bei sorgfältiger Technik, die oberflächlichen Nävusanteile bis in den direkten subepidermalen Anteil, ohne Hinterlassung von Narben, zu entfernen. Vorher sollten jedoch dunkelpigmentierte, oft melanomverdächtige Areale durch Exzision entfernt werden (Abb. 1b). Bei dem in Abb. 1a u. b dargestellten 6 Wochen alten Knaben, zeigte die feingewebliche Untersuchung der Exzisate von Nacken und Rücken histopathologisch das Bild eines oberflächlich spreitenden Melanoms. Die dermabradierten Bezirke sowie die Exzisionsareale heilten reizlos ab, die Pigmentierung war im behandelten Bereich verschwunden, eine Narbenbildung nicht vorhanden (Abb. 1c). 6 Monate später zeigte sich eine starke Behaarung des abgeschliffenen Rückens (Abb. 1d). Histologische Untersuchungen der dermabradierten Herde zeigten, daß durch die Behandlung lediglich die Nävusanteile im Bereich der Epidermis und des oberen Korium beseitigt waren, wie dies auch von anderen Autoren berichtet wurde [14]. Ob hieraus der Schluß für eine Melanomprophylaxe [7, 18] gezogen werden kann, muß dahingestellt bleiben. Die nachweisbar, nicht-epidermale Herkunft maligner Melanome bei angeborenen Riesennävi wurde von Rhodes et al. [20] eindrücklich beschrieben. Daher sollte die Dermabrasion nur bei solchen Patienten vorgenommen werden, deren Riesennävi frühzeitig zur Behandlung kommen und wo Exzisionen und plastische Defektdeckung aufgrund der Ausdehnung nicht mehr möglich sind. Da angeborene Riesennävi vom „Garment type" zu den seltenen Varianten gehören, werden gut geplante, oft mehrzeitige Operationsschritte bei diesem Krankheitsbild zur Methode der Wahl gehören [12]. Hierdurch ist es möglich, auch in schwierigen Regionen, sowohl den Nävus zu entfernen als auch gute ästhetische und funktionelle Ergebnisse zu erzielen (Abb. 2a u. b).

Die eingangs gestellten Fragen können somit, nach heutiger Kenntnis, wie folgt beantwortet werden:

zu 1: Kongenitale Nävuszellnävi sind, bis auf die sog. Riesennävi, nur in seltenen Fällen Vorläufer maligner Melanome.

zu 2: Klinische und histologische Kriterien für die Melanomentstehung in angeborenen Nävi sind beschrieben, jedoch statistisch nicht aussagekräftig. Ausnahme angeborene Riesennävi.

zu 3: Es sollten solche kongenitalen Nävi entfernt werden, die aufgrund von Lokalisation, Größe und Pigmentierung ästhetisch störend sind oder durch Größenzunahme bzw. Farbänderung zum Malignomverdacht Anlaß geben.

zu 4: Der günstigste Zeitpunkt ist das Vorschulalter. Da die meisten angeborenen Nävi jedoch klein, mittelbraun pigmentiert sind und einen gutartigen Aspekt aufweisen, können solche Herde einer genauen Nachsorge zugeführt werden.

Zusammenfassung

Definitionsgemäß sind kongenitale Nävi bei der Geburt vorhanden. Sie werden während der Embryonalzeit angelegt und sind bei ca. 1% der Neugeborenen vorhanden. Die maligne Entartung kleiner und mittelgroßer angeborener Nävi ist gering, wobei eine Inzidenz von ca. 1% für eine Melanomentstehung wahrscheinlich ist. Bei sog. Riesennävi wird die maligne Entartung mit ca. 6% angegeben. Solche Nävi sind sehr selten, machen jedoch therapeutische Überlegungen zu einem aktiven operativen Vorgehen nötig. Anhand der Literatur und eigener Beobachtungen wird ein Konzept für die Behandlung kongenitaler Nävi dargestellt.

Literatur

1. Alper J, Holmes LB, Mihm MC (1979) Birthmarks with serious medical significance: Nevocellar nevi, sebaceous nevi, and multiple café au lait spots. J Pediatr 95:696–704
2. Braun-Falco O, Schoefinius HH (1973) Neuro-cutane Melanoblastose (Touraine) mit metastasiertem malignen Melanom. Hautarzt 24:78–83
3. Castilla EE, Dutra MG, Orioli-Parreiras JM (1981) Epidemiology of congenital pigmented naevi: I. Incidence rates and relative frequencies. Br J Dermatol 104:307–315
4. Castilla EE, Dutra MG, Orioli-Parreiras JM (1981) Epidemiology of congenital pigmented naevi: II. Risk factors. Br J Dermatol 104:421–427
5. Fish J, Smith EB, Canby JP (1966) Malignant melanoma in childhood. Surgery 59:309–315
6. Fitzpatrick TB, Rhodes AR (1983) Congenital nevomelanocytic nevi. J Dermatol Surg Oncol 9:651–659
7. Fleissner J, Rußbild F, Menzel S, Happle R (1983) Dermabrasion eines ausgedehnten kongenitalen Pigmentnävus im späten Säuglingsalter. Hautarzt 34:132–134
8. Greeley PW, Middleton AG, Curtin JW (1965) Incidence of malignancy in giant pigmented nevi. Plast Reconstr Surg 36:26–37
9. Johnson HA (1977) Permanent removal of pigmentation from giant hairy naevi by dermabrasion in early life. Br J Plast Surg 30:321–323
10. Kaplan EN (1974) The risk of malignancy in large congenital nevi. Plast Reconstr Surg 53:421–428
11. Konz B (1980) Melanome im Kindesalter. Dermatologica [Suppl 1] 161:62–73
12. Konz B (1982) Angeborene Riesennävi („Giant nevi"). Fortschr Med 100:671–675
13. Kopf AW, Bart RS, Hennessey P (1979) Congenital nevocytic nevi and malignant melanomas. J Am Acad Dermatol 1:123–130
14. Kuehnl-Petzoldt C, Kunze J, Petres J, Volk B (1983) Histologische und ultrastrukturelle Befunde bei kongenitalen Nävi im Säuglingsalter. Hautarzt [Suppl 6] 34:355

15. Lorentzen M, Pers M, Bretteville-Jensen G (1977) The incidence of malignant transformation in giant pigmented nevi. Scand J Plast Reconstr Surg 11:163–174
16. Mark GJ, Mihm MC, Liteplo MG, Reed RJ, Clark WH (1973) Congenital melanocytic nevi of the small and garment type. Hum Pathol 4:395–418
17. Müller R, Ippen H, Kunze J, Petres J (1981) Dermabrasion ausgedehnter Pigmentnävi im Neugeborenenalter. Hautarzt [Suppl 5] 32:469–471
18. Murthy MRK, Sommerlad BC (1981) Neonatal dermabrasion for pigmented naevi. Br J Dermatol [Suppl 19] 105:64–65
19. Reed WB, Becker SW, Nickel WR (1965) Giant pigmented nevi, melanoma, and leptomenigal melanocytosis. Arch Dermatol 91:100–119
20. Rhodes AR, Wood WC, Sober AJ, Mihm MC (1981) Nonepidermal origin of malignant melanoma associated with a giant congenital nevocellular nevus. Plast Reconstr Surg 67:782–790
21. Rhodes AR, Sober AJ, Day CL, Melski JW, Mihm MC, Fitzpatrick TB (1982) The malignant potential of small congenital nevocellular nevi. J Am Acad Dermatol 6:230–241
22. Rhodes AR, Fitzpatrick TB (1983) Melanoma precursors: Risk factors and opportunities for prevention of cutaneous melanoma. J Dermatol Surg Oncol 9:672–673
23. Rigel DS (1983) Small congenital nevi and their management. J Dermatol Surg Oncol 9:673
24. Schreus HT (1950) Hochtouriges Schleifen der Haut. Z Haut Geschl Kr 8:151–156
25. Solomon LM (1980) The management of congenital melanocytic nevi. Arch Dermatol 116:1017
26. Walton RG, Jacobs AH, Cox AJ (1976) Pigmented lesions in newborn infants. Br J Dermatol 95:389–396

Helmut Kerl und Stefan Hödl

Frühformen maligner Melanome

Das maligne Melanom der Haut zeigt – ähnlich wie das Bronchuskarzinom – weltweit eine extreme Zunahme der Häufigkeit. Jeder Arzt ist daher besonders verpflichtet, sich über diesen Tumor zu informieren.

Die Melanomforschung der letzten Jahre hat folgende wichtige Erkenntnisse erbracht:

1. Es gibt Beweise dafür, daß UV-Licht (intermittierende starke Sonnenexposition und kumulative lebenslange solare UV-Strahlung) im Hinblick auf ätiopathogenetische Faktoren eine wichtige Rolle spielt [5].

2. Aufgrund klinischer und histogenetischer Kriterien unterscheidet man heute das Lentigo-maligna-Melanom, das Superficial-spreading-Melanom, das knotige Melanom und das akral-lentiginöse Melanom. Dieses Konzept wurde kürzlich von Ackerman [1] in Frage gestellt. Es gibt noch weitere spezielle Melanomvarianten, wie z. B. Schleimhautmelanome, desmoplastische und neurotrope Melanome, Melanome bei Kindern und maligne blaue Naevi.

3. Lange Zeit wurde das Melanom als einer der bösartigsten Tumoren mit völlig unberechenbarer Prognose angesehen. Prognostische Unterschiede wurden jedoch erkannt, als man Kriterien (maximale Tumordicke, Invasionslevel, prognostischer Index [12], Lokalisation, Ulzeration der Oberfläche, Gefäßinvasion, Regression (?)) fand, welche die Überlebenszeit beeinflussen. Es hat sich gezeigt, daß Melanome mit einer Tumordicke $< 0{,}75$ mm bzw. $< 0{,}85$ mm [14] eine ausgezeichnete Prognose aufweisen.

4. Die entscheidende Tatsache ist, wie auch bei anderen malignen Neoplasien, daß das Melanom in den frühen Phasen seiner Entwicklung diagnostiziert werden kann und daß diese Frühläsionen heilbar sind [3, 9, 14, 16]. Tabelle 1 orientiert über notwendige Maßnahmen zur Melanomfrüherkennung [8].

Tabelle 1. Notwendige Maßnahmen zur Melanomfrüherkennung

Vernünftige Aufklärung der Bevölkerung
Konsequente ärztliche Fortbildung
Erfassung von Risikopatienten
Ausbau der Gesundenuntersuchung (Massenscreening)

Klinik

Klinisch entspricht in den frühen Stadien nahezu jedes primäre Hautmelanom einem Fleck mit unregelmäßiger Form und unscharfer Begrenzung (Abb. 1). Das Pigment-

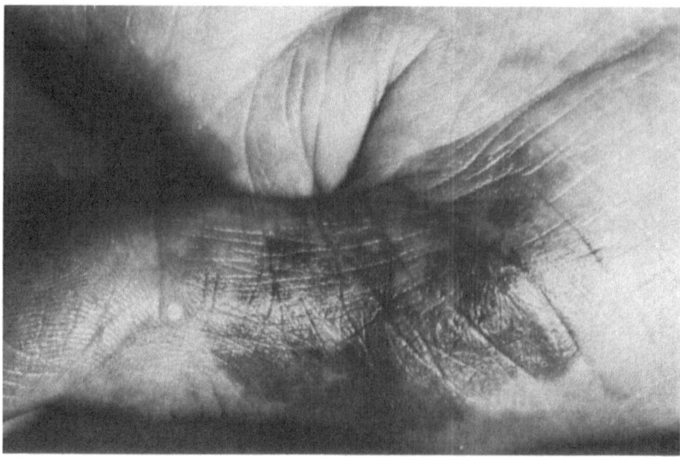

Abb. 1. Melanoma in situ, akral-lentiginöser Typ

muster ist variabel und zeigt Farbnuancierungen von hellbraun bis dunkelbraun oder schwarz. Die Hautleisten können verstrichen sein. Die Größenzunahme erfolgt zunächst durch horizontales Wachstum. Nach einer variablen Zeitperiode findet man eine mäßig palpable Elevation. An der Oberfläche zeigt sich manchmal eine Schuppung. Blutung und Ulzeration sind Zeichen von bereits meist fortgeschrittenen Melanomen. Verdächtig ist das plötzliche Auftreten einer Pigmentläsion (> 6 mm ∅) beim Erwachsenen.

Sehr kleine Melanome (< 6 mm ∅) werden offenbar nur selten erkannt, weil diese Läsionen häufig noch eine scharfe Begrenzung und homogene Pigmentierung aufweisen. Lentigo maligna-Melanome weisen meist bereits in der intraepidermalen Wachstumsphase relativ große bräunlich pigmentierte Areale auf. Knotige Melanome werden leider in den frühen Stadien im allgemeinen kaum identifiziert. Akrallentiginöse Melanome beginnen als braune oder schwarze Flecke. Beim Vorliegen pigmentierter Nagelstreifen (Melanonychia striata longitudinalis) muß zunächst unbedingt ein inzipientes Melanom durch die histologische Untersuchung ausgeschlossen werden. Eine sich horizontal ausbreitende periunguale Pigmentierung (Hutchinsonsches Zeichen) ist ein wichtiger Hinweis für die Diagnose eines subungualen Melanoms.

Die unregelmäßige Randbegrenzung des Melanoms wird durch die sich in verschiedener Richtung mit verschiedener Geschwindigkeit zentrifugal ausbreitenden intraepidermalen Melanozyten verursacht. Der braunschwarze Farbton resultiert aus der Migration der Melanozyten an die Epidermisoberfläche, insbesonders in das Stratum corneum. Weiße Areale korrespondieren histologisch mit regressiven Veränderungen im Stratum papillare und das Vorliegen eines Erythems gilt als Hinweis einer lymphoidzelligen Stromareaktion. Blaue (braunes Pigment in der tieferen Dermis) und rosa Farbtöne (dilatierte Gefäße) findet man meist bei fortgeschrittenen Melanomen.

Histologie

Entscheidend für die Frühdiagnose eines Melanoms ist der histologische Befund [6, 9]. Die sichtbare Lokalisation des Melanoms in der Haut erlaubt die Untersuchung der sequentiellen Stadien seiner Evolution und bietet sich als Modell zum Studium der Karzinogenese an [13]. Es ist selbstverständlich, daß alle invasiv wachsenden Melanome in einer frühen Phase ihrer Entwicklung ein präinvasives Stadium durchlaufen

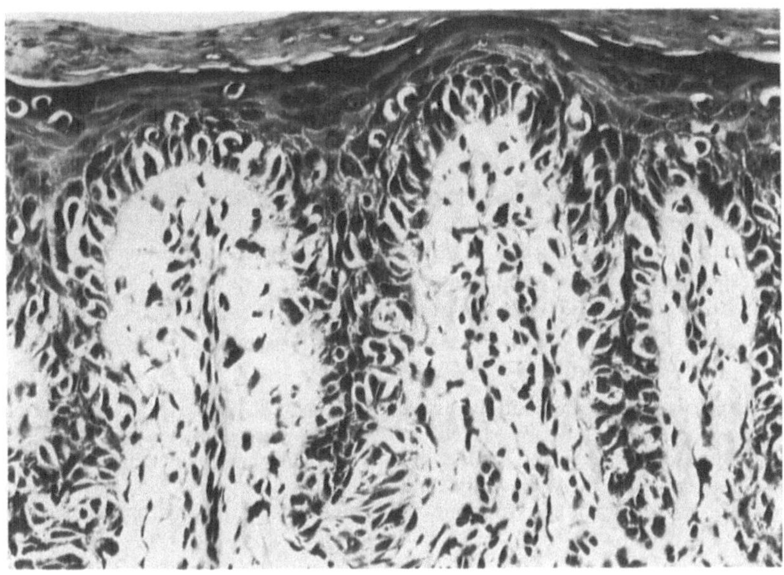

Abb. 2. Melanoma in situ

müssen. Das Spektrum der Vor- und Frühstadien des Melanoms kann in folgender Weise eingeteilt werden [9]: 1. melanozytäre Hyperplasie, 2. atypische melanozytäre Hyperplasie, 3. Melanoma in situ und 4. frühinvasives Melanom.

Es ist nicht immer möglich, eine scharfe Grenze zwischen der atypischen melanozytären Hyperplasie und dem „melanoma in situ" zu ziehen. Mit der Bezeichnung *atypische melanozytäre Hyperplasie* (Dysplasie) drückt der Dermatopathologe seine Sorge über eine Pigmentläsion aus, die – allerdings *nicht immer* – als Vorläufer eines malignen Melanoms angesehen werden kann. Das *Melanoma in situ* ist durch eine Vermehrung atypischer Melanozyten einzeln und in z. T. konfluierenden Nestern, in allen Epidermisschichten (einschließlich der Hornschicht) charakterisiert (Abb. 2). Die Proliferation atypischer Melanozyten ist auf die Epidermis und epithelialen Adnexstrukturen beschränkt. Gelangen atypische Melanozyten von der Epidermis in die Dermis (klinisch ist die Läsion nun palpabel), so spricht man von *Mikroinvasion.* In vielen Fällen findet man ein dichtes lichenoides lymphoidzelliges Infiltrat. Nicht selten werden regressive Phänomene mit Fibrose, Teleangiektasien und Melanophagen im verdickten Stratum papillare beobachtet.

Auf Probleme der Terminologie (Dysplasie, aktivierter prämaligner Junktionsnaevus, Minimal-deviation-melanoma, atypische melanozytäre Hyperplasie, Melanoma in situ) kann hier nicht eingegangen werden [9] [1]. Die Bezeichnung Dysplasie ist sicherlich nicht gut, weil sich dieser Begriff auf Fehlbildungen der embryonalen Anlage (z. B. ektodermale Dysplasie) bezieht.

Differentialdiagnose

Frühläsionen maligner Melanome sind u. a. differentialdiagnostisch von Lentigines (Lentigo simplex, naevoide Lentigo, Lentigo senilis), Junktionsnävi (z. B. palmarplantare Nävuszellnävi, genitale Nävuszellnävi bei Mädchen und Frauen vor der Menopause oder Nävuszellnävi bei Patienten > 50 Jahre), Halo-Nävi, von Pseudomelanomen, welche nach unvollständiger Entfernung („Shaving") von Nävuszell-

1 Siehe auch Am J Dermatopathol 4:91 (1982) und 5:199 (1983) sowie Ch. Schmoeckel, Am J Dermatopathol (im Druck)

nävi beobachtet werden, und vom pigmentierten Spindelzelltumor (Variante des Spitz-Nävus) abzugrenzen.

Dysplastische Nävi

Maligne Melanome entstehen entweder de novo auf klinisch normaler Haut oder im Bereich eines präexistenten Nävuszellnävus. Kongenitale Nävuszellnävi (Riesennävi und kleine melanozytäre Nävi) werden heute als Melanomvorläufer angesehen und sind durch ein erhöhtes Melanomrisiko belastet [14].

Einer der wichtigsten Beiträge zum Melanomproblem wurde von der Clarkschen Schule mit dem Konzept der *dysplastischen Nävi*, welche offensichtlich wichtige Präkursoren des Melanoms der Haut darstellen, geleistet [4, 7].

Zahlreiche Bezeichnungen wurden für das dysplastische Nävussyndrom und assoziierte Läsionen vorgeschlagen, nämlich „B-K mole syndrome" (= gleichzeitiges Auftreten familiärer Melanome und dysplastischer Nävi. B and K sind die Anfangsbuchstaben von Patientennamen), „familial atypical multiple mole melanoma syndrome" [10], „Large atypical mole syndrome, familial and sporadic", „Precursor mole syndrome" und „Activated and expanded melanocyte syndrome" [11].

Dysplastische Nävi beobachtet man bei 30% von Patienten mit nicht-familiärem Melanom, bei 90% von Patienten mit familiärem Melanom, bei 40% der Verwandten von Patienten mit familiärem Melanom und bei 1–2% (es gibt auch Schätzungen bis zu 5%) weißer Erwachsener ohne Melanom [14].

Klinisch findet man einzelne oder über 100 Läsionen, die unter Bevorzugung des oberen Rückens und der Arme über das gesamte Integument (wichtige Lokalisationen betreffen noch die Gesäßregion, die Leisten und die Kopfhaut) verteilt sind. Dysplastische Nävi entwickeln sich besonders in der Jugendzeit (Pubertät) oder während der zweiten Lebensdekade, nicht selten aber auch später. Die Größe – meist > 5 mm ∅ – ist kein besonders wertvolles diagnostisches Kriterium. Man sieht einen unregelmäßig konfigurierten Fleck, der oft zentral oder peripher eine Papel aufweist. Die Farbe (nicht selten gesprenkelt) schwankt von rosa über hellbraun oder dunkelbraun bis zu extrem schwarz. Das klinische Bild der dysplastischen Nävi (Abb. 3a) entspricht den makroskopischen Veränderungen des Melanoma in situ und eine Unterscheidung ist nur histologisch möglich.

Die *histologischen Veränderungen* der dysplastischen Nävi sind durch eine Proliferation atypischer Melanozyten, einzeln und in Nestern, im Bereich der dermoepidermalen Junktionszone (Abb. 3b) und eine lymphoidzellige Stromareaktion gekennzeichnet. Häufig sieht man auch einen Nävuszellnaevus vom Compound-Typ.

In der Randzone maligner Melanome beobachtet man gelegentlich Veränderungen, die dem histologischen Bild der dysplastischen Nävi entsprechen. Dieser Befund kann als wichtiger Hinweis gemeinsamer pathogenetischer Beziehungen zwischen Melanom und dysplastischem Nävus gewertet werden.

Es sollte unbedingt vermieden werden, daß der Begriff des dysplastischen Nävus „verwässert" und als Schlagwort für ungewöhnliche Nävuszellnaevi und andere Pigmentläsionen gebraucht wird. Zur Diagnose müssen daher exakte und reproduzierbare Kriterien angewendet werden.

Folgende *Maßnahmen* sind beim Vorliegen dysplastischer Nävi angezeigt:

- Photographische Dokumentation mit Kontrollaufnahmen.
- Entfernung der Läsionen bei Änderung der Größe oder Farbe und bei Auftreten einer Schuppe. Dysplastische Nävi der Kopfhaut sollten routinemäßig entfernt werden, weil Verlaufsbeobachtungen schwierig sind. Kryotherapie, Elektrokoagulation, Schleifbehandlung und eine Behandlung mit 5-Fluorouracil scheinen uns nicht indiziert.

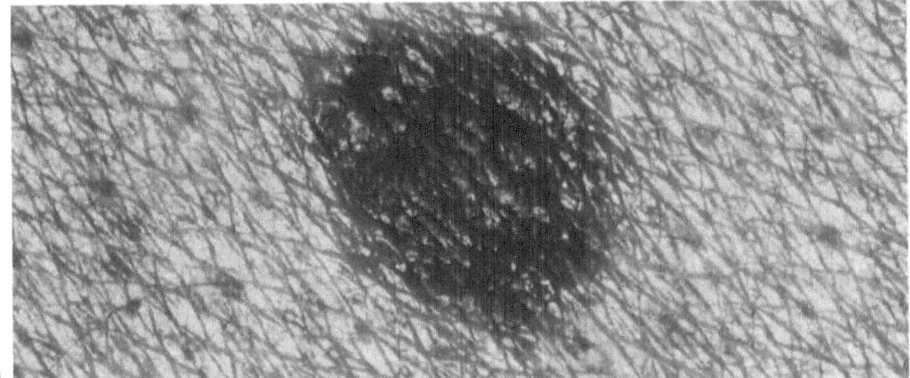

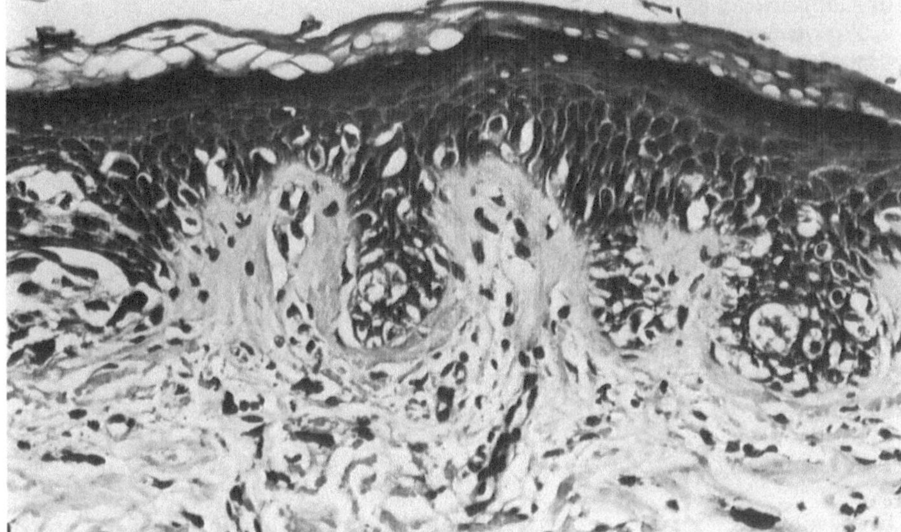

Abb. 3a, b. Dysplastischer Naevus

- Regelmäßige 6-monatliche klinische Kontrollen der Haut, einschließlich des Kopfes, der Finger- und Zehenzwischenräume, der Mundhöhle sowie der Perianal- und Genitalregion.
- Vermeidung extremer UV-Bestrahlung und oraler Kontrazeptiva. Routinemäßige Anwendung von Sonnenschutzcremen mit hohem Lichtschutzfaktor. Ein besonders sorgfältiges Augenmerk sollte den dysplastischen Nävi während der Pubertät und Schwangerschaft gewidmet werden.
- Untersuchung von Familienmitgliedern (genetische Beratung).

Prognose und Therapie

Die großen Fortschritte in der Früherkennung der Melanome haben dazu geführt, daß die *Prognose* nicht mehr so ungünstig ist, wie vielfach noch angenommen wird [14, 15]. Die Ergebnisse eigener Untersuchungen einer Serie von 76 Patienten mit „frühen" (dünnen) Melanomen (bis 1,5 mm dick, ohne Melanoma in situ) sind in Tabelle 2 zusammengefaßt. Die statistische Auswertung ergab, daß die Grenze zur ungünstigeren Prognose bei einer Tumordicke von etwa 1 mm gegeben ist [9]. Ein

Tabelle 2. „Dünne" Melanome-Prognose

Dicke (mm)	Patientenzahl	5-Jahres-Überlebensrate (%)	95%-Konfidenzintervalle
≤ 0,75	31	100,00	90,78–100,00
0,76–1,5	45	84,44	70,56–93,50
	76	90,79	81,84–96,32

wichtiges Problem stellen die Frühstadien von Melanomen mit ausgeprägten regressiven Veränderungen dar. In solchen Fällen ist es manchmal unmöglich, die Diagnose zu evaluieren, weil der Tumor zu einem gewissen Zeitpunkt in der Vergangenheit vor der partiellen Involution möglicherweise eine Dicke mit der Potenz zur Metastasierung aufgewiesen hat.

Zur *Behandlung* der Vorläufer und Frühformen (atypische melanozytäre Hyperplasie, dysplastische Nävi, Melanoma in situ) sowie mikroinvasiver Melanome (< 1 mm dick; ohne regressive Veränderungen) erscheint die chirurgische Exzision in Lokalanästhesie mit einem Resektionsrand von 0,5–2 cm ausreichend [2]. Die Durchführung von Serienschnitten (zur Bestimmung der maximalen Tumordicke) und die genaue Untersuchung der Ränder des Operationspräparates auf das Vorhandensein intraepidermaler atypischer Melanozyten ist unbedingt zu empfehlen.

Bisher hat weder die Chemotherapie noch die Immuntherapie zu entscheidenden Fortschritten bei der Behandlung des malignen Melanoms geführt. In der unmittelbaren Zukunft ist eine zufriedenstellende Lösung des Melanomproblems (Prophylaxe und Therapie) in erster Linie durch die Kenntnis der klinischen Charakteristika, eine exakte histologische Klassifikation und das Studium des biologischen Verhaltens der *Frühformen des Melanoms* zu erwarten.

Zusammenfassung

Die bedeutendste Tatsache im Zusammenhang mit der Melanomforschung der letzten Jahre ist, daß das maligne Melanom der Haut in den frühen Phasen seiner Entwicklung diagnostiziert werden kann und daß diese Frühläsionen heilbar sind. Klinische Kriterien zur Erkennung der Frühformen maligner Melanome sind die asymmetrische Form und unscharfe Begrenzung, ein variables Pigmentmuster mit Farbnuancierungen von hellbraun bis dunkelbraun oder schwarz sowie das plötzlich Auftreten einer Pigmentläsion beim Erwachsenen. Das histopathologische Spektrum der Vor- und Frühstadien des Melanoms kann in folgender Weise klassifiziert werden: 1. melanozytäre Hyperplasie, 2. atypische melanozytäre Hyperplasie, 3. Melanoma in situ und 4. frühinvasives Melanom.

Dysplastische (atypische) Nävi repräsentieren wahrscheinlich wichtige Präkursoren des malignen Melanoms. Zur Behandlung der Vorläufer und Frühformen maligner Melanome wird die chirurgische Exzision mit einem Resektionsrand von 0,5–2 cm empfohlen.

Literatur

1. Ackerman AB (1982) Disagreements with the current classification of malignant melanomas. Am J Surg Pathol 6:733–743
2. Alper JC et al (1982) The surgical management of „in situ" melanoma. J Dermatol Surg Oncol 8:771–773
3. Braun-Falco O (1981) Maligne Melanome der Haut. Neuere Entwicklungen: Frühdiagnose und Melanomvorläufer. Münch Med Wochenschr 123:1916–1917

4. Elder DE et al (1982) The dysplastic nevus syndrome. Am J Dermatopathol 4:455–460
5. Elwood JM, Hislop TG (1982) Solar radiation in the etiology of cutaneous malignant melanoma in caucasians. Natl Cancer Inst Monogr 62:167–171
6. Gartmann H, Pullmann H (1981) Vorläufer und Frühformen der malignen Melanome der Haut aus histologischer Sicht. Z Hautkr 56:509–534
7. Greene MH et al (1980) Precursor naevi in cutaneous malignant melanoma: a proposed nomenclature. Lancet 11:1024
8. Illig L et al (1983) Public and professional melanoma education. Z Hautkr 58:73–112
9. Kerl H et al (1982) Diagnosis and prognosis of the early stages of cutaneous malignant melanoma. In: Burghardt E, Holzer E (eds) Clinics in oncology, vol 1. Saunders, London Philadelphia Toronto, pp 433–453
10. Lynch HT et al (1980) Familial atypical multiple mole melanoma (FAMMM) syndrome: genetic heterogeneity and malignant melanoma. Br J Cancer 42:58–70
11. McKie RM (1982) Multiple melanoma and atypical melanocytic naevi – evidence of an activated and expanded melanocytic system. Br J Dermatol 107:621–629
12. Schmoeckel C et al (1983) Low- and high-risk malignant melanoma – I. Evaluation of clinical and histological prognosticators in 585 cases. Eur J Cancer Clin Oncol 19:227–235
13. Sirica AE (1983) Pathogenesis. In: Kahn SB et al (eds) Concepts in cancer medicine. Grune & Stratton, New York, pp 157–164
14. Sober AJ et al (1983) Primary melanoma of the skin. In: Fitzpatrick ThB et al (eds) Update: Dermatology in general medicine. McGraw-Hill, New York, pp 98–112
15. Trau H et al (1983) Metastases of thin melanomas. Cancer 51:553–556
16. Wick MM et al (1980) Clinical characteristics of early cutaneous melanoma. Cancer 45:2684–2686

Reinhard Bassermann

Pathologie der Metastasierung des malignen Melanoms

Die meisten malignen Tumoren besitzen ein im wesentlichen mehr oder weniger gleichartiges, im einzelnen jedoch unterschiedliches Metastasierungsverhalten. Das maligne Melanom stellt allerdings eine Ausnahme dar. Wie kein anderer Tumor zeigt es eine ganz ungewöhnliche Neigung zur Metastasenbildung, wobei in der Regel Organe befallen werden, die gewöhnlich nur selten Sitz von Metastasen sind. Die Ursache für dieses eigenartige, für das Melanom jedoch charakteristische Metastasierungsverhalten, ist nicht eindeutig geklärt, hängt jedoch wahrscheinlich von verschiedenen Faktoren ab [1].

Material und Methode

Unter 21 500 Obduktionen der Jahre 1960 bis 1982 am Pathologischen Institut der Universität München wurden alle Fälle mit metastasierten malignen Melanomen ausgewählt. Unter den annähernd 4500 Patienten, die in diesem Zeitraum an einem malignen Tumor verstorben waren, fanden sich 63 mit einem metastasierten malignen Melanom, das entspricht annähernd 1,5% aller obduzierten Tumorpatienten oder 0,3% aller Obduktionen, also annähernd 3 maligne Melanome im Jahr. Gemessen an der Zahl der jährlich an einem Melanom erkrankten und verstorbenen Patienten in Bayern ist dies zwar wenig, entspricht jedoch annähernd der Inzidenz des malignen Melanoms (1–3% aller Malignome). Die 63 Obduktionen wurden nach verschiedenen Gesichtspunkten in Zusammenhang mit dem Metastasierungsprozeß ausgewertet. Um einen Vergleich mit einem größeren, lebenden Patientenkollektiv zu gewinnen, wurden die klinischen Ergebnisse von annähernd 400 Patienten mit bereits metastasierten malignen Melanomen, die im Tumorzentrum der Universität München erfaßt waren, nach gleichen Gesichtspunkten, wie die der Obduktion aufgeschlüsselt. Das Durchschnittsalter der obduzierten Patienten lag bei 52 Jahren, somit über dem Durchschnittsalter der Patienten, die gewöhnlich an einem Melanom erkranken. Aufgeteilt nach den Geschlechtern ergab sich ein Verhältnis von 1:1,5 zugunsten der Männer, womit sich möglicherweise die bekanntlich schlechtere Prognose des Melanoms für das männliche Geschlecht ausdrückt.

Ergebnisse und Besprechung

Hämatogener Ausbreitungstyp

Neben vielen Faktoren, die die Metastasierung maligner Tumoren beeinflussen, spielt das Kreislaufsystem eine hervorragende Rolle. Die Dissemination der Tumorzellen ist an den venösen und lymphatischen Abfluß des Tumors gebunden; nach Erreichen und Passage des vorgelagerten Filterorgans (Lunge, Leber) erfolgt gewöhnlich von hier aus die arterielle Generalisation des Tumorleidens. In diesem Sinne hat Walther

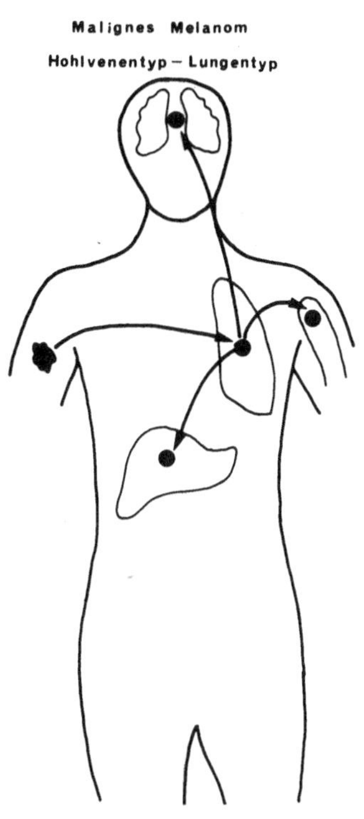

Abb. 1. Metastasierungswege des Melanoms. Primäre, hämatogene Organmetastasierung erfolgt über die Hohlvene in die Lungen (Hohlvenentyp); von hier aus erfolgt die arterielle Metastasierung (Lungentyp)

seine noch heute gültigen Metastasierungstypen entwickelt [9]. Das maligne Melanom ist demnach einer jener Tumoren, die die Lunge über die Vena cava erreichen, entweder direkt nach Einbruch in kleinere Hautvenen oder erst nach lokaler lymphogener Ausbreitung (sog. Hohlvenentyp; Abb. 1). Die Lunge ist also zumeist der Ort der primären Organmetastasierung; ist das Filterorgan Lunge überschritten, beginnt die Phase der Generalisation. Dabei erinnert die Metastasierung des Melanoms zugleich an jene Tumoren, die als Lungentyp bezeichnet werden, also die bronchiogenen Karzinome. Das wird umso verständlicher, wenn die Metastasierungsfrequenz des Melanoms mit je einem anderen malignen Tumor vom Hohlvenentyp (Abb. 2) und Lungentyp (Abb. 3), dem Nierenkarzinom und dem kleinzelligen Bronchuskarzinom verglichen wird. Beim Nierenkarzinom erreicht nicht ein Organ eine vergleichbare hohe Metastasierungsfrequenz, beim kleinzelligen Bronchuskarzinom – und gerade dieser Zelltyp wurde wegen seiner besonderen Metastasierungsneigung zum Vergleich gewählt – sind es immerhin Leber, Skelett und Schilddrüse, die eine, wenn auch nur geringe, höhere Metastasierungsneigung aufweisen. Das betrifft allerdings nur diese drei Organe, alle anderen Organe, selbst die Nebenniere, für deren häufigen metastatischen Befall das Bronchuskarzinom ja bekannt ist, erreichen nicht die Quantität des Melanoms. Wüßte man nicht um welchen Metastasierungstyp es sich beim Melanom handelt, so würde man ohne Zweifel im Vergleich zum Bronchuskarzinom auch hier von einem Lungentyp sprechen.

Metastasierungsfrequenz

Alle Organe zeigen beim metastasierten Melanom einen überdurchschnittlich hohen Metastasenbefall (Tabelle 1), wobei einzelne besonders hervorzuheben sind, wie Lunge, Gehirn, aber auch Skelett und Leber [2, 4, 6, 7, 8]. Dabei fällt zugleich die ausgeprägte Metastasenbildung in solchen Organen auf, die normalerweise nur äußerst selten davon betroffen werden, wie Herz und Darm, für das Melanom aller-

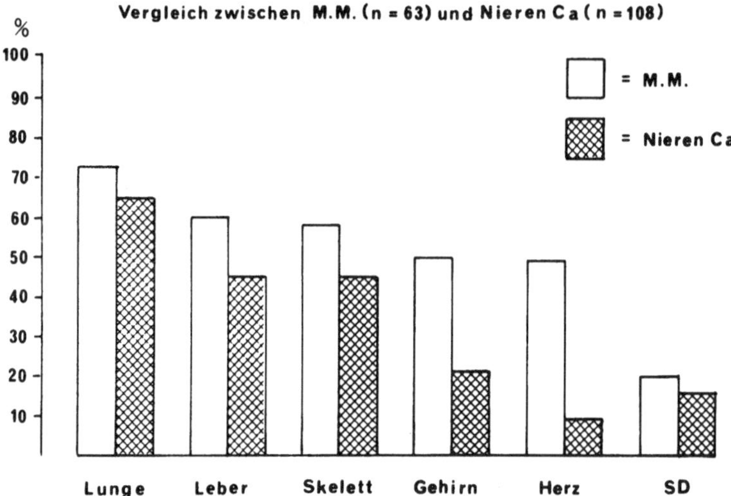

Abb. 2. Das Melanom zeigt eine durchweg höhere Metastasierungsfrequenz als das Nierenkarzinom. Beide Tumoren sind sog. Hohlvenentypen

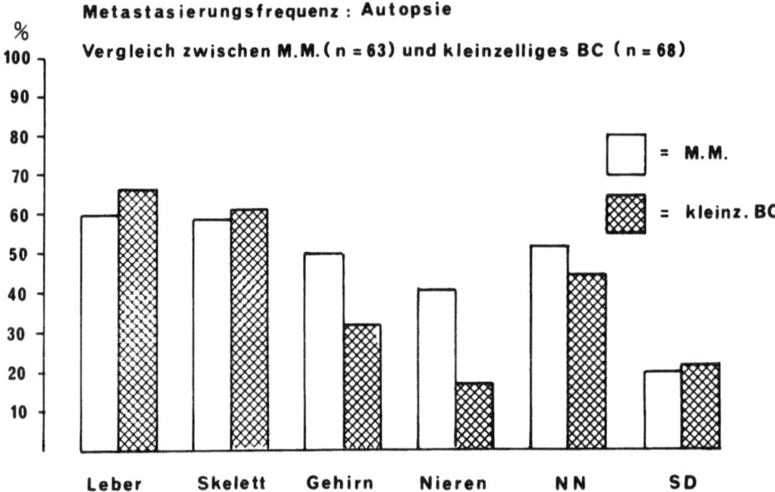

Abb. 3. Das Melanom zeigt in der Metastasierungsfrequenz große Ähnlichkeit mit dem kleinzelligen Bronchuskarzinom, einem Tumor vom sog. Lungentyp

dings charakteristische Phänomene. So kann praktisch jedes Organ Ort einer Metastasenbildung werden: Insgesamt fanden sich in unserem Untersuchungsgut 23 verschiedene Lokalisationen (Lymphknoten als ein Organ gewertet; Tabelle 2). Selbst die Zunge, hier nicht extra aufgeführt, war in 2 Fällen Ort einer Metastase.

Metastasierungssequenz

Da am Sektionsgut vornehmlich stationäre Zustände erfaßt werden, ist es schwierig, hieran die Metastasierungssequenz, d. h. die zeitliche Folge der metastatischen Tumorausbreitung eines Malignoms zu ermitteln. Es gibt jedoch Fälle, wo die Patienten

Tabelle 1. Häufige Metastasenlokalisationen des malignen Melanoms. Vergleich mit einer Zusammenstellung verschiedener Autoren

Ort	Pathologie München (1983) $n = 63$	Das Gupta, Patel, Meyer, Nathanson, Einhorn et al. (1935–1975) $n = 533$
Lunge	73%	71–87%
LK	60%	51–74%
Leber	60%	54–76%
Skelett	58%	23–49%
NN	52%	36–54%
Gehirn	50%	36–54%
Herz	44%	40–55%
Haut	43%	54–75%
Darm	43%	26–58%
Niere	41%	35–58%

Tabelle 2. Seltene Metastasenlokalisationen. Insgesamt fanden sich 23 verschiedene Lokalisationen

Ort	Pathologie München (1983) $n = 63$	
Hirnhäute	13%	
Genitalorgane	13%	
Gallenblase	11%	
Perikard	10%	
Hypophyse	8%	Pleura } 29%
Harnblase	8%	Peritonen } 29%
Mamma	6%	
Mediastinum	5%	
Laryngs } Trachea } Oesophagus }	3%	

aus einem bestimmten Grund den generalisierten Metastasierungsprozeß nicht erlebt haben, sondern in einem frühen Stadium verstorben sind, also nur in wenigen Organen Metastasen aufwiesen. In solchen Fällen fanden sich in unserem Untersuchungsgut vornehmlich Metastasen in den großen Körperorganen, Lunge, Gehirn, Leber und Skelett, nicht aber, oder nur sehr selten in anderen Organen.

Ein Vergleich mit klinischen Fällen (untere Säulen, Abb. 4), bei denen bei der ersten Untersuchung Metastasen nur in einem Organ nachgewiesen wurden, zeigen ein vergleichbares Metastasierungsverhalten. Auch hier findet sich nur eine Metastasierung in die großen Körperorgane, wobei besonders die primäre Metastasenbildung im Gehirn auffällt. Im Verlauf des Tumorleidens (mittlere Säulen, Abb. 4) nimmt die Metastasierung vornehmlich in den großen Organen zu, wobei jetzt allerdings mehrere gleichzeitig befallen sind. Der Vergleich mit den Ergebnissen der Obduktion zeigt zuletzt nochmals einen erheblichen Anstieg der Metastasierung in jedem einzelnen Organ (hohe Säule, Abb. 4). Das bedeutet, daß neben der primären Lungenmetastasierung zugleich, oder nur gering zeitlich versetzt, am Anfang der Tumorausbreitung der metastatische Befall großer Organe bzw. Organsysteme steht, vornehmlich von Gehirn, Leber und Skelett. Insbesondere ist hierbei der hohe Anteil einer primären Gehirnmetastasierung auffällig, ohne daß eine Lungenbeteiligung vorliegt, das Filterorgan Lunge also passiert wird. Zweifellos zeigt das Melanom eine besondere Nei-

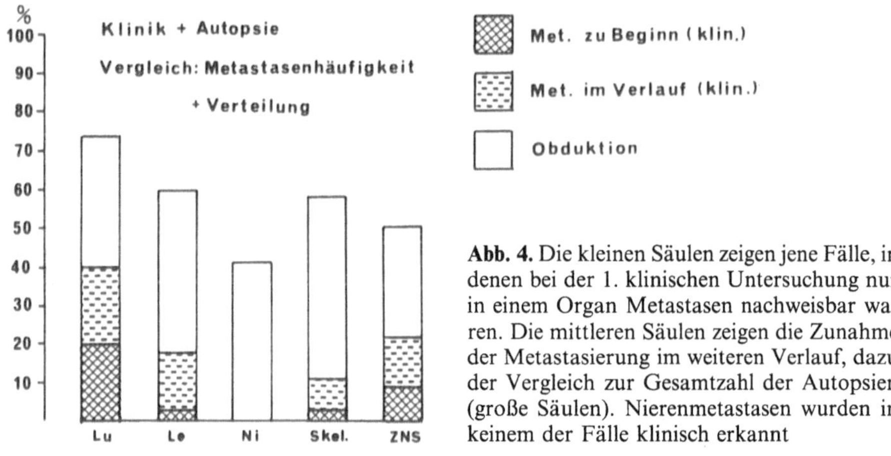

Abb. 4. Die kleinen Säulen zeigen jene Fälle, in denen bei der 1. klinischen Untersuchung nur in einem Organ Metastasen nachweisbar waren. Die mittleren Säulen zeigen die Zunahme der Metastasierung im weiteren Verlauf, dazu der Vergleich zur Gesamtzahl der Autopsien (große Säulen). Nierenmetastasen wurden in keinem der Fälle klinisch erkannt

gung zur Gehirnmetastasierung (Abb. 5) [5]. Derartige Phänomene der Organaffinität sind ja auch von anderen Tumoren bekannt, wie etwa die Skelettmetastasierung beim Prostata- und Mammakarzinom.

Sequenzschema

Wenn man die Metastasierungssequenz des Melanoms einmal schematisiert erfassen will, so sind anfangs gewöhnlich lokale Haut- und regionäre Lymphknotenmetastasen zu erwarten (Abb. 6). Der nächste Schritt ist die Metastasierung in die Lungen. Danach erfolgt zunächst die Metastasierung in große Körperorgane, vornehmlich Gehirn, Leber und Skelettsystem und dann, nach einer gewissen Latenz, die zeitlich

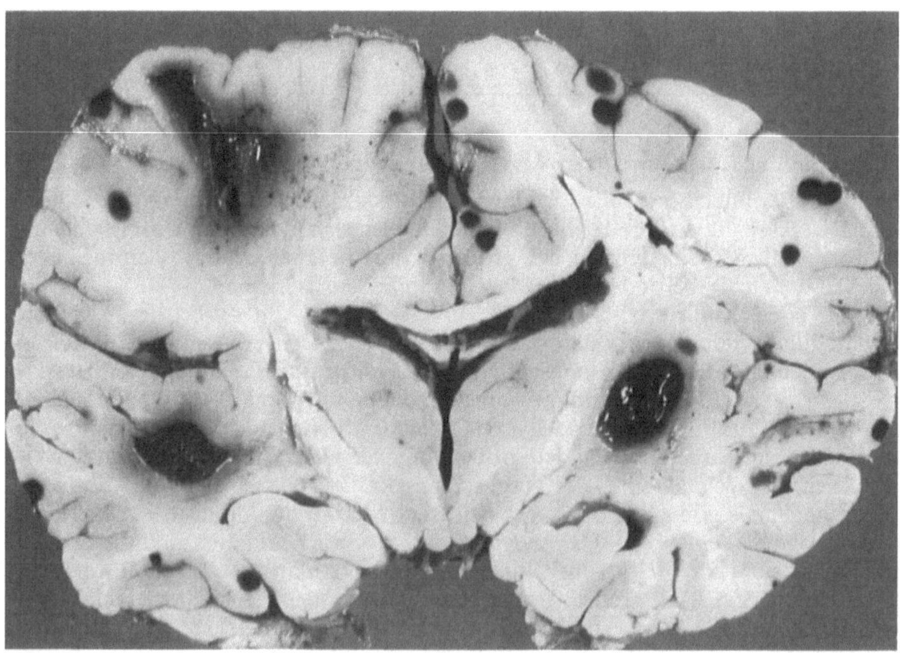

Abb. 5. Metastasiertes malignes Melanom: Zahlreiche melanotische Gehirnmetastasen

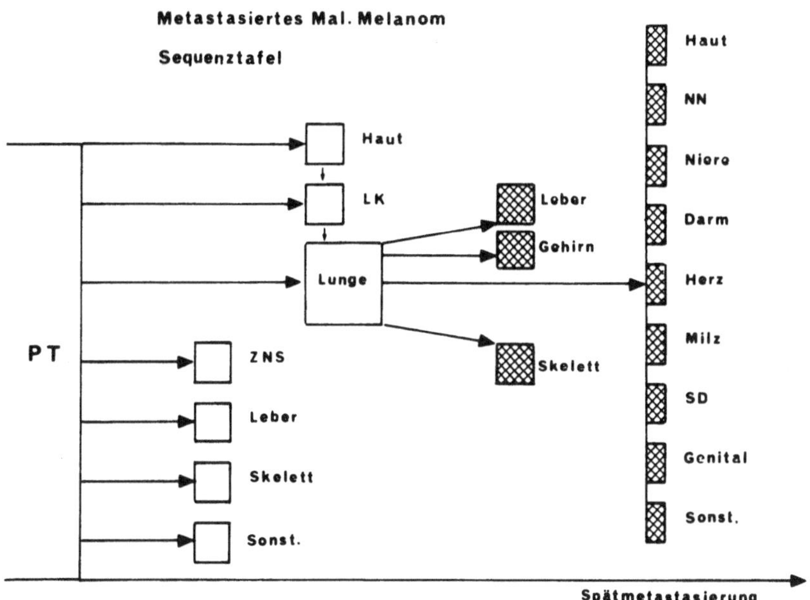

Abb. 6. Sequenzschema der Metastasierung des Melanoms, Beschreibung siehe Textteil. Links im Bild Primärtumor (*Pt*)

praktisch nicht erfaßbar ist, die meist exzessive Generalisation mit Befall zahlreicher Organe, das Endstadium des Tumorleidens. Dabei nimmt möglicherweise das Herz eine besondere Stellung ein. Aufgrund klinischer Beobachtungen [2] und auch der Tatsasche, daß sich z. B. in unserem Untersuchungsgut eine Herzmetastasierung in fast allen generalisierten Tumorstadien nachweisen ließ, scheint der metastatische Befall des Herzens unmittelbar mit der diffusen Tumorausbreitung in sämtliche Organe zusammenzuhängen. Die Ursache hierfür ist nicht bekannt, möglicherweise hängt es mit der zentralen Lage des Herzens im Kreislaufsystem zusammen, möglicherweise sind es aber auch mechanische Faktoren. Beobachtungen deuten darauf hin, daß die Metastasierung in das Myokard der allgemeinen, diffusen Tumordissemination unmittelbar vorausgeht (Abb. 7).

In einem kleinen Teil der Fälle, wie schon erwähnt, kann die Lunge passiert werden, ohne daß hier Metastasen entstehen; es findet sich eine primäre Metastasierung in das ZNS, die Leber und das Skelett, nur äußerst selten in andere Organe.

Ein weiteres Phänomen bei der Metastasierung des Melanoms ist die sogenannte Spätmetastasierung, die diesem Tumor mit nur wenigen anderen gemein ist, wie dem Nierenkarzinom, Schilddrüsenkarzinom und Mammakarzinom. Dabei wurden Fälle beschrieben, wo nach 32jähriger Latenz plötzlich eine Generalisation des Metastasierungsprozesses einsetzte. Die Ursachen für eine solche Spätgeneralisation beruhen bislang noch auf Vermutungen, sicher jedoch scheinen sie vielfältiger Natur zu sein [3].

Metastasierung in Abhängigkeit von der Lage des Primärtumors

Bei Aufschlüsselung der Lokalisation von Organmetastasen in Abhängigkeit vom Ort des Primärtumors fiel insbesondere bei allen 6 Melanomen des Auges in unserem Patientengut die hohe metastatische Beteiligung von Lunge und Leber auf. Klinisch und auch pathologisch-anatomisch ist dieses ein wiederholt beobachtetes Phänomen,

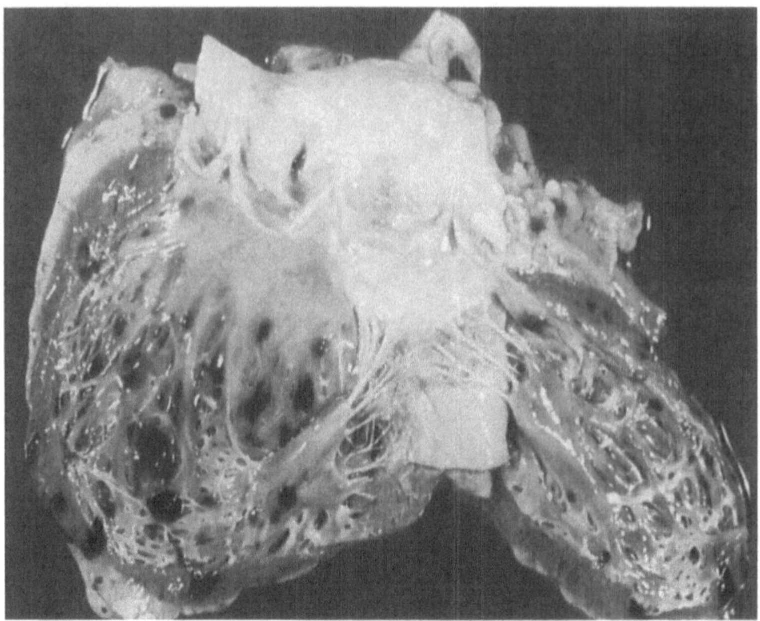

Abb. 7. Metastasiertes malignes Melanom: Eröffneter li. Herzventrikel mit zahlreichen melanotischen, subendokardialen Metastasen

wobei nicht selten nur solitäre, gelegentlich auch Spätmetastasen in der Leber nachweisbar sind, ohne daß Lungenmetastasen vorliegen [5, 8]. Möglicherweise besitzen die malignen Melanome des Auges eine besondere Affinität zum Lebergewebe, im übrigen scheint sich die Metastasierungstendenz sowohl in Quantität als auch in der Qualität bei den Melanomen des Auges nicht auffallend von jener der Haut zu unterscheiden.

Bei den Melanomen der Haut dominieren vorwiegend die Lungen-, Leber-, Gehirn- und Skelettmetastasen, wobei geringe Differenzen in Abhängigkeit vom Primärtumor zu beobachten sind. Auffallend ist jedoch, daß offensichtlich Melanome im Kopf- und Halsbereich, in geringerem Ausmaß auch jene der oberen Extremitäten, häufiger als die übrigen Melanome in das Gehirn metastasieren, während jene am Stamm und im Bereich der unteren Extremitäten die gewöhnliche Reihenfolge bevorzugen [5].

Zusammenfassung

Das Metastasierungsverhalten des malignen Melanoms wurde an 63 Patienten, die an ihrem Tumor verstorben waren und im Pathologischen Institut der Universität München obduziert wurden, untersucht. Wie kein anderer maligner Tumor zeigt das Melanom eine außerordentliche Neigung zur Metastasenbildung. Die Ursachen dieses besonderen Metastasierungsverhaltens sind nicht eindeutig geklärt. Die Metastasierung verläuft beim Melanom in verschiedenen Stadien (sog. Metastasierungssequenz). Die Lunge ist dabei meist Ort der primären hämatogenen Organmetastasierung, gefolgt von den großen Körperorganen Gehirn, Leber und Skelettsystem, erst dann scheint die typische, diffuse Metastasierung in zahlreiche Organe zu erfolgen. Das Melanom der Haut zeigt eine besondere Neigung zur Metastasenbildung im Gehirn, während die Melanome des Auges offensichtlich bevorzugt in die Leber metastasieren. Oftmals wird dabei die Lunge passiert, ohne daß in diesem Organ

Metastasen manifest werden. Melanome der Kopf- und Halsregion scheinen häufiger in das Gehirn zu metastasieren als solche der übrigen Körperregionen. Schließlich findet sich beim malignen Melanom eine besondere Neigung zur sog. Spätmetastasierung.

Danksagung. Herrn Prof. Dr. Dr. O. Braun-Falco wird für die Einsichtnahme und Verwertung der klinischen Fälle mit metastasierten Melanomen aus der Dermatologischen Klinik der Universität München herzlich gedankt. Ebenso wie Herrn Prof. Dr. D. Hölzel vom Institut für Medizinische Informationsverarbeitung im Klinikum Großhadern für die hilfreiche Unterstützung bei der Auswertung des umfangreichen Materials und Fräulein Ulrike Böck für die statistische Bearbeitung.

Literatur

1. Braun-Falco O (1974) Maligne Melanome der Haut aus dermatologischer Sicht. Chirurg 45:345–356
2. Das Gupta T, Brasfield R (1964) Metastatic melanoma. Cancer 17:1323–1338
3. Dhom G (1982) Latente Metastasen. In: Schmähl D (ed) Krebsmetastasen. Ihre Entstehung und Behandlung. Thieme, Stuttgart New York, pp 34–44
4. Einhorn HE, Burgess MA, Vallejos C, Bodey GP, Gutterman J, Mavligit G, Hersh EM, Luce JK, Frei E, Freireich EJ, Gottlieb JA (1974) Prognostic correlations and response in advanced metastatic malignant melanoma. Cancer Res 34:1995–2004
5. Lee Y-TN (1980) Malignant melanoma: Pattern of metastases. Cancer J Clin 30:137–143
6. Meyer JE (1978) Radiographic evaluation of metastatic melanoma. Cancer 42:127–132
7. Nathanson L, Hall TC, Farber S (1967) Biological aspects of human malignant melanoma. Cancer 20:650–655
8. Patel JK, Didolkar MS, Pickren JW, Moore RH (1978) Metastatic pattern of malignant melanoma. Am J Surg 135:807–810
9. Walther HE (1948) Krebsmetastasen. Schwabe, Basel

Christian Schmoeckel

Klassifikation und Einschätzung prognostischer Kriterien bei malignen Melanomen

Klassifikation

Maligne Melanome der Haut werden seit über 10 Jahren nach Clark et al. [7] klassifiziert. Diese Einteilung wurde 1983 bei einem internationalen Arbeitsgespräch zur Klassifikation und Nomenklatur maligner Melanome in Sydney/Australien [19] erneut bestätigt (Tabelle 1). Trotzdem müssen einige Einwände gegen diese Klassifikation berücksichtigt werden:

Nicht wenige Melanome lassen sich überhäupt nicht oder aber wegen Überschneidungszonen zwischen den 4 Melanomtypen nur schwer klassifizieren. Im Patientengut der Dermatologischen Klinik der Universität München traf dies für 15% der Fälle zu. Ein gewichtiger Einwand wurde von Ackerman [1] erhoben. Seiner Meinung nach beginnen primär knotige maligne Melanome wie die oberflächlich spreitenden im Bereich der Epidermis, um dann nach einer gewissen Zeit rasch in ein überwiegend vertikales Wachstum überzugehen. Die drei Melanomtypen mit horizontaler Ausbreitung dagegen unterscheiden sich im wesentlichen durch unterschiedliche Lokalisation: Lentigo-maligna-Melanome in lichtexponierter Altershaut mit atrophischer Epidermis, akrolentiginöse Melanome palmoplantar und subungual mit akanthotischer Epidermis und oberflächlich spreitende maligne Melanome in allen übrigen Lokalisationen (Abb. 1). Außerdem hat sich gezeigt, daß die Klassifikation nach Clark et al. klinisch nicht relevant ist. Nach Berücksichtigung der Tumordicke als prognostisch wichtiges Kriterium ergeben sich keine statistisch signifikante Unterschiede auf den

Tabelle 1. Die derzeitige, erneut international bestätigte Klassifikation maligner Melanome nach Clark et al. [7]

Empfehlung zur Klassifikation und Nomenklatur

- Vorläufer: Lentigo maligna, dysplastische Nävi, atypische Melanozytenhyperplasien
- Frühformen: nicht invasive maligne Melanome (in situ; Level I)
- Invasive maligne Melanome:
  1. a) superfiziell spreitende maligne Melanome (SSM)
     b) Lentigo-maligna-Melanome (LMM)
     c) akral-lentiginöse Melanome (ALM)
     Die Differenzierung ergibt sich üblicherweise durch die oberflächliche (intraepidermale) Komponente im Randbereich
  2. knotige (noduläre) maligne Melanome (NMM) ohne angrenzende Komponente
  3. spezielle Varianten:
     desmoplastische und neurotrope maligne Melanome
  4. unklassifizierbare maligne Melanome

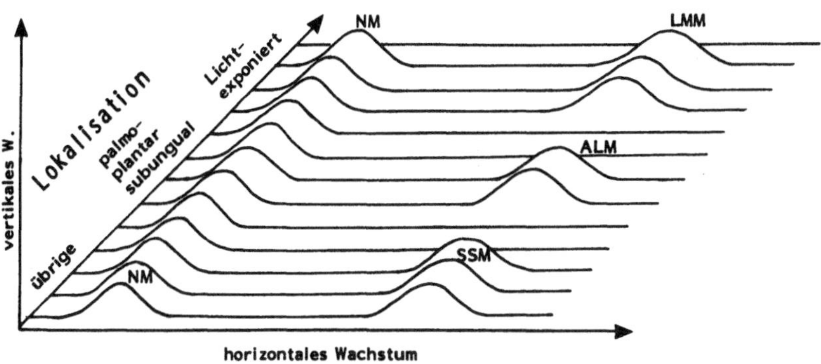

Abb. 1. Entwicklung der Melanomtypen: Zunächst horizontales, dann zunehmend vertikales Wachstum mit der Lokalisation als prägenden Faktor

Tabelle 2. Korrelation von Melanomtyp und Tumordicke: Nach Berücksichtigung des wichtigsten histologischen Prognosekriteriums keine zusätzliche prognostische Bedeutung des Typs. Metastasierungsraten in Prozent, die absoluten Fallzahlen in Klammern ($n = 585$)

Tumordicke (mm)	≤ 0,75	→ 1,5	→ 2,9	→ 5,0	> 5,0
SSM	17,0% (47)	32,9% (79)	50,0% (64)	78,1% (32)	72,7% (11)
NM	0% (7)	38,9% (54)	47,3% (110)	75,6% (90)	73,1% (52)
LMM	12,5% (16)	28,6% (7)		100% (1)	
ALM	0% (2)	16,7% (6)	100% (2)	100% (4)	100% (1)
P	0,6 ($n = 72$)	0,7 ($n = 146$)	0,3 ($n = 176$)	0,7 ($n = 127$)	0,8 ($n = 64$)

verschiedenen Tumordickenstufen (Tabelle 2). Auf der anderen Seite kann nicht ausgeschlossen werden, daß den verschiedenen Melanomtypen unterschiedliche epidemiologische Ursachen zugrunde liegen. Dies wird vor allem bei dem Lentigo maligna Melanom sowie bei dem akrolentiginösen Melanom vermutet. Für die Praxis ist jedoch nur eine Klassifikation relevant, die auch von therapeutischer und prognostischer Bedeutung ist.

Prognostische Kriterien

Prognostische Kriterien wurden zuerst von Allan u. Spitz [2] beschrieben. Sie stellten fest, daß oberflächlich wachsende Melanome eine bessere Prognose als in die Tiefe wachsende haben. Den drei sogenanntes Levels fügten Mehnert u. Heard [13] einen vierten hinzu, und Clark et al. [7] teilten den ursprünglichen Level II in II und III auf, sodaß fünf Invasionstiefen resultierten. Letztere Einteilung hatte sich zunächst international durchgesetzt. Ein völlig anderes Prinzip schlug Breslow [5, 6] vor: durch Messung der maximalen vertikalen Distanz zwischen Stratum granulosum und den tiefsten Tumorzellen in Millimetern ergibt sich mit der sogenannten Tumordicke ein einfach zu bestimmendes und aussagekräftiges prognostisches Kriterium. Diese Tumordicke nach Breslow wurde in den letzten Jahren allgemein anerkannt und hat sich insgesamt durchgesetzt [3, 11, 16, 20]. Aus verschiedenen Gründen ist die Tumordicke der Invasionstiefe überlegen:

Die Tumordicke ist ein Maß oder ein Parameter für das Tumorvolumen; die Invasionstiefe dagegen mißt die Fähigkeit des Tumors, in das Bindegewebe infiltrie-

Tabelle 3. Quantitativer Vergleich der prognostischen Aussagekraft von Invasionstiefe, Tumordicke und prognostischem Index im Stadium I

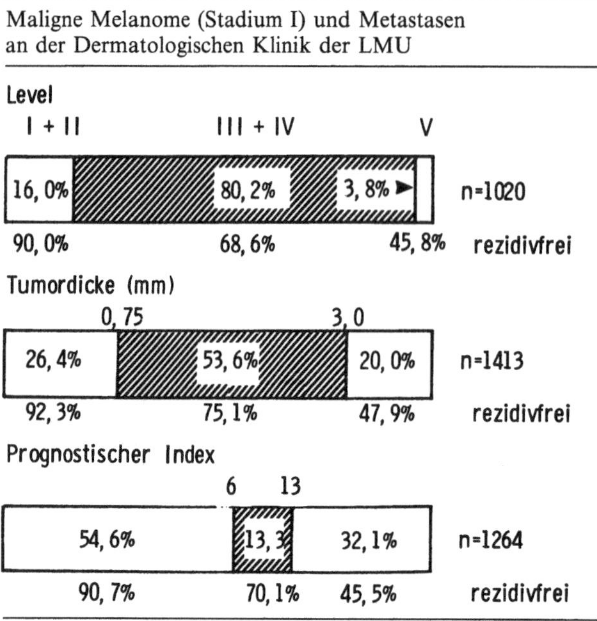

rend zu wachsen. Nach unseren Untersuchungen ergab sich, daß überwiegend exophytisch wachsende Melanome bei gleicher Tumordicke ebenso häufig wie endophytisch wachsende metastasieren [16]. Dies weist daraufhin, daß die Tumormasse und nicht so sehr das infiltrative Wachstum für die Prognose des malignen Melanoms ausschlaggebend ist. Außerdem hat es sich gezeigt, daß nach Messung der Tumordicke keine zusätzliche prognostische Information durch die Invasionstiefe gewonnen werden kann [16]. Bei quantitativer Betrachtung zeigte es sich außerdem, daß mit dem Kriterium Tumordicke wesentlich mehr Patienten mit einer schlechten und auch deutlich mehr Patienten mit einer guten Prognose ermittelt werden können. Die sogenannte Grauzone für Patienten mit mittlerem Metastasierungsrisiko, für die man also keine genaue Prognose erstellen kann, wird deutlich kleiner (Tabelle 3).

Daneben werden eine ganze Reihe von weiteren Kriterien für die Prognose beim malignen Melanom diskutiert. Die zahlreichen diesbezüglichen Veröffentlichungen mit komplizierten statistischen Methoden sind fast nur noch für Experten überschaubar und verständlich. Insgesamt gesehen aber heißt es kritisch zu sein, denn nicht alles was statistisch signifikant ist, ist auch klinisch relevant; und umgekehrt, was statistisch nicht signifikant ist, kann klinisch trotzdem bedeutungsvoll sein. Einige wenige Kriterien scheinen jedoch zusätzlich zur Tumordicke eine prognostische Bedeutung zu besitzen, mit deren Hilfe die Sicherheit in der Abschätzung des Metastasierungsrisikos weiter verbessert werden kann (Tabelle 4). Dies konnte durch eine Diskriminanzanalyse nachgewiesen werden [17].

Für die Praxis sollten daher nach Messung der Tumordicke als Hauptkriterium drei weitere Parameter bestimmt werden. Der Mitoseindex, gemessen als die Anzahl von Mitosen pro qmm [14, 15], zeigt z. T. auf allen [16], z. T. nur auf der mittleren Tumordickenstufe [9] – möglicherweise jedoch bedingt durch relativ kleine Fallzahlen, eine prognostische Bedeutung. Eine Kombination beider Kriterien, der prognostische Index (Produkt von Tumordicke und Mitoseindex), ist daher gerechtfertigt

Tabelle 4. Prognostische Faktoren: ein Hauptkriterium und drei Nebenkriterien; zwei klinische Faktoren mit zusätzlicher untergeordneter Bedeutung

Prognostisch relevante Kriterien bei malignen Melanomen
1) Tumordicke (mm)
2 a) Mitoseindex (Mit/mm^2)
b) Ulzeration
c) Gefäßinvasion (eindeutig)
3 a) Lokalisation
b) klinischer Duchmesser > 3 cm

Tabelle 5. Klinische Faktoren und Prognose: Nach Berücksichtigung relevanter histologischer Kriterien hat das Geschlecht keine, die Lokalisation eine untergeordnete prognostische Bedeutung. Hier Patienten mit histologisch hohem Metastasierungsrisiko. In Klammern die Fallzahlen

Maligne Melanome mit hohem Metastasierungsrisiko Prognostischer Index ⩾ 13 oder Gefäßinvasion oder Ulzeration (TD ⩾ 3,0 mm)

	Stamm	Kopf	Hals	Beine/ Arme	Palmar Plantar	Σ	P
♀	91,2% (34)	60,0 (15)	55,6% (9)	63,7% (102)	100% (9)	70,4% (169)	0,005
♂	82,4% (68)	85,7% (7)	66,7% (3)	74,4% (39)	100% (5)	80,3% (122)	0.6
Σ	85,3% (102)	68,2% (22)	58,3% (12)	66,7% (141)	100% (14)	74,6% (291)	0.001
P	0.4	n.s.	n.s.	0,3	n.s.	0,08	

([15, 16]; Tabelle 3). Auch die Ulzeration ist ein bedeutsames Kriterium [4]. Nach eigenen Untersuchungen ist es jedoch erst bei einer Tumordicke von ≥ 3.0 mm klinisch relevant [16]. Etwas schwieriger zu bestimmen ist die Gefäßinvasion. Wenn sie zweifelsfrei nachzuweisen ist, ist die Wahrscheinlichkeit einer weiteren Metastasierung sehr hoch [16].

Nach Abschätzung des Metastasierungsrisikos mit Hilfe von histiologischen Kriterien spielen klinische Faktoren nur eine untergeordnete Rolle. Obwohl Frauen insgesamt gesehen eine bessere Prognose als die männlichen Melanompatienten haben, verschwindet der geschlechtsspezifische Unterschied weitgehend nach Berücksichtigung der genannten histologisch relevanten Kriterien [17]. Die Lokalisation, die von amerikanischen Autoren als prognostisch bedeutungsvoller Parameter herausgestellt worden ist [8, 9, 10], zeigte nach eigenen Untersuchungen in den drei verschiedenen Metastasierungsrisikogruppen nur zweitrangige Unterschiede, die sich innerhalb des betreffenden Metastasierungsrisikos bewegten ([17]; Tabelle 5). Bei dünnen Tumoren mit einer Tumordicke von unter 0.76 mm mit niedrigem Metastasierungsrisiko sollte jedoch der klinische Durchmesser der Veränderung kleiner als 3 cm sein. Andernfalls sollten derartige Fälle dem mittleren Metastasierungsrisiko zugeordnet werden [17].

Prognostische Klassifikation

Der Tumordicke als Hauptkriterium können also einige wenige weitere relevante Kriterien zur Seite gestellt werden (Tabelle 4). Keine Einmütigkeit besteht jedoch darüber, inwieweit diese Kriterien für eine prognostische Klassifikation zusammengesetzt werden können, weil nur wenige Autoren diese Fragestellung untersucht haben. Hierbei sind Spezifität und Sensitivität zu berücksichtigen, um die Aussagekraft zu optimieren. Nach eigenen Untersuchungen empfiehlt es sich, bei der Einschätzung des Metastasierungsrisikos für einen individuellen Fall nach Kriterien zu suchen, die entweder ein niedriges Metastasierungsrisiko anzeigen, d. h. mit einer Metastasierung ist aller Wahrscheinlichkeit nach nicht zu rechnen, oder die ein hohes Metastasierungsrisiko erkennen lassen ([17]; Tabelle 6). Falls derartige Kriterien nicht gefunden oder erfüllt werden können, wird ein mittleres Metastasierungsrisiko diagnostiziert, d. h. eine einigermaßen exakte Vorherbestimmung des weiteren Verlaufes der Tumorerkrankung ist nicht möglich. Von praktischer Bedeutung sind Untersuchungen [12], daß bereits mit klinischen Kriterien ein niedriges oder hohes Metastasierungsrisiko erkannt werden kann (Tabelle 7).

Für eine prognostische Klassifikation (Tabelle 8) ergeben sich unterschiedliche Anwendungsmöglichkeiten. Neben einer besseren Beratung des einzelnen Patienten können zum einen prognostisch homogenere Patientenkollektive gebildet werden, um die Wirksamkeit bestimmter Therapiemaßnahmen wissenschaftlich zu untersuchen. So konnte z. B. gezeigt werden, daß bei der chirurgischen Exzision die Metastasierungsrate nicht von dem Exzisionsabstand abhängt, auch nicht, wenn Melanome mit

Tabelle 6. Kriterien für niedriges und hohes Metastasierungsrisiko nach Schmoeckel et al. [17]

Histologische Bestimmung der Prognose bei malignen Melanomen			
Niedriges Risiko – Rezidive in ca. 5%		*Hohes Risiko – Rezidive in ca. 75%*	
	* Tumordicke $\leq$ 0,75 mm		* Prognostischer Index $\geq$ 13
und	* Mitoseindex < 10 mit/mm^2	*oder*	* Ulzeration bei TD $\geq$ 3,0 mm
und	* Klinischer Durchmesser < 3 cm	*oder*	* Gefäßinvasion (unzweifelhaft)

Tabelle 7. Einschätzung des Metastasierungsrisikos mit Hilfe klinischer Kriterien nach Funk et al. [12]

Klinische Prognostik bei malignen Melanomen			
Niedriges Risiko – Rezidive bei 3%		*Hohes Risiko – Rezidive bei 80%*	
	* Minimal erhaben (< 1 mm)		* Sehr stark erhaben (> 4 mm)
und	* Höchstens 1 Risikofaktor:	*und*	* Mindestens 1 Risikofaktor:
	– Durchmesser > 15 mm		– Erosion/Ulzeration/Blutung
	– Lokalisation nicht an Extremitäten		– Stamm/Fußsohle
		ODER	* Stärker erhaben (2–4 mm)
		und	* Mindestens 2 Risikofaktoren:
			– Erosion/Ulzeration/Blutung
			– Stamm/Fußsohle
			– Erhabener Anteil > 15 mm ∅

Tabelle 8. Prognostische Klassifikation maligner Melanome im Stadium I

Vorläufer	Exzision	
In-situ-Melanome	Exzision und Kontrollen	
Invasive Melanome		
Niedriges Risiko	weite Exzision	und Kontrollen
Mittleres Risiko	weite Exzision	und Nachbehandlung
Hohes Risiko	weite Exzision	und Nachbehandlung

einem hohen Metastasierungsrisiko von 75% isoliert betrachtet werden [18]. Zum anderen ist es möglich, die Therapiemaßnahmen entsprechend dem Metastasierungsrisiko zu differenzieren. Beim niedrigen Metastasierungsrisiko ist der Nachweis der Wirksamkeit einer Nachbehandlung in statistisch signifikanter Weise praktisch nicht zu erbringen. Eine derartige Nachbehandlung empfiehlt sich daher eher für ein mittleres und hohes Metastasierungsrisiko. Gerade beim hohen Metastasierungsrisiko erscheint es gerechtfertigt, auch ungesicherte Therapiemaßnahmen versuchsweise einzusetzen, um die drohende Metastasierung abzuwenden.

Zusammenfassung

Die international übliche Klassifikation maligner Melanome nach Clark et al. in vier verschiedene Typen ist nicht mehr unumstritten. Zahlreiche Fälle sind nur schwer oder gar nicht klassifizierbar, und für die Unterschiede zwischen den drei Melanomtypen mit horizontaler Ausbreitung mögen Lokalisationsfaktoren auch mit verantwortlich sein. Vor allem aber hat es sich gezeigt, daß diese Klassifikation nach Berücksichtigung histologischer prognostischer Faktoren für die Prognose und für die Therapie nicht relevant ist.

Für die Prognose im Stadium I ist die histologisch gemessene Tumordicke in mm nach Breslow am wichtigsten. Sie ist aussagekräftiger als die Invasionstiefe, weil offensichtlich die Tumormasse und weniger das exo- oder endophytische Wachstum für die weitere Metastasierung verantwortlich ist. Für die Tumormasse ist die Tumordicke ein genauerer Parameter als die Invasionstiefe. Nur wenigen weiteren Kriterien kommt eine zusätzliche Bedeutung zu. In erster Linie dem Mitose-Index, der Ulceration und der Gefäßinvasion. Es besteht aber noch keine internationale Einmütigkeit, inwieweit diese Kriterien für eine prognostische Klassifikation in Gruppen mit niedrigem, mittlerem und hohem Metastasierungsrisiko am effektivsten kombiniert werden können. Für eine solche prognostische Klassifikation ist es wichtig, daß sie aussagekräftig, einfach und reproduzierbar ist. Ein eigener Vorschlag berücksichtigt diese Gesichtspunkte und die obengenannten Kriterien. Innerhalb der drei so definierten Risikogruppen haben klinische Kriterien wie Geschlecht und Lokalisation, die für sich allein für die Prognose beachtenswert sind, nur noch eine zweitrangige Bedeutung. Dies muß jedoch durch weitere Untersuchungen überprüft werden.

Literatur

1. Ackerman AB (1980) Malignant melanoma: A unifying concept. Hum Pathol 11, 591–595
2. Allen AC, Spitz S (1953) Malignant melanoma: A clinicopathological analysis of the criteria for diagnosis and prognosis. Cancer 6:1–45
3. Balch CM, Murad TM, Soong SJ, Ingalls SL, Halpern NB, Maddox WA (1978) A multifactorial analysis of melanoma: prognostic histopathological features comparing Clark-s and Breslow-s staging methods. Ann Surg 188:732–742
4. Balch CM, Wilkerson JA, Murad TM, Soong SJ, Ingalls AL, Maddox WA (1980) The prognostic significance of ulceration of cutaneous melanoma. Cancer 45:3012–3017
5. Breslow A (1970) Thickness, cross-sectional areas and depth of invasion in the prognosis of cutaneous melanoma. Ann Surg 172:902–908
6. Bresslow A (1975) Tumor thickness, level of invasion and node dissection in stage I cutaneous melanom. Ann Surg 182:572–575
7. Clark WH Jr, From L, Bernardino EA (1969) The histogenesis and biologic behavior of primary human malignent melanoma of the skin. Cancer Res 29:705–726
8. Day CL Jr, Mihm MC Jr, Sober et al (1982) Prognostic factors for melanoma patients with lesions 0.76–1.69 mm in thickness: an appraisal of „thin" level IV lesions. Ann Surg 195:30–34
9. Day Cl Jr, Mihm MC Jr, Lew RA et al (1981) Prognostic factors for patients with clinical stage I melanoma of intermediate thickness (1.51–3.99 mm): a conceptual model for tumor growth and metastasis. Ann Surg 195:35–43

10. Day CL Jr, Lew RA, Mihm MC Jr et al (1982) A multivariate analysis of prognostic factors for melanoma patients with lesions > 3.65 mm in thickness: the importance of revealing alternative Cox models. Ann Surg 195:44–49
11. Eldh J, Boeryd B, Peterson LE (1978) Prognostic factors in cutaneous malignant melanoma in stage. I. Scand J Plast Reconstr Surg 12:243–255
12. Funk W, Schmoeckel C, Hölzel D, Braun-Falco O: Low- and high risk malignant melanoma. – IV. Prognostic classification by clinical criteria. (In Vorbereitung)
13. Mehnert JH, Heard JL (1965) Staging of malignant melanomas by depth of invasion. A proposed index to prognosis. Am J Surg 110:168–1975
14. Schmoeckel C (1977) The prognostic index in malignant melanoma. American Academy of Dermatology, Dallas
15. Schmoeckel C, Braun-Falco O (1978) Prognostic index in malignant melanoma. Arch Dermatol 114:871–873
16. Schmoeckel C, Brockelbrink A, Bockelbrink H, Koutsis J, Braun-Falco O (1983) Low- and high risk malignant melanoma. I. Evaluation of clinical and histological prognosticators in 585 cases. Eur J Cancer Clin Oncol 19:227–235
17. Schmoeckel C, Bockelbrink A, Bockelbrink H, Braun-Falco O (1983) Low- and high-risk malignant melanoma. II. Multivariate analyses for a prognostic classification. Eur J Cancer Clin Oncol 19:237–243
18. Schmoeckel C, Bockelbrink A, Bockelbrink H, Kistler H, Braun-Falco O (1983) Low- and high-risk malignant melanoma – III. Prognostic significance of the resection margin. Eur J Cancer Clin Oncol 19:245–249
19. Schmoeckel C (1983) Klassifikation und Nomenklatur maligner Melanome der Haut. Dtsch Med Wochenschr 108:231–232
20. Van der Esch EP, Cascinelli N, Preda F, Morabito A, Bufalino R (1981) Stage I melanoma of the skin: evaluation of prognosis according to histologic characteristics. Cancer 48:1668–1673

Egon Macher

Chemotherapie bei malignen Melanomen

Zwölf Jahre Chemotherapie bei malignen Melanomen haben, beginnend am Punkte Null, zweifellos beachtenswerte Fortschritte gebracht, aber das Gesamtergebnis kann nicht zufriedenstellen. Allenfalls bei einem Drittel aller Behandelten werden meßbare Remissionen erzielt, die zudem in Bezug auf die reduzierte Tumormasse unzureichend und im Hinblick auf die Remissionszeit eng begrenzt sind. Das ideale Therapieziel, nämlich Heilung, ist bisher in keinem einzigen dokumentierten Falle erreicht worden.

Welches sind die Gründe für diese enttäuschende Situation? Liegt es am Tumor oder an den Therapeuten? Bei kritischer Einstellung muß die Antwort lauten: Es liegt an beiden. Trotz einer gewissen Berechenbarkeit des malignen Melanoms, die sich aus klinischen und histologischen Parametern ergibt, ist der Tumor im Hinblick auf seine chemotherapeutische Ansprechbarkeit noch nicht genügend definierbar. Dies beruht auf der zellbiologischen Heterogenität seiner Zellpopulation, die naturgemäß im Stadium der Dissemination besonders ausgeprägt ist. Dem kommt noch hinzu, daß sich der Tumor im Laufe seiner Entwicklung beständig wandelt. Solcher Komplexität des Tumors sind die heute verfügbaren Therapiemöglichkeiten nicht angemesen. Wirksamere Anwendungen von Chemotherapeutika müssen, und können sicherlich auch, gefunden werden. Am sichersten und schnellsten ist dies im Verbund vieler Therapeuten zu erreichen. Dieser Gemeinschaftsaufgabe müssen wir uns stellen. Internationale Organisationen wie die Weltgesundheitsorganisation oder die Europäische Organisation zur Erforschung der Krebsbekämpfung (EORTC) liefern dafür Rahmen und Struktur.

Chemotherapie bei disseminiertem Melanom

Domäne der Chemotherapie ist das Stadium der Dissemination, das mit operativen Maßnahmen nicht mehr zu beherrschen ist. Behandlungsziel sind die klinisch apparenten Fernmetastasen. Modell für diese zytostatische Krebstherapie war die Behandlung von Infektionen mit Sulfonamiden oder Antibiotika. Auch dort gilt es, einen vermehrungsfähigen Eindringling zu vernichten. Dazu ist es nötig, einen therapeutischen Wirkspiegel so lange aufrechtzuerhalten, bis die letzte Krebszelle letal geschädigt ist.

Leider können Zytostatika nicht zwischen malignen und benignen Zellen unterscheiden. Sie werden also immer auch eine Anzahl von normalen Zellen vernichten. Ihren Einsatz gegen Krebszellen begründete man in der Anfangszeit der Krebschemotherapie damit, daß sich Krebszellen schneller teilen als Normalzellen. Folgerichtig gab man anfänglich das Zytostatikum fortlaufend so lange, wie die Nebenwirkungen es zuließen. Das war die fortlaufende zytostatische Monotherapie.

Dieses Therapieprinzip erwies sich als falsch, nachdem Skipper et al. [11] 1964 am Beispiel der Leukämiezellen gezeigt hatten, daß maligne Zellen sich nicht schneller, sondern langsamer teilen als Normalzellen. Daraus folgt aber, daß Normalgewebe, wie z. B. das Knochenmark, sich auch schneller von der Zytostatikawirkung wieder erholen als der Tumor selbst. Die logische Konsequenz war daher, das Chemotherapeutikum hochdosiert und kurzfristig, aber mehrfach wiederholt zu verabfolgen, unterbrochen von Erholungspausen, die so bemessen sind, daß sich die Knochenmarksfunktion völlig wiederherstellt, der Tumor aber noch reduziert bleibt. Mit dieser intermittierenden Chemotherapie ist es zumindest im Prinzip möglich, den Tumor völlig zu vernichten.

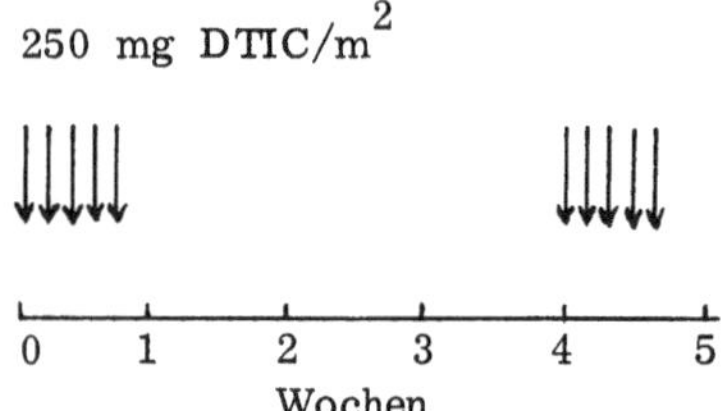

Abb. 1. Intermittierende DTIC-Monotherapie. Auf 5 tägliche Injektionen zu je 250 mg/m^2 folgt ein behandlungsfreies Intervall von 3 Wochen. Insgesamt werden mindestens 6 Kurse zu je 5 Injektionen verabfolgt

In der Chemotherapie des malignen Melanoms fand dieses Prinzip Anwendung als intermittierende DTIC-Therapie (Abb. 1), Dacarbazin (DTIC) war das erste melanomwirksame Zytostatikum, und es gilt auch heute noch als die am besten geprüfte und wirksamste Substanz für die Monotherapie. Die Ansprechrate auf DTIC liegt aber keinesfalls höher als 25%; nach neuerer Beurteilung wird sie eher um oder unter 20% eingeschätzt [4].

An dieser Stelle ist es angebracht, die inzwischen international anerkannten Kriterien zu nennen, die der Feststellung zugrunde gelegt werden müssen, ob ein Krebskranker auf die angewandte Chemotherapie angesprochen hat oder nicht. Man spricht von "Complete Response" (CR), wenn die gesamte Tumormasse verschwunden, d. h. klinisch nicht mehr nachweisbar ist. Dieser Zustand muß mindestens 4 Wochen anhalten, mitunter werden auch 3 Monate gefordert. "Partial Response" (PR) liegt vor, wenn der Tumor meßbar bis auf die Hälfte zurückgegangen ist. CR und PR bilden zusammen die "Response Rate" (RR) oder Ansprechrate. Ist der Tumorrückgang geringer als 50% oder hat die Tumormasse nicht mehr als 25% zugenommen, spricht man von "No Change" (NC). Eine Zunahme um mehr als 25% wird als "Progressive Disease" (PD) eingestuft. NC und PD bilden zusammen die Versagerquote.

Auf Chemotherapie angesprochen zu haben bedeutet daher, daß die Tumormasse auf mindestens die Hälfte ihres ursprünglichen Volumens verkleinert wurde, ohne daß eine nachhaltige Beeinträchtigung der Funktion des Knochenmarks und der übrigen inneren Organe eingetreten ist. Das ist gewiß keine schlechte Manipulationsleistung, aber als Therapiergebnis ist sie dennoch nicht befriedigend. Daß es so schwierig ist, mehr zu erreichen, erklärt sich u. a. daraus, daß nur diejenigen Tumorzellen auf Chemotherapeutika ansprechen, die zur Wachstumsfraktion gehören. Niemals sind 100% der Tumorzellen teilungsbereit. Je kleiner die Wachstumsfraktion ist, um so geringer wird die Ansprechrate sein. Bei den menschlichen Tumoren ist die Wachstumsfraktion nicht zuverlässig zu messen; man schätzt sie auf 20–90% [7], wobei die soliden Tumoren eher zu den niedrigeren Werten tendieren. Zytostatikasensibel sind nur zur Teilung bereite oder in Teilung befindliche Zellen. Tumorzellen in der Ruhefraktion, d. h. in der G_0-Phase, sind gegenüber Zytostatika (mit Ausnahme von Stickstofflost) vollkommen unempfindlich.

Im Bemühen, die Ansprechrate weiter zu erhöhen, wurden statt einer einzelnen zytostatischen Substanz zwei oder mehr Zytostatika kombiniert verabreicht. Dieses

Therapieprinzip wird als Kombinationschemotherapie oder Polychemotherapie bezeichnet. Es ist darin begründet, daß die verschiedenen Zytostatika ihre zellschädigende Wirkung in unterschiedlichen Phasen des Zellzyklus entfalten. Aufgrund dieser verscheidenen Angriffspunkte ist ein additiver Therapieffekt zu erwarten, der in einigen tierexperimentellen Modellen, vor allem aber auch bei einigen bösartigen Tumoren des Menschen in der Tat nachweisbar war. Dies gilt z. B. für den Morbus Hodgkin, die lymphatische Leukämie des Kindes und das Mammakarzinom.

Frühe Versuche mit Kombinationschemotherapie beim malignen Melanom erzielten dagegen keine höheren Ansprechraten als die DTIC-Monotherapie. Mit diesem Ergebnis darf man sich aber nicht zufrieden geben. Es gibt noch viele prüfenswerte Kombinationen.

Eine kürzlich abgeschlossene Phase-II-Studie der EORTC über die Wirkung von Cisplatin und Vindesin ergab bei 61 auswertbaren Patienten eine Ansprechrate von 21% [5]. Das ist, besonders im Hinblick auf die hohe Toxizität dieser Kombination, ein unbefriedigendes Ergebnis. Gegenwärtig prüft die Melanomgruppe der EORTC, ob mit einer Dreierkombination von Cisplatin, Vindesin und DTIC eine höhere Ansprechrate zu erzielen ist.

Eine Ansprechrate von 28,5% erbrachte die an 389 Patienten erprobte Kombinationschemotherapie mit BCNU, Hydroxyharnstoff und DTIC [3]. Sie ist auch besser verträglich als die Cisplatin-Kombination, wie eigene Erfahrungen gezeigt haben.

Eine australische Studiengruppe kann mit der Kombination von Cyclophosphamid, Vincristin und DTIC sogar auf eine Ansprechrate von 34% [2]. Dieses beachtenswerte Ergebnis wurde aber nur bei 50 auswertbaren Patienten erzielt. Dies ist ein schwerwiegender methodischer Nachteil vieler Studien, da die Erfahrung leider gelehrt hat, daß anscheinend gute Ergebnisse sich bei Prüfung an größeren Kollektiven nicht bestätigen. Deswegen sollte die Ansprechrate von 39% noch mit Reserve betrachtet werden, die mit der Kombination von Bleomycin, Vincristin, CCNU und DTIC bei 23 Patienten erreicht wurde [1].

Adjuvante Chemotherapie

Mit großer Hoffnung ist vor einer Reihe von Jahren ein neues Anwendungsgebiet der Chemotherapie betreten worden. Es handelt sich um das Stadium augenscheinlicher Tumorfreiheit nach vollständiger operativer Entfernung des Primärtumors. Es ist jedoch allgemeine klinische Erfahrung, daß ein Teil dieser Patienten damit nicht geheilt ist, sondern später Metastasen entwickeln wird, die unmittelbar postoperativ nur mikroskopisch erkennbar angelegt sind. Diese Mikrometastasen chemotherapeutisch zu vernichten ehe sie klinisch in Erscheinung treten, ist das Ziel der sogenannten adjuvanten Chemotherapie. Ob sie aber wirklich leistet, was man von ihr erwartet, ist aus methodischen Gründen schwierig zu beweisen. Nur noch prospektive, kontrollierte und randomisierte Studien werden dafür aussagefähig gehalten.

Bisher ist noch durch keine solche Studie der therapeutische Wert adjuvanter Chemotherapie beim malignen Melanom belegt worden. Als Beispiel sei die 1982 publizierte Studie der Melanomgruppe der Weltgesundheitsorganisation angeführt, die von Mailand aus geleitet wurde [12]. Operative Behandlung allein verglichen mit operativer Behandlung und anschließender intermittierender DTIC-Monotherapie zeigte hinsichtlich tumorfreiem Intervall und Überlebenszeit keinen statistisch signifikanten Unterschied. Die Autoren schließen, daß zwischen den beiden Therapieformen entweder kein Unterschied besteht oder daß dieser von begrenzter klinischer Bedeutung ist.

Damit ist die Frage nach dem Wert adjuvanter Chemotherapie beim malignen Melanom aber noch nicht endgültig beantwortet. Bisher sind derartige Studien immer nur mit DTIC-Monotherapie durchgeführt worden. Eine eventuell überlegende Wirksamkeit von Kombinationen ist noch nicht geprüft worden. Dem steht allerdings ein großes Hindernis im Wege. Unter den Patienten, die einer adjuvanten Chemotherapie unterzogen werden, sind viele ohne Mikrometastasen. Sie sind allein durch die Operation geheilt und haben die Lebenserwartung eines Gesunden. Da alle Zytostatika kanzerogen sind, ist bei ihnen als Spätfolge der adjuvanten Chemotherapie die Induktion von Malignomen zu befürchten, eine Nebenwirkung, die bei Chemotherapie im Stadium der Fernmetastasierung wegen der beschränkten Lebenserwartung nicht beachtet zu werden braucht.

Neue Entwicklungen

Abschließend sei kurz auf 4 Mitteilungen hingewiesen, die wegen möglicher neuer Entwicklungen von besonderem Interesse sind. In der ersten wird über die Verwendung von Cisplatin in niedriger Dosis als Strahlensensibilisator berichtet. Durch anschließende Bestrahlung der Fernmetastasen kam es bei 4 von 7 so behandelten Patienten zu kompletter Remission [8].

Als nächstes wird eine neue Version kombinierter Immunochemotherapie mitgeteilt. Nach äußerlicher Behandlung von Hautmetastasen mit Dinitrochlorbenzol (DNCB) für einige Wochen wurde eine systemische DTIC-Monotherapie verabfolgt. Die Autoren sahen eine ungewöhnlich hohe Ansprechrate von 36%, die sich auch auf viszerale Metastasen erstreckte [9]. Sie folgern daraus, daß die DTIC-Wirkung durch die DNCB-Vorbehandlung verstärkt wurde.

In 2 weiteren Mitteilungen wird über Therapieversuche mit anderen Medikamenten als Zytostatika berichtet. Das Antiöstrogenpräparat Tamoxifen bewirkte bei melanomkranken Frauen nach der Menopause eine Ansprechrate von immerhin 14%. Männer und jüngere Frauen profitierten kaum von dieser Antihormonbehandlung [10]. Wegen des praktischen Fehlens von Nebenwirkungen ist Tamoxifen daher bei älteren Frauen eine attraktive Alternative zur zytostatischen Chemotherapie. Deswegen hat die Melanomgruppe der EORTC kürzlich eine entsprechende Phase-II-Studie eröffnet.

Einen ganz neuartigen therapeutischen Ansatz bietet das Neuroleptikum Pimozide, das ein starker Dopamin-Inhibitor ist. Bei 25 auswertbaren Patienten wurden unter einer Tagesdosis von 12 mg 2 komplette und 2 partielle Remissionen gesehen, was einer Ansprechrate von 16% entspricht [6]. Die Nebenwirkungen waren mäßig und annehmbar.

Wenn man den heutigen Stand der Chemotherapie bei malignen Melanomen mit dem vor fünf oder gar zehn Jahren vergleicht, so ist Fortschritt unverkennbar. Auch im Stadium der Fernmetastasierung ist rationale Therapie nunmehr möglich. Jetzt gilt es, Behandlungsstrategien zu entwickeln, die die individuelle Situation des einzelnen Kranken mehr als bisher berücksichtigen. Denn auch nach der Metastasierung gibt es sehr unterschiedliche Verläufe, möglicherweise in Abhängigkeit von der malignen Potenz der Tunmorzellen. Der weitere Weg könnte daher über eine Typendifferenzierung der metastasierenden Klone zu einer individuell differenzierten Chemotherapie führen.

Zusammenfassung

Allgemeine Regeln der Chemotherapie und ihre Entwicklung von der fortlaufenden zytostatischen Monotherapie über die intermittierende Chemotherapie zur Kombinationschemotherapie werden besprochen und die Kriterien für Ansprechrate und Versagerquote rekapituliert. – Regelbehandlung des disseminierten malignen Melanoms ist nach wie vor die intermittierende DTIC-Monotherapie, die aber nur eine Ansprechrate von 20% erreicht. Als Beispiele für Kombinationschemotherapie werden Phase-II-Studien mit Cisplatin-Vindesin (21%), BCNU-Hydroxyurea-DTIC

(28,5%), Cyclophosphamid-Vincristin-DTIC (34%), und Bleomycin-Vincristin-CCNU-DTIC (39%) aufgeführt. – Die adjuvante Chemotherapie des malignen Melanoms, bisher nur als intermittierende DTIC-Monotherapie hinreichend geprüft, hat keine statistisch signifikante Verbesserung der Behandlungsergebnisse erkennen lassen. – Als neue Entwicklungen verdienen Beachtung: Cisplatin als Strahlensensibilisator, DNCB lokal gefolgt von DTIC-Monotherapie, Tamoxifen bei Frauen nach der Menopause, Behandlung mit dem Neuroleptikum Pimozid.

Literatur

1. Ahn SS, Morton DL (1982) Preliminary results of BOLD for disseminated melanoma. Proc Am Soc Clin Oncol 1:179
2. Byrne MJ, Reynolds PM (1982) Phase-II-study of cyclophosphamide, vincristine and DTIC + BCG in the treatment of malignant melanoma. Austr NZ J med 12:263
3. Costanzi JJ, Al-Sarraf M, Frank J (1982) Chemoimmunotherapy in disseminated melanoma: A southwest oncology group study. Proc Am Soc Clin Oncol 1:169
4. Costanzi JJ (1983) The chemotherapy of human malignant melanoma. In: Costanzi JJ (ed) Malignant melanoma I. Martinus Nijhoff, The Hague Boston London, pp 259–274
5. Mulder JH, Dodion P, Cavalli F, Czarnetzki B, Clavel M, Thomas D, Suciu S, Rosencweig M (1982) Cisplatin and Vindesine combination chemotherapy in advanced malignant melanoma: an EORTC-phase-II-study. Eur J Cancer Clin Oncol 18:1297
6. Neifeld JP, Tormey DC, Baker A, Meyskens Jr FL, Taub RN (1982) Phase-II-trial of a dopaminergic inhibitor in previously treated melanoma patients. Proc Am Soc Clin Oncol 1:170
7. Priestman TJ (1983) Krebs-Chemotherapie. Zuckschwerdt, München, S 12
8. Reimer RR, Gahbauer R, Bukowski RM, Hewlett JS, Groppe Jr CW, Weick JK, Antunez AR (1981) Simultaneous treatment with Cisplatin and radiation therapy for advanced solid tumors: A pilot study. Cancer Treat Rep 65:219
9. Rumke P, Israels SP (1982) DNCB-DTIC for skin metastases. Reported at the EORTC Melanoma Group Meeting, Glasgow, Oct 29–30
10. Rumke P (1982) Tamoxifen in post-menopausal women. Reported at the EORTC Melanoma Group Meeting, Glasgow, Oct 29–30. Accepted protocol no 18831
11. Skipper HE, Schabel FM, Wilcox WS (1964) Experimental evaluation of potential cancer agents. XIII. On the criteria and kinetics associated with "curability" of experimental leukemia. Cancer Chemother Rep 35:3
12. Veronesi U, Adamus J, Aubert C, Bajetta E, Beretta G, Bonadonna G, Bufalino R, Cascinelli N, Cocconi G, Durand J, De Marsillac J, Ikonopisov RL, Kiss B, Lejeune F, MacKie R, Madej G, Mulder H, Mechl Z, Milton GW, Morabito A, Peter H, Priario J, Paul E, Rumke P, Sertoli R, Tomin R (1982) A randomized trial of adjuvant chemotherapy and immunotherapy in cutaneous melanoma. N Engl J Med 307:913

Jürgen Tonak, Werner Hohenberger und Johannes Göhl

Hypertherme Perfusion – Indikation, Durchführung und Ergebnisse

Ein besonderes Problem in der Therapie des malignen Melanoms ist die Behandlung von klinisch okkulten, regionalen Metastasen. Ihre Häufigkeit wächst mit zunehmender Eindringtiefe des Primärtumors [9]. Während klinisch okkulte Lymphknotenmetastasen durch eine elektive Lymphknotendissektion chirurgisch entfernt werden können, ist dies bei Intransitmetastasen nicht möglich. Bei fortgeschrittenen malignen Melanomen der Extremitäten haben wir in 20–30% der Fälle mit dem Vorhandensein derartig klinisch okkulter Intransitmetastasen zu rechnen [8].

Die Behandlung des malignen Melanoms müßte besonders erfolgreich sein, wenn nicht nur der Primärtumor und die regionalen Lymphknoten entfernt werden, sondern auch die Melanomzellen, die okkult zwischen Primärtumor und Lymphknotenstation vorhanden sind, zerstört werden.

Beim malignen Melanom der Extremitäten bietet die Perfusion mit gleichzeitiger Anwendung kanzerotoxischer Substanzen und Hyperthermie diese Möglichkeit [3, 4, 5, 7, 11].

Patientengut und Methodik

Seit 1969 werden alle Patienten mit einem malignen Melanom, die an der Chirurgischen Universitätsklinik Erlangen-Nürnberg behandelt wurden, in einem speziellen klinischen Krebsregister erfaßt. Die klinischen und pathologischen Daten aller Patienten werden in standardisierter Weise dokumentiert. Die pathohistologische Beurteilung aller Präparate erfolgt nach einheitlichen Kriterien durch die Abteilung für klinische Pathologie an der Chirurgischen Universitätsklinik und davon unabhängig durch die Dermatologische Universitätsklinik in Erlangen. Sowohl die Behandlung als auch die Nachsorge erfolgt in enger Zusammenarbeit mit der Dermatologischen Universitätsklinik. In diese Untersuchung wurden 195 Patienten mit potentiell kurablen malignen Melanomen der Extremitäten aufgenommen, die zwischen 1. Dezember 1975 und 31. Dezember 1981 behandelt wurden.

Unsere Patienten wurden regelmäßig nachuntersucht und sind bis zum 31.12.82 mindestens ein Jahr nachbeobachtet. Der Median der Nachbeobachtungszeit beträgt 39 Monate.

Zwei Patienten wurden aus dem Nachbeobachtungszeitraum verloren (1%). Die Überlebensraten wurden nach der „actuarial method" berechnet und als alterskorrigierte kumulative Überlebensraten mit 95% Vertrauensgrenzen angegeben.

Grundlage der Behandlung bei primären malignen Melanomen war die weite lokale Exzision, wobei bei Sitz des Primärtumors an den Phalangen die Amputation von Fingern oder Zehen mit als weite lokale Exzision eingerechnet ist.

Nach histologischer Sicherung der Diagnose und bei entsprechender Eindringtiefe des Melanoms (siehe dazu auch Abschnitt „Indikation zur Perfusion") wurde meist einige Tage später eine elektive Lymphknotendissektion und eine adjuvante hypertherme Perfusion der Extremität vorgenommen.

Bei Patienten mit bereits bestehenden, klinisch erkennbaren Metastasen (Stadium II) führten wir eine weite lokale Exzision des Primärtumors, soweit dieser noch nicht auswärts entfernt worden war, eine therapeutische Lymphknotendissektion und eine hypertherme Perfusion durch.

Bei Patienten mit zahlreichen, chirurgisch nicht mehr entfernbaren Intransit- oder Hautmetastasen erfolgte die hypertherme Perfusion ohne weitere chirurgische Therapie.

Ein Überblick über die Verteilung der Patienten entsprechend der Eindringtiefe des Primärtumors und der UICC-Klassifikation gibt Tabelle 1a. $^{2}/_{3}$ der Patienten befanden sich im UICC-Stadium I, $^{1}/_{3}$ im Stadium II, mit regionalen Metastasen. Bei 144 Patienten wurde eine untere und bei 51 Patienten eine obere Extremität perfundiert. 137 dieser Patienten waren Frauen, 58 Männer (Tabelle 1b).

Unterteilt nach Melanomtypen lag bei 37% der Patienten ein Superficial-spreading-Melanom, bei 29% ein noduläres und bei 11% ein Akral-lentiginöses Melanom vor. Bei 30 Patienten vom Stadium II erfolgte die Diagnosestellung nur anhand von bereits bestehenden, regionalen Metastasen (Tabelle 2).

Tabelle 1a. UICC-Klassifikation bei 195 adjuvant perfundierten Patienten mit Melanomen der Extremitäten

UICC-Stadium	*n*	%
Ia	28	14
Ib	95	49
II	72	37

Tabelle 1b. Klinische Daten bei 195 adjuvant perfundierten Patienten mit Melanomen der Extremitäten

	♀ *n*	♂ *n*
Obere Gliedmaßen	33 (24%)	18 (31%)
Untere Gliedmaßen	104 (76%)	40 (69%)
Insgesamt	137 (70%)	68 (30%)

Tabelle 2. Melanomtypen bei 195 adjuvant perfundierten Patienten

	n	%
Noduläre Melanome	56	29
Superficial-spreading-Melanome	73	37
Akral-lentiginöse Melanome	22	11
Lentigo-maligna-Melanome	11	6
Seltene Typen	3	2
Unklassifizierte Melanome (Diagnose nur an Metastasen gesichert)	30	15

Indikation zur hyperthermen Perfusion

Eine elektive Dissektion und adjuvante hypertherme Perfusion führen wir nur noch bei pT3- und pT4-Melanomen durch. Daneben halten wir eine adjuvante Perfusion auch bei allen akral-lentiginösen Melanomen ohne Berücksichtigung ihrer Eindringtiefe für angezeigt.

Wir haben gesehen, daß die prognostisch sonst so entscheidende Bedeutung des vertikalen Tumordurchmessers bei diesem Melanomtyp offensichtlich keine entscheidende Rolle spielt, da bereits ganz dünne Melanome dieses Typs eine hohe Metastasierungsneigung aufweisen (Tabelle 3).

Tabelle 3. Indikation zur adjuvanten Extremitätenperfusion bei malignem Melanom (Erlangen 1983)

	UICC-Stadium
– pT3- und pT4-Melanome	I b
– Akral-lentiginöse Melanome	I (I a und I b)
– Regional metastasierende Melanome (d.h. bei Satellitosis, Intransitmetastasen und/oder Lymphknotenmetastasen der 1. Station)	II

Bis vor drei Jahren haben wir auch bei Melanomen vom Mikrostadium 3 und einem Tumordurchmesser zwischen 0,76 und 1,05 mm (entsprechend pT2-Tumoren) eine adjuvante Perfusion und elektive Lymphknotendissektion durchgeführt. Aufgrund eigener Untersuchungsergebnisse [10] und der Erfahrung anderer [2] ist jedoch die Prognose bei diesen Melanomen so gut und die Gefahr bereits bestehender oder später auftretender Metastasen relativ gering, daß wir seit drei Jahren bei diesen Tumoren, abgesehen von der lokalen Exzision des Primärtumors, keine weiteren chirurgischen Maßnahmen mehr durchführen.

Technische Durchführung der Extremitätenperfusion

Eine schematische Darstellung des Vorgehens gibt Abb. 1. Die Operation erfolgt in Allgemeinnarkose. Nach der elektiven Lymphdissektion in Axilla oder Leiste werden bei der unteren Extremität die Arteria und Vena iliaca externa, bei der oberen Extremität die Arteria und Vena axillaris freigelegt, kanüliert und mit einer Herz-Lungen-Maschine verbunden. Zur zusätzlichen Abriegelung der durch Haut und Muskulatur verlaufenden Gefäße wird eine Esmarch-Binde als Tourniquet fest um die Extremität geschlungen.

Die so vom Gesamtkörperkreislauf weitgehend isolierte Extremität wird mit Hilfe der Herz-Lungen-Maschine durchspült, wobei das Perfusat durch einen Wärmetauscher auf 43 °C erwärmt wird. Damit läßt sich in der Regel eine Gewebetemperatur von knapp 42 °C erreichen. Diese Gewebetemperatur wird laufend mit Thermosonden registriert. Die mittlere Durchflußgeschwindigkeit wird bei einer unteren Extremität auf 4–500 ml, bei einer oberen Extremität auf 100–200 ml eingestellt.

Das verwendete Chemotherapeutikum Melphalan wird dem Perfusat in drei Einzeldosen in Abständen von fünf Minuten zugefügt. Die mittlere Dosis beträgt 1,2 mg/kg Körpergewicht. Bei bereits bestehenden regionalen Metastasen verwenden wir eine Kombination von Melphalan und Actinomycin D (Dosis 0,01 mg/kg Körpergewicht). Die Perfusiondauer beträgt nach Erreichung einer Gewebetemperatur von 37 °C eine Stunde.

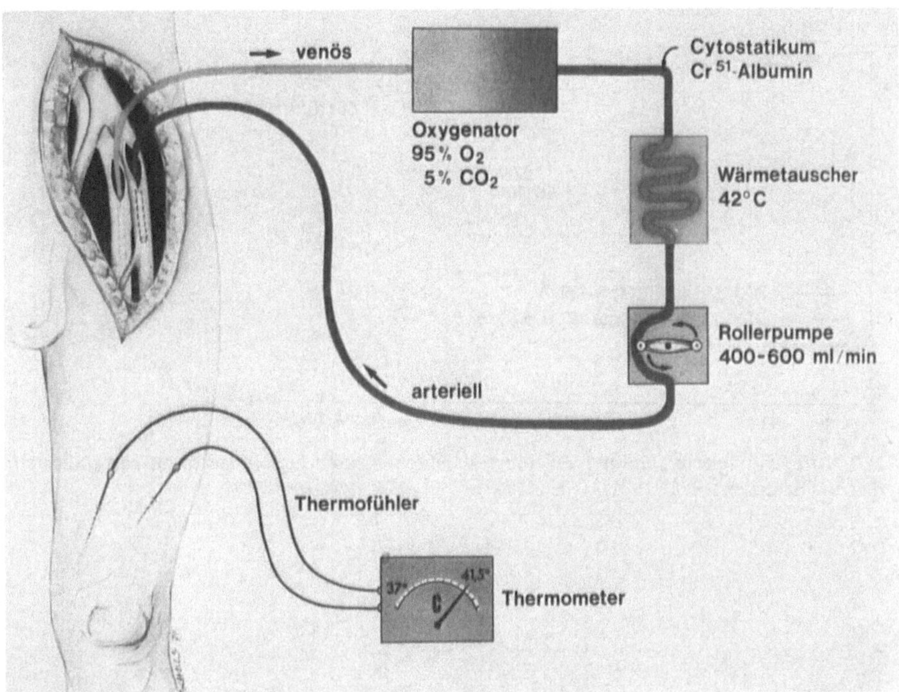

Abb. 1. Schematische Darstellung der Extremitätenperfusion

Ergebnisse

Die 5-Jahres-Überlebensraten unserer 123 Patienten im klinischen und pathologischen Stadium I betragen 86 ∓ 10% (Abb. 2).

Betrachtet man die Ergebnisse bei 95 Patienten gleichen Stadiums mit den prognostisch besonders ungünstigen pT3- und pT4-Tumoren allein, so konnten wir bei diesen Patienten eine 5-Jahres-Überlebensrate von 90 ∓ 9% erreichen. Neben der adjuvanten Perfusion war bei diesen Patienten eine weite lokale Exzision des Primärtumors und eine elektive Lymphknotendissektion durchgeführt worden.

Die Heilergebnisse bei 72 Patienten im pathologischen Stadium II, d. h. mit regionalen Metastasen, betragen mit adjuvanter Perfusion 41% ∓ 16%. Besonders gute Ergebnisse konnten wir bei 39 Patienten mit Satellitosis feststellen. Bei fast der Hälfte dieser Patienten (15 von 39) kam es zu einem völligen Verschwinden der Metastasen. Allerdings traten bei 8 von diesen 15 Patienten nach Monaten bis Jahren erneut regionale Metastasen auf.

18% aller unserer 123 Patienten vom klinischen und pathologischen Stadium I bekamen im Nachbeobachtungszeitraum Metastasen (Abb. 3). Die Anzahl der Lokalrezidive nach adjuvanter Perfusion ist mit 2% gering. Sieben Patienten erkrankten innerhalb von zwei Jahren an Fernmetastasen. Diese sieben Patienten hatten nie ein Rezidiv oder regionale Metastasen der perfundierten Extremität.

In zwei Fällen traten gleichzeitig neben Lungenmetastasen auch regionale Metastasen an der behandelnden Extremität auf. Der Anteil der Patienten die später Intransit- oder Lymphknotenmetastasen bekamen beträgt 8%.

Die hypertherme Perfusion ist mit einer Reihe charakteristischer *Nebenwirkungen* belastet, deren Schwere von der Dauer der Perfusion, der erreichten Gewebetemperatur, der Menge des verabreichten Zytostatikums und individuellen Gegebenheiten abhängen. Mit wachsender Erfahrung konnten wir diese Komplikationen wesentlich

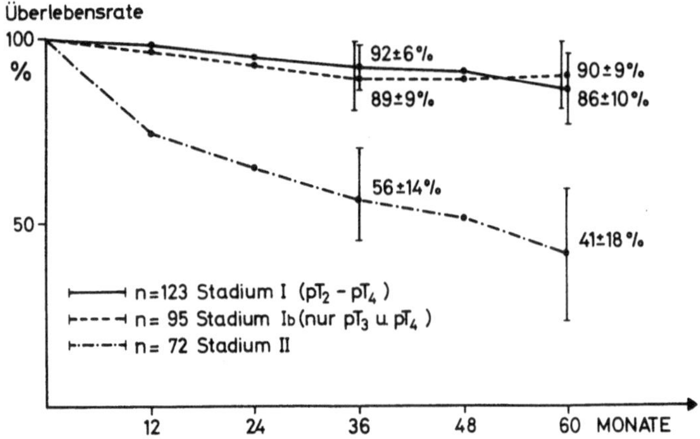

Abb. 2. Alterskorrigierte kumulative 5-Jahres-Überlebensraten bei 195 adjuvant perfundierten Patienten (Erlangen 1975–1981/31. 12. 1982)

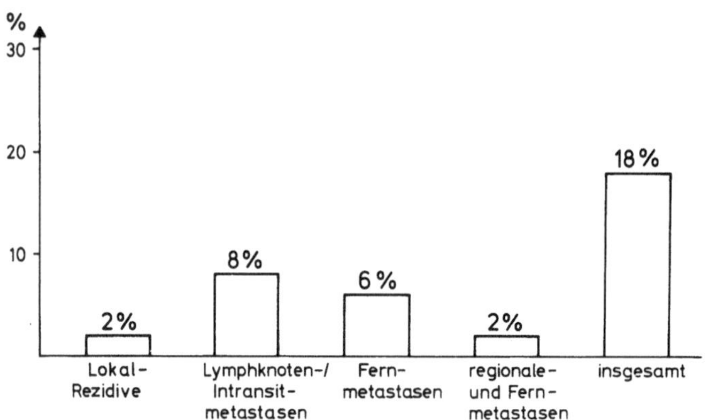

Abb. 3. Beobachtete Häufigkeit der Erstmetastasierung bei 123 perfundierten Patienten im klinischen und pathologischen Stadium I (Erlangen 1975–1981/31. 12. 1982)

Tabelle 4. Komplikationen durch hypertherme Perfusion bei 195 Patienten mit malignem Melanom (Erlangen 1975–1981/31. 12. 1982)

– Nachblutung mit Nachoperation	0,5%	($n = 1$)	
– Arterielle Thrombose	1,5%	($n = 3$)	† 3 Patienten:
– Lymphödem (> 1 Jahr)	8%	($n = 15$)	– Nachblutung 14 Tage nach Operation
– Neurologische Störung (dauernde Lähmung: Nervus femoralis oder peroneus)	2%	($n = 4$)	– Lungenembolie 10 Tage nach Operation
– Ausgedehnte Gewebsnekrosen (Amputation)	0,5%	($n = 1$)	– Lungenembolie 14 Tage nach Operation

vermindern und haben in den letzten drei Jahren keine dauernden Gesundheitsstörungen nach Perfusionen mehr gesehen.

Vor vier Jahren mußten wir einer jungen Frau zwölf Wochen nach Perfusion wegen ausgedehnter Nekrosen das rechte Bein amputieren. Drei Patienten verloren wir durch die Operation; davon zwei Patienten durch eine fulminante Lungenembolie (Tabelle 4).

Besprechung

Die hypertherme Extremitätenperfusion ist eine apparativ und personell aufwendige Methode, deren Einsatz nur gerechtfertigt erscheint, wenn einerseits damit tatsächlich eine meßbare Verbesserung der Überlebenschance der Patienten erreicht wird, und wenn andererseits die Nebenwirkungen und Komplikationen dieses Eingriffs sich auf einige wenige Prozent beschränken.

Als wir 1975 [11] als erste in Deutschland diese Behandlungsmethode routinemäßig bei malignen Melanomen einführten, sahen wir uns vor allem in den ersten beiden Jahren mit einigen schwerwiegenden Komplikationen konfrontiert. Aufgrund zunehmender Erfahrung, unterstützt durch experimentelle und klinische Untersuchungen, konnten wir diese ungewünschten Nebenwirkungen auf ein Mindestmaß reduzieren und wir haben in den letzten 3½ Jahren keine schwerwiegenden Komplikationen mehr gesehen. Die Letalität des Eingriffes wurde im wesentlichen durch zwei tödlich verlaufende Lungenembolien verursacht. Eingriffe in der Leiste und besonders an den großen Venen des Beckens sind stets mit einem gewissen Thromboserisiko behaftet. Um diese Gefahr weitgehend zu vermindern, führen wir konsequent eine Frühmobilisierung der Patienten durch. Daneben erhalten alle perfundierten Patienten über die Dauer des stationären Aufenthaltes 4 × 5000 Einheiten Heparin.

Vorübergehende und bleibende Nervenschäden, meist verursacht durch eine exzessive Schwellung der Extremität (Tibialis-anterior-Syndrom) oder durch das zu fest angelegte Tourniquet sind heute meist vermeidbar.

Die nach einer Nachuntersuchung in diesem Jahr festgestellte Häufigkeit von Lymphödemen, die länger als ein Jahr bestehen, ist mit 8% relativ groß. Es muß allerdings dazu gesagt werden, daß diese Lymphödeme weniger durch die hypertherme Extremitätenperfusion, als vielmehr durch die gleichzeitig erfolgte Lymphknotendissektion bedingt sind.

Die Wirksamkeit der hyperthermen Perfusion gegen primäre maligne Melanome und deren Metastasen ist klinisch und histologisch gesichert.

Sowohl wir als auch andere Autoren [4, 6, 11] konnten zeigen, daß bei Primärtumoren oder Metastasen die chirurgisch nicht mehr entfernbar waren, in gut der Hälfte der Fälle diese nach Perfusion zumindest auf Zeit völlig verschwanden.

Wenn diese makroskopisch sichtbaren großen Tumoren durch Perfusion zerstört werden, so kann kein vernünftiger Zweifel darüber bestehen, daß auch klinisch okkult vorhandene kleine oder Mikrometastasen durch Perfusion in einem hohen Prozentsatz zerstört werden.

So berichten Autoren, die die hypertherme Perfusion als prophylaktische Maßnahme zur konventionellen Chirurgie einsetzen, übereinstimmend von 5-Jahres-Überlebensraten um 90% und 10-Jahres-Überlebensraten um 80% bei Patienten im klinischen Stadium I mit tief eingedrungenen und prognostisch besonders ungünstigen malignen Melanomen (Tabelle 5).

Wir selbst konnten bei pT3- und pT4-Melanomen der Extremitäten mit adjuvanter Perfusion eine 5-Jahres-Überlebensrate von 90% ∓ 9% erzielen. Obwohl ein direkter Vergleich mit den Ergebnissen anderer Autoren, die keine Perfusion durchführen, nur bedingt möglich ist, so ist doch auffallend, daß mit herkömmlicher chirurgischer Therapie im Durchschnitt um 20–30% schlechtere Heilergebnisse erreicht werden (Tabelle 5).

Tabelle 5. 5-Jahres-Überlebensraten bei Patienten mit malignen Melanomen der Extremitäten im Stadium I

Ohne Perfusion		Mit Perfusion	
Ariel [1], $n = 167$ (alle Tumordicken)	66% [a]	Krementz [5], $n = 286$ (nur Tumoren, Level 3–5)	87% [b]
Weidner [13], $n = 534$ (nur Tumoren > 1,5 mm)	69% [a]	Schraffordt Koops [7], $n = 96$ (nur Tumoren, Level 4)	82% [a]
Veronesi [12], $n = 178$ (nur Tumoren, Level 4)	70% [b]	Sugarbaker [8], $n = 199$ (nur Tumoren, Level 3–5)	88% [b]
Erlangen 1976 [11], $n = 74$ (nur Tumoren > 0,75 mm)	60% [b]	Erlangen 1983 $n = 95$ (nur Tumoren > 1,5 mm)	90% [b]

[a] Direkte Methode
[b] Kumulative Daten (Berkson-Gage)

Zum endgültigen Beweis der Wirksamkeit der adjuvanten Perfusion als elektive Maßnahme ist eine prospektive Untersuchung erforderlich, die derzeit von der WHO in Mailand vorbereitet wird und an der wir uns beteiligen werden.

Bei Patienten mit regionalen Metastasen und insbesondere mit Satellitosis stellt die hypertherme Extremitätenperfusion bereits heute die Behandlungsmethode der Wahl dar und sie hat hier ihren gesicherten therapeutischen Platz.

Zusammenfassung

Zwischen Dezember 1975 und Dezember 1981 wurden 195 Patienten mit potentiell kurablen malignen Melanomen mit adjuvanter hyperthermer Perfusion behandelt. Die chirurgische Therapie bestand in einer weiten lokalen Exzision des Primärtumors und einer elektiven Lymphknotendissektion. Die Indikation zur Perfusion stellen wir heute bei malignen Melanomen mit einem Tumordurchmesser von mehr als 1,5 mm.

Die kumulativen 5-Jahres-Überlebensraten von 95 Patienten mit prognostisch besonders ungünstigen pT3- und pT4-Melanomen betrugen 90% ∓ 9%. Bei 72 Patienten mit regionalen Metastasen sank die 5-Jahres-Überlebensrate auf 41% ∓ 18% ab.

Literatur

1. Ariel IM (1980) Malignant melanoma of the lower extremity: Evaluation of 453 patients. J Surg Oncol 15:147–169
2. Balch CM, Murad TM, Soong S-J, Ingalis AL, Richards PC, Maddox WA (1979) Tumor thickness as a guide to surgical management of clinical stage I melanoma patients. Cancer 43:883–888
3. Ghussen F, Nagel K, Groth W (1981) Regionale hypertherme Zytostatikaperfusion bei malignen Melanomen der Extremitäten. Dtsch Med Wochenschr 106:1612–1616
4. Illig L, Aigner K (1980) Therapie des malignen Melanoms unter besonderer Berücksichtigung der isolierten Extremitätenperfusion. Dtsch Ärzteblatt 49:2911–2925
5. Krementz ET, Carter RD, Sutherland CM, Campbell M (1979) The use of regional chemotherapyin the management of malignant melanoma. World J Surg 3:289–304
6. Lejeune FJ, Mathieu M, Kenis Y (1977) Hyperthermic isolation-perfusion with melphalan. A preliminary appraisal of local and general effects in malignant melanoma. Tumori 63:289–295
7. Schraffordt Koops H, Oldhoff J (1981) Survival and local recurrence after regional perfusion in patients with a deep growing primary malignant melanoma of the extremities. In: Weidner F, Tonak J (eds) Das maligne Melanom der Haut. Perimed, Erlangen, S 145–151

8. Sugarbaker EV, McBride ChM (1976) Survival and regional disease control after isolation-perfusion for invasive stage I melanoma of the extremities. Cancer 37:188–196
9. Tonak J, Gall FP, Hermanek P (1980) Die prophylaktische Lymphknotendissektion beim malignen Melanom. Dtsch Med Wochenschr 105:1782–1787
10. Tonak J, Hermanek P, Weidner F, Guggenmoos-Holzmann I, Altendorf A (im Druck) Malignant melanoma in Germany. In: Balch CM, Milton (eds) Human melanoma. Lippincott, Philadelphia
11. Tonak J, Weidner F, Hoferichter S, Altendorf A (1981) Erlanger Therapieschema. Grundlagen, Ergebnisse und Behandlung von Rezidiven. In: Weidner F, Tonak J (eds) Das maligne Melanom der Haut. Perimed, Erlangen, S 177–196
12. Veronesi U, et al (1977) Inefficacy of immediate node dissection in stage I melanoma of the limbs. N Engl J Med 297:627–630
13. Weidner F (1981) 8-year-survival in malignant melanoma – related to sex and tumor location. Dermatologica 162:51–60

Wolfhard Krappel, Ralf Rohloff und Harald von Lieven

Strahlentherapie und postoperative Strahlentherapie von Melanommetastasen

Einleitung

Das maligne Melanom und Melanommetastasen wurden lange Zeit als besonders wenig strahlenempfindlich angesehen. Neue klinische Studien [1–5, 7, 9] und experimentelle Untersuchungen [6, 8] haben gezeigt, daß das maligne Melanom die Strahlenempfindlichkeit von mäßig strahlenempfindlichen Karzinomen, wie z. B. von Plattenepithelkarzinomen, besitzt. Im folgenden wird über das eigene Patientengut der letzten 20 Jahre berichtet.

Patientengut mit Fallbeispielen

In den Jahren 1972–1980 wurden an der Radiologischen Klinik und Poliklinik der Ludwig-Maximilians-Universität München insgesamt 164 Patienten an Melanommetastasen bestrahlt. Hierbei befanden sich bereits 94% der Patienten im klinischen Stadium III (manifeste Organmetastasen), bei den übrigen 6% lag das klinische Stadium II (Lymphknotenmetastasen) vor. Die Häufigkeit und die Lokalisation der Metastasen gliederte sich folgendermaßen auf: 87 Lymphknotenmetastasen, 72 Hautmetastasen, 12 Hirnmetastasen, 11 Skelettmetastasen, 5 Lungenmetastasen und jeweils 2 Metastasen in Mamma und Parotis. Das Ziel der Strahlentherapie im Stadium III besteht darin, eine lokale Rückbildung der Melanommetastase und eine möglichst lange lokale Rezidivfreiheit zu erreichen. Bestrahlt werden in erster Linie jene Metastasen, die dem Patienten Beschwerden bereiten oder die zu bedrohlichen Komplikationen führen können, aber nicht operativ zu entfernen sind.

Bei Hautmetastasen konnte häufig eine gute Rückbildung erreicht werden, selbst dann, wenn die Ausdehnung der Metastase größer als 3 cm war. Dabei war die Bestrahlung mit schnellen Elektronen, manchmal auch in Kombination mit Cobalt-60-Gamma-Strahlung von Vorteil (Gesamtdosis > 50 Gy in 4 bis 5 Wochen, Fraktionierung 4 × 3,0 Gy pro Woche). An einigen Beispielen soll nun die lokale Rückbildung von anderen Melanommetastasen durch alleinige Strahlentherapie demonstriert werden.

Abb. 1a zeigt eine inoperable Hirnmetastase von 3 cm Durchmesser im Bereich der Stammganglien rechts. Die Beschwerden der Patientin bestand in Übelkeit, Erbrechen und tonisch-klonischen Krämpfen (Ganzschädelbestrahlung mit einer Gesamtdosis von 50 Gy, 2 × 5,0 Gy pro Woche in 5 Wochen).

Vier Wochen nach Beginn der Strahlentherapie war die Patientin beschwerdefrei. Abb. 1b zeigt den Kontrollbefund 4 Monate nach Ende der Strahlentherapie. Im

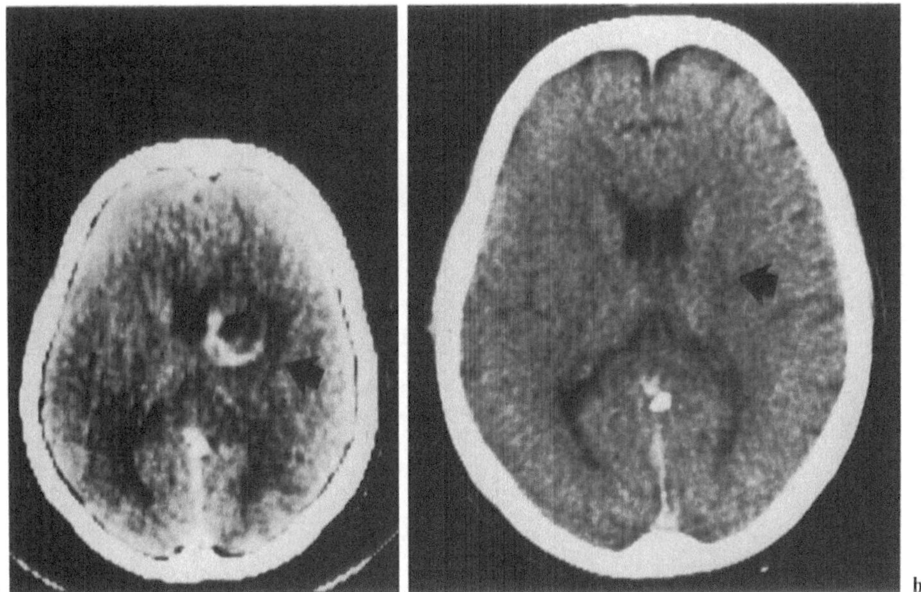

Abb. 1. Rückbildung einer Hirnmetastase im Stammganglienbereich rechtsseitig. **a** Vor Strahlentherapie. **b** 4 Monate später

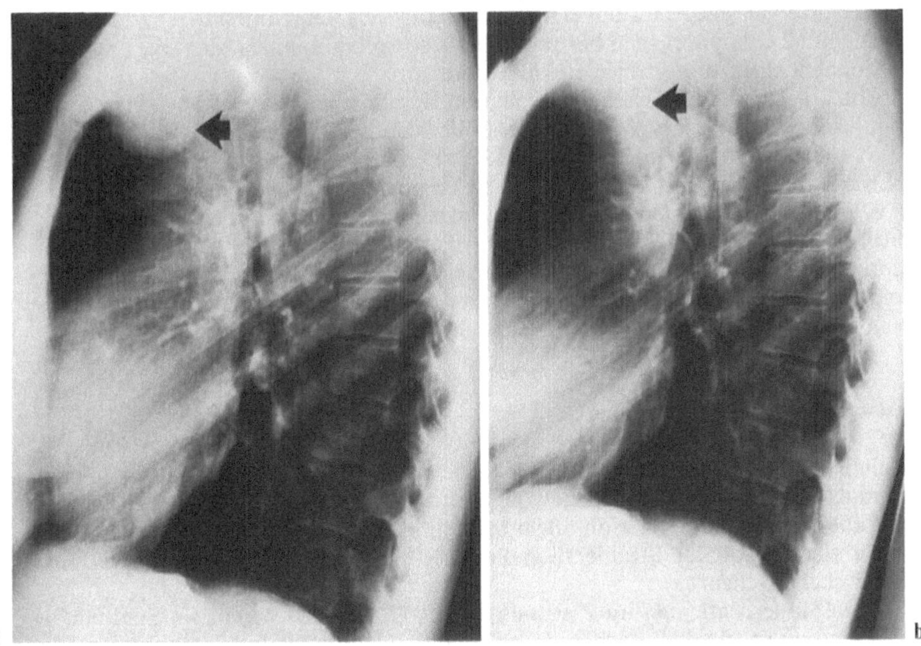

Abb. 2 a, b. Rückbildung einer retrosternalen Lungenmetastase. **a** Vor Strahlentherapie. **b** 15 Monate später

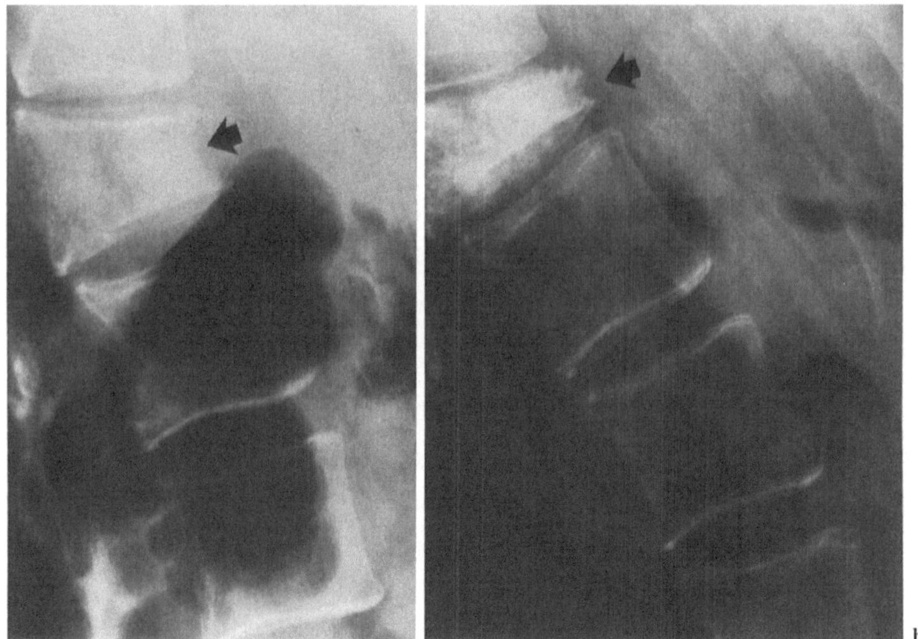

Abb. 3 a, b. Strahlentherapie einer Knochenmetastase bei Lendenwirbelkörper **1**. **a** Pathologische Kompressionsfraktur mit Keilwirbelbildung. **b** 8 Monate nach Ende der Strahlentherapie, Zeichen der Rekalzifizierung

Bereich der Stammganglien ist die Metastase nicht mehr nachzuweisen. Abb. 2a zeigt eine retrosternal gelegene Lungenmetastase von 5 cm Durchmesser. Die Metastase wurde mit 52 Gy in 41 Tagen bestrahlt. Die Kontrollaufnahme (Abb. 2b) zeigt nach 15 Monaten einen tumorfreien Lokalbefund.

Abb. 3a zeigt das Beispiel einer solitären Knochenmetastase in LWK 1 mit keilförmiger Destruktion des Wirbelkörpers (Strahlentherapie mit 46 Gy in 33 Tagen). Der Kontrollbefund (Abb. 3b) zeigt 6 Monate später einen keilförmig stabilisierten 1. Lendenwirbelkörper mit Zeichen der Rekalzifizierung.

Alle Metastasen zeigten während der Bestrahlungstherapie nur eine mäßige Rückbildungstendenz. Dieses Verhalten wurde früher als Zeichen einer geringen Strahlenempfindlichkeit angesehen. Unserer Beobachtung nach ist diese langsame Rückbildung typisch für bestrahlte Melanommetastasen. Auch bei optimaler Bestrahlung ist die vollständige Rückbildung erst nach mehreren Monaten abgeschlossen.

Gesamtdosis und Fraktionierung

Klinisch kann die Strahlenempfindlichkeit eines Tumors nur anhand der lokalen Rezidivhäufigkeit in Abhängigkeit von Gesamtdosis und Fraktionierung, dagegen nicht nach der Tumorregression allein beurteilt werden.

Mit einer adäquaten Strahlentherapie ist es möglich, Melanomherde auf Dauer lokal zu beherrschen.

Da 94% der Patienten im Zeitraum von 1972 bis 1980 bereits im Stadium III waren und die mittlere Überlebensdauer bei nur 10 Monaten lag, kann retrospektiv die lokale Rezidivhäufigkeit an diesem Patientengut nicht mit genügender Sicherheit beurteilt werden.

Eine entsprechende Aussage ist aber anhand unseres Patientenguts von 1960–1971 möglich, als noch mehr Patienten im Stadium II zur Strahlentherapie überwiesen wurden [4, 8, 9]. Bei 44 Melanomherden (Haut- und Lymphknotenmetastasen), die ausschließlich durch Strahlentherapie behandelt wurden, konnte bei 20 (45%) eine lokale Rezidivfreiheit über mehr als zwei Jahre erreicht werden.

In Abb. 4 wird diese lokale Rezidivhäufigkeit in Abhängigkeit von Gesamtdosis und Bestrahlungsdauer veranschaulicht. Bei der fast ausschließlich angewandten konventionellen Fraktionierung mit Einzeldosen < 4,0 Gy hatte die Bestrahlungsdauer einen sehr starken Einfluß auf den Erfolg der Strahlenbehandlung. Bei einer Gesamtdosis über 52 Gy war die Mehrzahl der Melanomherde mehr als zwei Jahre rezidivfrei, wenn die Bestrahlungsdauer unter 32 Tagen lag, während bei längerer Behandlungsdauer bei der Mehrzahl der Melanomherde auch bei höherer Gesamtdosis ein Lokalrezidiv aufgetreten war.

Ein wesentlicher Parameter, die Tumorgröße, ist bei der retrospektiven Analyse nicht berücksichtigt worden. Die eigene klinische Erfahrung in Übereinstimmung mit neuen Ergebnissen der Strahlentherapie ohne und in Kombination mit lokaler Hyperthermie [3] zeigt, daß bei einem Durchmesser der Melanomherde von mehr als 3 cm eine dauerhafte Beherrschung selten gelingt, dagegen bei kleineren Herden auch ohne Hyperthermie in der Mehrzahl der Fälle eine komplette und dauerhafte Rückbildung erreicht werden kann.

In der Strahlenbehandlung von Melanomherden mit hohen Einzeldosen in wenigen Fraktionen haben wir selbst nur wenig Erfahrung. Sowohl theoretisch nach den Ergebnissen der strahlenbiologischen Untersuchung [6, 8, 9] als auch nach neueren klinischen Untersuchungen [1, 2, 5, 7] scheint die Strahlentherapie mit hohen Einzeldosen von 6,0–9,0 Gy im Hinblick auf die lokale Tumorregression der konventionellen Fraktionierung überlegen zu sein. Da in diesen Untersuchungen aber nur die Tumorregression und nicht die lokale Rezidivfreiheit als Kriterium der Strahlentherapiewirkung betrachtet wurde, ist z. Z. eine endgültige Aussage im Hinblick auf die dauerhafte Beherrschung von Melanomherden noch nicht möglich. Außerdem ist zu bedenken, daß die Strahlentherapie mit hohen Einzeldosen in der Nachbarschaft strahlenempfindlicher Organe mit einem höheren Risiko von Strahlenspätschäden verbunden ist als bei konventioneller Fraktionierung. Daher wenden wir die Strahlenbehandlung mit hohen Einzeldosen z. Z. nur im Stadium III bei der palliativen Behandlung von Haut- und Lymphknotenmetastasen an.

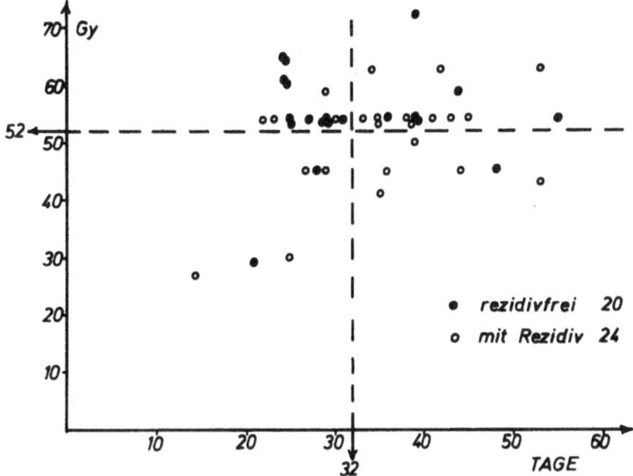

Abb. 4. Lokale Rezidivfreiheit von Haut- und Lymphknotenmetastasen bei alleiniger Strahlentherapie in einem Zeitraum von 2 Jahren in Abhängigkeit von der Gesamtdosis (Gy) und der Bestrahlungsdauer

Empfehlungen zur Strahlentherapie

1) Bei Patienten im Stadium III ist die Strahlentherapie eine häufig wirkungsvolle Palliativmaßnahme, die immer dann eingesetzt werden sollte, wenn nichtoperable Organmetastasen bereits Symptome hervorrufen oder nach der klinischen Erfahrung höchstwahrscheinlich zu Symptomen führen werden während der noch verbleibenden Lebensdauer des Patienten.

2) Die Strahlentherapie allein ist in der Lage, Melanomherde auf Dauer lokal zu beherrschen. Die retrospektive Analyse des eigenen Patientengutes von 1960–1971 zeigt, daß bei konventioneller Fraktionierung mit Einzeldosen kleiner als 4 Gy eine lokale Rezidivfreiheit von mehr als zwei Jahren bei der Mehrzahl der Melanomherde erreicht werden kann, wenn die Gesamtdosis über 52 Gy und die Bestrahlungsdauer unter 32 Tagen liegen.

Die Strahlentherapie mit hohen Einzeldosen in wenigen Fraktionen ist im Hinblick auf die Tumorregression wahrscheinlich wirkungsvoller, jedoch im Hinblick auf die dauerhafte lokale Tumorbeherrschung z. Z. noch nicht ausreichend zu beurteilen. Bei dieser Therapieform ist auch mit mehr Strahlenspätfolgen zu rechnen, so daß sich die Anwendung vor allem für die Palliativbehandlung von Haut- und Lymphknotenmetastasen empfiehlt.

3) Bei Patienten im Stadium II sollte die Strahlentherapie in kurativer Absicht bei unvollständiger Operation eines Lokal- oder Lymphknotenrezidivs und bei Operation von Lymphknotenmetastasen ohne systematische Lymphknotendissektion eingesetzt werden. Die Nachbestrahlung ist im Stadium II nach systematischer Lymphknotendissektion und im Stadium I bei Melanomen des Kopf- und Halsbereiches als adjuvante Therapiemaßnahme zu empfehlen.

Zusammenfassung

Die Wirksamkeit der Strahlentherapie bei Melanommetastasen wird am Beispiel der Tumorregression von Haut-, Hirn-, Lungen- und Knochenmetastasen demonstriert.

Zur Frage der Strahlenempfindlichkeit wird anhand der lokalen Rezidivrate bei alleiniger Strahlentherapie in Abhängigkeit von Gesamtdosis und Fraktionierung Stellung genommen. Die Indikationen der Strahlentherapie des malignen Melanoms im Stadium III, II und I in palliativer und kurativer Absicht werden diskutiert.

Literatur

1. Habermalz HJ, Fischer JJ (1976) Radiation therapy of malignant melanoma. Cancer 38:2258–2262
2. Hornsey S (1978) The relationship between total dose, number of fractions and fraction size in the response of malignant melanoma in patients. Br J Radiol 51:905–909
3. Kim JH, Hahn EW, Ahmed SA (1982) Combination hyperthermia and radiation therapy for malignant melanoma. Cancer 50:478–482
4. v Lieven H, Skopal D (1976) Zur Strahlenempfindlichkeit des malignen Melanoms. Strahlentherapie 152:1–4
5. Overgaard J (1980) Radiation treatment of malignant melanoma. Int J Radiat Oncol Biol Phys 6:41–44
6. Rofstad EK, Brustad T (1981) Broad-shouldered survival curves of a human melanoma xenograft. Acta Radiol Oncol 20:261–265
7. Strauss A, Dritschilo A, Nathanson L, Piro AJ (1981) Radiation therapy of malignant melanomas. Cancer 47:1262–1266
8. Trott KR, v Lieven H, Kummermehr J, Skopal D, Lukacs S, Braun-Falco O (1981) The radiosensitivity of malignant melanomas. Part I: Experimental studies. Int J Radiat Oncol Biol Phys 7:9–13
9. Trott KR, v Lieven H, Kummermehr J, Skopal D, Lukacs S, Braun-Falco O (1981) The radiosensitivity of malignant melanomas. Part II: Clinical studies. Int J Radiat Oncol Biol Phys 7:15–20

Vaskulitis

Helmut H. Wolff

Vasculitis allergica – Klassifikation und Ätiologie

Definition und Klassifikation von Vaskulitiden

Als Vaskulitiden werden Entzündungsvorgänge bezeichnet, bei denen das Gefäßsystem selbst Angriffspunkt „immunologisch" ausgelöster Reaktionen ist [8, 14]. Diese Definition schließt direkte infektiöse Einwirkung oder toxische Schädigungen auf physikalische oder chemische Noxen aus [13]. Die Klarstellung erscheint notwendig, denn nicht selten werden histologische Befunde eines perivaskulären entzündlichen Infiltrates oder sekundäre Gefäßzerstörungen fälschlich als Vaskulitis interpretiert. Das ubiquitäre Gefäßsystem ist aber bei jeder Form von Entzündung beteiligt – gehören doch der Transport von Serum und Blutzellen und deren Durchschleusung durch die Gefäßwand zu seinen physiologischen Aufgaben. Überspitzt ausgedrückt, bestünde bei weniger strenger Definition des Vaskulitisbegriffes z. B. bei jeder Psoriasis, bei jedem Ekzem eine Vaskulitis.

Eine allgemein akzeptierte Klassifikation der Vaskulitiden hat sich bisher nicht finden lassen. Dies liegt daran, daß die uns bekannten Krankheitsbilder aus dem Formenkreis der Vaskulitis teils nach klinischen, teils nach histopathologischen, aber auch ätiopathogenetischen Gesichtspunkten definiert und benannt werden und sich dabei vielfältige Überlappungen ergeben. Man müßte zur Klassifikation der Vaskulitiden daher ein mehrdimensionales Raster verwenden, in dem die folgenden Parameter als Koordinaten zu berücksichtigen sind [2, 4, 7, 8, 12, 13, 14]:

- Die Dimension der betroffenen Gefäße (Arterien, Arteriolen, Kapillaren, Venolen), und damit zusammenhängend an der Haut
- die Hautetage (oberes, unteres, gesamtes Korium, Subkutis),
- die Akuität des Verlaufes (akut, subakut, chronisch, rezidivierend),
- die auslösende Ursache (mikrobielle, chemische, tumorale Antigene, Autoantigene, bakterielle Toxine),
- die Pathogenese (u. a. Arthus-Typ, Shwartzman-Sanarelli-Typ, Spättyp-Reaktionen),
- die Gesamtausdehnung des pathologischen Gefäßprozesses (lokalisiert oder disseminiert in der Haut, Beteiligung innerer Organe, Generalisation).

Definition und Klassifikation der Vasculitis allergica

In dem großen und teilweise verwirrenden Spektrum der Vaskulitiden ist die Vasculitis allergica trotz ihres klinisch vielfältigen Erscheinungsbildes eine gut abgrenzbare Entität [1, 7, 10], definiert durch

- das klinisch führende Symptom der Purpura (Glasspateldruck!) in typischen Lokalisationen, bei normalen Gerinnungs- und Thrombozytenbefunden und positivem Rumpel-Leede,

- den histologischen Nachweis der Leukozytoklasie,
- den Nachweis im Serum zirkulierender Immunkomplexe während der Krankheitsschübe, und – noch bedeutsamer –
- die immunfluoreszenzmikroskopische Darstellung von Immunkomplexen, d. h. von Immunglobulinen und Komplement, in den Gefäßwänden der frischen Krankheitsherde.

Alle diese Befunde weisen darauf hin, daß es sich um eine Immunkomplexvaskulitis handelt, die von den experimentellen Modellen des Arthus-Phänomens und der Serumkrankheit abgeleitet werden kann. Auf die Pathogenese wird später eingegangen.

Das klinische Bild kann, wie bereits erwähnt, trotz des einheitlichen Pathomechanismus stark variieren, wodurch auch die zahlreichen unterschiedlichen Benennungen [7, 10] erklärt werden. Das Bild ist abhängig vom Schweregrad der Erkrankung, der Lokalisation und dem Kaliber der betroffenen Gefäßabschnitte. Aus klinischer Sicht wurden die folgenden Prototypen herausgestellt, zwischen denen jedoch vielfältige Übergänge und Kombinationsformen vorkommen [7, 10, 16]:

- hämorrhagischer Typ,
- papulo-nekrotischer Typ,
- polymorph-nodulärer Typ,
- Urtikaria-Typ.

Organbeteiligung

Die Beteiligung anderer Organsysteme neben der Haut ist bei allen obengenannten Formen von Vasculitis allergica grundsätzlich möglich [6, 7, 9, 10]. Dabei ist es wichtig zu wissen, daß das Ausmaß und die Schwere der Erkrankung innerer Organe nicht an der Schwere der Hauterscheinungen ablesbar ist, daß andererseits aber die Prognose letztlich von den systemischen Manifestationen bestimmt wird. Besonders häufig sind die Gelenke (Arthralgien), die Niere (Hämaturie), der Magendarmtrakt, das Zentralnervensystem und der Respirationstrakt mitbetroffen (vgl. Tabelle 1); da jedes Organ eine Gefäßversorgung besitzt, kann die Erkrankung ubiquitär auftreten. Entsprechende klinische Symptome sind zu beachten und bei der Diagnostik zu berücksichtigen (s. u.).

Pathogenese

Krankheitsauslösend bei Vasculitis allergica sind Immunkomplexe, d. h. Verbindungen eines Antigens mit dem spezifischen Antikörper [4, 10, 11, 15]. Bei dem als

Tabelle 1. Häufigste Organbeteiligungen bei Vasculitis allergica

Organ	McCombs [a] $N = 72$ %	Literatur [b] $N = 125$ %	Lübeck $N = 41$ %
Haut	100	100	100
Niere	33	19	22
Gelenke	40	27	7
Magen/Darm	30	19	5
Nervensystem	37	6	2
Herz	7	1	2
Respirationstrakt	30	4	–
Skelettmuskel	–	2	2

[a] Nach [11]
[b] Auswertbare publizierte Fälle 1972–1982

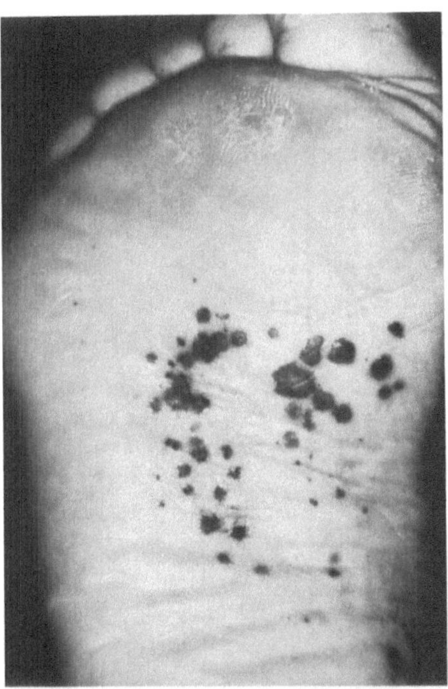

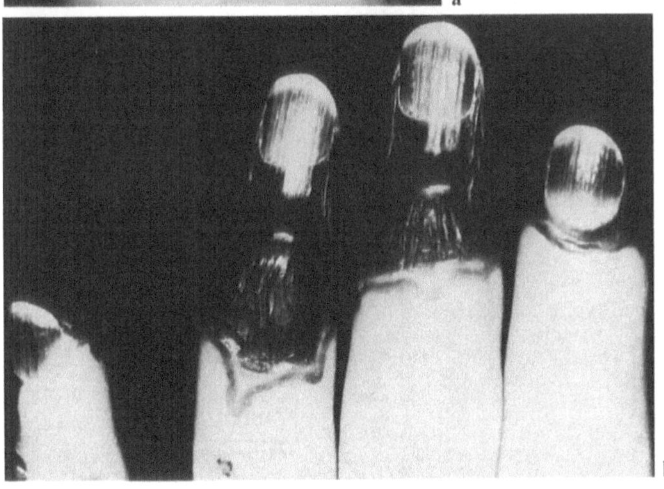

Abb. 1. a Vasculitis allergica, papulonekrotischer Typ, ausgelöst durch Einnahme verschiedener nichtsteroidaler Antiphlogistika. **b** Gleiche Patientin, 10 Monate später. Akut aufgetretene Gangrän der Fingerendglieder, vermutlich im Rahmen einer passageren Kryoglobulinämie, Auslösung sehr wahrscheinlich durch Diclofenac (Voltaren)

experimentelles Modell dienenden Arthus-Phänomen wird dem vorher sensibilisierten Tier das Antigen lokal injiziert; es entstehen in der Folge Immunkomplexe in der Gefäßwand und perivaskulär. Immunkomplexe sind je nach quantitativen Verhältnissen (Antigen- oder Antikörperüberschuß) von unterschiedlicher Größe und Löslichkeit. Unter den Bedingungen des Arthus-Experimentes präzipitieren sie nahe dem Ort der Antigeninjektion beim Zusammentreffen des Antigens mit dem Antikörper und führen durch Komplementaktivierung hier zur lokalen Entzündung. Ähnlich bei der Vasculitis allergica, bei der allerdings bereits präformierte Immunkomplexe im Gefäßsystem zirkulieren. Diese Immunkomplexe befinden sich bei leichtem Antigenüberschuß im Zustand labiler Löslichkeit und präzipitieren beim Auftreten zusätzlicher Faktoren der Hämodynamik (abhängige Körperpartien, Druck) und/oder der Vasopermeabilität (Histaminwirkung), manchmal auch bei Abkühlung in akralen Körperpartien (Kryoglobuline), in der Gefäßwand (Abb. 1a, b). Der Vorgang ist

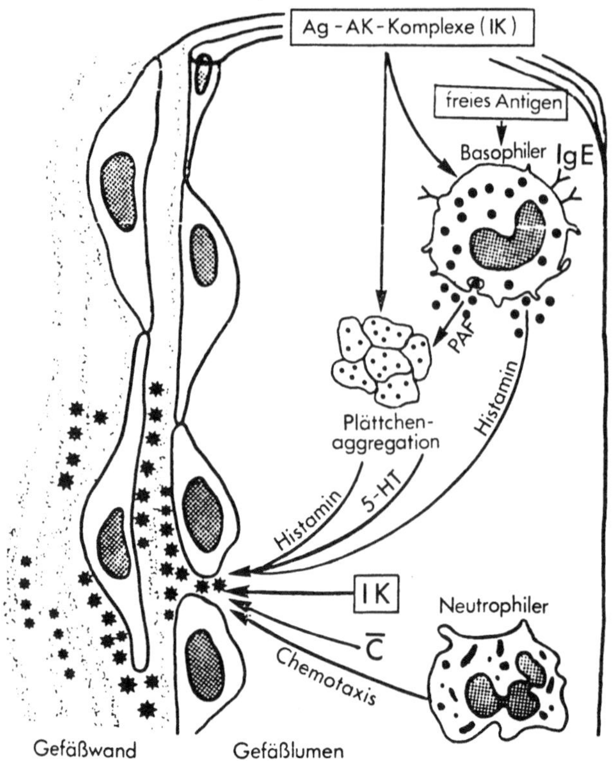

Abb. 2. Pathogenetisches Konzept bei Vasculitis allergica, nach Scherer u. Wolff [10]

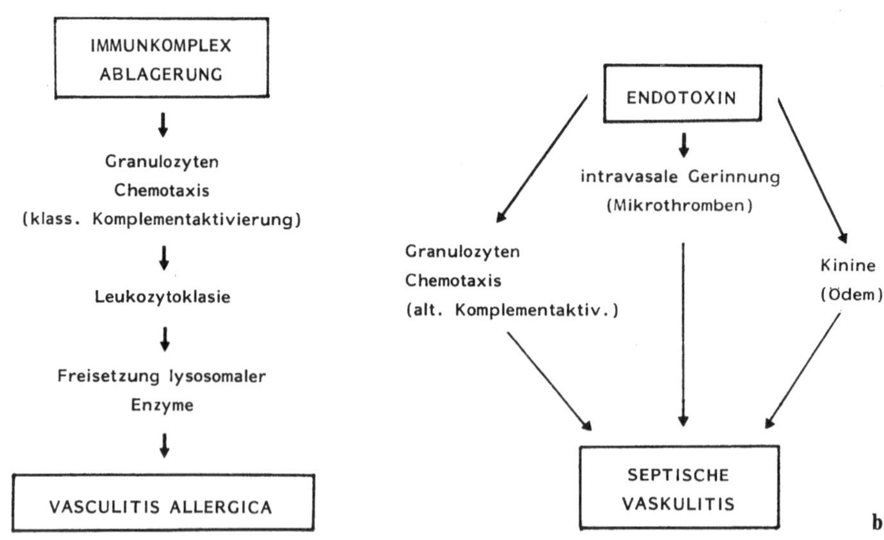

Abb. 3a, b. Gegenüberstellung der Pathogenese von allergischer und septischer Vaskulitis

durch immunfluoreszenzmikroskopische Untersuchungen nachweisbar, die genauere subendotheliale Lokalisation der Immunkomplexe in der Wand postkapillärer Venolen konnte durch immunelektronenmikroskopische Untersuchungen nach Histamininduktion frischer Läsionen bei Patienten mit Vasculitis allergica nachgewiesen werden [15, 16]. Die Immunkomplexe führen zur chemotaktischen Anlockung von Granulozyten, die unter Zerfall ihre lysomalen Enzyme freisetzen und in einer überschießenden Reaktion (daher „Allergie"!) das Gefäß zerstören. Als Leukozytoklasie ist dieser Mechanismus lichtmikroskopisch lange bekannt und für die Erkrankung charakteristisch. Die pathogenetische Kettenreaktion bei Vasculitis allergica ist in Abb. 2 und 3 im Vergleich mit den Vorgängen bei septischer Vaskulitis dargestellt. Bei letzterer – repräsentiert z. B. durch die benigne Gonokokkensepsis und die Purpura fulminans – steht die intravasale Gerinnung im Vordergrund (vgl. [17]).

Ätiologie

Zahlreiche Antigene können in der Ätiologie der Vasculitis allergica [1, 5, 6, 10] die entscheidende Rolle spielen (Tabelle 2). Am wichtigsten sind mikrobielle Antigene (solche von Viren, Bakterien, Protozoen, Würmern), Chemikalien (Medikamente, Herbizide und Pestizide) und Autoantigene (Antinukleäre Antikörper, Rheumafaktor, Kryoglobuline, Tumorantigene). Wohl jedes Medikament kann theoretisch Ursache einer Vasculitis allergica sein. Die in der Literatur meist angeschuldigten Medikamentgruppen sind auch in einer Analyse des eigenen Krankengutes vertreten (Tabelle 3). Die –meist unbeabsichtigte– Provokation durch erneute Exposition ist ein sehr starker Hinweis auf die tatsächliche Ursache im Einzelfall. Relativ wenig bekannt ist, daß die in der Tabelle aufgeführten Benzodiazepine als Auslöser in Frage kommen (Provokation einmal durch Flurazepam = Dalmadorm, einmal mit Nitrazepam = Mogadan). In manchen Fällen ist möglicherweise die Konstellation von Infekt *plus* Medikament bedeutsam, wie dies auch von anderen Arzneiexanthemen angenommen wird. Wichtig erscheint auch der Hinweis, daß die Vasculitis allergica als paraneoplastisches Syndrom auftreten kann, manchmal bereits vor dem klinischen Nachweis der Neoplasie. Proteine aus zerfallenden Tumorzellen oder auch Sekre-

Tabelle 2. Wichtigste Ursachen der Vasculitis allergica

Infekte	*Autoantigene*
– Streptokokken (Angina, Endokarditis)	– Antinukleäre Antikörper (ANA, Anti-DNS)
– Staphylokokken (infiz. Op.-Wunden)	– Rheumafaktor
– Lepra, Tbc, Lues	– Kryoglobuline
– Hepatitis B	*Fremdprotein*
– Röteln, Influenza	– Hyposensensibilisierungsantigene
– Trypanosomen, Malariaplasmodien	– Impfseren
– Helminthen	
Chemikalien	*Tumoren*
– Medikamente	– Karzinom, Melanom
– Pestizide, Herbizide	– Lymphom
	– Plasmozytom
Kombinationen	*„Idiopathisch" (?)*
– z. B. Infekt *plus* Medikament	
Nahrungsmittel	
– Rinderalbumin	
– Milchproteine	
– Gluten	
– Additiva	

Tabelle 3. Medikamentenanamnese bei 41 Patienten mit Vasculitis allergica

41 Patienten	143 Med.	Provokation positiv
Analgetika, Antiphlogistika	23	2
Antibiotika, Bakteriostatika	15	1
Benzodiazepine	10	2
Barbiturate	4	1
Diuretika	4	1
Grippeimpfstoff	1	–
Rinderinsulin	1	–
Sonstige (Auslösung unwahrscheinlich)	79	–

tionsprodukte des Tumors kommen als Antigene dabei in Frage. Im eigenen Beobachtungsgut finden sich als zumindest stark verdächtige Auslöser ein malignes Melanom, ein Adenokarzinom und eine angioimmunoblastische Lymphadenopathie mit späterem Übergang in ein malignes Lymphom. Geläufiger ist Vasculitis allergica im Rahmen von Kollagenosen (Lupus erythematodes, rheumatoide Arthritis, Dermatomyositis, Sklerodermie) sowie bei chronisch entzündlichen Darmerkrankungen (Morbus Crohn, Colitis ulcerosa).

Diagnostik ("Work up")

Als Konsequenz der zahlreichen Ursachen (vgl. Tabelle 2) und Organmanifestation einer Vasculitis allergica ergibt sich ein großes Spektrum diagnostischer Maßnahmen (Tabelle 4), die in Abhängigkeit von der Schwere des Krankheitsbildes sowie Hinweisen aus Anamnese und zunächst einfacheren Laboruntersuchungen abgestuft eingesetzt werden müssen [5, 9]. Wie bei vielen allergologischen Problemen, steht an erster Stelle eine sorgfältige Erhebung der Anamnese, die besonders auf Infekte des oberen Respirationstraktes, aber auch sonstige chronische Infekte (chronische Hepatitis, Malaria), parasitäre Erkrankungen, Medikamente (vgl. Tabelle 3) und Organsymptome (Arthralgien, Magendarmstörungen) zu achten hat; bei schubweisem Verlauf der Vaskulitiden können sich Verdachtsmomente aufgrund ihrer zeitlichen Zuordnung manchmal verdichten. An einfachen Laboruntersuchungen sind das Blutbild (Leukozytose, -penie), die BSG und die Elektrophorese im Hinblick auf Infekte, der Ausschluß von Gerinnungs- und Thrombozytenstörungen, der Urinbefund (Hämaturie, Proteinurie) zum Nachweis oder Ausschluß der häufigen Nierenbeteiligung sowie die Untersuchung des Stuhls auf Blut, Würmer und ggf. Candida albicans von Wert. Die histologische Untersuchung einer frischen Hautläsion ist empfehlenswert,

Tabelle 4. Diagnostik bei Vasculitis allergica

Anamnese

- Infektionen (akut, chronisch)
- Medikamente, Chemikalien
- Arthralgien
- Magendarmstörungen
- Sonstige Organsymptome

Labor (allg.)

- Blutbild
- BSG, Elpho., Gerinnungsstatus
- Urin
- Stuhl (Blut, Würmer, Candida)

Hautbiopsie

Labor (spez.)

- AST, ASTa
- GOT, GPT, CPK, Kreatinin
- Hepatitis-Antigen
- Kryoglobuline

Organbezogene Diagnostik

- Bakterienkultur
- Röntgen-Thorax
- EKG
- Sonstige gezielte Organdiagnostik
- Tumorsuche

die direkte Immunfluoreszenz für die Praxis wohl eher entbehrlich. Die weiteren in der Tabelle genannten und auch darüber hinausgehende Maßnahmen ergeben sich im Einzelfall.

So gut unsere Kenntnisse der Pathogenese und der allgemein möglichen auslösenden Faktoren sind, so schwierig gestaltet sich oft die Aufklärung der Ursache beim individuellen Patienten. Die Identifizierung des Antigens im Serum bzw. aus isolierten zirkulierenden Immunkomplexen ist nur in Einzelfällen möglich (z. B. bei Hepatitis B). Weder In-vitro-Tests noch Hautteste (z. B. mit Bakterienantigenen) sind aussagekräftig. Provokationsteste sind risikoreich und können sowohl „falsch-positiv" als auch „falsch-negativ" ausfallen. Kollagenosen und Tumoren sollten nicht übersehen werden.

Nach Literaturangaben und eigenen Untersuchungen bleibt nach wie vor die Mehrzahl der Fälle von Vasculitis allergica ätiologisch ungeklärt – und wir sollten unser diagnostisches Arsenal voll ausschöpfen, um die Aufklärungsquote im Interesse unserer Patienten weiter zu verbessern.

Zusammenfassung

Die *Definition* der Vaskulitiden besagt, daß es sich um „immunologisch" ausgelöste Entzündungsvorgänge handelt, bei denen das Gefäßsystem selbst Angriffsziel ist. Eine einheitliche *Klassifikation* dieser Erkrankungsgruppe existiert nicht, da klinische, histopathologische und ätiopathogenetische Gesichtspunkte überlappend und mit unterschiedlichem Gewicht berücksichtigt werden. Innerhalb der Vaskulitiden ist die *Vasculitis allergica* eine durch klinische, histologische und immunologische Parameter gut definierte Entität. Neben der *Haut* ist bei dieser Erkrankung eine *Beteiligung anderer Organsysteme* nicht selten, die auch Prognose, diagnostisches und therapeutisches Vorgehen mitbestimmt. *Pathogenetisch* sind zirkulierende Immunkomplexe bedeutsam, die in den Gefäßwänden präzipitiert werden und hier über eine Komplementaktivierung die leukozytoklastische Vaskulitis auslösen. *Ätiologisch* sind vor allem mikrobielle und chemische Antigene sowie Autoantigene anzuschuldigen. Die *Aufklärungsquote* ist allerdings auch im Rahmen eines ausgedehnten "work up" unbefriedigend, da der Expositionstest nicht ungefährlich ist und uns bisher keine sicheren Laborteste zur Verfügung stehen.

Literatur

1. Calabrese LH, Clough JD (1982) Hypersensitivity vasculitis group (HVG). A case-oriented review of a continuing clinical spectrum. Clevel Clin Q 49:17–42
2. Cupps TR, Fauci AS (1982) The vasculitis syndromes. Year Book of Dermatology, pp 315–345
3. Cupps TR, Springer RM, Fauci AS (1982) Chronic, recurrent small-vessel cutaneous vasculitis. JAMA 247:1994–1998
4. Fauci AS, Haynes BF, Katz P (1978) The spectrum of vasculitis. Clinical, pathologic, immunologic, and therapeutic considerations. NH Conference. Ann Int Med 89:660–676
5. Jablonska S, Chorzelski T (1973) Vasculitis allergica. In: Braun-Falco O, Petzoldt D (Hrsg) Fortschritte der praktischen Dermatologie und Venerologie, Bd 7. Springer, Berlin Heidelberg New York, S 218–227
6. Katz P (1982) Hypersensitivity vasculitis. Am Fam Physician 26:171–175
7. Metz J (1979) Entzündliche Vaskulitiden. In: Korting GW (Hrsg) Dermatologie in Praxis und Klinik, Bd 3. Thieme, Stuttgart, S 32.102–32.123
8. Ryan TJ, Wilkinson DS (1979) Cutaneous vasculitis: 'Angiitis'. In: Rook A, Wilkinson DS, Ebling FJG (eds) Textbook of dermatology, 3rd edn. Blackwell, Oxford London Edinburgh Melbourne, pp 993–1058
9. Sams WM (1981) Allergic vasculitis. Most common of the necrotizing vasculitides. Postgrad Med 70:193–200

10. Scherer R, Wolff HH (1979) Vasculitis allergica. Allergologie 2:62–71
11. Soter NA, Austen KF (1980) Pathogenetic mechanisms in the necrotizing vasculitides. Clin Rheum Dis 6:233–253
12. Weidner F (1976) Die kutanen hyperergischen Angiitiden (Vasculitiden). In: Ergebnisse der Angiologie, Bd 9. Schattauer, Stuttgart New York
13. Winkelmann RK (1980) Classification of vasculitis. Wolff K, Winkelmann RK (eds) Vasculitis. Lloyd-Luke Ltd, London, pp 1–24
14. Wolff HH (1983) Behandlung der Vaskulitiden. Vortrag in Göttingen (im Druck)
15. Wolff HH, Maciejewski W, Scherer R, Braun-Falco O (1978) Immunoelectronmicroscopic examination of early lesions in histamine induced immune complex vasculitis in man. Br J Dermatol 99:13–24
16. Wolff HH, Scherer R (1981) Allergic vasculitis. In: Ring J, Burg G (eds) New trends in allergy. Springer, Berlin Heidelberg New York, pp 140–147
17. Wolff K, Winkelmann RK (eds) (1980) Vasculitis. Lloyd-Luke Ltd, London

Georg Stingl

Urtikaria-Vaskulitis

Einleitung, Begriffsdefinitionen

Unter Urtikaria versteht man ein aus Quaddeln (Urticae) aufgebautes, stark juckendes Exanthem. Die Einzelläsion imponiert als scharf begrenzte, zumindest in den Randbezirken erythematöse, beetförmige Erhabenheit der Haut. Das histologische Substrat dieser Läsionen besteht in der überwiegenden Mehrzahl der Fälle aus interstitiellem Ödem (d. h. Separation der Kollagenbündel), erweiterten Blut- und Lymphgefäßen und einem spärlichen entzündlichen Infiltrat. Diesen entweder immunologisch (Typ-1-Reaktion) oder häufiger nicht-immunologisch bedingten Formen der „Wald- und Wiesenurtikaria" steht eine kleine Patientengruppe gegenüber, bei der die urtikarielle Läsion eine Manifestation einer kutanen nekrotisierenden Vaskulitis darstellt. Eine Urtikaria-Vaskulitis liegt also dann vor, wenn urtikariellen Läsionen histologisch eine nekrotisierende Vaskulitis zugrunde liegt. Gelegentlich tritt eine Urtikaria-Vaskulitis im Gefolge einer Grundkrankheit auf, z. B. bei systemischem Lupus erythematosus [8], Hepatitis-B-Infektion [1], essentieller gemischter Kryoglobulinämie [5] und malignen Neoplasmen [4]. In der Mehrzahl der beschriebenen Fälle läßt sich eine solche Grund- bzw. Begleiterkrankung nicht verifizieren. Das Spektrum dieser „primären" Urtikaria-Vaskulitis soll im Folgenden näher besprochen werden.

Klinik

Die Erkrankung befällt vorzugsweise Frauen im jüngeren Erwachsenenalter. In meist wahlloser Verteilung kommt es zum Auftreten stark juckender, erhabener, indurierter erythematöser und scharf begrenzter Quaddeln, die zwar auf Glasspateldruck abblassen, jedoch gelegentlich eine diskrete zentrale Purpura aufweisen. Dieses urtikarielle Exanthem tritt üblicherweise in Schüben auf, im Unterschied zu den oft nur wenige Stunden bestehenden Herden der „Wald- und Wiesenurtikaria" persistieren die Quaddeln der Urtikaria-Vaskulitis oft für 24–72 h und heilen dann meist unter Zurücklassung einer leichten Hyperpigmentierung ab [2, 3, 9, 10]. Neben den urtikariellen Herden weisen die Patienten gelegentlich auch andere Hautveränderungen auf, wie beispielsweise Angioödem, fleckförmige multiformeartige Erytheme, Purpuraherde und Livedo reticularis.

Histopathologie

Unterhalb einer zumeist unauffälligen Epidermis finden sich vor allem an den Venolen des dermalen Gefäßplexus die Zeichen der nekrotisierenden Vaskulitis: fibrinoide

Wandnekrose, Endothelzellschwellung, neutrophile und eosinophile Granulozyten in Gefäßwänden und perivaskulär, Leukozytoklasie und Erythrozytenextravasate.

Immunhistologie

Bei etwa 30–60% aller Patienten findet man im Bereich der urtikariellen Herde, seltener in klinisch unbefallener Haut, granuläre Ablagerungen von IgG > IgM, C3 > IgA, Fibrin entlang der dermo-epidermalen Junktionszone und vorwiegend IgM- und C3-Ablagerungen in den oberflächlichen Gefäßen. Die Abbindung dieser Immunreaktantien wird vor allem bei jenen Patienten beobachtet, die zusätzlich zu den vaskulitischen Veränderungen am Hautorgan systemische Krankheitssymptome aufweisen [9, 11].

Das Spektrum der Urtikaria-Vaskulitis – Klinik und Laborbefunde

Sowohl aufgrund des klinischen Verlaufes, als auch aufgrund serologischer Befunde unterscheidet man bei der Urtikaria-Vaskulitis zwei Patientengruppen.

Hypokomplementämische Urtikaria-Vaskulitis

Diese Verlaufsform wurde bei etwa der Hälfte aller bisher beschriebenen Fälle beobachtet. Zusätzlich zu den oben beschriebenen Hautläsionen weist ein Gutteil der Patienten klinische Zeichen einer Systemmitbeteiligung auf, die in Tabelle 1 zusammengefaßt sind.

Tabelle 1. Hypokomplementämische Urtikaria-Vaskulitis – Klinik

Hautläsionen	100%
Arthralgien, Arthritis	75%
Nierenbefall (Hämaturie, Proteinurie)	60%
Lungenbefall (chronisch obstruktive Lungenerkrankung)	55%
Augenbefall (Uveitis, Episkleritis)	35%
Verdauungstrakt (Nausea, Erbrechen, Diarrhoe)	30%
ZNS-Befall (Pseudotumor cerebri)	12%
Fieber	10%
Sonstige Symptome (Raynaud-Syndrom, Myositis, Karditis, Lymphadenopathie)	5%

Tabelle 2. Hypokomplementämische Urtikaria-Vaskulitis-Labor

Komplementprofil

CH50 ↓↓, Clq ↓↓, C4 ↓↓↓, C3 ↓, C5 ↓,
C̄1INH ⊥, Faktor B ⊥.

Andere Befunde

Zirkulierende Immunkomplexe
(bei etwa der Hälfte der Patienten nachweisbar)
BSG ↑↑↑
Quantitative Immunglobuline: üblicherweise im Normbereich)
ANA, anti-Nativ-DNS-Antikörper, Rheumafaktor,
Kryoglobuline, Kryofibrinogen, Hepatitis-B-Antigen:
üblicherweise negativ

Tabelle 3. Normokomplementämische Urtikaria-Vaskulitis-Klinik und Labor

Systemische Verlaufsform		Kutane Verlaufsform
100%	Hautläsionen	100%
75%	Arthritis, Arthralgien	–
30%	Nierenbefall	–
30%	Verdauungstrakt	–
30%	Fieber	–
25%	Lungenbefall	–
10%	Augenbefall	–
10%	ZNS-Befall	–
↑↑	BSG	⊥–↑
Gelegentlich nachweisbar	Zirkulierende Immunkomplexe	Negativ

Wenngleich wahrscheinlich, ist es jedoch nicht bewiesen, daß all den angeführten Systemmanifestationen eine nekrotisierende Vaskulitis zugrunde liegt. Die bei einzelnen Patienten durchgeführten Nierenbiopsien ergaben das Vorliegen einer fokalen Vaskulitis bzw. einer proliferativen Glomerulonephritis, Synoviabiopsien wiesen ebenfalls Zeichen der nekrotisierenden Vaskulitis auf, ähnlich jenen Veränderungen, die man an den Venolen des Coriums beobachtet.

Dieser klinischen Symptomatik stehen deutliche Veränderungen des Komplementprofils gegenüber, die auf eine Aktivierung des klassischen Weges (möglicherweise durch zirkulierende Immunkomplexe) schließen lassen (Tabelle 2) [7, 11]. Im Unterschied zu jenen Formen der Urtikaria-Vaskulitis, die im Rahmen eines SLE, einer gemischten Kryoglobulinämie oder einer Hepatitis B auftreten, verläuft bei der „primären" Urtikaria-Vaskulitis die Suche nach Kryoglobulinen, antinukleären Antikörpern, Antikörpern gegen native Doppelstrang-DNS und nach Hepatitis-B-Antigen negativ.

Normokomplementämische Urtikaria-Vaskulitis

Etwa die Hälfte der Patienten mit Urtikaria-Vaskulitis weist ein unauffälliges Komplementprofil auf. Interessanterweise entwickeln aber auch manche dieser Patienten Systemmanifestationen. Ob diese Folgen einer Immunkomplex-mediierten Vaskulitis sind, ist derzeit noch unbekannt, jedoch lassen sich im Serum dieser Patienten bei normalem Komplementprofil C1q-Präcipitine gelegentlich nachweisen (Tabelle 3) [7].

Krankheitsverlauf und Prognose

Der Krankheitsverlauf ist ein chronisch-schubweiser, die Krankheitsdauer erstreckt sich über Monate bis Jahre. Bei etwa 30–40% der Patienten kommt es innerhalb eines Jahres zum Sistieren der Hautläsionen. Die Prognose der kutanen Form der normokomplementämischen Urtikaria-Vaskulitis ist gut, selbst Patienten mit Systembeteiligung weisen einen relativ benignen Krankheitsverlauf auf; Todesfälle durch systemische Vaskulitis wurden bisher nicht berichtet.

Therapie

Die Urtikaria-Vaskulitis zeichnet sich durch eine relative Therapieresistenz aus. Kortikosteroide unterdrücken zwar sowohl Haut-, als auch Systemmanifestationen dieser Erkrankung, jedoch sind üblicherweise hohe Dosen ($\geqslant$ 40 mg Prednison täglich) dazu erforderlich [9]. Wegen der durch Langzeittherapie verursachten, schwerwiegenden Nebenwirkungen sollten Kortikosteroide nur im akuten Krankheitsschub eingesetzt werden, vor allem bei ausgeprägter Systemsymptomatik. H_1- und H_2-Rezeptor-blockierende Antihistaminika sind von nur geringer Wirksamkeit. Immunsuppressive bzw. zytotoxische Substanzen (v. a. Zyklophosphamid) bewährten sich bei einigen Patienten [2, 9]. Kürzlich berichteten Millns et al. [6] über die erfolgreiche Behandlung der Urtikaria-Vaskulitis mit Indomethacin in Dosen von 3 × 25–4 × 50 mg/d. Bei sechs von insgesamt 10 Patienten kam es zum völligen Sistieren der Haut- und Systemsymptome. Absetzen des Medikamentes führte nach 48 h zu neuerlichen Krankheitsschüben. Bei einem Patienten mit hypokomplementämischer Urtikaria-Vaskulitis normalisierte sich das Komplementprofil 48 h nach der ersten Indomethacingabe. Bei einigen Patienten erwies sich Indomethacin jedoch als völlig wirkungslos, gelegentlich kam es sogar zur Induktion eines neuen Krankheitsschubes.

Zusammenfassung

Wenn urtikarielle Läsionen auf dem Boden einer nekrotisierenden Vaskulitis der Venolen des dermalen Gefäßplexus auftreten, liegt eine Urtikaria-Vaskulitis vor. Diese kann im Gefolge einer Grundkrankheit auftreten (z. B. SLE, primäre gemischte Kryoglobulinämie, Hepatitis-B-Infektion) oder häufiger als Krankheitsbild per se („primäre" Urtikaria-Vaskulitis).

In einem hohen Prozentsatz sind die schubweise auftretenden Hautläsionen von Systemmanifestationen begleitet, denen wahrscheinlich auch eine nekrotisierende Vaskulitis zugrunde liegt. Die Pathogenese dieser Erkrankung ist noch unaufgeklärt. Die Tatsache, daß sich bei einem Teil der Patienten zirkulierende Immunkomplexe und Hypokomplementämie nachweisen lassen, spricht für das Vorliegen einer Immunkomplex-Vaskulitis. Die Prognose dieser chronisch-schubweisen Erkrankung ist relativ gut. Die therapeutischen Bemühungen stützen sich auf den Einsatz von Kortikosteroiden, Indomethacin und Zyklophosphamid. Bevor man sich zur Diagnose einer primären Urtikaria-Vaskulitis entschließt, müssen die oben erwähnten Grundkrankheiten ausgeschlossen werden.

Literatur

1. Dienstag JL, Rhodes AR, Bhan AK, Dvorak AM, Mihm MC Jr, Wands JR (1978) Urticaria associated with acute viral hepatitis type B: Studies of pathogenesis. Ann Int Med 89:34–40
2. Hintner H, Tappeiner G (1979) Nekrotisierende Vaskulitis-Manifestation als Urtikaria. Hautarzt 30:484–488
3. Marder RJ, Rent R, Choi EYC, Gewurz H (1976) C1q deficiency with urticarial-like lesions and cutaneous vasculitis. Am J Med 61:560–564
4. Mathews KP (1974) A current view of urticaria. Med Clin North Am 58:185–205
5. Miescher PA, Graf J (1980) Vasculitis associated with primary mixed cryoglobulinaemia. In: Wolff K, Winkelmann RK (eds) Vasculitis. Lloyd-Luke Medical Books, London, pp 102–107
6. Millns JL, Randle HW, Solley GO, Dicken CH (1980) The therapeutic response of urticarial vasculitis to indomethacin. J Am Acad Dermatol 3:349–355
7. Monroe EW, Schulz CI, Maize JC, Jordon RE (1981) Vasculitis in chronic urticaria: an immunopathologic study. J Invest Dermatol 76:103–107
8. O'Loughlin S, Schroeter AL, Jordon RE (1978) Chronic urticaria-like lesions in systemic lupus erythematosus. A review of 12 cases. Arch Dermatol 114:879–883
9. Sanchez NP, Winkelmann RK, Schroeter AL, Dicken CH (1982) The clinical and histopathologic spectrums of urticarial vasculitis: study of forty cases. J Am Acad Dermatol 7:599–605
10. Soter NA (1977) Chronic urticaria as a manifestation of necrotizing venulitis. N Engl J Med 296:1440–1442
11. Soter NA (1980) Urticarial Vasculitis. In: Wolff K, Winkelmann RK (eds) Vasculitis. Lloyd-Luke Medical Books, London, pp 183–187

Gustav Niebauer und Harald G. Bardach

Entzündliche arterielle Gefäßerkrankungen der Haut

Unter nekrotisierenden Arteriitiden faßt man eine Reihe von klinischen Syndromen zusammen, die durch ein ähnliches pathologisches Substrat und möglicherweise auch durch eine ähnliche immunologische Basis gekennzeichnet sind. Die histopathologischen Kriterien entsprechen weitgehend denen der kutanen nekrotisierenden Venulitis bzw. leukozytoklastischen Angiitis. Es spielen sich diese Veränderungen aber in einer anderen, nämlich tieferen Etage des kutanen Gefäßplexus ab, wobei nicht nur die mittelgroßen bis größeren muskulären Arterien der Haut und Subkutis sondern auch die der Muskulatur und der inneren Organe in beliebiger Kombination befallen sein können. Zusätzlich zu dem den meisten nekrotisierenden Vaskulitiden zugrunde liegenden Mechanismus der intramuralen Deposition von großen löslichen zirkulierenden Immunkomplexen mit anschließender Komplementaktivierung und neutrophiler Chemotaxis, scheint bei den in der Folge zu besprechenden nekrotisierenden Arteriitiden noch ein weiterer Mechanismus wichtig zu sein, der bei einigen Syndromen zu den im Vordergrund stehenden granulomatösen Formationen führt [15].

Es ist nicht geklärt, ob bei der Granulombildung eine zelluläre Spätreaktion vom Typ 4 mit sekundärer Makrophagenaktivierung oder ob eine direkte Makrophagenstimulation durch Phagozytose von bestimmten Immunkomplexen von pathophysiologischer Bedeutung ist. Neben solchen granulomatösen Proliferationen findet man in unterschiedlicher Intensität Veränderungen, wie sie auch bei der kutanen nekrotisierenden Venulitis vorkommen, d. h. fibrinoide Degeneration der Gefäßwand und des perivaskulären Gewebes, ein häufig beträchtliches entzündliches zelluläres intra-

Tabelle 1. Akteriitiden aus dermatologischer Sicht

I. Nekrotisierende Arteriitiden
   Periarteriitis nodosa (PAN)
   Allergische Granulomatose
   Systemische Nekrotisierende Vasculitiden (Overlap-Syndrome)
   Wegenersche Granulomatose
   Lymphomatoide Granulomatose
   Riesenzellarteriitis

II. Thrombangiitis obliterans Winiwarter-Buerger

III. Endarteriitiden
   Sneddon-Syndrom
   Livedo-Vaskulitis
   Maligne Papulose Degos

IV. Paraneoplastische Angiitiden

bzw. extramurales Infiltrat, das hauptsächlich aus polymorphkernigen Leukozyten, aber auch aus Lymphozyten, Eosinophilien und mononukleären Zellelementen besteht, Leukozytoklasiephänomene durch Desintegration der neutrophilen Zellkerne, Erythrozytenextravasate in unterschiedlicher Ausprägung. Ein wichtiges Unterscheidungsmerkmal gegenüber der nekrotisierenden Venulitis ist neben der unterschiedlichen vaskulären Topographie das wesentlich häufigere Vorkommen einer Thrombosierung, die das unterschiedliche Ausmaß sowie die Art der klinischen Manifestation wesentlich mitbeeinflußt.

Tabelle 1 zeigt die wesentlichsten Arteriitisformen aus dermatologischer Sicht.

I. Nekrotisierende Arteriitiden

Periarteriitis nodosa

Diese erstmals von Kußmaul u. Maier [21] 1866 näher definierte nekrotisierende Arteriitis wurde erst in den 50er Jahren durch die Arbeiten von Zeek [37] endgültig von den leukozytoklastischen Vaskulitiden unterschieden. Es handelt sich um eine ausgesprochene Panarteriitis mit Beteiligung sämtlicher arterieller Wandelemente, mit sekundärem granulömatösen Stadium und einer fibrotischen aneurysmatischen Abheilungsform. Dieser knotenförmige vaskuläre Aspekt hat der Erkrankung auch ihren Namen gegeben. Sie bevorzugt mittelgroße, muskuläre Arterien, ist segmental angeordnet, meist an Bifurkationen lokalisiert und zeigt in der systemischen Variante unterschiedliche Entwicklungsstadien, in der kutanen Form hauptsächlich nur ein akut-entzündliches Stadium.

Pathophysiologisch ist die Deposition von Immunkomplexen von wesentlicher Bedeutung. So findet man in etwa 30% eine Hepatitis-B-Antigenämie; Hepatitis-B-Oberflächenantigen, Komplement und IgM konnte in den betroffenen Gefäßen nachgewiesen werden [12]. Auch andere Infekte, besonders solche durch Streptokokken können vorausgehen. Überhaupt scheint es sich um ein Syndrom mit zahlreichen unterschiedlichen spezifischen Ätiologien zu handeln [6] unter anderem z. B. auch Amphetaminabusus. Gelengentlich findet man eine Assoziation mit kollagen-vaskulären Erkrankungen, aber auch mit anderen Vaskulitiden, so z. B. der Riesenzellarteriitis bzw. der kutan-systemischen leukozytoklastischen Angiitis im Sinne des später zu besprechenden Overlap-Syndroms. Die Periarteriitis nodosa ist auch als Paraneoplasie bei Haarzell-Leukämie beobachtet worden.

Bei der systemischen Form (Tabelle 2) kommt es aufgrund der arteriellen Ischämie zu Glomerulosklerose bzw. Glomerulonephriitis, Hochdruck der seinerseits wiederum in Form eines Circulus vitiosus zu einer weiteren Nierenschädigung führt, Myokardinfarkt, Muskel- und Gelenkschmerzen, Infarktbildung im Darm mit Schmerzen und Blutungen sowie periphere Neuropathie. Das Zentralnervensystem ist selten, die Lungen im Gegensatz zu der allergischen Granulomatose nicht betroffen [6].

Es gibt sicherlich verschiedene Subsets der Periarteriitis-nodosa-Syndroms mit unterschiedlicher Verlaufsform und Prognose. Ähnliche Gefäßveränderungen werden unter anderem beim Cogan-Syndrom beobachtet sowie bei der infantilen Form der Periarteriitis nodosa, die höchstwahrscheinlich identisch mit dem mukokutanen Lymphknotensyndrom (Morbus Kawasaki) ist.

Über die Häufigkeit der Hautmanifestationen bei der Periarteriitis nodosa gibt es unterschiedliche Berichte. Klinisch wird diese mit bis zu 43% angegeben, bei der Autopsie sind Hautveränderungen allerdings nur in etwa 20% nachweisbar ([12, 36], Tabelle 2). Die Diskrepanz erklärt sich höchstwahrscheinlich dadurch, daß ein Teil der klinisch nachweisbaren Hautveränderungen durch andere assoziierte Vaskuliitisformen, so z. B. im Rahmen eines Overlap-Syndroms, bedingt sind [6]. Es besteht der Eindruck, daß bei Vorliegen von Hautmanifestationen die Periarteriitis nodosa pro-

Tabelle 2. Klassische Periarteriitis nodosa[a] (Mittleres Alter: 45 Jahre; ♂:♀ = 2,5:1

Klinische Parameter (%)		Autopsie-befunde (%)
Fieber	71	–
Gewicht ↓	54	–
Nierenbefall	70	85
Muskulatur	31	39
Arthritis	53	–
Hochdruck	54	–
Periphere Neuropathie	51	32
Intestinaltrakt	44	51
Leber	–	62
Pankreas	–	35
Testes	–	33
Herz	36	76
ZNS	23	27
Haut	43	20

[a] Nach Cupps et al. [12]

gnostisch günstiger verläuft als Verlaufsformen ohne Hautmanifestationen und daß das Ausmaß der kutanen Beteiligung verkehrt proportional zum Ausmaß des viszeralen Befalls ist [16, 31, 36]. Schließlich konnte von dieser Grauzone durch überzeugende klinische Studien von Borrie 1972 [5], und Diaz-Perez et al. 1974 [14] eine rein kutane Form der Periarteriitis nodosa mit einem wesentlich günstigeren klinischen Verlauf und dem Ausbleiben von viszeralen Manifestationen herauskristallisiert werden. Die Hautmanifestationen (Tabelle 3) zeigen im Gegensatz zu der systemischen Variante einen chronischen Verlauf, sind fast ausschließlich an den unteren Extremitäten unterhalb der Knie lokalisiert, es kommt primär zum Auftretern von schmerzhaften Knotenbildungen in deren Umgebung sich schließlich eine nicht selten feuerwerksähnlich konfigurierte Livedo reticularis ausbildet. Ulzera sind Folge der ischämischen Nekrose durch thrombosierte Arterienabschnitte und gehen meist aus Knoten hervor. Ein wichtiges Leitsymptom sind lokale Schmerzen im Bereich der Läsionen, häufig exazerbiert durch körperliche Anstrengungen, sowie läsionale bzw. periläsionale Myalgien und Neuralgien. Wenn Fieber und Allgemeinsymptome auftreten, sind sie durchwegs nur vorübergehend. Ein Übergang in die systemische Form ist nicht bekannt. Für die Therapie wichtig ist ein gelegentlich vorausgehender Infekt durch β-Streptokokken bzw. ein Infekt der oberen Atemwege [5] sowie die gelegentliche Assoziation mit der Ileiitis terminalis Crohn ([9, 17], Tabelle 3). Bei 4 eigenen Fällen mit kutaner Periarteriitis nodosa fand sich eine Assoziation mit Raynaud-

Tabelle 3. 33 Patienten mit kutanter Periarteriitis nodosa[a]

Alter 10–65; ♀ 17, ♂ 16			
Knoten (< 2 cm)	32	Leukozytose	7
Livedo	28	Senkung (21–100 mm)	31
Ulzera	14	Pathol. EMG	6/16
Schmerzen	32	Angina	3
Lokal		Morbus chronischer	1
Myalgie		Benigner chronischer Verlauf	33
Neuralgie			
Arthralgie	18		
Fieber	9		

[a] Diaz Perez-Winkelmann [14]

schem Syndrom ohne zugrundeliegende Bindegewebserkrankung, ein Befund der in der Literatur nur selten hervorgehoben wird [24]. Bei einem Patienten mit Raynaudschem Syndrom konnten Kryoglobuline nachgewiesen werden (Tabelle 4). In Tabelle 5 sind nochmals die wichtigsten Unterschiede zwischen der systemischen und rein kutanen Periarteriitis nodosa angeführt.

Die Diagnose der Periarteriitis nodosa erfolgt durch Klinik, Histologie sowie Angiographie [1].

Therapeutisch konnte bei der systemischen Variante durch Verwendung von Cyclophosphamid zusätzlich zur Kortikosteroidtherapie die 5-Jahres-Überlebensrate von 53 auf 80% gehoben werden [12, 15]. Bei der kutanen Form bewähren sich

Tabelle 4. Kutane Periarteriitis nodosa – Befunde bei 4 eigenen Patienten

Pat.	Alter	Dauer (Jahre)	Klinik	Lokale Schmerzen/ Arthralgie	Begleit-erkrankung	IF		
						Ig	C'3	F
♂	68	4	Livedo UE[a]	+/–	Diab. mell., art. DB-Störung, Onychomykose Zehen	–	–	–
♂	35	3	Knoten UE	++/+	Chronisch Persistierende B-Hepatitis	N.D.[c]	N.D.	N.D
♂	29	1	Livedo UE Knoten UE	–/–	Raynaud-Hände Kryoglobulinämie	++	++	++
♀	56	10	Livedo UE/OE[b] Knoten UE/OE Ulzera UE/OE	++/+	Raynaud Onychomykose Zehen	++	–	++

[a] UE = Untere Extremitäten
[b] OE = Obere Extremitäten
[c] N.D. = Nicht durchgeführt

Tabelle 5. Periarteriitis nodosa

Systemische Form		Kutane Form
Blutdruck ↑		⊥
Leukozyte	+++	– Bis +
Eosinophilie	++	–
Proteinurie	+++	–
Organbefall	Ausgedehnt	Muskel, Nerven
Neuralgien Myalgien	Diffus	Läsional
Hautbefall	Akut	Chronisch
Prognose	Schlecht (< 2 a) Besser bei Hautbefall?	Gut
Therapie	Kortikoide ↑↑ + Cyclophosphamid	Kortikoide ↑ im Schub Sulfapyridin, Penizillin-salizylate

niedrig bis mäßig dosierte Kortikosteroide während der rezidivierenden Schübe, bei vorausgegangenem Streptokokkeninfekt Penizillin, weiters Sulfapyridin und Salizylate.

Allergische Granulomatose

Die von Churg und Strauß [10] 1951 beschriebene allergische Granulomatose zeigt in ihrem klinischen Verlauf und histologischem Substrat weitgehende Ähnlichkeit mit der Periarteriitis nodosa. Dier wichtigsten Unterscheidungsmerkmale gegenüber der letzteren sind die im Vordergrund stehenden pulmonalen Manifestationen, sowie die Eosinophilie im Gewebe und peripheren Blut. Häufig beginnt die Erkrankung mit einer asthmatischen Phase begleitet von Hypereosinophilie und Fieber, die Monate bis 10 Jahre, im Durchschnitt 2 Jahre dauern kann, bevor die der Periarteriitis nodosa ähnliche angiitische Phase auftritt [6, 15].

Histopathologisch kommt es zum segmentalen Befall von kleinen bis mittelgroßen muskulären Arterien aber auch kleineren Gefäßabschnitten (Arteriolen und Venolen) sowie zusätzlich zur Ausbildung charakteristischer vaskulärer und extravaskulärer Granulomata mit eosinophiler Infiltration, besonders häufig im Epikard und der Haut. Hautmanifestationen findet man bei 67% der Patienten, wobei Purpura und tiefliegende Knoten mit gleicher Häufigkeit beobachtet werden [12]. Nicht selten kann somit bereits aus einer Hautbiopsie die Diagnose gestellt werden. Livedo reticularis ist vergleichsweise selten. Makulopapulöse Exantheme, Purpura und Pusteln sind Manifestationen einer assoziierten leukozytoklastischen Vaskulitis. Die arteriitische Phase verläuft ähnlich wie die Periarteriitis nodosa, Nieren und Zentralnervensystem sind vergleichsweise allerdings weniger häufig bzw. weniger stark betroffen. Ohne Therapie ist die Prognose schlecht, mit einer 5-Jahres-Überlebensrate von nur 4%, diese kann mit Kortikosteroiden auf 60% erhöhtt werden. Kombination mit Immunsuppressiva führt gelegentlich zur kompletten Remission, allerdings gibt es bei dieser Erkrankung noch geringere Erfahrungen mit dieser Therapieform als bei der Periarteriitis nodosa [12].

Overlap-Syndrom – Systemische nekrotisierende Vaskulitis

Es gibt immer wieder Patienten, die Mischformen unterschiedlicher vaskulitischer Syndrome zur gleichen Zeit aufweisen, sodaß sie nicht in eine der klarer umrissenen Kategorisierungen passen [6, 12, 15].

So gibt es beispielsweise Patienten, die ein kontinuierliches Spektrum zwischen Periarteriitis nodosa und allergischer Granulomatose bilden. Die Situation wird dadurch kompliziert, daß ein und dasselbe auslösende Agens anscheinend zu den unterschiedlichsten vaskulitischen Syndromen führen kann. Patienten mit Hepatitis-B-Antigenämie können einerseits eine klassische Periarteriitis nodosa aufweisen, andererseits aber auch an atypischen Verlaufsformen erkranken. So zeigt ein Teil dieser Patienten histologische Veränderungen in Form akuter nekrotisierender Entzündung mit Thrombosierung muskulärer Arterien der gleichen Größe wie bei der Periarteriitis nodosa, es fehlt allerdings die Entwicklung weiterer Stadien bzw. das Auftreten von Aneurysmen. Andere Patienten zeigen neben dem Bild der klassischen Periarteriitis nodosa zusätzlich das Bild einer nekrotisierenden kutanen Venulitis. Solche gemischten Vaskulitissyndrome wurden auch nach β-Streptokokkeninfekten sowie seröser Otitis media beobachtet.

Der entscheidende Punkt ist, daß diese gemischten Vaskulitisformen eine schlechte Prognose haben, häufig aber durch Vortäuschung eines zunächst benigne erscheinenden klinischen Bildes maskiert verlaufen. Die Therapie muß ähnlich aggressiv durchgeführt werden wie bei der Periarteriitis nodosa.

Overlap-Syndrome wurden auch zwischen der nun zu besprechenden Wegenerschen Granulomatose und der allergischen Granulomatose beobachtet [6].

Wegenersche Granulomatose

Pathognomonisch für die Wegenersche Granulomatose ist die charakteristische Triade nekrotisierender Granulomata im Bereich der oberen und unteren Atemwege vor dem Hintergrund einer nekrotisierenden Angiitis, die mittelgroße Arterien, Venen, Arteriolen, Venolen und möglicherweise auch Kapillaren in den Lungen und in anderen Organen befällt, sowie eine im Initialstadium bereits häufig vorhandene aber erst im späteren Verlauf manifeste fokale nekrotisierende Glomerulonephritis, die in eine granulomatöse Glomerulonephritis übergehen kann (Tabelle 6). Im Initialstadium findet man häufig Allgemeinsymptome wie Fieber, Gewichtsverlust, Arthralgie und Anorexie, Rhinorrhö, Sinusitis, destruktive Veränderungen im mittleren Gesichtsbereich, Otitis media, Husten, Dyspnö, seltener Hämoptyse, Augenmanifestationen sowie kutane Manifestationen, die häufig bereits im Initialstadium in einigen Fällen als Erstsymptom beobachtet werden. Unbehandelt tritt durchschnittlich in 5 Monaten der Tod am häufigsten durch Nierenversagen ein, obwohl chronische Verlaufsformen und sogar Spontanremissionen beschrieben wurden. Eine genaue Kenntnis der Hautmanifestationen ist neben den röntgenographischen Lungenbefunden ein wesentliches Kriterium für die Früherkennung der Wegenerschen Granulomatose (Tabelle 7). Nasale Granulomata manifestieren sich als nicht heilende, teilweise hämorrhagisch bzw. verkrustete Läsionen an den Nasenflügeln und am Septum. Granulomata im Mittelohr verursachen purulente Exsudationen aus dem Ohrkanal, schließlich kann auch eine ulzerierende destruktive Gingivitis mit Nekrose des Alveolarsaums auftreten, ebenso wie Gaumenperforation und Zungenulzeraton. Die Schleimhautmanifestationen zeigen ähnlich wie auch die Hautmanifestationen eine entsprechend der Krankheitsaktivität schwankenden Verlauf. Rein kutane Manifestationen werden bei etwa der Hälfte der Patienten beobachtet und

Tabelle 6. Wegenersche Granulomatose

Allgemeinsymptome Fieber, Gewichtsverlust Arthralgie, Anorexie	> 50%
Rhinorrhö, Sinusitis	> 90%
Otitis media	> 40%
Lunge	100%
Niere	83%
Haut	40–50%
Augen	39%
Herz, Perikard	20%
Nervensystem	22%

Tabelle 7. Haut- und Schleimhautmanifestationen bei Wegenerscher Granulomatose

A. Mukokutane Manifestationen

1. Nasale Granulomata
2. Aurikuläre Granulomata
3. Ulzerierende, destruktive Gingivitis
   Gaumenperforation, ulzerative Glossitis
4. Lethal midline granuloma

B. Kutane Manifestationen

1. Purpura, Petechien, Ekchymosen
   Hämorrhagische Blasen und Ulzera
2. Papeln und Knoten, ∅ 1–5 cm
3. Pyoderma-gangraenosum-artige Ulzera

zwar häufig bereits im Frühstadium der Erkrankung [6, 11, 12]. Man findet im wesentlichen 3 Arten der Hautveränderungen (Tabelle 7):

1. Petechien, Purpura, Ekchymosen sowie hämorrhagische Blasenbildungen und oberflächliche Ulzerationen, vorwiegend am Stamm und den Beinen, Gesicht und oberen Extremitäten. Histologisch liegt ihnen eine nekrotisierende Vaskulitis der mittelgroßen Gefäße im Corium und angrenzender Subkutis zugrunde.
2. Papeln und Knoten mit einem Durchmesser von 1–5 cm an den Extremitäten, Ellbogen, Unterarmen, Stamm, Hals und oberen Thorax, die druckdolent sein können. Histologisch findet man hier am häufigsten eine granulomatöse Vaskulitis im Corium und subkutanen Fettgewebe. Solche nekrotisierenden Knoten wurden z. B. auch an den Fingern und Handflächen beschrieben.
3. Pyoderma-gangraenosum-artige Ulzerationen. Diese waren in der Serie von Reed et al. [30] bei 5% der Patienten als Erstmanifestation nachweisbar, die von den systemischen Symptomen erst nach einigen Monaten gefolgt wurden.

Carrington u. Liebow [8] beschrieben 1966 eine auf die Lungen beschränkte Form der Wegenerschen Granulomatose, wobei bei diesem Subset anfängliche Hautmanifestationen inklusive schmerzhafter subkutaner Knotenbildungen häufiger als bei der generalisierten Variante sein sollen. Dieses Konzept einer limitierten Form der Wegenerschen Granulomatose ist in letzter Zeit wiederum in Frage gestellt worden [12], da sich bei solchen isolierten Lungenformen nicht selten stumme Nierenläsionen finden.

Neben der in der Regel erhöhten Blutsenkung, erhöhten Serum-Immunglobulinen besonders IgA und IgE, Thrombozytose, Leukozytose und Anämie, findet man im typischen Fall röntgenologisch multiple, noduläre bilaterale kavitäre Infiltrationen in den Lungen. Die röntgenologischen Veränderungen der Nebenhöhlen sind zwar unspezifisch, in Kombination mit den charakteristischen pulmonalen und renalen Veränderungen allerdings ein wichtiger Hinweis.

Die Verifizierung der Verdachtsdiagnose muß häufig durch eine offene Lungenbiopsie erfolgen, eine Nierenbiopsie ist wichtig zur Prognosestellung sowie zum Ausschluß der lymphomatoiden Granulomatose bzw. des sogenannten Midline-Granuloms. Leider weisen die leichter zugänglichen Schleimhaut- und Hautläsionen häufig nur ein unspezifisches histopathologisches Substrat auf. Lediglich die Gingivitis ist selbst bei unspezifischen granulomatösen entzündlichen histologischem Bild ein wichtiger diagnostischer Hinweis [12].

Die klinische Früherkennung der Wegenerschen Granulomatose ist deshalb von so eminenter Bedeutung, weil in letzter Zeit mehrere Studien um die Gruppe von Fauci und Cupps gezeigt haben, daß durch eine rechtzeitig eingeleitete zytotoxische Allgemeintherapie mit Cyclophosphamid eventuell in Kombination mit Kortikosteroiden eine wesentliche Besserung der sonst äußerst schlechten Prognose und sogar eine vollständige klinische Remission erzielt werden kann.

Lymphomatoide Granulomatose

Dieses Krankheitsbild wurde 1972 von Liebow et al. [22] beschrieben. Es ist gekennzeichnet durch eine angiozentrische, angiodestruktive lymphoretikuläre granulomatöse Vaskulitis, am häufigsten im Bereich der Lungen, des Zentralnervensystems, der Haut und Nieren (Tabelle 8). Lymphknoten, Milz und Knochenmark sind nicht betroffen. Hautmanifestationen sind bei etwa der Hälfte der Patienten nachweisbar und häufig das erste Zeichen der Erkrankung [19]. Sie können den Lungenveränderungen um Monate bis Jahre vorausgehen. Man findet erythematöse, makulopapulöse Exantheme, Plaques, Knoten, gelegentlich mit zentraler Ulzeration, mit Lokalisation vorwiegend an den unteren Extremitäten und der Glutäalrregion. Bei Vorliegen von Hautveränderungen kann durch eine Hautbiopsie die Diagnose gestellt werden, da das charakteristische angiozentrische, angiodestruktive Infiltrat aus lymphozytoiden und plasmazytoiden Zellelementen auch in der Haut nachweisbar ist [19,

25]. Es dürfte sich insgesamt um ein Krankheitsspektrum handeln, das von der von Israel et al. [18] 1977 beschriebenen benignen lymphozytären Angiitis und Granulomatose der Lungen über die Grauzone der lymphomatoiden Granulomatose bis hin zu einem echten aggressiven Lymphom reicht. Während die benigne lymphozytäre Variante, bei der Hautmanifestationen und Neuropathie häufig sind, gut auf Chlorambucil anspricht [18] ist das therapeutische Resultat bei der lymphomatoiden Granulomatose ungünstig, eine Remission durch eine frühzeitig eingeleitete hochdosierte Cyclophosphamid-Therapie konnte nur bei wenigen Patienten erzielt werden [12].

Tabelle 8. Lymphomatoide Granulomatose

Lungenbefall ohne Sinusitis etc.
Charakteristische Hautmanifestationen
Makulopapulöse Exantheme
Plaques, Ulzera
ZNS-Befall
Leukozyten ⊥, ↓
Senkung, Immunglobuline ⊥
Kutane Anergie

Riesenzellarteriitis

Es sind vorwiegend ältere Patienten meist ab dem 70. Lebensjahr betroffen, Frauen etwas häufiger als Männer. Die Riesenzellarteriitis ist keine seltene Erkrankung. Pro 100 000 der Bevölkerung beträgt die insgesamte Prävalenz 24 und steigt über dem 50. Lebensjahr auf 133, über dem 80. Lebensjahr auf 843 an. Die Inzidenz, d. h. das Auftreten neuer Erkrankungsfälle jährlich 100 000 Bevölkerung beträgt vergleichsweise 2,9, 17,4 und 55,5 [7, 12]. Obwohl am häufigsten die Kopfarterien befallen sind (Arteriitis temporalis, kraniale Arteriitis) kann jede mittelgroße bis große muskuläre Arterie betroffen sein, wobei aber ischämische Symptome bzw. Nekrose unterhalb des Halses ungewöhnlich sind [12]. Bei keiner anderen Arteriitis findet man so häufig unspezifische Allgemeinsymptome, die den gefährlicheren Manifestationen vorausgehen können, wie z. B. Kopfschmerzen, Krankheitsgefühl, Müdigkeit, Arthralgien und Depression. Bei etwa der Hälfte der Patienten findet man im Prodromalstadium eine sogenannte Polymyalgia rheumatica mit Grippe-ähnlichem Verlauf, Myalgien der proximalen Extremitätenmuskulatur und Arthralgien. Bei 50% dieser Patienten ist die Schläfenarterienbiopsie hinweisend auf eine Riesenzellarteriitis ohne entsprechende Lokalsymptome. Ein wichtiges spezifisches Zeichen für die Arteriitis temporalis ist die Claudicatio intermittens der Kaumuskulatur, die bei etwa einem Drittel der Patienten beobachtet wird. Da aber die meisten Symptome bei der Erstmanifestation äußerst uncharakteristisch sind, wird diese Erkrankung häufig erst bis zu 6 Monate nach Beginn diagnostiziert [12]. Der gefürchtete, bei 20 bis 50% der Patienten beobachtete permanente Sehverlust an einem oder beiden Augen tritt aber in der Regel während der ersten 4 Krankheitsmonate auf. Deshalb ist eine genaue Kenntnis des Spektrums dermatologischer Manifestationen der Riesenzellarteriitis von besonderer Wichtigkeit [2, 3, 4] (Tabelle 9). Der Lokalbefund im Bereich der Schläfenarterien bei älteren Patienten ist pathognomonisch und gestattet auf Anhieb die Diagnose Riesenzellarteriitis, tritt aber zumeist erst im späteren Krankheitsverlauf auf und fehlt bei etwa 30% der Patienten trotz positiver Schläfenarterienbiopsie [12]. Eine seltenere, aber äußerst charakteristische Hautmanifestation der Riesenzellarteriitis ist die uni- oder bilaterale Kopfschwartennekrose, die bei keiner anderen Erkrankung auftritt und daher eine Blickdiagnose erlaubt. Diese Komplikation spricht immer für einen ausgedehnten Befall der Kopfarterien, sodaß mit weiteren Komplikationen wie z. B. Zungengangrän, Ulzeration im Gesichtsbereich und den gefürchteten ophthalmologischen Manifestationen häufiger zu rechnen ist. Diese Patienten repräsentieren somit

Tabelle 9. Riesenzellarteriitis

Lokalbefund:

Wurmförmig bzw. knotig verdickte, geschlängelte dolente Schläfenarterien mit Erythem der darüberliegenden Haut (häufig)

Kopfhaut:

Nekrose und Ulzeration
Druckschmerzhaftigkeit, Erythem und Ödem
Purpura necrotica
Vesikulöse und bullöse Läsionen
Narbige Alopezie
Krustenbildung
Erosive pustulöse Dermatose
Hochgradige segmentale Atrophie

Mundschleimhaut:

Glossitis, Zungengangrän, Ulzerationen

Extremitäten

Beinulzera
Gangrän
Akutes Handsyndrom
Periphere Neuropathie, Mononeuritis multiplex

besondere Risikofälle im klinischen Spektrum der Riesenzellarteriitis. Bei 3 eigenen und 23 Patienten aus der Literatur mit Ulzerationen bzw. Nekrose der Kopfschwarte erblindeten 11 auf einem oder beiden Augen, bei 2 Patienten war das Sehvermögen partiell eingeschränkt, bei einem Patienten kam es zu einer seltenen ophthalmologischen Komplikation, einer akuten Hypotonia bulbi, die sich auf eine sofort eingeleitete hochdosierte Kortikosteroidtherapie zurückbildete. Eine Patientin wies ein Jahr nach narbiger Abheilung eines linksseitigen Herpes zoster ophthalmicus dicke Krustenauflagerungen, begleitet von heftigen Kopfschmerzen auf, nach der Abmazeration der Krusten fand sich ein atrophisches Areal mit zahlreichen Teleangiektasien, in dem sich immerwieder multiple, sterile Pusteln bildeten, die sich nur durch lokale Applikation eines starken Kortikosteroidpräparats (Clobetasolpropionat) unterdrücken ließen.

Ein ähnliches Krankheitsbild, vorwiegend bei älteren Frauen wurde kürzlich von Pye [29] 1979 als erosive pustulöse Dermatose beschrieben.

Histopathologisch findet man eine Nekrose der glatten Muskulatur im Bereich der Media, sowie der Lamina elastica interna, mit einem segmentalen entzündlichen Infiltrat aus polymorphkernigen Leukozyten, mononukleären Zellelementen und Riesenzellen. Letztere können fehlen, wobei bei Patienten ohne Riesenzellen eine wesentlich höhere Mortalität beobachtet wurde sowie Übergangsformen in die Periarteriitis nodosa [12]. Zusätzlich findet man eine Intimaproliferation und thrombotische Okklusion der Gefäße, die für die ischämischen Symptome verantwortlich ist.

Pathophysiologisch werden neben infektallergischen Mechanismen und medikamentöser Genese im Sinne einer Immunkomplexvaskulitis und der Zugehörigkeit zum Formenkreis der Bindegewebserkrankungen, neuerdings besonders von O'Brien [27] die interessante Hypothese einer aktinisch induzierten Immunelastolyse diskutiert.

Die Blutsenkung ist in Abhängigkeit vom Krankheitsverlauf stark beschleunigt, zusätzlich findet sich nicht selten auch eine Erhöhung der alkalischen Phosphatase [7].

Therapie der Wahl ist eine rasch eingeleitete hochdosierte Kortikosteroidtherapie, die bis zu einem Jahr nach kompletter klinischer Remission fortgesetzt werden soll.

II. Thrombangiitis obliterans Winiwarter-Buerger

Diese entzündliche Verschlußkrankheit mittelgroßer bis kleiner Arterien und Venen der Extremitäten tritt besonders bei Männern meist vor dem 40. Lebensjahr auf. Pathophysiologisch scheinen Nikotinabusus und Kälteexposition eine wesentliche Rolle zu spielen, weiters auch genetische Faktoren [12]. Als Erstmanifestationen findet man Claudicatio der unteren Extremitäten, Thrombophlebitis migrans, Ulzerationen im Bereich der Unterschenkel, Vorfüße und Zehen, im weiteren Verlauf kommt es auch zur Beteiligung der oberen Extremitäten. Bei der Hälfte der Patienten findet man ein Raynaudsches Phänomen. Gelegentlich erfaßt der Krankheitsprozeß auch innere Organe und das Zentralnervensystem. Wir konnten einen 43jährigen Patienten beobachten, bei dem die Erkrankung seit dem 25. Lebensjahr, besonders im Bereich der unteren Extremitäten in Form von Claudicatio und schlecht heilenden Ulzerationen bestanden hatte, bevor es zu passageren zerebrovaskulären Befall mit Hemiparese rechts und Sprach- und Schluckstörungen kam. Angiographisch konnten multiple Gefäßeinengungen im Bereich der linken Arteria cerebri media nachgewiesen werden. Bei unserem Patienten konnten gute therapeutische Resultate durch intraarterielle Infusion von Prostaglandin I_2 erzielt werden, eine ähnliche Beobachtung wurde in der Literatur berichtet [28].

Diese zerebralen Gefäßveränderungen, die bei einem geringen Prozentsatz von Patienten mit Thrombangiitis obliterans gefunden werden, lassen sich nicht von der zerebrovaskulären Erkrankung unterscheiden, die in den letzten Jahren bei Patienten beobachtet wurde, die gleichzeitig an einer ausgedehnten Livedo reticularis des Integuments leiden. Dies leitet über zur Besprechung der 3. Gruppe, den sogenannten Endarteriitiden, bei denen nekrotisierende Veränderungen im eigentlichen Sinn nicht nachweisbar sind.

III. Endarteriitiden

Sneddon-Syndrom

Die Kombination zwischen ausgedehnter Livedo reticularis bzw. Livedo racemosa und zerebralen Gefäßveränderungen wird fast immer bei jüngeren Patienten beobachtet, man spricht von Livedo racemosa apoplectica. Sneddon [33] machte 1965 erstmals auf die Gefäßerkrankung aufmerksam. Lubach u. Stamm [23] konnten sogar bei 73 % der Patienten mit generalisierter Livedo racemosa zerebrovaskuläre Veränderungen mit neurologischer Symptomatik nachweisen. Auch an unserer Klinik konnten wir in den letzten Jahren mehrere solche Patienten beobachten. Die Zerebralmanifestationen sind häufig progredient und führen schleßlich zu schweren Beeinträchtigungen des Patienten. Eine kausale Therapie ist leider bis jetzt nicht möglich.

Livedo-Vaskulitis

Bei anderen Patienten verdichtet sich die Livedo in einzelnen Arealen unter Ausbildung sternförmiger, zyanotischer Bezirke mit schwärzlichen Plaques und Papeln, die in wie ausgestanzt aussehende Ulzerationen übergehen. Diese häufig äußerst schmerzhaften Läsionen heilen unter dem Bild der Atrophie blanche ab. Man spricht von der sogenannten Livedo-Vaskulitis und findet auch hier histopathologisch nur geringfügige Entzündungszeichen, es überwiegt eine hyaline Verdickung der Tunica intima mit Ausbildung von Fibrinthromben sowie Endovaskulitis-obliterans-artige Veränderungen, die insgesamt für die ischämischen klinischen Manifestationen verantwortlich sind. Bei einigen Patienten konnten Immunglobulin- und Komplementablagerungen nachgewiesen werden [32, 35], wobei dieser Befund sowie die gelegentliche Assoziation des Krankheitsbildes mit Lupus erythematosus und anderen Bindegewebserkrankungen auf einen Autoimmunmechanismus bzw. ein Immunkomplex-vermitteltes Geschehen hinweist. In diesem Zusammenhang interessiert die Livedo-Vaskulitis hauptsächlich aus differential-diagnostischen Gründen, da identische klinische Veränderungen auch bei der Periarteriitis nodosa gefunden werden. Eine Unterscheidung gelingt histopathologisch. Es gibt allerdings Patienten, bei denen eine Livedo-Vaskulitis schließlich in eine echte Periarteriitis nodosa übergegangen ist.

Maligne atrophische Papulose Degos

1941 beschrieb Köhlmeyer [20] „multiple Hautnekrosen bei Thrombangiitis obliterans“, dieses Krankheitsbild wurde 1942 von Degos et al. [13] als „La papulose atrophiante maligne“ näher charakterisiert und insbesondere auch auf die häufig tödlich verlaufenden gastrointestinalen Komplikationen hingewiesen. Es handelt sich um eine äußerst seltene Erkrankung mit so charakteristischen Hautveränderungen, daß bereits eine klinische Beschreibung ohne Bilddokumentation ausreicht die Diagnose zu stellen [6]. Es finden sich multiple, bis 1 cm große, teilweise kleeblattartige konfluierende, braunrote Papeln, die innerhalb einer oder mehrerer Wochen eine zentrale Eindellung entwickeln und dann unter Ausbildung zentraler porzellanweißer, von einem erythematösen teleangiektatischen Randsaum umgebenen Läsionen abheilen. Identische Veränderungen treten im Intestinaltrakt auf, besonders im Bereich des Duodenums mit Perforation und Peritonitis die dann häufig zum Tod des Patienten führt. Die durchschnittliche Überlebenszeit beträgt 2 Jahre, obwohl es auch Patienten gibt, bei denen nur das Integument betroffen ist, etwa in einem Drittel der Fälle, wobei es nicht bekannt ist, wie viele dieser Patienten im weiteren Verlauf schließlich einen Befall des Gastrointestinaltrakts erlitten haben.

Ähnliche Läsionen im Zentralnervensystem sind die zweithäufigste Todesursache, auch andere Organe wie Herz, Leber, Konjunktiva, Sklera etc. können betroffen sein. Männer sind wesentlich häufiger erfaßt als Frauen. Außerdem scheint bei ihnen die Erkrankung schwerer zu verlaufen. Histopathologisch findet man eine Endovaskulitis mit Schwellung und Proliferation der Endothelzellen, fibrinoider Nekrose der Intima, Fibrosierung zwischen Intima und Lamina elastica interna und schließlich thrombotischen Gefäßverschluß. Die Gefäßstruktur bleibt intakt. Diese obstruktiven Gefäßveränderungen führen im Corium zur Ausbildung typischer kegelförmiger nekrotischer Kollagenbezirke und beträchtlicher Atrophie der Epidermis, wobei es in diesen Arealen paradoxerweise nur äußerst selten zur Ulzeration kommt und lange Zeit vitale Fibroblasten nachweisbar sind, die sogar eine erhöhte Syntheseaktivität insbesondere von muzinösem Material aufweisen [26]. Trotz intensiver Studien ist die Ätiologie und die Pathogenese der Erkrankung nach wie vor unbekannt. Bei den Paramyxovirus-ähnlichen Strukturen in läsionalen Fibroblasten [26] dürfte es sich doch am ehesten um zelluläre Degenerationsprodukte handeln und nicht um Hinweise auf eine virale Ätiologie. Über zugrundeliegende Störungen des Gerinnungssystems gibt es widersprüchliche Berichte [34].

IV. Paraneoplastische Vaskulitisformen

Systemische nekrotisierende Vaskulitiden werden gelegentlich bei Patienten mit Haarzell-Leukämie beobachtet, so z. B. eine Assoziation mit Periarteriitis nodosa. Die zytotoxische Allgemeintherapie dieser Vaskulitisformen wird erschwert durch die häufig bestehende Leukopenie und erhöhte Anfälligkeit für Infektionen bei Patienten mit Haarzell-Leukämie [12, 15]. Wir konnten bei einer Patientin mit Haarzell-Leukämie eine ausgedehnte kutan-systemische nekrotisierende Vaskulitis mit Kryoglobulinämie beobachten. Die sich anfänglich unter einer Allgemeintherapie mit zytotoxischen Medikamenten und Kortikosteroiden sowie Plasmapherese-Behandlungen besserte, schließlich aber durch eine interkurrente Infektion zum Tod der

Patientin führte. Im Verlauf dieser Vaskulitis waren zuerst nur die kleineren Hautgefäße im Sinne einer nekrotisierenden Venulitis betroffen, im weiteren Verlauf kam es allerdings auch zur Beteiligung größerer muskulärer Gefäße an der Dermis-Subkutis-Grenze mit ausgedehntem Hautzerfall im Extremitätenbereich.

Bei einigen Patienten mit Morbus Hodgkin wurde eine granulomatöse Angiitis des Zentralnervensystems beobachtet.

Raynaudsches Phänomen sowie das histologische Substrat einer nekrotisierenden Arteriitis besonders im Extremitätenbereich mit ischämischen Nekrosen wird gelegentlich bei Karzinomen und lymphoretikulären Neoplasmen gefunden.

Wichtig bei diesen Vaskulitissyndromen ist die Tatsache, daß vielfach die Vaskulitis der klinischen Manifestation des Tumors bzw. der malignen Erkrankung vorangeht [12].

Zusammenfassung

Es werden die wesentlichsten Arteriitisformen aus dermatologischer Sicht dargestellt und in vier große Gruppen unterteilt:

1. Nekrotisierende Arteriitiden,
2. Thrombangiitis obliterans Winiwarter-Buerger,
3. Endarteriitiden,
4. Paraneoplastische Angiitiden.

Die wichtigsten klinischen und histologischen Merkmale werden dargestellt.

Literatur

1. Bardach G (1979) Bewertung der Angiographie im Rahmen der klinischen und pathologischen Diagnostik der Polyarteriitis nodosa. Rötzer, Eisenstadt
2. Bardach H, Radda TM (1980) Bilaterale Kopfschwartennekrose und Hypotoniesyndrom des rechten Auges bei Riesenzellarteriitis. Akt Dermatol 6:283–290
3. Bardach H, Lindemayr H, Obiditsch-Mayer I (1981) Larvierte Arteriitis temporalis mit Hautmanifestationen nach Herpes zoster ophthalmicus. Vasa 10:58–63
4. Bardach H, Gebhart W, Knobler R (1982) Blickdiagnose: Arteriitis temporalis. Med Klin 7:56–58
5. Borrie P (1972) Cutaneous manifestations of polyarteriitis nodosa. Br J Dermatol 87:87–95
6. Braverman IM (1981) Skin signs of systemic disease. Saunders, London Philadelphia Toronto
7. Calamia KT, Hunder GG (1980) Clinical manifestations of giant cell (temoral) arteriitis. Clinics in rheumatic diseases, vol 6, no 2. Saunders, London Philadelphia Toronto, pp 389–403
8. Carrington CB, Liebow AA (1966) Limited form of angiitis and granulomatosis of Wegener's type. Am J Med 41:497
9. Chalvardjian A, Nethercott JR (1982) Cutaneous granulomatosis vasculitis associated with Crohn's disease. Cutis 30:645–655
10. Churg J, Strauß L (1951) Allergic granulomatosis, allergic angiitis and periarteriitis nodosa. Am J Pathol 27:277–301
11. Cupps THR, Fauci AS (1980) Wegener's granulomatosis. J Int Soc Trop Dermatol 19:76–80
12. Cupps THR, Fauci AS (1981) The vasculitides, vol XXI, Major problems in internal medicine. Saunders, Philadelphia London Toronto Sydney
13. Degos R, Decort J, Tricot R (1942) Dermatites papulo-squameuse atrophiante. Bull Soc Franc Dermatol Syph 49:148–150
14. Diaz-Perez JL, Winkelmann RK (1974) Cutaneous periarteriitis nodosa. Arch Dermatol 110:407–414; Vasculitis (Wolff K, Winkelmann RK (eds)) Major problems in dermatology vol X, pp 273–284 (1980)

15. Fauci AS, Haynes BF, Katz P (1978) The spectrum of vasculitis – clinical, pathologic, immunologic and therapeutic considerations. Ann Int Med 89:660–676
16. Fisher I, Orkin M (1964) Cutaneous form of periarteriitis nodosa – an entity? Arch Dermatol 89:180–189
17. Goslen JB, Graham W, Lazarus GS (1983) Cutaneous polyarteriitis nodosa – report of a case associated with Crohn's disease. Arch Dermatol 119:326–329
18. Israel HL, Patchefsky AS, Saldana MJ (1977) Wegener's granulomatosis, lymphomatoid granulomatosis and benign angiitis and granulomatosis of lung. Ann Int Med 87:691–699
19. James WD, Odom RB, Katzenstein AA (1981) Cutaneous manifestations of lymphomatoid granulomatosis. Arch Dermatol 117:196–202
20. Köhlmeyer W (1941) Multiple Hautnekrosen bei Thromangiitis obliterans. Arch Dermatol Syph 181:783–792
21. Kußmaul A, Maier K (1866) Über eine bisher nicht beschriebene eigentümliche Arterienerkrankung (Periarteriitis nodosa) die mit Morbus Brightii und fortschreitender allgemeiner Muskellähmung einhergeht. Dtsch Arch Klin Med 1:484–518
22. Liebow AA, Carrington CRB, Friedman PJ (1972) Lymphomatoid granulomatosis. Human Pathol 3:457–458
23. Lubach D, Stamm T (1981) Neurologische Veränderungen bei Livedo racemosa generalisata (Ehrmann). Kasuistik und Literaturübersicht. Hautarzt 31:245–248
24. Lyell A, Church R (1954) Cutaneous manifestations of polyarteriitis nodosa. Br J Dermatol 66:335–343
25. Minars N, Kay S, Escobar MR (1975) Lymphomatoid granulomatosis of the skin – a new clinicopathologic entity. Arch Dermatol 111:493–496
26. Muller SA, Landry M (1976) Malignant atrophic papulosis (Degos) disease. Arch Dermatol 112:357–363
27. O'Brien JP (1978) A concept of diffuse actinic arteriitis. The role of actinic damage to elastin in 'Age change' and arteriitis of the temporal artery and in Polymyalgie rheumatica. Br J Dermatol 98:1–13
28. Olsson AG, Thyresson N (1978) Healing of ischaemic ulcers by intravenous prostaglandin E_1 in a woman with thromangiitis obliterans. Acta Dermatol Venerol 58:467–472
29. Pye R, Peachy RD, Burton JL (1979) Erosive pustular dermatosis of the scalp. Br J Dermatol 100:559–566
30. Reed WB, Jensen AK, Kornwaler BE, Hunter D (1963) The cutaneous manifestations of Wegener's granulomatosis. Acta Dermatol Venerol 43:250–264
31. Sack M, Cassidy JT, Bole GG (1975) Prognostic factors in polyarteriitis. J Rheumatol 2:411–420
32. Schroeter AL, Diaz-Perez JL, Winkelmann RK, Jordon RE (1975) Livedo vasculitis (the vasculitis of atrophie blanche). Arch Dermatol 111:188–193
33. Sneddon IB (1965) Cerebro vascular lesions and livedo reticularis. Br J Dermatol 77:180
34. Stahl D, Thomsen K, Hou-Jensen K (1978) Malignant atrophic papulosis – treatment with aspirin and dipyridamole. Arch Dermatol 114:1687–1689
35. Su WPD, Winkelmann RK (1980) Livedoid vasculitis. In: Wolff K, Winkelmann RK (eds) Vasculitis: Major problems in dermatology, vol X. Lloyd-Luke, London, pp 297–306
36. Thomas RHM, Black M (1983) The wide clinical spectrum of polyarteriitis nodosa with cutaneous involvement. Clin Exp Dermatol 8:47–59
37. Zeek PM (1953) Periarteriitis nodosa and other forms of necrotizing angiitis. N Engl J Med 248:764

Gernot Rassner und Barbara Geißler

Purpura pigmentosa progressiva (hämorrhagisch-pigmentäre Dermatosen)

Unter dem Sammelbegriff der „hämorrhagisch-pigmentären Dermatosen" werden bzw. wurden einige Purpuraformen mit bestimmten klinischen Merkmalen zusammengefaßt, die zunächst aufgrund von Fallbeobachtungen in der Literatur als eigenständige Krankheitsbilder dargestellt wurden. Weitere Beobachtungen und Forschungsergebnisse hinsichtlich Ätiologie und Pathogenese machten es jedoch wahrscheinlich, daß es sich um verschiedene Ausdrucksformen einer Erkrankung handelt, so daß der Begriff „hämorrhagisch-pigmentäre Dermatosen" inzwischen durch den Krankheitsnamen „Purpura pigmentosa progressiva" ersetzt wurde [18].

Klinische Aspekte

Folgende Purpuraformen wurden unter dem Dachbegriff der „hämorrhagisch-pigmentären Dermatosen" subsummiert [5, 8, 14, 15, 16, 19, 26, 27, 28, 31, 32, 33]: Purpura annularis teleangiectodes (Majocchi 1896), Dermatitis pigmentaria progressiva (Schamberg 1901), Dermatite lichénoide purpurique et pigmentée (Gougerot, Blum 1925), Purpura teleangiectatica arciformis (Touraine 1949), Ekzematid-like purpura (Doucas, Kapetanakis 1953), Itching-Purpura (Loewenthal 1954).

Sie besitzen folgende gemeinsame Eigenschaften:

Die klinische Symptomatik wird von hämorrhagischen Hautherden bestimmt, die folgenden Grundaufbau zeigen:

1. Gelblich-braune Pigmentherde unterschiedlicher Form und Größe.
2. In ihrem Zentrum und/oder Randbereich hell-bis braunrote punktförmige petechiale Blutungen.
3. Milde ekzematöse Dermatitis mit Rötung, feiner Schuppung, und/oder lichenoiden Papeln. Zusätzlich können Atrophie und Teleangiektasien auftreten.

Befallen sind meist die Beine, die Herde können über das Gesäß hinaus aber auch auf obere Extremitäten und Rumpf übergreifen. Extrakutane Krankheitsmanifestationen (Schleimhäute, innere Organe) treten nicht auf, allgemeine Krankheitssymptome fehlen. Technische Untersuchungen fallen in der Regel normal aus, gelegentliche Abweichungen (z. B. Thrombozyten) werden als Randphänomene aufgefaßt. Subjektiv kann Juckreiz bestehen. Der Verlauf ist meist chronisch (bis zu Jahrzehnten). Die Erkrankung ist ungefährlich, die Prognose quoad vitam gut, quoad sanationem abhängig von dem Ergebnis der Ursachenklärung.

Der geschilderte Grundaufbau der Hautherde kann unterschiedlich akzentuiert sein und hat zur Beschreibung der jeweiligen Purpuraform geführt. So finden sich bei der Purpura Majocchi und Purpura aocriformis auch annuläre Herde mit Teleangiktasien bzw. bogige Herde, beim Morbus Schamberg nummuläre Herde mit randständigem progressiven Wachstum, bei Morbus Gougerot-Blum zeigt die ekzematöse Komponente eine lichenoide Papelbildung, bei der Ekzematid-like-Purpura eine pityriasiforme Schuppung, bei der Itching-Purpura steht der Juckreiz im Vordergrund. Als lokalisierte Variante wird der Lichen purpuricus bzw. aureus aufgefaßt [22]. Am häufigsten findet sich der Typ des Morbus Schamberg, Mischtypen sind nicht selten.

Ätiologische Aspekte

Trotz der genauen klinischen Erfassung der einzelnen „hämorrhagisch-pigmentären Dermatosen" herrschte über ihre Ursache weitgehende Unklarheit. Obwohl u. a. neurovaskuläre Mechanismen, lokale Zirkulationsstörungen, nutritive, mikrobielle und toxische Faktoren [8, 32, 28] vermutet wurden, mußten sie vielfach doch als „idiopathisch" aufgefaßt werden. Fortschritte wurden erzielt durch Beobachtungen und Analyse der „Adalin-Purpura", der „Textil-Purpura" und der „Hausstaubmilben-Purpura". Diese drei ätiologisch benannten Purpuraformen boten klinisch das Bild „hämorrhagisch-pigmentierter Dermatosen".

„Adalin-Purpura" [15, 34]: Adalin gehört zur Gruppe Bromcarbamid-haltiger Schlafmittel, deren erstes (Bromural) bereits 1906 in den Handel kam [16]. Sie wurden zunehmend häufig als Barbiturat-Alternative in Schlafmitteln, aber auch in kombinierten Husten- und Schmerzmitteln eingesetzt. Nach Kimmig [20] enthielt die rote Liste 1963 54 Adalin- bzw. Bromural-haltige Präparate, wobei die sogenannten „Apothekerpräparate" nicht erfaßt waren. Der Zusammenhang von Bromcarbamideinnahme und auftretender „hämorrhagisch-pigmentärer Dermatose" wurde durch Karenzversuche, Expositionsversuche und Epikutantestungen gesichert [20, 29], wobei letztere allerdings nur bei $^1/_4$ der Patienten positiv ausfielen und keine hämorrhagische Komponente zeigten (außer „in-loco"-Testungen). Wesentlich zuverlässiger (90–100%) gelang die Auslösung eines frischen Schubes durch Exposition, wobei vereinzelt eine Dosisabhängigkeit bestand.

Meist in Einzelkasuistiken wurde über das Auftreten hämorrhagisch-pigmentärer Dermatosen durch andere Medikamente oder chemische Substanzen berichtet wie z. B. Meprobamat [29], Dulcolax und Encephabol [15], Bisolvon [23], Durinat, Valium, Istizin [36], Vitamin B-1 und Farbstoff-Staub [24].

Die „Textil-Dermatitis" wurde zuerst 1944 bei englischen Soldaten in der Normandie beobachtet, später aber auch bei Zivilisten [11, 15]. Klinisch handelte es sich wiederum um Purpurabilder aus dem Kreis der „hämorrhagisch-pigmentären Dermatosen", zum Teil jedoch mit abweichender Hautlokalisation (Kleidungskontaktstellen). Der Zusammenhang wurde gesichert bzw. wahrscheinlich gemacht durch Auslaßversuche, Expositionsversuche und Epikutantestungen, die wiederum nur teilweise positiv ausfielen (ca. 25–50%). Ursache war dabei nicht der Kontakt mit den Textilfasern, sondern mit Appreturen (Carbamidhaltig?), Wollölen, Aufhellern oder Gummizusatzstoffen [2, 7, 11, 12, 13, 15]. Da diese Begleitstoffe allmählich herausgewaschen wurden, trat die „Textil-Dermatitis" in der Regel nur durch Tragen neuer Wäsche auf.

Über die Auslösung einer „hämorrhagisch-pigmentären Dermatose" durch Hausstaubmilben (Dermatophagoides pteronyssinus, Dermatophagoides farinae) bei einem atopischen Kind berichteten Heppler und Macmillan [12, 15]. Das klinische Bild entsprach einem Morbus Schamberg bzw. einer Itching-Purpura. Der Zusammenhang konnte wiederum durch präzise Expositions- und Karenzversuche gesichert werden. Ein immunpathologisches Geschehen wurde wahrscheinlich gemacht, ohne daß eine sichere Zuordnung zu einem der bekannten Typen von Immunreaktionen möglich war.

Als Ursachen hämorrhagisch-pigmentärer Dermatosen kommen also nach heutiger Kenntnis Medikamente, andere chemische Stoffe und Bestandteile der natürlichen Umwelt (Hausstaubmilben) infrage. Sie erreichen das Hautorgan hämatogen (peroral, parenteral, inhalativ) oder durch direkten Kontakt. In seltenen Fällen wurde auch familiäres Vorkommen beschrieben [9]. Wie hoch der Anteil der verbleibenden „idiopathischen Formen" ist, kann zur Zeit nicht mit Sicherheit gesagt werden. Ihr Vorkommen spricht aber dafür, daß noch unbekannte ätiologische Faktoren vorhanden sein müssen.

Pathogenetische Aspekte

Wesentliche Fortschritte für das Verständnis der Krankheitsentwicklung (Pathogenese) wurden durch histologische und ultrastrukturelle Untersuchungen der Hautherde erzielt. Dabei zeigte sich, daß allen Typen hämorrhagisch-pigmentärer Dermatosen grundsätzlich das gleiche histologische Bild und wahrscheinlich auch eine grundsätzlich gleichartige Pathogenese zugrundeliegt [16, 18, 21, 27]. Dies veranlaßte Kalkoff und andere [18, 21], die hämorrhagisch-pigmentären Dermatosen nicht mehr als Gruppe ähnlicher Erkrankungen aufzufassen, sondern als eine Krankheitsentität mit einer gewissen klinischen Variabilität. Der vorgeschlagene Krankheitsname „Purpura pigmentosa progressiva" bzw. „Purpura pigmentosa chronica" (englisches Schrifttum) hat deshalb den Oberbegriff der „hämorrhagisch-pigmentären Dermatosen" inzwischen weitgehend abgelöst.

Folgende histologisch/elektronenmikroskopisch faßbare strukturelle Veränderungen finden sich bei Purpura pigmentosa progressiva [1, 6, 10, 13, 16, 18, 21, 25, 27]:

1. Im Str. papillare gelegene perivaskuläre oder auch bandförmige entzündliche Infiltrate der Kapillaren und Venolen, die histologisch lymphohistiozytär sind, elektronenmikroskopisch jedoch überwiegend monozytoide Histiozyten, Makrophagen und in geringerer Anzahl Lymphozyten und Langerhanszellen enthalten. Leukozytoklasie fehlt stets.
2. Vermehrung und Dilatation (später Ektasie) der betreffenden Gefäße mit Endothelschädigung (Schwellung, Vakuolisierung). Stärkere oder persistierende Gefäßwandschäden fehlen [1, 6], nur ausnahmsweise wurde über fibrinoide Degeneration und Gefäßwandverschlüsse berichtet [17].
3. Erythrozytenextravasate in perivaskulärer Anordnung und spätere Hämosiderinspeicherung in Makrophagen.
4. Epidermale Veränderungen mit Exozytose (mononukleäre Zellen, Erythrozyten), Spongiose, fokaler Parakeratose und auch späterer Atrophie.

Es handelt sich also um das Bild einer vaskulären entzündlichen Purpura mit einer milden histiolymphozytären Vaskulitis kleiner Hautgefäße im Stratum papillare. Infolge passagerer umschriebener Gefäßwandveränderungen treten gefäßorientierte Mikrodiapedeseblutungen auf (klinisch: scharf begrenzte punktförmige Petechien). Das durch Erythrozytenabbau anfallende Eisen wird (nach Sättigung des Ferritinspeichers?) als Hämosiderin in etwas tieferliegenden Makrophagen gespeichert, die längerfristig ortsständig bleiben. Bei rezidivierenden Mikrodiapedeseblutungen nimmt die Hämosiderinspeicherung allmählich zu und führt zu konfluierenden bräunlichen Flecken (lokale Hämosiderose).

Exozytose und epidermale Veränderungen erklären die ekzematöse (ekzematoide) Dermatitis, wobei sich zusammen mit den umschriebenen subepidermalen Infiltraten bei stärkerer Ausprägung auch lichenoide Papeln entwickeln können.

Anzeichen für eine toxische Genese der Veränderungen fanden sich nicht. Vielmehr entsprach das entzündliche Infiltrat dem einer Immunreaktion vom Spättyp, insbesondere der epikutanen Testreaktionen bei Kontaktallergie [3, 35]. Auch die gefundenen Anlagerungen von Histiozyten und Langerhanszellen an Lymphozyten wiesen auf einen Antigentransport im Rahmen einer Immunreaktion hin [10].

Die Theorie einer Immunpathogenese der Purpura pigmentosa progressiva wird weiter durch immunologisch-allergologische Untersuchungen gestützt. So wurden bereits positive epikutane Testreaktionen bei „Adalin-Purpura" und „Textil-Purpura" erwähnt [11, 15, 29,], die sich bei etwa 25–50% aller Patienten fanden. Es entwickelte sich in der Regel eine Ekzemmorphe, Hämorrhagien fanden sich nur bei Testungen in loco. Auch die genauen immunologischen Untersuchungen bei „Hausstaubmilben-Purpura" sprechen für eine Immunpathogenese, ohne daß der Typ der Immunreaktion sicher identifiziert werden konnte [12]. Immunfluoreszenzuntersuchungen der Gefäßwände ergaben kein einheitliches Bild. Positiven Befunden mit Nachweis von Komplement (C3, C1q), Immunglobulinen (M, A) und Fibrin in der Gefäßwand und auch der Basalmembranzone der Epidermis [17] stehen negative Befunde [20] gegenüber. Auch bei untersuchten eigenen Patienten fand sich in der direkten Immunfluoreszenz kein Anhalt für Komplement- und/oder Immunglobulinablagerungen [30]. Da eine reine Typ IV-Reaktion die auftretenden Veränderungen nicht voll erklärt, wird zur Zeit diskutiert, ob es sich um eine modifizierte Typ IV (oder Typ III)-Reaktion, eine gemischte Immunreaktion oder die Kombination einer immunologischen und einer nicht immunologischen Reaktion handeln könnte [15]. Da die Purpura pigmentosa progressiva ein hautbeschränktes Krankheitsbild ist und weder Schleimhäute noch innere Organe befallen werden, muß die epidermale Komponente einen obligaten Teilaspekt der Pathogenese darstellen. Der vorwiegende Befall der Beine läßt darauf schließen, daß die Lokalisation der Erkrankung von Bedingungen der (venös-lymphatischen) Blutzirkulation mitbestimmt wird (vgl. die ähnlichen Hautveränderungen im Rahmen der Stauungsdermatose).

Praktische Konsequenzen

Wenn Verdacht auf das Vorliegen einer Purpura pigmentosa progressiva besteht, stellen sich vor allem die Aufgaben der Diagnosesicherung und der Ursachenklärung.

Die *Diagnose* wird gestellt aufgrund des klinischen Bildes mit seiner typischen Hautsymptomatik (in ihren verschiedenen Manifestationsmöglichkeiten), der Beschränkung auf das Hautorgan und der Chronizität der Erkrankung. Die Diagnose wird gesichert durch die hauthistologische Untersuchung. Differentialdiagnostisch (s. Abschnitt „Ätiologische Aspekte") sind andere entzündliche Purpuraformen (anaphylaktische Purpura, Purpura hyperglobulinämica), Folgeerscheinungen der extrafaszialen chronisch-venösen Insuffizienz (Stauungspurpura, Akroangiodermatitis Mali, Stauungsekzem), hämorrhagisches Kontaktekzem sowie petechiforme Teleangiektasien (Angioma serpiginosum) auszuschließen.

Zur *Ursachenklärung* gehört eine genaue Expositionsanamnese (Medikamente, berufliche Exposition, Kleidung, inhalative Exposition). Bei Vorliegen von Verdachtsmomenten und dem sicheren Ausschluß einer systemischen Vaskulitis (z. B. Medikamenten-allergische anaphylaktische Purpura) können risikolos Expositionsversuche durchgeführt werden, ein provozierter Schub tritt innerhalb von 2 Tagen auf. Karenzversuche bedürfen einer mehrwöchigen Beobachtungszeit, Epikutantestungen läsional und extraläsional können negativ ausfallen. Verläuft die Ursachenforschung negativ, kann eine symptomatische Behandlung mit ca. 30 mg Prednisolon bzw. Äquivalenzdosen in langsam fallender Dosierung durchgeführt werden. Eine topische Kortikoidtherapie oder eine innerliche Behandlung mit gefäßabdichtenden Mitteln hat sich nicht bewährt.

Zusammenfassung

Von ca. 1900–1950 wurden eine Reihe von Purpuraformen beschrieben, die zunächst als eigenständige Erkrankungen, dann als Gruppe verwandter Purpuraformen (hämorrhagisch-pigmentäre Dermatosen), schließlich aber als einheitliches Krankheitsbild mit verschiedenen klinischen Ausprägungsformen aufgefaßt wurden (Purpura pigmentosa progressiva). Klinisch handelt es sich um gelblich-braune Pigmentherde (Hämosiderose) mit punktförmigen petechialen Blutungen und einer milden ekzematösen Dermatitis. Der Verlauf ist meist chronisch, wegen fehlender extrakutaner Manifestation ist die Erkrankung ungefährlich. Häufiger nachgewiesene Ursachen waren Medikamente (Adalin-Purpura) und Textilbegleitstoffe (Textil-Purpura). Pathogenetisch wird das Vorliegen einer immunologisch bedingten vaskulären entzündlichen Purpura angenommen.

Literatur

1. Berger H, Hagedorn M (1983) Elektronenmikroskopische Befunde bei der Purpura pigmentosa progressiva. Arch Dermatol Forsch 247:245–267
2. Born W (1956) Klinische und therapeutische Kurzberichte. Purpura Majocchi im Bereich definierter Kontaktflächen. Hautarzt 7:516–517
3. Braun-Falco O, Wolff HH (1971) Zur Ultrastruktur der menschlichen Epidermis bei der allergischen Epikutantestreaktion. Arch Dermatol Forsch 240:23–37
4. Cottier H (1980) Pathogenese. Springer, Berlin Heidelberg New York
5. Farrokhzed S, Champion RH (1970) Pigmented purpuric dermatoses. Dermatologica 140:45–53
6. Geißler D, Geißler B, Scherwitz C (1983) Ultrastrukturelle Untersuchungen bei Purpura pigmentosa progressiva. (In Vorbereitung)
7. Greenwood K (1960) Dermatitis with capillary fragility. Arch Dermatol 81:947–952
8. Gottron HA (1930) Purpura Majocchi. Arch Dermatol Syph 159:355–467
9. Gould WM, Farber EM (1966) A familial pigmented purpuric eruption. Dermatologica 132:400–408
10. Haustein U-F, Klug H (1976) Elektronenmikroskopische Untersuchungen zur Purpura pigmentosa progressiva. Dermatol Monatsschr 162:806–816
11. Hellier FF (1961) Dermatitis purpurica nach Kontakt mit Textilgeweben. Hautarzt 11:173–174
12. Heppler S, Macmillan AL (1973) Purpuric dermatosis due to housedust mite (Dermatophagoides spp) allergy: a case report. Clin Allergy 3:23–31
13. Hundeiker M, Illig L (1976) Haemorrhagische Phänomene an der Haut. In: Braun-Falco O (Hrsg) Fortschritte der praktischen Dermatologie und Venerologie, Bd 8. Springer, Berlin Heidelberg New York, S 269–277
14. Hundeiker M, Illig L (1977) Dermatologische Purpuraformen als allergische Früh- und Spätreaktion. Akt Dermatol 3:39–48
15. Illig L (1976) Purpura. Einteilung, Klinik und Ätiopathogenese aus der Sicht des Dermatologen, Folge 3: Dermatologisch relevante Purpura-Formen. Fortschr Med 26:1379–1390
16. Illig L, Kalkoff K-W (1970) Zum Formenkreis der Purpura pigmentosa progressiva. Hautarzt 21:497–505
17. Iwatsuki K et al (1980) Immunofluorescence study in purpura pigmentosa chronica. Acta Derm Venereol (Stockh) 60:341–370
18. Kalkoff KW (1962) Hämorrhagien der Haut und ihre Bedeutung für die Differentialdiagnose von Blutungskrankheiten. In: Marchionini A, Borelli S (Hrsg) Fortschritte der praktischen Dermatologie und Venerologie, Bd 4. Springer, Berlin Göttingen Heidelberg, S 179–187
19. Keining E, Braun-Falco O (1968) Dermatologie und Venerologie. Lehmanns, München
20. Kimmig J (1965) Haemorrhagische Diathesen nach Dys- und Paraproteinämien und nach allergischen Reaktionen. In: Braun-Falco O (Hrsg) Fortschritte der praktischen Dermatologie und Venerologie, Bd 5. Springer, Berlin Heidelberg New York, S 101–109
21. Lever WF, Schaumburg-Lever G (1983) Histopathology of the skin. Lippincott Co, Philadelphia
22. Maciejewski W, Bandmann H-J, Klawiter M (1979) Lichen purpuricus (Lichen aureus). Hautarzt 30:440–442
23. Meinhof W (1975) Purpura pigmentosa progressiva durch Bisolvon. Z Hautkr 50:313
24. Nishioka K, Sarashi C, Katayama I (1980) Chronic pigmented purpura induced by chemical substances. Clin Exp Dermatol 5:213–218

25. Pinkus H, Mehregan AH (1981) A guide to dermatohistopathology. Appleton-Century-Crofts, New York
26. Pravda DJ, Moynihan GD (1980) Itching purpura. Cutis 25:147–151
27. Randall SJ, Kierland RR, Montgomery H (1951) Pigmented purpuric eruptions. Arch Dermatol Syph 64:177–191
28. Schneider W, Adam W (1970) Blutungskrankheiten (Hämorrhagische Diathesen). In: Bode HH, Korting GW (Hrsg) Haut- und Geschlechtskrankheiten, Bd I. Fischer, Stuttgart, S 451–463
29. Schulz KH (1974) Arzneimittelallergische Reaktionen der Haut. Immunitätsforschung [Suppl] 1:177–188
30. Sönnichsen K Persönliche Mitteilung
31. Steigleder G-K (1953) Die hämorrhagisch-pigmentären Dermatosen – ein Syndrom oder eine selbständige Erkrankung? Hautarzt 4:515–520
32. Stork H, Jung EG (1965) Die hämorrhagischen Diathesen. In: Jadassohn (Hrsg) Handbuch der Haut- und Geschlechtskrankheiten, Ergänzungswerk, Bd II/2. Springer, Berlin Heidelberg New York, S 250–401
33. Varotti C, Patrizi A, Veronesi S (1980) Porpore pigmentarie chroniche. Ann It Derm Clin Exper 34:39–54
34. Veltmann G (1959) Zur Kenntnis des Adalin-Exanthems. Z Hautkr 27:11–19
35. Wolff HH, Braun-Falco O (1971) Zur Ultrastruktur dermaler Veränderungen bei der allergischen Epikutanatestreaktion des Menschen. Arch Dermatol Forsch 240:219–236
36. Zenner O (1970) Durch Medikamente verursachte Purpura. Z Hautkr 45:471–482

Edouard Großhans und Irmgard Brändle

Neuere therapeutische Ansätze bei Vaskulitiden

Die neueste Übersichtsarbeit über die Behandlung der Vaskulitiden wurde von Winkelmann und Wolff anläßlich des 4. Symposiums der E.S.D.R. in Innsbruck im Februar 1979 vorgetragen [16]. Unser Bericht betrifft vor allem neuere Behandlungsmethoden, über die in diesem Rahmen nicht berichtet wurde, ferner solche, die seit 1979 eine wesentliche Weiterentwicklung erfahren haben. Neuere Entwicklungen betreffen in erster Linie den Einsatz nichtsteroidaler Arzneimittel bei nicht lebensbedrohlichen Vaskulitiden entsprechend der Vorhersage der Organisatoren des Innsbrucker Symposiums: ..."In the future non steroidal agents should be increasingly useful in limited vasculitis".

Die meisten nekrotisierenden oder granulomatösen Vaskulitiden, die Gefäße kleinen oder mittleren Kalibers betreffen, sind durch ein Arthus-Phänomen oder eine lymphozytotoxische Reaktion bedingt. Ist auch indessen der Mechanismus bekannt, so bleibt in der Mehrzahl der Fälle das Antigen unbekannt oder einer Therapie unzugänglich. Angesichts dieser Schwierigkeit eines ätiologisch orientierten therapeutischen Zuganges konnten Fortschritte vor allem in Bezug auf eine symptomatische Behandlung erreicht werden. Die vorrangigen Aufgaben des Therapeuten angesichts einer Vaskulitis bleiben jedoch vor allem die Identifizierung der verantwortlichen Antigene und die anschließende kausale Behandlung, wie z. B. das Meiden der verdächtigen Medikamente, die Bekämpfung antigener Mikroorganismen durch Antibiotika oder die Eliminierung präzipitierender Immunkomplexe mittels Plasmatherese.

Vielfältige Behandlungsvorschläge wurden gemacht [7]. Die verschiedenen Therapieformen greifen an einem oder mehreren pathophysiologischen Vorgängen an und besitzen Vor- und Nachteile:

1. *Strenge Bettruhe* verhindert die Präzipitation von Immunkomplexen durch Minderung der Stase. Der Patient wird zusätzlich vor Kälte geschützt. Die Bettruhe allein kann bereits einen wichtigen Beitrag zur Heilung erbringen. Die erhöhte Blutviskosität und Mikrothrombenbildung sollten durch Fibrinolytika, Thrombozytenaggregationshemmer (Acetylsalizylsäure, Dipyridamol) und Antikoagulantien reduziert werden. Bei nekrotisierender Vaskulitis oder bei der Purpura Schönlein-Henoch sind diese Maßnahmen zur Selbstheilung, d. h. zur normalen Eliminierung der gebildeten Komplexe, oft ausreichend.

2. *Reduzierung der zytotoxischen T-Lymphozyten* durch Kortikoide, Zytostatika oder sogar UV-Strahlen: diese Behandlungsmethoden sind nicht selektiv und können eine unerwünschte Hemmung der Suppressorzellen zur Folge haben. Gleichfalls kann die therapiebedingte Reduktion der von B-Lymphozyten produzierten Antikörper bei Antigenüberschuß die Bildung von Immunkomplexen begünstigen, die wegen einer geringeren Löslichkeit eine erhöhte Ablagerungstendenz aufweisen.

3. *Entzündungshemmung* infolge Beeinflussung von Mediatorsubstanzen durch Aspirin, Antihistaminika, Indomethacin: Die Ergebnisse tierexperimenteller Untersuchungen sind bisher günstiger als die beim Menschen erzielten Therapieergebnisse. So verhindert z. B. die kombinierte Anwendung von Chlorpheniramin und Methysergid ein im Tierversuch erzeugtes Arthus-Phänomen, während sie sich bei Patienten kaum wirksam erweist.

4. *Hemmung der neutrophilen polymorphkernigen Leukozyten* durch Kortikosteroide, Sulfone und Colchicin. Diese Therapieform beinhaltet jedoch das Risiko, die Phagozytose und den Abbau präzipitierter Immunkomplexe zu verzögern. Nichtsdestoweniger wurden zahlreiche, auf die neutrophilen Granulozyten wirkenden Medikamente angewandt, die meisten bei begrenzten Indikationen und mit nicht immer reproduzierbaren Ergebnissen, so z. B. Chloroquin, Phenylbutazon, Tetrazykline, Clofazimin, Goldsalze usw.

Welche Fortschritte wurden entsprechend diesen vier therapeutischen Prinzipien bzw. Ansätzen in den letzten drei Jahren verzeichnet?

Plasmapherese und Plasmaaustausch

Angesichts der allgemein anerkannten Rolle der Immunkomplexe bei der Pathogenese der Vaskulitis ist es erstaunlich, daß es bisher nur eine begrenzte Anzahl von Studien gibt, die die Behandlung durch Plasmaaustausch betreffen. Über die ersten Therapieerfolge durch Plasmapherese bei Kryoglobulinämie wurde 1974 berichtet. Die Realität zeigte jedoch schnell das Risiko biologischer und klinischer Rückfälle auf und wies damit auf die Notwendigkeit einer zusätzlichen Behandlung mit Alkylantien und alternierenden schwach dosierten Steroiden hin, um den raschen Wiederanstieg der Kryoglobuline zu hemmen.

Ziel eines Plasmaaustausches ist die Entfernung der pathogenen plasmatischen Moleküle wie Kryoglobuline, Paraproteine, Autoantikörper und Immunkomplexe. Das fehlende Plasmavolumen wird durch Ersatzlösungen, gewöhnlich Frischplasma oder eventuell Albuminlösungen, wiederaufgefüllt. Zur Zeit befinden sich selektivere Techniken in der Erprobung, wie z. B. die Entfernung pathologischer Moleküle mittels Säulenchromatographie, bei der die entsprechenden Antikörper durch spezifische Antigene abgefangen werden oder Immunkomplexe irreversibel durch Staphylokokkenprotein A gebunden werden [19].

Ein Plasmaaustausch erfordert eine gleichzeitige immunsuppressive Medikation, wodurch sich die Behandlung und Indikationsstellung komplizieren. Die Indikation ist kaum diskutabel bei Kryoglobulinämie, nekrotisierender Vaskulitis mit rheumatoider Arthritis oder beim Lupus erythematodes sowie bei bestimmten Formen der Periarteriitis nodosa. Bei leukozytoklastischer Vaskulitis kommt dem Plasmaaustausch, obgleich er manchmal erfolgreich ist, keine entscheidende neue therapeutische Bedeutung zu.

Im Gegensatz zu den Autoimmunkrankheiten, bei denen die klinische Besserung parallel mit dem Entzug der Antikörper verläuft, ist ein solcher Zusammenhang bei der Immunkomplex-Vaskulitis weniger offensichtlich. Die Verminderung der zirkulierenden Immunkomplexe ist oft deutlicher als man es bei der extrakorporalen Plasmatrennung erwarten würde. Mit dem schnellen Entzug der Immunkomplexe wird die Phagozytosekapazität der Histiozyten und Makrophagen, deren Fc-Rezeptoren durch den Immunkomplexüberschuß blockiert werden, wieder hergestellt und damit der Immunkomplexkatabolismus normalisiert. Die Zuführung frischen Komplements mit dem substituierten Plasma könnte ebenfalls einen günstigen Einfluß auf den Abbau der Immunkomplexe ausüben. Hierdurch erklärt sich, daß in einigen Fällen von cutaner leukozytoklastischer Vaskulitis allein durch Plasmaaustausch ohne begleitende immunsuppressive Therapie eine Besserung erzielt wurde. In einigen Fällen kann die Eliminierung zirkulierender immunsuppressiver Faktoren (lymphozytotoxische Antikörper, lösliche Immunkomplexe), die eine Hemmung der zellvermittelten Immunantwort bewirken, eine Wiederherstellung der Immunantwort nach sich ziehen: in diesen Fällen wäre es unzweckmäßig oder sogar gefährlich, eine immunsuppressive Therapie anzuschließen.

Eine dankbare Indikation für den Plasmaaustausch stellt das Lucio-Phänomen bei der Lepra lepromatosa dar [14].

Kortikotherapie und Immunsuppression

In den letzten Jahren hat sich die Kortikoidtherapie als Behandlung erster Wahl bei generalisierten Vaskulitiden durchgesetzt, und zwar nicht nur als symptomatische Kurzzeitbehandlung, sondern auch als intensive Kurativtherapie bei der Periarteriitis nodosa und der Hortonschen Krankheit. In Kombination mit Cyclophosphamid wurden günstige Ergebnisse bei systemischen Vaskulitiden kleiner Gefäße wie der Wegenerschen Granulomatose, der allergischen Granulomatose von Churg und Strauß, der lymphomatoiden Granulomatose von Liebow, bei schweren Formen der Purpura Schönlein-Henoch, Kryoglobulinämien, der Angiitis Zeek und schließlich bei nicht genetisch bedingten hypokomplementämischen Vaskulitiden beobachtet. Bei der Wegenerschen Granulomatose, die ohne Therapie in 82% der Fälle innerhalb eines Jahres tödlich verläuft, ist eine Heilung dank der kombinierten Behandlung mit Kortikoiden und Cyclophosphamid möglich (80% Überlebensrate nach einem Jahr); das letztere Medikament kann sogar alleine mit Erfolg angewandt werden [15]. Eine solche Kombinationstherapie ist gleichfalls bei der Periarteriitis nodosa einer alleinigen Kortikotherapie vorzuziehen: so betrugen in einer Studie von insgesamt 64 Patienten die 5-Jahres-Überlebensraten in drei Patientengruppen, die entweder nur symptomatisch, durch alleinige Kortikotherapie oder durch kombinierte Immunsuppressiva mit Azathioprin oder Cyclophosphamid behandelt wurden, 12%, 53% bzw. 80% [6]. Nach 15 Jahren allerdings glichen sich die Überlebensraten der beiden letzteren Gruppen mit etwa 35% an. Die Kombination mit Immunsuppressiva ist a priori bei erhöhtem Blutdruck und renaler Beteiligung angezeigt.

Im Gegensatz dazu ist nach heutiger Sicht bei einer verwandten Gefäßerkrankung, dem mukokutanen Lymphknotensyndrom (Morbus Kawasaki), die allgemeine Kortikotherapie einer Aspirintherapie unterlegen: die die Koronargefäße betreffende Komplikationsrate ist bei der Kortikotherapie höher (67%) als bei der Behandlung mit Salizylderivaten (11%). Bei diesem Krankheitsbild ist die Aspirintherapie mit einer täglichen Dosis von 30 bis 50 mg/kg während eines Zeitraumes von mindestens 2 Monaten und unter regelmäßiger Kontrolle des Salizylatspiegels im Serum als Behandlung der Wahl anzusehen [13].

Die Photochemotherapie wurde mit Erfolg bei gewissen oberflächlichen Hautvaskulitiden angewandt, z. B. bei Pityriasis lichenoides chronica sowie bei bestimmten Formen der Purpura pigmentosa progressiva wie beispielsweise dem Morbus Schamberg. Diese Behandlungsform sollte dann erwogen werden, wenn anamnestisch im Sommer eine Befundbesserung angegeben wird.

Nicht-steroidale Antiphlogistika

Diese sind insbesondere als Alternativtherapie bei nekrotisierenden und urtikariellen (leukozytoklastischen) Vaskulitiden zu diskutieren, bei denen Prognose und Therapieerfolg weitgehend von der zugrundeliegenden Erkrankung abhängen. Bei fehlender Antigenelimination ist das Risiko eines Rückfalles oder einer Generalisierung unter einer Kortikoidtherapie nicht vermindert: infolgedessen sollte man nichtsteroidalen Antiphlogistika in der Mehrzahl der Fälle den Vorzug geben, insbesondere bei gleichzeitiger Bettruhe. Sams et al. schreiben 1976 "... there is no good evidence that any form of therapy (of necrotizing vasculitis) appreciably alters the course of the disease" und Phanuphak u. Kohler meinten 1978 "... effective treatment for cutaneous venulitis has not been established".

Bei der Vaskulitis allergica der Gougerotschen Trias, dem Erythema elevatum et diutinum und der Periarteriitis nodosa cutanea (ohne Zeichen einer Neuropathie) sind Sulfone und Sulapyridin bei gleichzeitiger Bettruhe als Behandlung erster Wahl anzusehen. Ihre Wirksamkeit ist bei diesen drei Krankheitsbildern bemerkenswert; allerdings kommt es nach Absetzen der Therapie oft zu Rezidiven, was eine gewisse Medikamentenabhängigkeit [11] bedeutet und die Gefahren einer Langzeittherapie mit Sulfonen mit sich bringt. Bei den mit Arthralgien einhergehenden leukozytoklastischen Vaskulitiden und besonders bei der urtikariellen Vaskulitis [8] besteht die beste Therapie beim Erwachsenen in der täglichen Verabreichung von 75 bis 200 mg Indomethacin. Bei einer urtikariellen Vaskulitis, die durch Histologie und direkte Immunfluoreszenz bestätigt wurde, ist Indomethacin auch in den Fällen, in denen eine innerliche Kortikotherapie versagt hat, noch wirksam. Auch andere Antiphlogistica wie Chloroquin können bei dieser Indikation einer systemischen Kortikotherapie überlegen sein.

Zu erwähnen ist die bemerkenswerte Wirksamkeit des Thalidomids [1] bei der Behandlung des Erythema nodosum leprosum, eine Immunkomplex-Vaskulitis par excellence. Ebenso wirksam ist Thalidomid bei schweren Aphthoseformen der Haut und Schleimhäute und beim Erythema multiforme recidivans. Thalidomid besitzt sehr komplexe antiphlogistische Eigenschaften und greift insbesondere bei der Chemotaxis der neutrophilen Granulozyten und bei der de-novo-Synthese von IgM an.

Therapeutische Beeinflussung der Leukozytenfunktionen

Mehrere neuere Veröffentlichungen berichten über Therapieerfolge mit *Colchicin*: dieses Medikament unterdrückt das experimentell erzeugte Arthus-Phänomen beim Kaninchen [9] und wurde mit Erfolg beim Morbus Behçet und kürzlich auch bei der nekrotisierenden Vaskulitis in einer täglichen Dosierung von 0,6–1,8 mg angewandt [2]. Die Colchicinbehandlung erlaubt zumindest eine Reduzierung der Kortikoiderhaltungsdosis. In gewissen Fällen konnte eine seit Jahren bestehende vaskuläre Symptomatik sogar durch die alleinige Colchicinbehandlung unter Kontrolle gebracht werden. In einem Fall von monokonaler Kryoglobulinämie mit Hypokomplementämie hatte Colchicin keinen Einfluß auf die Gefäßveränderungen.

Dem *Kaliumjodid* (KJ) wird ebenfalls ein neues „come back" in der Dermatotherapie nachgesagt. Verschiedene neue Publikationen berichten über einen Therapieerfolg mit KJ beim Erythema nodosum und bei der Vasculitis nodularis [4, 12]. Diese Indikationen kommen zu den bereits traditionellen Indikationen, nämlich der Panniculitis migrans subacuta von Vilanova und Pinol und dem Sweet-Syndrom [5], hinzu. Nach unserer Erfahrung [3] bei vier Fällen von Erythema nodosum und einem Fall von nodulärer Vaskulitis der Unterschenkel können wir die schnelle, nach 2–5 Tagen einsetzende antipyretische, antiphlogistische und analgetische Wirkung bestätigen. Die empfohlene Dosis beträgt beim Erwachsenen 2 x 500 mg täglich. Die Wirkungsweise des KJ ist noch wenig bekannt: es erhöht die Leukozytendiapedese, die Phagozytose und die bakterizide Wirkung und scheint die Degranulation der Mastzellen zu begünstigen; dies erklärt jedoch nur unzureichend die beobachtete schnelle und offenbar paradoxe antiphlogistische Wirkung bei der therapeutischen Anwendung. Zahlreiche Kontraindikationen müssen beachtet werden: Schwangerschaft, Intoleranz gegenüber jodhaltigen Kontrastmitteln, chronische Urtikaria, systemischer Lupus erythematodes, Periarteriitis nodosa, Dermatitis herpetiformis, hypokomplementämische Vaskulitis. Anscheinend ist KJ besonders wirksam, wenn es frühzeitig bei akuten, nicht septischen und nicht systemischen neutrophilen Entzündungsprozessen angewandt wird. Die genaueren Indikationen werden im Laufe der nächsten Jahre noch präzisiert.

Zusammenfassung

Seit dem 4. Symposium der E.S.D.R. über Vaskulitiden im Februar 1979 in Innsbruck haben sich folgende Behandlungsmethoden fortentwickelt und durchgesetzt: Plasmaaustausch bei Kryoglobulinämie und bei nekrotisierender Vaskulitis mit rheumatoider Arthritis oder Lupus erythematodes, intensive kombinierte Therapie mit Kortikoiden und Immunsuppressiva z. B. Cyclophosphamid bei systemischen granulomatösen Vaskulitiden wie bei der Wegenerschen Granulomatose und der Periarteriitis nodosa, Photochemotherapie bei sämtlichen Formen der Purpura pigmentosa progressiva, Sulfone bei der Vasculitis allergica der Gougerotschen Trias, dem Erythema elevatum diutinum und den kutanen Formen der Periarteriitis nodosa. Auch anderen nicht-steroidalen Antiphlogistika wurde in den vergangenen Jahren in der Behandlung der nekrotisierenden bzw. nodulären Vaskulitiden oft den Vorzug gegeben: Indomethacin, Thalidomid, Aspirin, Colchicin und Kaliumjodid.

Literatur

1. Großhans E, Illy G (1983) Thalidomide therapy for inflammatory dermatoses. Int J Dermatol (submitted for publication)
2. Hazen PG, Michel B (1979) Management of necrotizing vasculitis with colchicine. Arch Dermatol 115:1303–1306
3. Heid E, Truchetet F, Friedel J, Caussade P (1983) Erythème nodeux et iodure de potassium. Nouv P Méd (im Druck)
4. Horio I, Imamura S, Danno K, Ofuji S (1981) Potassium iodide in the treatment of erythema nodosum and nodular vasculitis. Arch Dermatol 117:29–31
5. Horio I, Imamura S, Danno K, Furukawa F, Ofuji S (1980) Treatment of acute febrile neutrophilic dermatosis (Sweet's syndrome) with potassium iodide. Dermatologica 160:341–347
6. Leib ES, Restivo C, Paulus HE (1979) Immunosuppressive and corticosteroid therapy of polyarteritis nodosa. Am J Med 67:941–947
7. Melski JW, Soter NA (1979) Cutaneous necrotizing vasculitis. Cutis 23:434–439
8. Millns JL, Randle HW, Solley GO, Dicken CH (1980) The therapeutic response of urticarial vasculitis to indomethacin. J Am Acad Dermatol 3:349–355
9. Miyachi Y, Danno K, Imamura S (1981) Suppression of active Arthus reaction by colchicine. Br J Dermatol 105:279–283
10. Roujeau JC(1982) Echanges plasmatiques en thérapeutique dermatologique. Ann Dermatol Venereol 109:695–702
11. Samsoen M, Bousquet F, Basset A (1981) Les sulfones. Indications en dehors des maladies infectieuses. Ann Dermatol Venereol 108:911–920
12. Schulz EJ, Whiting DA (1976) Treatment of erythema nodosum and nodular vasculitis with potassium iodide. Br J Dermatol 94:75–78
13. Urban C, Grubbauer HM, Beitzke A, Becker H (1979) Mukokutanes Lymphknotensyndrom in Österreich. Klin Paediatr 191:375–384
14. Wallach D, Cottenot F, Bussel A, Phalangie A, Pennec J (1980) Plasma exchange therapy in Lucio's phenomenon. Arch Dermatol 111:1101
15. Winkelmann RK (1981) Treatment of vasculitis. Cutis 28:151–163
16. Wolff K, Winkelmann RK (1980) Vasculitis. Lloyd-Luke Medical Books, London

Jost Metz

Vaskulitis und Pannikulitis

Das Thema „Vaskulitis und Pannikulitis" umfaßt entzündliche Krankheitszustände des subkutanen Fettgewebes, die sich unter dem klinischen Bild entweder akut bis subakut, teils schubweise unter Fieber und Beeinträchtigung des Allgemeinbefindens oder chronisch rezidivierend auftretender, druckschmerzhafter, fakultativ ulzerierender Knoten oder plattenartiger Infiltrate manifestieren.

Eine allgemein-verbindliche, klinisches Bild, Ätiopathogenese und Histopathologie gleichermaßen berücksichtigende Klassifikation dieser Krankheitszustände liegt auch bis heute noch nicht vor, da das Fettgewebe auf pathogene Reize jeglicher Art erstens sehr empfindlich und zweitens recht monoton, um nicht zu sagen stereotyp reagiert.

Fettzellen, Gefäße und Bindegewebssepten sind jene Strukturen der Subkutis, an denen sich pathologische Prozesse abspielen können, wodurch letztlich die histopathologische Reaktionsweise bestimmt wird.

Fettzellen sind hochdifferenzierte Zellen. Sie reagieren auf die unterschiedlichen Noxen, Durchblutungsstörungen oder inflammatorische Prozesse mit Nekrobiose und Nekrose [8].

Die daraus resultierende Freisetzung von Fettsäuren induziert in der Regel eine akute leukozytäre Entzündungsreaktion, die von einer histiozytären Aufräumreaktion gefolgt und schließlich unter Ausbildung von Schaumzellen oder Lipophagen in das sog. Lipogranulom übergeht.

Die Abheilung erfolgt unter Fibrose und Atrophie der Fettgewebslobuli. Diese an sich monotone und stereotype Reaktionsweise der Subkutis ist schwierig zu interpretieren, da die verschiedenen Reaktionsstadien nicht nur nach, sondern auch nebeneinander auftreten bzw. sich wechselseitig beeinflussen können.

Hinzu kommen Veränderungen an den Gefäßen, die entweder primäres Ereignis im Rahmen einer ablaufenden Vaskulitis oder lediglich Nekrosefolge bzw. Begleitreaktion der entzündlichen Infiltration sind.

Entsprechend der Gefäßarchitektonik verursachen Störungen im arteriellen Bereich eine das gesamte Fettläppchen erfassende Entzündung im Sinne einer akuten lobulären Pannikulitis, während Läsionen am venösen Schenkel sich vorzugsweise in der Läppchenperipherie unter dem Bild einer septalen oder paraseptalen Entzündung ausbilden [8].

Neben Lokalisation – septal oder lobulär – einer evtl. relevanten Gefäßbeteiligung ist die Zusammensetzung des Infiltrates mit zu berücksichtigen. Dieses kann je nach Reizdauer, Reizstärke und Qualität sowie der jeweiligen Reaktionslage des Betroffenen entweder akut leukozytär oder granulomatös-histiozytär ausgebildet sein.

Unter Berücksichtigung dieser histopathologischen Kriterien manifestieren sich entzündliche Krankheitszustände in der Subkutis als septale oder lobuläre, akut oder mehr granulomatös verlaufende Pannikulitiden mit primärer oder nur begleitender bzw. unwesentlicher Vaskulitis.

Zu den lobulären Pannikulitiden ohne relevante Gefäßbeteiligung gehören verschiedenartige Krankheitszustände (Tabelle 1), die hinsichtlich klinischem Verlauf und Histopathologie oft viele Gemeinsamkeiten aufweisen, unter Berücksichtigung ihrer Ätiologie jedoch als eigenständige Krankheitsbilder aufzufassen sind [2].

So wird die erstmals von Winkelmann [11] beschriebene zytophagische Pannikulitis (Tabelle 2), eine bisher stets letal verlaufende, vor allem bei Frauen mittleren Alters unter Fieberschüben, aphthösen Läsionen an Mund und Vaginalschleimhaut und Panzytopenien einhergehende noduläre Pannikulitis von der systemischen Pfeiffer-Weber-Christianschen Krankheit abgetrennt [7, 11]. Die akute noduläre leukozytäre Pannikulitis ist bei beiden Erkrankungen für die Diagnose richtungsweisend.

Während jedoch eine exzessive Phagozytose von Erythrozyten, Leukozyten und anderen Zellbestandteilen durch Histiozyten bei der phagozytischen Pannikulitis im Vordergrund steht, tritt die für die Pfeifer-Christiansche Krankheit so typische Lipophagie mit Ausbildung von Fettzysten und Lipophagengranulomen bei ersterer weitgehend zurück [7].

Auch die früher häufig der Pfeifer-Weber-Christianschen Erkrankung subsummierte pankreopathische subkutane Fettgewebsnekrose bei Pankreatitis oder Pankreaskarzinomen wird heute als Krankheitsentität aufgefaßt [1, 5].

Klinisch charakterisiert durch subkutane Knotenbildungen, polyarthritische Beschwerden, Bluteosinophilie unter Erhöhung der Amylase und Lipaseaktivität im Serum, erweist sich auch das histologische Bild als recht pathognomonisch:

Es finden sich multiple fokale Fettgewebsnekrosen, die aus den sog. Ghost-like-Fettzellen, zugrunde gegangenen nekrobiotischen, meist noch von einer dicken Zellmembran umgebenen kernlosen Fettzellen bestehen [1].

Kalziumablagerungen, teils intra- teils extrazellulär, sowie ein die Fettgewebsnekrosen umgebendes polymorphes Infiltrat vervollständigen das Bild [1, 5].

Die Eigenschaft des subkutanen Fettgewebes stereotyp mit Nekrose, Lipophagie und histiozytärer Aufräumgranulome zu reagieren, zeigt sich auch bei den artefiziellen Pannikulitiden, die durch eine Vielzahl exogen zugeführter mechanischer, physi-

Tabelle 1. Lobuläre Panniculitis ohne primäre Vasculitis

1. Pfeifer-Weber-Christian-Panniculitis
2. Phagozytische Panniculitis
3. Pankreopathische sukutane Fettgewebsnekrose
4. Artefizielle Panniculitis
5. Mikrobielle Panniculitis
6. Lupus-Erythematodes-Panniculitis
7. Connective-tissue-Panniculitis
8. Maligne Systemerkrankungen und subkutane Metastasen
9. Subkutane Sarkoidose
10. Poststeroid Panniculitis
11. Pannikulitiden der Neugeborenen

Tabelle 2. Zytophagische Panniculitis

Noduläre Panniculitis
Aphthöse Läsionen
Fieber
Serositis
Hepato-spleno- und Lymphonodomegalie
Zytophagische Histiozyten
Terminale Blutungen

kalischer oder chemischer Noxen (Tabelle 3) entstehen können [4, 6]. Bei den durch Bakterien oder nekrotischen Keimen verursachten Pannikulitiden imponieren je nach Akuität der Infektion und Keimart mehr entzündlich-nekrotisierende oder granulomatöse Veränderungen der Subkutis [4].

Unter dem Bild einer lymphohistiozytären Pannikulitis mit fokalen nekrobiotischen Veränderungen können sich auch Kollagenosen, insbesondere der Erythematodes als Lupus erythematodes profundus manifestieren. Ob es allerdings berechtigt ist, von einer „Connective-tissue"-Pannikulitis [12], als Krankheitsentität zu sprechen, wenn eine Zuordnung der Symptomatologie zu der einen oder anderen Kollagenose nicht möglich ist, sei dahin gestellt.

Tabelle 3. Auslösende Noxen bei artefizieller Panniculitis

1. Druck, Zug, Stoß	5. Medikamente:
2. Kältereize	Meperidin
3. Organische Substanzen:	Polyvinylpyrrolidin
Milche, Faeces	Tetanustoxoid
4. Ölige Substanzen:	Pentazocin
Mineral-, Paraffin-Öl	Morphin
Silikon-Öl	

Weiterhin sind aber auch lobuläre Prozesse in der Subkutis zu berücksichtigen, die im Rahmen maligner lymphohistiozytärer Systemkrankheiten oder einer Sarkoidose auftreten können. Diese sind charakterisiert durch Infiltration der Subkutis mit atypischen, lymphohistiozytären Zellelementen oder durch Ausbildung umschriebener Epitheloidzellgranulome.

Von wesentlicher Bedeutung ist die Tatsache, daß bei diesen hier schlaglichtartig aufgeführten lobulären Pannikulitiden die Gefäße primär nicht mitbeteiligt oder zentraler Reaktionsort der Entzündung sind [8].

Das gilt auch für einige septale entzündliche Prozesse. Paradebeispiel einer septalen Entzündung ohne Vaskulitis ist das Erythema nodosum über das auf diesen Tagungen der letzten Jahre schon mehrfach referiert wurde [10].

Das histologische Bild ist bekanntermaßen außerordentlich stadienabhängig. Akute paraseptal sich ausbreitende Entzündung mit herdförmig fibrinöser, gelegentlich auch einmal hämorrhagischer Exsudation innerhalb verquollener Septen in der Frühphase. Im weiteren Verlauf Ausbildung eines auf die Fettläppchenperipherie übergreifende lymphohistiozytäre Infiltration mit fakultativer Fettzellnekrose und konsekutiver Lipophagie [10].

In diesem Stadium sind auch die Miescher-Radiärknötchen pathognomonisch, aus denen sich die bizarr-konfigurierten Riesenzellen entwickeln, die neben zum Teil granulomatös-tuberkuloiden Strukturen und paraseptalen Fibrosen Kennzeichen der späteren Phasen sind.

Hierzu gehören durchaus auch reaktiv bedingte Gefäßwandveränderungen, die von einer Wandinsudation über Intimaproliferation bis hin zur fibrinoiden Wandverquellung reichen können [10].

Es handelt sich hierbei immer um Venen, die gelegentlich mit Arterien verwechselt werden. Eine primäre Vaskulitis liegt beim Erythema nodosum nicht vor.

Hiervon abzutrennen sind jene entzündlichen Prozesse, die infolge eines primären Gefäßschadens auftreten und unter dem Oberbegriff Vasculitis nodosa (Tabelle 4) zusammengefaßt werden [8].

Hierzu gehört vor allem die Vasculitis allergica profunda, klinisch durch plattenartige, Livid-gefärbte Infiltrate von derber Konsistenz unter Tendenz zu persistierenden Ulzerationen gekennzeichnet, histologisch durch eine tiefkutan, subkutane Vaskulitis mit isoliertem Befall der Endarteriolen und einer auf das gesamte Fettläppchen übergreifenden leukozytären Pannikulitis gekennzeichnet [8].

In frischen Knoten lassen sich regelmäßig Immunglobuline und Komplementablagerungen nachweisen [8].

Auch bei der Thrombophlebitis saltans oder migrans besteht neben dem thrombotischen Verschluß des Gefäßlumens eine akute leukozytäre Gefäßwandinfiltration, die von einer perivenösen histiozytären Mesenchymreaktion gefolgt ist. Eine septale Begleitpannikulitis ist meistens nur angedeutet vorhanden.

Tabelle 4. Panniculitis infolge primärer Gefäßschädigung

Vasculitis-nodosa-Gruppe:
Vasculitis allergica profunda
Thrombophlebitis (migrans, saltans)
Periarteriitis nodosa cutanea
Segmental-hyalinisierende Vasculitis
Angiopathien

In gleicher Weise zeigt die Periarteriitis nodosa cutanea zumindest in den Frühstadien eine nur geringe pannikulitische Mitreaktion. Pathognomonisch ist die sonnenartige eosinophile fibrinoide Medianekrose, die akute leukozytäre Gefäßwandinfiltration kleiner bis mittlerer Arterien vom muskulären Typ. In Abhängigkeit von der Größe des betroffenen Gefäßes bilden sich später aseptische Nekrosen mit leukozytärem Randwall, die durchaus auch auf die Gesamtheit der Fettläppchen übergreifen können.

Dagegen ist bei der segmental-hyalisierenden Vaskulitis in Folge der nur mäßigen perivaskulären entzündlichen Reaktion nur selten eine septale oder lobuläre Begleitpannikulitis zu beobachten [8].

Schließlich sind aber auch jene Gefäßwandläsionen als Ursache einer Pannikulitis zu berücksichtigen, die weniger durch eine akute Entzündung, sondern vielmehr durch aphlogistisch degenerativ bedingte Intimaschädigungen an größeren Septenarterien, z. B. im Rahmen einer diabetischen Angiopathie, bei essentieller Hypertonie oder allgemeiner Arteriosklerose, hervorgerufen werden [8]. Endothelproliferation, Intimafibrose bis hin zur völligen Obliteration des Gefäßlumens und eine daraus resultierende ischämisch bedingte Begleitpannikulitis sind notwendigerweise Folgereaktionen [1].

Zusammenfassung

Es werden die verschiedenen Formen der Vaskulitiden und Pannikulitiden unter klinischen und histologischen Aspekten diskutiert. Die lobulären Pannikulitiden ohne primäre Vaskulitis stellen eine ganze Gruppe von verschiedenen Krankheitsbildern dar. Daneben gibt es die zytophagische Pannikulitis, die durch das Vorhandensein aphthöser Läsionen, Fieber und anderer Symptome gekennzeichnet ist. Abzugrenzen sind Pannikulitiden infolge primärer Gefäßschädigung. Unter den auslösenden Noxen bei artefizieller Pannikulitis kommen mechanische, thermische und chemische Reize sowie Medikamente in Betracht.

Literatur

1. Bennet RG, Petrozzi JW (1975) Nodular subcutaneous fat necrosis. Arch Dermatol 111:896–898
2. Förström L, Winkelmann RK (1977) Acute panniculitis. Arch Dermatol 113:909–917

3. Förström L, Winkelmann RK (1975) Granulomatous panniculitis in erythema nodosum. Arch Dermatol 111:335–339
4. Förström L, Winkelmann RK (1974) Factitial panniculitis. Arch Dermatol 110:747–750
5. Hughes PS, Apisarnthanarax P, Mullins JF (1975) Sucutaneous fat necrosis associated with pancreatic disease. Arch Dermatol 111:506–510
6. Kossard S, Ecker KI, Dicken CH (1980) Povidone panniculitis. Arch Dermatol 116:704–706
7. Csato M, Szekeres L, Frecska I, Hegyi E (1981) Zytophagische Pannikulitis. Hautarzt 32:370–371
8. Metz J (1981) Reaktionen des Fettgewebes. Hautarzt [Suppl V] 32:354–356
9. Rosshoff W, Brehm K, Hundeiker M (1974) Klinische und immunhistologische Befunde bei Panniculitis nodularis non suppurativa. Z Hautkr 49:293–299
10. Röckl H, Metz J, Amschler A (1979) Erythema nodosum. Allergologie 2:72–77
11. Winkelmann RK (1980) Cytophagic panniculitis. Giorn H, Dermatol Venerol 115:175–177
12. Winkelmann RK (1980) Connective tissue panniculitis. Arch Dermatol 116:291–294

Pädiatrische Dermatologie

Ingrun Anton-Lamprecht, Marie-Luise Arnold, Rüdiger Rauskolb, Vesna Jovanovic, Björn Gustavii, Lars Löfberg und Eric Cordesius

Pränatale Diagnostik von Genodermatosen

Eine der vielversprechendsten und faszinierendsten Entwicklungen der modernen klinischen Genetik hat sich mit der Möglichkeit der intrauterinen Entnahme fetaler Hautbiopsien mittels Fetoskopie ergeben. Die meisten schweren Genodermatosen sind – bis auf wenige Ausnahmen von biochemisch bereits gut definierten Stoffwechselanomalien (Mukopolysaccharidosen, Lipidosen) – aus dem Fruchtwasser bislang nicht diagnostizierbar. So war 1978 „Die Dermatologische Indikation zur Interruptio" Thema der 108. Tagung der Vereinigung Südwestdeutscher Dermatologen [6]. Bis zu diesem Zeitpunkt wurde Familien mit entsprechendem Risiko zum Verzicht auf Kinder, zur Sterilisation oder zum Schwangerschaftsabbruch aus genetischer Indikation geraten [11, 16, 19]. In vielen solchen Fällen sind gesunde Kinder aus Angst vor Wiederholung abortiert worden. Dank der Fetoskopie sind wir seit etwa 1979 in der Lage, eine Reihe schwerer Genodermatosen morphologisch aus fetalen Hautproben pränatal eindeutig zu diagnostizieren oder auch auszuschließen. Es ist zu erwarten, daß mit wachsender Erfahrung weitere Erkrankungen hinzukommen werden [1].

Die Fetoskopie hat sich als spezielle Endoskopiemethode aus der Amniocentese entwickelt [17, 20]. Fetoskope bestehen aus der Fetoskophülse (∅ 2,7/3,2 mm), dem Trokar, einem Endoskop (∅ 1,7/2,2/2,7 mm) und einer Biopsiezange (optimale ∅ 1,2 und 1,5 mm; [5]). Für die Biopsieentnahme wird unter Ultraschallkontrolle nach optischer Inspektion des Feten und Auswahl eines geeigneten Hautareals das Endoskop gegen die Biopsiezange ausgetauscht und mehrere Proben unter Ultraschallkontrolle von der Hautoberfläche entnommen. Die Biopsien (∅ 1,0–1,5 mm) werden von der Biopsiezange in sterile physiologische Kochsalzlösung abgespült und unmittelbar in die Fixierungslösung übertragen [5]. Vor der endgültigen Kunstharzeinbettung erfolgt eine weitere Unterteilung der Proben, um möglichst viel Material licht- und elektronenmikroskopisch auswerten zu können [1, 5].

In der Anfangsphase wurden neben Hautproben auch fetale Membranen (Amnion, Chorion) und andere Gewebe (Trophoblast, Uteruswand) erhalten. Die deutsche Arbeitsgruppe (RR, VJ) hat dieses Problem mit entsprechenden Trainingsfetoskopien gelöst und entnimmt die Hautbiopsien unter Ultraschallkontrolle mit nur einem Fetoskop [5]. Das schwedische Team (BG, LL) ist zur Biopsieentnahme unter endoskopischer Kontrolle mit einem zweiten Fetoskop übergegangen, was eine Laparotomie und zwei Einstiche in Uterus und Amnionhöhle erfordert. Das Abortrisiko steigt mit dem Fetoskopdurchmesser und der Zahl der Fetoskopien und wird derzeit auf ca. 5% geschätzt.

Voraussetzungen für die pränatale Diagnostik in der beschriebenen Weise sind:

1. ein bekanntes genetisches Risiko in der Familie und für die betreffende Schwangerschaft bei gesicherter Diagnose (genaue Voruntersuchung von Indexfällen);

2. ein hinreichender Schweregrad der Erkrankung, der bei positiver pränataler Diagnose eine Interruptio rechtfertigt (vorherige Abklärung, ob eine solche Konsequenz gezogen werden kann);
3. faßbare morphologische (oder biochemische) Defekte;
4. ein hinreichender Differenzierungsgrad der fetalen Haut und ihrer Strukturen;
5. eine Manifestation des mutierten Gens bereits vor der 24. Schwangerschaftswoche (SSW) und
6. ein exzellenter Erhaltungszustand der fetalen Hautproben.

Die pränatale Diagnostik wird bevorzugt um die 19. bis 21. SSW durchgeführt; die geringere Beweglichkeit des Feten erleichtert die Probenentnahme und die fetale Haut hat einen hinreichenden Entwicklungsgrad erreicht. Je nach Art des genetischen Risikos und dem notwendigen Aufwand der elektronenmikroskopischen Auswertung werden in Heidelberg bis zur Diagnosestellung ca. 5–7 Tage nach Erhalt der Proben benötigt. Für eine eventuelle Interruptio verbleibt bis zur 24. SSW noch genügend Zeit.

Um die 20. SSW besteht die fetale Haut aus einem noch wenig differenzierten Bindegewebe und einem mehrschichtigen Epithel mit Basalzellen, 2–4 Lagen von Intermediärzellen und 1–2 Lagen von Periderm [1, 13]. Nur im Bereich der Follikelmündungen beginnt um diese Zeit die Keratinisierung, ansonsten ist das fetale Epithel unverhornt. Dies ist ein besonderes Problem für die Diagnostik von Verhornungsstörungen. Die dermo-epidermale Junktionszone ist mit ihren spezifischen Kontaktstrukturen, Basallamina, Halbdesmosomen und Verankerungsfibrillen, normal ausgebildet, wenn auch deren Anzahl noch zunimmt. Dies ist für die Diagnose der Epidermolysen entscheidend. Melanozyten, Langerhanszellen und Merkelzellen sind bereits nachweisbar. Die Melanisierung erfolgt erst um die 24.–26. SSW. Dies ist für die Diagnostik des Albinismus ein Problem. Das fetale Bindegewebe enthält neben zufällig verteilten Fibroblasten kleinste Kapillaren und einwachsende Nervenendigungen. Haarfollikel mit Haaren und synthetisch aktiven Talgdrüsen sind ebenfalls vorhanden, während Schweißdrüsen nur als Anlagen erkennbar und, wie die Keratinisierung, erst nach der 24. SSW voll entwickelt sind. Dies ist das Hauptproblem der Diagnostik der Ektodermaldysplasien.

Hereditäre Epidermolysen

Eine pränatale Diagnostik ist vor allem bei den schweren rezessiven Genotypen indiziert (25% Wiederholungsrisiko). Inwiefern weitere der mindestens 16 verschiedenen Genotypen pränatal diagnostizierbar sind, ist derzeit noch ungeklärt.

1. Herlitz-Syndrom

Der schweren generalisierten Blasenbildung (Abb. 3a) mit frühzeitig letalem Verlauf liegt eine Hypoplasie der Halbdesmosomen zugrunde (Abb. 2a), die die junktionale Spaltung bedingt. In der fetalen Haut werden die Halbdesmosomen ab der 12. SSW gebildet. Das Herlitz-Syndrom gehörte daher zu den ersten Beispielen pränataler Diagnostik [1, 18]. In unserem eigenen Material waren nur 2 von 10 Risikoschwangerschaften positiv. Die Abhebung des fetalen Epithels (Abb. 1a) erfolgte wahrscheinlich während der Biopsieentnahme. Die positive Diagnostik basiert auf dem elektronenoptischen Nachweis der junktionalen Trennung und der Hypoplasie der Halbdesmosomen (Abb. 2b) in intakten Arealen. Wichtiger noch als der Nachweis eines befallenen Kindes erscheint uns der Ausschluß der Erkrankung (Abb. 1b), der beim Risiko für Herlitz-Syndrom dank der gut entwickelten normalen Ultrastruktur der Halbdesmosomen eines gesunden Kindes (Abb. 2c) mit 100%iger Sicherheit möglich ist [1, 15] (Abb. 3b). Hierfür ist jedoch eine hervorragende Qualität der Präparate erforderlich (Herlitz-Ausschluß: 8 von 10 Risikoschwangerschaften).

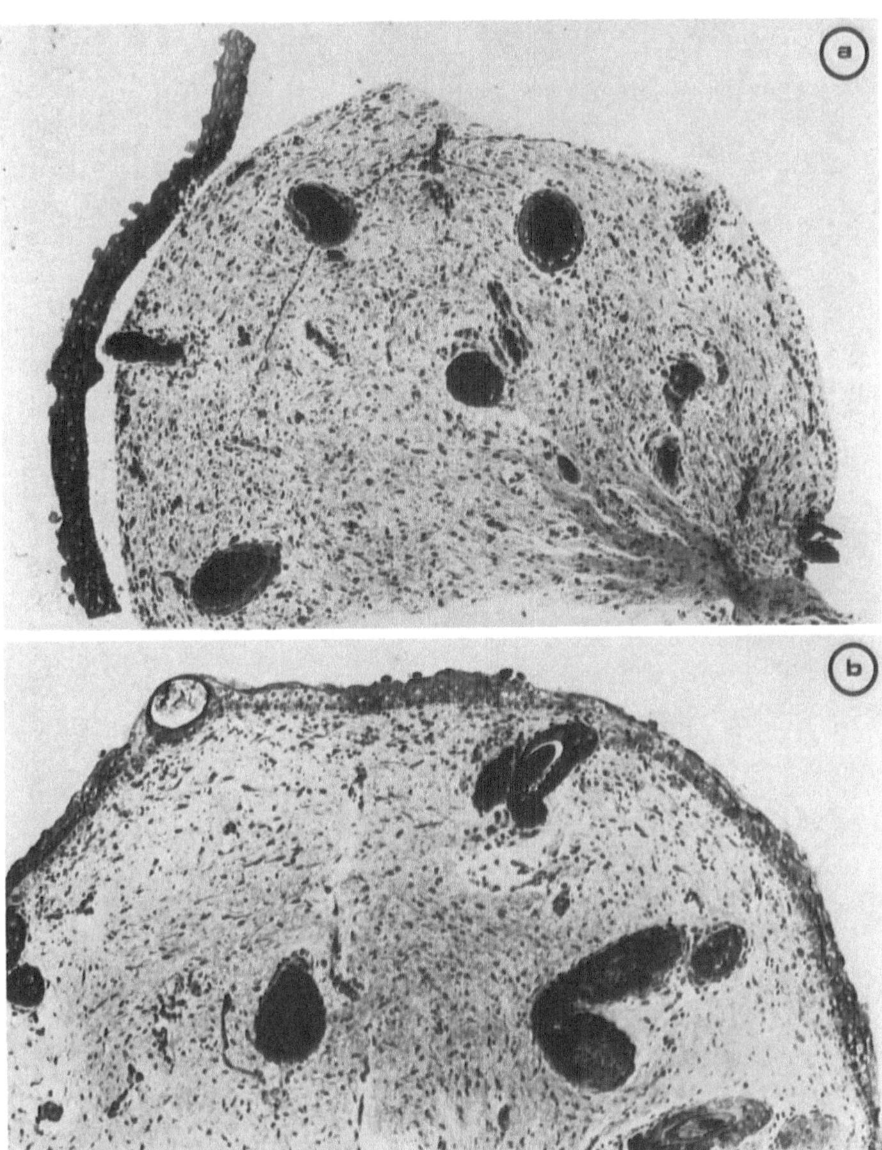

Abb. 1 a, b Pränatale Diagnostik bei Risiko für Herlitz-Syndrom. **a** Positive Diagnostik: Abhebung des fetalen Epithels vom Bindegewebe, rechts unten Quetschung durch Biopsiezange. Junktionale Spaltung elektronenoptisch gesichert. Fetoskopie No. 51 (P 873), 20. SSW. x 90. **b** Pränataler Ausschluß: Normale fetale Hautbiopsie mit unverhorntem Epithel und Hautanhangsgebilden im Bindegewebe. Fetoskopie No. 61 (P 931), 20. SSW, gesund geborene Schwester von P 873. x 97.

2. Epidermolysis bullosa dystrophica Hallopeau-Siemens

Eine sichere pränatale Diagnostik ist hier ebenso dringend notwendig, weil betroffene Kinder meist überleben und mit schwerster Vernarbung, Mutilationen an Händen und Füßen sowie Oesophagusstenosen ein qualvolles Leiden und meist völlige Invalidisierung zu erwarten haben. Bisher liegt nur 1 positive Diagnostik (von 3 Risikoschwangerschaften) vor [4]. Der Nachweis basiert auf der subepidermalen dermolyti-

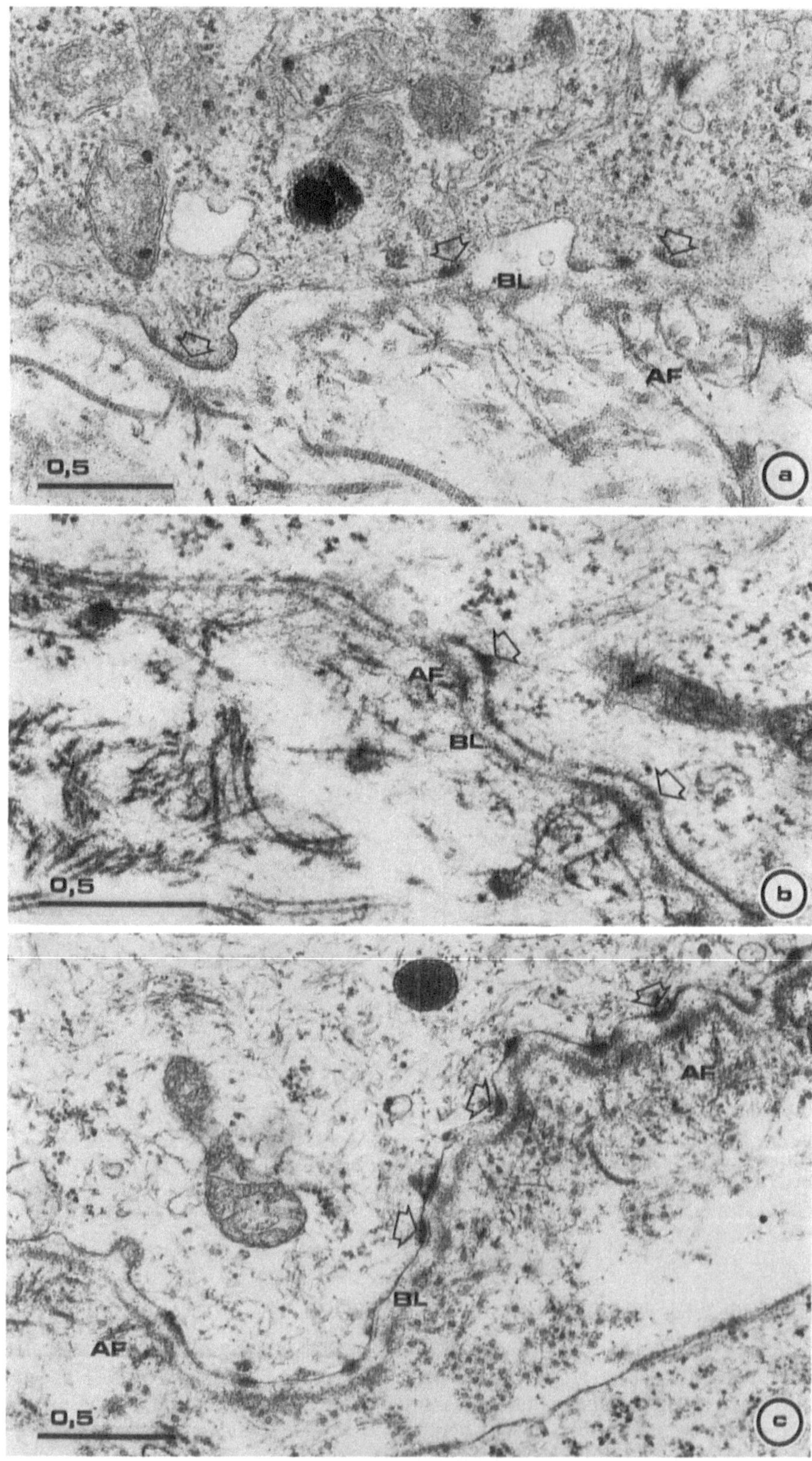
BL
AF
0,5
a
AF
BL
0,5
b
AF
BL
AF
0,5
c

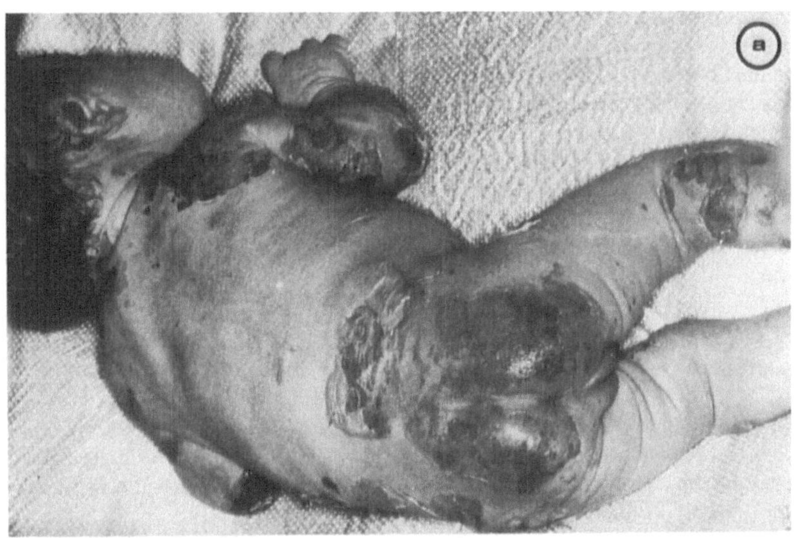

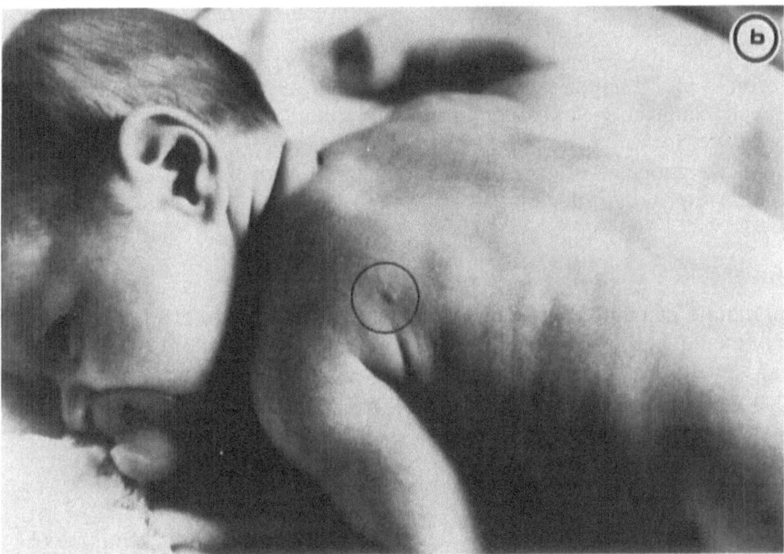

Abb. 3. a Herlitz-Syndrom. Ausgedehnte, nicht heilende Erosionen nach Blasenbildung vor allem an Auflageflächen und in Bereichen permanenter Friktion: Tanja R. (P 407), ca. 2 Wochen alt, verstorben im Alter von fast 3 Jahren (Indexfall zu Fetoskopie No. 51 und 61). Foto: Universitäts-Kinderklinik Düsseldorf. **b** Pränataler Ausschluß des Herlitz-Syndroms. Narbe *(Kreis)* nach intrauteriner fetaler Hautbiopsie mittels Fetoskopie (20. SSW; vgl. Abb. 1 b und 2 c); Christina R. (P 931, Fetoskopie No. 61), 6 Wochen alt, gesund geborenes Schwesterchen von Tanja R. (P 407). Foto der Eltern

Abb. 2 a–c Pränatale Diagnostik bei Risiko für Herlitz-Syndrom. **a** Herlitz-Syndrom, postnatal: Hypoplasie der Halbdesmosomen, Haftplatten nur angedeutet (Pfeile), subbasale Vernetzungszone in der Lamina rara fehlt völlig. P 722, 20 Tage alt. x 54 000. **b** Herlitz-Syndrom, pränatal, intakte Areale: Hypoplasie der Halbdesmosomen (Pfeile) wie bei (2a). Fetoskopie No. 51 (P 873), 20. SSW (vgl. Abb. 1 a), Geschwister von P 931. x 42 000. **c** Pränataler Ausschluß: Normale Feinstrukturen der fetalen dermo-epidermalen Junktionszone, Halbdesmosomen mit deutlicher subbasaler Vernetzungszone (Pfeile). Fetoskopie No. 61 (P 931), 20. SSW (vgl. Abb. 1b), gesund geborene Schwester von P 873. x 42 000. **Bl** Basallamina, **AF** Verankerungsfibrillen

schen Blasenbildung unterhalb der Basallamina und der fokalen Kollagenolyse des Bindegewebes in intakten Arealen. Bei beiden Epidermolysen manifestiert sich das jeweilige Gen also bereits in der fetalen Haut genauso wie postnatal. Für den sicheren Ausschluß des Hallopeau-Siemens-Typs (2 von 3 Schwangerschaften) ist dagegen sehr viel persönliche morphologische Erfahrung mit diesem Epidermolysetyp und mit der normalen Variationsbreite der fetalen Haut erforderlich. In jedem Fall ist die elektronenmikroskopische Kontrolle unerläßlich, um die Spezifität der Befunde zu überprüfen und Artefakte auszuschließen. Der biochemische Defekt (exzessive Produktion einer abnormen Kollagenase) ist bislang für die pränatale Diagnostik noch nicht als Test verfügbar.

Verhornungsstörungen

Die pränatale Diagnostik dieser Gruppe von Genodermatosen ist besonders problematisch, da die Keratinisierung erst nach der 24. SSW beginnt und um die 20. SSW erste Anfänge nur im Bereich der Follikelmündungen nachweisbar sind. Längsschnitte solcher Areale können zu Fehlinterpretationen führen [9].

1. Harlekinfetus

Blanchet-Bardon et al. [7] haben gezeigt, daß sich dieses Gen schon in der 22. SSW klinisch als auch licht- und elektronenmikroskopisch in charakteristischer Weise manifestiert. Die Verhornungsanomalie führt bereits fetal zu durchgehenden Hyperkeratosen und panzerartigen Auflagerungen. Biochemisch liegt eine Verschiebung der Menge sulfatierter Steroide in der Haut vor.

2. Ichthyosis congenita

Die sichere pränatale Diagnostik ist derzeit noch fraglich. Es ist zu erwarten, daß es bei befallenen Feten auch hier zu einer vorzeitigen Verhornung kommt. In 4 Risikoschwangerschaften unseres Materials lagen völlig normale Verhältnisse vor; alle 4 Kinder wurden gesund geboren. Auch der Ichthyosis congenita scheint eine Störung der epidermalen Lipide zugrundezuliegen.

3. Sjögren-Larsson-Syndrom

In einer Risikoschwangerschaft wurde die Diagnose in der 23. SSW lichtmikroskopisch anhand einer durchgehenden Hyperkeratose gestellt. Die Eltern, die bereits 2 betroffene Kinder hatten, entschieden sich gegen eine Interruptio. Die Geburt eines erneut befallenen Kindes bestätigte die pränatale Diagnose [14]. Der biochemische Defekt betrifft möglicherweise eine Delta-6-Fettsäure-CoA-Dehydrogenase (Lit. s. [2]).

4. Bullöse Erythrodermie congénitale ichthyosiforme Brocq

Im Gegensatz zu den mehr quantitativen Verschiebungen bieten die dieser dominanten Ichthyose zugrundeliegenden morphologischen Defekte (Tonofibrillenverklumpung, Zytolyse) signifikante Kriterien für eine frühe und pränatale Diagnostik [1, 10, 12]. Jeder einzelnen Familie dürfte eine separate Mutation zugrundeliegen. Daher manifestiert sich u. U. das jeweilige Gen in der Fetalzeit unterschiedlich. Im Gegensatz zu der von Golbus [10] und Holbrook [12] publizierten Familie herrschte in unserem eigenen positiven Fall [1] die Zytolyse suprabasaler Zellen in der fetalen Haut vor; Tonofibrillenklumpen traten erst zusammen mit der Keratinisierung in größerer Menge auf (Palmae und Plantae). Pränatale Diagnostik und pränataler Ausschluß (2 von 3 Fällen) sind bei entsprechender Erfahrung verläßlich möglich (Wiederholungsrisiko 50%).

5. Ichthyosis vulgaris-Gruppe

Eine pränatale Diagnostik ist im allgemeinen wegen des geringen Schweregrades und des guten therapeutischen Ansprechens *nicht indiziert*. Bei Risiko für sehr schwer manifestierende x-chromosomal-rezessive Ichthyose kann der Steroidsulfatasemangel für eine Diagnostik aus dem Fruchtwasser herangezogen werden (ggf. auch Fibroblastenkulturen aus fetaler Haut).

Ektodermaldysplasien

Der Schweregrad der meisten Ektodermaldysplasien rechtfertigt eine Interruptio, eine pränatale Diagnostik ist daher dringend erwünscht. Bisher wurde nur in einer Risikoschwangerschaft für x-chromosomale anhidrotische Ektodermaldysplasie (AED) eine positive Diagnostik durchgeführt [3, 5]. Das Hauptproblem ist die erst nach der 24. SSW eintretende Entwicklung der Schweißdrüsen, deren Mangel das Hauptkriterium der AED darstellt. Nach entsprechenden Voruntersuchungen von Patienten und Konduktorinnen ergab sich als mögliches weiteres Kriterium für die pränatale Diagnostik das Fehlen von Haarfollikeln und Talgdrüsen, die in normaler fetaler Haut um die 20. SSW voll entwickelt sind. Die Nachuntersuchung des betroffenen Feten hat gezeigt, daß sehr sorgfältige Analysen der fetalen Haut erforderlich sind, um falsch-negative Aussagen zu vermeiden [5]. Auch ist es bisher nicht sicher, ob diese Kriterien auf andere genetische Typen der AED übertragbar sind.

Albinismus

Eady et al. [8] berichteten über eine positive pränatale Diagnostik des okulokutanen Albinismus in einer aus dem Vorderen Orient stammenden Familie. Hierbei ist jedoch der jeweilige familiäre Pigmentierungsgrad zu berücksichtigen. Feten aus Mitteleuropa oder Skandinavien weisen um die 20. SSW im allgemeinen nicht mehr Melaninsynthese auf als ein Tyrosinase-negativer Albino postnatal (Melanosomen-Stadium II).

Entscheidend für eine sichere pränatale Diagnostik mittels Fetoskopie und Elektronenmikroskopie fetaler Hautbiopsien ist eine ausreichende Erfahrung mit der speziellen Morphologie und Differenzierung der fetalen Haut und eine genaue Kenntnis der ultrastrukturellen Kriterien der jeweils zur Diskussion stehenden Genodermatose. In Heidelberg wurden bisher insgesamt 63 Fetoskopien licht- und elektronenmi-

Tabelle 1. Fetoskopien zur pränatalen Diagnostik

Gesamtzahl der Fetoskopien mit Elektronenmikroskopie	63
Diagnostische Fetoskopien	27
Pränataler Ausschluß	20
Positive pränatale Diagnostik	5
Befund nicht eindeutig	1
Negativer Hautbefund bei Befall des Feten	1
Interruptionen	7
Geburt eines gesunden Kindes nach Fetoskopie	18
Noch laufende Schwangerschaften	–
Aborte nach diagnostischen Fetoskopien	2
– Intrauteriner Fruchttod	1
– Spontanabort	1

kroskopisch an multiplen Hautbiopsien ausgewertet, davon 27 für diagnostische Zwecke. Wichtiger noch als eine positive pränatale Diagnostik erscheint uns die Möglichkeit des Ausschlusses schwerer Genodermatosen (Tabelle 1), mit dem gesunde Kinder vor dem Abort bewahrt werden. Bis auf eine Ausnahme (Spontanabort) sind alle Kinder nach einem derartigen pränatalen Ausschluß gesund geboren worden.

Danksagung. Frau Barbara Kern, Frau Ulrike Michels und Frau Inge Werner haben mit ihrer exzellenten Mitarbeit wesentlich zur Sicherheit und Verläßlichkeit der pränatalen Diagnostik und zur Verbesserung unserer Methoden beigetragen. Ohne ihre Zuverlässigkeit und ihr Engagement wäre die Durchführung dieser Art Diagnostik nicht möglich gewesen.

Zusammenfassung

Bis vor kurzem existierte für die meisten schweren Genodermatosen keine Möglichkeit der vorgeburtlichen Erkennung eines befallenen Kindes in Risikoschwangerschaften, da die zugrundeliegenden biochemischen Defekte bis auf wenige Ausnahmen bisher nicht bekannt sind und eine Fruchtwasseruntersuchung daher nicht eingesetzt werden kann. In einigen Gruppen wie den Ichthyosen und den Epidermolysen ist die zugrundeliegende Pathogenese jedoch zumindest ultrastrukturell so genau definiert, daß elektronenmikroskopische Untersuchungen heute routinemäßig zur genauen Typisierung und frühen Diagnostik eingesetzt werden. Mit der Fetoskopie und der Möglichkeit, um die 20. SSW fetale Hautbiopsien zu entnehmen, bietet sich nun erstmals die Chance, diese morphologischen Kriterien auch in der pränatalen Diagnostik einzusetzen. Hierfür müssen eine Reihe von Voraussetzungen erfüllt sein: ein hinreichend schweres Krankheitsbild, das eine Interruptio bei positivem Befund medizinisch-genetisch rechtfertigt, die genaue Kenntnis eindeutiger morphologischer Kriterien für die Diagnostik und die Wahl des richtigen Zeitpunktes, zu dem die Organstruktur weit genug entwickelt ist, daß das mutierte Gen sich überhaupt manifestieren kann. Die vorliegende Arbeit diskutiert die Problematik der pränatalen Diagnostik, ihre Möglichkeiten und ihre noch bestehenden Grenzen.

Eine pränatale Diagnostik ist bisher bei folgenden Genodermatosen durchgeführt worden: beim Herlitz-Syndrom und anderen junktionalen Epidermolysen, bei der rezessiv vererbten vernarbenden E. bullosa vom Hallopeau-Siemens-Typ, bei der bullösen Erythrodermie congénitale ichthyosiforme, bei Ichthyosis congenita, beim Harlequin-Feten, beim Sjögren-Larsson-Syndrom, bei anhidrotischer Ektodermaldysplasie (x-chromosomal) und bei okulokutanem Albinismus. Wichtiger noch als der pränatale Nachweis eines befallenen Feten erscheint uns die Möglichkeit des sicheren pränatalen Ausschlusses schwerer Genodermatosen, mit dem betroffenen Familien Angst genommen wird und gesunde Kinder vor dem Abort aus genetischer Indikation bewahrt werden können.

Literatur

1. Anton-Lamprecht I (1981) Prenatal diagnosis of genetic disorders of the skin by means of electron microscopy. Hum Genet 59:392–405
2. Anton-Lamprecht I (1983) Keratinisierung und Lipide. Review. Zbl Haut- Geschlkr 148:911–920
3. Anton-Lamprecht I, Arnold M-L, Rauskolb R, Schinzel A, Schmid W, Schnyder UW (1982) Letter to the Editor: Prenatal diagnosis of anhidrotic ectodermal dysplasia. Hum Genet 62:180
4. Anton-Lamprecht I, Rauskolb R, Jovanovic V, Kern B, Arnold M-L, Schenck W (1981) Prenatal diagnosis of epidermolysis bullosa dystrophica Hallopeau-Siemens with electron microscopy of fetal skin. Lancet Nov 14, 1077–1079
5. Arnold M-L, Rauskolb R, Anton-Lamprecht I, Schinzel A, Schmid W (1983) Prenatal diagnosis of anhidrotic ectodermal dysplasia. Prenat Diagn (im Druck)

6. Bandmann HJ, Ingersleben Mv (Hrsg) (1980) Die Dermatologische Indikation zur Interruptio. 108. Tagung der Vereinigung Südwestdeutscher Dermatologen, München 1978. Hautarzt 31 [Suppl IV]
7. Blanchet-Bardon C, Dumez Y, Labee F, Lutzner MA, Puissant A, Henrion R (1983) Prenatal diagnosis of a harlequin fetus. Lancet, in press
8. Eady RAJ, Gunner DB, Garner A, Rodeck CH (1983) Prenatal diagnosis of oculocutaneous albinism by electron microscopy of fetal skin. J Invest Dermatol 80:210–212
9. Elias S, Mazur M, Sabbagha R, Esterly NB, Simpson JL (1980) Prenatal diagnosis of harlequin ichthyosis. Clin Genet 17:275–280
0. Golbus MS, Sagebiel RW, Filly RA, Gindhart TD, Hall JG (1980) Prenatal diagnosis of congenital bullous ichthyosiform erythroderma (epidermolytic hyperkeratosis) by fetal skin biopsy. N Engl J Med 302:93–95
1. Greither A (1980) Genodermatosen als Indikation zur Interruptio. In: Bandmann A, Ingersleben Mv (Hrsg) Die Dermatologische Indikation zur Interruptio. Hautarzt 31 [Suppl IV]:13–21
2. Holbrook KA, Dale BA, Sybert VP, Sagebiel RW (1983) Epidermolytic hyperkeratosis: Ultrastructure and biochemistry of skin and amnion fluid cells from two affected fetuses and a newborn infant. J Invest Dermatol 80:222–227
3. Holbrook KA, Smith LT (1981) Ultrastructural aspects of human skin during the embryonic, fetal, premature, neonatal, and adult periods of life. In: Blandau RJ (ed) Morphogenesis and malformation of the skin. Birth defects Orig Art Ser, vol XVII, no 2, 9–38. Alan R. Liss, March of Dimes Birth Defects Foundation, New York
4. Kousseff BG, Matsuoka LY, Stenn KS, Hobbins JC, Mahoney MJ, Hashimoto K (1982) Prenatal diagnosis of Sjögren-Larsson syndrome. J Pediatr 101:998–1001
15. Löfberg L, Anton-Lamprecht I, Michaelsson G, Gustavii B (1983) Prenatal exclusion of Herlitz syndrome by electron microscopy of fetal skin biopsies obtained at fetoscopy. Acta Derm Venereol (Stockh) 63:185–189
16. Murken JD, Stengel-Rutkowski S, Wirtz A (1980) Über den Schwangerschaftsabbruch aufgrund pränataler Diagnostik. In: Bandmann A, Ingersleben Mv (Hrsg) Die Dermatologische Indikation zur Interruptio. Hautarzt 31 [Suppl IV]:25–30
17. Rauskolb R (1980) Fetoskopie. Eine klinische Methode zur pränatalen Diagnostik. Thieme, Stuttgart
18. Rodeck CH, Eady RAJ, Gosden CM (1980) Prenatal diagnosis of epidermolysis bullosa letalis. Lancet May 3, 949–952
19. Schnyder UW (1980) Genodermatosen als Indikation zur Interruptio: Epidermolysis hereditaria. In: Bandmann A, Ingersleben Mv (Hrsg) Die Dermatologische Indikation zur Interruptio. Hautarzt 31 [Suppl IV]:23–24
20. Valenti C (1972) Endoamnioscopy and fetal biopsy: A new technique. Am J Obstet Gynecol 114:561–564

Urs W. Schnyder

Fortschritte in der Behandlung von Genodermatosen

Erst die neueren Lehrbücher über Erbkrankheiten der Haut (Butterworth und Ladda: Clinical Genodermatology 1981; Der Kaloustian und Kurban: Genetic Diseases of the Skin 1979) enthalten auch Abschnitte über therapeutische Möglichkeiten.

Die ältesten Behandlungsverfahren sind *operativer Art*. Kongenitale Pigmentnävi – sofern nicht allzu groß – sind eine dankbare Indikation für plastische Eingriffe. Für den Dermatologen von praktischer Bedeutung ist ferner die Dermabrasion bei epidermalen Nävi, Adenoma sebaceum, nävoider Porokeratose und Pigmentierungen im Rahmen des Peutz-Jeghers-Syndroms (siehe bei [7]).

Zu den herkömmlichen Behandlungsverfahren gehören auch *diätetische Maßnahmen* bei den hereditären Hyperliproteinaemien. Allerdings werden diese Fettstoffwechselkrankheiten, die fakultativ mit Xanthomen der Haut einhergehen, heute zusätzlich medikamentös behandelt. Durch eine Tyrosin-arme Diät kann bei dem Tyrosinaemie-Typ II (Richner-Hanhart-Syndrom) in wenigen Wochen der Tyrosinblutspiegel auf Normwerte gesenkt werden. Dieses biologisch wichtige Syndrom ist gekennzeichnet durch eine insuläre Palmoplantarkeratose, herpoide Korneadystrophie und Intelligenzdefekt. Wahrscheinlich liegt der Tyrosinaemie ein Mangel der Tyrosinaminotransferase zugrunde [3]. Bereits nach ein bis zwei Monaten bilden sich unter Tyrosin-armer Diät die schmerzhaften schwieligen Hyperkeratosen der Hände und Füße, sowie die Korneadystrophie zurück. Ob durch die Tyrosin-arme Diät, in Analogie zur Phenylketonurie, auch die Entstehung des Intelligenzdefektes verhindert werden kann, wird die Zukunft zeigen.

Die spektakulärsten Erfolge jedoch hat man in den letzten Jahren im Bereich der *medikamentösen Therapie* erzielt. Erwähnt seien die Zinktherapie bei der Acrodermatitis enteropathica, die β-Carotenbehandlung der Protoporphyrinämie, die Phenytointherapie der rezessiv-dystrophischen Epidermolysen und die Retinoidbehandlung der erblichen Verhornungsstörungen. Anfänglich glaubte man, daß Etretinat (Tigason) bei diesen Genodermatosen das Medikament der Wahl sei. Doch haben Peck et al. [5] sowie Cunningham [1] im angelsächsischen Schrifttum kürzlich berichtet, daß auch Isotretinoin (Roaccutan) bei schweren erblichen Verhornungsstörungen wie den Erytrodermies congénitales ichthyosiformes vom trockenen und bullösen Typ wirksam ist. Zusammen mit Gilardi [2] haben wir u. a. sechs Patienten mit diesen Genodermatosen konsekutiv sowohl mit Etretinat als auch mit Isotretinoin behandelt. Die klinische Wirkung war bei einer Erhaltedosis von 0,5–0,8 mg/kg resp. 1 mg/kg gleichwertig. Die Nebenwirkungen hingegen waren unter Isotretinoin eindeutig geringer. Wegen der von Milstone et al. [4] sowie Pittsley u. Yoder [6] beobachteten Langzeitnebenwirkungen (Hyperostosen) im Rahmen einer Ichthyosebehandlung sollte die orale Retinoidbehandlung nur bei schwersten Ichthyosefällen (vgl. Tabelle 1) durchgeführt werden.

Regelmäßige Lipid- und Skelettkontrollen sind unerläßlich. Selbst bei diesen Fällen sollte die externe Behandlung mit 10–12% Urea in Kombination mit Tretinoin und einer antibakteriellen und antimykotischen Substanz wie z. B. Triclosan nicht vernachlässigt werden. Bei den leichteren autosomal-dominanten und x-chromosomalen Ichthyosen hingegen darf man sich auf eine externe Behandlung, z. B. mit Urea in Kombination mit Tretinoin, beschränken.

Auch die Dyskeratosis follicularis (Morbus Darier) und die erblichen Palmoplantarkeratosen können durch oral verabreichte Retinoide in der Regel günstig beeinflußt werden. Eine Ausnahme macht nach unserer Erfahrung die Voernersche Keratose, die histologisch mit granulöser Degeneration (epidermolytischer Hyperkeratose) einhergeht. Bei diesem Palmoplantarkeratosetyp wird zwar durch Retinoide

Tabelle 1. Behandlungsprinzipien der wichtigsten Ichthyosen

Ichthyose-Typ	Expressivität	Äußere Behandlung	Innere Behandlung
Autosomal-dominante Ichthyose	+	+	–
x-Chromosomale Ichthyose	+(+)	+	–
Erythrodermie congénitale ichtyosiforme sèche	++	+	(+)
Erythrodermie congénitale ichtyosiforme bulleuse	+++	+	+

die Hyperkeratose abgebaut, doch nimmt die Tendenz zur Blasenbildung umgekehrt proportional so stark zu, daß das Gehen und die manuelle Betätigung stark erschwert respektive praktisch verunmöglicht werden. Ob Isotretinoin bei diesen Verhornungsstörungen gleich wirksam ist wie Etretinat, muß noch durch klinische Versuche an einem größeren Krankengut geklärt werden.

Die erwähnten Beispiele zeigen, daß in den letzten Jahren die Behandlungsmöglichkeiten der Erbkrankheiten zugenommen haben. Diese Entwicklung ist keineswegs abgeschlossen; vielmehr steht sie wohl überhaupt erst am Anfang.

Zusammenfassung

Die therapeutischen Möglichkeiten bei erblichen Hautkrankheiten waren bis vor wenigen Jahren sehr beschränkt. Dank der Weiterentwicklung operativer Methoden kann die Lebensqualität von Patienten mit einer Reihe von Erbkrankheiten der Haut verbessert werden. Beim Richner-Hanhart-Syndrom (Tyrosinaemie-Typ II) können mit einer Phenylalanin- und Tyrosin-armen Diät nicht nur die Hyperkeratosen, sondern auch die herpoiden Korneadystrophien abgebaut werden. Die spektakulärsten Fortschritte aber wurden auf dem Gebiet der medikamentösen Behandlungen erzielt. Die Zinktherapie bei der Acrodermatitis enteropathica ist eine Substitutionstherapie, sehr wirksam und billig! Bei den rezessiv vererbten vernarbenden Epidermolysen beruht die günstige Wirkung der Phenytointherapie auf der partiellen Inhibition der Kollagenaseaktivität. Schließlich wird auf die Wirkung der Retinoide bei Ichthyosen und Palmoplantarkeratosen eingegangen. Nach unserer Erfahrung ist die Wirkung von Isotretinoin praktisch gleich wie diejenige von Etretinat.

Literatur

1. Cunningham WJ (1983) Use of Isotretinoin in the ichthyoses. Retinoid Conference, London, 16–18 May
2. Gilardi S, Schnyder UW (1983) Andere mögliche klinische Anwendungen für Isotretinoin (Roaccutan): Rosacea und hereditäre Verhornungsstörungen. Kongreß Schweiz Ges Derm Venerol, Bern 1983, Dermatologica (im Druck)

3. Goldsmith LA, Thorpe J, Roe CR (1979) Hepatic enzymes of tyrosine metabolism in tyrosinemia II. J Invest Dermatol 73:530–532
4. Milstone LM, McGuire J, Ablow RC (1982) Premature epiphyseal closure in a child receiving oral 13-cis-retinoic acid. J Am Acad Dermatol 7:663–666
5. Peck GL, Groß EG, Butkus D (1981) Comparative analysis of two retinoids in the treatment of disorders of keratinization. In: Orfanos CE et al. (eds) Retinoids. Springer, Berlin Heidelberg New York, pp 279–286
6. Pittsley RA, Yoder FW (1983) Retinoid Hyperostasis. N Engl J Med 308:1012–1014
7. Schnyder UW (1983) Les possibilités thérapeutiques des maladies héréditaires en dermatologie. Ann Derm Syph (Paris) (im Druck). Dort ausführliches Literaturverzeichnis

Ilse Coerdt

Kavernöse Hämangiome und Naevi flammei

Hämangiome sind nach Seiler, Korting und Günter die häufigsten gutartigen Tumoren im Säuglings- und Kindesalter. Aus der Vielzahl der Hämangiomformen berichte ich über die kavernösen Hämangiome und sehr kurz auch über die Naevi flammei. In der sehr unterschiedlich vorgenommenen Klassifizierung schließen wir uns der Einteilung von Braun-Falco und Keining an, die sich hauptsächlich nach dem klinischen Erscheinungsbild richtet. Wir unterscheiden:

1. Das *Haemangioma cavernosum cutaneum*, das oberflächlich sitzt, erhaben und prall mit Blut gefüllt ist und eine sattrote Farbe aufweist.
2. Das *Haemangioma cutaneum et subcutaneum*. Hier ist ein zentraler intrakutaner Herd von unterschiedlicher Größe vorhanden, unter dem sich unter weitgehend intakter Haut der größere subkutane Anteil ausbreitet.
3. Das *Haemangioma cavernosum subcutaneum* breitet sich unter völlig intakter Haut in unterschiedlich großer Ausdehnung aus.

Diese Einteilung bewährt sich auch hinsichtlich der Therapiewahl. Hämangiome an inneren Organen bleiben in diesem Beitrag unberücksichtigt. Ebenso muß ich mich bei der Darstellung der Naevi flammei auf den Hinweis beschränken, daß diese wohl die Domäne der Lasertherapie darstellen. Eigene Erfahrungen hierzu fehlen mir.

Die Diagnosestellung der Hämangiome ist in der Regel sehr einfach. Lediglich bei den subkutanen Formen müssen Lymphangiome differentialdiagnostisch in Betracht gezogen werden.

Ist schon die Klassifizierung der Hämangiome uneinheitlich, so zeigen sich erst recht Unterschiede in der Wahl der Behandlungsmethoden. Kyrotherapie, Sklerosierung mit hypertonen Lösungen, Strahlentherapie, Kortisongaben, Embolisation und Operation seien hier zunächst ohne Wertung der einzelnen Verfahren genannt. Es darf aber nicht übersehen werden, daß bereits 1854 von Schütz und seither in zunehmendem Maße von anderen Autoren Spontanrückbildungen der Hämangiome beschrieben wurden. Der allmähliche Wandel der Therapie läßt sich auch an unserem eigenen Krankengut verdeutlichen, wie Schafmann in seiner Dissertation ermittelte. 1015 Säuglinge und Kleinkinder wurden 1956–1976 in der Kinderchirurgischen Universitätsklinik in München behandelt, davon wurden von 1956–1970 noch über 70% operiert. Es wurden außerdem noch hypertone Lösungen injiziert und in ausgesuchten Fällen Bestrahlungen durchgeführt. Seit 1970 lag unsere Operationsrate bei 570 Hämangiomen unter 30%. In keinem dieser Fälle kam es, entgegen manchen Warnungen in der Literatur, zu einem Rezidiv. Bei allen anderen Hämangiomen wurde die Spontanrückbildung abgewartet, die in den meisten Fällen bereits mit 3–5 Jahren erwartet werden darf. Aber auch spätere Remissionen sind durchaus möglich. Die Spontanrückbildung betrifft vor allem – nach anfänglichem Wachstum etwa bis zum

6.–7. Lebensmonat – die intrakutanen Hämangiome, können aber auch die gemischten intra- und subkutanen Formen einschließen. Eine Spontanrückbildung der reinen subkutanen Hämangiome darf dagegen auch nach unserer Erfahrung kaum erwartet werden. Hier stellen wir daher die Operationsindikation frühzeitig. Außerdem raten wir zu früher Operation, das heißt, etwa nach dem ersten Trimenon, auch bei intrakutanen Hämangiomen im Anal- und Genitalbereich, da hier leicht Ulzerationen mit Blutungen und Infektionen auftreten können. Ferner exzidieren wir alle gestielten Hämangiome, gleich in welcher Region, da diese sehr blutungsgefährdet sind und wegen der schmalen Basis nur eine kleine unauffällige Operationsnarbe hinterlassen. Stark prominente Hämangiome der behaarten Kopfhaut mit sehr zögernder Rückbildungstendenz operieren wir, wenn die Kinder zu krabbeln beginnen, auch wegen der Verletzungsgefahr.

Hämangiombestrahlungen werden bei uns seit 1970 nicht mehr veranlaßt, denn eine gutartige Neubildung, die in einem extrem hohen Maße zur Spontanrückbildung neigt (die Literaturangaben darüber schwanken zwischen 70 und 95%) rechtfertigt nach unserer Überzeugung in keinem Fall die Strahlentherapie, die sich im Kopf-Hals-Bereich wegen der Gefahr eines späteren Schilddrüsenkarzinoms – worauf u. a. Wiedemann hingewiesen hat – in der Mammaregion und über Wachstumsfugen ohnehin verbietet. Darüber hinaus ist m. E. der Erfolg der Strahlentherapie nur schwer von der Tendenz zur Spontanremission abzugrenzen.

Die Betreuung der kleinen Patienten, bei denen die Spontanrückbildung eines Hämangioms abgewartet wird, ist nicht immer leicht und setzt ein besonderes Vertrauensverhältnis zum Arzt voraus. Eingehende Aufklärung mit Bilddemonstration und wiederholte Kontrolluntersuchungen, vor allem in den ersten Lebensmonaten, sind unumgänglich, wobei die kontinuierliche Betreuung durch immer den gleichen Arzt sehr hilfreich ist.

In ausgesuchten Fällen, bei extrem schnell wachsenden Hämangiomen, führen wir eine Kortisontherapie durch, und zwar verabreichen wir über einen Zeitraum von

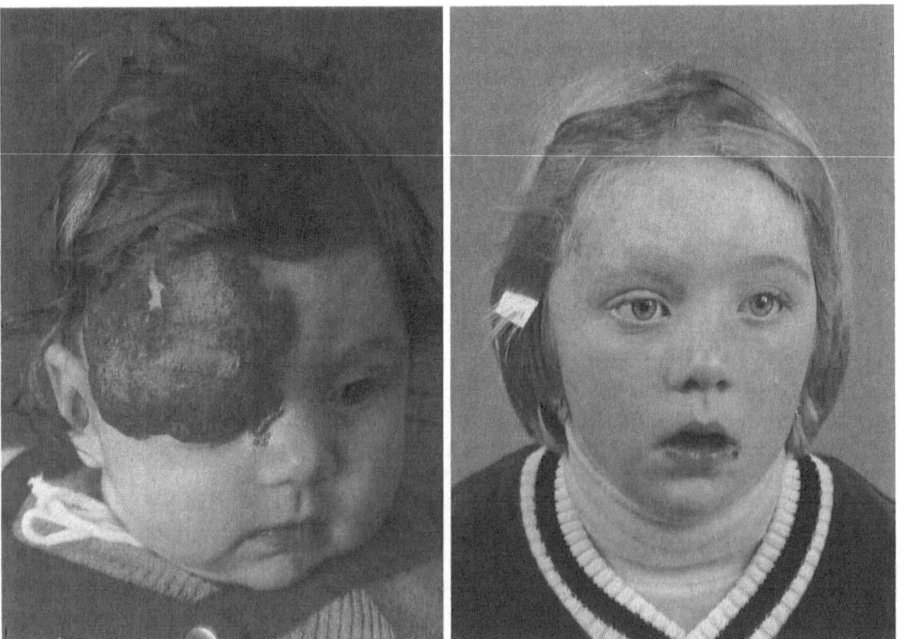

Abb. 1. a Kavernöses Hämangiom der Stirn-Schläfen-Augen-Region. **b** Fast totale Rückbildung innerhalb von 5 Jahren

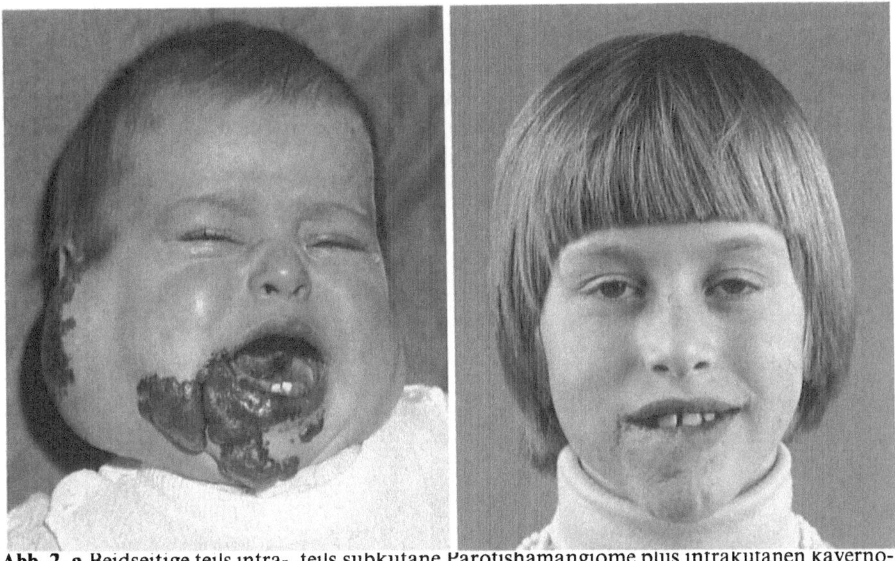

Abb. 2. a Beidseitige teils intra-, teils subkutane Parotishämangiome plus intrakutanen kavernösen Hämangiomen im Kinn-Unterlippen-Kiefer-Bereich. **b** 1 bis 1 1/2 Jahre nach Exstirpation der Parotishämangiome im Alter von 8 Jahren und nach spontaner Rückbildung im Kinn-Mund-Bereich

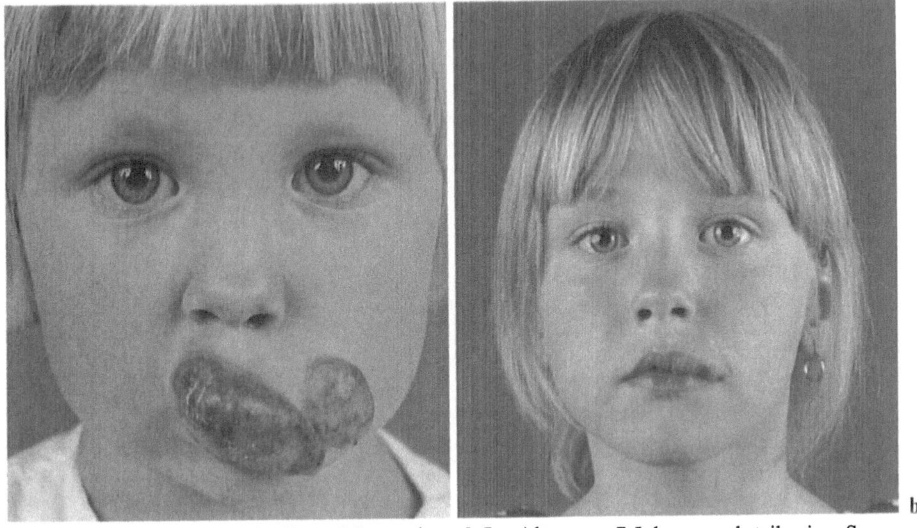

Abb. 3. a Ausgedehntes Oberlippenhämangiom. **b** Im Alter von 7 Jahren nach teilweiser Spontanrückbildung und zweizeitiger Hämangiomexstirpation

10–14 Tagen 2 mg Solu-Decortin-H pro kg Körpergewicht pro die. Bei dieser kurzfristigen Therapie haben wir bisher keine nachteiligen Folgen gesehen, die Erfolge sind allerdings uneinheitlich. Mit der Embolisation, die Herr Prof. Decker, der Leiter der Neuroradiologischen Abteilung, für uns bisher in wenigen Fällen präoperativ durchgeführt hat, verfügen wir noch nicht über ausreichende Erfahrung.

Einige Bildbeispiele sollen die Ergebnisse unserer Hämangiombehandlung demonstrieren (Abb. 1–3).

Zusammenfassung

Es wird über die Behandlung intra- und subkutaner Hämangiome berichtet. Besonders wird auf die große Spontanrückbildungstendenz der intrakutanen Hämangiome hingewiesen. Besonders wichtig ist die Wahl des richtigen Operationszeitpunktes bei gemischten Hämangiomen.

Sawko W. Wassilew

HPV-Infektionen im Kindesalter

Die Human-Papillomviren (Warzenviren, HPV, Human papilloma viruses) sind DNS-Viren, die beim Menschen die Bildung meist gutartiger Tumoren – Warzen – induzieren. Elektronenoptisch diffus angeordnet oder kristalloid aggregiert sind verschiedene Typen nicht unterscheidbar. Mit neuen molokularbiologischen Methoden wurden bisher 24 HPV-Subtypen[1] aus den 6 klinisch unterschiedlichen Warzen [14] isoliert. Die Bezeichnungen sind in Abhängigkeit von den Untersuchergruppen noch wenig einheitlich [9, 15]. Sicher ist, daß in einem Warzentyp verschiedene HPV-Typen nachgewiesen wurden und daß verschiedene Warzentypen auch bei ein- und demselben Patienten gefunden wurden (Tabelle 1).

Besonderheiten im Kindesalter gibt es in Bezug auf Häufigkeit, Lokalisation und Verlauf der HPV-Infektionen. Plane juvenile und vulgäre Warzen werden bei Kindern häufiger als bei Erwachsenen gefunden und spielen quantitativ die größte Rolle. Plantarwarzen werden weniger oft als bei Erwachsenen gefunden. Genitale Warzen können als vulgäre Warzen auftreten, die seltenen spitzen Kondylome sind bei Kindern oft extragenital lokalisiert. Selten, aber wichtig sind die Larynx-Papillome und generalisierte Warzenerkrankungen. Generalisierte vulgäre Warzen sollten als Zeichen einer angeborenen oder erworbenen Störung der zellulären Immunität angesehen werden. Die Epidermodysplasia verruciformis (E. v.) ist eine generalisierte Verrucosis mit verschiedenen Warzentypen. Einige der Tumoren der E. v. können wie Larynx-Papillome unter Mitwirkung von Kofaktoren in metastasierende Karzinome übergehen (Tabelle 2). Zumindest einige dieser Kofaktoren können ausgeschaltet werden.

Die Diagnose der Viruspapillome wird nach dem klinischen Bild gestellt und nur in Ausnahmefällen, z. B. bei der fokalen epithelialen Hyperplasie (Heck), histologisch oder elektronenoptisch [13, 14] verifiziert. Lichtoptisch lassen sich nicht nur die verschiedenen klinischen Warzentypen unterscheiden, sondern es kann auch auf den Erreger, das HPV, geschlossen werden, was prognostisch wichtig sein kann [8]. In der Zukunft ist zu hoffen, daß zusätzlich typspezifische serologische Methoden die Diagnose gerade der Patienten mit HPV-Infektionen ermöglichen, die als karzinomgefährdet gelten müssen.

An der Übertragbarkeit von Viruswarzen besteht kein Zweifel, bei Plantarwarzen möglicherweise wegen der Fülle der in ihnen enthaltenen Viruspartikel. Ansteckungsort sind häufig Schwimmbäder. In einer Studie an 1802 Patienten mit Plantarwarzen waren 86% der Patienten unter 18 Jahren Besucher von Schwimmbädern [6, 7]. Auch die genitalen Warzen sind trotz sehr weniger Viruspartikel gut übertragbar, vielleicht

1 zur Hausen: Papillomvirusinfektionen und Krebs. Vortrag Int. Symposium in Hamburg, 14.–17. Juli 1983

Tabelle 1. Klinische Warzentypen und deren Erreger

Warzentypen	Erreger
Plane juventile Warzen	HPV 3
Vulgäre Warzen	HPV 2 (7, 3, 1)
Larynxpapillome	HPV 11 (6)
Plantarwarzen	HPV 1, 4, (2)
Spitze Kondylome	HPV 6, 11 (2)
Verrucosis generalisata	HPV 3, 5, 8 (2, 9)

Tabelle 2. HPV und Onkogenese im Kindesalter

HPV	Krankheit	Kofaktoren
6, 11	Larynxpapillom	Rö-Strahlen
5, 8	Epidermodysplasia verruciformis	UV, Immunsuppression

Tabelle 3. Eigenbehandlung zu Hause

Salizylsäure	
in Kollodiumlack	10–20%ig
+ Fluorouracil	0,5% und DMSO
in Pflaster	40–60%ig
Seifenbäder, 10%ige NaCl-Bäder und mechanisches Abtragen der erweichten Hornmassen	

wegen der Intensität des Kontaktes. Finden sich anogenitale Condylomata acuminata bei Kindern, sollte man an die Möglichkeit des Vorliegens eines Sexualdeliktes denken (14).

Der natürliche Verlauf der HPV-Infektionen bei Kindern hängt zum einen vom Virustyp, zum anderen von humoralen und zellulären Immunmechanismen ab. Dabei ist eine Abhängigkeit der Immunantwort vom Virustyp unklar. Die zellvermittelte Immunität spielt bei der Entwicklung und Abheilung von Warzen eine wesentlichere Rolle als humorale Immunmechanismen [12]. Funktionelle Defizite zellulärer Immunmechanismen können auch Folge einer generalisierten HPV-Infektion sein [19]. Immunologisch ist die Regression von Warzen durch einen Anstieg meßbarer spezifischer Lymphozytenfunktionen charakterisiert, gefolgt von einem Anstieg der spezifischen Antkörper der IgG-Klasse. Klinische Zeichen sind lokale Entzündungsreaktionen und das Auftreten von Schmerz oder Juckreiz [2, 18].

Die Therapie von HPV-Infektionen im Kindesalter erfordert neben dem ärztlichen Wissen außerordentliche Geduld und Sorgfalt vom Arzt, dem Patienten und den Eltern. Zwei Eigenschaften erschweren die Beurteilung der verschiedenen therapeutischen Modalitäten, die Spontanremission – bei der überwiegenden Mehrzahl von Viruspapillomen, besonders im Kindesalter – und die Rezidivfreudigkeit.

Ursache der Rezidive sind, unabhängig von der therapeutischen Methode, nicht abgeheilte Warzen. Wird Heilung als Verschwinden des Tumors – schlecht – definiert, sind Rezidive in über 1/3 der Fälle nicht überraschend. Folgt man jedoch der Definition einer Edinburger Studie: Verschwinden aller Warzen und komplette Erneuerung der Hauttextur [7], dann ist die Heilungszeit zwar protrahiert, Rezidive wurden aber über einen Beobachtungszeitraum von 2 Jahren nur noch in 1% der Patienten gefunden. Die Heilung im o.g. Sinne sollte nach 12wöchiger Therapie kontrolliert werden.

Man kann therapeutische Maßnahmen durch Eltern und Kind, die Eigenbehandlung, und solche durch den Arzt unterscheiden (Tabelle 3). Bedingungen für die

Eigenbehandlung, z. B. mit Salizylsäurepräparaten, sind neben der möglichst schriftlichen Aufklärung ihre Kontrolle alle 3–4 Wochen. Die Technik für etwaige Verbände, z. B. an den Fußsohlen, muß erlernt werden.

Mechanische Warzenentfernungen, z. B. die Kürettage mit dem scharfen Löffel oder kryotherapeutische Maßnahmen, müssen durch den Arzt ausgeführt werden [4]. Dies gilt unbedingt auch für die lokale Ätzbehandlung von Condylomata acuminata mit einer 10%igen alkoholischen Podophyllinlösung.

Die operative Warzenentfernung mit dem Skalpell, durch Kryochirurgie oder Elektrokauterisation gehört in die Fachklinik [4].

Inwieweit therapeutische sogenannte immunstimulatorische Maßnahmen mit Levamisol, DNCB, Transfer Faktor oder Vaccine [5, 6, 16, 17] den Verlauf von HPV-Infektionen beeinflussen können, ist noch nicht abgeklärt. Ihr Einsatz gerade bei Kindern scheint problematisch. Es ist keinesfalls gesichert, ob PUVA, Vitamin-A-Säure und deren Derivate oder gezielte Suggestion als therapeutische Alternative gelten können [1, 3, 11].

Die wichtigste ärztliche Entscheidung ist die, ob eine Therapie nützlich ist und welche Therapie bei Kindern vertretbar ist. Diese Entscheidung muß individuell getroffen werden, wobei es schwierig, aber notwendig sein kann, elterlichen Wünschen entgegenzutreten.

Plane Warzen können vorsichtig mit flüssigem Stickstoff vereist werden, über die lokale Anwendung von Vitamin-A-Säure-Lösungen liegen positive Berichte vor. Zurückhaltung ist angebracht, da eine zu intensive Therapie Beschwerden verursacht. *Im Gesicht* sollte auf eine Behandlung von planen Warzen bei Kleinkindern verzichtet werden.

Filiforme Vulgärwarzen im Gesicht können kürettiert werden. Auch eine vorsichtige Kryotherapie ist möglich. Warzen im Bereich der Mundschleimhaut können ebenfalls durch Kürettage entfernt werden

Die Entfernung von *Larynx-Papillomen* ist dem Hals-Nasen-Ohrenarzt vorbehalten. Hier liegt möglicherweise eine Indikation für die Laserchirugie. Warzenlacke sollten, wenn überhaupt, nur mit großer Zurückhaltung im Gesicht angewandt werden.

Vulgäre Warzen an den Händen sind eine Indikation für die Eigenbehandlung mit Warzenlacken (Tabelle 3). Sie kann kombiniert werden mit Kryotherapie. Bei Kleinkindern sollte auf eine Kryotherapie möglichst verzichtet werden, um dem Kind die damit verbundenen Schmerzen zu ersparen. Es kann durchaus schwierig sein, die Eltern von einem zurückhaltenden Vorgehen zu überzeugen.

Plantarwarzen erfordern intensive Eigenbehandlung mit Warzenlacken. Salizylpflaster kann bei älteren Kindern angewandt werden, evtl. in Kombination mit Kryotherapie. Auf keinen Fall dürfen Plantarwarzen durch Röntgenstrahlen therapiert werden.

Bei anogenitalen Warzen ist eine Kürettage möglich. Condylomata acuminata können auch mit einer 10%igen alkoholischen Podophyllintupfung behandelt werden. Bei Kindern sollte Podophyllin nicht großflächig und nicht häufiger als einmal die Woche angewandt werden.

Disseminierte Warzen erfordern besondere Geduld. Salizylsäure in Kollodiumlack ist die Therapie die Wahl, evtl. kombiniert mit einer Kryotherapie. In Bezug auf den Spontanverlauf wird in Bezug auf chirurgisches Vorgehen in Vollnarkose Zurückhaltung empfohlen, was aber in wenigen Ausnahmefällen mit generalisierter vulgärer Verrucosis und Immundefekt notwendig ist.

Zusammenfassung

Die häufigsten Papillom-Virus (HPV)-Infektionen im Kindesalter sind Warzen. Neue Erkenntnisse in Bezug auf ihre Biologie und Behandlung werden dargestellt.

Literatur

1. Allington HV (1952) Review of the psychotherapy of warts. Arch Dermatol 66:316
2. Berman A, Berman JE (1978) Efflorescence of new warts: a sign of onset of involution in flat warts. Br J Dermatol 99:179–182
3. De Bersaques J (1975) Vitamin A acid in the topic treatment of warts. Acta Dermatol Venereol (Stockh) 55 [Suppl 74]:169–170
4. Breitbart EW (1982) Moderne Warzentherapie. Z Hautkr 57 (1):27–37
5. Buckner D, Price N (1978) Immunotherapy of verrucae vulgaris with dinitrochlorbenzene. Br J Dermatol 98:451
6. Bunney MH (1982) Viral warts: Their biology and treatment. Oxford University Press, New York Toronto
7. Bunney MH, Nolan M, Williams D (1976) An assessment of methods of treating viral warts by comparative treatment trials based on a standard design. Br J Dermatol 94:667–669
8. Groß G, Pfister H, Hagedorn M, Gißman L (1982) Correlation between human papilloma-virus (HPV) type – and histology of warts. J Invest Dermatol 78:160–164
9. zur Hausen H, Gißman L (1980) Papilloma viruses. In: Klein G (ed) Viral oncology. Rowen Press, New York, pp 433–445
10. Jablonska S, Orth G, Jarząbek-Chorzelska M, Gliński W, Obalek S, Rzęsa G, Croissant O, Favre M (1979) Twenty-one years of follow-up studies of familial epidermodysplasia verruciformis. Dermatologica 158:309–327
11. Jung EG, Schoenian R (1976) Local photochemotherapy of warts. Hautarzt 52:491–498
12. von Krogh G (1979) Warts: immunologic factors of prognostic significance. Int J Dermatol 18:195–204
13. Kuhlwein A, Nasemann T, Jänner M, Schaeg G, Reinel D (1981) Nachweis von Papillomviren bei fokaler epithelialer Hyperplasie Heck und die Differentialdiagnose zum weißen Schleimhautnävus. Hautarzt 32:617–621
14. Nasemann Th (1974) Viruskrankheiten der Haut, der Schleimhäute und des Genitale. Thieme, Stuttgart
15. Ostrow R, Zachow BS, Watts S, Bender M, Pass F, Faras A (1983) Characterization of two HPV-3 related papillomaviruses from common warts that are distinct clinically from flat warts or epidermodysplasia verruviformis. J Invest Dermatol 80:436–440
16. Schou M, Helin P (1977) Levamisole in a double blind study. No effect on warts. Acta Dermatol 57:449–454
17. Stevens DA, Ferrington RA, Merigan TC, Marinovich VA (1975) Randomized trial of transfer in treatment of human warts. Clin Exp Immunol 21:520–524
18. Tagami H, Ogino A, Takigawa M, Imamura S, Ofuji S (1974) Regression of plane warts following spontaneous inflammation. A histopathological study. Br J Dermatol 90:147–154
19. Wassilew SW (1981) Virus-Papillome, Immunologie. In: Peters J, Müller R (Hrsg) Präkanzerosen und Papillomatosen der Haut. Springer, Berlin Heidelberg New York, pp 173–176

Theodor Nasemann

Morbus Gianotti-Crosti und Gianotti-Crosti-Syndrome

Bisher wurden 4 dermatologische Krankheitsbilder beschrieben [4], die bei Hepatitis-B-Infektionen auftreten können (Tabelle 1).

Zweifellos wächst gegenwärtig die Bedeutung der Hepatitis-B-Erkrankungen und damit auch diejenige der mit ihnen verbundenen Hautveränderungen. Nur mit der 4. Verlaufsform, der von Gianotti und Crosti zuerst beschriebenen Acrodermatitis beschäftigt sich die folgende Darstellung. Die Acrodermatitis papulosa eruptiva infantum – (der Begriff ist für den klinischen Sprachgebrauch zu lang; daher sollte wie in den USA das Wort „eruptiva" fortgelassen werden) – wird klinisch den ätiologisch nicht einheitlichen Gianotti-Crosti-Syndromen gegenübergestellt, wie R. Milbradt [6] es auf dem letzten DDG-Kongress in Wien tat. Er legte im Sinne Gianottis und auch Braun-Falcos dar, daß die Acrodermatitis papulosa infantum (A.p.i.) ein genau definiertes Krankheitsbild (ein morbus, eine Krankheit) ist. Syndrome sind hingegen symptomatisch einheitliche Erkrankungen mit unbekannter, vieldeutiger plurikausaler oder nur teilweise bekannter Ätiopathogenese. Dies trifft für die Gianotti-Crosti-Syndrome zu, wie dies später ausgeführt werden soll.

Die A.p.i. ist eine Exanthemkrankheit, die durch 4 Kriterien definiert wird:

1. Symmetrisch angeordnete, nicht juckende, rötlich bis kupferfarbene, lichenoide Papeln mit einem Durchmesser von etwa 3 mm, die sich bevorzugt an den Streckseiten der Extremitäten, des Gesäßes, des Halses und des Gesichtes ansiedeln.
2. Vorwiegend axilläre und inguinale Lymphknotenschwellungen.
3. Hepatitis mit überwiegend anikterischem Verlauf (etwa 95% der Patienten).
4. Spätestens 2 Wochen nach Auftreten der dermatologischen Symptome im Blutserum positiver Nachweis von HBs-Antigen (= Hepatitis-B-*Surface*-Antigen, meist der Subtyp ayw (die Buchstaben „ayw" repräsentieren spezifische Genotypen des Hepatits-B-Virus)).

Tabelle 1. Dermatologische Krankheitsbilder bei Hepatitis B-Infektionen, jeweils bedingt durch Variation der Antigenität und der Immunantwort

1. Serumkrankheit-ähnliche Prodromalerscheinungen (Serum sickness-like prodrome „SSLP")
   Symptome: u.a. Urticaria, vaskulitische Beteiligung, Schwäche.
2. Polyarteriitis nodosa (Polyarteriitis nodosa „PAN")
   Symptome: u.a. Systemische Vasculitis, Polyarthralgie, Fieber, Nierenbeteiligung, neurologische Symptomatik
3. Die gemischte Kryoglobulinämie (Essential mixed cryoglobulinemia „EMC")
   Symptome: Purpura, Arthropathie, Nephritis, Schwäche.
4. Acrodermatitis papulosa eruptiva infantum (Papular acrodermatitis of childhood „PAC")
   Symptome: Lichenoid-papulöser Ausschlag, Lymphadenitis, anikterische Hepatitis, HBs-Antigen positiv.

etwa 120 Arbeiten. Kleinere Epidemien (z. B. in Japan) wurden festgestellt. Den ersten Patienten in Deutschland sahen 1964 Braun-Falco und Rupec [1]. Befallen werden bei etwa gleichmäßiger Geschlechtsverteilung nur Kinder im Alter von 10 Monaten bis zu 15 Jahren. Das Befallsoptimum liegt zwischen dem 2. und 6. Lebensjahr. Kürzlich wurde der erste Fall einer A.p.i. als Folge einer pränatalen Hepatitis-B-Virus-Infektion mitgeteilt [2]. Bei der Mutter war seit Beginn der Schwangerschaft eine chronische HBs-und HBe-Antigen-positive Hepatitis B bekannt. Nur sehr selten wird die A.p.i. bei jungen Erwachsenen beobachtet. Rezidive der Krankheit kommen so gut wie nie vor (bisher nur eine Mitteilung in der Literatur). Prädisponiert sind Kinder aus dem Mittelmeerraum und solche, die an einem Down-Syndrom leiden. Impfungen können als Triggermechanismus für eine Hepatitis B-Infektion in Betracht kommen.

Das Exanthem besteht aus einer monomorphen, rötlich bis weinroten, nicht juckenden, papulösen Eruption mit lichenoidem Aspekt im Gesicht und an den Gliedmaßen, die einzeln disseminiert und keine, beziehungsweise im Gesicht nur geringgradige, Konfluenz zeigt. Es entwickelt sich in einem Schub symmetrisch von distal nach proximal. Stamm und die sichtbaren Schleimhäute bleiben überwiegend frei. Tonsillitis und Rhinopharyngitis können die Hauterscheinungen begleiten, ebenfalls Dyspepsien. In der Eruptionsphase ist das Köbner-Phänomen positiv. Hämorrhagische Umwandlung der lentikulären Läsionen kommt vor allem in den distalen Arealen der Extremitäten vor. Das Exanthem blaßt innerhalb von 10 bis 30 Tagen ab unter Hinterlassen einer feinen pityriasiformen Schuppung [3, 8]. Rezidive wurden weder in Deutschland noch anderswo gesehen. Die eine erwähnte Mitteilung wurde bisher nicht bestätigt.

Schon in den ersten Krankheitstagen sind vor allem die axillären und inguinalen Lymphknoten mäßig stark geschwollen, dabei aber indolent und gut abgrenzbar. Die Lymphadenitiden persistieren über 2–3 Monate. Pathognomonisch ist die Hepatomegalie der Ausdruck einer in 95% der Fälle anikterisch verlaufenden Hepatitis. Die Laparoskopie zeigt Leberschwellung, vergrößerte Leberlappen und vermehrte Gefäßinjektion. Histologisch liegt eine aktive Hepatitis mit cholestatischem Einschlag im Bereich der Periportalfelder vor. Die Transaminasen sind erhöht. Der wichtigste Laborbefund ist der Nachweis des Australia- bzw. HBs-Antigens (meist Subtyp ayw) im Serum, der in der Regel bereits in den ersten Krankheitstagen gelingt und bei 50% der Kinder innerhalb von 3 Monaten wieder negativ wird, z. T. jedoch erst nach 2–3 Jahren (Tabelle 2).

Feingeweblich zeigt die Haut das Bild einer Vasculitis vom Typ der Vasculitis allergica mit Leukozytoklasie und vorwiegend oberflächlich gelegenen Kapillaritiden (Tabelle 3). Die vergrößerten Lymphknoten sind im Sinne einer unspezifischen Lymphadenitis mit Sinuskatarrh verändert [8]. – Gelegentlich konnte das Auftreten einer Hepatosplenomegalie bis zu 11 Monate vor Beginn der A.p.i. beobachtet werden [2]. Histologie siehe Tabelle 3.

Tabelle 2. Laborbefunde beim Morbus Gianotti-Crosti

BSG:	Normal bis mittelgradig erhöht
Blutbild:	Relative Lymphozytose mit zahlreichen monozytoiden Zellen (Virozyten)
Elektrophorese:	Eruptionsphase: $\alpha_2 + \beta \nearrow$ Spätphase: $\gamma \nearrow$
Transaminasen:	Geringgradig bis stark erhöht
Bilirubin:	Normal
HBs-Antigen:	Positiv (meist Subtyp ayw)

Unterschiedlich starke Vasculitis mit Endothelschwellung und perivaskulär angeordneten lymphohistiozytären Infiltraten
- Leukozytoklasie
- Mäßig starke epidermale Beteiligung mit leichter Spongiose und Invasion vorwiegend lymphozytärer Elemente, leichte Ortho- und Parakeratose
- Pigmentinkontinenz

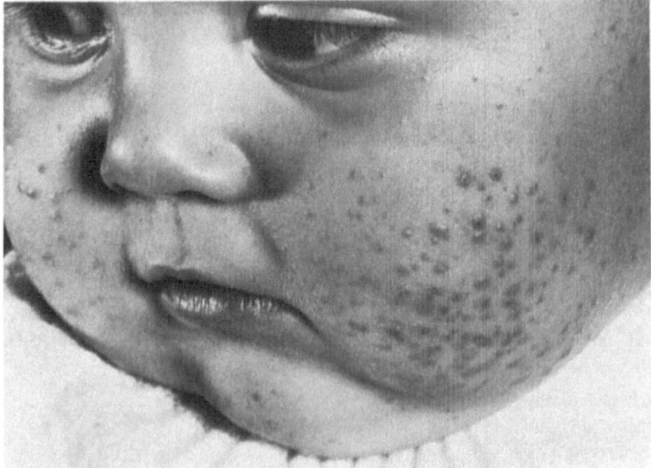

Abb. 1. Das typische papulöse Exanthem bei Morbus Gianotti-Crosti (Acrodermatitis papulosa eruptiva infantum), nicht konfluiert

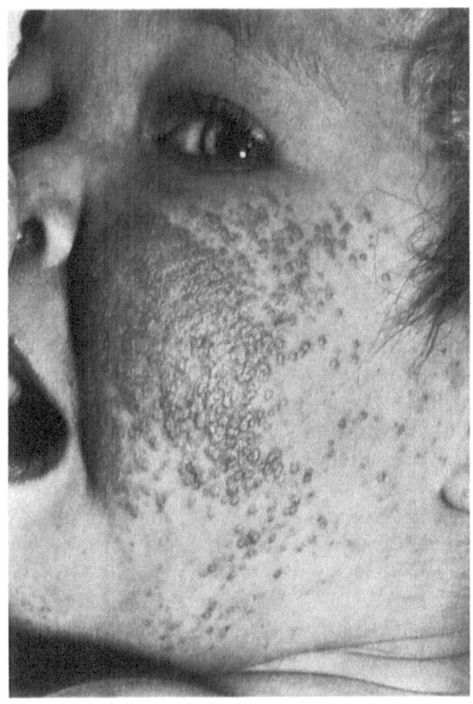

Abb. 2. Etwas älteres Kind als in Abb. 1, konfluierte Läsionen im Wangenbereich

Typen	
A	Blaßrosa, einzelnstehende, disseminierte Seropapeln, die nicht konfluieren, symmetrisch auftreten, des öfteren jucken, vorwiegend im Gesicht und an den Extremitäten auftreten.
B	Symmetrische papulöse Eruptionen, die zu unregelmäßigen kleineren oder größeren Arealen konfluieren können.
C	Rötliche Papeln, die hämorrhagisch werden können, mit symmetrischer Anordnung im Gesicht und an Extremitäten, die nicht jucken und etwa zwei Monate lang bestehenbleiben, eventuell kürzere Zeit auch am Stamm.

Elektronenoptisch konnten weder in den Hautläsionen noch in Leberbiopsien Viruselemente nachgewiesen werden [4, 8], nur einmal bisher (und fraglich) in einem mitbefallenen Lymphknoten sowie mehrfach HBV-Partikel im Serum [4]. Die direkte Immunfluoreszenz im Bereich der Hautläsionen ist negativ.

Differentialdiagnostisch müssen vor allem die Dermatosen abgegrenzt werden, die von Gianotti und Crosti unter dem Begriff: „Akrolokalisiertes infantiles papulovesikulöses Syndrom" (= Gianotti-Crosti-Syndrom, künftig „GCS") subsummiert worden sind. Diese lassen sich in 3 Typen gruppieren (Tabelle 4). Die Ätiologie ist nicht einheitlich (Tabelle 5). Die Möglichkeiten für die Differenzierung gibt die Tabelle 6 an [5, 7]. Das GCS zeichnet sich vor allem durch das Fehlen einer Hepatitis aus und durch den negativen HBs-Antigen-Nachweis. Ein Anstieg der Transaminasen fehlt.

Tabelle 5. Mögliche Ätiologie des akrolokalisierten infantilen papulovesikulären Syndroms von Gianotti und Crosti

- Viruside, zum Beispiel „Idreaktionen" bei Zytomegalie
- „Ide" bei Milbenbefall
- Sandbox-Dermatitis (Hjorth)?
- Bakteride?
- Arzneimittelexantheme?

Polyätiologische Hautreaktion

Die Prognose der A.p.i. ist gut. Nur selten kann sich die Hepatitis in eine aggressive Form mit unterschiedlicher Aktivität umwandeln. Bisher wurde nur ein Todesfall registriert.

Die Therapie der A.p.i. bleibt rein symptomatisch: Tumenollotio, später Pflegecremes, anfänglich Antipyretika und Wadenwickel.

Hepatitisprophylaxe in der Umgebung der Patienten kann notwendig werden: Entweder Hepatitis-B-Immunglobulingaben oder Impfen mit Hepatitis-B-Vakzine.

Ungeklärt ist die Frage, weshalb nur Kinder, d. h. überwiegend Kleinkinder von der A.p.i. befallen werden. Diskutiert wurde die mögliche Beziehung zu besonderen HLA-Mustern. Schwierigkeiten macht weiterhin die Zuordnung von A.p.i.-Krankheitsbildern mit Vorhandensein von Hepatitis bei anderen Virusinfektionen wie Mononucleosis infectiosa mit nachgewiesenem Epstein-Barr-Virus und bei Zytomegalie. Soll man diese zweifelsfrei beobachteten Krankheiten mit identischer Morphologie künftig der A.p.i. oder dem GCS zuzuordnen? Der Autor neigt der ersteren Möglichkeit zu. Dann wäre aber die A.p.i. eine Virus-Idreaktion bei allen Virusbedingten Hepatitiden mit voller Gianotti-Crosti-Symptomatik und nicht nur eine reine HBs-Antigen-Krankheit (= B-Virusid).

	Gianotti-Crosti-Krankheit = A.p.i.	Gianotti-Crosti-„Syndrom“ = GCS
Hauterscheinungen	Monomorph 3–4 mm ∅ Erythematopapulös, oft mit Purpurakomponente	Polymorph 2–4 mm ∅
Verteilung	Bilateral Symmetrisch	Bilateral Aggregiert oder asymmetrisch
Lokalisation	Gesicht, Extremitäten Gesäß	Gesicht, Gesäß, Extremitäten (Hand- und Fußrücken, Knie)
Pruritus	∅	Immer
Köbner	Gelegentlich	∅
Krankheitsdauer	15–25 Tage	30–60 Tage
Lymphknoten	Axillär und inguinal immer	Axillär und inguinal gelegentlich
Hepatomegalie	Immer	∅
Splenomegalie	Selten	∅
Leberfunktionstest	SGOT, SGPT, HBs-Antigen positiv	Normal

Zusammenfassung

Der Morbus Gianotti-Crosti ist das genau definierte Krankheitsbild der Acrodermatitis papulosa eruptiva infantum mit HBs-Antigen-positiver Hepatitis. Die Gianotti-Crosti-Syndrome besitzen eine Polyätiologie und zeigen keine Hepatitis in ihrem Verlauf. Differentialdiagnose, Klinik und Therapie dieser Dermatosen werden besprochen.

Literatur

1. Braun-Falco O, Rupec M (1964) Über das Gianotti-Crosti-Syndrom (Acrodermatitis papulosa eruptiva infantilis). Med Klin 59:210–214
2. Faber M, Berthold H, Remischovsky E (1983) Gianotti-Crosti-Syndrom als Folge einer pränatalen Hepatitis-B-Virusinfektion. Hautarzt 34:123–125
3. Gianotti F (1955) Rilievi de une particolare casistica tossinfettiva caratterizzata da eruzione eritematoinfiltrativa desquamativa afocalai-lenticolari, a sede elettiva acroesposata. G Ital Dermatol 96:678–697
4. McElgum PSJ (1983) Dermatologic manifestations of hepatitis B virus infection. J Am Acad Dermatol 8:539–548
5. Milbradt R (1976) Zur Klinik und Histologie des Exanthems beim Gianotti-Crosti-Syndrom. Hautarzt [Suppl I]:117–119
6. Milbradt R (1982) Das Gianotti-Crosti-Syndrom. Entwicklung des Begriffes in den letzten Jahren. 33. Tagung der Deutschen Dermatologischen Gesellschaft, Wien
7. Milbradt R, Nasemann Th (1975) Über die Entität des Gianotti-Crosti-Syndroms und seine Beziehung zur Hepatitis-B-Infektion. Hautarzt 26:471–477
8. Nasemann Th (1976) Das Gianotti-Crosti-Syndrom. Inform Arzt 4:6–16

Wilhelm Meigel

Skabies bei Kindern: Klinik und Therapie

Die Skabies ist eine Epizoonose, mit der man in der dermatologischen Praxis nach wie vor rechnen muß. Äußere Faktoren wie soziales Umfeld und Hygiene beeinflussen Klinik und Verlauf der Erkrankung ebenso wie Alter des Patienten oder Ausmaß und Art der Immunantwort als wirtspezifische Faktoren. Obwohl sich somit die Skabies bei Kindern und Jugendlichen nicht grundlegend von der des Erwachsenen unterscheidet, muß man doch einige klinische Besonderheiten kennen, um die Erkrankung nicht zu übersehen.

Ein weiterer Grund, die Skabies des Kindesalters gesondert zu betrachten, ergibt sich aus der in letzter Zeit vieldiskutierten Frage, wie die Therapie bei Säuglingen und Kleinkindern risikolos und doch sicher durchgeführt werden kann [9, 17, 20, 21].

Der Parasit

Sarcoptes scabiei var. hominis ist innerhalb der zoologischen Systematik in einen formenreichen Tierstamm eingegliedert (Tabelle 1). Alle Vertreter der Chelicerata

Tabelle 1

Stamm:	Arthropoda (Gliederfüßler)
Abteilung:	Amandibulata (Kieferlose)
Unterstamm:	Chelicerata (Fühlerlose)
Klasse:	Arachnida (Spinnentiere)
Ordnung:	Acari (Milben)

zeigen eine Zweiteilung des Körpers in Prosoma und Opisthosoma, wobei diese bei den Milben regelrecht verschmolzen sind. Das Weibchen mißt ca. 0,4 mm. Es gräbt sich nach der Befruchtung auf der Hautoberfläche in das Stratum corneum der Epidermis ein und verbleibt dort während der gesamten Lebensdauer von ca. 30 Tagen. In dieser Zeit entsteht der wenige Millimeter bis einige Zentimeter lange Milbengang, in dem die Milbe pro Tag zwei Eier ablegt. Klinisch imponiert der Gang als eine lineäre oder gezackte, manchmal etwas schuppende Erhebung. Im Zuge der immunologischen Auseinandersetzung des Wirts mit dem Parasiten wird der Gang durch entzündliche Veränderungen schwerer erkennbar. Der Gang enthält am Ende unter einer kleinen Erhebung die weibliche Milbe, ebenso aber in seinem Verlauf Eier, Eihüllen und Kotballen, sog. Skybala.

Zur hautfachärztlichen Diagnostik gehört der Erregernachweis (Tabelle 2). Die technisch schwierigste Nachweismethode besteht darin, daß man mit einer feinen Nadel in einen Milbengang eingeht und versucht, die Milbe aus dem Gangende herauszuhebeln. Für den Nachweis bei Säuglingen und Kleinkindern bieten sich Tesafilmabrisse an, da man hierbei nicht darauf angewiesen ist, daß das Kind stillhält [24]. Den Milbennachweis kann man bei Kindern am besten von den Handflächen und Fußsohlen sowie den Fußrändern und der Knöchelregion führen. Es muß nicht immer die Milbe selbst sein, die man nachweist, sondern auch das Gelege, die Larven und Nymphen sowie die Abscheidungen der Milben können die Diagnose sichern.

Tabelle 2

Nadelextraktion
Tesafilmabriß
Tangentiale Hautbiopsie
„Scraping“
Stanzbiopsie
Visualisierung der Gänge durch Füllhaltertinte oder Tetrazyklinlösung und UVA

Material von skabiesverdächtigen Läsionen läßt sich auch mit einer tangentialen superfiziellen Biopsie [13] oder durch Abkratzen mit dem Skalpell gewinnen [16]. Ein Tropfen Immersionsöl, auf den verdächtigen Herd getropft, hält das abgekratzte Material zusammen, erleichtert durch den günstigen Brechungsindex das Mikroskopieren und löst nicht, wie die oft für diesen Zweck angegebene Kalilauge, Eihüllen und Kotballen auf.

Französische Dermatologen verwenden seit langem zur besseren Visualisierung der Gänge Füllhaltertinte. Die Tinte dringt dabei in den Gang ein, der Überstand wird abgewischt [26]. Ein ähnliches Verfahren, bei dem man allerdings Woodlicht benötigt, besteht in der Verwendung wäßriger Tetrazyklinlösungen. Eine Hautbiopsie liefert den Milbennachweis eher zufällig, wenn Skabiesläsionen unter anderen differentialdiagnostischen Vorstellungen biopsiert wurden.

Klinik der Skabies

Bei Erstinfektion vermehrt sich die Milbe zunächst auf der Haut, ohne daß subjektive Beschwerden wie Juckreiz oder objektive klinische Zeichen auftreten. Nach etwa vier Wochen kommt es zur Ausbildung eines makulösen oder papulo-vesikulösen Exanthems, also zu einer infektallergischen ID-Reaktion. Die Hauterscheinungen sind symmetrisch verteilt, das klinische Bild ist entsprechend der langsamen Entwicklung polymorph. Zu den von der Skabies des Erwachsenen her bekannten Lokalisationen kommt es bei Säuglingen und Kleinkindern häufig zu einem besonders intensiven Befall der Palmae und Plantae, seltener auch des Gesichts, wobei letzteres vor allem bei Brustkindern eintreten kann [9, 14]. Weitere Prädilektionsstellen sind die Achselfalten. Typisch für die Skabies der Kleinkinder ist die Impetiginisation, wobei nicht selten bullöse und pustulöse Reaktionen vorkommen. Eine Impetigo contagiosa läßt sich davon durch das unterschiedliche Befallmuster und meist auch durch die jahreszeitliche Häufung in den Sommermonaten abgrenzen. Dieses Befallmuster und die häufige Impetiginisation werden auch aus einer Untersuchung bei 56 wegen Skabies

	Gruppe I < 2 Jahre ($n = 27$)	Gruppe II > 2 Jahre ($n = 29$)
Fehldiagnose bei Einweisung D. atopica, Iktus, Pyodermie, Windpocken	14,8%	14,1%
Umfelderkrankungen	66,6%	79,3%
Befall von Palmae und Plantae sowie Gesicht und Kopf	48,1%	10,3%
Sekundärinfektion	37,0%	24,1%

in der Universitäts-Hautklinik Hamburg-Eppendorf stationär behandelten Kinder deutlich. Ebenso zeigt sich, wie wichtig die Anamnese als indirekter Hinweis auf eine Skabies ist, waren doch Familienmitglieder oder andere Kontaktpersonen in einem hohen Prozentsatz mitbefallen (Tabelle 3).

Die krustöse Form der Skabies ist bei Kindern selten. Diese bei schlechter Abwehrlage des Wirts sich entwickelnde Skabiesform ist durch eine große Erregerzahl gekennzeichnet und wird vor allem bei geistig retardierten Kindern beobachtet [25].

Nodöse Reaktionen kennzeichnen eine Krätze, die bereits länger besteht, wobei die indurierten bräunlichen Knoten vor allem in den Beugen, besonders auch in der Inguinal- und Analregion lokalisiert sein können [25]. Die Knoten entstehen als Folge einer ungewöhnlich starken Immunreaktion des Wirts auf die Milbe und deren Produkte. Der Milbennachweis gelingt in der Regel nicht mehr.

Schwierig zu erkennen und oft nur durch Umgebungsinfektionen oder den bei Skabies typischerweise nächtlich akzentuierten Juckreiz wahrscheinlich zu machen, ist die bei hohem Hygienestandard entstehende gepflegte Skabies. Dies ist aber kein neues Problem, wie das Zitat aus dem 1929 erschienenen Handbuch für Haut- und Geschlechtskrankheiten beweist (Pick) [18]: „Leute, welche sich sauber halten und fleißig baden, schaffen für den Acarus auf ihrer Haut so ungünstige Lebensbedingungen, daß es gar nicht zur Entwicklung des typischen Krankheitsbildes kommt und die

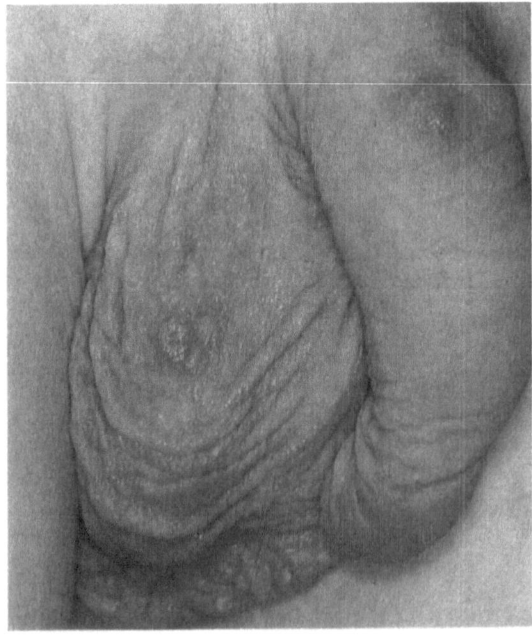

Abb. 1. Skabiesbefall von Penis und Skrotum bei einem 6jährigen

Aber auch bei der gepflegten Skabies sind an den Prädilektionsstellen nicht selten charakteristische Läsionen zu finden. Gerade Penis und Skrotum sind bei Kindern häufig befallen, weil sich die Milben in dieser Region wegen der Körperwärme und den günstigen Voraussetzungen für das Graben von Gängen offensichtlich bevorzugt aufhalten (Abb. 1). Dies zeigt auch, daß der Befall dieser Regionen nicht in jedem Fall auf eine Übertragung durch den Geschlechtsverkehr zurückzuführen ist [23].

Die Klinik der Skabies bei Jugendlichen ist mit der des Erwachsenen identisch. Man muß aber an dieser Stelle auf eine wichtige differentialdiagnostische Abgrenzung hinweisen. Neben Sarcoptes scabiei var. hominis gibt es eine Vielzahl von Tiermilben, für die der Mensch zwar der falsche Wirt ist, so daß eine Vermehrung dieser Milben nicht stattfindet. Trotzdem kommt es bei Kontakt mit befallenen Tieren zu juckenden Hauterscheinungen, die aber eher eine papulöse, oft follikulär gestellte Note haben und sich auf die Kontaktstellen beschränken. Sie sind typischerweise monomorph, Milbengänge finden sich nie.

Winkler [25] hat darauf hingewiesen, daß neben den zahlreichen, durch andere Tiermilben verursachten Hauterscheinungen in den letzten Jahren vermehrt Infektionen durch Cheyletiden auftreten. Cheyletiella yasguri lebt als stationärer Ektoparasit im Fell von Hunden. Seltener ist der Befall durch Cheyletiella parasitivorax, die vorwiegend auf Kaninchen, vereinzelt aber auch auf Katzen und Hunden gefunden wurde.

Therapie der Skabies

Gamma-Hexachlorcyclohexan GHCH (Jacutin, Kwell, Lindan [1]) gehört zur Gruppe der chlorierten zyklischen Kohlenwasserstoffe und wurde von Wooldridge 1948 in die Skabiestherapie eingeführt [27].

Von den verschiedenen Isomeren des technischen HCH-Gemischs, aus dem die Verbindung durch Methanol extrahiert wird (Tabelle 4), besitzt allein GHCH insektizide Eigenschaften [10]. Zur Therapie der Skabies wird GHCH auf die Haut aufgebracht, um die Milben, deren Brut und das Gelege zu vernichten. Zielort der Wirkung von GHCH ist die Hornschicht der Epidermis. Da GHCH außer über den Respirations- und Gastrointestinaltrakt aber auch über die Haut aufgenommen wird,

Tabelle 4

Benzol + Chlor
↓ UV-Licht
Hexachlorcyclohexan (techn.)

65–70%	Alpha-HCH
7–10%	Beta-HCH
14–15%	Gamma-HCH ←
ca. 7%	Delta-HCH
1–2%	Epsilon-HCH
1–2%	Sonstiges

↓ Extraktion mit Methanol
Lindan (= 99,5–99,9% Gamma-HCH)

1 Bezeichnung für GHCH als Pestizid, im angelsächsischen medizinischen Schrifttum oft synonym für GHCH gebraucht.

Chlorphenolen metabolisiert und als wasserlösliches Glukuronsäure- oder Schwefelsäurekonjugat ausgeschieden [8]. GHCH ist ausgeprägt lipophil und wird im Fettgewebe und in der weißen Hirnsubstanz angereichert [22]. Im Gegensatz zu anderen chlorierten Kohlenwasserstoffen hat GHCH jedoch eine kurze Halbwertzeit, so daß eine Langzeitspeicherung im Gewebe nicht vorkommt. Keinesfalls ist seine Umweltbelastung mit der des DDT zu vergleichen [8]. Vergiftungen führen über unspezifische Symptome wie Übelkeit, Erbrechen und Unruhe zu neurotoxischen Erscheinungen mit Muskelspasmen und epileptiformen Krämpfen [22]. Auf die zahlreichen Beobachtungen über GHCH-Nebenwirkungen und Vergiftungen im industriellen und landwirtschaftlichen Bereich kann in diesem Rahmen nicht näher eingegangen werden (Übersicht siehe [20, 21]). Nicht unerwähnt bleiben soll jedoch eine Mitteilung über GHCH-Vergiftungen im Zusammenhang mit einer heute obsoleten therapeutischen Verwendung bei Oxyurenbefall [6], weil dies unterstreicht, daß man auch die versehentliche orale Aufnahme von GHCH bei der Skabiestherapie unbedingt verhindern muß. Ebenfalls bemerkenswert erscheint, daß EEG-Veränderungen unter Lindan-Langzeitexposition bei Chemiearbeitern beobachtet wurden [2]. Über die Resorptionsverhältnisse von GHCH im Humanexperiment bzw. im Rahmen der Skabiestherapie gibt es nur spärliche Angaben. Feldman u. Maibach [4] stellten nach kutaner Applikation von 0,25% GHCH in Azeton fest, daß 9,3% der aufgetragenen Menge im Urin nachweisbar waren. Über die prozentuale Aufnahme von GHCH aus den in der Skabiestherapie verwandten Grundlagen gibt es keine Angaben.

Ginsburg et al. [5] haben die GHCH-Blutspiegel bei 12 Kindern mit Skabies und 8 gesunden Geschwistern nach einer einmaligen Applikation von 1% GHCH zwischen 2 und 48 Stunden bestimmt. GHCH war im Blut zu allen Meßzeitpunkten nachweisbar, die Blutspiegel zeigten 6 Stunden nach der Applikation ein Maximum, das bei den erkrankten Kindern mit 0,028 µg/ml geringfügig höher lag als bei den gesunden Geschwistern mit 0,024 µg/ml. Die Halbwertzeiten wurden mit minimal 18 Stunden berechnet. Die Maxima der Blutspiegel zeigten bei den erkrankten Kindern eine inverse Beziehung zu Alter, Körpergewicht und Körperoberfläche. In der Bundesrepublik Deutschland gibt es mit der handelsüblichen 0,3%igen GHCH-Präparation lediglich Untersuchungen an Erwachsenen [12].

Dabei wurde die hierzulande übliche mehrtägige Intervalltherapie eingesetzt. Auch bei dieser Studie lagen die Konzentrationsmaxima im Blut bei 4–6 Stunden nach der Applikation. Weiterhin ergab sich, daß trotz dreimaliger Wiederholungsbehandlung die Blutspiegel 3–6 Stunden nach Erreichen der Maxima auf vergleichbar niedrige Werte absanken, eine Speicherung von GHCH also nicht stattfand. Im Gegensatz zur Ginsburg-Studie kam es nach dem Abbaden, wenn dies kurz nach der Applikation durchgeführt wurde, zu einem Anstieg der Blutspiegel. Toxische Nebenwirkungen wurden bei beiden Untersuchungen nicht beobachtet.

Allerdings gab es in den letzten Jahren immer wieder Einzelbeobachtungen über Zwischenfälle nach der GHCH-Therapie bei Kindern [3, 19]. Wenn dabei auch meist falsche Anwendungen oder ingestive Aufnahmen im Spiel waren, so hat dies doch dazu geführt, daß von verschiedenen Seiten eine Therapie der Skabies bei Kleinkindern nicht mehr empfohlen wird [17]. Eine extreme Position vertreten zweifellos die CDC (Center for Disease Control) in den USA, welche in ihren Richtlinien zur Therapie sexuell übertragener Erkrankungen die Anwendung von GHCH nur noch bei Erwachsenen mit Ausnahme von Schwangeren und stillenden Müttern und bei Kindern über 10 Jahren empfehlen. Unterhalb dieser Altersgrenze soll die Behandlung mit Crotamiton oder Schwefel durchgeführt werden [7].

Kramer et al. [11] haben dagegen in einer umfassenden katamnestischen Studie auf der Basis der gesamten angelsächsischen Literatur und der verfügbaren FDA-Daten festgestellt, daß bis 1977 nur 26 Fälle mit möglichen GHCH-Nebenwirkungen bei Skabiestherapie berichtet worden waren. Nur 6 davon wurden als wahrscheinlich

Selbst wenn man eine hohe Dunkelziffer nicht gemeldeter Fälle in Rechnung stellt, sprechen diese Zahlen bei 24 Millionen geschätzter therapeutischer Anwendungen in den USA von 1963–1980 für das geringe Risiko der Skabiestherapie mit GHCH.

Alternative Skabizida

Wenn man auf GHCH verzichten will, stehen Crotamiton, Schwefel und Benzylbenzoat ersatzweise zur Verfügung [15]. Crotamiton (Euraxil) weist in 10%iger Konzentration Heilungsraten von 44–57% auf, bei hospitalisierten Patienten liegt die kurative Quote höher [1]. Die Therapie muß sich über 5 Tage erstrecken, wobei die großflächige Anwendung bei Säuglingen und Kleinkindern allerdings vom Hersteller in der Präparateinformation nicht empfohlen wird.

Schwefel in 5–6%iger Konzentration für Kinder ist eine weitere Alternative, allerdings dürfte wegen des Geruchs und der Schmutzbelastung die Compliance gering sein.

Benzylbenzoat (Antiscabiosum Mago KG) ist als 10%ige Zubereitung für die Skabiestherapie bei Kindern zugelassen. Benzylbenzoat (68%) in Verbindung mit DDT (6%), Benzokain (12%) und Polysorbat 80 (14%) ist auch ein wesentlicher Inhaltsstoff der NBIN-Emulsion, die von der Weltgesundheits-Organisation in einer 1:5 verdünnten Gebrauchslösung als Skabizid empfohlen wird [21].

Bei einer kritischen Wertung aller Daten besteht zur Zeit kein Anlaß, auf die Therapie der Skabies mit GHCH bei Kindern generell zu verzichten. Allerdings erscheint es ratsam, bei der Risikogruppe der Kinder unter zwei Jahren und ganz besonders bei Früh- und Neugeborenen statt des potentiell neurotoxischen GHCH andere Skabizide einzusetzen, auch wenn bei diesen die Versagerquote möglicherweise höher liegt. Bei dieser Risikogruppe ist die Entgiftungsfunktion der Leber noch nicht voll ausgebildet, die systemische Dosis von GHCH liegt wegen des ungünstigen Verhältnisses von Körperoberfläche zu Körpergewicht höher und schließlich ist bei Früh- und Neugeborenen häufig kein ausgeprägtes Fettposter vorhanden, so daß mit einer höheren Konzentration des lipophilen GHCH im Gehirn zu rechnen ist.

Bei Kindern zwischen 2 und 10 Jahren sollte man die GHCH-Therapie möglichst stationär durchführen und dabei folgendermaßen vorgehen:

- Vorbehandlung bei massiv geschädigter Hornschicht
- Vorreinigung der Haut zur Entfernung von Salbenresten
- Vermeidung ingestiver Aufnahme durch Bedecken behandelter Körperareale und Überwachung der Kleinkinder
- Entfernung des GHCH nach den Richtlinien bei der Behandlung von perkutanen Kontaminationen mit chlorierten zyklischen Kohlenwasserstoffen, also Abwaschen mit Wasser und Seife unter Vermeidung von Vollbädern
- Wiederholungsbehandlung nur bei erneutem Erregernachweis und nicht innerhalb von 8 Tagen
- Sorgfältige Umfeldsanierung

Zusammenfassung

Es wird die Klinik und die Therapie der Skabies bei Kindern besprochen. Besonders werden auch die Möglichkeiten und Gefahren antiskabiöser Externa diskutiert.

1. Cubela V, Yawalkar SJ (1978) Clinical experience with crotamiton cream and lotion in treatment of infants with scabies. Br J Clin Pract 32:229–231
2. Czeglédi-Jankó G, Avar P (1970) Occupational exposure to lindane: Clinical and laboratory findings. Br J Indust Med 27:283–286
3. Davies JE, Dedhia HV, Morgade C, Barquet A, Maibach HI (1983) Lindane Poisonings. Arch Dermatol 119:142–144
4. Feldman RJ, Maibach HI (1974) Percutaneous penetration of some pesticides and herbicides in man. Toxicol Appl Pharmacol 28:126–132
5. Ginsburg CM, Lowry W, Reisch JS (1977) Absorption of lindane (gamma benzene hexachloride) in infants and children. J Pediatr 91:998–1000
6. Gräve K, Herrnring G (1950) Toxische Wirkung des Gammahexachlorcyclohexan bei seiner Anwendung als Anthelmintikum am Menschen. Klin Wochenschr 28:622–623
7. Guidelines for sexually transmitted diseases (Center for Disease Control). CME article (1983). J Am Acad Dermatol 8:589–605
8. Herbst M (1983) Toxikologische Unterschiede zwischen Lindan und nicht insektiziden HCH-Isomeren und ihre Bewertung. In: Lindan-Workshop Hannover 1982, Centre International D'Etudes Du Lindan C.I.E.L. (Hrsg) Schillinger, Freiburg, S 13–16
9. Hurwitz S (1973) Scabies in babies. Am J Dis Child 126:226–228
10. Kampe W (1983) Biologische Eigenschaften und Anwendung. In: Lindan-Workshop Hannover 1982, Centre International D'Etudes Du Lindane C.I.E.L. (Hrsg). Schillinger, Freiburg, S 13–16
11. Kramer MS, Hutchinson TA, Rudnick SA, Leventhal JM, Feinstein AR (1980) Operational criteria for adverse drug reactions in evaluating suspected toxicity of a popular scabicide. Clin Pharmacol Ther 27:149–155
12. Lange M, Nitzsche K, Zesch A (1981) Percutaneous absorption of Lindane in healthy volunteers and scabies patients. Dependency of penetration kinetics in serum upon frequency of application, time and mode of washing. Arch Dermatol Res 271:387–399
13. Martin WE, Wheeler CE (1979) Diagnosis of human scabies by epidermal shave biopsy. J Am Acad Dermatol 1:335–337
14. Meigel W (1978) Skabies. Diagnostische und therapeutische Probleme. Pädiatr Prax 20:645–651
15. Meigel W (1982) Skabies. In: Schweier P (Hrsg) Pharmakotherapie im Kindesalter. Marseille München, S 815–817
16. Muller G, Jacobs PH, Moore NE (1973) Scraping for human scabies: A better method for positive preparation. Arch Dermatol 107:70
17. Orkin M (1975) Today's scabies. JAMA 233:882–885
18. Pick W (1929) Tierische Parasiten der Haut. In: Jadassohn J (Hrsg) Handbuch der Haut- und Geschlechtskrankheiten, Bd 9/1. Springer, Berlin, S 466
19. Pramanik AK, Hansen RC (1979) Transcutaneous gamma benzene hexachloride absorption and toxicity in infants and children. Arch Dermatol 115:1224–1225
20. Rasmussen JE (1981) The problem of Lindane. J Am Acad Dermatol 5:507–516
21. Shacter B (1981) Treatment of scabies and pediculosis with lindane preparations: An evaluation. J Am Acad Dermatol 5:517–527
22. Solomon LM, Fahrner L, West DP (1977) Gamma benzene hexachloride toxicity. Arch Dermatol 113:353–357
23. Steigleder GK (1970) Epizootien, ihre Erkennung, Behandlung und Prophylaxe. In: Braun-Falco O, Bandmann HJ (Hrsg) Fortschritte der praktischen Dermatologie und Venerologie, Bd 6. Springer, Berlin Heidelberg New York, S 272–286
24. Wauschkuhn J (1969) Nachweis von Milben mit Tesafilm. Kosm Derm 29:7–12
25. Winkler A (1980) Parasitäre Hautkrankheiten (Zoonosen). In: Korting W (Hrsg) Dermatologie in Praxis und Klinik, Bd II. Thieme, Stuttgart, S 18.209–18.246
26. Woodley D, Saurat JH (1981) The burrow ink test and scabies mite. J Am Acad Dermatol 4:715–722
27. Wooldridge WE (1948) The gamma isomer of hexachlorcyclohexane in the treatment of scabies. J Invest Dermatol 10:363–366

Helmut Röckl

Eczema infantum

Der Begriff Eczema infantum wurde 1932 von dem Pädiater MORO, weiland Ordinarius der Universität Heidelberg geprägt, und zwar im wesentlichen für ekzematöse, ekzematoide oder auch psoriasiforme Krankheitszustände der Haut des frühen Kindesalters, die wir Dermatologen seit längerem mit dem Namen Neurodermitis constitutionalis bzw. atopica und allergisches Ekzem belegen. Es ist nicht nur die ältere Pädiatrie, die das „Säuglings"- oder „Kinderekzem" noch diagnostiziert und sich damit bewußt oder unbewußt frei macht von der zugegebenermaßen manchmal schwierigen Differentialdiagnose Neurodermitis atopica, seborrhoisches Ekzem, Kontaktekzem, toxische Dermatitis, Exsikkationsekzematid (mit oder ohne Atopie in der Anamnese), mikrobielles Ekzem, auch primäre oder sekundäre Kandidose sive Windeldermatitis und nicht zuletzt auch Psoriasis. Fazit: Die Diagnose Eczema infantum ist zu simpel, besagt wenig, eigentlich gar nichts und sollte deshalb nicht mehr verwendet werden. Insbesondere auch deshalb, weil diese Simplifizierung je nach Wissensstand, womit ich natürlich nicht die Dermatologen meine, u. U. Therapiefehler impliziert, die ihrerseits wiederum erst recht zu Komplikationen (z. B. sekundäre Kandidose, mikrobielles Ekzem, Rubeosis steroidica) führen können. Bevor ich mich – auch wegen der Aktualität – etwas ausführlicher mit dem allergischen Kontaktekzem im Kindesalter beschäftige – einige differentialdiagnostisch bildlich dokumentierte Hinweise auf das eben Gesagte.

Die *Neurodermitis atopica* ist, beachtet man besonders bei der relativ großen Zahl unterschwellig auftretender klinischer Erscheinungsbilder Familienanamnese (auch schon Angaben über sehr trockene Haut!) und ggf. Ausfall des PRIST, in der täglichen Praxis viel häufiger zu beobachten, als gemeinhin angenommen wird. Sie ist nicht unproblematisch wegen der notwendigen ausführlichen Beratung der Eltern. Das Eczema herpeticatum bereitet als Komplikation der atopischen Dermatitis meist keine diagnostischen Schwierigkeiten.

Das *seborrhoische Ekzem*, für mich eine durchaus existente Dermatose, zeichnet sich durch einen gelblichen Farbton aus, besonders aber dadurch, daß es innerhalb von wenigen Tagen unter adäquater Kortikosteroidapplikation abzuheilen pflegt. Voraussetzung ist der Ausschluß einer sekundären Kandidose.

Das *Exsikkationsekzematid*, mit oder ohne Atopie in der Familienanamnese, ist in Anbetracht der heutzutage üblichen Dusch-, Bade- und Waschgewohnheiten – besser vielleicht Waschzwängen der Mütter – die Kinder wollen das meistenteils gar nicht, wie wir wissen – relativ häufig geworden. *Mikrobielle Ekzeme* treten meist im Rahmen von Exsikkationsekzematiden oder bei oberflächlichen Pyodermien auf und können in nummulären Herden angeordnet differentialdiagnostisch Schwierigkeiten zur Neurodermitis machen.

Der sog. *Windeldermatitis* sive *Dermatitis ammoniacalis*, die unter den heute üblichen hygienischen Möglichkeiten wohl kaum noch akzeptierbar ist, liegt in fast allen

Fällen eine Kandidose zugrunde, gelegentlich mit massiver Ausbreitung über große Teile des Integuments. Daß das diagnostizierte Eczema infantum auch mal eine ganz atypische *Pityriasis rosea* oder eine *Psoriasis*, häufig Inversa-Typ sein kann, ist gelegentlich festzustellen.

Nun aber zum *exogenen oder hämatogenen allergischen Kontaktekzem* des Kindesalters. – Im Vergleich zur Häufigkeit von Kontaktekzemen bei Erwachsenen sind allergische Kontaktekzeme bei Kindern sehr selten, zumindest vor etwa dem 14./15. Lebensjahr, in denen für viele Berufe die Lehrjahre beginnen. Seit es Strauss und W. L. Epstein unabhängig voneinander gelungen ist, mit Giftefeu Säuglinge und Kleinkinder zu sensibilisieren, weiß man, daß Kinder auch im jüngsten Alter auf eine entsprechend intensive Antigenexposition mit einer allergischen Spätreaktion antworten können. Allerdings scheint eine Situationsänderung in der Sensibilisierbarkeit im 3. Lebensjahr einzutreten, da danach die Fähigkeit zum Erwerb allergischer Kontaktekzemreaktionen wesentlich zunimmt. Der Prozeß, der verantwortlich ist für die Kontaktsensibilisierung, scheint bereits bei der Geburt vorhanden, aber defizient zu sein, „er reift langsamer als andere Prozesse der Resistenz und Immunität, Phagozytose und zirkulierenden Antikörperbildung" (W. L. Epstein).

Wir haben im eigenen Krankengut während der 10 Jahre von 1972 bis 1981 bei 36 Kindern mit Verdacht auf allergisches Kontaktekzem eine Epikutantestung vorgenommen, die bei 23 Kindern positiv ausfiel (Tabelle 1). Im Alter zwischen 3 und 6 Jahren reagierten vier von fünf getesteten Kinder, im Alter zwischen 7 und 8 Jahren alle fünf Kinder, im Alter zwischen 9 und 10 Jahren vier der 10 Kinder und im Alter von 11 bis 12 Jahren zehn der sechzehn getesteten Kinder (Tabelle 2). Die positiven Tests waren in 75 bis 100% anamnestisch relevant, nur 3 Tests deckten sich nicht mit den anamnestischen Angaben.

Bei den *36 getesteten* Kindern wurden insgesamt 651 Testpflaster appliziert, von denen 71 positiv und 580 negativ waren (Tabelle 3). Aus dieser Zahl ist zu ersehen,

Tabelle 1. Epikutantestergebnisse bei Kindern (3–12 Jahre) 1972–1981 (Universitätshautklinik, Würzburg)

Getestet	Positiv
36	23

Tabelle 2. Epikutantestergebnisse bei Kindern (3–12 Jahre). Altersgruppenrelevanz (Universitätshautklinik, Würzburg)

	Positiv	Relevant	
	N/Getestet	*N*	%
3–6	4/5	4	100
7–8	5/5	5	100
9–10	4/10	3	75
11–12	10/16	8	80
3–12	23/36	20	86

Tabelle 3. Epikutantestergebnisse bei Kindern (3–12 Jahre) 1972–1981 (Universitätshautklinik, Würzburg)

Gesamt	Positiv	Negativ
651	71	580

Substanzen	Alter				
	3–6	7–8	9–10	11–12	3–12
Parafarbstoffe	2	1	2	4	9
Metalle	–	–	2	5	7
Acrylate	–	–	3	2	5
Cetylpyridin	2	2	–	1	5
Formalin	–	–	–	2	2
Neomycin	–	1	1	–	2
Kolophonium	–	1	–	1	2
Lanolin	1	–	–	1	2
Incut-Tr	–	–	–	2	2
Tetracain	–	–	–	2	2
	5	5	8	20	38

daß eine relativ große Zahl von Allergenen getestet wurde, von denen jeweils bei einzelnen Kindern immer nur einige wenige positive Resultate erbrachten. 17 von 23 Kindern zeigten eine Reaktion nur auf 1 bis höchstens 3 Substanzen, d. h. die Mehrzahl aller Kinder reagierte oligovalent, was für die Spezifität der Testergebnisse spricht.

Wie Tabelle 4 zeigt, waren die häufigsten positiven Testsubstanzen die sog. Parastoffe mit Reaktionen bei 9 Kindern, davon bei 2 Kindern zwischen 3 und 6 Jahren, gefolgt von den Reaktionen auf Metalle bei 7 Kindern, auf Acrylate bei 5 Kindern, auf Cetylpyridiniumchlorid bei 5 Kindern, auf Formalin bei 2 Kindern. – Insbesondere hervorzuheben sind die bei 2 Kindern zwischen 7 und 10 Jahren nachgewiesenen Neomycin-Allergien und eine Lanolinallergie bei einem Kind der jüngsten Altersklasse und einem Kind zwischen 11 und 12 Jahren. Im folgenden möchte ich Ihnen einige unserer klinischen Fälle vorstellen, die mir recht interessant erscheinen.

Kasuistik

Bei einem *10jährigen Mädchen* bestanden seit einem Jahr rezidivierende ekzematöse Veränderungen im Bereich des *Lippenrotes*, der Mundwinkel und Mundumgebung unterschiedlichen Akuitätsgrades, mitunter auch vesikulös und pustulös ohne Abheilungstendenz. Bei der ambulanten Untersuchung bestanden im Lippensaumgebiet Rötung, Infiltration und geringe Lichenifikation mit feinen Rhagaden, wobei ich besonders auf die Zunahme der Veränderungen im Mundwinkelbereich hinweisen möchte, was allergologisch bereits richtungsweisend war. Das Kind trug seit etwa einem Jahr eine Zahnspange aus Metall zur Korrektur der Schneidezähne des Ober- und Unterkiefers. Im Hauttest ließ sich eine stark positive Reaktion auf Chrom und eine schwächere Reaktion auf Kobalt nachweisen. Zusätzlich fanden sich iatrogene Sensibilisierungen gegen Neomycin, gegen Viru-Merz und das darin enthaltene Tromantadin.

Bei einem *12jährigen Jungen* führte die zweitägige Anwendung von „Incut-Ohrentropfen" zur Entwicklung akut-entzündlicher Veränderungen der linken Ohrmuschel und der angrenzenden Wangenpartie. Im Epikutantest fand sich eine stark positive Reaktion auf „Incut-Ohrentropfen" bzw. deren Inhaltsstoff Tetracain bzw. Pantocain.

Bei einem *7jährigen Jungen* fand sich an der linken Wange und im Bereich der Ohrmuschel ein akutes Ekzem, das – wie die Mutter angab – bereits zum zweiten Mal nach Applikation von „Cerumenex-Tropfen" aufgetreten war. Ein Test konnte nicht durchgeführt werden. Bei einem zweiten Fall – ebenfalls 7 Jahre alt – mit gleichartigen klinischen Erscheinungen nach Anwendung von „Cerumenex-Tropfen" konnten im Epikutantest starke Reaktionen auf beide Inhaltsstoffe, nämlich Polypeptidoleat und Chlorbutanol ausgelöst werden.

Bei einem *12jährigen Mädchen* fand sich ein sekundär infiziertes Ekzem, besonders im Bereich der Fingerkuppen. Appliziert wurde unter Heftpflasterverbänden Delmesonsalbe. Posi-

löst durch den Verzehr von „Gummibären". Ich habe erstmals beim Fortbildungskurs 1976 auf hämatogene Allergien auf „Gummibären" hingewiesen. Wir beobachteten sie vermehrt auch bei Erwachsenen. Nach Auskunft des Herstellers (Firma Haribo) enthalten sie folgende Stoffe: Zucker, Glucosesirup, Gelatine, Zitronensäure, Aromastoffe und Lebensmittelfarben (Tartrazin (E 102), Gelborange S (E 110), Cochenillerot (E 124), Patentblau-V (E 131)). Diese Zusammensetzung ist teilweise bereits auf der Packung aufgedruckt. Ab 1984 erfolgt der Aufdruck generell.

Bei einem *11jährigen Kind* trat seit 3 Jahren regelmäßig mit Beginn der Schulzeit an den beiden Handflächen ein teils erythemato-squamöses, teils vesikulöses Ekzem auf. Auf den gelben Kunstledergriff der Schultasche waren die Epikutantests positiv, jedoch erst nach 72 Stunden sichtbar und erst nach 96 Stunden voll ausgeprägt. In gleicher verzögerter Weise zeigte sich bei dem Kind eine Kobaltallergie mit einer Reaktion nach 96 Stunden.

Isolierte Kobaltallergien sind selten, wurden jedoch in der Literatur in Einzelfällen u. a. auch in Zusammenhang mit Kunststoffen beschrieben. Kobalt, das bei der Herstellung von Kunststoffen als Katalysator, ggf. auch als Farbstoff verwendet wird, kann bei intensivem Hautkontakt herausgelöst werden und eine Kobaltsensibilisierung induzieren wie bei diesem Kind und dem von Grimm 1971 publizierten Fall eines Jungen mit einer Kobaltallergie, bei dem ein periorales Ekzem chronisch persistierte, das durch Kauen und Lutschen von kobalthaltigen Kunststoffüllern und Kugelschreibern unterhalten wurde.

Testfähigkeit kindlicher Haut. Zu unterscheiden sind ältere Kinder und Kleinkinder. Wie wir bei unseren Epikutantests feststellen konnten, tolerierten Kinder des Schulalters im allgemeinen die bei Erwachsenen üblichen Konzentrationen dann, wenn man sich 1. auf eine kleine, gezielte Substanzauswahl beschränkt, 2. die Tests erst einige Zeit nach völliger Abheilung der primären Hautveränderung vornimmt und 3. ein hautschonendes Pflaster verwendet. Besonders günstig erwies sich uns im Einzelfall das Kammertestverfahren. Kinder unter 6 Jahren neigen zu Hautirritationen, was man von Fall zu Fall berücksichtigen sollte. Wir empfehlen deshalb, bei diesen Kindern stets den Hautzustand und die Eigenheit der Testsubstanz zu berücksichtigen und ggf. mit einem offenen Test oder mit einer stark erniedrigten Konzentration (in Form einer Serienverdünnung) zu beginnen. Bei Kindern unter 3 Jahren wird der Epikutantest problematisch. Wie wir bei unseren Epikutantestuntersuchungen von hautgesunden Kindern mit Müller 1966 zeigen konnten, traten bei Kindern zwischen 1 und 3 Jahren in 56% und bei Kindern unter einem Jahr sogar in 78% unspezifisch irritative Reaktionen auf. Die Irritationshäufigkeit war abhängig von der Testsubstanz. Am stärksten irritativ-toxisch erwiesen sich Chrom, Sublimat, Formalin und Nickel. In erster Linie aber Chrom, das zur Testung von Kleinkindern generell ungeeignet ist.

Zusammenfassung

Die Diagnose „Eczema infantum" sollte nicht mehr verwendet werden, weil sich darunter die zugegebenermaßen manchmal schwierige Differentialdiagnose: Neurodermitis atopica, seborrhoisches Ekzem, Kontaktekzem, toxische Dermatitis, Exsikkationsekzematid, mikrobielles Ekzem und auch manchmal eine Psoriasis verbergen können. Therapiefehler sind unter Umständen die Folge. – Ausführlicher wird auf das relativ selten zu beobachtende exogene oder hämatogene allergische Kontaktekzem des Kindesalters (auch an Beispielen) eingegangen und darauf hingewiesen, daß die Epikutantestung je nach Alter des Kindes unter besonderen Kautelen erfolgen sollte, wobei zu berücksichtigen ist, daß es irritativ-toxische Testsubstanzen gibt, wie insbesondere auf Chrom, Sublimat, Formalin und Nickel.

Alfred Krebs

Therapeutische Besonderheiten im Kindesalter

Einleitend einige allgemeine Bemerkungen zur Behandlung von Kindern. Dann möchte ich Ihnen als Dermatologen vor allem über Besonderheiten bei der Lokaltherapie und über deren Gefahren berichten.

Die Behandlung von Kindern ist für Ärzte ohne spezielle pädiatrische Weiterbildung nicht immer ganz einfach. So verweigern Kinder öfters die Einnahme verordneter Medikamente oder erbrechen sie sofort wieder. Wir werden deshalb bei ihnen immer eine möglichst günstige Arzneiform auswählen. Oft sind dies Tropfen oder ein Sirup, statt Tabletten oder Kapseln.

Umgekehrt hat ein Kind sehr rasch unbemerkt eine ganze Handvoll gefährlicher Tabletten verschluckt. Gefährliche Medikamente sind deshalb immer außerhalb der Reichweite von Kindern aufzubewahren. Der behandelnde Arzt tut gut daran, die Eltern bei Gelegenheit daran zu erinnern.

Die in der Medizin so wichtige direkte Beziehung zwischen Arzt und Patient ist bei Kindern durch die Zwischenschaltung von Drittpersonen erschwert. Diese müssen aber zur Kooperation gewonnen werden. Gewisse Angehörige bedürfen aber manchmal fast eher der Behandlung als das Kind selbst.

Auch die exakte Medikamentdosierung kann beim Kind Schwierigkeiten bereiten. Recht viele Medikamente sind aus ethischen oder praktischen Gründen nur bei Erwachsenen und nie bei Kindern geprüft worden. Im Packungsprospekt fehlen dann Angaben über die Dosierung beim Kind. Dies verunsichert den nicht pädiatrisch geschulten Arzt. Ist er sehr vorsichtig, so wird er auf die Verabreichung eines solchen Medikamentes verzichten. Auf diese Weise können wichtige neue Medikamente Kindern längere Zeit vorenthalten bleiben [18, 22].

Es gibt zwar allgemeine Dosierungsregeln von Medikamenten im Kindesalter (Tabellen 1 und 2). Sie basieren auf dem Alter, dem Gewicht oder der Körperoberfläche. Die Vielzahl der in der Literatur angegebenen Berechnungsformeln belegt, daß keine davon ideal ist.

Zuverlässiger sind pharmakokinetische Studien bei Kindern. Solche werden von seriösen Firmen heute auch immer häufiger vorgelegt. Zwei löbliche Beispiele für bei Kindern gut geprüfte moderne Medikamente sind: Etretinat (Tigason) und Diclofenac (Voltaren).

Tabelle 1. Faustregel für die Medikamentdosierung beim Kind

~ 2jährig:	$\frac{1}{4}$ der Erwachsenendosis
~ 6jährig:	$\frac{1}{2}$ der Erwachsenendosis
~ 10jährig:	$\frac{3}{4}$ der Erwachsenendosis

Tabelle 2

Dosierung nach dem Alter des Kindes (z. B. nach Young):

$$\text{Gesuchte Kinderdosis} = \frac{\text{Alter (in Jahren)}}{\text{Alter} + 12}$$

Dosierung nach dem Gewicht des Kindes (z. B. nach Clark):

$$\text{Gesuchte Kinderdosis} = \frac{\text{Gewicht (in Pfund)}}{150}$$

Dosierung nach der Körperoberfläche des Kindes (z. B. nach v. Harnack):

$$\text{Gesuchte Kinderdosis} = \text{Erwachsenendosis} \times \frac{\text{Körperoberfläche (in m}^2\text{)}}{1{,}7}$$

Bestimmung der Körperoberfläche nach sog. Nomogrammen

Wir kommen zur *topischen* Behandlung bei Kindern.

Weil sich kleine Kinder ständig bewegen, bleiben Medikamente wie Puder, Salben, nicht lange auf der Haut liegen. Sie werden rasch abgerieben, evtl. abgeschleckt oder gelangen durch Verschleppung an unerwünschte Orte, z. B. in die Augen.
Eine alte dermatologische Regel besagt deshalb: Bei Kindern soll man über lokal applizierten Medikamenten immer Verbände anlegen, wenn man eine Wirkung erwarten will.

In der Haut kleiner Kinder ist die in den kompakten Hornhautschichten der Epidermis gelegene „Barriere" z. T. noch mangelhaft entwickelt. Dadurch wird die kindliche Haut für äußerliche Medikamente leichter durchdringbar. Dies gilt ganz besonders für entzündete oder sonstwie geschädigte Hautstellen. Gefürchtet ist in dieser Hinsicht insbesondere die Windeldermatitis.

Beim Kind ist ferner das Verhältnis von Körperoberfläche zu Körpervolumen besonders groß. Bei einer Medikamentresorption durch größere Hautflächen resultiert deshalb im kindlichen Körper eine besonders hohe Konzentration. Auch der Wasserumsatz ist beim Kind bedeutend größer als beim Erwachsenen. Jede Dehydration führt zu einer verminderten Medikamentausscheidung.

Des weiteren ist beim Säugling und Kleinkind der Medikamentstoffwechsel – d. h. Abbau, Inaktivierung und Ausscheidung durch Leber und Nieren – noch nicht voll funktionstüchtig. Die Halbwertszeit der Medikamente im Blut ist infolgedessen verlängert.

Die erwähnten Besonderheiten machen bei Kindern die Gefahr einer systemischen Intoxikation bei der lokalen Applikation von Medikamenten besonders groß. Je jünger das Kind, desto größer ist diese Gefahr. Besonders gefährdet sind Früh- und Neugeborene sowie Säuglinge. In der Reaktion auf Medikamente ist das Kind also nicht einfach ein verkleinerter Erwachsener. Neben quantitativen bestehen auch gewichtige qualitative Unterschiede [5, 12, 17].

Daß man dem Problem der transkutanen Vergiftung beim Kind auch hier in München schon früher Beachtung geschenkt hat, zeigt ihnen das Titelblatt einer aus dem Jahre 1934 stammenden Dissertation (Abb. 1.) [7].

Wir kommen zu einigen praktischen Beispielen von *systemischen Medikament-Intoxikationen* durch kindliche Haut.

Antiseptika

Ein einfaches Beispiel sind *Alkoholwickel* beim Kleinkind. Über größeren Hautflächen appliziert können sie zu Schläfrigkeit und Benommenheit führen. Wird irrtümlicherweise statt Äthanol Methylalkohol verwendet, so kann das Kind im Koma sterben [9, 14].

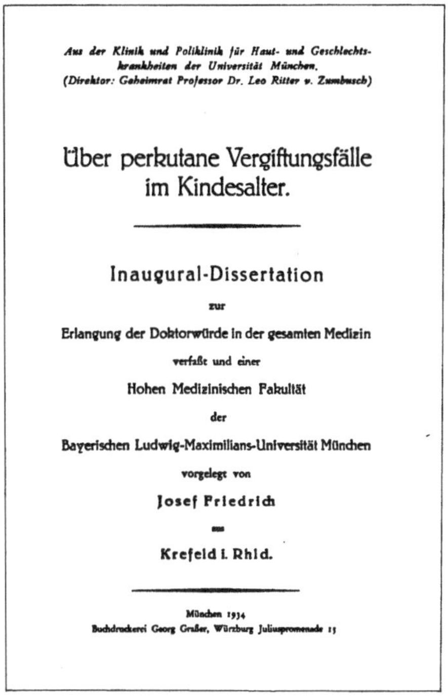

Aus der Klinik und Poliklinik für Haut- und Geschlechtskrankheiten der Universität München.
(Direktor: Geheimrat Professor Dr. Leo Ritter v. Zumbusch)

Über perkutane Vergiftungsfälle im Kindesalter.

Inaugural-Dissertation
zur
Erlangung der Doktorwürde in der gesamten Medizin
verfaßt und einer
Hohen Medizinischen Fakultät
der
Bayerischen Ludwig-Maximilians-Universität München
vorgelegt von
Josef Friedrich
aus
Krefeld i. Rhld.

München 1934
Buchdruckerei Georg Graßer, Würzburg Juliuspromenade 15

Abb. 1

Wie Sie wissen, galt *Borsäure* lange Zeit als harmloses mildes Desinfiziens. Borsäure-haltige Externa wie Puder wurden vom Hersteller nicht selten sogar als „besonders kinderfreundlich" angepriesen. Heute wissen wir, daß Borsäure zwar nicht gesunde, jedoch entzündlich veränderte Haut zu durchdringen vermag und anschließend via Blutkreislauf im Körper am Zentralen Nervensystem und an den Nieren schwere Schädigungen auslösen kann. Als besonders gefährlich erwies sich die Anwendung von konzentrierter Borsäure bei der Windeldermatitis, weil in dieser Körperregion die Haut für Medikamente besonders gut penetrierbar ist. Eine ganze Reihe von Kindern ist dabei gestorben [19]. In der Schweiz ist daher Borsäure als Wirkstoff in Arzneimittelspezialitäten und Kinderpflegemitteln nicht mehr zugelassen

Auch *Hexachlorophen* ist kein harmloses Desinfiziens. Es kann entzündete oder verbrannte Haut durchdringen und dann als neurotoxische Substanz zu Benommenheit, Krämpfen und Koma führen. Man hat solche transkutanen Vergiftungen besonders bei kleinen Kindern gesehen, von welchen ebenfalls mehrere gestorben sind. Man soll deshalb Hexachlorophen bei kleinen Kindern nicht zur Hautdesinfektion verwenden. Wo es trotzdem auf die Haut gelangt, muß es baldmöglichst gründlich abgewaschen werden [8, 10].

Bekannt sind auch die transkutanen Vergiftungen durch *Salizylsäure* mit metabolischer Azidose und Koma. Wiederum sind kleine Kinder besonders gefährdet. Man soll bei ihnen Salizylsäure nie in hoher Konzentration, nie über großen kranken Hautflächen und nicht unter Okklusivverbänden verwenden [21].

Es gibt daneben noch eine ganze Reihe anderer lokaler Antiseptika, welche zu transkutaner Intoxikation führen können: z. B. Quecksilber und Jodpräparate (Tabelle 3) [3, 23].

Andere lokale Antiseptika können nach kutaner Resorption Methämoglobinbildung und Hämolyse hervorrufen. Begünstigt wird diese Nebenwirkung durch eine enzymatische Unreife der Erythrozyten beim Neugeborenen und Säugling, stärker noch durch einen angeborenen Mangel an Glukose-6-phosphat-dehydrogenase (Tabelle 4) [2, 11, 16].

Tabelle 3. Bei Kindern beobachtete systemische Nebenwirkungen nach topischer Applikation von *Antiseptika*

– Quecksilber (Quecksilberpräzipitat, Mercurochrom usw.)	Akrodynie Nephropathie ZNS-Schädigung
– Jod (Jod-Alkohol, Polyvidonum iodatum = Betadine)	Hypothyreose → Verzögerte psychomotorische Entwicklung

Tabelle 4. Bei Kindern beobachtete systemische Nebenwirkungen nach topischer Applikation von *Antiseptika*

Methämoglobinbildner

Klinik: Cyanose, Hämolyse, evtl. Koma
- Phenol (z. B. Castellani-Lösung)
- Resorcin (z. B. Castellani-Lösung)
- Trichlorcarbanilid
- Silbernitrat
- Steinkohlenteer
- Mafenid-Acetat (Marfanil)
- Menthol: bei Mangel an Glukose-6-phosphat-dehydrogenase

Antiparasitika

Bei den Antiparasitika ist in erster Linie das Hexachlorcyclohexan oder *Lindan* zur Behandlung von Skabies und Läusen zu erwähnen. Gelangt es bei zu intensiver lokaler Anwendung in den kindlichen Körper, so schädigt es vor allem das Zentrale Nervensystem. Solche Kinder zeigen Erbrechen, Krämpfe und eventuell Bewußtlosigkeit. Die Anwendungsvorschriften im Packungsprospekt für Kinder sind deshalb genau zu beachten [13].

Antibiotika

Bestimmte Antibiotika der Aminoglykosid- oder Polypeptidreihe, vor allem Neomycin, daneben auch Bacitracin und Polymycin B können, falls auf lädierte Haut gebracht, systemische Nebenwirkungen hervorrufen. Es sind dies Nierenschäden und beim Neomycin progredienter, irreversibler Hörverlust.

Bamford und Jones beobachteten bei sechs Kindern mit Verbrennungen nach lokaler Behandlung mit diesen Antibiotika (Polybactrin-Spray) das Auftreten schwerer Hörstörungen [1].

Zytostatika

Zytostatika, z. B. die Stickstoff-Senfgas-Derivate können bei topischer Applikation infolge kutaner Resorption zu Knochenmarksdepression führen. Besondere Erwähnung verdient für uns Dermatologen das häufig zur Behandlung von spitzen Kondylomen verwendete *Podophyllin*. Man soll es in der Ano-, Damm- und Genitalgegend nicht auf zu ausgedehnten Hautflächen applizieren, sonst kann es infolge Resorption, besonders bei Kindern, zu Leukopenie, Erbrechen und evtl. Präkoma kommen. Podophyllin muß ferner nach 6–7 Stunden wieder abgewaschen werden [20].

Kortikosteroide

Praktisch alle beim Erwachsenen bekannten *lokalen* Nebenwirkungen der Hautkortikoide beobachtet man auch bei Kindern: Atrophien, insbesondere Striae an intertriginösen oder anatomisch dünnen Hautstellen, im Gesicht Rosazea-artige Dermatitis und Hypertrichose.

Gut bekannt sind ferner die nach Injektion von Steroid-Kristallsuspensionen auftretenden charakteristischen, umschriebenen, oder seltener sich lymphogen ausbreitenden Hautatrophien (Abb. 2).

Eine seltene lokale Steroid-Nebenwirkung beim Kind ist das *Granuloma glutaeale infantum*.

Daneben vermögen die meisten Lokalkortikoide die kindliche Haut zu penetrieren und können danach *systemische* Nebenwirkungen hervorrufen (6, 15).

Die bekannteste Nebenwirkung ist eine vorübergehende Unterdrückung der Nebennierenhypophysenachse. Als Folge davon entsteht für das Kind eine besondere Empfindlichkeit gegenüber Streßsituationen. Glücklicherweise bleibt diese meist ohne klinische Konsequenzen.

Bei Kindern kann außerdem infolge systemischer Steroidnebenwirkung das Längenwachstum unterdrückt werden.

Bei langzeitiger, ausgedehnter Anwendung von fluorierten Lokalkortikoiden kann bei kleinen Kindern ein schwerer iatrogener Morbus Cushing auftreten [4] (Abb. 3).

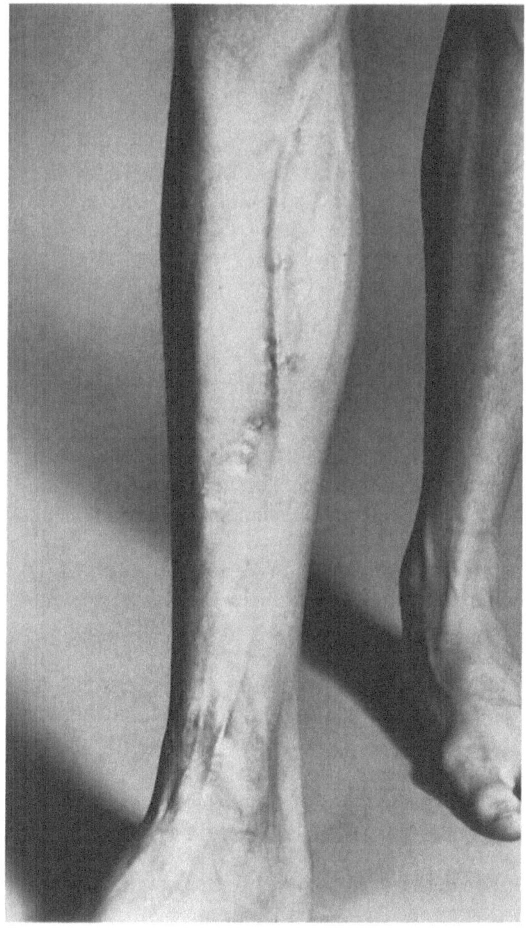

Abb. 2. Lymphogen sich ausbreitende Hautatrophien nach Injektion einer Triamcinolon-Kristallsuspension mit einem Narbenkeloid am rechten Fuß

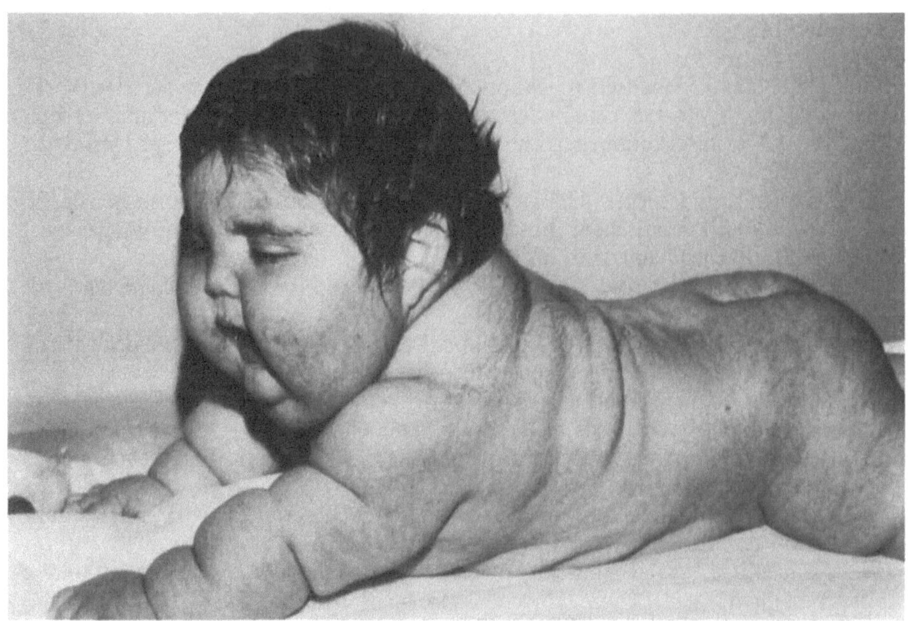

Abb. 3. Iatrogener Morbus Cushing durch lokale Behandlung mit Betamethason-Dipropionat-Salbe 0,05% (Pat. von Prof. A. Saputo, Merate)

Wegen der Möglichkeit lokaler und systemischer Nebenwirkungen sollen bei Kindern stark wirksame Steroiddermatika nur während kürzerer Zeit angewendet werden. Zu bevorzugen sind solche Lokalsteroide, für welche experimentell nachgewiesen ist, daß sie gesunde und entzündete Haut nicht oder nur sehr wenig penetrieren. Dies ist z. B. der Fall für Flumethason pivalat (Locacorten) und Fluocortin-butylester (Vaspit). Solche kaum resorbierten Lokalsteroide dürfen in der Schweiz für die Anwendung bei Kindern besonders empfohlen werden.

Wie lassen sich generell bei Kindern systemische Intoxikationen durch lokal applizierte Medikamente vermeiden?

Wenn man bei Kindern Medikamente an der Haut appliziert, so sollte man etwas über deren Toxizität wissen. Dazu liest man am einfachsten im Packungsprospekt nach, insbesondere die Abschnitte über Nebenwirkungen und Vorsichtsmaßnahmen. Steht dort nichts Besonderes, so droht kaum Gefahr.

Besondere Vorsicht ist bei der magistralen Verordnung alter Rezepte am Platz. Vieles, was vor 20 Jahren noch ohne Bedenken verschrieben werden konnte, ist heute obsolet, z. B. Quecksilberpräzipitat, blei- und phenolhaltige Externa und auch die Borsäure.

Ist die Haut stärker entzündet, z. B. durch ein Ekzem oder eine Psoriasis, so ist die Gefahr einer transkutanen Medikamentresorption besonders groß. Gefährlich ist beim Kind vor allem die Windeldermatitis, weil sich bei ihr zur Hautentzündung eine besonders gut resorbierende Lokalisation gesellt.

Bei kleinen Kindern soll man auf okklusive Verbände – und dazu gehören auch dicke oder luftundurchlässige Windeln sowie enganliegende Kleidungsstücke – möglichst verzichten.

Ausgedehnte kranke Hautpartien sollen evtl. nur abschnittsweise und nicht gleichzeitig behandelt werden (Skabies beim Kleinkind).

Zusammenfassung

Bei Kindern können die Verabreichung und die exakte Dosierung von Medikamenten Schwierigkeiten bereiten. Erwünscht sind für neue Medikamente pharmakokinetische Studien auch bei Kindern.

Bei der lokalen Behandlung von Kindern legt man mit Vorteil lockere Verbände an, um die Wirkung sicherzustellen.

Bei kleinen Kindern muß man mehr als bei Erwachsenen mit einer transkutanen systemischen Medikamentnebenwirkung rechnen. Die kindliche Haut ist für Medikamente leichter durchdringbar. Das Verhältnis von Körperoberfläche zu Körpervolumen ist besonders groß. Ferner ist die Inaktivierung und Ausscheidung der Medikamente bei kleinen Kindern oft noch mangelhaft.

Es werden verschiedene praktische Beispiele von transkutanen Medikamentintoxikationen bei Kindern angeführt: durch Antiseptika, das Antiparasitikum *Lindan*, Antibiotika der Aminoglykosid- resp. Polypeptidreihe,, Zytostatika und Steroiddermatika.

Um solche systemische Medikamentnebenwirkungen zu verhüten, soll der Arzt die Toxizität der verordneten Lokaltherapeutika kennen, bei stärker entzündlich veränderter Kinderhaut immer an die Möglichkeit einer systemischen Nebenwirkung denken und bei kleinen Kindern auf das Anlegen von Okklusivverbänden verzichten. Okklusiv und damit resorptionsfördernd wirken auch dicke Windeln und enganliegende Kleidungsstücke.

Literatur

1. Bamford MFM, Jones LF (1978) Deafness and biochemical balance after burns treatment with topical antibiotics in young children. Arch Dis Childhood 53:326–329
2. Berger C, Marsala J, Salle B, Teyssier G, Mazauric B (1978) A propos d'une «épidémie» de méthémoglobinémie toxique néonatale liée à l'utilisation d'une pommade contenant du trichlorocarbanilide. Sem Hôp 54:46–50
3. Block SH (1980) Thyroid function abnormalities from the use of topical Betadine solution on intact skin of children. Cutis 26:88–89
4. Borzyskowski M, Grant DB, Wells RS (1976) Cushing's syndrome induced by topical steroids used for the treatment of non-bullous ichthyosiform erythroderma. Clin Exp Dermatol 1:337–342
5. Castot A, Garnier R, Lanfranchi C, Bavoux F (1980) Effects systémiques indésirables des médicaments appliqués sur la peau chez l'enfant. Thérapie 35:423–432
6. Feinblatt BJ, Aceto T, Beckhorn G, Bruck E (1966) Percutaneous absorption of hydrocortisone in children. Amer J Dis Child 112:218–224
7. Friedrich J (1934) Ueber perkutane Vergiftungsfälle im Kindesalter. Inaugural-Dissertation med., München. Aus der Klinik und Poliklinik für Haut- und Geschlechtskrankheiten der Universität München
8. Gowdry JM, Ulsamer AG (1976) Hexachlorophene lesions in newborn infants. Amer J Dis Child 130:247–250
9. Kahn A, Blum D (1979) Methylalcohol poisoning in a 8-month-old boy: an unusual route of intoxication. J Pediatr 94:841–843
10. Kimbrough RD (1971) Review of the toxicity of hexachlorophene. Arch Environ Health 23:119–122
11. Olowe SA, Ransome-Kuti O (1980) The risk of jaundice in glucose-6-phosphat-dehydrogenase deficient babies exposed to menthol. Acta paed Scand 69:341–345
12. Pascher F (1978) Systemic reactions to topically applied drugs. Int J Dermatol 17:768–775
13. Pramanik AU, Hansen RC (1979) Transcutaneous gamma benzene hexachloride absorption and toxicity in infants and children. Arch Derm 115:1224–1225
14. Püschel U (1981) Percutaneous alcohol intoxikation. Eur J Ped 136:317–318
15. Rasmussen JF (1978) Percutaneous absorption of topically applied triamcinolone in children. Arch Derm 114:1165–1166
16. Rogers SCF, Burrows D, Neill D (1978) Percutaneous absorption of phenol and methyl alcohol in Magenta Paint B.P.C. Brit J Derm 98:559–560

17. Saurat JH (1982) Risques systémiques des médicaments topiques chez l'enfant. Sem Hôp 58:1643–1649
18. Shirkey HC (1972) Dosage (posology) in pediatric therapy, edit. by Shirkey HC, IV edition, the CV Mosby Company, St Louis, chapter 6, pp 32–46
19. Skipworth GB, Goldskin N, McBride WP (1967) Boric acid intoxication from "mediacated talcum powder". Arch Derm 95:83–86
20. Stoehr GP, Peterson AL, Taylor WJ (1978) Systemic complications of local podophyllin therapy. Ann Intern Med 89:362–363
21. Weigert SR, Görisch V, Kluge C (1978) Perkutane Salizylsäurevergiftung im Säuglingsalter. Z Ärztl Fortbild 72:427–432
22. Weingärtner L (1976) Die besondere Situation des Kindesalters. In: Klinische Pharmakologie und Pharmakotherapie. Kuemmerle HP, Garrett ER, Spitzy KH (Hrsg) 3. Aufl., Urban und Schwarzenberg, München Berlin Wien, S 1151–1168
23. Yeh TF, Pildes RS, Firor HV (1978) Mercury poisoning from mercurochrom, therapy of an infected omphalocele. Clin Toxicol 13:463–467

Neuere Dermatosen

Niels Hjorth

Kontakt-Urtikaria

Das Kontakt-Urtikaria-Syndrom – eine Bezeichnung, die zuerst 1975 von Howard Maibach [6] verwendet wurde – ist uns allen in der Klinik begegnet, es wurde jedoch oft falsch diagnostiziert. Das Syndrom ist in einer Fülle von Arbeiten der letzten Jahre beschrieben worden. Es umfaßt urtikarielle Reaktionen durch äußeren direkten Kontakt und tritt mit einer Latenzzeit von 5–60 Minuten, in seltenen Fällen bis zu 6 Stunden auf [4].

Die Pathogenese kann nicht-immunologisch und immunologisch sein [4, 7]. Die Symptome können lokalisiert sein, vielleicht nur provozierbar in bestimmten Hautregionen. In wenigen Fällen läßt sich eine Urtikaria provozieren. Oft findet man eine Dermatitis oder auch nicht, wenn sich die Reaktion nur durch Juckreiz und Brennen manifestiert.

Die immunologische Kontakt-Urtikaria kann von einer generalisierten Urtikaria, von Asthma und in schweren Fällen von einem anaphylaktischen Schock begleitet sein.

Die nicht-immunologische Kontakt-Urtikaria ist nicht selten [5]. Die Reaktion entsteht entweder durch direkte Wirkung an den Blutgefäßen oder auch durch Freisetzung von Mediatoren im Korium.

Mit hohen Konzentrationen kann man die Reaktion bei vielen Personen hervorrufen. Doch ältere sind weniger empfindlich [1]. Auf niedrige Konzentrationen reagieren nur einzelne, d. h. eine individuelle Disposition ist erforderlich.

Als nicht-immunologische Urtikaria kann man auch die durch Histaminliberation bedingte Reaktion auf Nesseln und Quallen bezeichnen. Auch Orangenschalen und Tomaten führen zur Histaminliberation.

Verschiedene chemische Stoffe können solche Reaktionen hervorrufen, zum Beispiel Benzoesäure, Sorbinsäure aber auch Lebensmittel, die diese Stoffe enthalten, wie Tomatenketchup, Marmelade, usw. [1].

Die immunologische Kontakt-Urtikaria ist im Vergleich zur nicht-immunologischen selten. Ein früherer Kontakt ist hier Voraussetzung, um eine Sensibilisierung hervorzurufen. Der Mechanismus kann entweder eine Antigenantikörperreaktion sein oder sie kann auch auf einer nicht-immunologischen Komplementaktivierung beruhen.

Howard Maibachs erster Fall ist durch Diäthyltolamid in einem Mückenspray hervorgerufen worden [6]. Die Patientin hatte eine lokalisierte Urtikaria. Später beschrieb er eine Patientin mit fast tödlichem anaphylaktischen Schock nach örtlicher Applikation von Stickstoff-Lost [2].

Bei den wenigen Personen, die in der Platinindustrie arbeiten, kommen relativ viele Typ 1-Reaktionen vor. Wie bekannt ist, können Tierhaare und Tierspeichel Sofortreaktionen hervorrufen.

In den letzten Jahren ist von verschiedenen Beobachtern Kontakt-Urtikaria durch Gummihandschuhe bei Ärzten und Krankenschwestern festgestellt worden. Die Läppchenteste können negativ sein, wogegen eine Latexlösung Sofortreaktionen hervorruft.

Während eines früheren Fortbildungskurses habe ich von einer der Sonderformen der immunologischen Kontakt-Urtikaria gesprochen. Die Protein-Kontaktdermatitis an den Händen sieht man bei Köchinnen und Tierärzten, oft kann die Ursache durch Pricktestung nachgewiesen werden. Was hierbei besonders auffällt, ist das dyshidrotische Exanthem an den Seitenflächen der Finger. Bei Kontakt mit dem auslösenden Stoff, Fisch, Fleisch oder andere Tierproteine, kommt es zu einer Dermatitis mit histologisch nachweisbarer Spongiose [3, 4].

Mehrere physikalische Urtikariatypen können auch in die Gruppe der immunologischen Kontakt-Urtikaria eingegliedert werden, nämlich diejenigen, die mit einem positiven Prausnitz-Küstner-Test nachgeweisen werden [4].

Wie kann man sonst die Ursache einer Kontakt-Urtikaria aufspüren?

Durch eine sorgfältige Krankheitsgeschichte von Anfang bis Ende. Weiterhin muß man einen offenen Läppchentest vornehmen. Bei Gemüseallergie haben sich Ritz-Läppchentests bewährt. Vielleicht sind Pricktests ausreichend, deren Vorteil darin besteht, daß viele Tests gemacht werden können und daß sie fast niemals eine anaphylaktische Reaktion hervorrufen.

Maibach hat Läppchentests an früheren Ekzemherden der Finger verwendet, um die Ursache einer Truthahndermatitis nachzuweisen [4]. Auch in meiner Klinik hat sich diese Methode bewährt [3]. Serologische Untersuchungen wie RAST sind unsicher.

Wir haben alle von unseren Patienten gehört, daß sie sofort Juckreiz entwickeln, wenn sie in die Nähe einer Primel kommen. Die meisten von uns haben es einer Neurose zugeschrieben.

In vielen Fällen von Kontaktdermatitis kann man aber eine Überempfindlichkeit vom Typ I zusammen mit Typ IV finden. Dieses Forschungsgebiet bleibt noch offen.

Zusammenfassung

Das Kontakt-Urtikaria-Syndrom umfaßt urtikarielle Reaktionen durch äußeren direkten Kontakt. Die Pathogenese kann nicht-immunologisch und immunologisch sein, wobei die immunologische Kontakt-Urtikaria relativ selten auftritt und einen früheren Kontakt mit der auslösenden Substanz im Sinne einer Vorsensibilisierung voraussetzt.

Literatur

1. Daughters D, Zackheim H, Maibach HI (1973) Urticaria and anaphylactoid reactions after topical application of mechlorethamine. Arch Dermatol 107:429–430
2. Clemmensen O, Hjorth N (1982) Perioral contact urticaria from sorbic acid and benzoic acid in a salad dressing. Contact Dermatitis 8:1–6
3. Hjorth N, Roed-Petersen J (1976) Occupational protein contact dermatitis in food handlers. Contact Dermatitis 2:24–42
4. Krogh G von, Maibach HI (1982) The Contact Urticaria Syndrome. Semin Dermatol 1:59–66
5. Lahti A (1980) Nonimmunologic contact urticaria. Thesis; Department of Dermatology, Universities of Oulu and Helsinki, Finland
6. Maibach HI, Johnson HL (1975) Contact urticaria syndrome. Contact urticaria to diethyltoluamide (immediate-type hypersensitivity). Arch Dermatol 111:726–730
7. Odom RB, Maibach HI (1976) Contact urticaria. A different contact dermatitis. Cutis 18:672–673

Rudolf L. Baer

Morbus Kaposi bei männlichen Homosexuellen

In den Vereinigten Staaten von Amerika trat erstmals im Jahre 1979 eine epidemische Form des Morbus Kaposi bei homosexuellen Männern auf, die sich vom klassischen Morbus Kaposi [5] in vielen Beziehungen unterscheidet [2]. Diese Form des Morbus Kaposi ist ein Teilbild einer schweren, sehr oft tödlichen Erkrankung, die den Patienten ganz und gar seiner immunologischen Widerstandskraft gegen Infektionen und in gewissem Grade auch gegen verschiedene Formen von malignen Erkrankungen beraubt [1, 3, 10, 12]. Man hat dafür den Namen „Acquired Immune Deficiency Syndrome", d. h. „Erworbenes Immunmangel-Syndrom" geprägt. Ich werde in der Folge die Abkürzung AIDS für diese vielleicht wichtigste neue Krankheit des 20. Jahrhunderts benutzen.

Während die meisten AIDS-Erkrankungen bei homosexuellen Männern vorkommen, treten etwa 25% der Fälle bei anderen Patienten auf [4, 7, 9, 14] (Tabelle 1). Die Ursachen des AIDS sind noch nicht bekannt; es ist aber äußerst wahrscheinlich, daß die Krankheit durch ein infektiöses Agens hervorgerufen wird. Dabei ist hervorzuheben, daß bestimmte Viren, z. B. das Zytomegalie-Virus und das Epstein-Barr-Virus eine Immunsuppression hervorrufen können [11]. Soweit man weiß, ist das AIDS nur sexuell oder durch Blutbestandteile (Blutkonzentrate, infizierte Injektionskanülen und – äußerst selten – Bluttransfusionen) übertragbar. Es gibt noch keinen Test, mit dem man ein AIDS mit Sicherheit diagnostizieren könnte. Die Diagnose muß sich deshalb auf eine Reihe von *in-vivo*-und *in-vitro*-Befunden stützen.

Die auffälligsten Symptome von AIDS, die auch beim epidemischen Morbus Kaposi vorkommen, sind Fieber, Gewichtsverlust, Lymphknotenvergrößerungen, Diarrhöe, Husten und Abgeschlagenheit [2]. Außerdem findet man eine Reihe von opportunistischen Infektionskrankheiten, die normalerweise bei Personen mit intaktem Immunsystem nicht auftreten (Tabelle 2).

Die wichtigsten Unterschiede zwischen der klassischen und der epidemischen Form des Morbus Kaposi sind in Tabelle 3 zusammengefaßt. Eine entscheidende

Tabelle 1. Auftreten von AIDS bei verschiedenen Bevölkerungsgruppen

Homosexuelle Männer
Männer und Frauen mit Drogenabusus
Weibliche Sexualpartner von bisexuellen Männern und Drogen mißbrauchenden Männern
Weibliche und männliche Prostituierte
Mit Faktor VIII-Blutkonzentraten substituierte hämophile Patienten
Einwohner von Haiti
Empfänger von Bluttransfusionen (nur 10–15 Fälle bei jährlich 10 Millionen Bluttransfusionen!)

Tabelle 2. Mögliche Infektionen bei Morbus Kaposi

Pneumonie, Meningitis, Enzephalitis, Ösophagitis, Colitis, ausgedehnte Infektionen der Haut und Schleimhäute und andere Erkrankungen verursacht von: Aspergillus, Candida albicans, Cryptococcus, Nocardia, Zytomegalie-Virus, Herpes-simplex-Virus, Hepatitis-B-Virus, M. tuberculosis, M. avium intracellulare, Cryptosporidium, Pneumocystis carinii, Toxoplasma gondii.

Tabelle 3. Klinische Unterscheidungsmerkmale der klassischen und epidemischen Form des Morbus Kaposi

	Klassisch	Epidemisch
Alter	50 +	18–64, Körper, Arme, Gesicht, Hals, Beine,
Lokalisation	Füße, Beine	Füße Schleimhäute: Zahnfleisch, Zunge, Gaumen, Oesophagus, Magen, Duodenum, Kolon etc.
Farbe	Bläulich, Purpurfarben	Rötlich-braun
Effloreszenzen	Papeln, Platten Tumoren	Kleine Papeln und Flecken oft linear, den Langerschen Linien folgend
Allgemeinzustand	Gut	Gewichtsverlust, Fieber, Abgeschlagenheit
Tastbare Lymphknotenvergrößerung	Nach vielen Jahren	Sehr früh, oft vor Erscheinen der Hautveränderungen
Milzvergrößerung	Fast nie oder nie	Sehr schnell
Verhältnis Männer/Frauen	10:1	Fast nur Männer
Leukämien, Lymphome	Selten	Sehr oft
Klinischer Verlauf	Relativ gutartig	60% tödlich nach 3 Jahren; eventuell 100% tödlich

Rolle bei der Entstehung eines Morbus Kaposi kommt einem gestörten Immunsystem zu, da diese Erkrankung in erhöhtem Maße bei immunsupprimierten Patienten vorkommt. Beispiele dafür sind Patienten, die über längere Zeit mit immunsuppressiven Medikamenten oder hohen Dosen von Glukokortikoiden behandelt wurden, insbesondere im Zusammenhang mit Organtransplantationen [6, 8]. Manchmal bildet sich in solchen Fällen nach Absetzen der immunsuppressiven Behandlung ein Morbus Kaposi spontan zurück. Die bei der epidemischen Form des Morbus Kaposi auftretenden immunologischen Anomalien (Tabelle 4) erklären die Anfälligkeit dieser Patienten hinsichtlich opportunistischer Infektionen und maligner Erkrankungen, wie Leukämie, Lymphomen und Karzinomen [11, 12, 13].

Man hat die Immunantwort verschiedener Patientengruppen mit Morbus Kaposi mit der von Gesunden *in vitro* verglichen [13]. Dabei hat sich gezeigt, daß die Immunantwort *hetero*sexueller Patienten mit Morbus Kaposi normal ist. Andererseits fand man eine Neigung zur Immunsuppression selbst bei männlichen Homosexuellen, die nicht am Morbus Kaposi erkrankt waren. Der Grad der Immunsuppression ist bei dieser Gruppe jedoch relativ niedrig. Eine Immunsuppression ist bei männlichen Homosexuellen mit Lymphdrüsenvergrößerung viel deutlicher ausgeprägt und am stärksten bei Patienten mit Morbus Kaposi. Der grundlegende Defekt einer allgemeinen Immunsuppression kommt also bei sehr vielen männlichen Homosexuellen vor, die klinische Ausprägung jedoch variiert zwischen relativ leicht und fatal schwer.

Tabelle 4. Serologische Unterscheidungsmerkmale der klassischen und epidemischen Form des Morbus Kaposi

	Klassisch	Epidemisch
HLA-Pänotyp DR5	43% (normal 20%)	43%
Zytomegalie-Virus Antikörper im Serum	Niedrig	Äußerst hoch
Hepatitis B-Virus Antikörper im Serum	Normal	Hoch
Kutane Anergie	Selten	Oft
Erhöhte Immunglobuline im Serum	Selten	Sehr oft
Lymphopenie	Nein	Ja
Erniedrigtes Verhältnis von Helferzellen/Suppressorzellen	Nein	Ja
Erniedrigte Zahl von natürlichen Killerzellen	Nein	Ja
Erniedrigte Reaktion auf mitogene Substanzen	Nein	Ja

Ob Drogenmißbrauch für die Manifestation eines epidemischen Morbus Kaposi auch eine Rolle spielt, ist noch nicht hinreichend geklärt. Allerdings steht fest, daß fast alle männliche Homosexuelle in Amerika Drogenmißbrauch, insbesondere mit Nitriten, Cannabis und Kokain ausüben [2].

Zusammenfassend möchte ich betonen, daß wir es zur Zeit beim epidemischen Morbus Kaposi mit einer tödlichen Hautkrankheit zu tun haben. Es ist eine Erkrankung, die uns vor eine ganze Reihe von medizinischen, wissenschaftlichen, epidemiologischen, ethischen und sozialen Probleme stellt. Vor allem muß man die Suche nach dem für die Übertragung dieser Erkrankung verantwortlichen Faktor intensiv fortsetzen. Weiterhin sollte der Mechanismus aufgeklärt werden, der für den Zusammenbruch der durch T-Lymphozyten vermittelten Schutzfunktionen gegenüber Infektionen und malignen Tumoren bei AIDS-Patienten verantwortlich ist.

Zusammenfassung

Beim epidemischen Morbus Kaposi handelt es sich um eine meist tödliche Hauterkrankung jugendlicher männlicher Homosexueller, die in jüngster Zeit in einem erschreckenden Maße zugenommen hat und uns vor eine Reihe medizinischer, wissenschaftlicher und epidemiologischer Probleme stellt. Im Mittelpunkt dieser Erkrankung steht das Auftreten opportunistischer Infektionen in Verbindung mit einer Störung der zellulären Immunabwehr.

Danksagung. Dr. Alvin E. Friedman-Kien gab wertvolle Hilfe.

Literatur

1. Center for Disease Control Task Force on Kaposi's Sarcoma and Opportunistic Infections (1982) Epidemiologic aspects of the current outbreak of Kaposi's sarcoma and opportunistic infections. N Engl J Med 306:248–252
2. Friedman-Kien AE, Laubenstein LJ, Rubinstein P, et al (1982) Disseminated Kaposi's sarcoma in homosexual men. Ann Int Med 96:693–700
3. Gottlieb MS, Schroff R, Schanker HM, et al (1981) Pneumocystis carinii pneumonia and mucosal candidiasis in previously healthy homosexual men. N Engl J Med 305:1425–1431
4. Harris C, Small CB, Klein RS, et al (1983) Immunodeficiency in female sexual partners of men with the acquired immunodeficiency syndrome. N Engl J Med 308:1181–1184

5. Kaposi M (1872) Idiopathisches multiples Pigment-Sarkom der Haut. Arch Dermatol Syph 4:265–273
6. Klepp O, Dahl O, Stenwig JT (1978) Association of Kaposi's sarcoma an prior immunosuppressive therapy; a five year material of Kaposi's sarcoma in Norway. Cancer 42:2626–2630
7. Lederman MM, Ratnoff OD, Scillian JJ, et al (1983) Impaired cell-mediated immunity in patients with classic hemophilia. N Engl J Med 308:79–83
8. Leung F, Fam AG, Osoba D (1980) Kaposi's sarcoma complicating corticosteroid therapy for temporal arteritis. Am J Med 71:320–322
9. Menitove JE, Aster RH, Casper JT, et al (1983) T-lymphocyte subpopulations in patients with classic hemophilia treated with cryoprecipitate and lyophilized concentrates. N Engl J Med 308:83–86
10. Reinherz EL, Geha R, Wohl ME, et al (1981) Immunodeficiency associated with loss of T4 and inducer T cell function. N Engl J Med 304:811–816
11. Rinaldo CR, Carney WP, Richter BS, et al (1980) Mechanisms of immunosuppression in cytomegaloviral mononucleosis. J Inf Dis 141:488–495
12. Sonnabend J, Witkin SS, Purtilo TT (1983) Acquired immunodeficiency syndrome, opportunistic infections and malignancies in male homosexuals. J.A.M A. 249:2369–2374
13. Stahl R, Friedman-Kien AE, Dubin R, et al (1982) Immunologic abnormalities in homosexual men. Relationship to Kaposi's sarcoma. Am J Med 73:171–178
14. Vieira J, Frank E, Spira TJ, Landesman SH (1983) Acquired immune deficiency in Haitians. N Engl J Med 308:125–129

Helmut Tritsch

Bowenoide genitale Papulose

Unerwartete Befunde bei der histologischen Untersuchung von Effloreszenzen aus dem Genitoanalbereich von Männern und Frauen waren in jüngerer Zeit Anlaß zu dem Versuch, zwei Krankheitsbilder von dem Morbus Bowen einerseits und von den Kondylomata andererseits abzugrenzen [16, 18]. Es handelt sich dabei um:

1. Bowenoide genitale Papulose (BGP)
2. Bowenoide Dysplasie der Vulva (BDV)

Beide, zunächst als neue Entitäten interpretierten Krankheitsbilder, BGP und BDV, unterscheiden sich klinisch von der typischen Form des Morbus Bowen und histologisch von den spitzen Kondylomen, wobei in diesem Zusammenhang differentialdiagnostisch noch der Lichen ruber und die Psoriasis vulgaris zu erwähnen währen.

Klinik

Die BGP wird häufiger bei jüngeren Männern beobachtet und ihre Effloreszenzen werden entweder als teils einzeln, teils in Gruppen stehende papulo-verruköse Erscheinungen mit/ohne bräunlich-schwarze Pigmentierung oder als rötliche Papeln mit Tendenz zur Pigmentbildung beschrieben. Befallen sein können die Haut der Perianogenitalregion, der Penisschaft, die Glans sowie die Haut-Übergangshaut und Schleimhaut des äußeren weiblichen Genitale.

Die überwiegend von gynäkologischer Seite beschriebenen und vornehmlich als BDV bezeichneten Erscheinungen betreffen nicht nur das äußere Genitale, sondern auch die Haut der Perianalregion von Frauen reproduktiven Alters. Es handelt sich dabei um der BGP ähnliche Erscheinungen, wobei multizentrische, mitunter symmetrische Plaquebildungen mit/ohne bräunlich-schwärzlicher Pigmentierung überwiegen [4, 12, 16].

Histologie

Der BGP und der BDV gemeinsam ist das histologische Bild mit akanthotisch-papillomatöser Umgestaltung des Plattenepithelbelags sowie Zelldysplasie unterschiedlichen Grades und Ausdehnung. Die Zellveränderungen reichen von Unregelmäßigkeiten in der Größe, Verschiebung der Kern-Plasma-Relation, vesikulärer Chromasie, Koilozytose bis zur Kernhyperchromasie. Mitosen kommen vermehrt vor. Gleichfalls werden synzytiale Riesenzellen sowie dyskeratotische Zellen beobachtet (Abb. 1). Im Vergleich zum typischen Morbus Bowen ist die Intensität des Dyspla-

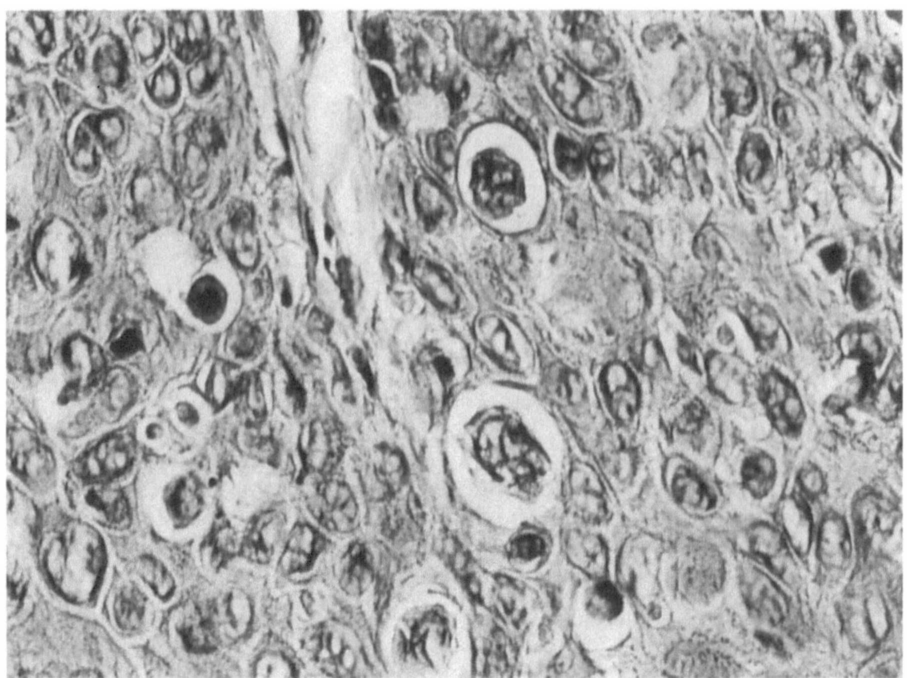

Abb. 1. Synzytiale Riesenzellen als Ausdruck einer Zelldysplasie bei bowenoider genitaler Papulose. H.E., 480×

siegrades im allgemeinen geringer und die orthologe Schichtung des Epithelbelags nicht aufgehoben. Hinzu kann eine Melaninpigmentierung im Basalzellagerbereich und der epithelnahen Schichten des Bindegewebes treten, wo gleichfalls eine mäßige rundzellige Begleitinfiltration vorkommt.

Verlauf und Therapie

Obgleich das anaplastisch imponierende Gewebsbild der BGP und der BDV adäquate radikale Maßnahmen erforderlich zu machen scheint, lassen die Verläufe der bislang bekannt gewordenen Fälle ein konservativ therapeutisches Vorgehen angemessen erscheinen. Spontanheilungen sind ebenso wie ganz vereinzelte Übergänge in mikroinvasive Karzinome bekannt geworden, wobei allerdings die erstere der Möglichkeiten bei weitem überwiegt [13]. Von manchen Autoren wird der BDV im Gegensatz zur BGP eine mangelnde Rückbildungstendenz nachgesagt [3, 12].

Zur Behandlung haben sich topische Chemotherapeutika (5-Fluo-urazil, Podophyllin) sowie operative Maßnahmen (z. B. Kürettage mit vorsichtiger Koagulation des Wundgrundes, kaltkaustische Koagulation, Fulguration) und in einigen Fällen auch die Radiotherapie mit ionisierenden Strahlen bewährt [9].

Trotz der relativ guten therapeutischen Ansprechbarkeit ist die Rezidivquote hoch und erfordert deshalb und im Hinblick auf die möglicherweise vorhandene vertikale Wachstumspotenz einzelner Effloreszenzen nach abgeschlossener Behandlung eine Nachbeobachtungszeit, die wir derzeit auf insgesamt 2 Jahre ansetzen.

Differentialdiagnose

Die klinische Unterscheidung der BGP und der BDV von anderen entzündlichen oder präkanzerösen Dermatosen im Genital- und Perianogenitalbereich erstreckt sich im wesentlichen auf den Lichen ruber und die Psoriasis vulgaris sowie die Morbi Bowen, Queyrat und Paget. Condylomata acuminata können unter ihren Effloreszenzen Veränderungen aufweisen, die nach lichtmikroskopischer Untersuchung der BGP oder der BDV zuzuordnen sind. Entscheidend für die Abgrenzung der einzelnen entzündlichen und nicht-entzündlichen Dermatosen ist das histologische Bild, das letztendlich wegen seiner bowenoiden Phänomene, nicht aber wegen seiner klinischen Ähnlichkeit, zur Herausstellung als neue Entitäten geführt hat.

Eine der histologischen Untersuchung bei Verdacht auf Vorliegen einer BGP oder BDV bis zu 6 Wochen vorausgegangene Podophyllinbehandlung kann zu Fehlinterpretationen führen [14, 17]. Die in die G2-Phase des Zellzyklus eingreifende Substanz bewirkt Zellveränderungen, die nur schwer oder gar nicht von denen der bowenoiden Dysplasie zu unterscheiden sind. Ähnlich wie nach Vinkaalkaloiden kommt es unter anderem zu einem Mitose-arretierenden Effekt, der eine Anhäufung von Zellen mit blockierter Mitose in der Epidermis bewirkt [15].

Ätiologie

Bislang übersehen wir 11 Fälle mit bowenoider Dysplasie von Effloreszenzen aus dem in Rede stehenden Körperbereich. Die Mehrzahl wies darüber hinaus in den Gewebsschnitten der untersuchten Präparate gruppierte Zellveränderungen in Form von Zellhydrops, Kernblähung und Pyknose auf, die als sog. Footprints viralen Ursprungs gedeutet werden (Abb. 2). So konnten auch 3 Fälle außerhalb elektronenoptisch auf Viren untersucht werden [1]. Ein Virusnachweis wurde dabei nicht erbracht.

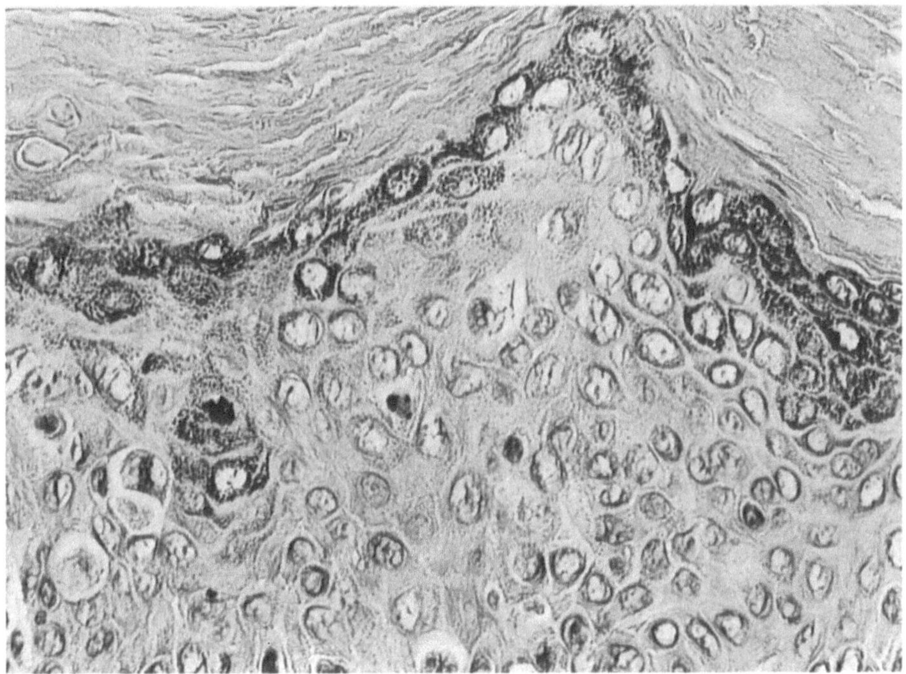

Abb. 2. Footprints viralen Ursprungs in der Epidermis bei bowenoider genitaler Papulose. H.E., 3000 ×

1 Für die elektronenmikroskopische Untersuchung sind wir Herrn Prof. Dr. Hübner, Pathologisches Institut der Universität München, zu Dank verpflichtet

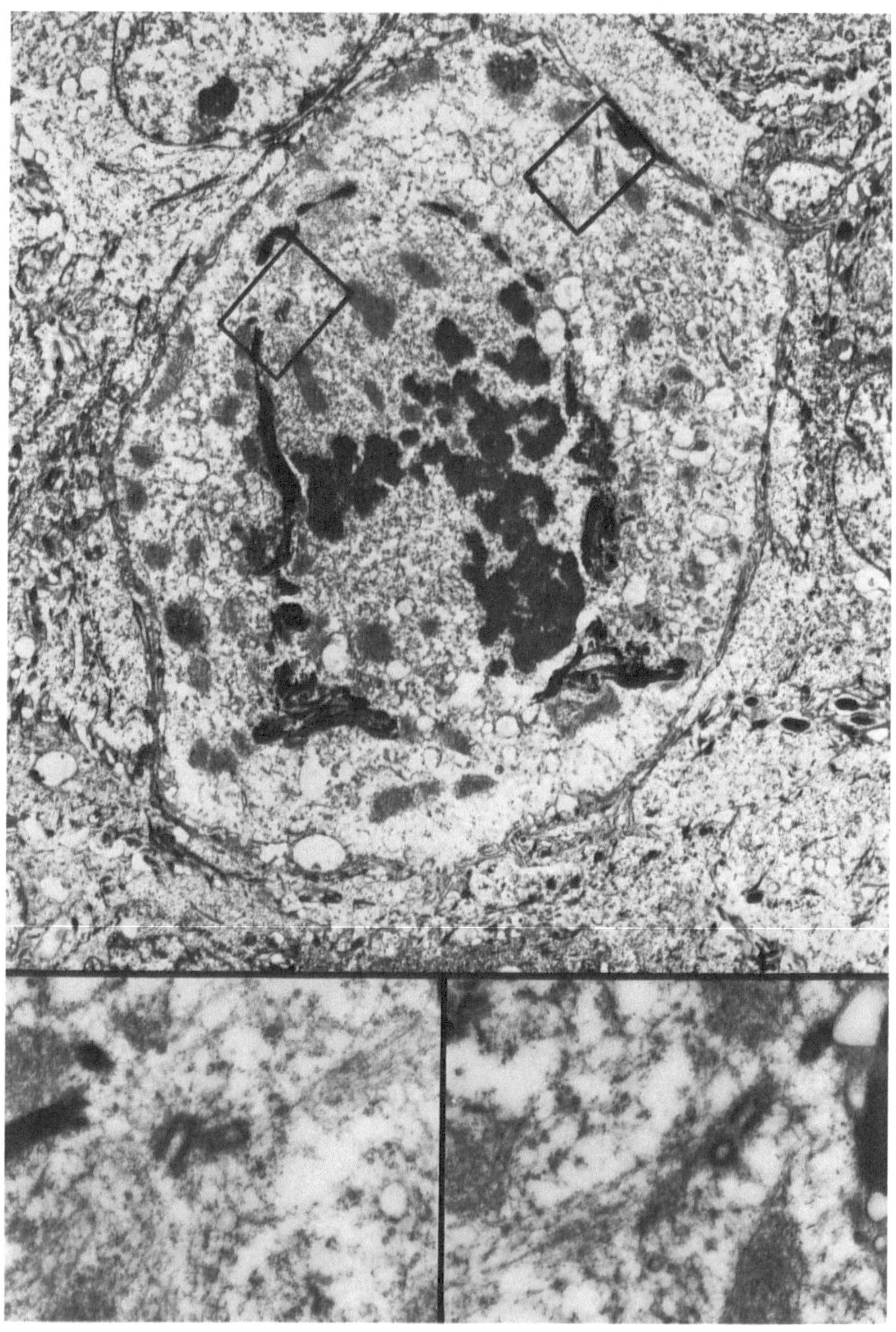

Abb. 3. Elektronenmikroskopischer Befund bei bowenoider genitaler Papulose. Schalenförmige Ummantelung des Kernmaterials mit gebündelten Tonofilamenten in einer Riesenzelle. In Ausschnittvergrößerung: 2 Zentriolenpaare. Vergr. 4450 ×, bzw. 17640 ×

Die elektronenmikroskopische Untersuchung eines weiteren Falles ergab Zellatypien, wobei Riesenzellen mit schalenförmigen Tonofilamenten und paarweise angeordneten Zentriolen mit strahlenförmigen Tubuli sowie wolkenförmige Gebilde mit atypischen Desmosomen vorkamen (Abb. 3). Ähnliche Befunde sind auch von anderen Untersuchern erhoben worden und werden als Ausdruck einer anaplastischen Transformation gedeutet [10, 11].

Klinische Befunde mit multizentrischen, Abklatsch-artigem Auftreten der Papeln deuten auf einen exogenen Mechanismus hin [6]. Der gelegentliche elektronenmikroskopische Nachweis virusähnlicher Partikel (∅ 50 nm) läßt auf eine mit dem Papillomvirus verbundene Genese schließen [8, 10]. In die gleiche Richtung weisen Berichte über vorausgegangene vulgäre Warzen und Herpesinfektionen. Am gewichtigsten erscheinen in diesem Zusammenhang Beobachtungen, bei denen über das Vorkommen bowenoid-dysplastischer Herde in typischen spitzen Kondylomen berichtet wird [10].

Tumorsyntropie

Bislang wurden 3 Fälle bekannt, bei denen mit und nach der Behandlung von Veränderungen, die der BGP zuzurechnen sind, Collumkarzinome (in situ) festgestellt wurden [1, 5, 12].

Synopsis

Im Anogenitalbereich kommen klinisch als gutartig imponierende Effloreszenzen vor, die überraschenderweise bei histologischer Untersuchung unterschiedliche bowenoid-dysplastische Veränderungen bis hin zum Carcinoma in situ aufweisen. Es erhebt sich die Frage, ob es sich bei den als BGP oder BDV bezeichneten Erscheinungen um eine gemeinsame oder um zwei verschiedene neue Entitäten, wie von einigen vermutet, handelt [12]. Beide Fragen lassen sich heute noch nicht mit hinreichender Sicherheit beantworten, zumal auch im älteren Schifttum über ähnliche Fälle immer wieder einmal berichtet worden ist [2, 7]. In der Mehrzahl der Fälle scheinen die bowenoid umgewandelten Effloreszenzen einen relativ gutartigen Verlauf mit Ausbreitungs- und Rezidivneigung zu nehmen. Allerdings ist zu berücksichtigen, daß es in manchen Fällen, wie auch bei einem eigenen, zu vertikal aggressivem Wachstum mit Durchdringung der Basalmembran und damit zum Übergang in ein Plattenepithelkarzinom gekommen ist.

Offen muß auch die Frage nach der Genese der bowenoiden Transformation in den Akanthopapillomen bleiben. Möglicherweise handelt es sich in manchen Fällen um regressive und nicht um anaplastische Zellumwandlungen, zumal nur die Irreversiblität als ein Zeichen karzinomspezifischer Atypie gewertet werden kann.

Trotz gelegentlich divergierender klinischer Erscheinungen sollten nach meiner Meinung Fälle mit den histologischen Charakteristika der bowenoiden Dysplasie nicht mit zwei verschiedenen Bezeichnungen belegt, sondern einheitlich als bowenoide genitale Papulose diagnostiziert werden. Dieser Vorschlag entspricht dem derzeitigen Wissensstand und hilft, Verwirrung um Phänomene zu vermeiden, die sich auf dem Wege zur Etablierung als eigenständiges Krankheitsbild befinden könnten.

Zusammenfassung

Unerwartete dysplastische Zellveränderungen unterschiedlichen Grades in Effloreszenzen von Dermatosen aus dem Genitalbereich und der Perianogenitalregion waren Anlaß zu dem Versuch der Aufstellung zweier neuer Entitäten, die überwiegend als bowenoide genitale Papulose und bowenoide Dysplasie der Vulva bezeichnet werden. Betroffen sind vorwiegend jüngere Erwachsene, bei denen papulo-verruköse Erscheinungen mit Tendenz zur Konfluenz auftreten. Ihr klinisches Erscheinungsbild entspricht meist dem der spitzen Kondylome, seltener dem des Lichen ruber oder dem der Psoriasis vulgaris. Obgleich der histologische Nachweis einer bowenoiden Dysplasie Zweifel an der Dignität der Erscheinungen aufkommen läßt, ist der Verlauf, obwohl mit Ausbreitungstendenz und Rezidivneigung belastet, in den meisten Fällen gutartig, zumal auch Spontanremissionen vorkommen. Die Ätiologie ist noch unbekannt. Es gibt jedoch Hinweise auf eine virusinduzierte Genese, die mit der charakteristischen Zelldysplasie als Folge einer viralen, anaplastischen Transformation verbunden ist. Der derzeitige Wissensstand läßt es gerechtfertigt erscheinen, alle Effloreszenzen einem Krankheitsbild, dessen Existenz als neue Entität noch weiterer Klärung bedarf, unter der Bezeichnung „bowenoide genitale Papulose" zuzuordnen. Die Behandlung sollte sich zunächst auf konservative, topische Methoden beschränken, deren Effektivität in vielen Fällen eine ausreichende Behandlung in Aussicht stellt.

Literatur

1. Burkett JM (1974) Dark plaques in nether regions. J Am Med Ass 230:439–440
2. Frei H (1934) Beitrag über carcinomverdächtige spitze Condylome. Zbl Haut- Geschl-Kr 47:21
3. Friedrich EG (1972) Reversible vulvar atypia. Obstet Gynecol 39:173–181
4. Hagedorn M, Riede V, Gross G (1981) Multizentrisches bowenoides Akanthom. In: Petres J, Müller R (Hrsg) Präkanzerosen und Papillomatosen der Haut. Springer, Berlin Heidelberg New York, S 193–196
5. Hilliard GD, Massey FM, O'Toole RV (1979) Vulvar neoplasia in the young. Am J Obstet Gynecol 135:185–188
6. Hödl S (1981) Genitale bowenoide Papulose. Z Hautkr 56:368–377
7. Israel W (1928) Zur Kenntnis der atypischen Condylomata des Penis. Z Urol 22:395–400
8. Katz HI, Posalaky Z, McGinley D (1978) Pigmented penile papules with carcinoma in situ changes. Br J Dermatol 99:155–162
9. Kerl H, Hödl S, Kratochvil K, Kresbach H (1980) Genitale bowenoide Papulose. Hautarzt 31:105–107
10. Kovi J, Tillman RL, Lee SM (1973) Malignant transformation of condyloma. Am J Clin Path 61:702–710
11. Lupulescu A, Mehregan AH, Rahbari H, Pinkus H, Birmingham DJ (1977) Veneral warts vs Bowen disease. J Am Med Ass 237:2520–2522
12. Parent D, Lejeune F, Ledoux M, Achten G (1983) Maladie de Bowen pigmentée multicentrique associée à un cancer du col utérin. Ann Dermatol Venereol 110:53–57
13. Skinner MS, Sternberg WH, Ichinose H, Colins J (1973) Spontaneous regression of bowenoid atypia of the vulva. Am J Obstet Gynecol 42:40–46
14. Tritsch H (1980) Bowenoide Papulose. Dtsch Med Wochenschr 105:887–891
15. Tritsch H (1970) Mitosenblockade in der Epidermis durch Vincristinsulfat. Klin Wochenschr 48:950
16. Ulbright TM, Stehman FB, Roth LM, Ehrlich CE, Ransburg RC (1982) Bowenoid dysplasia of the vulva. Cancer 50:2910–2919
17. Wade TR, Ackerman AB (1979) The effects of podophyllum resin on condylomata acuminata. Arch Dermatol 115:1349
18. Wade TR, Kopf AW, Ackerman AB (1978) Bowenoid Papulosis of the penis. Cancer 42:1890–1903

Otto-Ernst Rodermund

Das Kawasaki-Syndrom (mukokutanes Lymphknotensyndrom)

1967 wurde das mukokutane Lymphknotensyndrom erstmals durch Kawasaki [7] beschrieben, bis 1982 sind über 24000 Fälle in Japan registriert worden. Inzwischen wird die Erkrankung weltweit diagnostiziert. Die Erstbeschreibung in der Bundesrepublik erfolgte 1979 durch Cremer [2], zahlreiche weitere Fälle wurden inzwischen mitgeteilt und eine Arbeitsgemeinschaft mukokutanes Lymphknotensydrom (vgl. Cremer et al. [4]) gebildet. Dabei soll das Kawasaki-Syndrom das bei weitem häufigste systemische Vaskulitis-Syndrom der Kindheit sein.

Klinik

Befallen sind vornehmlich Kleinkinder unter 5 Jahren, in der Bundesrepublik betreffen 50% aller Erkrankungen Kinder bis zum Alter von 3 Jahren. Das männliche Geschlecht ist bevorzugt befallen mit einem Verhältnis von etwa 1,5:1. Die monatliche Verteilung zeigt einen Erkrankungsgipfel im Spätherbst (Oktober, November, Dezember). Daneben wird weniger deutlich ein Frühjahrsgipfel beobachtet. Diese zeitliche Zuordnung kann allerdings in verschiedenen Jahren etwas schwanken, wie auch die Expressivität der Symptome bei verschiedenen Krankheitsausbrüchen verschieden sein kann.

Klinische Hauptsymptome

Die Erkrankung beginnt mit hohem *Fieber*, das mindestens 5 Tage anhält, bis zu 3 Wochen dauern kann und nicht auf Antibiotika anspricht. Es geht mit einem auffallend schweren Krankheitsgefühl einher. Gleichzeitig tritt eine meist doppelseitige *Konjunktivitis* mit verstärkter Gefäßinjektion auf, die 1–2 Wochen anhält. Gelegentlich sind makroskopisch Aneurysmen in den Gefäßen erkennbar. Im *Mund- und Rachenbereich* findet sich eine diffuse Rötung der Schleimhaut, die Lippen sind trokken und rissig, es zeigt sich das Bild der sogenannten Erdbeerzunge. Diese Veränderungen klingen nach 1–3 Wochen ab. Ein polymorphes, öfters scarlatiniformes *Exanthem*, welches sich von den Extremitäten in Richtung Stamm ausbreitet, kann vom 1. Tag an auftreten und bleibt bis zu 1 Woche bestehen, später folgt eine Desquamation. *Handflächen und Fußsohlen* zeigen eine auffallende, meist fleckige Rötung, teilweise verbunden mit einem deutlichen indurativen Ödem an Hand- und Fußrücken; diese Veränderungen treten am 3. bis 5. Tag auf und halten 1 bis 3 Wochen an. Charakteristisch ist eine membranöse Schuppung an den Fingerspitzen und Zehenspitzen, die in der 2. bis 3. Woche, also in der Erholungsphase, beginnt. In schweren Fällen können die Fingernägel 1 bis 2 Monate nach der Erkrankung Beau-Reilsche Querfurchen aufweisen. Es findet sich eine auffallende Vergrößerung der *Halslymphknoten*, die beidseitig oder auch nur einseitig auftreten kann. Sie beginnt am 1. bis 3. Tag und dauert 1 bis 3 Wochen, kann aber auch in 1 bis 3 Tagen abklingen.

Um die *Diagnose* zu stellen müssen von diesen 6 Hauptsymptomen (Fieber, Konjunktivitis, Mundschleimhautveränderungen, Exanthem, Hand- und Fußveränderungen, Halslymphknotenvergrößerung) nach allgemeiner Übereinkunft mindestens 5 nachzuweisen sein, wobei von den unter Mundschleimhautveränderungen und Hand- und Fußveränderungen beschriebenen verschiedenen Symptomen das Vorkommen jeweils eines genügt. Weiterhin muß sichergestellt sein, daß die differentialdiagnostische Zuordnung zu einer anderen wohlbekannten Erkrankung ausgeschlossen werden kann. Zu diesen *Differentialdiagnosen* gehören besonders der Scharlach und andere exanthematische Erkrankungen, das Toxic shock syndrome, das Erythema exsudativum multiforme, die infektiöse Mononukleose, und weiterhin die infantile Periarteriitis nodosa, auf die weiter unten gesondert eingegangen wird. Die Diagnose wird also nicht aufgrund beweisender Einzelparameter gestellt, sondern allein aus der charakteristischen Symptomenkombination [1, 5, 9].

Klinische Begleitsymptome

Diarrhöen finden sich während der ersten 2 Wochen der Erkrankung, auch eine intestinale ischämische Vaskulitis mit Perforation im Magen-Darm-Bereich wurde beobachtet. Eine *Gelenkbeteiligung* mit arthritischem Beschwerdebild kann sowohl in der Anfangsphase der Erkrankung vorkommen, hier meist mit Befall der Finger, oder als spätere Manifestation in der 3. Erkrankungswoche, dann meist die Knie- und Sprunggelenke betreffend. Eine *Nierenbeteiligung* mit Proteinurie und Leukozyturie und eine *Leberbeteiligung* mit leichtem Ikterus und Transaminasenerhöhung, gelegentlich verbunden mit auffallender Hepatomegalie und Hydrops der Gallenblase, werden vornehmlich in der 1. Krankheitswoche beobachtet. Eine *Beteiligung des ZNS* mit aseptischer Meningitis kann vorkommen und es sei hier erwähnt, daß Kinder mit Kawasaki-Syndrom auffallend unruhig sind und sich kaum beruhigen lassen, was sich in der Erholungsphase erkennbar bessert. *Husten* zählt nicht zum Krankheitsbild, wird aber gelegentlich als auffallendes Symptom beobachtet und kann dann mit röntgenologisch nachweisbaren Lungeninfiltraten und Atelektasen einhergehen. Von ganz besonderer Bedeutung und entscheidend auch für die Prognose ist die *Beteiligung des Herzens.* Eine dem Fieber überproportionale Tachykardie, Herzgeräusche, Galopprhythmus, Arrhythmie und Veränderungen im Elektrokardiogramm werden beobachtet. Pathologisch-anatomisch liegt diesem eine Myokarditis gelegentlich mit begleitender Perikarditis zugrunde, die zum Herzversagen führen kann. Besonders gefürchtet ist die *Beteiligung der Koronararterien* im Rahmen der pathologisch-anatomisch nachweisbaren Panarteriitis. Es kann zu einer schweren Nekrose der Gefäße und zu einer Koronaraneurysmenbildung als Spätfolge kommen. Auch eine Thrombosierung der Gefäße kann auftreten. Eine Rückbildung von Aneurysmen ist möglich.

Die Herzbeteiligung stellt die Haupttodesursache dar. Die *Gesamtmortalität* beträgt 1–2%; in den USA werden bis zu 2,8% beobachtet, in Japan unter Aspirintherapie nur noch 0,4%. Etwa die Hälfte der Todesfälle tritt im ersten Monat ein, meist vom 10. bis 29. Tag. Spättodesfälle kommen noch nach Jahren vor. Ein „Risikoscore" zur Frage der Koronarbeteiligung wurde von Asai und Kusakawa erstellt (vgl. hierzu Cremer 1980 [3]). *Prognostisch* verlaufen also ca. 98% auch der schweren und unzureichend behandelten Fälle günstig.

Typische Laborbefunde

Die *Blutkörperchensenkungsgeschwindigkeit* ist oft hochgradig erhöht, in über 70% der Fälle mit Werten über 50 mm in der ersten Stunde. Es besteht eine *Leukozytose* mit *Linksverschiebung*. Eine *Thrombozytose* kann während der Erholungsphase, etwa nach dem 10. Tag, beobachtet werden. Man findet häufiger eine Erhöhung von Alpha-2-Globulin und IgM, das C-reaktive Protein ist positiv und der Antistreptolysintiter fast immer negativ. Anämie wird beobachtet.

Die *pathologisch-anatomischen Befunde* sind weitgehend identisch mit denen, die früher als infantile Periarteriitis nodosa beschrieben wurden und es wird angenommen, daß viele unter diesem Bild beschriebene Fälle ein mukokutanes Lymphknotensyndrom hatten.

Die *Ätiologie* ist unbekannt. Für eine ursächliche Rolle eines belebten Erregers oder immunologischer Faktoren fand sich kein beweisender Anhalt. Patienten mit Kawasaki-Syndrom hatten häufiger in den letzten 4 Wochen vor Ausbruch der Erkrankung einen oft banalen Infekt durchgemacht, auch über eine statistisch gesicherte überzufällig häufige Berührung mit Teppich-Shampoo wird aus den USA berichtet [8]. Eine Kopplung mit HLA-B22J2 wird beschrieben.

Therapie

Antibiotika sind unwirksam. Unter Kortikosteroidmedikation klingen die Symptome rasch ab, doch wurde darunter das gehäufte Auftreten von Koronaraneurysmen als Spätfolge gesehen, wohl durch Hemmung der reparativen Vorgänge an der Gefäßwand. Kortikosteroide sollten daher nur bei einer direkt lebensbedrohlichen Myokarditis oder Perikarditis gegeben werden. Als Mittel der Wahl gilt Acetylsalizylsäure in hoher Dosierung (ausführliches Dosierungsschema bei Jacobs [6]). Darunter wird auch eine deutliche Verbesserung der Prognose und Herabsetzung der Spätfolgen gesehen. Gegebenenfalls ist eine langfristige angiographische, besser und moderner echokardiographische Überwachung angezeigt und das Risiko einer Bypass-Operation gegenüber den Folgen einer Koronarveränderung abzuwägen.

Zusammenfassung

Das mukokutane Lymphknoten(Kawasaki)-Syndrom ist ein häufiges systemisches Vaskulitis-Syndrom der Kindheit. Befallen sind vornehmlich Kleinkinder unter 5 Jahren. Hauptsymptome sind Fieber, Konjunktivitis, Mundschleimhautveränderungen, Exanthem, Hand- und Fußveränderungen, Halslymphknotenvergrößerung. Differentialdiagnostisch sind Scharlach und andere exanthemische Erkrankungen zu erörtern. Therapeutisch sind Antibiotika unwirksam; als Mittel der Wahl gilt Acetylsalizylsäure in hoher Dosierung.

Literatur

1. Bell, DM, Brink EW, Nitzkin JL, Hall CB, Wulff H, Berkowitz ID, Feorino PM, Holman RC, Huntley CL, Meade RH, Anderson LJ, Cheeseman SH, Fiumara NJ, Gilfillan RF, Keim DE, Modlin JF (1981) Kawasaki syndrome: description of two outbreaks in the United States. N Engl J Med 304:1568–1575
2. Cremer HJ (1979) Akutes febriles mukokutanes Lymphadenopathie-Syndrom auch in Deutschland? Pädiatr Prax 21:75–82
3. Cremer HJ (1980) Das „Mukokutane Lymphknotensyndrom" (Kawasaki-Syndrom). Der Kinderarzt 11:481–485
4. Cremer HJ, Kleihauer E, Rieger C, Runge H, Schweier P (1981) Das Kawasaki-Syndrom (mukokutanes Lymphknotensyndrom = MCLS) in der Bundesrepublik. Statistische Auswertung der bisher erfaßten Erkrankungsmeldungen. Pädiatr Prax 25:243–260
5. Everett ED (1982) Acute febrile mucocutaneous lymph node syndrome-Kawasaki syndrome. Int J Dermatol 21:506–509

6. Jacobs JC (1982) Kawasaki disease. In: Pediatric rheumatology for the practitioner. Springer, Berlin Heidelberg New York
7. Kawasaki T (1967) Acute febrile mucocutaneous syndrome with lymphoid involvement with specific desquamation of the fingers and toes in children: clinical observation of 50 cases. Jpn J Allergol 16:178–222
8. Patriarca, PA, Rogers MF, Morens DM, Schonberger LB, Kaminski RM (1982) Kawasaki syndrome: association with the application of rug shampoo. Lancet, September 1982, 578–580
9. Wingen A-M, Kleihauer E (1980) Das Kawasaki-Syndrom – eine neue Krankheit? Klin Pädiatr 192:173–178

Günter W. Korting

Über Hautveränderungen, vornehmlich solche nach Art der Porphyria cutanea tarda, bei chronischer Hämodialyse

Nachdem ich 1975 in den „Dermatologica“ über *P.c.t.-artige Veränderungen* bei *dauerdialysierten Patienten* berichtet hatte, wurden mir nachfolgend an die 30 dahingehende Mitteilungen bekannt, die ich in der Druckfassung zugänglich machen möchte.

Nun zum Gegenstand selbst:

Am 31. 12. 1980 befanden sich nach *Schoeppe* in der Bundesrepublik Deutschland 12753 Patienten in Dauerbehandlung mit der Hämodialyse.

Von uns selbst wurden zwischen dem 10. 1.–10. 4. 1983 – vermittelt durch die dankenswerte Freundlichkeit von Herrn Professor Dr. H. Köhler, aus dem Kuratorium für Hämodialyse e. V., Mainz – 34 Langzeitdialysepatienten untersucht, deren Erhebungsergebnisse in Tabelle 1 aufgelistet sind.

Wie die Liste zu erkennen gibt, fehlen bei unserem Beobachtungsgut manche Hautphänomene, die inzwischen der Langzeitdialyse zugeschrieben wurden, wie etwa *subunguale Erytheme* (Lubach) oder *Keratoakanthome* (Temmermann, Clipele DE), wie auch eine Kyrlesche Krankheit (Hood et al., Carter u. Constantine) in unserem bisherigen achtjährigen Gesamtbeobachtungsgut von Langzeitdialysepatienten nach wie vor fehlt. Auch fehlen bisher transitorische *Gynäkomastien* nach Hämodialyse in unsererm Beobachtungsgut (Freeman et al., Schmitt et al.). Man sollte sich aber vielleicht auch vorläufig davor hüten, bisher seltene Epiphänomene der Langzeithämodialyse zuzuschreiben, einfach um das bisher gesicherte Wissen nicht in Frage zu stellen. Das gilt aber z. B. nicht für die Assoziation mit Raynaud-Phänomenen, welche in diesem Zusammenhang bereits als gesondertes Kapitel von Mörl in der neuen Raynaud-Monographie von Heidrich vorkommen. Gesichert ist aber auf jeden Fall in diesem Zusammenhang die Entwicklung einer *trockenen Haut* und korrelierte *Nagelveränderungen*, desgleichen eine gesteigerte *Fragilität* des Hautorgans, die sozusagen zwanglos zu den Bildern der sog. *Purpura senilis* überleitet. Mit der Xerodermie ist gleichfalls quasi zwangsläufig verbunden ein *Juckreiz*, wie er ohnehin bei chronischen Nierenpatienten geläufig ist (s. Korting, 1959). Ein solcher kann während der Dialyse oder unabhängig von ihr, sowie mit oder ohne gleichzeitig sichtbare weitere Hautveränderungen in Erscheinung treten. Neben solchen mehr minder unspezifischen Hautveränderungen ist der Anteil an *Porphyria-cutanea-artigen Hautphänomenen* groß, wiewohl hier abortive Formen mit mikrobullösen Erosionen, namentlich an Händen und Fingern, weniger auch an Gesicht und Nacken überwiegen. Wir konnten zwar frühzeitig im Rahmen unserer Erstermittlung sogar auf eine gesteigerte Uroporphyrinausscheidung hinweisen. In den meisten Fällen ist aber eine solche Befundkontrolle nicht möglich, da bei vielen Patienten keine Urinproduktion mehr erfolgt. Immerhin sind aber von mehreren Nachbeobachtern ebenfalls Porphyrinstörungen im Zusammenhang mit solchen in Rede stehenden Haut-Blasenstörungen mitgeteilt,

Tabelle 1. Hautveränderungen bei chronischen Hämodialytikern (Zeit: 10.1 – 10.4.1983)

Patientenzahl:	34 (8 Frauen, 26 Männer)	
Alter:	Zwischen 18 und 76 Jahren (Mittelwert 44 Jahre)	
Art des Nierenleidens:	4 interstitielle Nephritis 8 chronische Glomerulonephritis 8 chronische Pyelonephritis 2 diabet. Nephropathie Ferner: Arterio-Arteriolosklerose, Nierenarterienstenose, 1mal Gichtniere, 1mal Cystenniere, 5mal Schrumpfniere unklarer Genese	
Dialysedauer:	Zwischen 8 Monaten und 14,5 Jahren	
Symptomatik:	*Xerodermie*	21mal
	Generalisierter *Juckreiz,*	12mal
	geleg. Juckreiz	7mal
	„Porphyria haemodialytica“	17mal, Porphyrine im Urin stets negativ (4mal) oder nicht bestimmt (keine Urinproduktion)
	Haarausfall	2mal diffuse Alopezie (beide Pat. weibl.)
	Purpura (stets Arme und Hände)	4mal, zusätzlich 1mal Kortisonpurpura nach Nierentransplantat
	Hautinfektionen	7mal ausgedehnte Follikulitiden 1mal Mollusca contagiosa
	Nagelveränderungen	12, davon 6mal spröde, brüchige Fingernägel 4mal Koilonychie 2mal distale Onycholysen
	Raynaud-Symptomatik	5mal
	Sonstiges	1mal Medianusparese an der Shunthand mit trophoneurot. Veränderungen

so daß der Begriff der *„Porphyria hämodialytica“* zumindest für ein Teil der Fälle in vollem Umfang berechtigt erscheint. Wichtig erscheint schließlich, daß bei einem Teil der pruritischen Hämodialysepatienten gleichzeitig *Bluteosinophilie* und *IgE* erhöht sein können (Altmeyer, Holzmann et al). Darüber hinaus etwa im Zusammenhang mit den Raynaud-Phänomenen von einer tiefgreifenden Kollagenstoffwechselstörung bei derartigen Patienten zu sprechen, erscheint mir noch verfrüht. Wir haben indessen entsprechende Untersuchungen (Hydroxyprolin etc.) in Gang gesetzt.

Unsicher erscheint mir auch im Augenblick noch, inwieweit eine chronische Hämodialyse bereits bestehende Hautbefunde abzuwandeln vermag, wie wir das allerdings bei einer Hautamyloidose bereits diskutieren zu müssen glaubten.

Darüber hinaus berichteten gerade eben Altmeyer, Kachel und Runne über amyloidartige Ablagerungen im Bindegewebe von Hämodialysepatienten.

Was nun *therapeutische Möglichkeiten* für Hautveränderungen bei Langzeithämodialysepatienten angeht, so scheint für das Porphyriebild Chloroquin ohne Effekt zu sein. Hinsichtlich der Fragilität und der Purpura möchten wir sozusagen zur Kollagen resynthese protrahiert Vitamin C, etwa 0,2 täglich, über Monate empfehlen.

Was haben wir aber ganz allgemein aus der Kenntnis Porphyria-cutanea-artiger Hautveränderungen zu lernen?

Das Studium der P.c.t.-artigen Hautveränderungen, aber auch sonstiger Veränderungen durch chronische Hämodialyse ist vermutlich – ähnlich wie seiner Zeit die

Erfassung der Cortison-bedingten, namentlich atrophischen Hautveränderungen hierdurch – ein besonders überschaubares Paradigma dafür, wie die Beachtung von Nebenwirkungen an die Kenntnisse pathophysiologischer Grundvorgänge, hier exemplarisch die Trockenheit der Haut, ihre Vulnerabilität, die Blasenbildung usf. heranzuführen vermag.

Zusammenfassung

Es wird über Hautveränderungen bei chronischer Hämodialyse berichtet. Besonders wird dabei auf Porphyria-cutanea-tarda-artige Veränderungen eingegangen. Bei 34 Patienten mit chronischer Hämodialyse fanden sich vor allen Dingen Xerodermie, generalisierter Pruritus, daneben häufig „Porphyria haemodialytica"; weiterhin Haarausfall, Purpura, Hautinfektionen, Nagelveränderungen, Raynaud-Symptomatik und andere Symptome.

Literatur

Altmeyer P, Kachel H-G, Jünger M, Koch KM, Holzmann H (1982) Hautveränderungen bei Langzeitdialyse-Patienten. Hautarzt 33:303–309

Altmeyer P, Kachel H-G, Runne U (1983) Mikroangiopathie, Bindegewebsveränderungen und amyloidartige Ablagerungen bei chronischer Niereninsuffizienz. Hautarzt 34:277–285

Amblard P, Cordonnier R, Reymond JL et al. (1981) Die Pseudo-Pseudo-Porphyria cutanea tarda des hämodialysierten Patienten. Ann Dermatol Venereol 108:1019–1020

Aste N, Cogoni G, Biggio P et al. (1981) Pseudoporphyria cutanea tarda bei chronischer Niereninsuffizienz (vorläufige Mitteilung). G Ital Dermatol Venereol 116:157–161

Bommer J, Ritz E, Andreassy K (1979) Necrotizing dermatitis resulting from hemodialysis with polyvinylchloride tubing. Ann Int Med 91:869–870

Brivet F, Drüeke T, Guillemette J, Zingraff J, Crosnier J (1978) Ein Porphyria-cutanea-tarda-ähnliches Syndrom bei Hämodialyse-Patienten. Nephron 20:258–266

Carter VH, Constantine VS (1968) Kyrle's disease. Arch Dermatol 97

David L, Cram MD, Douglas N, Naversen MD (1977) Bullous lesions of hemodialysis. Arch Dermatol 113

Durroux R, Benouaich L, Bouisson H (1981) Ténosynovite du canal carpien et depôts amyloides chez les insuffisantes rénaux chroniques hémodialysés. Nouv Presse Med 10:45

Freeman M, Richard L, Lawton MD, Margery O, Fearing RN (1968) Gynecomastia: An endocrinologic complication of hemodialysis. Ann Int Med 69

Gilchrest B, Rowe JW, Mihm MC (1976) Bullous dermatosis of hemodialysis. Am J Intern Med 83:480—483

Gilchrest BA, Stern RS, Steinmann ThI, Brown RS, Arendt KA, Anderson WW (1982) Clinical features of pruritus among patients undergoing maintenance hemodialysis. Arch Dermatol 118:154–156

de Graaf P, Ruiter DJ, Scheffer E, Schicht MI, van Vloten WA, de Graeff J (1980) Metastatic skin calcification. A rare phenomenon in dialysis patients. Dermatologica 161:28–32

Griffon-Euvrard S, Thivolet J, Laurent G, Calemard E, Gaillemin J, Perrot H, Otronne JP (1977) Recherche de la pseudo-porphyrie cutanée tardive chez 100 hémodialysés. Dermatologica 155:193–199

Griffon Sylvie epouse Euvrard (1975) Les signes dermatologiques chez 50 insuffisants renaux chroniques traites par hemodialyse reguliere. Lyon le 7 Juin 1975

Hanno R, Callen J (1981) Prophyria cutanea tarda as a cause of bullous dermatosis of hemodialysis. Cutis 28:261–263

Hood AF, Hardegen L, Zarate AR, Nigra ThP, Gelfand CM (1982) Kyrle's disease in patients with chronic renal failure. Arch Dermatol 118

Kachel HG, Altmeyer P, Baldamus CA, Koch KM, Deposition of an amyloid-like substance as a possible complication of regular dialysis treatment. Contrib Nephrol (im Druck)

Korting GW (1959) Beziehungen zwischen Krankheiten der Haut und der Harnorgane. In: Gottron HA (Hrsg) Dermatologie und Venerologie, Bd III, Teil 2, S 1023–1037

Korting GW (1979) Gibt es typische dermatologische Krankheitsbilder bei Dialysepatienten? Dt Dermatol 27 (Heft 8)
Korting GW (1975) Über Porphyria-cutanea-tarda-artige Hautveränderungen bei Langzeithämodialysepatienten. Dermatologica 150:58–61
Läppchen J, Ritz E, Koch A, Mörl H, Bommer J, Ossenkop Ch (1977) Raynaud-Phänomen bei Dialysepatienten. Dtsch Med Wochenschr 102:521–525
Lichtenstein JR, Babb EJ, Felsher BF (1981) Patient with chronic renal failure on haemodialysis. Br J Dermatol 104:575–578
Lubach D, Strübbe I (1982) Erythema subunguale. Z Hautkr 57 (Heft 20)
Lubach D, Strübbe J, Schmidt J (1982) The half and half nail phenomenon in chronic hemodialysis patients. Dermatologica 164:350–354
Lubach D (1980) Dermatologische Veränderungen bei Patienten mit Langzeithämodialyse. Hautarzt 31:82–85
Mörl H (1979) Raynaud's syndrome on dialysis patients. In: Heidrich H (ed) Raynaud's phenomenon. TM-Verlag, Bad Oeynhausen, S 225–240
Morsches B, Korting GW (1982) Die Porphyrinkrankheiten. ÄRP 2/1982
Perrot H, Germain D, Euvrard S, Thivolet J (1977) Porphyria cutanea tarda-like dermatosis by hemodialysis. Arch Dermatol Res 259:177–185
Poh-Fitzpatrick MB, Bellet N, DeLeo VA, Grossmann ME, Bickers DR (1978) Porphyria cutanea tarde in TW patients treated with hemodialyse for chronic renal failure. N Engl J Med 10:292–294
Poh-Fitzpatrick MB, Sosin AE, Bemis J (1982) Porphyrine levels in plasma and erythrocytes of chronic hemodialysis patients J Am Acad Dermatol 7:100–104
Poh-Fitzpatrick MB, Masullo AS, Grossmann ME (1980) Porphyria cutanea tarda verbunden mit chronischem Nierenleiden und Hämodialyse. Arch Dermatol 116:191–195
Richter G, Krause G, Wozel G (1982) Hautveränderungen bei chronischer Niereninsuffizienz. Dermatol Monatsschr 168:829–837
Rufli T, Brunner F (1977) Porphyria-cutanea-tarda-artige bullöse Dermatose bei chronischer Niereninsuffizienz und Hämodialyse. Schweiz Med Wochenschr 107:1093–1096
Schmidt U, Anger G, Senf L, Preu E, Thieler H, Weinrich R (1980) Eisenüberladung bei Dauerhämodialyse-Patienten – Diagnostik und Therapie. Dtsch Gesundh-Wesen 35 (Heft 7)
Schmitt GW, Shehadeh I, Sawin CT (1968) Transient gynecomastia in chronic renal failure during chronic intermittent hemodialysis. Ann Int Med 69 (no 1)
Schoeppe (1982) Der dauerdialysierte Patient. Med Klin 77 (Nr 12):385–387
Temmermann L, De Clippele M (1982) Multiple keratoacanthomas associated with chronic renal failure and hemodialysis. Dermatologica 165:510–532
Thivolet J, Euvrard S (1982) Porphyria cutanea tarda (PCT) in hemodialyzed patients. XVI Congressus Internationalis Dermatologiae, Tokyo, May 24, 1982
Thivolet J (1979) Pseudoporphyria cutanea tarda bei Hämodialysepatienten, Hautarzt 30:154–157
Thivolet J, Euvrard S, Perrot H, Moskovtchenko J-F, Claudy Al, Ortonne J-P (1977) La pseudo-Porphyrie cutanée tardive des hémodialyses. Aspects cliniques et histologiques à propos de 9 cas. Ann Dermatol Venereol 104:12–17
Topi GC, D'Alessandro GL, Cancarini GC et al (1981) Porphyria cutanea tarda in a haemodialysed patient. Br J Dermatol 104:579–580
Topi GC, D'Alessandro GL, Cancarini GC, De Costanza F, Griso D, Ravelli M (1980) Porfiria cutanea tarda in Paziente Emodializzata. Bolletino dell Instituto Dermatologico S. Gallicano, Vol X,1 pag 233–244
Vanel T (1975) Le syndrome du canal carpien de l'hémodialysé chronique. Thése, Lyon
Webster StB, Dahlberg PJ (1980) Bullous dermatosis of hemodialysis. Cutis 25:322–326

Sandor Marghescu

Ungewöhnliche Pseudolymphome

Lymphome sind irreversible, maligne Proliferationen von lymphozytoid oder histiozytoid differenzierten Stammzellen. Pseudolymphome sind demnach Dermatosen, die klinisch und/oder histologisch wie echte Lymphome aussehen, in Wirklichkeit aber gutartiger Natur und reversibel sind.

Klinisch Lymphom-ähnliche Pseudolymphome

Die erste Gruppe von Pseudolymphomen ist nur klinisch Lymphom-ähnlich; zusätzliche Untersuchungen ermöglichen die richtige Diagnose. Hierzu zählen vor allem knotige Exantheme, wie die nodöse Form der Syphilis, die nodöse Form der Skabies, das Granuloma glutaeale infantum und nodöse Arzneiexantheme.

Das *nodöse Luesexanthem* mit multiplen braunroten Knoten [9, 10] ist zwar seit langem bekannt, wird aber trotzdem häufig verkannt. Die generalisierte Lymphknotenschwellung kann den Lymphomverdacht noch bestärken. Jedoch das überwiegend plasmozytäre Infiltrat im histologischen Bild, die reaktive Serologie und das spektakuläre Ansprechen auf Penizillin korrigieren die falsche Annahme.

Die *nodöse Form der Skabies* kann vor allem bei Säuglingen ein Lymphom bzw. einen Morbus Abt-Letterer-Siwe vortäuschen [8]. In der Tat werden am Stamm und Extremitäten Knoten mitunter in großer Zahl beobachtet. Die rotbraunen Knoten weisen meist eine glatte Oberfläche auf, oft ohne Milbengang. Das histologische Bild ist allerdings von einem perivaskulär orientierten lymphohistiozytären Infiltrat mit reichlich Eosinophilen geprägt. Der Milbennachweis aus Milbengängen erlaubt schließlich die richtige Diagnose, wenn auch die Persistenz der Knoten nach einer regelrecht durchgeführten antiskabiösen Therapie gelegentlich Verwirrung stiftet. In diesen Fällen ist eine örtlich zusätzliche Therapie mit Glukokortikoiden von Nutzen.

Meist bei Säuglingen, durch eine längerdauernde örtliche Behandlung von verschiedenen Dermatosen im Windelbereich mit potenten Glukokortikoiden, können multiple rotbräunliche harte Knoten entstehen. Es handelt sich um das *Granuloma glutaeale infantum* [11]. Das benigne polymorphe Infiltrat im histologischen Bild und die Rückbildung der Knoten durch eine indifferente Behandlung nach Absetzen der Glukokortikoide entlarven die beunruhigend aussehenden Knoten als Pseudolymphome.

Die *exanthematische* Aussaat mehr oder weniger infiltrierter Erytheme bis zur Knotenbildung durch Medikamente, mitunter von einer generalisierten Lymphknotenschwellung begleitet, kann klinisch eine Mykosis fungoides im Stadium II bis III vortäuschen. Derartige Pseudolymphome wurden vor allem durch Hydantoinderivate induziert [3], aber auch in Zusammenhang mit Mentholderivaten [2] und ätherischen Ölen [5] gesehen. Ein perivaskulär orientiertes lymphohistiozytäres Infiltrat mit Eosinophilen ohne Zellatypien läßt die benigne Natur der Hautreaktion vermuten. Bewiesen wird dies durch die Rückbildung des Exanthems nach Absetzen der auslösenden Noxe, vor allem aber durch ein Rezidiv nach Reexposition.

Histologisch Lymphom-ähnliche Pseudolymphome

Eine zweite Gruppe von Pseudolymphomen ist unbequemer. Hierbei wird eine klinisch durchaus als gutartig eingestufte Dermatose von einem mehr oder weniger maligne aussehenden histologischen Bild begleitet. Zu dieser Gruppe zählen vor allem bestimmte Lymphozytome und die lymphomatoide Papulose. Häufig stellt sich ihre benigne Natur erst durch die spontane Rückbildungstendenz heraus.

Die meisten *Lymphozytome* zeigen histologisch einen geordneten Lymphknotenähnlichen Aufbau, und wir sprechen von einer Lymphadenosis cutis benigna. Sie treten am häufigsten an den Ohrläppchen in Erscheinung, wurden aber auch anderswo beobachtet. Gelegentlich aber zeichnen sich klinisch gleichaussehende Knoten durch ein beunruhigendes Infiltrat aus, mit großen histiozytoiden, an Zentroblasten erinnernde Zellelementen mit deutlicher Zell- und Kernpolymorphie und mit zahlreichen Mitosen, vermischt mit kleinen, lymphozytoiden, an Zentrozyten erinnernde Zellen. So gesehen früher zusammen mit O. Braun-Falco in München [7] bei 6 Kindern im Alter von 6–12 Jahren an jeweils einer Brustwarze und unlängst in Hannover bei einem 6jährigen Jungen am Kinn. Bei einigen Kindern konnte anamnestisch ein örtliches Trauma (Mückenstich, Bißverletzung) als Auslöser in Erfahrung gebracht werden. Mit Penizillin per os, meist täglich ein bis zwei Mill., mehrere Wochen lang, kam es in 4 bis 8 Wochen zur vollständigen und narbenlosen Abheilung.

Eine ähnliche Überraschung können Exantheme bereiten, die einer Pityriasis lichenoides chronica partim varioliformis ähneln, histologisch aber ein mehr oder weniger lymphomähnliches Infiltrat aufweisen. Es handelt sich um die sogenannte *lymphomatoide Papulose* [6], deren Natur allerdings noch nicht abschließend beurteilt werden kann; gelegentlich beobachtete irreversible, maligne Verläufe mahnen hier zur Vorsicht [1].

Klinisch und histologisch Lymphom-ähnliche Pseudolymphome

Derzeit noch völlig hilflos steht man in der Beurteilung der Dignität einer dritten Gruppe von Pseudolymphomen gegenüber, die sich seit kurzem konstituierte und die klinisch *und* histologisch Lymphom-ähnlich sind. Als einziges sicheres Kriterium ihrer Gutartigkeit ist die überraschende spontane Rückbildung. Der Prototyp dieser Gruppe ist die 1982 von Flynn et al. beschriebene „*regressive atypische Histiozytose*“ [4]. Die Daten eines von uns beobachteten 7jährigen Knaben, die später ausführlich publiziert werden, sollen die Problematik illustrieren. Er leidet unter schubweisem Auftreten von Knötchen und Knoten, die z. T. hämorrhagisch-nekrotisch werden, ulzerieren und dann narbig abheilen. Das histologische Bild ist durch die Proliferation histiozytoider Zellelemente mit deutlicher Zell- und Kernpleomorphie und mit zahlreichen atypischen Mitosen gekennzeichnet. Dazwischen finden sich ungewöhnlich viele mehrkernige Riesenzellen. Die spontane Rückbildung wurde durch eine kurze perorale Stoßtherapie mit Glukokortikoiden und durch Penizillin per os eingeleitet. Seit 5 Monaten wird nur eine indifferente örtliche Hautpflege durchgeführt. Darunter treten gelegentlich noch einzelne Knötchen auf, bilden sich jedoch spontan wieder zurück.

Die Konturen der Dermatosen, die als Pseudolymphome zusammengefaßt werden, sind noch z. T. unscharf. Es fehlen vor allem sichere Kriterien zu ihrer Unterscheidung von den echten Lymphomen. Ihre Existenz stellt aber ein gewichtiges

Argument zugunsten einer Dermato-Histopathologie dar, weil nur so Klinik und Histologie vom gleichen Untersucher beurteilt werden kann. Dies ist jedoch die Voraussetzung zur wichtigen Diagnose der Pseudolymphome.

Zusammenfassung

Die Pseudolymphome sind entweder klinisch, oder histologisch Lymphom-ähnlich; ihre Erkennung und richtige Einordnung wird somit wesentlich erleichtert, wenn der gleiche Untersucher synoptisch die klinischen Manifestationen und das histologische Substrat beurteilt. Nur sehr selten sind Klinik und Histologie zugleich Lymphom-ähnlich, so daß nur die unerwartete Reversibilität allein die Gutartigkeit der Dermatose belegt.

Literatur

1. Braun-Falco O, Nikolowski J, Burg G, Schmoeckel Ch (1983) Lymphomatoide Papulose. Übersicht und eigene Beobachtungen an vier Patienten. Hautarzt 34:59–65
2. Brehm G, Korting GW (1967) Retikuläre Hyperplasie der Haut durch ein Menthol-Derivat. Hautarzt 18:497–500
3. Charlesworth MEN (1977) Phenytoin-induced pseudolymphoma syndrome. An imunologic study. Arch Dermatol 113:477–480
4. Flynn KJ, Dehner LP, Gajl-Peczalska KJ, Dahl MV, Ramsay N, Wang N (1982) Regressing atypical histiocytosis: A cutaneous proliferation of atypical neoplastic histiocytes with unexpectedly indolent biologic behavior. Cancer 49:959–970
5. Korting GW, Weigand U (1975) Eine neue Beobachtung von retikulärer Hyperplasie im Zusammenhang mit ätherischen Ölen. Hautarzt 26:352–356
6. Macaulay WL (1968) Lymphomatoid papulosis. A continuing self-healing eruption, clinically benign-histologically malignant. Arch Dermatol 97:23–30
7. Marghescu S, Braun-Falco O (unveröffentl) Pseudolymphom an der Brustwarze von sechs Kindern
8. Marghescu S, Ziethen H (1968) Über die nodöse Erscheinungsform der Skabies. Dermatol Wochenschr 154:793–798
9. Rudolph P-O, Krmpotic L (1978) Nodöses Luesexanthem. Hautarzt 29:604–605
10. Schmoeckel Ch, Kolz R (1978) Lues II unter dem Bild einer Retikulose. Hautarzt 29:273–275
11. Tappeiner J, Pfleger L (1971) Granuloma glutaeale infantum. Hautarzt 22:383–388

Monika Harms

Epithelioma cuniculatum

Das verruköse Karzinom wurde 1948 von Ackerman [1] als Epithelioma spinocellulare niedrigen Malignitätsgrades beschrieben – es wird daher auch häufig „Ackermankarzinom" genannt. Damit konnten die seit langem bekannten Tumoren an der Mundschleimhaut („floride orale Papillomatose") und die von Buschke und Löwenstein beschriebene Riesenkondylome des Penis ebenfalls diesem Krankheitsbild beigeordnet werden. Aird [2] veröffentlichte 1954 drei Fälle (Tabellen 1 und 2) eines Tumors der Fußsohle, der wegen seiner klinisch und histologisch einem Kaninchenbau vergleichbaren Struktur als Epithelioma cuniculatum (E. c.) bezeichnet wurde. Brownstein u. Shapiro [5] haben das Verdienst 1976 die Zugehörigkeit des E. c. zum verrukösen Karzinom erkannt zu haben. Seither haben eine Reihe von Publikationen zur genaueren Kenntnis dieses Tumors wesentlich beitragen, und seine Erkennung sollte keine Schwierigkeit bereiten.

Das E. c. ist im Gegensatz zum verrukösen Karzinom der Mundhöhle ein seltener Tumor, der bevorzugt bei Männern und zwischen dem 40. und 70. Lebensjahr auftritt. Die anamnestischen Angaben sind stereotyp: jahrelang bestehende und als Warzen angesehene und erfolglos behandelte, wenig schmerzhafte Läsionen der Fußsohle seien seit einigen Monaten rasch gewachsen und empfindlich geworden. Das Wachs-

Tabelle 1. Verruköses Karzinom

	Riesenkondylome Buschke-Löwenstein (1925)
Verruköses Karzinom	Papillomatosis cutis (carcinoides)
(Ackermann 1947, 1948)	(Gottron 1932)
Ackermankarzinom	Papillomatosis mucosae carcinoides
	(Scheicher – Gottron 1958)
	Epithelioma cuniculatum (Aird 1954)
	Orale floride Papillomatose
	(Rock – Fisher 1960)

Tabelle 2. Verruköses Karzinom, Lokalisation

Panoral	Genitoanal	Plantar
Mundschleimhaut	Penis	Fußsohle
Nasenschleimhaut	Skrotum	Andere
Larynx	Vulva	Oberschenkel
Trachea, Bronchien	Anus	Gesäß
Zunge	Rektum	Ohr

tum dieses Tumors vollzieht sich demnach in 2 Phasen. Die erste kann Jahre oder Jahrzehnte währen, sie ist charakterisiert durch eine langsame Ausdehnung des Tumors. Es kann ihr eine zweite Phase folgen, die durch ein rasches uneingeschränktes Tiefenwachstum mit Zerstörung aller im Wege liegenden Strukturen gekennzeichnet ist. In diesen Fällen kann der aggressive Charakter des Tumors durch Fistelbildungen und Durchbrechen der Tumormassen am Fußrücken deutlich werden. Metastasen werden aber auch in fortgeschrittenen Fällen nur ganz ausnahmsweise und hauptsächlich nach Röntgenbestrahlung beobachtet [14] – es ist anzunehmen, daß diese Therapie das E. c. in ein echtes Epithelioma spinocellulare umwandelt.

Die bevorzugte Lokalisation ist der vordere Teil der Fußsohle, meistens der laterale Bereich. Ganz vereinzelt wurde das E. c. auch an anderen Hautbezirken beschrieben (Tabelle 2). Klinisch imponiert der solitäre Tumor durch seine papillomatöse, verruköse Oberfläche und seine oft große Ausdehnung. Bei leichtem Pressen läßt sich eine übelriechende, pastöse Masse auspressen. Seltener, offenbar erst nach verschiedenen Behandlungsversuchen, tritt der Tumor als exulzerierte Masse auf. Häufig beobachtet man einen charakteristischen Graben mit einem nach außen hin hyperkeratotischen Randwall. Nicht selten kommt es auch zu weitreichenden Fisteln, die sich sekundär infizieren und zu akut entzündlichen Zustandsbildern mit Lymphangitis führen können, und schließlich den Anlaß zur Arztkonsultation geben.

Bei der feingeweblichen Untersuchung (Tabelle 3) gibt schon der Tumoraufbau mit seinen verzweigten, tief reichenden Krypten einen wichtigen Hinweis auf die richtige Diagnose. Die akanthotischen Epithelzapfen sind von einer Hyper- und teilweise Parakeratose bedeckt. Die Keratinozyten sind gut differenziert, haben ein blasses Zytoplasma und eventuell zwei Kernkörperchen. Die Basalmembran ist erhalten. Hornperlen können bei manchen Tumoren gehäuft auftreten. Es bestehen keine Zellatypien und keine atypischen Mitosen. Stets ist die Epithelstruktur geordnet.

Dieses benigne histologische Bild kann Schwierigkeiten bei der Abgrenzung zu einer gutartigen Hyperplasie bereiten. Auch die Abgrenzung zum Keratoakanthom ist histologisch nicht einfach. Klinisch wird man bei Vorliegen von rezidivierenden Warzen der Fußsohle ohne Heilungstendenz an ein E. c. denken müssen. Im Gegensatz zum E. c. ist das amelanotische Melanom oft ulzeriert und durch sein rasches Wachstum gekennzeichnet. Das Spinaliom ist an der Fußsohle extrem selten und auf pathologisch veränderter Haut zu beobachten. Andere seltene Tumoren der Fußsohle, wie das ekkrine Porom und seine maligne Variante, sind erodiert und nicht hyperkeratotisch, sie sind histologisch klar vom E. c. zu unterscheiden. Pseudoepitheliomatöse Wucherungen im Sinne von Gottron sind immer symmetrisch und eher an den Unterschenkeln anzutreffen. Tiefe Mykosen, wie sie im amerikanischen Schrifttum als Differentialdiagnose angegeben werden, sind in Europa eine Ausnahme (Tabelle 4).

Die Ätiopathogenese dieses Tumors ist ungeklärt. Traumen und chronische Entzündungen sind als wesentliche ätiopathogene Faktoren für das Entstehen des verrukösen Karzinoms der Mundschleimhaut anerkannt. Es tritt z. B. gehäuft bei Tabakkauern auf. Auch die Tatsache, daß zirkumzisierte Personen vom verrukösen Karzinom des Penis verschont bleiben, spricht für diese Hypothese. An der Fußsohle sind die anamnestischen Angaben bezüglich Traumatismen weniger eindeutig.

Die histologische Ähnlichkeit des verrukösen Karzinoms mit einem Viruspapillom hat immer wieder an eine Virusätiologie denken lassen. Es sind auch Fälle mit gleichzeitigem Vorkommen von Warzen und E. c. beschrieben worden [20]. Der Nachweis von Viruspartikeln ist hingegen nur Wilkinson [20] gelungen.

Von ganz entscheidender Bedeutung für die Prognose ist das therapeutische Vorgehen bei dieser Neubildung. Alle Maßnahmen, die nicht eindeutig eine vollständige Entfernung des Tumors garantieren können, sind abzulehnen und als Therapie ungeeignet. Dazu gehören Curettage, Elektrodesikkation, Kryotherapie und Röntgenbestrahlung, die überdies für eine Umwandlung des Tumors in eine noch malignere Spielart verantwortlich zu sein scheint. Viele Publikationen berichten von einer Fuß-

Tabelle 3. Epithelioma cuniculatum, Histopathologie

Papillomatose	Benigne Zytologie
Akanthose	Gut differenzierte Keratinozyten
Hyper- und Parakeratose	Hornperlen
Wenig Stromareaktion	Intakte Basalmembran

Tabelle 4. Eptihelioma cuniculatum, Differentialdiagnose

Makroskopisch	Mikroskopisch
Warzen	Benigne Hyperplasie
Melanom	Keratoakanthom
Spinaliom	Spinaliom
Tiefe Mykose	
Ekkrines Porom (Karzinom)	

amputation als letztem heilenden Ausweg. Dies kann sicher vermieden werden, wenn die totale Exzision des Tumors mit histologischer Kontrolle frühzeitig vorgenommen wird (Mohs-Technik) [12, 16, 17, 19]. Die Prognose ist dann ausgezeichnet und Rezidive treten nicht auf.

Zusammenfassung

Das von Aird 1954 beschriebene Epithelioma cuniculatum der Fußsohle konnte 1976 von Brownstein u. Shapiro dem verrukösem Karzinom (Ackerman 1948) zugeordnet werden.

Dieser seltene, vorwiegend bei Männern im vorderen Anteil der Fußsohle auftretende und langsam progredient wachsende Tumor muß differentialdiagnostisch von Warzen, von einem Keratoakanthom, amelanotischem Melanom, Spinaliom und eventuell einem ekkrinem Porom abgegrenzt werden. Histologisch ist der Tumor durch tiefreichende und verzweigte Epithelzapfen und Krypten ohne Zellatypien gekennzeichnet. Dieses gutartige histologische Bild darf aber nicht dazu verleiten, es mit einer einfachen Exzision bewenden zu lassen. Andererseits sind heute eingreifende Maßnahmen wie Amputationen auch nicht mehr nötig, da die Exzision mit histologischer Kontrolle (Mohssche Technik) ausgezeichnete Resultate ohne Rezidive gewährleistet.

Literatur

1. Ackerman LV (1948) Verrucous carcinoma of the oral cavity. Surgery 23:670–678
2. Aird I, Johnson HD, Lennox B, Stansfeld AG (1954) Epithelioma cuniculatum. A variety of squamous carcinoma peculiar to the foot. Brit J Surg 42:245–250
3. Bart RS, Kopf AW (1979) Epithelioma cuniculatum. J Dermatol Surg Oncol 5:284–286
4. Brinkmann W, Steigleder GK, Pullmann H (1981) Epithelioma cuniculatum – eine Sonderform des Plattenepithelcarcinoms der Haut. Z Hautkr 56:717–727
5. Brownstein MH, Shapiro L (1976) Verrucous carcinoma of skin. Epithelioma cuniculatum plantare. Cancer 38:1710–1716
6. Dimitrowa J, Obreschkowa E, Balabanowa M, Zankow N (1983) Carcinoma verrucosum. Z Hautkr 58:39–47
7. Harms M, Chavaz P (1982) Verruköses Karzinom der Fußsohle. Hautarzt 33:224–225
8. Hornstein OP, Weidner F (1979) Verrucous carcinoma im Kapitel: Tumoren der Haut. In: Spezielle pathologische Anatomie, Band 7, Teil 2: Histopathologie der Haut (redigiert von Schnyder UW), 2. Auflage, Springer, Berlin Heidelberg New York, S 144–146

9. Kanee B (1969) Oral papillomatosis complicated by verrucous squamous carcinoma. Treatment with methotrexite. Arch Dermatol 99:196–202
10. Kraus FT, Perez-Mesa C (1966) Verrucous carcinoma. Clinacal and pathologic study of 105 cases involving oral cavity. Cancer 19:26–38
11. Mallatt BD, Ceilley RI, Dryer RF (1980) Chemosurgical reports. Management of verrucous carcinoma on a foot by a combination of chemosurgery and plastic repair: report of a case. J Dermatol Surg Oncol 6:532–534
12. Mohs FrE, Sahl WJ (1979) Chemosurgery for verrucous carcinoma. J Dermatol Surg Oncol 5:302–306
13. Reich H (1981) Epithelioma cuniculatum. Z Hautkr. 56:1418–1423
14. Reich H (1982) Verruköses Karzinom (Ackerman, LV). Z. Hautkr 57:1128–1136
15. Reingold IM, Smith BR, Graham JH (1978) Epithelioma cuniculatum pedis, a variant of squamous cell carcinoma. Am J Clin Pathol 69:561–565
16. Ruppe JP (1981) Verrucous carcinoma. Papillomatosis cutis carcinoides. Arch Dermatol 117:184–185
17. Seehafer JR, Muller SA, Dicken CH, Masson JK (1979) Bilateral verrucous carcinoma of the Feet. Arch Dermatol 115:1222–1223
18. Snider BL, Demuth RJ (1976) Plantar squamous cell carcinoma. Cutis 18:195–197
19. Swanson NA, Taylor WR (1980) Plantar verrucous carcinoma. Literature review und treatment by the Mohs' chemosurgery technique. Arch Dermatol 116:794–797
20. Wilkinson JD, McKee PH, Black MM (1980) Carcinoma cuniculatum: a clinicopathological study of 21 cases. Br J Dermatol [Suppl 18]:21
21. Wilkinson JD, McKee PH, Black MM, Whimster IW, Lovell D (1981) A case of carcinoma cuniculatum with coexistent viral plantar wart. Clin Exp Dermatol 6:619–623

Uwe Neubert

Sporotrichoide Hautinfektionen

Erkrankungen an Sporotrichose wurden im deutschsprachigen Schrifttum der letzten Jahrzehnte von Krause [8] und von Male [9] beschrieben. Während die von Krause dargestellten zwei Patienten ihre Infektionen im Ausland (Brasilien, Polen) erworben hatten, handelte es sich bei den drei von Male in Österreich beobachteten Patienten um autochthone Infektionen, in einem Falle allerdings um eine Laborinfektion.

Sporotrichose ist also eine in Mitteleuropa selten auftretende Krankheit.

Die exogen ausgelöste Infektion zeigt gewöhnlich, d. h. in etwa 70% der Fälle, einen charakteristischen Verlauf, wie er zuerst von Schenck 1898 beschrieben und im Laufe der Zeit mit verschiedenen Synonyma belegt wurde: als lymphangitisches, lymphokutanes, schankriformes, gummöses oder eben sporotrichoides Syndrom (Abb. 1). Wie entwickelt sich dieses Krankheitsbild?

Der Erreger, *Sporothrix schenckii*, kommt in der freien Natur an Pflanzen und im Erdboden vor. Er wird durch kleine Verletzungen, z. B. mit Dornen oder Holzsplittern, in die Haut inokuliert. Durchschnittlich 3 Wochen später entwickelt sich an dieser Stelle die Primärläsion, der Inokulationsschanker, je nach Eindringtiefe des Erregers primär eine kleine Ulzeration oder ein sekundär erweichendes und nach außen durchbrechendes Knötchen. Diesem Primäraffekt können nach Tagen oder Wochen weitere im Lymphbahnverlauf gelegene Knötchen folgen. Häufig sind sie durch einen derben kordelartigen Lymphstrang wie eine Strickleiter verbunden. Eine regionale Lymphadenitis ist meist nur schwach ausgeprägt (Tabelle 1). Das Befinden des Patienten ist nur wenig gestört.

Es entwickelt sich also ein eigentümliches klinisches Bild, das – so kann man wörtlich lesen – eine „Diagnose über das Telefon“ ermöglicht.

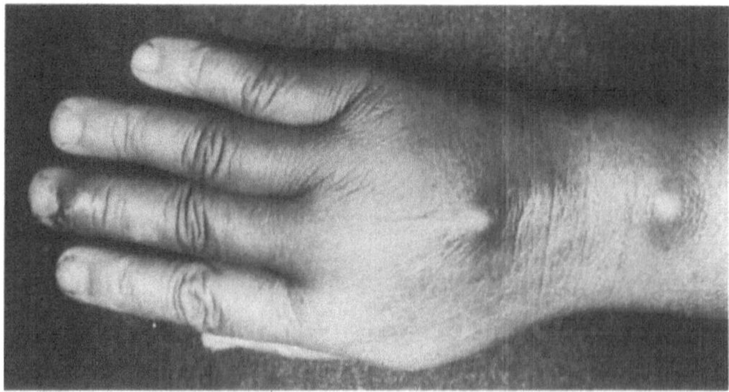

Abb. 1. Lymphokutane Sporotrichose (Die Abbildung wurde freundlicherweise von Herrn Dr. R.D. Azambuja, Brasilia, zur Verfügung gestellt)

Tabelle 1. Entwicklung des lymphokutanen (sporotrichoiden) Syndroms

Inokulation des Erregers
↓
Ulzerierendes Knötchen (Primäraffekt oder Inokulationsschanker)
↓
Aszendierende Knoten und Strangförmige Lymphangitis
↓
Milde regionale Lymphadenitis

Ist nun dieses lymphokutane Syndrom tatsächlich so pathognomonisch für Sporotrichose, daß sich weitere Untersuchungen erübrigen?

Zu dieser Frage möchte ich über zwei Patienten berichten, die kürzlich in unserer Klinik behandelt wurden.

Bei einem 35jährigen Patienten, einem Aquarienbesitzer, begann die Erkrankung mit einer Paronychie am vierten Finger links. Anschließend entwickelten sich drei Knötchen am Handrücken, gefolgt von weiteren Knoten an der Streckseite des Unterarmes (Abb. 2). In der Ellenbeuge waren ein derber Lymphstrang und eine Lymphknotenschwellung tastbar. Aus einem exzidierten Knoten konnten wir nach mehrwöchiger Bebrütung auf Löwenstein-Jensen-Medium bei 30° photochromogene Mykobakterien, Spezies Mycobacterium marinum, anzüchten. Der Patient hatte sich die Infektion vermutlich durch das Hantieren in einem verseuchten Aquarium zugezogen.

Ein weiterer, 56jähriger Patient verletzte sich den Finger an einem häuslichen Kaktus, es entstand eine eiternde Wunde. Nach Auskratzung und Penizillinbehandlung durch den Hausarzt bildeten sich auch hier zunächst livide fluktuierende Knoten am Handrücken (Abb. 3), später aufsteigend am Unter- und Oberarm abszedierende Infiltrate, verbunden durch einen derben kordelartigen Lymphstrang (Abb. 4), aus, in der Axilla ein kirschgroßer druckschmerzhafter Lymphknoten. Histologisch zeigte ein solches knotiges Infiltrat vom Oberarm bei akanthotisch verbreiterter Epidermis eine granulomatöse abszedierende Entzündung im Korium mit einem Mantel von Neutrophilen, Histiozyten, Lymphozyten und Fremdkörperriesenzellen um einen zentralen nekrotischen Einschmelzungsherd.

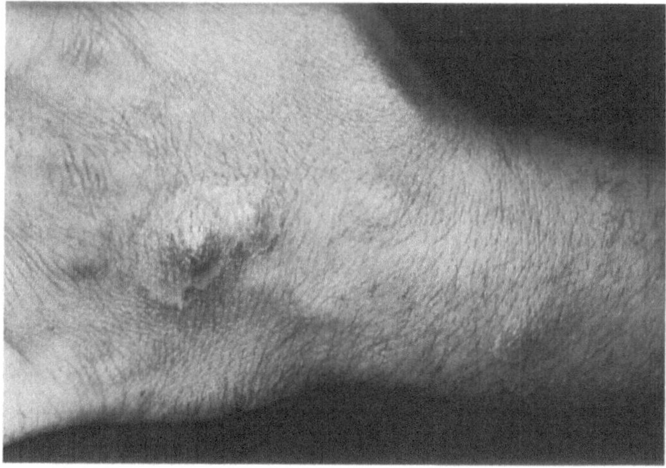

Abb. 2. Lymphokutane („sporotrichoide") Infektion durch Mycobacterium marinum. 35jähriger männlicher Patient

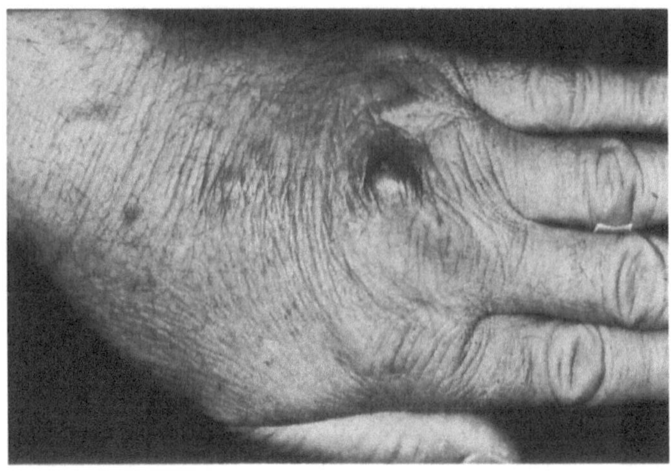

Abb. 3. Lymphokutane („sporotrichoide") Infektion durch Nocardia brasiliensis. Abszedierende Knötchen am Handrücken. 56jähriger männlicher Patient.

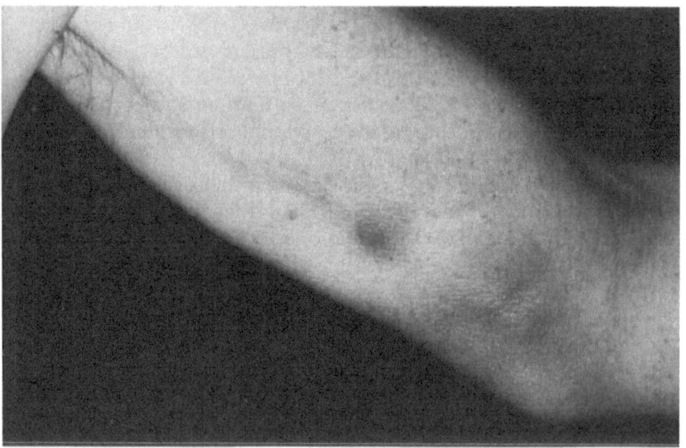

Abb. 4. Lymphokutane („sporotrichoide") Infektion durch Nocardia brasiliensis. Knotige Infiltrate und kordelartiger Lymphstrang am Oberarm. Patient wie in Abb. 3 [12]

Erreger waren auch hier in Gram-, Giemsa-, Ziehl-Neelsen- und PAS-Färbung nicht nachweisbar, dagegen wuchsen auf Löwenstein-Jensen und Sabouraud-Medium nach einwöchiger Bebrütung halbkugelige, grauweiße Kolonien mit erdigem Geruch. Die Gramfärbung zeigte grampositive, fädige myzelartig verzweigte Elemente, die sich als partiell säurefest erwiesen. Unsere bakteriologische Verdachtsdiagnose „Nocardia brasiliensis" konnte durch eingehende biochemische Untersuchungen (Prof. K. P. Schaal, Hygiene-Institut der Universität Köln) gesichert werden.

Der gleiche Keim, bei uns relativ selten im Erdboden nachweisbar, konnte später auch aus der Kakteenerde zusammen mit Nocardia asteroides isoliert werden [12].

Die Infektionen heilten jeweils unter fünfwöchiger Cotrimoxazolbehandlung aus.

In diesen beiden Fällen wurden also nicht Sporothrix schenckii, sondern andere – bakterielle – Erreger angezüchtet, obwohl das klinische Bild dem einer Sporotrichose entsprach.

Sind dies nun Einzelfälle oder sind Nocardia brasiliensis und Mycobacterium marinum die einzigen Keime, die eine Sporotrichose imitieren können?

Daß dies keineswegs so ist, geht z. B. auch aus dem kürzlich van Hecke et al. aus Gent mitgeteilten Fall eines 76jährigen, wegen einer Arteriitis temporalis jahrelang mit Kortison behandelten Patienten hervor. Ausgehend vom vierten Finger der rechten Hand entwickelten sich aufsteigend bis zum Ellenbogen multiple subkutane eitrig einschmelzende Knoten. Aus abpunktiertem Eiter wurde der Pilz Petriellidium (Allescheria) boydii in Reinkultur angezüchtet [7].

Fahndet man in der dermatologischen Literatur nach weiteren Beschreibungen sporotrichoid verlaufender Infektionen, dann kann man schließlich eine umfangreiche Liste von Erregern aufstellen, die als ursächlich bei lymphokutanem Syndrom nachgewiesen wurden. Am häufigsten waren es die Aktinomyzeten Nocardia brasiliensis [5, 11, 12] und Mycobacterium marinum [1, 2, 16], daneben aber auch die Erreger der Kokzidioidomykose [6, 17], der Nordamerikanischen Blastomykose [19], der Histoplasmose [3], der Tuberkulose [18], der Syphilis und Frambösie und sogar die Protozoen Leishmania tropica und brasiliensis [15] (Tabelle 2).

Was ist das Gemeinsame an diesen Erregern und dem durch sie verursachten lymphokutanen Syndrom? Wilson formulierte es 1963 so: „Das Schankriforme Syndrom ist das zu erwartende klinische Bild, wenn ein Pilz, fähig eine tiefe Mykose bei normalen Individuen zu verursachen, durch direkte kutane Inokulation von einer Person acquiriert wird, die zuvor noch keinen Kontakt mit dem Mikroorganismus hatte, jedoch imstande ist, einen hohen Grad an immunolgischer Resistenz zu entwickeln ... der entweder ausreichend für eine Spontanheilung oder doch genügend wirksam ist, um den Erfolg verschiedener Medikamente zu sichern" [20].

Hierzu wäre anzumerken, daß das Keimspektrum noch erheblich über die von Wilson erwähnten Erreger tiefer Mykosen hinausreicht, wie die erwähnten Erkrankungen zeigen.

Zum anderen möchte ich die hochgradige immunologische Resistenz des Wirtsorganismus etwas in Frage stellen. Wäre sie wirklich so hoch, dann wäre wohl allenfalls eine lokal begrenzte Infektion zu erwarten. Zudem fanden sich bei unseren Patienten durchaus Hinweise auf eine Beeinträchtigung der humoralen oder zellulären Immunität [12]. Wesentlich für die Entwicklung eines lymphkutanen Syndroms scheint mir vor allem auch die allen bisher beschriebenen Erregern gemeinsame lange Generationszeit zu sein. Sie dürfte in erster Linie den langsam fortschreitenden, zu granulomatösen Abwehrreaktionen führenden Verlauf bedingen.

Welche diagnostischen Differenzierungsmöglichkeiten stehen uns zur Verfügung?

Der fast uniforme klinische Verlauf dürfte keine hinreichend sicheren Kriterien bieten; das gleiche gilt für das histologische Bild einer abszedierenden granulomatösen Entzündung im Korium bei pseudoepitheliomatöser Hyperplasie der Epidermis. Der direkte Erregernachweis in Nativ- und gefärbten Ausstrichpräparaten sowie im mikroskopischen Schnitt kann bei einigen tiefen Mykosen weiterhelfen, aber gerade bei

Tabelle 2. Als Ursache eines lymphokutanen Syndroms beschriebene Erreger

Sporothrix schenkii [8, 9, 14, 16]	*Nocardia brasiliensis* [11, 12]
Histoplasma capsulatum [3]	Nocardia asteroides
Coccidioides immitis [6, 17]	
Blastomyces dermatitidis [19]	*Mycobacterium marinum* [1, 3, 16]
Scopulariopsis brevicaulis [10]	Mycobacterium tuberculosis [18]
Petriellidium boydii [7]	Mycobacterium kansasii [13]
	Mycobacterium chelonei [4]
	Treponema pallidum
	Treponema pertenue
Leishmania tropica	
Leishmania brasiliensis [15]	Francisella tularensis

den häufigsten Erregern Sporothrix schenckii, Nocardia brasiliensis und Mycobacterium marinum mißlingen.

Sporothrix schenckii ist in PAS-gefärbten Schnitten leichter nachweisbar, wenn diese mit Amylase vorbehandelt wurden. Häufig sind aber, in Abhängigkeit von der geographischen Herkunft der Sporotrichose, Sporen und die sogenannten „asteroid-bodies" nur schwer oder gar nicht auffindbar [14]. Der von Male [9] favorisierte Intrakutantest mit Sporotrichin ist allenfalls bei negativem Ausfall verwertbar, da Kreuzantigenität mit verbreiteten nicht pathogenen Pilzarten nachgewiesen wurde. Eine exakte Diagnose wird sich daher grundsätzlich auf den kulturellen Erregernachweis stützen müssen.

Zur Therapie: Die bei kutaner Sporotrichose seit fast 70 Jahren erfolgreich angewendete Kaliumjodidbehandlung hat sich bei lymphokutanen Infektionen anderer Ätiologie nicht immer bewährt, eine gezielte systemische Behandlung muß sich hier nach der Art des Erregers richten. Bei Infektionen durch Sporotrix schenckii und Mycobacterium marinum kann lokale Wärmeapplikation (z. B. heiße Armbäder mehrmals täglich) als adjuvante Behandlung versucht werden [16].

Zusammenfassung

Das klinische Bild eines lymphokutanen (lymphangitischen, sporotrichoiden) Syndroms, wie es bereits 1898 von Schenck in seiner Erstbeschreibung einer Sporotrichose dargestellt wurde, wird vielfach als pathognomonisch für diese Erkrankung angesehen.

Am Beispiel zweier Patienten, die ein typisches lymphokutanes Syndrom nicht durch Infektion mit Sporothrix schenckii, sondern durch bakterielle Erreger (Mycobacterium marinum, Nocardia brasiliensis) entwickelten, sowie anhand weiterer, seit Beginn des Jahrhunderts veröffentlichter kasuistischer Darstellungen kann dagegen gezeigt werden, daß dieses eindrucksvolle klinische Bild durch ein breites Spektrum von Mikroorganismen ausgelöst werden kann.

Daher ist auch der Versuch des mikroskopischen und kulturellen Erregernachweises im Rahmen einer sorgfältigen mikrobiologischen Diagnostik für eine gezielte Therapie unerläßlich.

Literatur

1. Adams RM, Remington JS, Steinberg J, Seibert JS (1970) Tropical fish aquariums – a source of Mycobacterium marinum infections resembling sporotrichosis. J Am Med Ass 211:457–461
2. Brown J, Kelm M, Bryan LE (1977) Infection of the skin by Mycobacterium marinum: report of five cases. Can Med Ass J 117:912–914
3. Curtis AC, Grekin JN (1947) Histoplasmosis: A review of cutaneous and adjacent mucous membrane menifestations. J Am Med Ass 134:1217–1223
4. Greer KE, Gross GP, Martensen SH (1979) Sporotrichoid cutaneous infection due to mycobacterium chelonei. Arch Dermatol 115:738–739
5. Guy WH (1920) Nocardiosis cutis resembling sporotrichosis. Arch Dermatol Syph 2:137–143
6. Guy WH, Jacobs FM (1927) Granuloma coccidioides. Arch Dermatol Syph 16:308–311
7. van Hecke E, Geerts ML, den Dooven D (1982) Petriellidiosis of the skin. Mykosen 25:17–21
8. Krause H (1958) Kasuistischer Beitrag zur Sporotrichose. Hautarzt 19:428–432
9. Male O (1974) Diagnostische und therapeutische Probleme bei der kutanen Sporotrichose. Z Hautkr 49:505–515
10. Markley AJ, Philpott OS, Weidman FD (1936) Deep scopulariopsosis of ulcerating granuloma type confirmed by culture and animal inoculation. Arch Dermatol Syph 33:627–641

11. Mitchell G, Wells GM, Goodman JS (1975) Sporotrichoid Nocardia brasiliensis infection. Response to potassium iodide. Am Rev Respir Dis 112:721–723
12. Neubert U, Schaal KP (1982) Sporotrichoide Infektion durch Nocardia brasiliensis. Hautarzt 33:548–552
13. Owens DW, McBride ME (1969) Sporotrichoid cutaneous infection with Mycobacterium kansasii. Arch Dermatol 100:54–58
14. Segal RJ, Jacobs PH (1979) Sporotrichosis. Int J Dermatol 18:639–644
15. Spier S, Medenica M, McMillan S, Vitue Ch (1977) Sporotrichoid Leishmaniasis. Arch Dermatol 113:1104–1105
16. Sutherland GE, Lauwasser M, Neely DJ, Shands JW (1980) Heat treatment for certain chronic granulomatous skin infections. South Med J 73:1564–1565
17. Trimble JR, Doucette J (1956) Primary cutaneous coccidioidomycosis. Arch Dermatol 74:405–410
18. Wien SM, Cornbleet T (1927) Inoculation tuberculosis of the skin simulating sporotrichosis. Arch Dermatol Syph 16:312–316
19. Wilson JW, Cawley EP, Weidman FD, Gilmer WS (1955) Primary cutaneous North American blastomycosis. Arch Dermatol 71:39–45
20. Wilson JW (1963) Cutaneous (chancriform) syndrome in deep mycoses. Arch Dermatol 87:81–85

Axel Grösser und Birger Konz

Aknetetrade

Zur Rekapitulation sei nochmal kurz darauf hingewiesen wie Plewig und Kligman die Aknetetrade – das Ensemble der Acne conglobata – definieren [7].

Unter der Aknetetrade verstehen sie den Symptomenkomplex aus

1. Acne conglobata am Rücken und im Gesicht,
2. Hidradenitis-suppurativa-artiger Entzündung axillär, genito-crural, gluteal und submammär,
3. Perifolliculitis capitis abscedens et suffodiens sowie den
4. Pilonidalsinus, dessen pathologische Veränderungen einem abszedierenden Fistelgang entsprechen.

Differentialdiagnostisch sollten die Tuberculosis cutis colliquativa, die Sporotrichose und der anorektale Symptomenkomplex beim Lymphogranuloma inguinale in Erwägung gezogen werden.

Entzündliche Läsionen beherrschen das Bild der Erkrankung [1, 7]. Im Vordergrund stehen große, sukkulente, schmerzhafte Knoten, die häufig konfluieren und in abszedierende Fistelgänge übergehen können.

Die pathologischen Veränderungen der abszedierenden Fistelgänge sind von Epithel ausgekleidete fuchsbauartige Gangsysteme, die retinierte Haare enthalten können und in einem chronisch entzündlich veränderten Gewebe liegen.

Makroskopisch lassen sich die Fistelgänge sehr gut durch das Einführen zweier Knopfsonden darstellen. Daß solche, von Epithel ausgekleideten Gangsysteme medikamentös kaum zu beeinflussen sind, ist verständlich.

Ich möchte nun aus dem Symptomenkomplex der Aknetetrade speziell die operative Behandlung ausgedehnter Fistelgänge und Narbenfelder axillär, genitokrural und gluteal herausgreifen.

Präoperativ erfolgt an unserer Klinik seit etwa 4 Jahren eine interne Behandlung mit der 13-cis-Retinsäure. Die 13-cis-Retinsäure reduziert sehr stark die Talgproduktion, wirkt antiinflammatorisch und hemmt die Proliferationshyperkeratose der Infundibula [8, 11]. Besonders günstig für das operative Vorgehen ist eine deutliche Verminderung der Sekretion und der entzündlichen Vorgänge im Operationsgebiet.

Kommen wir nun zu den verschiedenen Operationstechniken.

Kleinere Herde lassen sich durch einfache Dehnungsplastiken mit einer primären Wundnaht unproblematisch versorgen. Ist das befallene Hautareal für einen primären Wundverschluß zu groß, kann der Defekt je nach Lokalisation und Größe des befallenen Areals mit einer Verschiebelappenplastik oder mit einem freien Hauttransplantat verschlossen werden.

Manche Autoren sehen nach Exzision und sofortiger Deckung mit Spalthauttransplantaten gute Erfolge [2, 9]. Andere geben der Verschiebeplastik als Schwenklappen- oder Rotationslappenplastik den Vorzug, wodurch tieferliegende Gefäße und Nerven geschützt werden [5, 6, 10].

Auf diese Operationsmethoden möchte ich hier aber nicht näher eingehen, sondern zu dem zweizeitigen Vorgehen mit freien Hauttransplantaten Stellung nehmen, das sich an der Dermatologischen Universitätsklinik München bewährt hat [3, 4].

In Vollnarkose wird nach üblicher Desinfektion das befallene Hautareal einschließlich des miterkrankten subkutanen Fettgewebes ausreichend im Gesunden exzidiert (Abb. 1). Neuerdings verwenden wir zur temporären Wundversorgung einen Schaumverband, der aus 2 Komponenten, dem flüssigen Silikongrundstoff und einem Katalysator besteht. Nach dem Mischen wird der Schaumverband auf die Wundflächen ausgegossen und polymerisiert dann innerhalb von ca. 3 Minuten aus. Die Handhabung ist einfach. Der Schaumverband wird zweimal täglich in einer desinfizierenden Lösung gereinigt und erneut zum Wundverband verwendet. Der Vorteil liegt in einer rascheren Granulation des Wundbettes. Nach 7–10 Tagen weist die gesamte Wundfläche frisches Granulationsgewebe auf, das einen guten Wundgrund für freie Hauttransplantate darstellt.

In einer zweiten Operation, die erneut in Vollnarkose erfolgt, wird das gesamte Wundgebiet angefrischt. Die Spalthautentnahme erfolgt vom Oberschenkel oder vom Glutealbereich. Mit dem Mesh-Graft-Dermatom wird der Spalthautlappen in einen Maschenlappen verwandelt, wobei eine variable Vergrößerung der Spalthaut von 1:1,5 oder 1:3 möglich ist. Die Spalthaut-bzw. Maschenlappentransplantate werden mit Einzelknopfnähten in den Wunddefekt eingenäht. Nach Auflegen einer Antibiotika-haltigen Gaze wird eine Schaumstoffkompression aufgebracht. Es erfolgt der sterile Wundverband. Die jeweils operierten Extremitäten werden für 6–8 Tage ruhiggestellt. Dann erfolgt der erste Verbandswechsel mit Abnahme der Schaumstoffkompression. Etwa eine Woche danach kann der Patient nach Hause entlassen werden.

Abb. 2 zeigt das Operationsresultat nach einem Jahr. Der Vorteil von Maschenlappentransplantaten liegt darin, daß große Wundbereiche gedeckt werden können, eine bessere Sekretdrainage durch die Maschen des Gitternetzes erreicht wird und sich der Lappen gut an unregelmäßige Oberflächen anpaßt. Noch während des stationären Aufenthaltes werden dem Patienten bei axillär und genitokrural durchgeführten Operationen durch unsere Physiotherapeuten spezielle Bewegungensübungen gezeigt, die auch nach der Entlassung weiterzuführen sind. Nach vollständiger Epithelisierung ist eine Salbenbehandlung notwendig, um ungünstige Narben zu verhindern.

Vorteile des zweizeitigen operativen Vorgehens sind:

1) Mit Spalthaut und vor allem Mesh-Graft-Transplantaten können größere Defekte verschlossen werden.
2) Frisches Granulationsgewebe stellt einen optimalen Empfängerboden für freie Hauttransplantate dar.
3) Das Granulationsgewebe gleicht Niveauunterschiede mit der umgebenden Haut aus und schützt auch tieferliegende Gefäße und Nerven.
4) Zusätzliche Narben in der Umgebung der Axilla bzw. der Genitokruralregion – wie sie bei Verschiebelappenplastiken zwangsläufig auftreten – werden vermieden.

Nachteile bei Spalthaut- und Mesh-Graft-Transplantationen sind:

1) Unterschiede in der Pigmentierung
2) die Schrumpfungsneigung sowie
3) Sensibilitätsstörungen im Transplantatbereich.

Bei keinem der 29 Patienten, die in den letzten zehn Jahren mit der zweizeitigen Operationsmethode versorgt wurden, kam es bisher zu einem Rezidiv. Schrumpfungen der freien Hauttransplantate, die zu Bewegungseinschränkungen führten, sahen wir in keinem Fall. Alle 29 Patienten zeigten ein funktionell und ästhetisch befriedigendes Ergebnis.

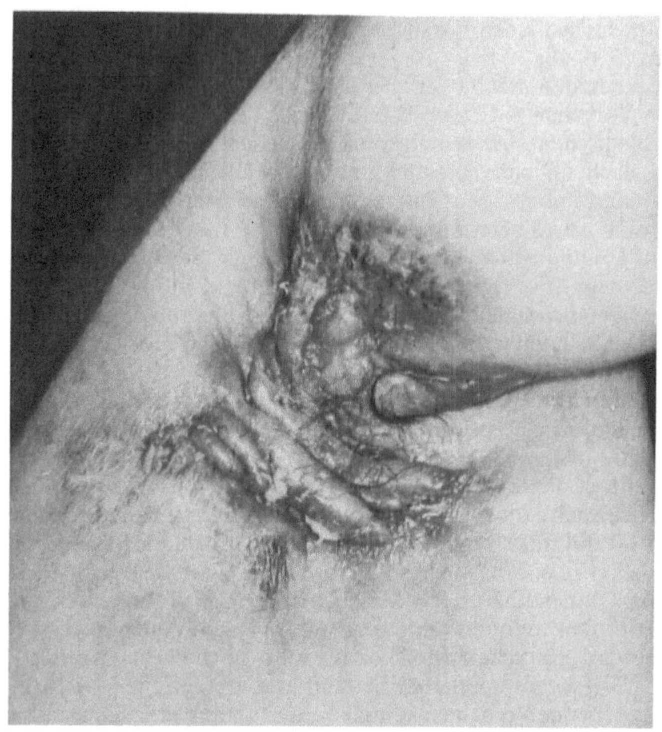

Abb. 1. Aknetetrade. Präoperativer Befund rechts axillär mit zahlreichen Fistelgängen und wulstartigen Narben

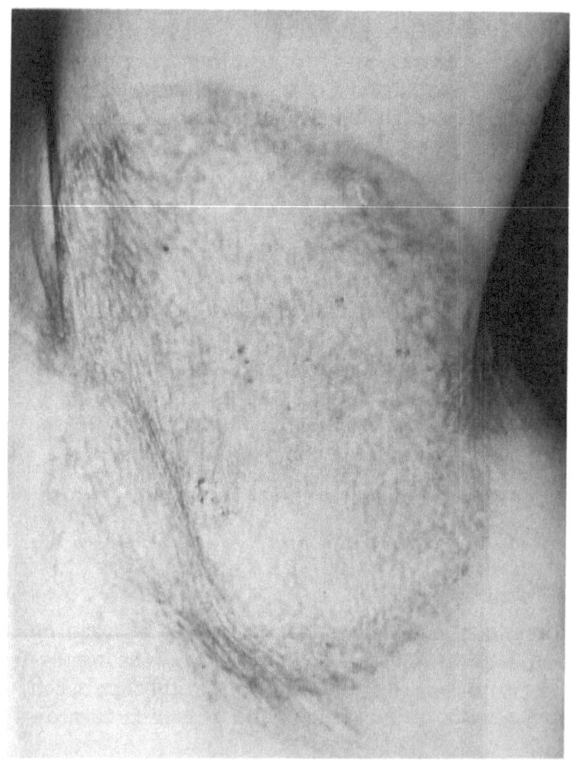

Abb. 2. Aknetetrade. Das postoperative Ergebnis nach einem Jahr

Für die ausgeführten Operationen sind die Patienten sehr dankbar, da meist ein jahrelanges Leiden vorausgeht.

Die Erkrankung führt die Betroffenen häufig in eine gesellschaftliche und soziale Außenseiterposition mit erkrankungsbedingt beruflichen und psychischen Problemen.

Zusammenfassung

Der Begriff der Aknetetrade, wie von Plewig und Kligman definiert, wird kurz dargestellt. Die Notwendigkeit der operativen Behandlung bei Vorhandensein abszedierender Fistelgänge wird aufgezeigt. Speziell das zweizeitige operative Vorgehen wird ausführlich mit Vor- und Nachteilen beschrieben.

Literatur

1. Brunsting HA (1952) Hidradenitis and other variants of acne. Arch Dermatol 65:303–315
2. Conway H, Stark RB, Climo S, Wester JC, Garcia FA (1952) The surgical treatment of chronic axillary hidradenitis suppurativa. Surg Gynec Obst 95:455–464
3. Grösser A (1982) Surgical treatment of chronic axillary and genitocrural acne conglobata by split-thickness skinn grafting. J Dermatol Surg Oncol 8:391–398
4. Karge H-J, Konz B (1977) Chirurgische Therapie der Akne-Tetrade. Hautarzt [Suppl II] 28:335–336
5. O'Brien J, Wysocki J, Anastasi G (1976) Limberg flap coverage for axillary defects resulting from excision of hidradenitis suppurativa. Plast Reconstr Surg 58:354–358
6. Petres J, Vibrans U (1972) Zur operativen Therapie der axillären Hidradenitis suppurativa. Hautarzt 23:160–163
7. Plewig G, Kligman AM (1978) Akne-Pathogenese, Morphologie, Therapie. Springer, Berlin Heidelberg New York
8. Plewig G, Wagner A, Braun-Falco O (1980) Orale Behandlung schwerster Akneformen mit 13-cis-Retinsäure. Münch Med Wochenschr 122:1287–1293
9. Pollock WJ, Virnelli FR, Ryan RF (1972) Axillary hidradenitis suppurativa. Plast Reconstr Surg 49:22–27
10. Reed WB (1970) Cystic acne vulgaris with pilonidal cyst. Arch Dermatol 101:496
11. Wagner A, Plewig G (1980) 13-cis-Retinsäure. Münch Med Wochenschr 122:1294–1300

Kurse

Erwin Schöpf, Johannes Ring, Hans-Jürgen Bandmann, Siegfried Borelli, Peter Frosch, Attila Galosi, Björn Hausen, Jürgen Knop und Bernhard Przybilla

Angewandte Allergologie: Kontaktekzem

Der Kurs „Angewandte Allergologie" befaßte sich mit dem Kontaktekzem, einer der häufigsten Hauterkrankungen in der dermatologischen Praxis. Ausgehend von den immunologischen Grundlagen setzten sich die Referenten mit praktischen Fragen der Durchführung von Epikutantesten, der Abgrenzung von toxischen Reaktionen bis hin zur rechtlichen Problematik einer Begutachtung auseinander. Daneben wurden spezielle Fragen, wie z. B. die Phytoallergene und die photoallergischen Kontaktekzeme diskutiert.

Immunologische Grundlagen des allergischen Kontaktekzems [6]

Die zentrale Zelle für den Vorgang der Sensibiliserung sowie der Auslösung einer Kontaktallergie stellt der T-Lymphozyt dar. Im Ablauf der Entzündungsreaktion kommt es zu mannigfaltigen Wechselbeziehungen des T-Lymphozyten mit anderen Zellen, wie z. B. den Makrophagen, Keratinozyten, Mastzellen, basophilen Leukozyten, B-Zellen und Fibroblasten. Auch die T-Lymphozyten sind keine einheitliche Population, sondern lassen sich mit Hilfe von monoklonalen Antikörpern in verschiedene Subpopulationen unterteilen.

Für den Vorgang der epikutanen Sensibilisierung kommt den Langerhans-Zellen in der Epidermis die Rolle der Makrophagen zu, d. h. sie präsentieren das Kontaktallergen zusammen mit einem Ia-Antigen (eine körpereigene, für das Individuum spezifische Glykoproteinstruktur) dem Rezeptor auf der Oberfläche des T-Lymphozyten. Zur vollständigen Aktivierung des T-Lymphozyten sind jedoch noch weitere Signale erforderlich, z. B. ein Wachstumsfaktor (Interleukin 2) aus Helfer-Zellen, dessen Produktion durch Interleukin 1 angeregt wird. Interleukin 1 wiederum wird von Makrophagen, aber auch von Keratinozyten in der Epidermis („Epidermal T-Cell Activating Factor, ETAF") gebildet. Ein derart aktivierter T-Lymphozyt kann sich dann im Lymphknoten weiter differenzieren zu einer Effektor-Zelle.

Bei erneutem Kontakt eines Effektor-Lymphozyten mit dem Kontaktallergen kommt es zur Sekretion von Entzündungsfaktoren (Lymphokine), welche vielfältige Wirkungen ausüben und unter anderem andere Zellen anlocken und aktivieren. So entsteht das entzündliche Infiltrat, das letztlich die Grundlage der morphologischen Veränderung darstellt. Möglicherweise können zytotoxische Lymphozyten direkt an den Keratinozyten zur Entstehung der Spongiose beitragen.

Wie alle immunologischen Vorgänge, unterliegt auch die Kontaktsensibilisierung einem komplexen Wechselspiel zwischen verschiedenen T-Zell-Subpopulationen, wobei den T-Suppressor-Zellen eine hemmende Funktion zukommt. Möglicherweise spielt ein genetischer Defekt in der Kontrolle dieser immunregulatorisch wirkenden Zelle eine Rolle bei der unterschiedlichen Sensibilisierbarkeit verschiedener Personen gegenüber Kontaktallergenen.

Indikation und Technik der Epikutantestung [1]

Die Indikation zur Epikutantestung besteht bei Verdacht auf Vorliegen einer Kontaktallergie. Dabei sind auch sekundäre Kontaktsensibilisierungen zu berücksichtigen, wie z. B. bei atopischem Ekzem, seborrhoischem Ekzem, nummulärem Ekzem, oder auch toxischer Kontaktdermatitis.

Idealerweise findet die Epikutantestung bei völliger klinischer Erscheinungsfreiheit statt, dabei müssen systemische oder lokale Glukokortikosteroide rechtzeitig vor der Testung abgesetzt werden. Bei zu früh erfolgender Epikutantestung besteht die Gefahr eines "Angry back" oder "Excited skin syndrome".

Bei der Auswahl der Testsubstanzen werden zunächst Standard- bzw. Blocktestungen vorgenommen. Dabei sollen regionale Unterschiede bedacht werden. So ist z. B. der MBT-Mix in Europa sehr selten positiv, PBT-Mix und Naphthyl-Mix sind nahezu unbedeutend geworden.

Als Testpflaster finden Al-Test und Finn Chamber Verwendung. Bei Verwendung von Al-Test kann es selten, z. B. bei schlecht geschnittenen Rollen, zu Schnittverletzungen kommen; unspezifische Reizungen durch Al-Test entstehen durch schlechte Verblendung des Aluminiums mit Polyäthylen. Dann muß die Rolle gewechselt werden.

Entscheidend zur Auswertung der Testergebnisse ist, daß zu zwei Ablesezeitpunkten (48 und 72 bzw. 96 Stunden) abgelesen wird, möglicherweise auch nach 7 Tagen! Toxische Reaktionen müssen von allergischen unterschieden werden. Sie können sich unterschiedlich manifestieren: als Erythem (z. B. bei Seifen) als pustulöse Reaktion (z. B. Krotonöl), oder als Papeln (Metallsalze). In der Interpretation der Testergebnisse ist das oberste Kriterium: die Reaktion muß erklärbar sein! Danach ist ihre Relevanz für das aktuelle Krankheitsbild oder für anamnestisch erfaßbare Zustände zu beurteilen.

Irritative Kontaktdermatitis und kumulativ-toxisches Kontaktekzem [3]

Toxische Kontaktdermatitiden oder -ekzeme sind häufiger als allgemein angenommen. Man kann drei Typen von toxischer Reaktion unterscheiden: die „akute" = toxische Sofortreaktion, die „verzögerte" die nach cirka 3–5 Stunden mit einer gewissen Latenz auftritt und bei negativer Epikutantestung stets mehrere Arbeiter in einem Betrieb befällt, sowie das „kumulativ-toxische Kontaktekzem".

Während Reaktionen auf starke und mittlere Irritantien noch relativ leicht erkannt werden können, ist das kumulativ-toxische Ekzem durch schwache Irritantien oft erst eine Ausschlußdiagnose nach längerer Verlaufsbeobachtung und Einsatz aller diagnostischen Mittel. Es gibt hier auch eine nummuläre Form. Ferner ist zu bedenken, daß sonnenempfindliche Haut auch gegen irritative Reize empfindlicher zu sein scheint.

Zahlreiche Testverfahren wurden in der Vergangenheit und Gegenwart eingesetzt, um die „Irritabilität" der Haut zu quantifizieren. In einem großen Vergleich verschiedenster Testmethoden (Alkali-Resistenztest, DMSO-Test, Kammer-Test mit Natriumlaurylsulfat, Krotonöl oder anderen Irritantien) gelang es nicht, bei Patienten mit kumulativ-toxischem Kontaktekzem eine eindeutig „empfindlichere" Haut zu objektivieren.

Probleme der Begutachtung von Kontaktekzemen [2]

Rund 80% der den Berufsgenossenschaften angezeigten Berufserkrankungen sind Hautkrankheiten, 90% der gemeldeten Hautkrankheiten sind Ekzeme. Für die Anerkennung einer Hauterkrankung als versicherungs- und entschädigungspflichtige Berufskrankheit muß nachgewiesen werden, daß zwischen der Hauterkrankung und der beruflichen Tätigkeit ein kausaler Zusammenhang besteht, daß eine schwere oder wiederholt rückfällige Hauterkrankung vorliegt, die zur Unterlassung der Tätigkeit gezwungen hat und die für die Entstehung, Verschlimmerung oder das Rezidivieren der Krankheit ursächlich war. Zur Erfassung der auslösenden Noxen ist eine genaue Kenntnis des Arbeitsvorganges und der Arbeitstechnologie notwendig. Für die Abschätzung der Minderung der Erwerbsfähigkeit (MdE) ist unter anderem erforderlich, die Verbreitung bestimmter Schadstoffe und schädigender Kontakte in der gesamten Berufswelt und Berufstätigkeit, aber auch in der allgemeinen Umwelt des Erkrankten zu kennen.

Bei zahlreichen mitgebrachten Berufsstoffen muß der Arzt entscheiden, in welcher Konzentration ein Test durchgeführt werden soll. Häufig fehlt Literatur über die betreffende Substanz. Hier sollte man folgendermaßen vorgehen:

1. Es soll erfragt werden, ob für den betreffenden Stoff Sicherheitsvorschriften bestehen, die Hinweise auf toxische Eigenschaften geben,
2. Die Frage nach der Konzentration, in der eine Substanz in dem Arbeitsvorgang eingesetzt wird, ist besonders wichtig. Als Faustregel kann man empfehlen, dann 10% der Arbeitskonzentration in den Epikutantest einzusetzen.
3. Vor der Epikutantestung muß der pH-Wert der Testlösung geprüft werden. Bei einem pH-Wert zwischen 5 und 7 kann eine Testung unbedenklich durchgeführt werden.
4. Vor der Testung einer unbekannten Substanz auf der Haut des Patienten sollte diese vom Testarzt zumindest sensorisch (Nase!) geprüft werden.

Zur Beurteilung toxisch-degenerativer Schädigungen ist die Erhebung einer besonders sorgfältigen Anamnese, sowie häufig eine Arbeitsplatzuntersuchung erforderlich. Toxisch-degenerative Prozesse werden oft durch andere Faktoren wie unsachgemäße Reinigungsprozeduren oder mechanische Schäden (schlecht sitzende Arbeitshandschuhe, Mazeration durch Schweiß etc.) begünstigt.

Phytoallergene [5]

Mehr als 10000 Pflanzen werden beschuldigt, allergische und primär toxische Kontaktdermatitiden hervorzurufen. Etwa 200 Arten mit sensibilisierenden Inhaltsstoffen spielen in unseren Breiten eine Rolle. Berufsbedingte Kontaktallergien treten bevorzugt bei Züchtern, Floristen und Blumenbinderinnen auf. Nicht beruflich verursachte Phytodermatosen sieht man häufig bei Hausfrauen, Blumenliebhabern (z. B. Orchideenzüchtern) und Hobbygärtnern. Im Vordergund der Phytodermatitis stehen drei Pflanzenfamilien: die Primulaceae, die Asteraceae (-Kompositae = Korbblütler) und die Liliaceae.

Bei den Primeln ist das wesentlichste Phytoallergen das Primin, das in der Becherprimel (Primula obconica) am höchsten konzentriert ist, jedoch auch in der Schlüsselblume (0,014%), ja sogar im See-Igel (Paracentrotus lividus) vorkommt. Daneben bestehen Kreuzreaktionen zu Chinonen in Hölzern.

Bei den Liliiflorae (insbesondere Tulpen und Alstroemerien) spielt ein Lakton (α-Methylen-γ-Butyrolakton (= Tulipalin A) die entscheidende Rolle. Dieser Stoff dient den Pflanzen als Fungizid gegenüber pflanzenschädigenden Schimmelpilzen und ist z. B. in den Zwiebeln der Tulpen besonders hoch konzentriert. Deshalb soll man Tulpenzwiebeln und -saft niemals direkt testen!

Die wichtigste Gruppe unter den Phytoallergenen sind die Kompositen (= Asteraceae). Sie sind insbesondere in Mitteleuropa verbreitet, wo sie als Nahrungsmittel (z. B. Artischokken, Endivie, Chicorée), als Zierpflanzen (Astern, Chrysanthemen, Dahlien, Gerbera) aber auch als Heilkräuter und Kosmetika (Arnika, Kamille, Schafgarbe, Ringelblume) dienen. So findet sich in 150 Präparaten aus der „Roten Liste" Arnika als Bestandteil! Die relevanten Phytoallergene stellen chemisch Sesquiterpenlaktone dar. In letzter Zeit kommt auch Phytoallergenen aus der Familie der Orchidaceae neue Bedeutung zu. Hier handelt es sich z. B. um Phenanthren-Chinone (wie z. B. aus Frauenschuh, Cypripedium calceolus L). Falls keine geeigneten Pflanzenextrakte für die Epikutantestung zur Verfügung stehen (eine ganze Reihe von Pflanzen sollen niemals direkt getestet werden!), kann man sich mittels eines einfachen Aether-Extraktionsverfahrens solche selbst in der Praxis herstellen.

Photoallergisches Kontaktekzem [4]

Das photoallergische Kontaktekzem ist eine besondere Form des allergischen Kontaktekzems. Zur Auslösung ist das Zusammenwirken von elektromagnetischen Wellen mit dem Photoallergen in den Hautstrukturen erforderlich.

Bekannte Photoallergene sind enthalten in Medikamenten zur örtlich und systemischen Behandlung, in Kosmetika, in beruflichen Kontaktstoffen und in Lichtschutzmitteln. Der auslösende Spektralbereich wird dem langwelligen ultravioletten Licht (UVA: 320–400 nm) zugeordnet. Der Übergang des photoallergischen Kontaktekzems in die persistierende Lichtreaktion führt zu einer Ausweitung des Aktionsspektrums.

Der Nachweis der Photokontaktsensibilisierung erfolgt durch den Photopatchtest oder die Photoprovokation nach systemischer Allergenzufuhr, im Einzelfall auch mittels Photoprick- und Photoscratchtest. UVA-Hochintensitätsgeräte erleichtern heute die Diagnostik. Für den Photopatch-, Photoprick- und Photoscratchtest werden 5 bis 10 J/cm^2 UVA, für die Photoprovokation nach systemischer Allergenzufuhr üblicherweise 50 bis 100 J/cm^2 UVA appliziert. Phototestungen bei Patienten mit persistierender Lichtreaktion haben die gesenkte Erythemschwelle zu berücksichtigen.

Differentialdiagnostisch ist das phototoxische Kontaktekzem abzugrenzen. Eine Unterscheidung ist durch das klinische Bild und den pathohistologischen Befund möglich. Zusätzlich kann in Grenzfällen eine Austitrierung durch Applikation unterschiedlicher Testsubstanz-Konzentrationen und UV-Dosen hilfreich sein.

In der Therapie und Prophylaxe photoallergischer Kontaktekzeme muß immer bedacht werden, daß der sogenannte „Lichtschutzfaktor" von Sonnenschutzmitteln keine Bedeutung für die Schutzwirkung gegenüber einer photoallergischen Reaktion besitzt, da er per definitionem die Wirksamkeit in der Unterdrückung einer UVB-bedingten Lichtreaktion beschreibt.

Literatur

1. Bandmann H-J, Dohn W (1967) Die Epikutantestung, (2. Auflage im Druck). Bergmann, München
2. Borelli S (1980) Gewerbedermatosen einschließlich Begutachtung. In: Korting GW (Hrsg) Dermatologie in Praxis und Klinik, Bd II. Thieme, Stuttgart, S 12.1–12.74
3. Frosch PJ, Willers P, Süsselbeck B (1983) Hyperirritable skin: comparative studies on intact and damaged skin. Arch Dermatol Res 275:275 (Abstr)
4. Galosi A, Plewig G (1982) Photoallergisches Ekzem durch Ambrette Moschus. Hautarzt 33:589–594
5. Hausen BM (1979) Phytoekzematogene. Allergologie 2:275–281
6. Knop J, Riechmann R, Macher E (1981) Modulation of suppressor mechanism in allergic contact dermatitis. IV Selective inhibition of suppressor T-lymphocytes by serum obtained from *Corynebacterium parvum* treated mice. J Invest Dermatol 77:469–473

Otto P. Hornstein, Wolf-Bernhard Schill, Norbert Hofmann, Alfons Hofstetter, Ekkehard Jecht, Walter Krause, Bärbel Schütte und Rudolf Steiner

Andrologie

Dieser Kurs vereinigte ein sachkundiges Autitorium von rund 70 Teilnehmern aus mehreren Ländern und Fachdisziplinen (hauptsächlich Dermatologen). Er diente der Bestandsaufnahme der Andrologie, die damit erneut ihre interdisziplinäre Brückenfunktion (mit einem starken Pfeiler auf dermatologischem Territorium) dokumentierte.

Physikalische Untersuchungsmethoden und deren differentialdiagnostische Bedeutung

Unbeschadet der diagnostischen Relevanz neuer, auch praxisgeeigneter Untersuchungsverfahren – insbesondere der Doppler-sonographischen Analyse der (peri-)gonadalen Kreislaufverhältnisse und der Kontaktthermometrie des Skrotums – bleibt die subtile Palpation und Inspektion der Genitalorgane als primäre diagnostische Maßnahme vorrangig. Beispielsweise läßt sich eine Agenesie des funikulären Ductus deferens, eine Hydro-, Spermato- oder Funikulozele rein palpatorisch (bei der Hydrozele ergänzt durch Diaphanoskopie im abgedunkelten Raum!) diagnostizieren. Störungen der gonadalen Thermoregulation – wahrscheinlich die häufigste Ursache der Infertilität des Mannes – beruhen meist auf einer Varikozele [7], seltener auf anatomischen Anomalien des Skrotums (z. B. ausgedehnte Sebocystomatosis). Varikozelen entstehen durch Insuffizienz der Vena spermatica interna, seltener auch anderer gonadaler Entsorgungsvenen. Sie lassen sich Doppler-sonographisch (unter Einbeziehung des Valsalva-Preßmanövers) und phlebographisch (durch transfemorale retrograde Röntgenkontrastdarstellung der V. spermatica interna) hör- und sichtbar machen [7, 11]. Es empfiehlt sich in solchen Fällen, von einer „*V.-spermatica-Insuffizienz*“ zu sprechen, wobei 3 Grade unterscheidbar sind:

I. Phlebographisch +, sonographisch (+), palpatorisch ∅
II. Zusätzlich sonographisch +, palpatorisch (+)
III. Auch palpatorisch + und visuell + (meist mit gleichzeitiger Orchiptose).

Praxisrelevanz hat ferner die Kontaktthermometrie (z. B. mit dem Kontaktthermometer Digimed, Kosten ca. DM 600,–), wobei 32–33 °C als normal, Werte ≥ 34 °C als pathologisch gelten. Auch Links/Rechts-Seitendifferenzen (≥ 1 °C) sind zusammen mit dem klinischen Befund diagnostisch verwertbar (Varikozele, Epididymitis, Orchitis). Seltene Fälle einer „idiopathischen“ Hodenhyperthermie sind bislang ungeklärt.

Weitere klinisch-physikalische Untersuchungsmethoden stützen sich auf Ultraschall (Prostata! Indikation bei Varikozele?), auf Penisplethysmographie (Erektionsmessungen im Schlaf), auf Infrarottelethermographie (auch zur Erfassung perigenitaler Durchblutungsänderungen infolge viszero-kutaner vasomotorischer Dysreflexien etc.).

Die Doppler-Sonographie eignet sich (neben dem Nachweis der „Spermatica-Insuffizienz") auch zur Differentialdiagnose von Hodentorsion, Entzündung, Priapismus und erektiler Impotenz infolge chronischer arterieller Verschlußkrankheit.

Eine *physikalische Stufendiagnostik* der Skrotalorgane sollte umfassen: sorgfältige Palpation (und Inspektion), Diaphanoskopie (DD Hydrocele/periorchitische Schwiele oder Tumor), Ultraschall-Doppler-Sonographie (arterielles und venöses System), skrotale Kontaktthermometrie (Seitenunterschiede!), eventuelle Spezialmethoden (IR-Thermometrie, Plethysmographie), schließlich die retrograde V. spermatica-Phlebographie. Ein angiologisch versierter Dermatologe (bzw. Androloge) wird die 4–5 nichtinvasiven Methoden dieser Stufendiagnostik bei der Untersuchung seiner andrologischen Patienten nicht mehr missen wollen.

Meßung der Spermatozoenmotilität unter besonderer Berücksichtigung der Laser-Doppler-Spektroskopie

Da heute die Bedeutung der Spermatozoenmotilität hinsichtlich der Beurteilung der Zeugungsfähigkeit des Mannes gegenüber der Spermatozoenzahl in den Vordergrund gerückt ist, wird auf die exakte Bestimmung der quantitativen und qualitativen Spermatozoenbeweglichkeit besonderer Wert gelegt. Für die von subjektiver Erfahrung abhängige (also schlecht reproduzierbare) mikroskopische Direktuntersuchung von Nativsperma spielt auch das Probenvolumen eine Rolle: zu kleine Volumina (2–3 µl) planifizieren die zwischen Objektträger und Deckglas ausgebreitete „Meßkammer" auf eine Schichtdicke von 6–9 µm und führen zu artifiziellen Motilitätsbehinderungen der 3dimensionale Schwanzbewegungen ausführenden Spermatozoen (= erhöhter Anteil von Kreisbewegungen). Für eine hinreichende Motilitätsentfaltung sind daher mindestens 5–20 µl Sperma erforderlich.

Mittels serieller Mikrophotographie lassen sich in der sog. Makler-Zählkammer in definierten Zeiteinheiten zurückgelegte Progressionsstrecken von Spermatozoen stroboskopartig erfassen, was aber einer zusätzlich (sehr aufwendigen) automatisch-quantitativen Bildanalyse bedarf [10]. Daher hat die Düsseldorfer Gruppe ein Laser-Doppler-Spektroskopie-Gerät entwickelt (Lazymot), das auf der Ablenkung und Messung der Frequenzänderung des auf bewegte Objekte (Spermatozoen) auftreffenden Laserstrahls beruht und mittels Autokorrelationsberechnung die während des Laserimpulses zurückgelegte Wegstrecke der Spermatozoen mißt [5]. Die gemessene Laserlichtfrequenzverschiebung ist also der Geschwindigkeit (µm/s) der Spermatozoen direkt proportional. Derzeit sind die hohen Anschaffungskosten (80 000 DM – 100 000 DM), auch wegen des erforderlichen Computers, noch ein limitierender Faktor, der sich aber bei Anschluß an vorhandene Computer technisch erheblich reduzieren lassen müßte. Auf die verschiedenen Indikationen der neuartigen Velozitätsmessung (Vitalitätsmessung von Kryospermatozoen, Kurzrok-Miller-Test etc.) wird abschließend eingegangen.

Moderne endokrinologische Diagnostik und deren Aussagewert für Prognose und Therapie

Durch die inzwischen in vielen endokrinologischen Labors zur Verfügung stehenden Radioimmunoassays ist es möglich, durch Bestimmung der Basissekretion von Testosteron, LH und FSH schnell und exakt Informationen zur Funktion der Gonaden (Leydig-Zell- und Tubulusfunktion) und der übergeordneten Steuerungszentren zu erhalten, was von großer diagnostischer, therapeutischer und prognostischer Bedeutung ist [2, 3, 8]. Dadurch hat sich auch der Stellenwert der Hodenbiopsie deutlich verringert (aber nicht aufgehoben, wie das anschließende Referat zeigt).

Die Steuerung der endokrinen Hodenfunktion (Leydig-Zellfunktion) wird durch die Gonadotropine der Hypophyse vermittelt, die ihrerseits durch das hypothalamische LH-RH (Gn-RH) freigesetzt werden. Das von den Leydig-Zellen gebildete Testosteron (T) ist das zentrale androgene Hormon und im Hoden unabdingbar für eine normale Spermatogenese. Die Wirkung des Testosteron ist zunächst an Trägerproteine gebunden, da freies Testosteron (ca. 2% im peripheren Blut) rasch metabolisiert und ausgeschieden wird. Die Transportformen im Blut sind zu ca. 40% an SHBG (Sex Hormone Binding Globulin), zu 5% an CBG (Cortisol Binding Globulin) und zu 53% an Albumin gebunden. Nur im Hoden ist Testosteron als freies Molekül wirksam, denn seine Konzentration liegt um die Faktor 50 über der des peripheren Blutspiegels. Die eigentliche Zielzelle des Testosterons ist die Sertolizelle, die ein Androgen-bindendes Protein (ABP) produziert. Ein weiteres Bindungsprotein existiert in den Zellen der androgenen Zielorgane als sogenanntes Zytosol-Rezeptor-Protein.

Die Regulation der Hormone, die als Parameter für die Funktion endokriner Organe gemessen werden können, geschieht in erster Linie durch Veränderungen der Produktion. Neben Einflüssen durch trope Hormone oder Rückkopplung durch abhängige Hormone spielen episodische, circadiane oder auch saisonale Schwankungen eine Rolle. Da der Testosteronspiegel im Blut episodische Minutenschwankungen zeigt, sollte die Blutabnahme für die Testosteron- und sonstige Hormonbestimmungen grundsätzlich langsam und in größeren Mengen (20 ml) erfolgen.

Die Symptomatik dieser Störungen wird durch den Testosteronmangel (Hypandrogenismus) geprägt. Je nachdem, ob eine Störung der Leydig-Zellen oder des hypothalamisch-hypophysären Systems vorliegt, kann man einen primären oder sekundären Hypandrogenismus unterscheiden. (Die Bezeichnung Hypogonadismus ist mißverständlich, da sie die endokrine und exokrine Hodenfunktion mit einschließt). Bei primären Störungen der Spermatogenese wird eine Erhöhung der Gonadotropinsekretion gefunden, was mit einer gestörten Rückkoppelung erklärt wird. Das Substrat des Feedback (Inhibin) ist noch nicht identifiziert.

Radioimmunoassays gestatten es, FSH, LH, Testosteron und andere Steroide des Hodens im Blut zu bestimmen. Die einfache Messung von Basalwerten kann durch die Schätzung der Funktionsreserve der endokrinen Drüsen mit Hilfe von Stimulationstests aussagefähiger gemacht werden. Die Stimulation der Hypophyse mit LH-RH führt zu einer gesteigerten Ausschüttung von FSH und LH, die die Blutspiegel erhöht. Die Stimulation der Leydig-Zellen mit HCG läßt die Blutspiegel von Testosteron und anderen Steroiden ansteigen. Da diese Reaktion biphasisch abläuft, können eine Kurzzeitreaktion (2–4 Stunden) und eine Langzeitreaktion (24–72 Stunden) gemessen werden. Erstere setzt eine Leydig-Zelldifferenzierung voraus und fällt auch bei sekundärem (hypophysärem) Hypandrogenismus negativ aus.

Für die endokrinologische Diagnostik mit Hilfe des LH-RH-Stimulationstestes (100 µg i.v.) genügen nach Auffassung von W. Krause 2 Blutentnahmen (nach 0′ und 30′). Beim HCG-Stimulationstest (5000 I.E. i.v.) steigt im Normalfall das Testosteron zunächst steil, dann flacher an, während Östradiol von vornherein einen flachen Anstieg zeigt. Der Test eignet sich bei Erwachsenen zur Prüfung von Leydig-Zellfunktion, wobei die Blutentnahmen zu den Zeitpunkten 0, 2 und 4 Stunden (je 20 ml Blut) erfolgen sollen.

Die Blutspiegel von FSH und LH zeigen eine negative Korrelation mit den Samenzellzahlen im Ejakulat. Sie sind am höchsten bei einer Tubulusschädigung, die sich als Azoospermie äußert. Umgekehrt läßt eine Azoospermie mit normalen Gonadotropinwerten den Verdacht auf eine obstruktive Azoospermie zu. Die Erhöhung der Gonadotropinreserve zeigt sich deutlich im LH-RH-Test.

Die Testosteronwerte korrelieren nicht mit den Spermatozoenzahlen. Vergleicht man aber die Erfolge einer Stimulationstherapie der Spermatogenese mit den endokrinen Ausgangsbefunden, so zeigt sich ein besserer Therapieerfolg bei hohem Testosteronquotienten und guter Leydigzell-Stimulierbarkeit. Das gleiche gilt umgekehrt für die FSH-Werte: hier ist der Erfolg umso besser, je niedriger die Stimulierbarkeit im LH-RH-Test ist.

Für diese Bewertung ist es gleichgültig, ob eine Anregung mit hCG/hMG, Tamoxifen oder Kallikrein durchgeführt wurde. In allen Fällen ist der Anstieg der Spermatozoenzahl von den endokrinen Ausgangsbefunden abhängig. Allerdings liegen hierzu in der Literatur unterschiedliche Auffassungen vor, so daß diese Aussage die persönlichen Erfahrungen des Vortragenden wiederspiegelt.

Hodenbiopsie: Durchführung, Histologie, Semidünnschnitt-Technik und Aussagewert

Die Hodenbiopsie hat seit Einführung der hormonalen Funktionsteste eine diagnostische Einbuße und Umorientierung erfahren. Ihre Aussagekraft bei Patienten mit einer Azoospermie, normaler Hodengröße und normalen Basalkonzentrationen von FSH, LH und Testosteron im Blutserum ist bis heute unumstritten. Bei Patienten mit einer Oligozoospermie dagegen weichen die Meinungen z. T. erheblich auseinander. Da routinemäßig die Beurteilung an Paraffinschnitten erfolgt, die weitgehend nur eine quantitative Erfassung der Spermatogenese ermöglicht, lautet vor allem bei Patienten mit einer Oligozoospermie häufig die Diagnose: Die Spermatogenese läuft bis zur Stufe der Spermatiden ab, sie ist jedoch gegenüber der Norm reduziert. Eine derartige globale Diagnose ist für den Therapeuten unbefriedigend und gibt keine prognostischen Hinweise. Die Vortragende verweist in diesem Zusammenhang auf die verbesserten diagnostischen Möglichkeiten der Semidünnschnitt-Technik, die seit 1977 (fußend auf Arbeiten von A. Holstein) in Hamburg routinemäßig bei Hodenbiopsien durchgeführt wird [12]. Damit lassen sich feinere Strukturdefekte der sich entwickelnden Spermatozoen (insbesondere Störungen der akrosomalen Entwicklung) und sonstige Dysmorphien der Spermiohistogenese genauer als mit der konventionellen histologischen Fixier- und Einbettungsmethodik erkennen. Eine besondere Indikation zur Hodenbiopsie sieht Frau Schütte in der Früherkennung von intratubulären (und ggf. interstitiellen) Seminomen, die sie bei 8 von 1340 Hodenbiopsien fand. Alle Patienten hatten Spermatozoenzahlen von < 5 Mio./ml und kleine Hoden (!). Als weitere Indikationen werden aufgeführt: Oligozoospermie < 5 Mio./ml (Seminom-Screening), Teratozoospermien, prognostische Therapiebeurteilung (abhängig von der intratubulären Spermatidenzahl). Mit Hilfe des statistischen Verfahrens der logistischen Regression kann in 76% der Fälle eine prognostische Aussage zum Therapieerfolg durch Auszählung der Zahl der Spermatiden pro Tubulusquerschnitt gemacht werden. Zahlen von weniger als 7 Spermatiden/Tubulusquerschnitt (davon weniger als 3 normal geformt) werden als Indikator für fehlende therapeutische Aktivierbarkeit der Spermatogenese bzw. Tubulusfunktion interpretiert (Normalwerte: 15–17 normal konfigurierte Spermatiden/Tubulusquerschnitt).

Das instruktive Referat macht erneut deutlich, daß eine Neubewertung der Indikationen zur Hodenbiopsie unter den Experten dringend erforderlich ist. Ob dabei die konventionelle histologische Paraffintechnik überholt ist, wird in der Diskussion (im Hinblick auf die Arbeiten von Hedinger und seiner Züricher Arbeitsgruppe) in Frage gestellt. Zweifellos stellt aber die Semidünnschnitt-Technik einen diagnostischen Gewinn bei speziellen Fragestellungen dar.

Funktionelle und immunologische Untersuchungsmethoden in der Andrologie

Die konventionelle Spermaanalyse ermöglicht die Deskription der Spermaqualität eines Mannes mit hinreichender Genauigkeit, erlaubt jedoch keine sichere Aussage zur individuellen Fertilitätsprognose eines Ehepaares. Auch die meisten biochemischen Parameter des Spermas tragen nicht zur Unterscheidung fertiler und infertiler Ejakulate bei. Dies gilt insbesondere auch für Männer, die der Gruppe idiopathische Sterilität angehören und keine faßbaren morphologisch-biochemischen Veränderungen aufweisen, die die Kinderlosigkeit erklären könnten. Aus diesem Grunde besteht die Notwendigkeit der Entwicklung funktioneller Untersuchungsverfahren in der Andrologie, die über die Befruchtungsfähigkeit der Spermatozoen Auskunft erteilen und insbesondere die Interaktion der männlichen Samenzellen mit den Eizellen erfassen [12, 13].

Bereits heutzutage stehen folgende Untersuchungsmethoden für die funktionelle Spermaanalyse zur Verfügung:

1) Messung des Motilitätsverhaltens der Spermatozoen in Abhängigkeit von der Zeit, wobei Motilität und Vitalität (Eosintest) nach 30 Minuten und 4 Stunden post Ejakulation gemessen werden und der Motilitätsabfall nach 4 Stunden nicht größer als 15% sein sollte. Kommt es innerhalb des Zeitraums von 4 Stunden zu einem erheblichen Motilitätsverlust, so resultiert daraus eine deutliche Einschränkung der Fertilität.

2) Durchführung von Zervixmukus-Penetrationstests. Diese Untersuchungen geben wichtige Basisinformationen über das Penetrationsverhalten der Spermatozoen und erlauben eine Differenzierung in einen männlichen bzw. weiblichen Sterilitätsfaktor bei Durchführung eines gekreuzten Penetrationstests unter Verwendung eines fertilen Spenderejakulates und eines Spendermukus. Man unterscheidet den Postkoitaltest nach Sims-Huhner, der das Penetrationsverhalten der männlichen Samenzellen in vivo präovulatorisch untersucht und den Test nach Kurzrok-Miller bzw. nach Kremer, die in vitro verschiedene Penetrationsparameter quantitativ erfassen.

3) Durchführung von Stimulationstests (z. B. unter Verwendung von 5 E Kallikrein) zur Überprüfung der Frage, ob bei reduzierter Motilität eine Verbesserung der Spermatozoenbeweglichkeit möglich ist, sodaß dieser Effekt gegebenenfalls therapeutisch im Rahmen einer Inseminationsbehandlung genutzt werden kann.

4) Splitejakulatuntersuchung mit Gewinnung von mindestens 2 Spermafraktionen, wobei diese Untersuchung nur sinnvoll ist, wenn das Ejakulatvolumen mindestens 3 ml beträgt. Bei 95% der Patienten kommt es in der ersten Spermafraktion zu einer Konzentrierung der Spermatozoen. Auch ist hier in einem Teil der Fälle die Spermatozoenmotilität besser als im Gesamtejakulat. Ist eine Qualitätsverbesserung des Spermas durch die Splitejakulattechnik zu erreichen, so sollte bei Therapieresistenz eine Inseminationsbehandlung unter Verwendung der spermatozoenreichen Fraktion des Splitejakulats diskutiert werden. Im Gegensatz dazu sind Spermaanreicherungsverfahren mit unterschiedlichen Methoden (Zentrifugation, Konzentrierung, Albumingradient, Ficoll, Percoll, Millipore-Filter, Sephadex-Säule, Glaswollen-Filtration) zur Qualitätsverbesserung des Ejakulates aufwendig und im Hinblick auf ihre Effektivität für die Inseminationstherapie fraglich.

5) Die Beurteilung der Gefrierfähigkeit von Spermatozoen gehört zu den Untersuchungsmethoden, die eine funktionelle Beurteilung der Spermaqualität erlauben. Dabei wird überprüft, ob das Anliegen von Kryospermakonserven sinnvoll ist, wenn die Langzeitlagerung von Sperma bei Tumor- und Risikopatienten erwogen wird. Der durchschnittliche Motilitätsverlust nach dem Einfrieren-Auftauen beträgt 40%.

6) Technisch aufwendigere Verfahren zur Erfassung der Befruchtungsfähigkeit von Spermatozoen umfassen die Bestimmung der Aktivität des Penetrationsenzyms Akrosin (zur Sicherung der Diagnose Globozoospermie). Die Überprüfung des Eindringvermögens der Spermatozoen in Zona-pellucida-freie Hamstereizellen (auch heterologer Ovumpenetrationstest (HOP) genannt) und das Verfahren der in vitro Fertilisation sind zu nennen. Mit diesem Testverfahren können Dysfunktionen der Gameteninteraktion nachgewiesen werden, da klassische Spermaparameter hierbei nicht weiterführen. In Entwicklung sind außerdem Verfahren zur Messung der Fähigkeit der Samenzellen zur Kapazitation, Akrosomreaktion, Zona-pellucida-Bindung und -Penetration, da das Fehlablaufen molekular-biologischer Schritte im Reproduk-

tionsgeschehen zum Verlust der Befruchtungsfähigkeit führen muß. Die funktionellen Untersuchungsverfahren stellen eine wichtige Ergänzung der klassischen Spermaanalyse dar und werden in Zukunft eine große Bedeutung für die andrologische Diagnostik erlangen, da sie differentialdiagnostische Aussagen in Fällen von sogenannter idiopathischer Sterilität erlauben.

Im zweiten Teil des Referates wurden einige neuere Gesichtspunkte zu immunologischen Untersuchungsmethoden besprochen. Bisher beschränkte man sich bei Verdacht auf das Vorliegen von Auto- bzw. Isoantikörpern gegen Spermatozoen auf den Nachweis von zirkulierenden Antikörpern im Serum (IgG, IgM). Neue Befunde sprechen jedoch dafür, daß der direkte Nachweis von lokal im Genitaltrakt produzierten Antikörpern (IgA) von größerer Bedeutung ist, da diese Antikörper von biologischer Relevanz sind, indem sie die Spermatozoen am Eindringen in die weiblichen Genitalsekrete hindern [12]. Aus diesem Grunde würde es in Zukunft erforderlich sein, im Seminalplasma und ovulatorischen Zervixmukus nach IgA-Antikörpern zu fahnden. Als Screening-Methoden sind der Sims-Huhner-Test, der Kurzrok-Miller-Test und der von Kremer und Jager kürzlich beschriebene Spermatozoen-Zervixmuskus-Kontakttest (SCMC-Test) zu nennen, bei dem das „Shaking" Phänomen auf das Vorliegen von Spermatozoenantikörpern hinweist [9]. Als weiterer Schnelltest zum Nachweis von Spermatozoenantikörpern ist der Mixed-Antiglobulin-Reaction-Test (MAR) zu nennen. Lassen sich Antikörper in den Genitalsekreten nachweisen, stehen dann die klassischen Testverfahren nach Kibrick und Isojima zur Verfügung, den Antikörpertyp und -titer zu objektivieren. Da die Reproduzierbarkeit und Empfindlichkeit dieser Methoden auch von der Qualität hervorragender Testejakulate abhängig ist, versucht man heute Methoden zu entwickeln, die einen hohen Grad an Standardisierung und Reproduzierbarkeit hinsichtlich der quantitativen und qualitativen Aussage erlauben und unabhängig von frischen Testejakulaten sind. Radioimmunologische und enzymimmunologische Testverfahren sind hier in Entwicklung. Besonders weit ist inzwischen ein ELISA (enzyme-linked immunosorbent assay) zum Nachweis von Spermatozoen-Antikörpern im Serum, Seminalplasma und Zervixmukus entwickelt, der sehr empfindlich und reproduzierbar ist und für den entsprechende Ausrüstungen im Handel angeboten werden [1].

Trotz aller Fortschritte wird man abwarten müssen, welche klinische Wertigkeit die neuen RIA und ELISA Methoden im Hinblick auf quantitative Bestimmungen von Spermatozoen-Antikörpern in den Genitalsekreten haben, da bisher vergleichende Untersuchungen mit den herkömmlichen Methoden fehlen. Die Charakterisierung von Spermatozoenantigenen und der Einsatz von monoklonalen Antikörpern zur Untersuchung der biologischen Relevanz solcher Antigen-Antikörper-Reaktionen beim Fortpflanzungsvorgang wird in Zukunft die Bedeutung der immunologischen Mechanismen als Sterilitätsursache weiter abklären und praktisch verwertbare Erkenntnisse für Diagnostik und Therapie zur Verfügung stellen.

Urologische Diagnostik bei entzündlicher Adnexveränderung

Unter der Adnexitis des Mannes versteht man eine Entzündung der Prostata und der Bläschendrüsen, die entwicklungsgeschichtlich, anatomisch und funktionell eine Einheit bilden. Aufgrund dieser Tatsache erkranken Prostata und Bläschendrüsen gewöhnlich gleichzeitig, wobei der aufsteigende Infektionsmodus von besonderer Bedeutung ist.

Die topographischen Gegebenheiten machen eine Diagnostik besonders problematisch, da sie einen direkten Zugang zu den erkrankten Organen und deren Sekreten nicht gestatten. Dies führte dazu, daß umständliche und aufwendige Untersuchungsverfahren entwickelt werden mußten, um eine Entzündung der männlichen Adnexe verifizieren zu können. An erster Stelle steht hierbei die Untersuchung des Prostatasekretes und des Ejakulates [3, 4, 6]. Diese Untersuchungen müssen unter Berücksichtigung etwaiger gleichzeitig vorliegender Harnwegsinfektionen durchgeführt werden, was mit Hilfe der sog. 3-Gläser-Probe möglich ist. Untersucht wird der qualitative und quantitative Gehalt an Entzündungszellen und Keimen, wobei neben Bakterien den Trichomonaden, Hefen, Mykoplasmen, Ureaplasmen, Chlamydien und Herpesviren besondere Aufmerksamkeit zu schenken ist. Immunelektrophoretische Untersuchungen des Ejakulates können für die Klärung einer Infektion wertvolle Ergänzungen liefern. Von den röntgenologischen Untersuchungsverfahren spielt das Urethrocystogramm eine besondere Rolle, da es Hinweise auf pathologische Veränderungen im Bereich der unteren Harnwege liefern kann, die ihrerseits eine Adnexitis auslösen oder unterhalten können. Eine endgültige Klärung der Situation wird jedoch in den meisten Fällen erst die Urethroskopie bringen.

In seltenen Fällen, vor allem bei chronischen Erkrankungen, muß eine Biopsie der Prostata vorgenommen werden, um die Diagnose Prostatitis verifizieren zu können. Hierbei genügt meist eine Aspirationsbiopsie zur Gewinnung zytologischen Materials, wobei natürlich nicht verkannt werden darf, daß gerade diese Untersuchungsmethode selbst zur Auslösung einer Infektion beitragen kann.

In die diagnostischen Erwägungen einzubeziehen sind natürlich auch Anamnese und klinischer Untersuchungsbefund, wenngleich darauf hinzuweisen ist, daß aufgrund einer rektalen, digitalen Untersuchung der Prostata lediglich eine akute Adnexitis, auf keinen Fall jedoch eine chronische Entzündung verifiziert werden kann.

Weitere diagnostische Probleme ergeben sich aus der Tatsache, daß sowohl das Anogenitale Syndrom als auch das Vegetative Urogenitalsyndrom eine ähnliche Symptomatik wie chronisch entzündliche Veränderungen im Bereich von Prostata und Bläschendrüsen aufweist. Diese Erkrankungen abzugrenzen überfordern gewöhnlich das urologisch-diagnostische Spektrum und verlangen eine enge Kooperation mit Proktologen und Psychologen. Dies trifft für jeden Patienten mit chronischer Adnexitis zu, da das Vegetative Urogenitalsyndrom und das Anogenitale Syndrom kaum isoliert vorkommen.

All diese Überlegungen zeigen wie schwierig und aufwendig die Diagnostik entzündlicher Adnexveränderungen ist und wie sie teilweise erheblich über das Fachgebiet Urologie hinausgreift.

Am Ende des Kurses bestand Einigkeit unter den Teilnehmern, daß der Dermatoandrologe als gleichwertiger Gesprächspartner des Gynäkologen eine besondere Verantwortung in der Diagnostik und Therapie des kinderlosen Ehepaares hat. Dies macht eine permanente Fortbildung notwendig, da außer der Beherrschung bewährter Methoden auch eine kontinuierliche Information über aktuelle Entwicklungen und den neuesten Stand der Diagnostik und Therapie der klinischen Andrologie erforderlich ist. Fortschritte ergeben sich dabei durch neue Technologien und Erkenntnisse zur Pathophysiologie der männlichen Reproduktion und bedingen, daß auch für den in der Praxis tätigen Dermatologen in Zukunft auf diagnostischem und therapeutischem Gebiet ein Umdenken und Adaptieren an internationale Entwicklungen notwendig ist.

Literatur

1. Ackerman S, Wortham JWE, Swanson RJ (1981) An indirect enzyme – linked immunosorbent assay (ELISA) for the detection and quantitation of antisperm antibodies. Am J Reprod Immunolog 1: 199–205
2. Bain J, Hafez ESE (1980) Diagnosis in Andrology. Martinus Nijhoff Publishers, The Hague Boston New York
3. Bain J, Schill W-B, Schwarzstein L (1982) Treatment of Male Infertility. Springer, Berlin Heidelberg New York
4. Brunner H, Krause W, Rothauge CF, Weidner W (1983) Chronische Prostatitis. Schattauer, Stuttgart New York

5. Hartmann R, Steiner R, Hofmann N, Kaufmann R (1983) Human sperm motility – enhancement and inhibition measured by Laser Doppler spectroscopy. Andrologia 15:120–134
6. Hofstetter A, Blenk H, Böwering R, Büttler R, Hartmann M, Marx FJ (1974) Immunelektrophoretische Untersuchungen im Serum und Ejakulat bei der chronischen rezidivierenden Adnexitis des Mannes. Verhandlungsbericht der Deutschen Gesellschaft für Urologie, 25. Tagung, Aachen 1973. Springer, Berlin Heidelberg New York, S. 342–344
7. Jecht EW, Zeitler E (1982) Varicocele and Male Infertility. Recent Advances in Diagnosis and Therapy. Springer, Berlin Heidelberg New York
8. Krause W, Rothauge C-F (1981) Andrologie. Enke, Stuttgart
9. Kremer J, Jager S (1976) The sperm cervical mucus contact test: a preliminary report. Fertil Steril 27:335–340
10. Makler A (1978) A new multiple exposure photography method for objective human spermatozoal motility determination. Fertil Steril 30:192–199
11. Meisel C (1983) Abgrenzung verschiedener Varicoceletypen nach haemodynamischen Gesichtspunkten durch die Ultraschall-Doppler-Technik. Andrologia 15:207–212
12. Moghissi KS, Wallach EE (1983) Unexplained infertility. Fertil Steril 39:5–21
13. Schill W-B (1983) Aktuelles für den Frauenarzt zum Problem des männlichen Sterilitäts-Faktors. In: Zander J (Hrsg) Die Sterilität. Fortschritte für das diagnostische und therapeutische Handeln. Urban und Schwarzenberg, München Wien Baltimore, S 128–138
14. Schütte B (1983) Zur Beurteilung der Hodenbiopsie bei subfertilen Männern anhand von Semidünnschnitt-Präparaten. Urologie A 22:12–20

Arthur Wiskemann, Birger Konz, Eckhard M. Breitbart, Fredy Eichmann, Herbert Goldschmidt, Erich Landes, Michael Landthaler und Niels Sönnichsen

Physikalische Therapie

Bei der Abhandlung von sechs Modalitäten der Physikalischen Therapie von Hautkrankheiten (ohne Photo- und Photochemotherapie) in einem nur dreistündigen Kurs haben sich die Vortragenden auf die praktische Anwendung der einzelnen Therapieformen konzentriert. Nach jedem Referat blieb ausreichende Zeit für Fragen und Diskussionsbemerkungen, die hier jedoch nicht wiedergegeben werden können. Die wesentlichsten Aussagen der Referenten werden nachstehend mit der Angabe weiterführender Literatur zusammengefaßt.

Röntgentherapie

Der Referent beschränkt sich auf die *Röntgentherapie von Basaliomen, Spinozelluläre Karzinome und Keratoakanthomen* in Konkurrenz zu anderen Behandlungsmethoden. Wesentliche Gesichtspunkte für die Indikation zur Strahlentherapie sind die Lokalisation und die Größe des Tumors sowie das Alter des Patienten [10, 11].

Röntgenstrahlen eignen sich besonders zur Behandlung von Hautkrebsen an der Nase, den Augenlidern, den Ohren und der Lippe. Bei der Lokalisation an Stamm und Extremitäten werden mit Rücksicht auf die geringere Durchblutung und auf das schlechtere kosmetische Ergebnis andere Behandlungsmethoden bevorzugt [9].

Mittelgroße Tumoren eignen sich am besten zur Strahlenbehandlung. Hautkrebse mit einem Durchmesser von weniger als 2 cm werden besser exzidiert. In den Vereinigten Staaten ist auch die Elektrokoagulation mit nachfolgender Curettage sehr beliebt. Hautkrebse mit einem Durchmesser von mehr als 6–8 cm kommen in der dermatologischen Ambulanz nur selten vor. Sie sollten an Dermatologische Bestrahlungsabteilungen, an chirurgisch ausgebildete Dermatologen oder an Spezialisten für plastische Chirurgie überwiesen werden [8].

Patienten unter 40 Jahren sollten wegen eines möglichen kosmetisch störenden und/oder funktionell nicht vollwertigen Radioderms besser nicht bestrahlt werden, insbesondere wenn sie häufig oder langfristig der Sonne ausgesetzt sind. Eine weitere Kontraindikation zur Strahlenbehandlung sind Tumoren des äußeren Gehörgangs, mit Knochenbefall oder auf vorgeschädigter Haut.

Bei Beachtung der oben genannten Indikationen und Kontraindikationen ist die Röntgentherapie von Basaliomen und Spinozelluläre Karzinome bei ambulanter Behandlung und geringer Belastung des Patienten ebenso wirksam wie chirurgische Methoden einschließlich der Kryochirurgie. Voraussetzung sind geeignete Bestrahlungsbedingungen bezüglich der Strahlenqualität sowie der Einzel- und Gesamtdosen. Die üblichen Dosierungsschemata (10 x 500 oder 12 x 400 rad = 10 x 5 Gy oder 12 x 4 Gy) entsprechen bei werktäglicher Verabfolgung gut den an der Bindegewebstoleranz orientierten Zeit-Dosis-Fraktionierungsfaktoren von Orton u. Ellis [20]. Strahlenschutzmaßnahmen wie Bleiabdeckung der Augen, der Schilddrüse und der Gonaden sind strikt zu befolgen.

Kryochirurgie

Für den biologischen Effekt der Gewebsvereisung bei Temperaturen unter 15 °C sind die Gefriergeschwindigkeit und die Auftaugeschwindigkeit von zentraler Bedeutung. Eine homogene Vereisung des intra- und extrazellulären Wassers erfolgt bei einer Gefriergeschwindigkeit von – 100 °C/min. Langsames Auftauen (10 °C/min) bewirkt durch Re- und Umkristallisation eine zusätzliche *Zellschädigung*. Eine 100%ige Zerstörung von Tumorzellen erfordert einen mindestens zweimaligen Gefrier-Auftauzyklus. Unterhalb des Tumors muß eine Temperatur von – 21 °C und weniger erreicht werden [4].

Als *Kühlmittel* hat sich flüssiger Stickstoff bewährt (Siedepunkt – 196 °C). Er ist leicht zu beschaffen, z. B. über die Fa. Messer Griesheim GmbH, Linde AG, und läßt sich in speziellen Behältern (z. B. Typ Jupiter, Messer-Griesheim GmbH) über längere Zeit lagern, kann nicht explodieren und ist ungiftig. *Geräte* für die Kryochirurgie arbeiten nach dem Kontakt- oder Sprayverfahren, wobei das letztere wegen der höheren Gefriergeschwindigkeit vom Referenten bevorzugt wird. Er verwendet das „Cry-Owen"-Gerät der Firma Alcon Pharma, Freiburg/Br. Die umgebende unveränderte Haut wird unter Belassung einer Sicherheitszone mit einer individuell angefertigten Moulage aus Silikonkautschuk abgedeckt. Durch eine entsprechende Anpressung während des Eingriffes wird zugleich die Blutzufuhr gedrosselt [3].

Die Ausbreitung der Kältefront wird mit je einem unter und neben dem Tumor mit einer Nadel eingebrachten Miniaturthermoelement kontrolliert. Dabei sollten – 21 °C bis – 25 °C erreicht werden. Die *Thermosonden* mit Anzeigegerät sind wie das „Cry-Owen"-Gerät über die Firma Alcon Pharma, Freiburg/Br. zu beziehen.

Nach der ersten Vereisung kann *bioptisches Material* mit dem Skalpell entnommen und sofort in Formalinlösung verbracht werden. Indikationen für kryochirurgische Eingriffe sind Warzen, Basaliome, spinozelluläre Karzinome bis 1 cm ∅ außerdem Präkanzerosen, Keloide, Hämangiome, Lentigo maligna, Larva migrans.

Sofort im Anschluß an den kryochirurgischen Eingriff kommt es zur Rötung und Schwellung und innerhalb von 24 Stunden zur Blasenbildung der Haut. Die nach 1–2 Tagen einsetzende Sekretion hält bis zu 3 Wochen an. Es resultiert eine mumifizierte *Nekrose*, die sich im Laufe von 1–2 Wochen ablöst und ein langsam abheilendes Ulkus hinterläßt. Die Kryonarbe ist in der Regel weich und glatt mit Repigmentierungstendenz. Die mit dem Eingriff verbundenen *Schmerzen* erreichen ihren Höhepunkt nach 0,5–5 Stunden. Danach ist der Patient schmerzfrei. Er sollte entsprechend aufgeklärt und lokalanästhesiert werden.

Mögliche *Komplikationen* sind eine hypertrophische Narbe, Hypo- und Hyperpigmentierungen, eine Blutung, ein trophisches Ulkus und Nervenschäden.

Lasertherapie

Laser bedeutet Lichtverstärkung durch stimulierte Emission von Strahlung. Das monochromatische Laserlicht ist stark gebündelt und erreicht damit eine sehr hohe Leistungsdichte. Im Gewebe wird die Strahlung in Wärme umgesetzt, so daß dieses koaguliert, geschnitten oder verdampft wird. Absorption und Streuung hängen von der Wellenlänge ab [13].

In der Dermatologie kommen hauptsächlich der CO_2-Laser (λ 10,6 µm), der Nd-YAG-Laser (1,06 µm) und der Argonlaser (500 nm) zum Einsatz. Der sehr oberflächlich wirksame CO_2-*Laser* eignet sich zum Schneiden bzw. zum schichtweisen Abtragen des Gewebes. Der *Nd-YAG-Laser* kann bis zu 6 mm Gewebstiefe homogen koagulieren. Das Licht des *Argonlasers* wird stark von Hämoglobin und Melanin absorbiert und eignet sich damit vorzugsweise zur Behandlung vaskulärer Fehl- und Neubildungen. Der *Naevus flammeus* des Erwachsenen läßt sich ohne Anästhesie durch ca. 2000 Impulse in mehreren Sitzungen in etwa 60–70% weitgehend entfernen oder doch deutlich aufhellen. Tuberöse Formen und tiefere vaskuläre Veränderungen werden mit dem Nd-YAG-Laser angegangen [16, 17].

Bei der Lasertherapie des Naevus flammeus kann es zur Ausbildung hypertropher Narben kommen. Patienten unter 18 Jahren sprechen gewöhnlich schlechter an, ebenso Patienten mit rosafarbenen Naevi flammei oder mit Sitz an den Extremitäten, an der Oberlippe oder am Kinn. Der Argonlaser eignet sich auch zur schnellen Beseitigung von *Teleangiektasien*, senilen *Angiomen* und *Angiofibromen* im Rahmen eines *Morbus Pringle.* Zwischen den Sitzungen sollten mindestens 4 Wochen vergehen.

Bei der zeitaufwendigen Entfernung von *Tätowierungen* kann es ebenfalls zur Narbenbildung kommen, weshalb der Referent in der Regel die Dermabrasio bevorzugt. Gute Erfahrungen hat er dagegen bei *Xanthelasmen* gemacht. *Hauttumoren* können mit dem Nd-YAG-Laser angegangen werden.

Laserstrahlen niedriger Leistungsdichte sollen die Wundheilung stimulieren. Der Referent kann diese Ergebnisse nur teilweise bestätigen, berichtet aber über gute Erfahrungen mit der Behandlung des *Herpes simplex rezidivans* und über Versuche zur Schmerztherapie mit dem Kryptonlaser bei Zosterneuralgie.

Elektrochirurgie

Ziel der Elektrochirurgie ist die Gewebszerstörung oder Gewebsentfernung durch Umwandlung elektrischer Energie in Wärme. Wählt man eine Elektrode klein (Aktivelektrode) so kommt es an dieser Stelle zu einer ausgeprägten Gewebserhitzung. Bei ungedämpften Schwingungsamplituden ist die Schneidewirkung gut bei geringer Gewebszerstörung und fehlender Blutstillung. Stark gedämpfte Wechselströme bewirken eine gute Blutstillung, eine starke Gewebszerstörung und keine Schneidewirkung [3].

Bei der *Fulguration* wird die Aktivelektrode in geringem Abstand vom Gewebe gehalten. Dabei treten Funken auf das Gewebe über. Bei hoher Spannung und niedriger Stromstärke entsteht eine oberflächliche Verbrennung. Die Methode wird nur noch selten eingesetzt, weil die Dosierung schwierig und ungenau ist.

Bei der *Elektrokoagulation* werden eine kleinflächige aktive Elektrode und eine indifferente breite Elektrode eingesetzt. Die Spannung ist niedrig, die Stromstärke relativ hoch. Man erzielt einen mäßigen Schneideeffekt bei gleichzeitiger Verschorfung der Schnittfläche. Vorteilhaft ist die Verwendung einer Koagulationspinzette mit zwei gegeneinander isolierten Branchen. Die Elektrokoagulation eignet sich besonders zur Blutstillung und zur Beseitigung vaskulärer Läsionen.

Bei der *Elektrotomie* mit hochfrequenten ungedämpften Wechselströmen ist die Hämostase gering. Das Verfahren eignet sich zur Entfernung tumoröser Strukturen. Bessere kosmetische Ergebnisse und eine schnellere Abheilung werden durch die Kombination von Skalpell und Elektrokoagulation erreicht. Elektrochirurgisch entferntes Gewebe eignet sich schlecht zur histologischen Untersuchung.

Moderne *Elektrochirurgiegeräte* lassen sich wahlweise auf einen reinen Schneide- oder Koagulationseffekt oder auf eine Kombination beider Verfahren einstellen. *Indikationen* sind Teleangiektasien, Naevus araneus, senile Angiome, Verrucae vulgares und seborrhoicae, Condylomata accuminata und aktinische Keratosen [14]. Von Vorteil für die Praxis sind die gute und zuverlässige Hämostase und die Zeitersparnis. Ein Nachteil ist die längere Wundheilungszeit rein elektrochirurgischer Wunden von 2–8 Wochen.

Tabelle 1. Gefahren der Elektrochirurgie

- Explosionsgefahr
- Verbrennungen
- Interferenzen bei Schrittmacherpatienten
- Schlechte kosmetische Resultate
  (zu hohe Stromstärken, unsaubere, relativ großflächige Aktivelektroden

Tabelle 2. Vorsichtsmaßnahmen bei Schrittmacherpatienten (nach Krulll)

1) Wenn möglich alternative Therapiemethode wählen
2) Vorgängig kardiologisches Konsilium
3) Neutralelektrode möglichst herzfern plazieren
4) Mit kurzen Stromstößen (max. 5 s) arbeiten
5) Korrekte Erdung aller Anschlüsse
6) Intraoperative Überwachung mit EKG-Monitor, Reanimationsgeräte in Bereitschaft

Eine *Gefahrenquelle* ist die Funkenbildung an der Aktivelektrode in Bezug auf die mögliche Explosion von brennbaren Narkosegasen, Desinfektions- und Reinigungsmitteln sowie von Methangas bei meteoristischen Patienten (Tabelle 1). Ferner kann es zu Verbrennungen durch schlecht sitzende Neutralelektroden, Isolationsfehler oder Kontakt mit Metallteilen oder feuchten Tüchern kommen [8]. Die Neutralelektrode soll nahe am Operationsfeld ganzflächig aufliegen, wobei der Strom längs oder diagonal (nicht quer) durch den Körper fließt. Implantierte Herzschrittmacher, insbesondere R-blockierte Bedarfsschrittmacher, sind eine potentielle Gefahr für den Patienten, allerdings kaum bei den in der Dermatologie verwendeten kurzen Stromstößen und niedrigen Stromstärken [1]. Durch Auflegen eines Permanentmagneten über dem Schrittmacher bleibt dessen Funktion von externen Impulsen unbeeinflußt [7, 15, 22]. Vorsichtshalber sollte ein kardiologisches Konsil eingeholt oder eine andere Behandlungsmethode gewählt werden (Tabelle 2).

Schlechte kosmetische Resultate gehen zumeist auf eine zu hohe Stromdosierung und zu lange Energiestöße zurück. Vor Erhöhung der Stromdosierung überprüfe man die Sauberkeit der Aktivelektrode, den korrekten Sitz der Neutralelektrode und evtl. mangelhafte Kontakte und Steckverbindungen.

Dermabrasion

Entscheidend für den Erfolg einer Dermabrasion ist die richtige Technik, die richtige Wahl des Gerätes und die richtige Auswahl der Patienten [18].

Geräte

Der Referent bezieht sich auf eigene Erfahrungen mit den nachstehenden 3 Geräten:

1. Das Gerät von Schumann mit 15–60000 Umdrehungen mit stufenloser Verstellung der Drehzahlen. Das reichliche Zubehör: Metall- und Diamantfräsen, Siliziumkarbid-Schleifkörper, Nylon- und Drahtbürsten unterschiedlicher Größe geben dem Operateur alle Möglichkeiten der Adaption an die gegebenen anatomischen Verhältnisse, wobei die Bürsten vorwiegend zur Dermabrasion von Tätowierungen benutzt werden sollten.

2. Das Gerät von Stryker mit 24 000 Umdrehungen und ebenfalls reichhaltigem Zubehör, wobei die großen Schleifköpfe vorwiegend zur Dermabrasion großer Flächen geeignet sind.

3. Das Gerät von Aesculap mit 22 000 Umdrehungen. Ein kleines handliches Gerät, das wir hauptsächlich zur Dermabrasion von Problemstellen, wie Nasenwinkel, Falten um die Lider, Falten der Glabella, Elastose der Oberlippe, Teleangiektasien und aktinischen Keratosen benutzen.

Technik

Prinzipiell gilt für die Arbeit mit den ersten beiden Fräsen, daß die Führung bei aufgelegtem Daumen 90 Grad gegen die Rotation geführt wird, damit die Fräse nicht in Richtung einer Gefahrenzone wie Augen, Lippen, Nasenflügel ausgleitet und zu Verletzungen führt.

Im behaarten Bereich besteht die Gefahr, daß sich die Haare um die Fräse wickeln. Eine geübte Assistenz ist zum Spannen der Haut unerläßlich. Tupfer und Kompressen sollten mit Vorsicht benutzt werden, da sie von der Fräse erfaßt werden können. Das Tragen von Baumwollhandschuhen für die Assistenten ist ideal. Eine gewisse Gefahr für den Operateur und seine Assistenz besteht neben der Verletzung durch die hochtourige Fräse in der Kontamination mit Zelldetritus und Blut, wobei das Risiko der Hepatitisinfektion besteht. Es ist empfehlenswert, ein Schutzschild zu tragen. Kritisch ist das Schleifen in der Mundgegend, da das Spannen schwieriger ist. Das Auspolstern mit einer zahnärztlichen Vorabdruckmasse ist empfehlenswert, ebenso kann das Einführen eines Teelöffels in den Mund hilfreich sein. Auch können damit die Augen der Patienten vom Assistenten abgedeckt werden [19]. Das Gerät von Aesculap wird wie ein Federhalter gehalten. Mit der freien Hand kann das Gebiet, welches meistens umschrieben ist, mit Daumen und Zeigefinger gespannt werden. Zur Komplettierung der Dermabrasion kann mit Gitterleinen 3 M nachgeschmirgelt werden. Damit sind auch umschriebene nicht zu tiefe Defekte zu entfernen. Besonders geeignet ist das „Dermabrasive cloth“ im perioralen Bereich und um die Nase.

Die Wahl ungeeigneter Schleifköpfe kann verheerende Folgen haben. Das Fehlen des Carborundumbelags, welches nach langem Gebrauch vorkommt, führt bei geringer Schleifwirkung zu einer hohen Hitzeentwicklung und zur Koagulation.

Bei dem Versuch tiefer zu fräsen, können Keloide entstehen. Schleifköpfe mit zu grobkörnigem Belag führen zur Bildung von tiefen Straßen, die kaum korrigierbar sind. Zur Dermabrasion des Gesichtes sind sie ungeeignet. Beim Versuch ausgeprägte Narben zu planieren, kann die Epidermis-kutis-Grenze, über die nicht hinausgegangen werden soll, überschritten werden. Die Folge davon sind Narben oder Keloide. Eine Hilfe kann das vorherige Auftragen von Gentiana-Violett sein, um die Narben zu markieren.

Anästhesie

Großflächige Dermabrasionen, auch die Dermabrasion der Akne, sollte möglichst in Vollnarkose durchgeführt werden. Regionalanästhesie, d. h. Kombination mit Nervenblockade und Lokalanästhesie kann ebenfalls im Gesicht angewandt werden. Sie stellt eine Alternative zur ITN dar. Vereisung mit Dichlorotetrafluorethan (Freon), eine Methode, die in den Staaten beliebt ist, ist nicht empfehlenswert, da zahlreiche beschriebene Komplikationen mit Dauerrötung, stärkerer Pigmentierung durch Mobilisation von Melanozyten durch die Freezing-Methode, darauf zurückzuführen sind.

Bei umschriebenen Veränderungen ist die Lokalanästhesie die Methode der Wahl, wobei auch größere Flächen mit 0,5%igem Xylocain o. ä. mit Adrenalinzusatz geschliffen werden können.

Indikation zur Dermabrasion (Tabelle 3)

Die ausgebrannte Akne ist sicher die häufigste Indikation, wobei Hilfsmittel wie Punch-Elevation, Stanz-Punch-Biopsie, Exzision, Zyderm-Unterspritzung, Chemab-

Tabelle 3. Indikationen zur Dermabrasion

Narben nach Unfallverletzungen	Pseudoxanthoma elasticum
Ausgebrannte Akne	Systematisierte hyperkeratotische Nävi
Tätowierungen	Kongenitale Nävi
Elastose der Haut	Dysplastisches Nävussyndrom
Aktinische Pigmentierungen (Gesicht - Handrücken)	Teleangiektasien
Morbus Pringle	Rhinophym
Syringome	(Nagelmykosen)

rasion und laminar Retrikulotome zusätzliche Hilfsmittel sein können. Die Tätowierungen – ebenfalls eine häufige Indikation – sind nur teilweise mit der Fräse zu entfernen, da besonders Laientätowierungen unregelmäßig tief gestochen sind. Häufig kommt es zu tiefen Defekten nach der Dermabrasion, die mit hohem %-Satz mit Keloiden abheilen. Andere Verfahren sind oft vorzuziehen.

Die Dermabrasion bei der Altershaut, eine in Amerika häufig durchgeführte Therapie, führt zu frappanten Ergebnissen, die der Chemo-Chirurgie gleichzusetzen sind. Hier stellt die Oberlippe, eine dankbare Indikation, besonders für das Aesculap-Gerät dar. Eine ebenso dankbare Indikation sind aktinische Pigmentierungen, wobei nicht zu tief geschliffen werden darf, da sonst depigmentierte Restzustände bleiben [21]. Die Dermabrasion des Morbus Pringle und des Epithelioma adenoides cysticum wurde von zahlreichen Autoren empfohlen, wenn auch Dauerheilungen meist nicht zu erwarten sind. Wie wir gesehen haben, sind auch Syringome und das Pseudoxanthoma elasticum eine Indikation für Dermabrasion. Frühe Dermabrasion kongenitaler Nävi möglichst in den ersten Lebenstagen, ist ebenfalls eine wichtige Indikation und wird leider oft versäumt. Wie Fleissner et al. mitteilen konnten, scheint auch eine Dermabrasion bis zum 10. Lebensmonat noch erfolgreich zu sein [6]. Nach Hagstrom et al. kann im Falle eines dysplastischen Nävussyndroms oder BK-Mole-Syndrom bei einer großen Zahl von Nävi der Versuch einer Dermabrasion gemacht werden [12]. Im Falle eines Rezidivs sollte exzidiert werden. Systematisierte hyperkeratotische Nävi, Talgdrüsennävi sowie Porokeratosis Mibelli stellen eine relative Indikation für Dermabrasion dar. Rezidive sind meist die Folge. Beim Rhinophym ist die Dermabrasion meist eine komplementäre Therapie nach Abtragen mit dem Skalpell oder dem Rasiermesser. Keloide sind hier nicht auszuschließen. Das Schleifen von Teleangiektasien an den Wangen und der Nase sind eine dankbare Indikation, hier hat sich das Aesculap-Gerät besonders bewährt. Das Abfräsen mykotischer Nägel wird von einigen Dermatologen immer wieder durchgeführt. Auf die Risiken von Pilzmaterial ist wiederholt hingewiesen worden.

Als optimaler *Verband* hat sich die Applikation von Debrisorb erwiesen, sowohl als Puder als auch als Paste mit Polyäthylenglykol (Tabelle 4). Kontrollierte Studien zeigten, daß die postoperativen Schmerzen auf der Debrisorb-behandelten Seite wesentlich geringer waren, als auf der Lokalantibiotika- bzw. Telfa-dressing-behandelten Seite [21]. Inwieweit Fibrinkleber als Verband verwendet werden kann, müssen weitere Untersuchungen zeigen. Das neueste Material ist das Geliperm, was sich bei uns nicht bewährt hat und das Vigilon, welche nach Mitteilung amerikanischer Autoren eine optimale Verbandstechnik darstellen soll.

Tabelle 4. Wundbehandlung

Offene Behandlung ggf. mit Fönen	Fibrinkleber
Antibiotische Puder	EGG Shell
Sofra-Tüll o.ä.	Polyurethan-Dressing
Tachotop (Kollagen)	Geliperm (Polyssacharid + vernetztem quellfähigem Polymer eines Acrylderivates)
Kamillosan-Gel	Vigilon (4% Polyäthylenoxyd, 96% Wasser)
Debrisorb	

Die Dermabrasion stellt in der Hand des Geübten eine vielseitige Behandlungsmethode dar, die unter Berücksichtigung aller Kriterien zu erstaunlich guten Resultaten führt.

Temporärer Hautersatz in der Dermatologie

Die temporäre Deckung von Hautdefekten soll in erster Linie zu einer Wundkonditionierung führen, die entweder von einer spontanen Reepithelisierung gefolgt wird oder die Deckung durch Transplantation ermöglicht. In den letzten Jahren haben synthetische Hautersatzmaterialien hierbei eine zunehmende Anwendung gefunden.

Synthetische Hautersatzmittel wirken in erster Linie auf Grund ihrer physikalischen Eigenschaften. Der Referent arbeitet mit einer *zweischichtigen porösen Kompresse aus Polyurethanweichschaum ohne medikamentöse Zusätze*[1] mit einer Flüssigkeitsaufnahmekapazität von 6,5 g/100 m^2. Die Unterseite, die der Wunde aufgelegt wird, ist grobporig, während die Oberseite feinporig ist. Die grobporige Unterschicht gewährleistet die notwendige Adhäsion mit der feuchten Wundfläche und dient zugleich der Wundexsudataufnahme. Infolge des außerordentlichen hohen Exsudataufnahmevermögens werden bei täglichem Verbandswechsel wundheilungsstörende Faktoren wie Bakterien, nekrotisches Zellmaterial und Wundexsudat regelmäßig entfernt.

Der Bakteriengehalt ist anfangs im SYSpur-derm extrem hoch und nimmt dann sehr schnell ab. Parallel dazu geht der Keimgehalt auf dem Wundgrund zurück. Diese günstige und schnelle Keimreduktion ist sicher auch ein Grund dafür, daß bei dieser Therapie der Patient schnell schmerzfrei wird, vor allem ist dies aber eine Ursache der guten Wundkonditionierung.

Bei gereinigten oder primär sauberen Wunden wird die auf der Wundfläche haftende grobporige Schicht gleichzeitig zur Matrix für die Gewebsneubildung, d. h. es kommt zur Granulationsbildung. Die feinporige Oberschicht gewährleistet die Ventilation der Wunde, sie dämmt die Flüssigkeitsverluste ein und schützt vor Sekundärinfektionen.

Die *Anwendungstechnik* ist sehr einfach:

1. Die grobporige Seite muß auf die Wunde aufgelegt werden.
2. Eine Fixierung durch Naht ist nicht erforderlich. Ein nicht zu fest mit Mullbinden angezogener Verband ist ausreichend.
3. SYSpur-derm sollte wundgerecht zugeschnitten werden, da bei starkem Exsudat oder Sekretion und bei chronischen Ulzera sonst mit Randmazeration zu rechnen ist
4. Je nach Wundgrundbeschaffenheit wird SYSpur-derm täglich oder in größeren Abständen gewechselt.

Auf Grund der bisherigen Ergebnisse zeichnen sich global für den Dermatologen zwei *Indikationsbereiche* ab, nämlich das Ulcus cruris und die chirurgische Dermatologie.

Im einzelnen lassen sich die Indikationsgebiete etwa folgendermaßen umreißen:

1. Anwendung bei der Komplextherapie des Ulcus cruris
   - konservative Therapie
   - Vorbereitung für die Transplantation
   - Vorbereitung auf venenchirurgische Eingriffe evtl. in Kombination mit der Transplantation
2. Zur Wundreinigung und Granulationsanregung bei Hautdefekten verschiedener Genese
   - Schaffung besserer Bedingungen für Spontanepithelisierung bzw. Konditionierung des Wundgrundes für Eigenhauttransplantation

1 SYSpur-derm

3. Erzielung eines transplantationsgerechten Wundareals bei ungünstigen Vorbedingungen für plastische Operationsverfahren (Infektionsgefährdung bzw. infizierte Wundfläche, Gewebsschädigung)
4. Interimsdeckung bei Patienten mit eingeschränkter Belastbarkeit (Alterschirurgie, Begleitkrankheiten)
5. Interimsdeckung bei mikroskopisch dreidimensional kontrollierter Tumorexzision (histographische Chirurgie)
6. Vereinfachung bestimmter plastischer Operationsverfahren durch Anwendung als temporärer Hautersatz.

Literatur

1. Belic N, Gardin JM (1982) Implantable cardiac pacemakers – An overview. Int J Dermatol 21:543–550
2. Bensaude A, Hôpital militaire Bégin, St. Mandé, France. Mündliche Mitteilung
3. Breitbart EW (1983) Kryochirurgie, Methodik und Ergebnisse. Hautarzt (im Druck)
4. Breitbart EW, Rothenstein M (1981) Kryochirurgie in der Dermatologie. Therapiewoche 31:6390–6396
5. Crumay HM (1977) Alternating current: Electrosurgery. In: Goldschmidt H (ed) Physical modalities in dermatologic therapy. Springer, New York Heidelberg Berlin, pp 203–216
6. Fleissner J, Rußbild F, Menzel S, Happle R (1983) Dermabrasion eines ausgedehnten kongenitalen Pigmentnaevus im späten Säuglingsalter. Hautarzt 34:132–134
7. Greene LF, Myers GH, McCalllister BD (1969) Transurethral resection of the prostate in patients with cardial pacemakers. Br J Urol 41:572–578
8. Goldschmidt H (1978) Physical modalities in dermatologic therapy. Springer, New York Berlin Heidelberg
9. Goldschmidt H, Sherwin WK (198 =) Reactions to ionizing radiation. J Am Acad Dermatol 3:551–579
10. Goldschmidt H, Sherwin WK (1983) Office radiotherapy of cutaneous carcinomas. 1. Radiation techniques, dose schedules, and radiation protection. J Dermatol Surg Oncol 9:31–46
11. Goldschmidt H, Sherwin WK (1983) Office radiotherapy of cutaneous carcinomas. 2. Indications in specific anatomic regions. J Dermatol Surg Oncol 9:47–46
12. Hagstrom WJ, Faibisoff B, Soltani K, Robson MC (1983) Dysplastic nevus syndrome (B-K mole syndrome). Plast Reconstr Surg 71:219–224
13. Haina D, Landthaler M, Waidelich (1981) Physikalische und biologische Grundlagen der Laseranwendung in der Dermatologie. Hautarzt 32:397–401
14. Helm F (1979) Electrosurgery. In: Helm F (ed) Cancer dermatology. Lea & Febinger, Philadelphia, pp 411–429
15. Krull EA, Pickard SD, Hall JC (1975) Effects of electrosurgery on cardiac pacemakers. J Dermatol Surg 1:43–45
16. Landthaler M, Haina D, Waidelich W, Braun-Falco O (1981) Therapeutische Laseranwendungen in der Dermatologie. Hautarzt 32:450–454
17. Landthaler M, Haina D, Waidelich W (1981) Die Behandlung von Naevi flammei mit dem Argonlaser. Deutsches Ärzteblatt 79:33–35
18. Landes E (1979) Dermabrasion – Maßnahmen und Hilfsmittel zur Verbesserung der Ergebnisse. In: Salfeld K (Hrsg) Operative Dermatologie. Springer, Berlin Heidelberg New York, S 234–240
19. Landes E (1983) Komplikationen und Risiken der Dermabrasion. In: Konz B, Braun-Falco O (Hrsg) Komplikationen in der operativen Dermatologie. Springer, Berlin Heidelberg, New York, S 39–48
20. Orton CG, Ellis F (1973) A simplification in the use of NSD concept in practical radiotherapy. Brit J Radiol 46:529–537
21. Roenigk AH jr. (1981) Dermabrasion whats new? J Medecine Esthetique et de Chirurgie dermatologique 8:138–139
22. Schwingshackl H, Mauser R, Amor H (1971) Störeinflüsse von niederfrequenten Wechselströmen auf asynchrone und gesteuerte elektrische Schrittmachersysteme bei Einsatz von Elektrochirurgiegeräten. Schweiz Med Wochenschr 101:46–52
23. Taylor KW, Desmond J (1970) Electrical hazards in the operating room, with special reference to electrosurgery. Can J Surg 13:362–374

Detlef Petzoldt, Bernd-Rüdiger Balda, Heidelore Hofmann, Anton Luger und Josef Söltz-Szöts

STD-Sprechstunde

Sollte eine Hautklinik über eine eigenständige STD-Sprechstunde verfügen?

Der Dermatologe in der Bundesrepublik Deutschland ist entsprechend der ärztlichen Gebietsbezeichnung Arzt für „Dermatologie und Venerologie". In früheren Jahrzehnten überwog in der Praxis vielfach die venerologische Tätigkeit, heute überwiegt bei weitem die dermatologische Tätigkeit. Das Ungleichgewicht birgt die Gefahr in sich, daß der Venerologie nicht die Aufmerksamkeit geschenkt wird, die notwendig ist, um einen heranwachsenden Dermatologen mit der Materie der sexuell übertragbaren Krankheiten vertraut zu machen. Die Herausnahme der sexuell übertragbaren Krankheiten aus der allgemeinen dermatologischen Ambulanz und die Gründung einer speziellen „STD-Sprechstunde" hat zu einer Reihe von Vorteilen geführt, die folgendermaßen zusammengefaßt werden können:

1. *Optimierung der Ausbildung.* Es kann sichergestellt werden, daß die Ausbildung der heranwachsenden Dermatologen durch einen venerologisch erfahrenen und motivierten Oberarzt erfolgt.
2. *Grundlage für wissenschaftliches Arbeiten.* Durch die Spezialisierung ist es möglich, Diagnostik und Dokumentation so zu gestalten, daß sie wissenschaftlichen Ansprüchen Genüge leisten.
3. *Zügiger Ablauf.* Durch speziell geübtes Personal und das Vorhandensein der diagnostischen Hilfsmittel auf engstem Raum kann der Zeitaufwand für Diagnostik und Behandlung erheblich gesenkt werden.
4. *Verstärkung der Attraktivität der Klinik für STD-Patienten.* Patienten mit sexuell übertragbaren Krankheiten wissen vielfach nicht, an welche medizinische Disziplin sie sich wenden sollen. Die Institutionalisierung einer STD-Sprechstunde erleichtert dem betroffenen Patienten den Gang zum Arzt.
5. *Verbesserung der Zusammenarbeit mit niedergelassenen Ärzten und Kliniken anderer Disziplinen.* Das Vorhandensein einer STD-Sprechstunde erleichtert die Auffindung eines Ansprechpartners in der Klinik in Bezug auf Fragen sexuell übertragbarer Krankheiten.

Behandeln oder nicht behandeln? Beispiele Lues-serologischer Konstellationen und ihre therapeutischen Konsequenzen

Derzeit werden der Treponema-pallidum-Hämagglutinationstest (TPHA) bzw. dessen Mikrovarianten, der MHA-TP und der AMHA-TP, am besten kombiniert mit dem VDRL-Test als Suchreaktion eingesetzt. Der Fluoreszenz-Treponema-pallidum-Absorptionstest (AFTA-ABS) dient als Bestätigungsreaktion.

Die ELISA-Technik mit verläßlichen Antigenen, z. B. aus bestimmten Fraktionen von Treponema pallidum könnte nach bisherigen Erfahrungen bald als Suchreaktion eingesetzt werden und der TPHA den FTA-ABS als Bestätigungsreaktion ersetzen.

1. Eine Reaktivität im TPHA und FTA-ABS beweist das Vorliegen einer Infektion mit Treponema pallidum. Bei negativer Anamnese ist eine internistische, neurologische, otorhinolaryngologische und ophthalmologische Durchuntersuchung erforderlich. Bei negativen Ergebnissen soll der Patient eine Behandlung erhalten, wie sie für Syphilis von mehr als einjähriger Dauer vorgesehen ist.

2. Ein reaktiver VDRL bei nicht reaktivem TPHA und FTA-ABS ist als aspezifisch reaktiv (biologisch falsch positiv) zu werten. Eine antisyphilitische Behandlung erübrigt sich, aber eine Durchuntersuchung (Autoimmunkrankheiten, pathologische Prozesse mit Zellzerfall, Virusinfektionen, Chlamydiapneumonie) ist zu empfehlen.

3. Ein reaktiver TPHA bei nicht reaktivem FTA-ABS und VDRL spricht mit großer Wahrscheinlichkeit für eine lange zurückliegende Infektion mit Treponema pallidum, welche inzwischen spontan abgeheilt ist oder (interkurrent) ausreichend behandelt wurde (Anamnese). Ein niedriger TPHA-Titer von 1:640 oder weniger kann als gewichtiges Indiz dafür gewertet werden. Eine Behandlung erübrigt sich mit größter Wahrscheinlichkeit.

4. Ein reaktiver FTA-ABS bei nicht reaktivem TPHA und nicht reaktivem VDRL kann am Beginn einer Infektion zu beobachten sein. Falsch reaktive Ergebnisse sind nicht auszuschließen. Kontrollen und Durchführung der IgM-Teste (IgM-Solid-Phase-Hämadsorption = IgM-SPHA und 19S-IgM-FTA-ABS) sind zu empfehlen. Bei gleichbleibendem Befund und nicht reaktiven IgM-Testen ist eine Therapie nicht erforderlich.

5. Ein reaktiver VDRL und FTA-ABS bei nicht reaktivem TPHA kann am Beginn der Infektion manchmal zu beobachten sein, oder äußerst selten auch später durch einen falsch nicht reaktiven Befund im Hämagglutinationsverfahren bedingt sein. Kontrollen wie bei 4 sind zur Klärung notwendig. Liegt eine Frühsyphilis vor, dann zeigt der TPHA-Test innerhalb von 1–2 Wochen eine Reaktivität an.

6. Ein reaktiver VDRL und TPHA bei nicht reaktivem FTA-ABS spricht mit großer Wahrscheinlichkeit für das Vorliegen einer Infektion mit Treponema pallidum. Kontrollen wie bei 4 sind erforderlich, um zu entscheiden, ob eine Behandlung notwendig ist (Zweifelsfälle siehe oben).

7. Ein reaktiver Befund in den IgM-Testen (IgM-SPHA und 19S-IgM-FTA-ABS) ist stets eine Indikation für eine Behandlung, falls die Therapie nicht bereits vorher verabfolgt wurde (Anamnese!). Falsch reaktive Ergebnisse in diesem Verfahren kommen nur selten vor.

8. Ein reaktiver Liquor-IgM-SPHA-Test zeigt die Notwendigkeit einer antisyphilitischen Therapie an.

9. Nicht reaktive Befunde im Liquor-TPHA und Liquor-FTA-ABS schließen das Vorliegen einer Neurosyphilis aus.

10. Ein TPHA-Index von mehr als 100 (und ein TPA-Index von mehr als 2) sprechen mit großer Wahrscheinlichkeit für das Vorliegen einer aktiven behandlungsbedürftigen Neurosyphilis.

11. Wiederholt nicht reaktive Befunde im VDRL bei reaktivem TPHA und FTA-ABS, bei nicht reaktiven 19S-IgM-Testen (19S-IgM-SPHA, 19S-IgM-FTA-ABS) sprechen mit größter Wahrscheinlichkeit dafür, daß eine ausreichende Behandlung (interkurrent? Anamnese?) verabfolgt wurde, oder die Infektion spontan abgeheilt ist.

12. Das neuerliche Auftreten einer Reaktivität im IgM-SPHA-Test oder im 19S-IgM-FTA-ABS-Test spricht für das Vorliegen einer Reinfektion.

13. Nach ausreichender Therapie fällt der VDRL-Titer kontinuierlich ab und wird bei Vorliegen einer Frühsyphilis innerhalb von ein bis zwei Jahren nicht reaktiv. Spätsyphilis kann eine Reaktivität mit niedrigem Titer (1:8 oder weniger) jahrelang bestehen bleiben. Steigt dieser Titer über mehr als 2 bis 4 Stufen an, dann ist dies ein Zeichen für erneute Therapiebedürftigkeit.

14. Das Persistieren von IgM-Befunden (IgM-SPHA-Test oder 19S-IgM-FTA-ABS-Test) ist nach ausreichender Therapie selten zu beobachten (hauptsächlich bei Drogenabhängigen, Homosexuellen etc.) und ist nicht immer ein Zeichen für das Erfordernis einer neuerlichen Behandlung. Die Bedeutung solcher Befunde ist noch nicht endgültig abgeklärt, anscheinend sind sie durch das Auftreten von Autoantikörpern verursacht.

15. Ein nicht reaktiver IgM-SPHA-Test schließt eine Infektion mit Treponema pallidum während des Frühstadiums nicht mit absoluter Sicherheit aus. Nach Einführung empfindlicher Reagenzien (die Präparate sind bereits in Erprobung) wird diese Fehlerquelle mit großer Wahrscheinlichkeit erheblich verringert oder ausgeschlossen werden können.

16. Ein wiederholt reaktiver 19S-IgM-FTA-ABS-Test bei nicht reaktiven Ergebnissen in allen anderen Verfahren könnte als falsch reaktiv bewertet werden; der Patient sollte in weiterer Beobachtung behalten werden.

Therapie des Herpes genitalis: Was ist bewährt und was wird erprobt?

Der Pathomechanismus genitaler Herpesvirus-Infektionen ist durch das Phänomen der Latenz ausgezeichnet, d. h. nach erfolgter Primärinfektion persistieren die Viren zeitlebens in den Iliosakralganglien der Betroffenen. Viruspersistenz bedeutet die komplette oder partielle Integration des Virusgenoms in die chromosomale DNA der Wirtszellen, aber auch episomale DNA-Ablagerung. Durch verschiedene Einflüsse (emotioneller und physischer Streß, Geschlechtsverkehr, Immunsupression nach Virusinfektion etc.) kann eine Reaktivierung dieser ruhenden viralen DNA provoziert werden, verbunden mit einer Bildung von Viruspartikeln, die dann auf endoneuralem Wege in die Peripherie gelangen und hier unter Zerstörung der epithelialen Zellen das bekannte klinische Bild entwickeln.

Therapeutische Ansätze haben also zu berücksichtigen, daß Herpesviren fast stets durch ihre intrazelluläre Lagerung vor Medikamenten geschützt sind. Nach einmal stattgefundener Erstinfektion sind gegenwärtig Rezidive mit keinem Medikament sicher zu verhindern.

Versucht wurde dies mit dem Immunmodulator Inosiplex unter der Vorstellung, durch ein intaktes bzw. aktiviertes Immunsystem virusbefallene Ganglienzellen unter Kontrolle halten zu können. Eigene Untersuchungen geben Anlaß zur Zurückhaltung in dieser Hinsicht und lassen bestenfalls eine positive Tendenz zugunsten schwerer Herpes-genitalis-Rezidive und postherpetischer Komplikationen, beispielsweise Erythema exsudativum multiforme, erkennen. Das Medikament muß langfristig (bis zu Jahren) eingesetzt und in seiner Dosierung individuell austitriert werden. Der Wert einer unterstützenden Gamma-Globulin-Zufuhr muß bezweifelt werden und konnte bislang auch nicht unter Beweis gestellt werden.

Die in der Ophthalmologie geschätzten basenanalogen Substanzen haben sich für dermatologische Indikationen als weitestgehend ineffektiv erwiesen, obwohl ihr Wirkungsmechanismus nicht immer identisch ist. Das gilt sowohl für Jod-, als auch für Bromvinyl- und Trifluoromethyldesoxyuridin. Unzureichend geprüft ist auch das nicht halogenierte Äthyldesoxyuridin. Das nur wenig immunsuppressive Vidarabin wird lediglich in systemischer Applikation bei lebensbedrohlichen Herpes-Enzephalitiden mit fraglichem Erfolg eingesetzt.

Acyclovir ist als einziges antiherpetisches Spezifikum anzusprechen, da es ausschließlich die virale Thymidinkinase hemmt. Es führt jedoch zu einer raschen Resistenzentwicklung der Viren, deren Folgen hinsichtlich nicht mehr behandelbarer Rezidive bzw. Infektionen mit therapieresistenten Virusstämmen noch nicht abzusehen sind. Insofern sollte sein Einsatz vorläufig auf schwerste Erstinfektionen oder Komplikationen beschränkt bleiben. Tatsächlich ist aber Acyclovir ein reproduzierbar wirksames Medikament zur Behandlung des Herpes genitalis.

Tromantadin ist durch die relativ häufige Entwicklung von typischen Kontaktdermatiden belastet. Kritiksichere Berichte über ausreichende antiherpetische Effekte liegen nicht vor.

Als wichtigste Maßnahme ist schließlich die Unterbrechung des Infektionszyklus zu nennen. Diesem Ziel dienen austrocknende antiinfektiöse Lokaltherapeutika (Clioquinol-Bäder, Gentianaviolett-Pinselungen) sowie die Benutzung von Präservativen während des Verkehrs. Solange es allerdings nicht gelingt, das für Herpesviren charakteristische Latenzphänomen zu beeinflussen, ist eine entscheidende Änderung der therapeutischen Situation nur schwer vorstellbar.

Basiswissen zur genitalen Chlamydieninfektion

Chlamydien besitzen wie Bakterien – und damit im Gegensatz zu Viren – sowohl DNS als auch RNS, haben eine den gram-negativen Bakterien ähnliche Zellenmembran und sind durch Antibiotika (z. B. Tetrazykline, Erythromycin u. a.) beeinflußbar. Obwohl sie über eigene Enzyme und Ribosomen verfügen, können sie jedoch keine ATP produzieren und sind somit in ihrer Vermehrung durch Zweiteilung an eine Wirtszelle gebunden.

Der optimale Nachweis einer Chlamydieninfektion gelingt durch Züchtung der Erreger in der Gewebekultur auf McCoy-Zellen. Nach zwei Tagen zeigen sich in positiven Chlamydienkulturen bereits deutliche Veränderungen, die durch eine modifizierende Jodfärbung im Lichtmikroskop als bräunliche intrazelluläre Einschlußkörper imponieren oder mittels Immunfluoreszenz mit monoklonalen Antikörpern sichtbar gemacht werden. Die Immunfluoreszenz-Methode erweist sich gegenüber den anderen Färbemethoden an Spezifität überlegen.

Man unterscheidet auf Grund verschiedener Oberflächenantigene einzelne Gruppen und Subtypen. Von besonderer Bedeutung für den Dermatologen sind jene Krankheitsbilder, die durch die Subtypen L (Lymphogranuloma venereum) und durch die Untergruppen D–K hervorgerufen werden. Eine Infektion mit Letzteren äußert sich beim Manne meist in Form einer „unspezifischen" oder postgonorrhoischen Urethritis (bis 50 % der Fälle). Im Verlauf der Infektion kann es wahrscheinlich durch Aszenzion zum Auftreten einer Epididymitis kommen. Die Existenz einer durch Chlamydien ausgelösten Prostatitis wird diskutiert. Bei Proktitiden gelang in Einzelfällen der Erregernachweis.

Auch bei der Frau gibt es kein typisches klinisches Bild der Infektion. Häufig sieht man eine hypertrophe erosive Zervizitis. Die Infektion kann aber auch symptomlos verlaufen. Salpingitiden können durch Chlamydia trachomatis ausgelöst werden. Das Fitz-Hugh-Curtis-Syndrom, charakterisiert durch eine akute Perihepatitis, lokalisierte Peritonitis der Leberkapsel mit Adhäsionen stellt eine weitere Komplikation dieser Infektion bei der Frau dar.

Die Häufigkeit genitaler Chlamydieninfektionen ist abhängig von der Art des untersuchten Kollektivs: Während in einer Untersuchung von Stary et al. bei Geheimprostituierten eine Infektionsrate von 31 % bestand, konnten die Erreger in einer Kontrollgruppe (Gravide aus geordneten Familienverhältnissen) nur in 2,2 % der Untersuchten nachgewiesen werden.

In zwei von uns betreuten STD-Ambulanzen werden routinemäßig bei allen Patienten Chlamydienuntersuchungen vorgenommen. Die in den letzten Monaten gewonnenen Ergebnisse zeigen bei 37,26 % der untersuchten Männer und 25,25 % der Frauen positive Ergebnisse. Bei Patienten mit Gonorrhö waren in 29,85 % der Männer und bei 50 % der Frauen Chlamydien nachzuweisen.

Beim Geburtsakt kann die Infektion auf das Neugeborene übertragen werden. 1/3 der Konjunktivitiden bei Säuglingen innerhalb der ersten 4 Wochen sind eine Chlamydia-trachomatis-Infektion. Auch 1–3 Monate postpartal auftretende Pneumonien können durch diese Erreger ausgelöst werden. Silberacetat in 1 %iger Lösung als Augenprophylaxe bei der Geburt gegeben, hat keinen Einfluß auf Chlamydien.

Aus diesem Grund wird bereits in manchen Ländern Erythromycin 1/2%ig oder Tetrazyklin 1%ig prophylaktisch verwendet.

Therapeutisch gelangen in erster Linie Tetrazykline und Erythromycin-Derivate zur Anwendung. Die Behandlungsdauer sollte 7–10 Tage nicht unterschreiten.

In den USA mehren sich die Stimmen, die auf Grund des gehäuften Zusammentreffens der Gonorrhöe mit einer Chlamydieninfektion prophylaktisch im Anschluß an eine mit Penizillin durchgeführte Gonorrhö-Behandlung die Verabfolgung von Tetrazyklinen oder Erythromycin empfehlen.

Der natürliche Ablauf der meisten Chlamydieninfektionen beinhaltet eine relativ lange Inkubationszeit, die von einer kurzen Periode akuter Erkrankung und einer langen Zeit subakuter geringer Krankheitssymptomatik – unter Umständen sogar ohne Symptom – gefolgt wird. Eine spontane Abheilung ist möglich. Resultate neuerer Tierversuche weisen darauf hin, daß Antikörper gegen Chlamydien eine wesentliche Rolle bei der Abheilung des akuten Geschehens spielen, vielleicht aber auch bei der Persistenz der Infektion. Obwohl es scheint, daß die Antikörper eine dominante Rolle bei der Einschränkung der Infektion führen, kann eine Reinfektion durch ihre Anwesenheit nicht erfolgreich verhindert werden.

Praktische Hinweise zu Entnahme, Transport und Anzüchtung von Abstrichmaterial

Urethralabstriche sollten frühestens 4 Stunden nach der letzten Miktion, besser vor der ersten morgendlichen Miktion durchgeführt werden. Zunächst wird Sekret für ein mikroskopisches Präparat entnommen. Mehr als 4 Leukozyten pro Blickfeld bei tausendfacher Vergrößerung sprechen für eine Harnröhrenentzündung. Aus dem vorderen Teil der Harnröhre wird mit einem Tupfer Sekret für die Kultur von Gonokokken und Trichomonaden entnommen, dann mit einer kalibrierten Öse (1 µl-Öse von Nunk) Material für die Mykoplasmen-Kultivierung. Für den Nachweis von Chlamydia trachomatis muß ein mindestens 3–4 cm tiefer endourethraler Abstrich gewonnen werden. Die Verwendung von Spezialtupfern mit besonders kleinem Durchmesser und die Vermeidung chlamydientoxischer Bestandteile (verschiedene Klebstoffe, Holz- und Kalzium-Algenat-Tupfer) sind unerläßlich.

Bei Vaginalabstrichen wird zunächst der pH bestimmt (der normale pH liegt bei 4–4,5, bei Gardnerella-vaginalis-Vaginitis bei 5–5,5 und bei Trichomonaden-Infektionen bei 6–7). Anschließend wird der Amintest mit 15%iger Kalilauge durchgeführt. Im Nativpräparat wird nach Trichomonaden und im gefärbten Ausstrichpräparat nach Blastosporen und nach den sogenannten Clue-Cells bei Gardnerella vaginalis gesucht. Clue-Cells sind Vaginalepithelien, die vollgestopft sind mit kurzen, gram-negativen Stäbchen (typisch für Gardnerella vaginalis). Schließlich wird Sekret für die kulturelle Anzüchtung von Hefepilzen, Trichomonaden und Gardnerella vaginalis entnommen.

Zervikalabstriche werden so tief wie möglich aus dem Zervikalkanal entnommen, zunächst mikrokopisch auf Leukozyten und gram-negative Diplokokken, sodann auf Neisseria Gonorrhö, Mykoplasmen und Chlamydia trachomatis untersucht.

Die nachfolgende Tabelle gibt einen Überblick über gebräuchliche Transport- und Kulturmedien für die Erreger von sexuell übertragbaren Krankheiten.

Die Kulturen-Nachweisverfahren sind in der Regel zeitaufwendig und erfordern, insbesondere beim Umgang mit Zellkulturen ein großes Maß an Erfahrung. Auf der Suche nach weniger aufwendigen Verfahren, die eine Diagnostik auch außerhalb von Speziallaboratorien zulassen, gewinnen immunologische Verfahren zum Erregernachweis zunehmend an Bedeutung.

Immunofluoreszenztests mit monoklonalen Antikörpern zum Nachweis von Herpes-simplex-Antigen sind bereits auf dem Markt. Immunofluoreszenztests zum Nachweis von Chlamydienantigen befinden sich in klinischer Erprobung. Auch En-

Transport- und Kulturmedien für Erreger von sexuell übertragbaren Krankheiten

	Transport	Kultur
N. gonorrhoeae	Mod. Stuart-Medium 48 Std. 22°	Mod. Thayer-Martin-Agar
C. trachomatis	Saccharose-Phosphat-Puffer 48 Std. 4°	McCoy-Zellkultur
Mykoplasmen	Shepard U9-Flüssigmedium 48 Std. 22°	Shepard A7-Mangan-Agar
Trichomonaden	Feinberg-Whittington-Medium	Feinberg-Whittington-Medium
Herpes-simplex-Virus	Medium 199 oder NaCl	Zellkultur
Hefepilze	NaCl-Tupfer	Sabouraud-Agar
Anaerobier	Mod. Stuart-Medium mit Thioglykolat	Anaerobe Kulturen

zymimmunoassays zum Nachweis der wichtigsten Erreger sexuell übertragbarer Krankheiten, wie Gonokokken, Herpes simplex und Chlamydia trachomatis befinden sich teils auf dem Markt und teils in Erprobung. Sofern sich die Sensitivität und Spezifität dieser Verfahren als zufriedenstellend erweisen, werden sie in Zukunft einen wichtigen Stellenwert in der mikrobiologischen Diagnostik haben.

Die Urethritis: Möglichkeiten und Notwendigkeiten der Diagnostik und Therapie vor dem Hintergrund der Kostenexplosion

Die gonorrhoische und die nichtgonorrhoische Urethritis werden vielfach als lokale Infektionen unterbewertet. In der Tat sind sie aber häufig Ausgangspunkt aszendierender Infektionen und sogar von Allgemeininfektionen.

Von besonderer Bedeutung ist die Adnexitis der Frau. In Europa machen etwa 10 von 1000 gebärfähigen Frauen eine Adnexitis durch. 10 bis 17% der Frauen mit laparoskopisch gesicherten Tubeninfektionen werden infertil. Dabei hat die durch Chlamydien bedingte Adnexitis eine schlechtere Prognose auf die Fertilität als die mehr akut verlaufende gonorrhoische Adnexitis.

Für einen Neugeborenen ist das Risiko, sich durch eine genitale Chlamydieninfektion der Mutter zu infizieren relativ hoch. 50% dieser Neugeborenen werden infiziert. 33% der Neugeborenen-Konjunktivitiden sind durch Chlamydien bedingt.

Die qualifizierte Diagnostik und Therapie der Urethritis kann aus den genannten Gründen nicht in den Bereich der „Luxusmedizin" verwiesen werden. Kostenvergleiche mit anderen gebräuchlichen Untersuchungsverfahren machen zudem deutlich, daß eine dem Stand der medizinischen Wissenschaft entsprechende Urethritisdiagnostik in Bezug auf die Kosten durchaus vergleichbar ist mit anderen weithin gebräuchlichen medizinischen Untersuchungsverfahren.

DIA-KLINIK

Vorbereitet von
O. Braun-Falco, Ch. Schmoeckel und M. Landthaler

Photographie P. Bilek

Inhaltsverzeichnis

Acropustulosis acuta als Variante der Pustulosis acuta generalisata

Vorgestellt von Dr. H. Tannenberg

Überwiesen von Fr. Dr. Schürmann, Taufkirchen

Anamnese: Eva T., 54 Jahre. Eine Woche nach einer hochfiebrigen Mandelentzündung, die mit Penizillin behandelt worden war, Auftreten von Pusteln an beiden Händen.

Hautbefund: Palmar beidseits mit scharfer Begrenzung am Handgelenk leichtes Erythem ohne Infiltration. Darauf in dichter Aussaat bis etwa linsengroße Pusteln, die teilweise zu kleinen Eiterseen konfluierten, und glasstecknadelkopfgroße bräunliche Petechien. Pusteln und Petechien auch auf ansonsten völlig unveränderter Haut. Füße nicht betroffen. Weitere Durchuntersuchung: keine Ödeme, Nierenlager nicht klopfschmerzhaft.

Histologie: Geringgradige Akanthose des Epidermisbandes. Große intrakorneal gelegene Pustel. Im Bereich des oberen Koriums findet sich ein den Gefäßen zugeordnetes lympho-histiozytäres Infiltrat, welches vereinzelt Kerntrümmer aufweist. Das Infiltrat reicht an das Epidermisband heran und zeigt dort Exozytose. Innerhalb des Infiltrates vereinzelte Erythrozyten. Deutliche Schwellung der Gefäßwände sowie teilweise Gefäßuntergang.

Direkte Immunofluoreszenz: Negativ.

Sonstige Befunde: BKS 14/33, leichte Linksverschiebung im Blutbild, 9400 Leukozyten. Urinstatus: massenhaft Erythrozyten, kein Eiweiß, Uricult: kein Bakterienwachstum. BKS, Blutbild, Urinstatus bei Kontrolle nach 7 Tagen vollständig normalisiert. Antistreptolysin 0-Titer: 300 IE.

Bakteriologie: Pustelabstriche steril. Tonsillenabstrich: Mundflora.

Therapie: Innerlich Methylprednisolon 40 mg täglich über 7 Tage, äußerlich glukokortikoidhaltige Creme und Tannosynt-Handbäder. Darunter vollkommene Rückbildung der Hauterscheinungen binnen einer Woche.

Kommentar: Sterile Pusteln an den Händen werden bei der Psoriasis pustulosa und beim pustular bacterid Andrews beobachtet. Diesen chronischen Krankheitsbildern kann eine akute, generalisierte, oft akral betonte Pustulose (Pustulosis acuta generalisata) an die Seite gesellt werden, die folgende Charakteristika besitzt:

- Auftreten in der Regel sieben Tage nach einem (mit Antibiotika oder Chemotherapeutika behandelten) akuten Infekt mit β-hämolysierenden Streptokokken.
- Rasche Heilungstendenz, insbesondere unter systematischer Glukokortikoidtherapie, geringe Rezidivneigung.
- Histologisch zeigt sich das Bild einer leukozytoklastischen Vaskulitis, die sich in unserem Fall klinisch durch das Auftreten von Petechien und einer Hämaturie äußerte.

Pathophysiologisch wird eine Immunkomplex-Vaskulitis vermutet.

Wegweisend für die Diagnose ist neben der typischen Anamnese und dem histologischen Befund ein erhöhter Antistreptolysintiter.

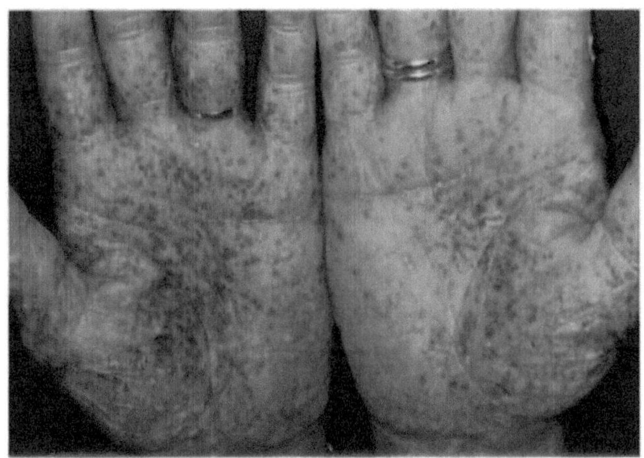

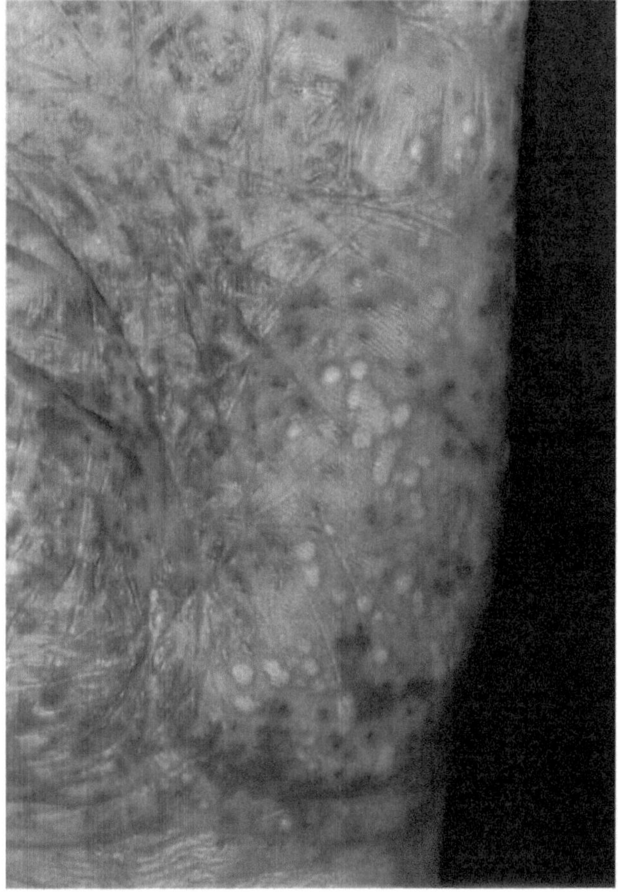

Acropustulosis acuta

Literatur

1. Braun-Falco O, Luderschmidt Ch, Maciejewski W, Scherer R (1978) Pustulosis acuta generalisata. Hautarzt 29:371–377
2. Ishikawa H, Nameki H, Hattori A (1979) Akutes generalisiertes pustulöses Bakterid: eine Abart des pustulösen Bakterid Andrews. Hautarzt 30:144–148
3. Lubach D, Neukam D (1982) Pustulosis acuta generalisata – eine Immunkrankheit? Med Klin 77:394–396

Epithelioma cuniculatum

Vorgestellt von PD Dr. Ch. Luderschmidt und PD Dr. E. Wilmes*

Anamnese: Seit 5 Jahren symptomlose Wucherung am linken kleinen Zeh sowie im Bereich des linken Vestibulum nasi. Subjektiv Gehbeschwerden sowie Verlegung der Nasenatmung.

Hautbefund: Am 5. linken Zeh über walnußgroßer relativ weicher Knoten, der durch zahlreiche Buchtungen eine unregelmäßige Oberfläche aufweist. Keine Erosionen, Ulzerationen oder hyperkeratotischen Auflagerungen. Völlige Destruktion des Nagelbettes. Der haselnußgroße Knoten im linken Nasenvestibulum zeigt in gleicher Weise wie die Veränderung am linken kleinen Zehen zahlreiche Krypten und Einsenkungen. Das Septum ist nach seitwärts verlagert.

Histologie:

a) Knotige Veränderung am linken kleinen Zeh: Pseudoepitheliomatöse Hyperplasie der Epidermis mit starker Papillomatose und ausgeprägter Hyperortho- und stellenweiser Parakeratose. An einzelnen Stellen Kernpolymorphie und Mitosen; fokal infiltratives Wachstum mit Knochenarrosion. In der papillären Dermis dilatierte Kapillaren sowie ausgeprägte lympho-histiozytäre Entzündung mit Eosinophilen, Plasmazellen und neutrophilen Granulozyten. Im Randbereich dieser Veränderungen akanthotische Epidermis mit verlängerten zum Teil netzförmig sich verzweigenden Reteleisten.

b) Knotige Veränderung in der linken Nasenhöhle: Pseudoepitheliomatöse Epithelhyperplasie mit durchgehender Parakeratose, teils vakuolisierten Zellen mit geringen Atypien und Ödematisation. Im Korium fleckförmiges, teils dichtes lymphohistiozytäres Infiltrat mit zahlreichen Eosinophilen; dilatierte Kapillaren.

Elektronenmikroskopie (Zehe, Nase)
Im Bereich der vakuolisierten Zellen Nachweis von Papillomvirus-artigen Strukturen.

Therapie und Verlauf: In Vollnarkose wurde der linke Kleinzehen im Grundgelenk abgesetzt. In der gleichen Sitzung nach Mobilisierung des linken Nasenflügels Exstirpation des invertierten Papilloms der Nase mit Sicherheitsabstand. Der Heilungsverlauf gestaltete sich komplikationslos. Kontrolluntersuchungen nach 9 Monaten haben kein Rezidiv ergeben.

Diagnose und Kommentar: Nach Anamnese, Klinik und Histologie handelt es sich bei den knotigen Neubildungen am linken Kleinzehen sowie im linken Vestibulum nasi um ähnliche Veränderungen. Histologisch ist für beide Veränderungen eine pseudoepitheliomatöse Hyperplasie mit kryptenartigen Einsenkungen und Zellatypien typisch. Diese Zellatypien sind allerdings im Epithelioma cuniculatum graduell stärker ausgebildet als im invertierten Nasenpapillom. Das Zusammentreffen eines Epithelioma cuniculatum und eines invertierten Nasenpapilloms ist insofern bemerkenswert, als beide Erkrankungen bisher nicht in einen direkten Zusammenhang gebracht wurden. Für beide Erkrankungen wird jedoch eine Virusgenese diskutiert. Während das Epithelioma cuniculatum als eine klinische Variante des hochdifferenzierten verrukösen Karzinoms Ackerman (1) gilt, kann auch das invertierte Nasenpapillom polymorphe Zellverbände aufweisen. Eine Metastasierung kommt jedoch bei beiden Erkrankungen in der Regel nicht vor (1–5).

* Hals-Nasen-Ohren-Klinik der Ludwig-Maximilians-Universität München

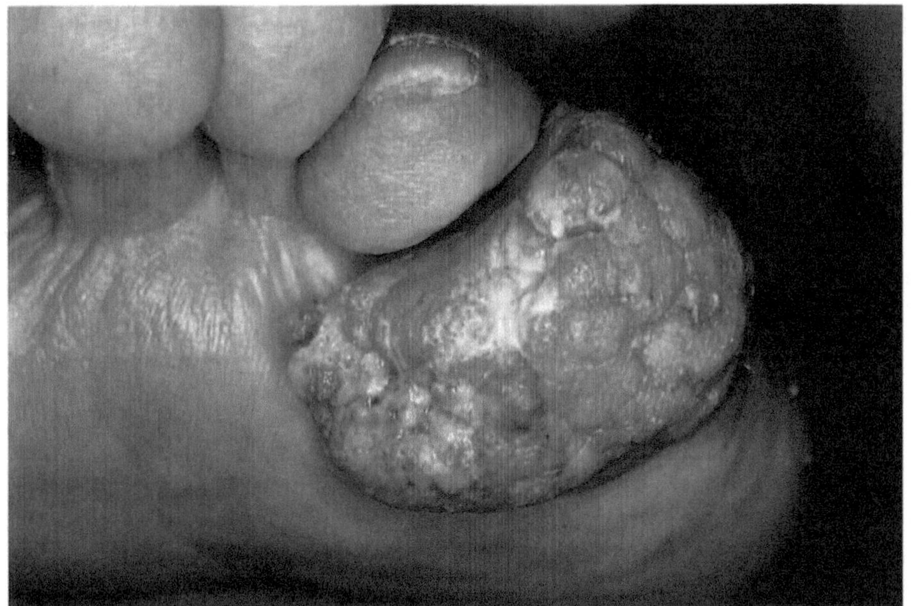

1

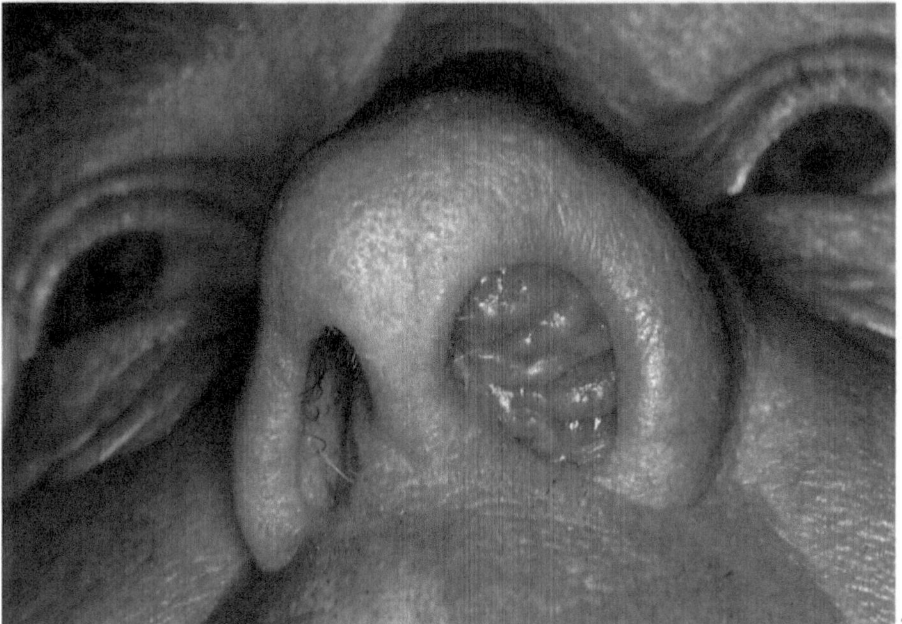

2

1 Epithelioma cuniculatum, **2** Invertiertes Nasenpapillom

Literatur

1. Ackerman LV (19477 Verrucous carcinoma of the oral cavity. Amer J Pathol 23:866–867
2. Brown SM, Freeman FG (1976) Epithelioma cuniculatum. Arch Dermatol 112:1295–1296
3. Hommerich KW (1982) Gutartige Geschwülste der Nase und der Nasennebenhöhlen. In: Berendes J, Link R, Zöllner F (Hrsg) Hals-Nasen-Ohren-Heilkunde in Praxis und Klinik. 2. Aufl., Bd. 2/II. Springer, Berlin Heidelberg New York, S 20–20.65
4. Kao GF, Graham JH, Helwig DB (1962) Carcinoma cuniculatum (verrucous carcinoma of the skin). A clinico-pathologic study of 46 cases with ultrastructural observations. Cancer 49:2395–2402
5. Swanson NA, Taylor WB (1980) Plantar verrucous carcinoma. Arch Dermatol 116:794–797

Floride orale Papillomatose (Papillomatosis mucosae carcinoides)

Vorgestellt von Dr. F. Stark und Dr. R. Brunner

Überwiesen von Dr. Rubner, Bad Tölz

Anamnese: Margarete H., 75 Jahre. Seit 1981 bestehen Mundschleimhautveränderungen, seit 1983 schnell wuchernde Vegetationen der Unterlippe mit Übergang auf die Mundschleimhaut. Subjektive Beeinträchtigung der Nahrungsaufnahme, Mundtrokkenheit und Verlust der Geschmacksempfindung. Seit über 10 Jahren Vollprothese, früher starke Raucherin.

Hautbefund: Leukoplakisch-weißlich verfärbte, scharf begrenzte Areale multifokal an Wangenschleimhaut, unterem Alveolarfortsatz, Mundwinkel und Zungenunterseite. An der Unterlippe links mit Übergang auf die Mundschleimhaut breitbasig aufsitzende papillomatöse verruziforme Vegetationen.

Histologie: Leukoplakischer Bereich: Ausgedehnte Hyperakanthose des Epidermisbandes mit teilweise parakeratotischer und orthokeratotischer Verhornung. Keine Zellpolymorphie und keine Zellatypien, keine Vermehrung von Mitosen. Im oberen Korium lockeres lympho-histiozytäres Infiltrat.

Elektronenmikroskopie: Nachweis von kristalloiden Papillomvirus-artigen Strukturen nukleär in oberflächlichen Tumorzellen.

Therapie: Wegen Zustand nach wiederholtem Herzinfarkt wurde auf eine zytostatische Therapie verzichtet. Versuchsweise Behandlung mit dem Neodym-YAG Laser.

Kommentar: Die floride orale Papillomatose ist eine ätiologisch und pathogenetisch ungeklärte Mundschleimhauthyperplasie mit progredientem Verlauf und weitgehender Therapieresistenz. Es handelt sich nicht um ein Pseudokarzinom, sondern um eine echte Präkanzerose mit Übergang in ein gut differenziertes Plattenepithelkarzinom und enger Beziehung zum verrukösen Karzinom (Ackerman). Der Altersgipfel liegt etwa im 70. Lebensjahr, Männer sind häufiger befallen als Frauen. Bisherige Therapieversuche (Röntgen, Methotrexat, Bleomycin, Podophyllin, Elektrokaustik, Stickstoff und chirurgische Revisionen) sind meist von Progredienz und Rezidiven gefolgt. Inwieweit Laserbehandlung den Verlauf der Erkrankung beeinflußt, bleibt abzuwarten. Bemerkenswert ist der ultrastrukturelle Nachweis von Papillomvirus-artigen Strukturen im Tumorgewebe.

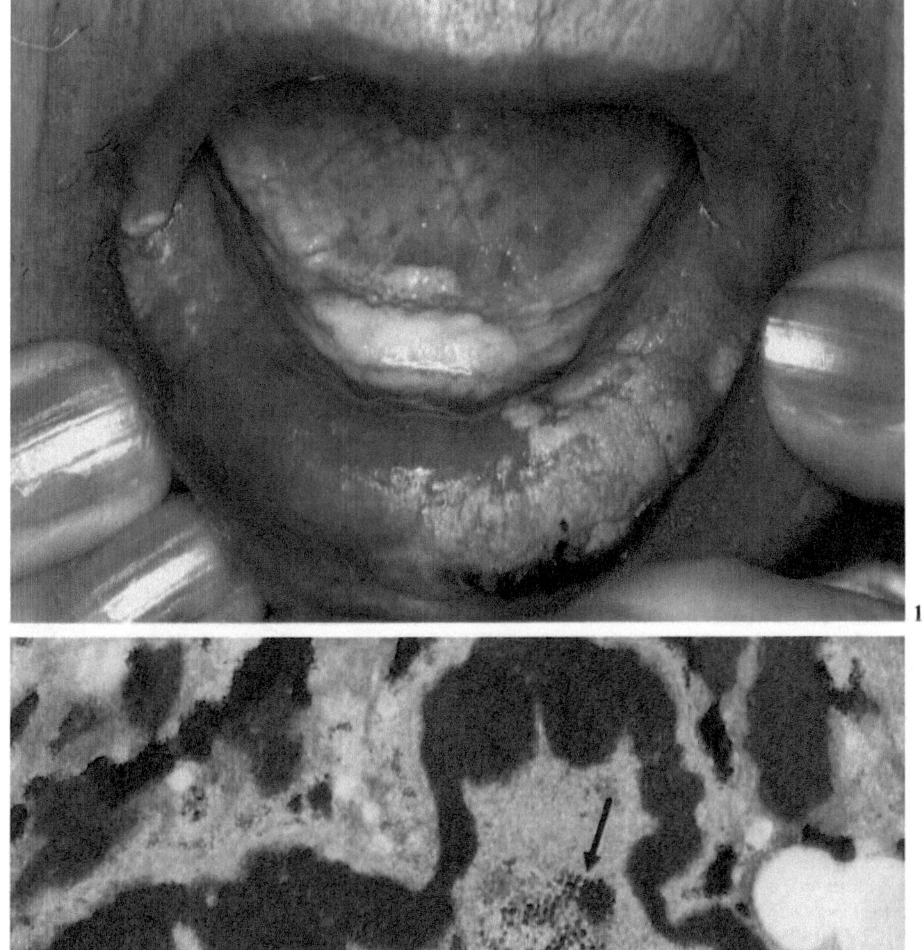

1 Floride orale Papillomatose
2 Ultrastruktureller Nachweis von Papillomvirus-artigen Strukturen nukleär in Tumorzellen

Literatur

1. Wolff K, Tappeiner J (1973) Floride orale Papillomatose (Papillomatosis mucosae carcinoides). In: Braun-Falco O, Petzold D (Hrsg) Fortschritte der praktischen Dermatologie und Venerologie, Bd 7. Springer, Berlin Heidelberg New York, S 40–51
2. Braun-Falco O, Burg G (1970) Cytostatica und Immunsuppressiva in der Dermatologie. Hautarzt 21:391–397

Condylomata acuminata gigantea (Buschke-Loewenstein-Syndrom)

Vorgestellt von Dr. B. Konz

Anamnese: Franz P., 31 Jahre. Seit der Kindheit Phimose. Im Verlauf von 5 Monaten Wachstum eines derben Tumors im Präputialraum. Patient wurde mit Verdacht auf Peniskarzinom stationär eingewiesen.

Hautbefund: Das Vorhautgebiet ist glockenschwengelartig aufgetrieben, derber Tastbefund, das Präputium ist nicht reponierbar, die Glans penis palpatorisch nicht mehr beurteilbar. Die regionalen inguinalen Lymphknoten sind unauffällig.

Sonstige: Allgemeinbefund und Laborwerte unauffällig.

Therapie und Verlauf: Zunächst Dorsalinzision in Peniswurzelanästhesie und Darstellung des Präputialraumes (Abb. 1). Es findet sich ein blumenkohlartiger, derber Tumor, der die gesamte Vorhautinnenseite erfaßt, auf den Sulcus coronarius übergeht und die Glans penis zu einem Drittel befällt. Zur histologischen Diagnosestellung werden Biopsien entnommen.

Histologie: Extreme Akanthose des Epidermisbandes. Unregelmäßige Ortho- und Parahyperkeratose, Vakuolisierung der Epidermiszellen, einzelne Zellatypien, gelegentlich Mitosen sowie Dyskeratosen und kleinere Hornperlenbildungen. Basalzellschicht weitgehend intakt, doch angedeutet infiltratives Wachstum. Im Stroma ausgedehntes chronisch-entzündliches Infiltrat.

Beurteilung: Endophytisches Papillom, Verdacht auf hochdifferenziertes initiales spinozelluläres Karzinom.

Weiterer Therapieverlauf: Ausgedehnte Zirkumzision mit Abtragung der papillomatösen Tumoranteile, gleichzeitig elektrochirurgische Abtragung kleinerer Papillome an der Glans penis. Wegen umschriebener kleinerer Rezidive an der Glans penis sowie im Sulcus coronarius elektrochirurgische Revision und nach viermonatiger Rezidivfreiheit Narbenentfernung an der Glans penis und plastische Defektdeckung mit Haut vom Penisschaft. Seither Rezidivfreiheit, Kontrolldauer 7 Jahre (Abb. 2).

Kommentar: Klinisch imponiert das durch HPV-Virus-induzierte Buschke-Loewenstein-Syndrom oft als spinozelluläres Karzinom des Penis. Histologisch werden sowohl Befunde erhoben, die Condylomata acuminata aber auch reifzelligen spinozellulären Karzinomen entsprechen. Aus diesen Gründen und wegen der ausgesprochenen Rezidivhäufigkeit wurden oft radikale operative Maßnahmen wie Teil- oder Totalamputationen des Penis vorgenommen. Heute kann festgestellt werden, daß bei genauer histologischer Untersuchung und unter Beachtung des klinischen Bildes das Buschke-Loewenstein-Syndrom als gut differenzierte Präkanzerose anzusehen ist und der floriden oralen Papillomatose sowie der Papillomatosis cutis carcinoides an die Seite gestellt werden kann. Ein mehr konservatives chirurgisches Vorgehen erscheint deshalb angemessen zu sein, obwohl Rezidivfreudigkeit und der gelegentliche Übergang in ein spinozelluläres Karzinom in Rechnung gestellt werden müssen.

Literatur

1. Buschke A, Loewenstein L (1925) Über carcinomähnliche Condylomata acuminata des Penis. Berl klin Wschr 4: 1726–1728
2. Davies SW (1965) Giant condyloma acuminata: Incidence among cases diagnosed as carcinoma of the penis. J chir Path 18: 142–149
3. Bauer KM, Friederich HC (1965) Peniscarcinom auf dem Boden vorbehandelter Condylomata acuminata. Z Haut Geschl 39: 150–163

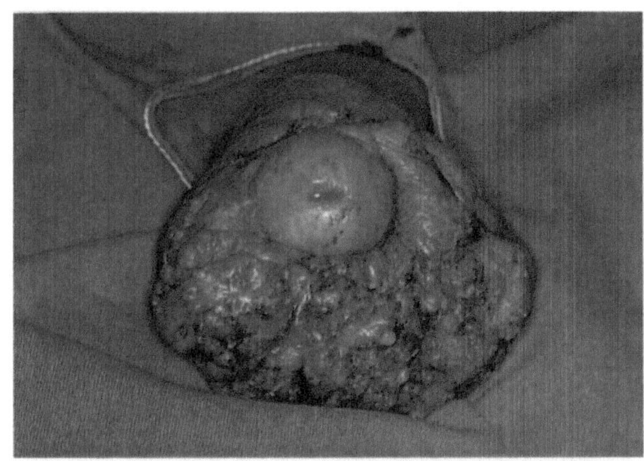

1 Präputialraum nach Dorsalinzision

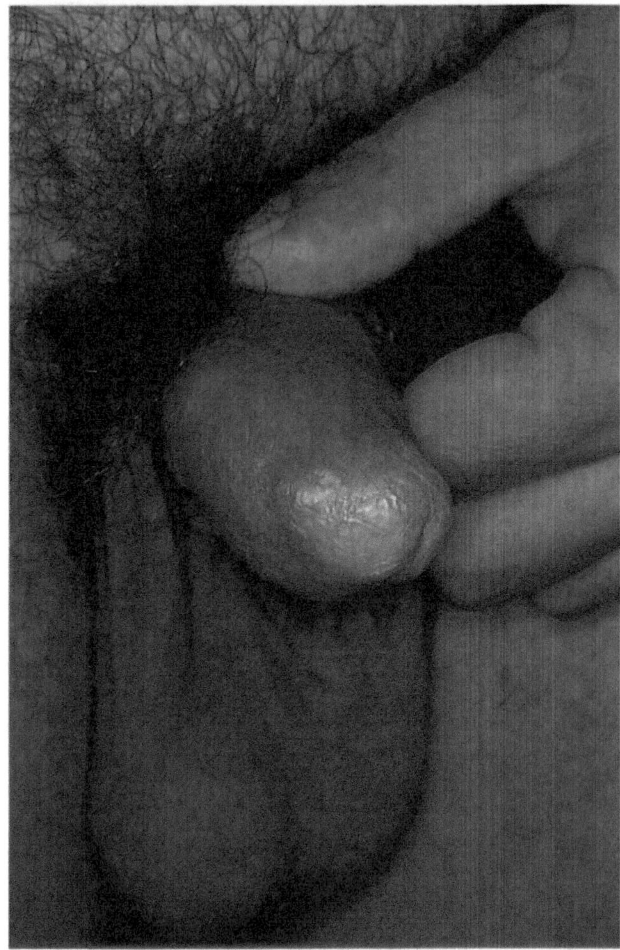

2 Postoperativ

4. Marghescu S, Braun-Falco O, Konz B (1976) Nature et traitement de la maladie de Buschke-Loewenstein. Bull Soc Fr Derm Syph 83:293–294
5. Friedman-Kien AE (1976) Giant Condyloma of Buschke-Loewenstein. In: Andrade R, Gumpert SZ, Popkin G, Rees Th D (eds) Cancer of the Skin, vol 1. Saunders, Philadelphia London Toronto, pp 814–820

Dia-Klinik-Quiz

Fall 1

Vorgestellt von Dr. P. Kaudewitz

Überwiesen von der Augenklinik der Universität München
Gabriela S., 30 Jahre. Seit 1974 Leukopenie; seit März 1982 an Ober- und Unterlidern scharf begrenzte elevierte, kleinfleckig auslaufende Erytheme mit weißlich-gelber Schuppung. ANA negativ; Leukopenie (2000/μl).

Differentialdiagnosen:

1. Allergische Kontaktdermatitis
2. Seborrhoisches Ekzem
3. Chronisch diskoider Lupus erythematodes
4. Lymphozytäre Infiltration
5. Psoriasis vulgaris
6. Atopische Dermatitis

Diagnose:

Chronisch diskoider Lupus erythematodes. Die Diagnose wurde durch das typische klinische Bild mit scheibenförmigen, scharf begrenzten, livid-roten, elevierten Erythemen mit tastbarem Infiltrat und weißlich-gelben Schuppen gestellt. Die Histologie und die direkte Immunfluoreszenz (bandförmige granuläre Ablagerungen von IgM, C3 und C4 in der Basalmembranzone) waren charakteristisch. Ein systemischer Lupus erythematodes wurde durch den negativen Lupus-Band-Test in nicht befallener Haut und durch die normale BKS ausgeschlossen. Eine lokale Glukokortikosteroid-Therapie war erfolgreich. Obwohl eine Leukopenie bei 7% der Patienten mit CDLE beschrieben wurde, scheint in diesem Fall ein Zusammenhang mit der Hauterkrankung unwahrscheinlich.

Fall 2

Vorgestellt von Dr. A. Größer
Überwiesen von Dr. H. Braun, München

Stefan B., 50 Jahre. Seit Frühjahr 1981 mäßig juckende Hautveränderungen an Handinnenflächen und Fußsohlen.

Befund: An den Palmae linsengroße, konfluierende hyperkeratotische, scharf begrenzte Areale von derber Konsistenz und hautfarben-gelblichem Kolorit.

Differentialdiagnosen:

1. Hyperkeratotisch-rhagadiformes Handekzem
2. Hyperkeratotische Tinea
3. Psoriasis vulgaris
4. Verrucae vulgares
5. Lichen ruber
6. Clavi syphilitici
7. Lupus erythematodes

Diagnose:

Lichen ruber. Obwohl Lichen-ruber-Effloreszenzen sehr häufig im Hand- und Sprunggelenkbereich lokalisiert sind, ist ein Vorkommen an Palmae und Plantae ungewöhnlich. Vor allem dann, wenn typische Veränderungen an anderen Lokalisationen des Integumentes fehlen, kann die Diagnose schwierig sein. Auch weichen die Lichen-ruber-Effloreszenzen an Palmae und Plantae meist von der charakteristischen Form ab und zeigen einen eher gelblichen Farbaspekt.

In dem vorgestellten Fall fanden sich bei Inspektion ein anulärer Lichen-ruber-Herd am Dorsum der Glans sowie eine weißliche streifig-netzförmige Zeichnung in den Randpartien des Zungenrückens.

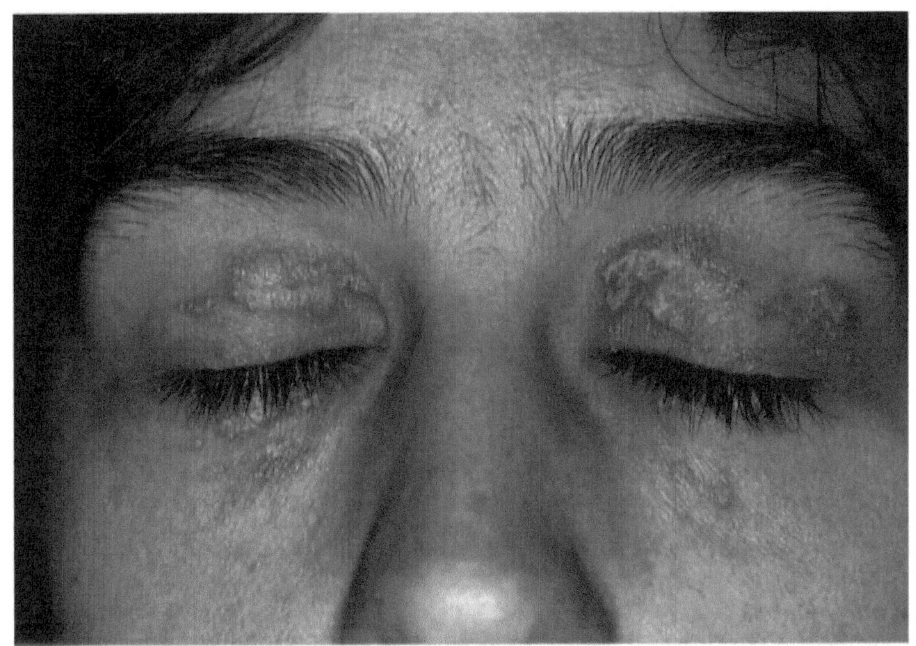

Chronisch diskoider Lupus erythematodes (Fall 1)

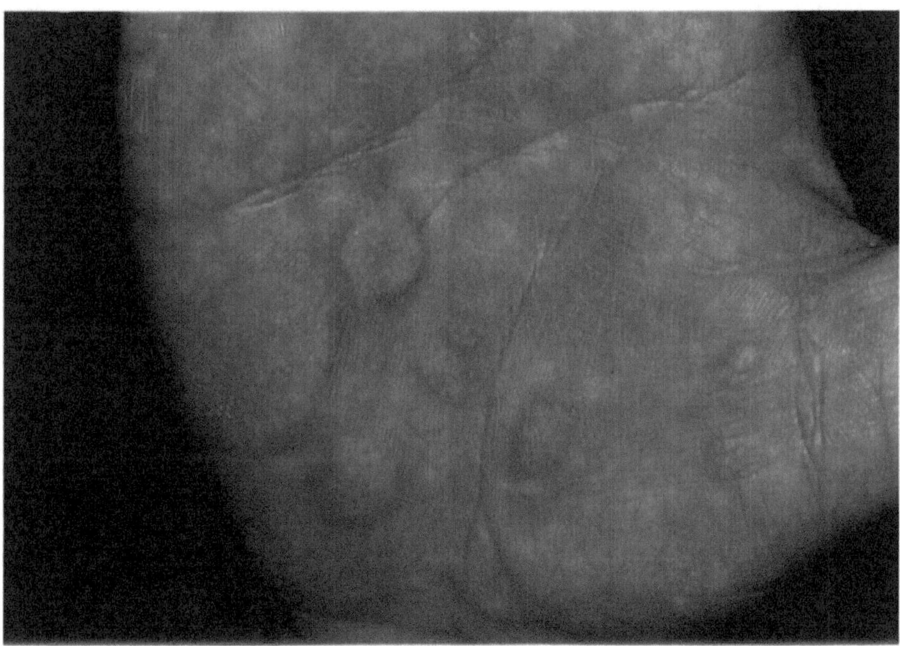

Lichen ruber (Fall 2)

Literatur

Prystowski SD et al (1976) Chronic cutaneous lupus erythematodes; a clinical and laboratory investigation of 80 patients. Medicine 55: 183–191

Porokeratosis plantaris, palmaris et disseminata

Vorgestellt von Dr. O. Steger und Dr. U. Schwab

Anamnese: Theresia S., 25 Jahre. Seit 8 Jahren berufliche Tätigkeit als Verkäuferin in einem Metzgereibetrieb. Seitdem erfolglose Warzenbehandlung an den Händen bei verschiedenen Ärzten.

Hautbefund: Symmetrisch an den Händen dorsal über den Fingergelenken sowie palmar finden sich in disseminierter Verteilung und relativ dichter Anordnung zahlreiche, im Durchmesser 2–5 mm große, hautfarbene bis braun-gelbliche, keratotisch verruziforme Papeln mit zentraler Dellung. Diese Papeln stehen teils gruppiert, teils anulär angeordnet; an Thenar und Hypothenar Ausbildung hyperkeratotischer warzenartiger Beete. An Fußsohlen Befall der mechanisch belasteten Regionen in Form von großflächigen, gelblich verfärbten, keratotischen Plaques mit höckrig gedellter Oberfläche. Am rechten Knie drei solitäre keratotische Papeln. Kein Nachweis warzentypischer Kapillarthromben.

Histologie: Leichte Akanthose der Epidermis mit lokalisationstypisch verdicktem Str. corneum. Hier umschriebene, schlotförmig angeordnete Parakeratose mit Verlust des darunterliegenden Str. granulosum. Im oberen Korium diskrete Rundzellinfiltrate und dilatierte Kapillaren.

Untersuchungsbefunde: Allgemeinbefund und Routinelaborwerte im Normbereich.

Familienuntersuchung: Die Untersuchung von 63 Familienmitgliedern aus 4 Generationen ergab klinisch keinen Anhalt für Porokeratosen.

Therapie und Verlauf: Unter symptomatischer Lokalbehandlung mit keratolytisch wirksamen Externa sowie Vitamin A Säure-haltigen Präparaten morbostatische Besserung des Hautbefundes.

Kommentar: Bei therapieresistenten, ausgedehnten vulgären Warzen muß differentialdiagnostisch auch an die seltene dritte Variante der Porokeratosen gedacht werden. Sie wurde erstmals 1971 von Guss et al. beschrieben; hierfür typisch sind die Manifestation im frühen Erwachsenenalter, die Bevorzugung des weiblichen Geschlechtes und das Verteilungsmuster mit primärem Befall der Palmoplantarregion. Eine spätere generalisierte Ausbreitung ist möglich.

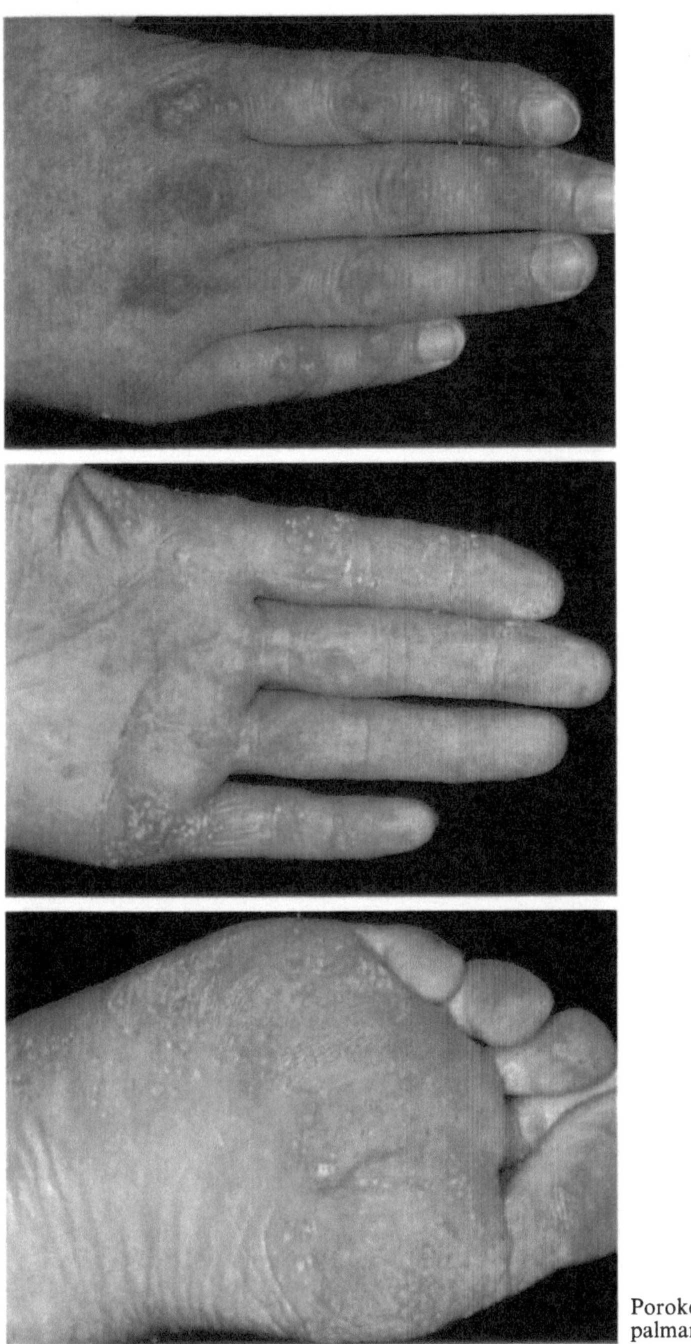

Porokeratosis plantaris, palmaris et disseminata

Literatur

1. Guss FB, Osbourn RA (1971) Porokeratosis plantaris, palmaris et disseminata. Arch Dermatol 104:366–373

Lichenoide Papeln im Kindesalter: Juvenile papulöse Dermatitis und Lichen nitidus disseminatus

Vorgestellt von Dr. H. Tannenberg

Überwiesen von Fr. Dr. I. Lentze und Fr. Dr. H. Vogel, München

Unter dem klinischen Bild lichenoider Papeln können sich im Kindesalter verschiedene Krankheiten verbergen. Zwei Beispiele:

Fall 1: Lichen nitidus disseminatus

Anamnese: Prisca S., 7 Jahre. Seit 12 Monaten nur gelegentlich leicht juckende Hauterscheinungen am ganzen Körper. Als Säugling Milchschorf. Bei beiden Brüdern: atopisches Ekzem.

Hautbefund: Am Stamm und an den Extremitäten in dichter Aussaat, zumeist aggregiert stehende konische, stecknadelkopfgroße, weißlich bis hautfarbene, teils auch rötliche Papeln mit leicht pityriasiformer Schuppung (Abb. 1). „Reibeisengefühl“ bei Palpation der befallenen Areale. Daneben vor allem an den Beinen schuppende Erytheme mit Lichenifikation. Weißer Dermographismus, Sebostase, Pityriasis alba im Gesicht.

Histologie: Im oberen Korium periadnexiell schüttere Rundzellinfiltrate. An einer Stelle umschrieben, ein relativ scharf abgesetztes und dicht an die Epidermis heranreichendes Infiltrat im Papillarkörper. Hier finden sich neben Lymphozyten zahlreiche histiozytäre Zellelemente, zum Teil mit reichem Zytoplasma und gelegentlich mit 2 oder mehr Kernen, dazwischen extravasale Erythrozyten, oberflächlich nur wenig Kolloidkörperchen. Die darüberliegende Epidermis ist flach ausgezogen und zeigt eine verbreiterte, kompakte Hornschicht. Weiter peripher auch umschriebene Spongiose.

Sonstige Befunde: Gesamt-IgE im Normbereich. Intrakutan-Testung (Prick): Gräserpollen (+); Hausstaubmilbe und Katzenhaare: negativ.

Therapie: Keine Besserung nach milder lokaler Glukokortikosteroid-Behandlung und hautpflegenden Maßnahmen.

Fall 2: Juvenile papulöse Dermatitis

Anamnese: Rahiye G., 7 Jahre. Seit sechs Wochen juckende Hautveränderungen an beiden Handrücken. Ähnliche Hautveränderungen bei der Schwester, Mutter Asthma bronchiale.

Hautbefund: An beiden Handrücken flache follikuläre Papeln und Exkoriationen (Abb. 2). Ausgeprägte Sebostase, roter Dermographismus.

Histologie: Fleckförmige, initiale spongiotische Auflockerung in der Epidermis mit geringer Exozytose eines perivaskulären lympho-histiozytären Infiltrates im oberen Korium, vereinzelt eosinophile Granulozyten.

Kommentar: Lichenoiden Papeln, die im Kindesalter beobachtet werden, können verschiedene Erkrankungen zugrunde liegen. Neben dem Lichen nitidus, der in der hier vorgestellten disseminierten Form allerdings eine ausgesprochene Rarität darstellt, sind differentialdiagnostisch auch Id-Reaktionen (Lichen trichophyticus und Lichen scrophulosorum) und Lichen ruber follicularis zu erwägen. Unter der Bezeichnung „juvenile papulöse Dermatitis“, „frictional lichenoid eruption“ und „patchy pityriasiform lichenoid eczema“ wurden in jüngster Zeit lichenoide Papeln bei Kindern beschrieben und die Hauterscheinung teilweise auf eine Irritation durch Sand, rauhe Stoffdecken usw. zurückgeführt, teilweise wurde sie als eine Sonderform des kindlichen atopischen Ekzems herausgestellt. Wie in unseren beiden Fällen ist die genaue Einordnung sicher häufig erst anhand des histologischen Befundes möglich. Insbesondere bei Therapieresistenz empfiehlt sich daher die Entnahme einer Probebiopsie. Die juvenile papulöse Dermatitis ist mit den angegebenen Maßnahmen gut beherrschbar, der Lichen nitidus erweist sich demgegenüber als weitgehend therapierefraktär.

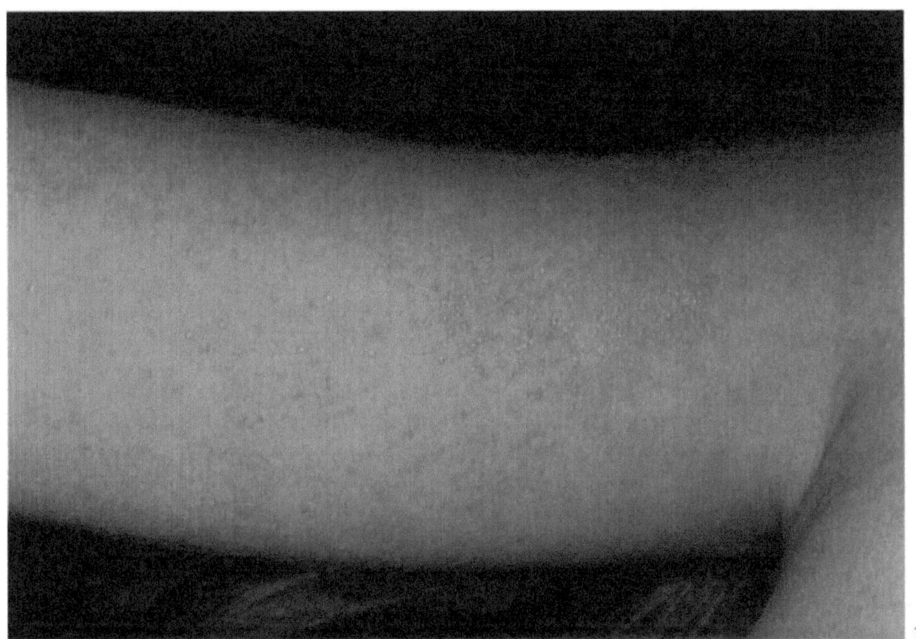

1

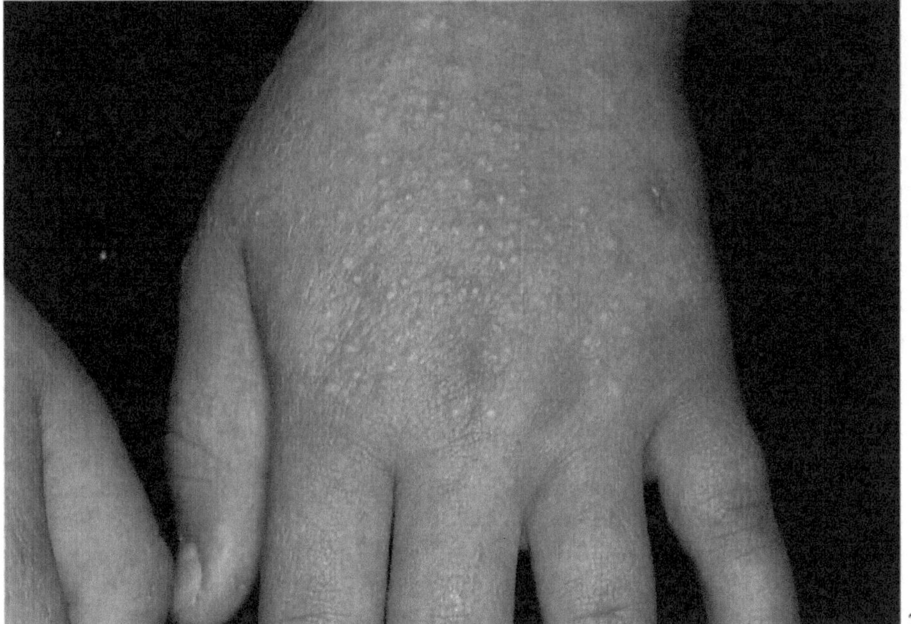

2

1 Lichen nitidus disseminatus, **2** Juvenile papulöse Dermatitis

Literatur

1. Bork K, Hoede N (1978) Juvenile papulöse Dermatitis. Hautarzt 29 : 216–218
2. Waisman M, Gables C, Suhon RL (1966) Frictional lichenoid eruption in children. Arch Dermatol 94 : 592–593
3. Wüthrich B, Schnyder UW (1981) Eine wenig bekannte Ausdrucksform der Neurodermitis atopica im Kindesalter. Das Patchy pityriasiforme lichenoid Eczema („Kilamwa-Takahashi-Susagawa"). Akt Dermatol 7 : 85–87

Medikamentöses Lyell-Syndrom bei einem 4jährigen Mädchen

Vorgestellt von PD Dr. Ch. Luderschmidt und PD Dr. U. Linderkamp*

Anamnese: Angelika B., 4 Jahre. Wegen eines Racheninfektes am 1. Tag Verordnungen von 1 g Paracetamol in Form von Suppositorien (Ben-u-ron). Am nächsten Tag wurden in 4 Stunden Abstand insgesamt 7 weitere Suppositorien gegeben, die Codeinphosphat, Paracet-amol sowie Salicylamid enthielten (Treupel-N Suppositorien für Kinder). Ein herbeigerufener Notarzt verordnete darüber hinaus am 3. Tag einen Phenoximethyl-penicillin-haltigen Saft (Ospen). Bereits am 3. Erkrankungstag traten Mundschleimhautveränderungen auf. Stunden später entwickelte sich ein generalisiertes Exanthem mit Rötung, später bräunlicher Verfärbung und Blasenbildung.

Hautbefund: Somnolentes 4jähriges Mädchen, das wegen großflächiger Schleimhautablösungen im Mund Essen und Trinken verweigert. Befallen sind Lippenrot, Mundschleimhaut sowie das gesamte Integument. Im Mund finden sich bukkal, am Gaumen, Zahnfleisch und an der Zunge großflächige polyzyklische Erosionen, die auf Berührung bluten. Lippen und Naseneingänge sind mit hämorrhagisch-serösen Krusten bedeckt. Frische, mit seröser Flüssigkeit gefüllte Blasen finden sich an den Wangen, am Kinn sowie an einzelnen Stellen des Stammes, hier kombustiformer Aspekt. Das gesamte Integument ist braun-rot verfärbt. Am Stamm sind mit Betonung des Rückens und der Oberschenkel Erosionen lokalisiert. Ein Nikolski-Phänomen ist an mehreren Stellen der Haut auslösbar.

Histologie: Kryostatschnitt einer Blasendecke: Die Blasendecke wird von der gesamten Epidermis gebildet. Die Keratinozyten, vornehmlich im Str. basale, sind ballonartig aufgetrieben und zeigen Nekrolyse. Unauffälliges Str. granulosum; Hornschicht o. B. Paraffinschnitte: Epidermis nekrolytisch mit hydropischer Degeneration der Keratinozyten. An einzelnen Stellen subepidermale Spaltbildung. Um die Gefäße im oberen Korium stellenweise schütteres lympho-histiozytäres Infiltrat.

Therapie und Verlauf: Nach Erhalt des Kryostatschnittes der Blasendecke wurde sofort eine innerliche Glukokortikosteroid-Therapie mit Prednisolon in einer Dosierung von 5 mg/kg Körpergewicht eingeleitet und zur Entfernung noch verbliebener Medikamente ein hoher Einlauf durchgeführt. Innerhalb von 4 Tagen bereits begann sich die Epidermis mittel-lamellös abzuschuppen. Das Nikolski-Phänomen war negativ. Auch die Schleimhautveränderungen hatten sich zurückgebildet. Nach weiteren 7 Tagen konnte das Mädchen gesund entlassen werden.

Kommentar: Differentialdiagnostisch muß in erster Linie an ein staphylogenes Lyell-Syndrom (Dermatitis exfoliativa neonatorum Ritter von Rittershain) oder an ein medikamentöses Lyell-Syndrom (toxische epidermale Nekrolyse) gedacht werden. Beide Formen des Lyell-Syndroms neigen zu einem dramatischen Verlauf und spiegeln wegen der sofort einzuleitenden gegensätzlichen Therapie der Problematik in der Diagnostik bullöser Dermatosen wieder, in der sich der Untersucher zwischen der Gabe eines Antibiotikums oder eines Glukokortikosteroids entscheiden muß. Mit der Kryostatschnellschnitt-Methode der Blasendecke steht ein leicht durchführbares, wenig Zeit beanspruchendes aussagekräftiges Verfahren zur Verfügung, mit dem umgehend durch die Bestimmung der Blasendeckendicke eine Unterscheidung dieser beiden Krankheiten möglich ist.

* Kinderklinik im Doktor-von-Haunerschen Kinderspital der Ludwig-Maximilians-Universität München

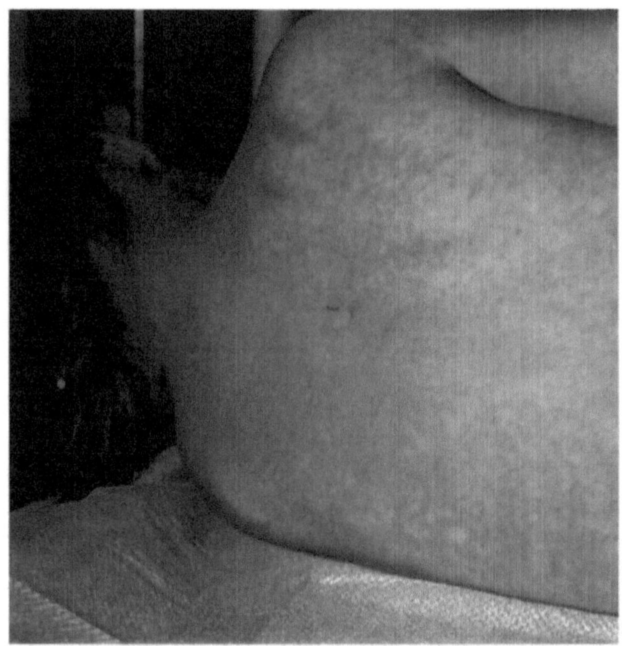

Medikamentöses Lyell-Syndrom

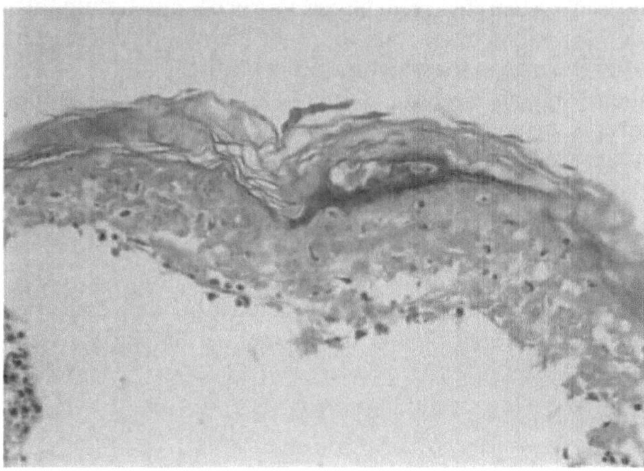

Kryostatschnitt einer Blasendecke

Literatur

1. Amon RB, Diamond RL (1975) Toxic epidermal necrolysis rapid differentation between staphylococcal and drug-induced disease. Arch Dermatol 111 : 1433–1437
2. Braun-Falco O, Bandmann JH (1970) Das Lyell-Syndrom. Huber, Bern Stuttgart Wien
3. Diamond RL, Wuepper UD (1977) Das staphylogene Lyell-Syndrom. Hautarzt 28 : 447–455
4. Lyell H (1956) Toxic epidermal necrolysis an eruption resembling scalding of the skin. Brit J Dermatol 68 : 355–361

Argonlasertherapie eines Naevus verrucosus

Vorgestellt von Dr. R. Brunner, Dr. M. Landthaler und Dr. D. Haina *
Überwiesen von Dr. A. Schmid, München

Anamnese: Dagmar W., 58 Jahre. Bei der Pat. besteht seit Kindheit ein *Naevus verrucosus linearis.*

Hautbefund: Am Abdomen links finden sich teils striär, teils flächig angeordnet nebeneinander stehend, verruziforme, unterschiedlich braun pigmentierte, hyperkeratotische, papillomatöse Herde.

Histologie: Akanthose, Papillomatose und deutliche, teils follikuläre Orthohyperkeratose. Vereinzelt Pseudohornzysten. Deutliche basale und suprabasale Hyperpigmentierung mit Pigmentausschleusung über die Hornschicht.

Therapie: Durchführung der Behandlung mit dem Argonlaser, Modell 165 (Spectra Physics). Ausgangsleistung 3,8 W, Strahldurchmesser 2 mm, Impulsdauer 0,4 s. In 4 Sitzungen in 6wöchigem Abstand Applikation von insgesamt 2900 Einzelimpulsen. Rezidivfreiheit seit Beendigung der Behandlung vor 14 Monaten.

Kommentar: Die Behandlung von systematisierten Naevi verrucosi gilt bislang als problematisch, da chirurgische Maßnahmen wie Exzision oder Dermabrasion wegen der großen Ausdehnung der Veränderungen schwierig durchzuführen sind.

Da neben Hämoglobin auch Melanin blaugrünes Licht stark absorbiert, wurde der Argonlaser zur Behandlung eines pigmentierten epidermalen Nävus eingesetzt. Durch Koagulation der verrukös veränderten Epidermis und des obersten Koriums konnte unter diskreter oberflächlicher Vernarbung ein gutes kosmetisches Resultat erzielt werden. Ein Rezidiv, obwohl von uns bislang nicht beobachtet, kann nicht ausgeschlossen werden.

Da es sich bei der Lasertherapie um eine ambulante, schnell durchzuführende, den Patienten wenig belastende und komplikationsarme Therapieform handelt, stellt sie eine Erweiterung der therapeutischen Möglichkeiten bei pigmentierten epidermalen Nävi dar.

* Gesellschaft für Strahlen- und Umweltforschung mbH, München

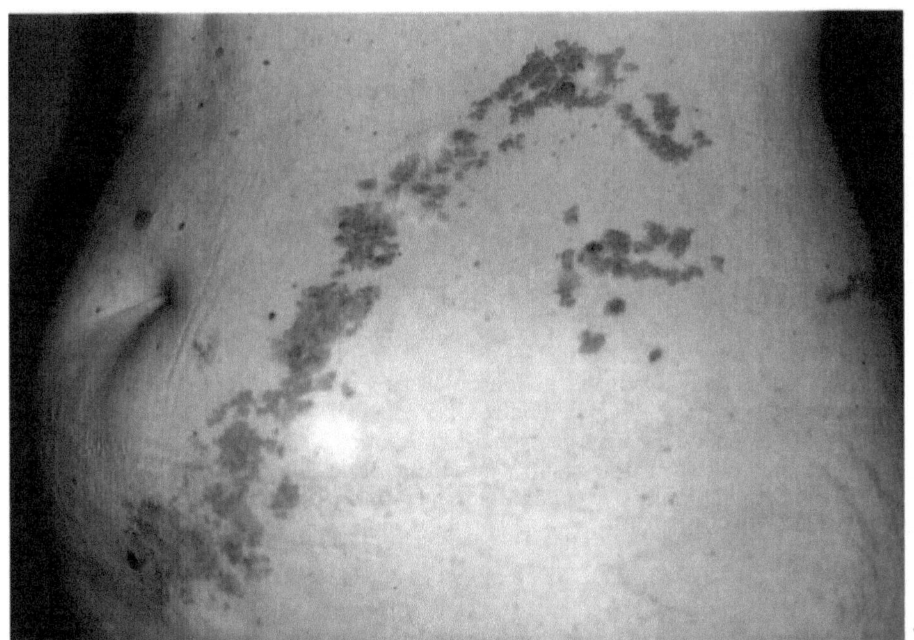

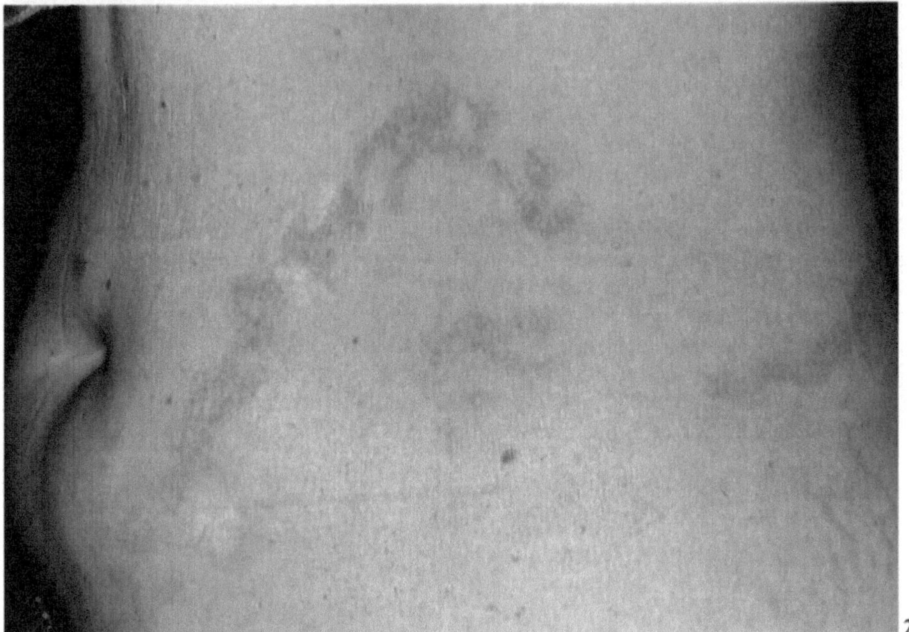

1 Vor Behandlung, **2** Nach Behandlung

Literatur

1. Apfelberg DB, Maser MR, Lash H (1979) Extended clinical use of argon laser for cutaneous lesions. Arch Dermatol 115:719–721
2. Haina D, Landthaler M, Waidelich W (1981) Physikalische und biologische Grundlagen der Laseranwendung in der Dermatologie. Hautarzt 32:397–401
3. Landthaler M, Haina D, Waidelich W, Braun-Falco O (1981) Therapeutische Laseranwendung in der Dermatologie. Hautarzt 32:450–454
4. Pinkus H (1965) Epithelial and fibroepithelial tumors. Arch Dermatol 91:24–37

„Pseudomilzbrand"

Vorgestellt von Dr. U. Neubert und PD Dr. Ch. Luderschmidt

Überwiesen von der Medizinischen Poliklinik der Universität München

Anamnese: Udo K., 34 Jahre. Der Patient ist nicht seßhaft und nächtigt seit $1^1/_2$ Jahren auf einem Hochstand im Wald.

Hautbefund: Befallen ist der rechte Unterschenkel über dem Innenknöchel und im Bereich des mittleren Tibiadrittels. Man findet zwei voneinander abgesetzte rundliche, scharf begrenzte, wenig schmerzhafte Ulzera, die teilweise von hämorrhagischem Schorf bedeckt sind. Der Randbereich ist polsterartig eleviert, stark entzündlich gerötet und mit Bläschen besetzt. In der rechten Kniekehle und Leiste tastet man mehrere bis haselnußgroße, weiche, indolente Lymphknoten.

Befunde: BKS 45/92, Leukozyten 14500 bei 80% Granulozyten.

Bakteriologie: β-hämolysierende Streptokokken der Gruppe A.

Therapie und Verlauf: Verabreicht wurde Dicloxazillin in einer täglichen Dosierung von 4 × 0,5 g. Bereits nach drei Tagen bildeten sich die akuten Entzündungserscheinungen zurück, nach 10 Tagen waren die befallenen Stellen reepithelisiert.

Kommentar: Für die klinische Differentialdiagnose zwischen einem streptogenen Ekthyma simplex und einem Hautmilzbrand ist zunächst die Lokalisation zu berücksichtigen. Während sich die Pustula maligna in erster Linie an unbedeckten Hautpartien – Gesicht, Nacken, Arme – entwickelt, trifft dies für das Ekthyma simplex nicht zu. Ist es, wie in unserem Falle, an den unteren Extremitäten lokalisiert, so sind die eine flache Ulzeration bedeckenden Krustenauflagerungen, die sich wie beim Anthrax im Anschluß an eine eitrig eingetrübte Blase entwickeln, häufig hämorrhagisch durchsetzt („Ecthyma hémorrhagique" nach Hallopeau und Leredde) und ahmen dadurch den schwarzen Schorf des Milzbrandes nach.

Letzterer tritt meist in der Einzahl, das streptogene Ekthyma eher multipel auf. Es ist meist primär – im Gegensatz zum Milzbrandkarbunkel – schmerzhaft; hohes Fieber, Schüttelfröste und Krankheitsgefühl treten beim Streptokokkenekthyma im Beginn, beim Milzbrand erst nach Tagen auf. Letztlich lassen sich die Krankheitsbilder aber nur bakteriologisch sicher trennen.

Literatur

1. Nicolau S (1930) Gangrène cutanée extensive de la jambe due au streptocoque. Bull Soc roum Dermat 1:152–156. Zit. nach Hoffmann H (1931) Ref Zbl Hautkr 35:275
2. Greither A (1977) Patient 4 (Universitäts-Hautklinik Düsseldorf) in „Kliniko-Pathologische Konferenz". Hautarzt 28, Suppl II:322

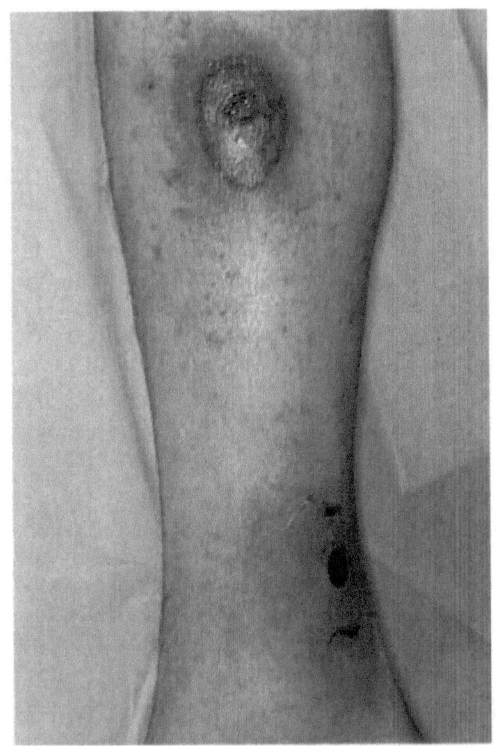

Pseudomilzbrand

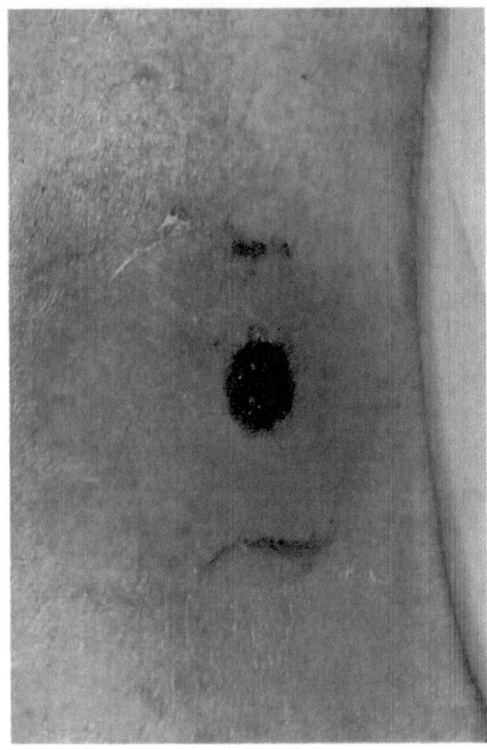

Pseudomilzbrand: Pustula maligna-artige Veränderung

Präputialabszeß durch β-Laktamase-bildende Gonokokken

Vorgestellt von Dr. H. C. Korting, Dr. U. Neubert und PD Dr. Chr. Luderschmidt

Überwiesen von Dr. R. Sedlmaier, Kelheim

Anamnese: Werner H., 21 Jahre. 10tägiger Aufenthalt in Thailand. In dieser Zeit ausschließlich vaginaler Verkehr mit etwa 6 bis 7 Prostituierten. Am letzten Tage Auftreten eines entzündlichen Knötchens an der Vorhaut. Nach der Rückkehr in den nächsten 10 Tagen zunehmend Verschlimmerung; jedoch weder Ausfluß noch Brennen beim Wasserlassen.

Befund: Am dorsalen Präputium ca. 0,5 cm im Durchmesser großer, livid-roter, mittelderber Knoten, leicht berührungsempfindlich; auf Druck Entleerung von Eiter. Haut und Schleimhäute sowie Lymphknoten unauffällig.

Bakteriologie: Im Anschluß an die Erstvorstellung im Notdienst zunächst kultureller Nachweis von Neisseria gonorrhoeae im eitrigen Exprimat. Weitere Kulturen auf Neisseria gonorrhoeae werden im Rahmen der Wiedervorstellung angelegt, sie bestätigen den Erstbefund und weisen zudem Erreger in der Urethra, nicht aber im Rektum und Rachen nach. Nitrocefin-Test auf β-Laktamase-Bildung positiv. In der Urethra zusätzlich Mykoplasma hominis und Ureaplasma urealyticum.

Sonstige Befunde: Von den klinisch-chemischen Parametern ist eine leichte Leukozytose (10 500/µl) zu erwähnen. Luesserologie nicht reaktiv.

Therapie und Verlauf: Nachdem zunächst eine 1wöchige Behandlung mit Cotrimoxazol wegen Verdachts auf Pyodermie erfolglos war, wurde dem Patienten nach Vorliegen der definitiven Untersuchungsergebnisse einmalig 1 g Cefotiam (Spizef) i. m. verabreicht: Daraufhin bildete sich die Veränderung binnen einer Woche merklich zurück; Neisseria gonorrhoeae war nicht mehr nachweisbar. Nach erneuter negativer bakteriologischer Kontrolle und weiterer Besserung nach einigen Tagen Behandlung der Mykoplasmen-Infektion mit Tetrazyklin.

Kommentar: Während in der vorantibiotischen Ära „Hautkrankheiten bei Gonorrhoe" Gegenstand eingehender Erörterung waren [1], kommen sie heute anscheinend so selten vor, daß sie kaum noch Eingang in die Literatur finden (vgl. [2]). Trotzdem sollte jeder Arzt mit der Möglichkeit derartiger Verlaufsformen der Gonorrhoe vertraut sein, zumal – wie der vorliegende Fall zeigt – nunmehr auch mit dem Vorkommen β-Laktamase-bildender Erreger zu rechnen ist.

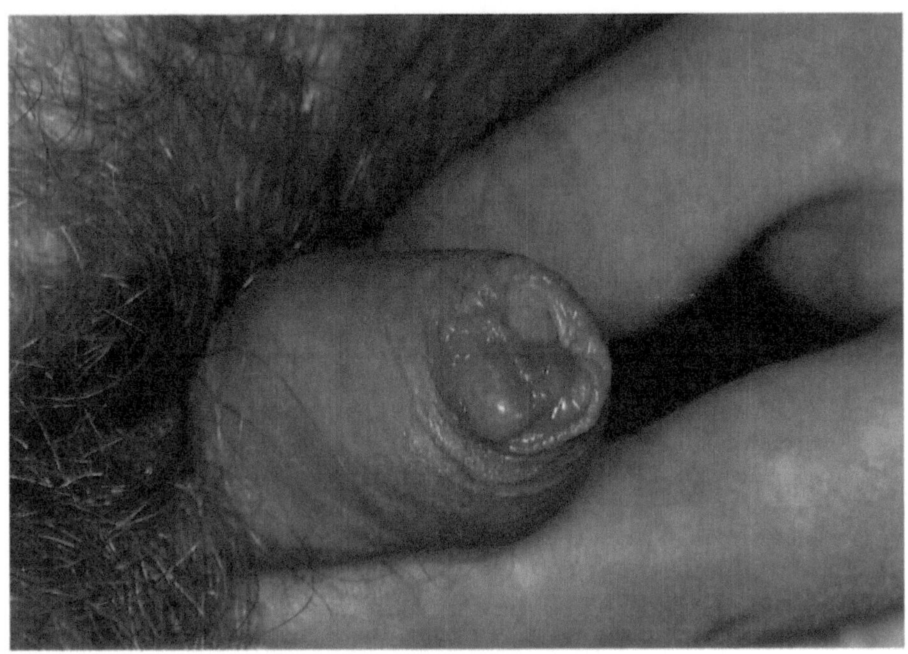

Präputialabszeß durch β-Laktamase-bildende Gonokokken

Literatur

1. Langer E (1930) Hautkrankheiten bei Gonorrhoe. In: Jadassohn J (Hrsg) Handbuch der Haut- und Geschlechtskrankheiten. Vol 20/2. Springer, Berlin, S 40–47
2. Rosen T (1982) Unusual Presentations of gonorrhoea. J Am Acad Dermatol 6:369–372

Melkerknoten

Vorgestellt von Dr. T. Ruzicka

Überwiesen von Dr. H. Kasseckert, Waldkraiburg

Anamnese: Josef W., 37jähriger Landwirt, bemerkte seit einer Woche eine Eiterblase am Finger.

Hautbefund: An der Streckseite des Endgliedes des Mittelfingers findet sich auf rötlich-lividem Grund eine eröffnete Pustel, die eine weißlich verfärbte Blasendecke aufweist. Es entleert sich ein klares Sekret mit Blutbeimengung. Regionale Lymphknoten nicht geschwollen.

Weitere Befunde: BSG 3/6. Leukozyten 8300/µl mit unauffälligem Differentialblutbild. Temp. 36,7 °C.
Bakteriologie vom Pustelabstrich: Staph. aureus.

Elektronenmikroskopie: Im Sekret fanden sich im Negativ-Kontrastierungsverfahren massenhaft mit Paravakzine-Viren vereinbare virale Strukturen (Schnelldiagnostik). Die gleichen Strukturen waren ebenfalls auf Dünnschnitten von eingebettetem Krustenmaterial nachweisbar.

Therapie: Unter der Therapie mit Megacillin i. m. und Aureomycin Salbe lokal heilten die Hautveränderungen nach 4 Wochen ab.

Kommentar: Der Melkerknoten ist eine durch Paravakziniaviren verursachte Erkrankung, die von an Euterpocken erkrankten Rindern übertragen wird. Bei pustulösen Hautveränderungen bei Landwirten, die differentialdiagnostisch an ein Panaritium, eine schankriforme Pyodermie oder ein beginnendes Erysipel denken lassen, kann die elektronenmikroskopische Untersuchung einen wesentlichen Schlüssel zur Diagnosestellung liefern. Hierbei ist das Negativkontrastierungsverfahren zur Schnelldiagnostik von Viruserkrankungen der Haut eine einfache, innerhalb einer Stunde durchführbare Methode. Das klinisch und elektronenmikroskopisch ähnliche Ecthyma contagiosium (Orf) kann vom Melkerknoten durch den Kontakt mit Schafen (Orf) oder Rindern (Melkerknoten) anamnestisch unterschieden werden.

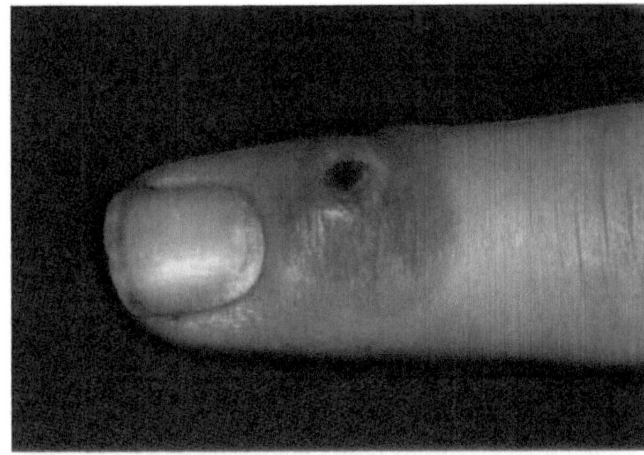

Melkerknoten

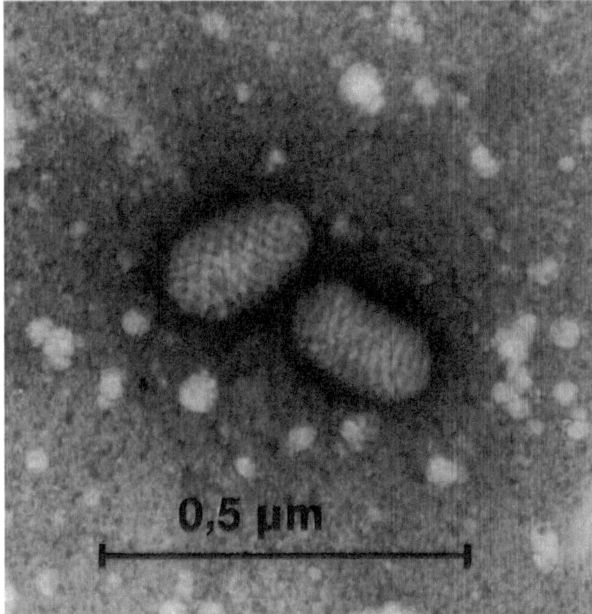

Negativkontrastierung, Wollknäuelstruktur von Paravakziniaviren

Literatur

1. Nasemann T (1974) Viruskrankheiten der Haut, der Schleimhäute und des Genitales. Thieme, Stuttgart
2. Wolff HH, Gräser H (1977) Elektronenmikroskopische Schnelldiagnostik bei Viruserkrankungen der Haut. Hautarzt 28:371–374

Furunkuloide Myiasis durch Dermatobia hominis

Vorgestellt von Dr. U. Neubert

Überwiesen von Prof. Dr. C. A. Geser, Garmisch-Partenkirchen

Anamnese: Josefine H., 67 Jahre. Gegen Ende eines mehrmonatigen Urlaubs in Uruguay (Mündung des Rio de la Plata) Entwicklung multipler nässender, blutender, heftig brennender Knoten. Auch ein Enkelkind entwickelte Knoten an der Wange, im Scheitelbereich und unter dem Ohr.

Hautbefund: 8 bis kirschgroße, derbe, lividrote, furunkuloide Knoten am rechten Unterarm, an Brust- und Rückenhaut sowie am rechten Oberschenkel. Die Knoten weisen alle an der Kuppe eine Öffnung auf, aus der sich blutig tingierte seröse Flüssigkeit entleert.

Histologie: Akanthotisch verbreiterte Epidermis mit basaler Hyperpigmentierung. Das gesamte Korium wird von einer dichten, teilweise fleckförmig aggregierten, lympho-histiozytären Zellansammlung mit extrem vielen Eosinophilen eingenommen.

Bakteriologie: In Gram-gefärbten Exsudatausstrichen reichlich Leukozyten, jedoch Bakterien nicht nachweisbar. Kulturell nach 48 Stunden Bebrütung kein Wachstum.

Erregernachweis: Bei der Exzision und dem Exprimieren der Knoten konnte jeweils eine für Dermatobia hominis typische Fliegenlarve nachgewiesen werden.

Therapie und Verlauf: Die Fliegenlarven wurden in mehreren Sitzungen teils durch Exzision, teils durch Exprimieren nach Vereisung mit Chloräthyl-Spray entfernt. Danach komplikationslose Wundheilung.

Kommentar: Furunkuloide Manifestationen einer Myiasis können durch die Larven zweier Fliegenarten, der in Afrika verbreiteten Cordylobia anthropophaga sowie der in Mittel- und Südamerika vorkommenmden Dermatobia hominis verursacht werden. Die in bewaldeten Flußniederungen lebende Dasselfliege Dermatobia hominis heftet ihre Eier Moskitos an. Beim Stechvorgang am Warmblüter schlüpfen die Larven und bohren sich in die Haut des Wirtsorganismus (Rinder, Hunde, seltener der Mensch) ein. Nach einem mehrmonatigen Entwicklungszyklus verläßt die Larve die Haut und verpuppt sich im Erdboden bis zum Schlüpfen der reifen Imago.

Abgesehen von der Anamnese – Aufenthalt in Afrika, Mittel- oder Südamerika, Entwicklung furunkuloider Schwellungen mit seröser Absonderung, Juckreiz und brennenden Schmerzen – ist für die klinische Diagnose das Vorhandensein der punktförmigen Atemöffnung an der Kuppe der Knoten charakteristisch.

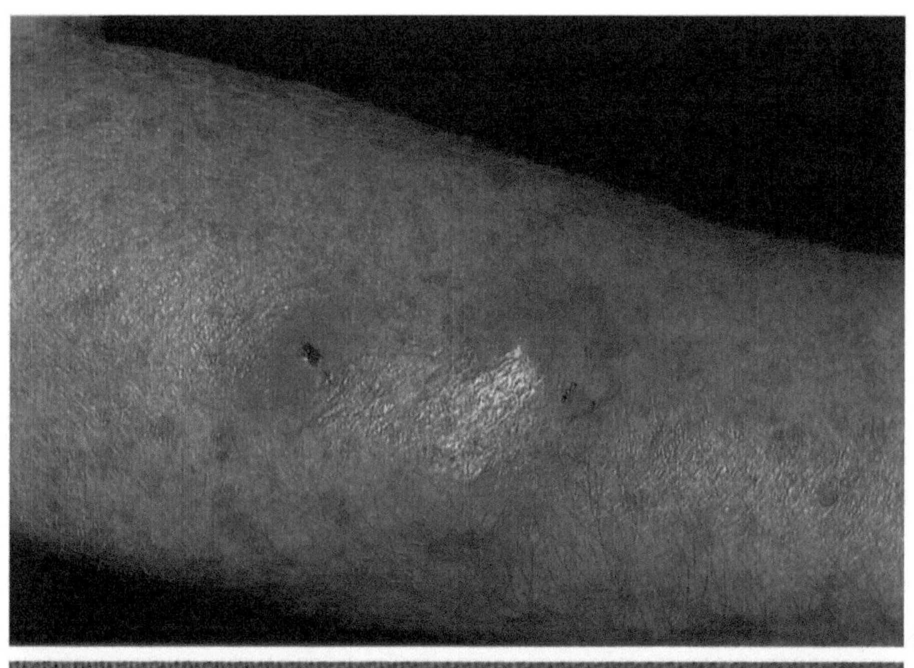

1

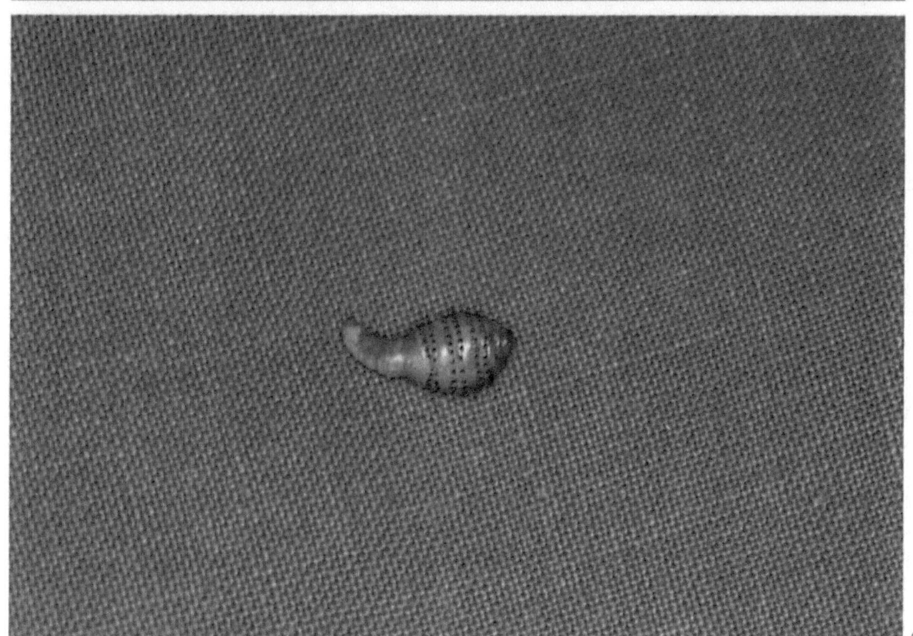

2

1 Furunkuloide Veränderung, **2** Operativ entfernte Fliegenlarve

Literatur

1. Bork K, Schramm P (1981) Furunkuloide Myiasis durch Larven von Dermatobia hominis. Hautarzt 32: 141–144
2. Peters H, Kramer S (1966) Zur Differentialdiagnose der Myiasis cutanea in der ärztlichen Praxis. Hautarzt 17: 195–201
3. Rosen I, Neuberger D (1977) Myiasis Dermatobia Hominis Linn. Cutis 19: 63–66

Morbus Kaposi, rezidivierende Infekte und Immundefizienz bei „Acquired Immunodeficiency Syndrome" (AIDS)

Vorgestellt von PD Dr. Dr. J. Ring, Prof. O. Braun-Falco, Prof. G. Rietmüller* und Prof. P. Rieber*

Anamnese: Männlicher Patient 55 Jahre. 1976 Lues II. Hepatitis A und B. Nach Aufenthalt in Haiti kommt es zu blauroten Knoten am rechten Fuß, später in multipler Aussaat an Stamm und Extremitäten. Der Patient verneint homosexuelle Kontakte, es besteht aber eine Tendenz zu HWG. Im Laufe des Jahres entwickelt sich ein rezidivierender Herpes simplex perianal, am Oberschenkel links treten furunkuloide Knoten auf, im Bereich des Mons pubis Dellwarzen. Im Mai 1982 atypische Pneumonie (Streptokokken?; kein Nachweis von Pneumocystis carinii).

Hautbefund: An der 3. Zehe dorsal, auf den Fußrücken übergreifend, scharf begrenzte Knotenbildung von blauschwarzer Farbe, gering druckschmerzhaft (Abb. 1). Ähnliche braun-rote bis violette knotige Infiltrate von 0,5 bis 3 cm ∅ am Stamm und an den Extremitäten in lockerer Dissemination (Abb. 2). In der Rima ani 2 cm ∅ Erosion, teils polyzyklisch begrenzt. Im Bereich des Mons pubis ca. 15 Mollusca contagiosa (Abb. 3).

Histologie: Im oberen und mittleren Korium Proliferationen von Gefäßelementen mit Ausbildung von spaltförmigen Hohlräumen, die mit Erythrozyten gefüllt sind. Stellenweise Wandverdickung der Gefäße und umgebende Fibrose. Extravasate von Erythrozyten mit Pigmentablagerung (Eisenfärbung: Hämosiderin).

Blutbild: 3600 Leukozyten (71 Segment, 5 Stab, 20 Lympho, 1 Eos, 3 Mono). 165000 Thrombozyten. Hb 13,7 g%. BKS 62/104.

Immunologische Befunde: HLA-Typisierung (Prof. P. Rubinstein, New York): A1, W30, B18, W35, CW4W5, DR3 (W6.2?). Im Lymphozytentransformationstest abgeschwächte Reaktion auf Phytohämagglutinin und Alloantigen. Im Intrakutantest mit Recall-Antigenen: + + Sofortreaktionen gegen Trichophytin und Candida, nach 48 h alles negativ. Im peripheren Blut relative Vermehrung der B-Zellen. Erniedrigte Ratio Helfer/Suppressor-Zellen (T4 : T8 = 1 : 10).

Therapie und Verlauf: Unter einer Strahlenterapie (Prof. v. Lieven, München) bilden sich einige Herde zurück. Es kommt jedoch ständig zum Auftreten neuer Knoten. Wegen der Infektneigung nahezu kontinuierliche Gabe von Antibiotika. Unter Behandlung mit VP16 (Etoposid) Rückbildung der meisten Kaposi-Veränderungen bis auf Resthyperpigmentierungen. Verschlechterung Mai 1983, Kombinationstherapie mit Adriamycin, Vincristin und Bleomycin (internistische Betreuung Prof. E. Thiel, München).

Kommentar: Unter der Bezeichnung „Acquired immunodeficiency syndrome" (AIDS) versteht man das Auftreten von opportunistischen Infektionen sowie malignen Neoplasmen (besonders M. Kaposi) auf dem Boden einer erworbenen Abwehrschwäche der zellulären Immunität bei vorher gesunden und nicht immunsuppressiv behandelten Personen jugendlichen und mittleren Lebensalters (60 Jahre) [1–4]. Die Erkrankung tritt vor allem auf bei Homosexuellen, Drogensüchtigen, Einwohnern von Haiti und Patienten mit häufigen Bluttransfusionen [2]. Die Ätiologie des AIDS ist noch nicht geklärt, obwohl vieles darauf hinndeutet, daß ein mit dem Blut übertragenes infektiöses Agens eine Rolle spielt. In den USA nimmt die Erkrankung in ihrer Häufigkeit zu [3]. In Deutschland wurde der erste Fall von AIDS mit M. Kaposi auf

* Institut für Immunologie der Ludwig-Maximilians-Universität München

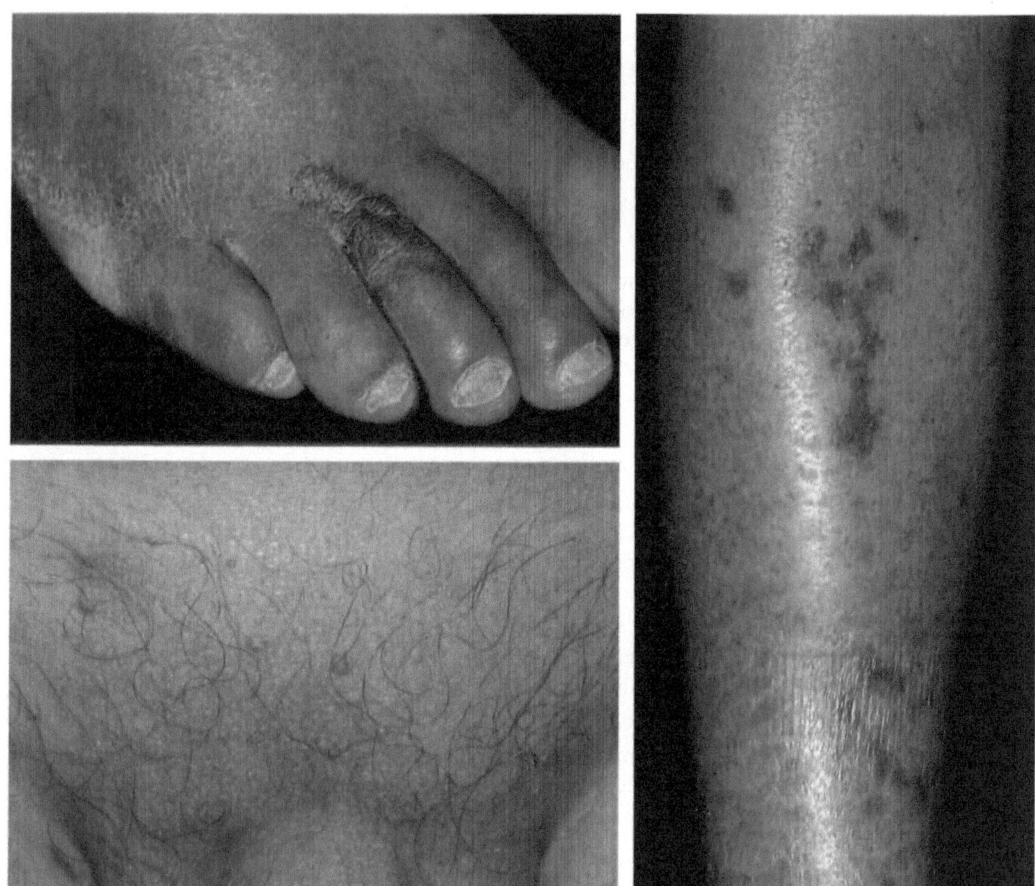

1 Morbus Kaposi: Plattenartige Infiltrate
2 Morbus Kaposi: Fleckförmige Infiltrate
3 Mollusca contagiosa

der Tagung der Berliner Dermatologischen Gesellschaft im November 1982 vorgestellt (Orfanos et al., in Vorbereitung). Der hier vorgestellte Patient hat die Erkrankung mit großer Wahrscheinlichkeit in Haiti erworben. Homosexualität und Drogenabusus scheinen nicht notwendige Voraussetzungen für die Entstehung eines AIDS zu sein. Der Fall wird andernorts detailliert veröffentlicht unter besonderer Berücksichtigung der immunologischen Befunde (Riethmüller et al., in Vorbereitung).

Literatur

1. Siegal FP, Lopez C, Hammer GS et al (1981) Severe aquired immunodeficiency in male homosexuals manifested by chronic perianal ulcerative herpes simplex lesions. N Engl J Med 305: 1439–1444
2. Hymes KB, Greene JB, Marcus A et al (1981) Kaposi's sarcoma in homosexual men – a report of eight cases. Lancet 2: 598–600
3. Centers for disease control task force on Kaposi's sarcoma and opportunistic infections: epidemiologic aspects of the current outbreak of Kaposi's sarcoma and opportunistic infections. (1982) N Engl J Med 306: 248
4. L'age-Stehr J (1983) Erworbene Immundefekte – eine neue Infektionskrankheit AIDS (Acquired Immune Deficiency Syndrome). Bundesgesundhbl 26: 93–100

Sneddon-Syndrom: Livedo racemosa generalisata mit zerebraler Manifestation

Vorgestellt von Dr. W. Klövekorn

Überwiesen von der Psychiatrischen Klinik und Poliklinik der Universität München

Anamnese: Hedwig St.-K., 38 Jahre. Seit 1969, nach einer Schwangerschaft, zunehmend Ausbildung blitzfigurenartiger, livider Erytheme am gesamten Integument. Einnahme von Ovulationshemmern und Nikotinabusus. 1975 Apoplexie mit linksseitiger Hemiparese. Seit 1978 mehrmals psychiatrische Behandlung bei Verdacht auf paranoide Schizophrenie.

Hautbefund: An Extremitätenstreckseiten und Glutealregion finden sich livide, aborisierende Erytheme; mäßige Akrozyanose.

Histologie: Bei regelrecht aufgebauter Epidermis finden sich im oberen Korium Anschnitte zahlreicher, teils ektatischer Kapillaren; perivaskulär ödematöse Auflockerung, mäßig dichtes lympho-histiozytäres Infiltrat und geringgradige Schwellung der Endothelien.
Direkte Immunfluoreszenz: negativ

Sonstige Befunde: BKS 12/30, klinisch-chemische Untersuchungen, einschließlich Luesserologie und Kryoglobulinbestimmung unauffällig. ANA positiv (Titer 80, IGM-Typ, speckled).

Neurologisch: Linksseitige Hemiparese mit geringer Sensibilitätsstörung am linken Arm. Computertomografisch Nachweis eines Infarktes rechts parietal (A. cerebri media) und links frontal.

Therapie: Einheitliche Behandlungsrichtlinien sind nicht bekannt; Behandlung und Prophylaxe der zerebralen Durchblutungsstörung durch Acetylsalicylsäure-Präparate, Betarezeptoren-Blocker und Kortikoiden erbrachte keinen sicheren Erfolg.

Kommentar: Unter Livedo versteht man eine bläuliche, gelegentlich braunrote, durch Kälte verstärkbare Hautzeichnung. Im deutschsprachigen Schrifttum wird zwischen der netzförmigen, meist durch einen funktionellen Gefäßschaden verursachten Livedo reticularis oder Cutis marmorata und der durch aborisierende, blitzfigurenartige oder rankenförmige Hautzeichnung charakterisierten Livedo racemosa unterschieden.

Livedo racemosa ist meist Symptom einer Anzahl von Grundkrankheiten, in seltenen Fällen jedoch eine eigenständige, idiopathische Gefäßerkrankung (Näheres siehe bei Röckl und Metz). Während histologisch bei Livedo reticularis abgesehen von Gefäßektasien keine wesentlichen pathologischen Befunde feststellbar sind, findet sich bei der symptomatischen Livedo racemosa je nach den vorliegenden Grunderkrankungen ein uneinheitliches Bild, das durch nekrotisierende Vaskulitis oder Periarteriitis, hyaline intravasale Thrombenbildung, lympho-histiozytäre Gefäßwandinfiltration oder auch durch Intimafibrose oder granulomatöse vaskulitische Veränderungen der kutanen Gefäße geprägt sein kann. Die idiopathische Livedo racemosa ist histologisch meist durch ein diskretes perivaskuläres lympho-histiozytäres Infiltrat und zellreiche Intimaproliferation charakterisiert.

Der erstmals 1965 von Sneddon erwogene Zusammenhang zwischen Livedo und zerebraler Störung wird nach neuesten Publikationen mit 73% bei Livedo racemosa generalisata angegeben. Demnach sollte bei Livedo racemosa generalisata immer auf extrakutane Gefäßbeteiligung, insbesondere auf zerebrale Veränderungen geachtet werden.

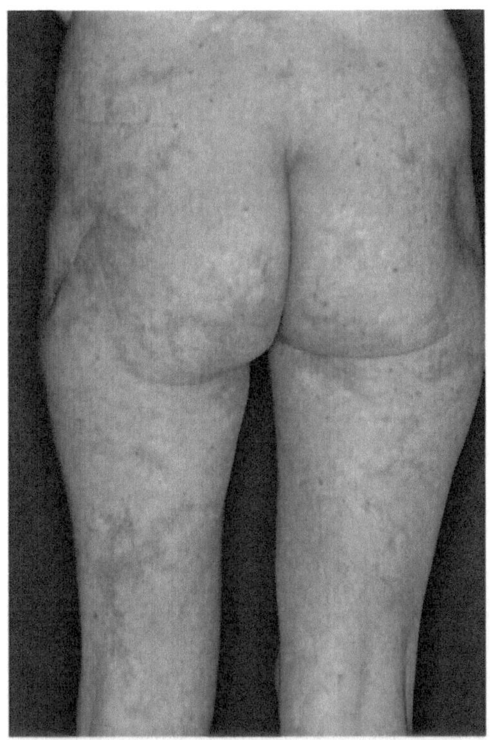

Livedo racemosa

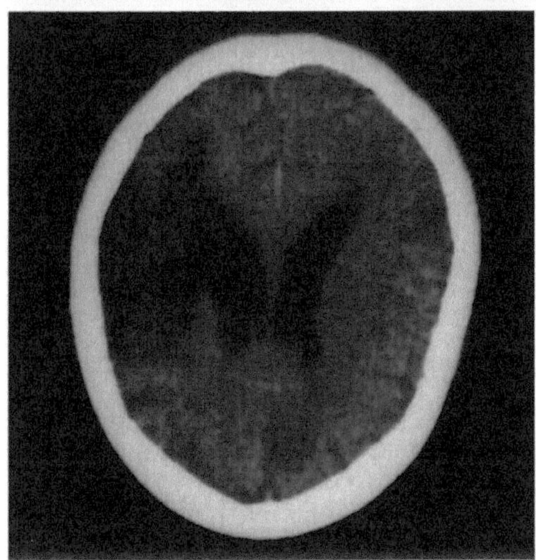

Computertomographischer Infarktnachweis

Literatur

1. Ehrmann S (1907) Ein neues Gefäßsymptom bei Lues. Wien Med Wochenschr 57:777–782
2. Lubach D, Stamm Th (1981) Neurologische Veränderungen bei Livedo racemosa generalisata (Ehrmann). Hautarzt 32:245–248
3. Röckl H, Metz J (1979) Symptom: Livedo. In: Braun-Falco O, Wolff HH (Hrsg) Fortschritte der praktischen Dermatologie und Venerologie, Bd 9, Springer, Berlin Heidelberg New York, S 163–170
4. Sneddon JB (1965) Cerebro-vascular lesions and livedo reticularis. Br J Dermatol 77:180–185

Progeria adultorum (Werner-Syndrom)

Vorgestellt von Prof. Ch. Schmoeckel

Überwiesen von Dr. F. Lehner, München

Anamnese: Makbule Ö., 38jährige Türkin. Bagatellverletzung über der rechten Ferse im Februar 1974; nach einigen Wochen Bursektomie durch einen Chirurgen, darauf allmähliche Ausbildung eines Ulkus. Die weitere Anamnese ergibt: Eine Fehlgeburt, eine Totgeburt, zwei Kinder im ersten Lebensjahr gestorben, ein 5. Kind mit 7 Jahren tödlich verunglückt. 3 Geschwister der Patientin seien im Kindesalter gestorben, der etwas jüngere Bruder ist nach beidseitiger Kataraktoperation erblindet. Der Vater habe die gleiche Konstitution wie die Patientin gehabt und sei mit 62 Jahren an Herzschwäche gestorben.

Hautbefund: Über der rechten Achillessehne ein fünfmarkstückgroßes Ulkus sowie zwei weitere kleinere Ulzera im Randbereich. Der Ulkusgrund ist flach und schmierig-eitrig belegt, die Ränder sind scharf und nicht erhaben. Fußpulse tastbar, keine chronisch-venöse Insuffizienz.

Allgemeinbefund: Disproportionierter Kleinwuchs mit relativ adipösem Rumpf und Striae distensae; die Extremitäten sind dagegen schmächtig mit starker atrophischer Kutis und Schwund des subkutanen Fettgewebes. Angedeutetes Vogelgesicht, Stimmveränderung, Poliosis (seit dem 25. Lebensjahr), umschriebene plantare Keratosen.

Laborbefunde: Auffällig ist lediglich eine leicht pathologische Glukosebelastung.

Histologie:
1. Ulkus: Chronisches Granulationsgewebe
2. Normale Haut rechter Unterschenkel: Atrophie des Epithelbandes und des Bindegewebes, Aufsplitterung der elastischen Fasern.

Sonstige Befunde:
Augenklinik der Universität München: Hintere Schalentrübung der Linse beiderseits.
Medizinische Klinik der Universität München: Leicht verminderte Schilddrüsenfunktion.
Hals-Nasen-Ohren-Klinik der Universität München: Trockenheit der Schleimhaut, Stimmbänder etwas ödematös. Sigmatismus nasalis, Singstimme mit Detonieren und Flattern der Stimme, C-5 Senke im Audiogramm.
Orthopädische Klinik der Universität München: Osteoporose im Fersenbein rechts wesentlich stärker als links.

Therapie und Verlauf: Nur sehr allmähliche Abheilung der Ulzera durch eine polypragmatische örtliche Therapie bei zwischenzeitlicher Verschlechterung mit Verdacht auf Knochenusurierung.

Kontrolluntersuchungen in den folgenden 7 Jahren zeigten die typische Entwicklung eines Werner-Syndroms mit Zunahme des Vogelgesichtes und der Verschlechterung der Linsentrübung beidseits. Kataraktoperation an beiden Augen führten bei zwischenzeitlicher Netzhautablösung nur zu einem Teilerfolg. Auch zunehmende Knochenschmerzen in den unteren Extremitäten führten zur Invalidisierung und zur sozialen Verschlechterung der persönlichen Situation. Eine Progression der Erkrankung konnte durch ein Substution mit Euthyrox sowie zwischenzeitlich durch andere Behandlungsmethoden (Frischzelltherapie) nicht aufgehalten werden.

Kommentar: Ungewöhnliche Ulzera sollten differentialdiagnostisch auch an dieses seltene Syndrom denken lassen, wobei die Symptomatik zu diesem Zeitpunkt noch relativ uncharakteristisch sein kann. Wie dieser Fall zeigt, war die Behandlung des zunächst sehr therapie-resistenten Ulkus schließlich doch erfolgreich. Für den Patienten wesentlich ist auch die frühzeitige Behandlung von Katarakt und Netzhautablösungen.

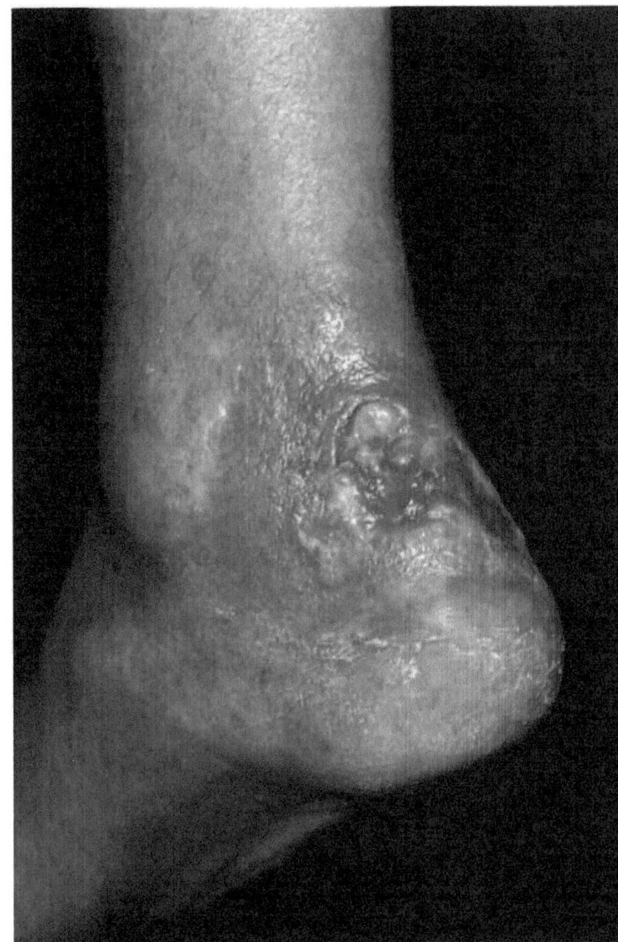

Chronisches Ulkus mit Granulationsgewebe

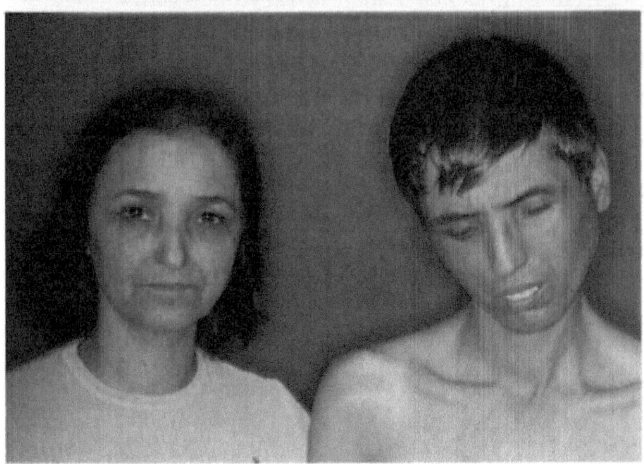

Patientin mit ihrem bereits erblindeten Bruder (Werner-Syndrom)

Literatur

1. Knoth W, Bethka R, Hoffmann L (1963) Über das Werner-Syndrom. Hautarzt 14:145–152 und 193–202

Eruptive Histiozytome

Vorgestellt von Dr. W. Klövekorn

Überwiesen von Dr. W. Harms, Sonthofen

Anamnese: Ingo N., 16 Jahre. Seit Juni 1982 zunehmend Ausbildung nicht juckender, schmerzloser, glasstecknadelkopfgroßer Knötchen in beiden Axillen, Ausbreitung auf die seitliche Thoraxwand und das Gesicht.

Hautbefund: Beidseits axillär, auf der seitlichen Thoraxwand und vereinzelt auch am linken Oberlid finden sich disseminiert bis linsengroße, braun-rötliche, teils glasige, mittelderbe, der Haut aufsitzende Papeln mit glatter Oberfläche (Abb. 1 und 2).

Sonstige Befunde: Bei der internen Durchuntersuchung einschließlich Röntgenuntersuchung des Schädels und klinisch-chemischer Untersuchungen keine pathologischen Befunde.
Cholesterin und Triglyceride o. B. Lipidelektrophorese o. B.

Histologie: Bei unauffälliger Epidermis findet sich im oberen Korium direkt subepidermal und perifollikulär eine dichte Ansammlung histiozytoider Zellen. Keine typischen Toutonschen Riesenzellen; daneben zahlreiche Granulozyten.

Enzymzytochemisch verhalten sich die Zellen stark positiv beim Nachweis der sauren Phosphatase (Abb. 3) und unspezifischer Esterasen (typisch für Histiozyten und Makrophagen).

Semidünnschnitt: Die im Infiltrat vorherrschenden histiozytoiden Zellen haben großblasige, nur gelegentlich grobgelappte Kerne mit solitären prominenten Nukleolen; das Zytoplasma ist reichlich ausgebildet und erscheint oft hell, teils aber auch dunkler. In zahlreichen Zellen unterschiedlich große dunkle Granula.

Elektronenmikroskopie: Im Zytoplasma sind öfters Phagolysosomen, pleomorphe Granula, gelegentlich kommaförmige Strukturen und vereinzelt Lipidvakuolen und Cholesterinkristalle nachweisbar. In zahlreichen Zellen infrazytoplasmatisch aggregiert wurmartige Membranstrukturen. Vergrößerung der Zelloberfläche durch ausgeprägte mikrovilliartige Membranstrukturen, lockere Verzahnung benachbarter Infiltratzellen. Fehlen von Riesenzellen und dermalen Langerhanszellen.

Kommentar: Die erstmals von Winkelmann und Muller 1963 beschriebenen „Eruptiven Histiozytome“ manifestieren sich ohne den Allgemeinzustand des Patienten zu beeinflussen lediglich mit Hautveränderungen. Die Erkrankung ist gutartig, obwohl die Hautveränderungen zur Ausbreitung neigen; gelegentlich kommt es auch zur spontanen Rückbildung.

Organbefall, insbesondere des retikuloendothelialen Systems, der Lunge oder von Knochen sowie Fettstoffwechselstörungen oder Diabetes insipidus werden nicht gefunden.

Therapeutische Maßnahmen sind nicht erforderlich, differentialdiagnostisch müssen eruptive Xanthome ausgeschlossen werden.

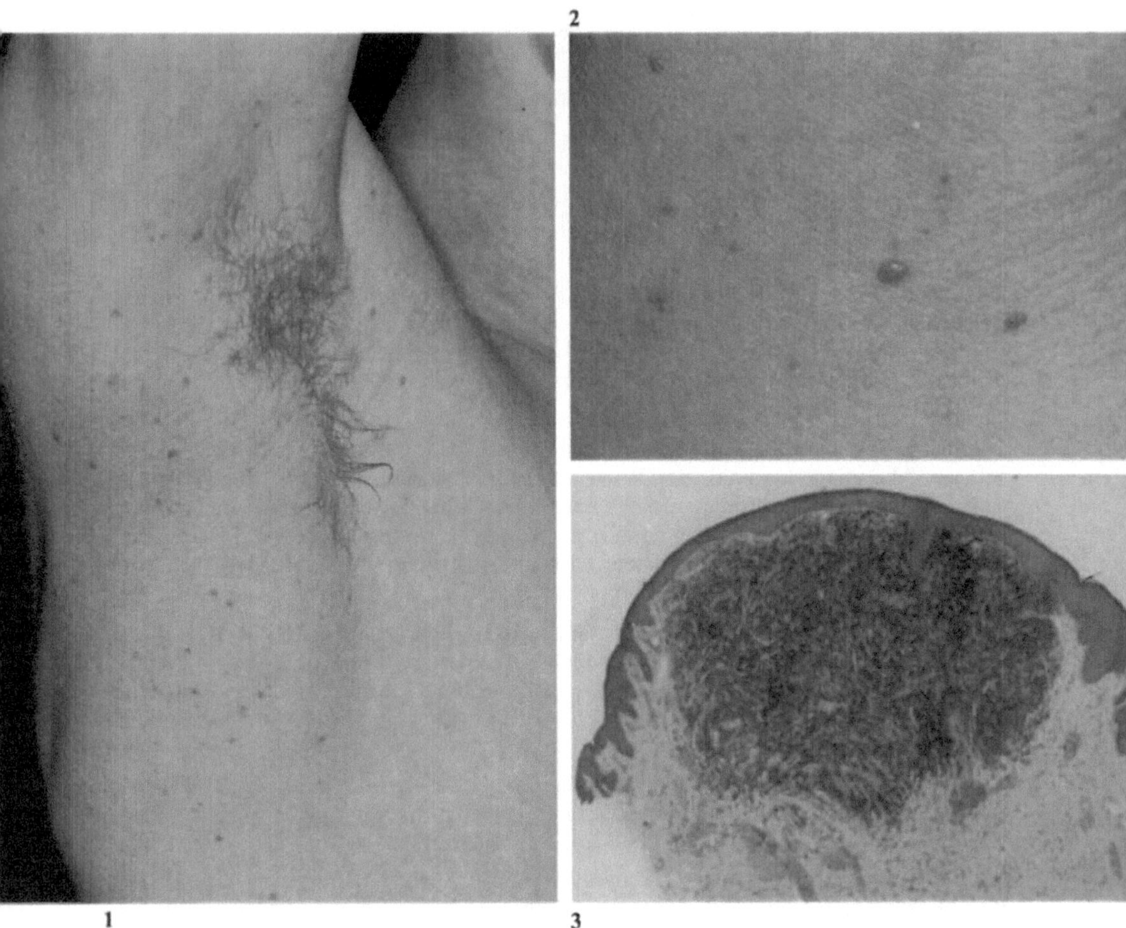

1 Stecknadelkopfgroße Papeln in der Axillarregion
2 Kalottenförmige Papeln
3 Saure Phosphatase: Darstellung histiozytoider Zellelemente

Literatur

1. Arnold ML, Wirth H, Anton-Lambrecht I, Petzold D (1982) Generalisierte eruptive Histiozytome. Hautarzt 33:428–437
2. Winkelmann RK, Muller SA (1963) Generalized eruptive histiocytoma. Arch Dermatol 88:586–596

Histiozytosis X – Morbus Hand-Schüller-Christian

Vorgestellt von Dr. W. Eberth-Willershausen und Dr. F. Ryckmanns

Überwiesen von Dr. C. Meisel, Nürnberg

Anamnese: Gottfried R., 75 Jahre. Seit einem Jahr Hautveränderungen beginnend am behaarten Kopf mit Schuppung und gelegentlichem Juckreiz, dann kleinfleckige papulöse gerötete Veränderungen im Brustbereich, der Rückengegend, Leistengegend und der Rima ani mit Nässen und Juckreiz. Bisher keine Besserung auf Therapie mit verschiedenen Externa.

Hautbefunde: Am behaarten Kopf, Brustbeingegend, hinterer Schweißrinne, vereinzelt am Abdomen, inguinal, der Rima ani sowie beiderseits axillär zeigten sich in unsymmetrischer Verteilung, vereinzelt auch zu flächenhaften Veränderungen angeordnete, dichtstehende glasstecknadelkopfgroße bis etwa linsengroße rötlich-braune, teilweise schuppende und verkrustete Papeln. Am behaarten Kopf zeigte sich eine teilweise fleckförmige Atrophie. Lymphknotenstatus unauffällig. Schleimhäute frei.

Histologie: Zwei unterschiedliche Biopsien zeigen ein vergleichbares Bild: Umschriebene starke Auflockerung des epidermalen Zellverbandes durch ein lockeres lymphozytäres und histiozytoides Infiltrat, das in das obere Korium eindringt. Einzelne Erythrozytenextravasate. Zum Teil blasige Abhebung der Epidermis durch subepidermales Ödem.

Semidünnschnitt und Elektronenmikroskopie: Im oberen Korium und in der Epidermis zahlreiche, atypische histiozytoide Zellen mit größeren, unregelmäßig gelappten Kernen; im Zytoplasma häufig typische Langerhans-Granula.

Immunologische Untersuchung: Laborwerte: BKS 37/67, Monozytose von 9–16%, Retikulozytenzahl von 15%, sonst unauffällige Laborparameter. Rheumafaktoren (Latex-Text) schwach positiv, C-reaktives Protein stark positiv.

Radiologische Untersuchungen: Röntgen-Schädel mit Sella-Zielaufnahme, Röntgen BWS, LWS und Becken: Unauffällig. Röntgen der Ober- und Unterarme mit Tomogramm des linken Humeruskopfes: Osteolysen im mittleren Drittel des Humerusschaftes. Knochenszintigramm: unauffällig.

Weitere Befunde: Internistische Untersuchung mit Leber- und Milzszintigramm, Oberbauchsonogramm, i.v. Pyelogramm: Unauffällig. Augen- und HNO-ärztliche Untersuchung: Unauffällig.

Therapie: Üblicherweise bei interner Beteiligung systemische Gabe von Glukortikosteroiden und Zytostatika wie Methotrexat oder Azathioprin (Imurek). Röntgenbestrahlung oder chirurgische Exzision einzelner Herde werden ebenfalls empfohlen. In Anbetracht des Alters und der subjektiven Beschwerdefreiheit verzichten wir auf eine eingreifende interne Therapie.

Kommentar: Zum Histiozytosis X Syndrom gehören drei Krankheitsbilder:
1. M. Hand-Schüller-Christian,
2. M. Letterer-Siwe,
3. Eosinophiles Granulom vor allem des Knochens.

Die zum M. Hand-Schüller-Christian gehörende Trias umfaßt osteolytische Knochendefekte, Diabetes insipidus sowie ein- oder doppelseitigen Exophthalmus. Bei uncharakteristischen mono- und oligosymptomatischen Fällen können diagnostische Probleme entstehen. Hautveränderungen kommen nur in etwa einem Drittel der Fälle vor. Sicherstellung der Diagnose ist nur elektronenmikroskopisch möglich.

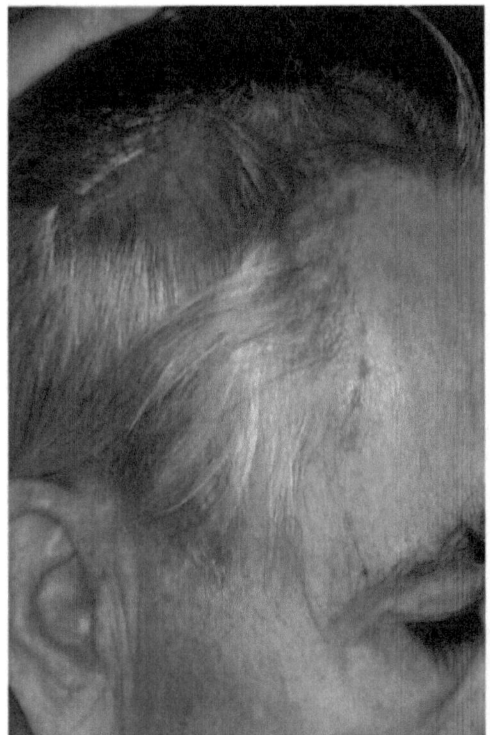

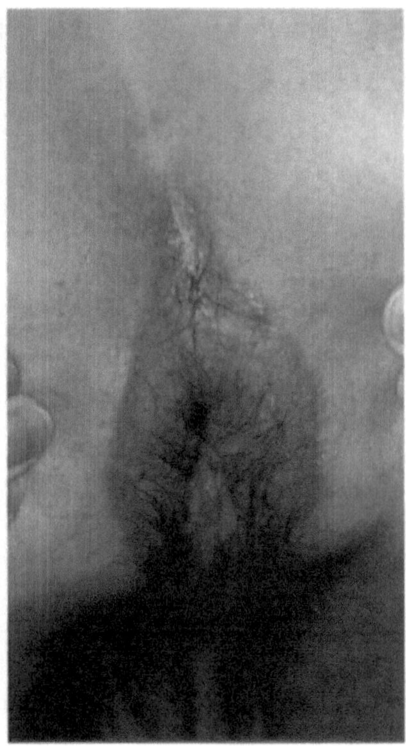

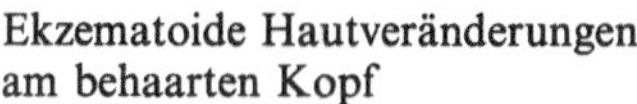

Ekzematoide Hautveränderungen am behaarten Kopf

Psoriasiforme Intertrigo

Literatur

1. Lichtenstein L (1953) Histiocytosis X, integration of eosinophilic granuloma of bones, "Letterer-Siwe-disease" and "Schüller-Christian-disease" as related manifestation of a single nosologic entity. AMA Arch path 56 : 84–102.
2. Wolff HH, Braun-Falco O (1972) Zur Diagnostik und Therapie des Morbus Hand-Schüller-Christian. Hautarzt 23 : 163–169
3. Metz J, Metz G, Lechner W (1980) Kutane Histiozytose X. Hautarzt 31 : 486–490
4. Niebauer G, Gebhart W, Jurecka W (1978) Histiozytosis X. Hautarzt, Suppl 3 : 85–91
5. Tarnowski WM, Hashimoto K (1967) Langerhans cell granules of Histiocytosis X. Arch Dermatol 96 : 298–304

Borderlineform einer tuberkuloiden Lepra

Vorgestellt von Dr. U. Neubert, Dr. H.-W. Pfister* und Dr. P. Kind

Überwiesen von Dr. N. Mittermaier, Nervenarzt, Regensburg

Anamnese: Josef P., 71 Jahre. 40 Jahre Seefahrt. April 1975 4wöchiger Aufenthalt in Indien mit Besuch einer Lepra-Station. 4 Jahre später rötliche Flecken an Unterarmen, Füßen und Hüfte; in der Folgezeit weitere Ausbreitung, Pelzigkeitsgefühl an Händen und Füßen sowie Lähmung des rechten Fußes. 2jährige Kortisontherapie mit täglich 4 mg Urbason per os unter der ursprünglichen Diagnose Granuloma anulare. Nach Absetzen dieser Medikation akute Verschlechterung mit starken Ödemen im Gesicht.

Hautbefund: Ödematöse Schwellung und Rötung der partiell anästhetischen Gesichtshaut. Unregelmäßig disseminierte scharf begrenzte, bis handflächengroße, anuläre, randwärts leicht infiltrierte und schuppende, zentral hypopigmentierte Plaques. In den Herden Hypästhesie für alle Qualitäten, insbesondere Thermanästhesie, z. T. verminderte Behaarung und Schweißsekretion; Ausbleiben eines Erythems nach Histamininjektion i.c. im Gegensatz zu unbefallener Haut.

Neurologie: Hypästhesie für alle Qualitäten, handschuhförmig an beiden Händen sowie sockenförmig an beiden Beinen bis in Höhe der Mitte der Unterschenkel beidseits; Peronäusparese rechts.

Histologie: Epitheloidzellige Granulome mit Langhansschen Riesenzellen und peripherem Lymphozytensaum, lympho-histiozytäre Infiltrate auch in kutanen Nerven. Daneben auch histiozytäre Infiltrate in der oberen Dermis. In der Ziehl-Neelsen- und Fite-Faraco-Färbung keine Bakterien nachweisbar.

Bakteriologie: In nach Ziehl-Neelsen gefärbten Ausstrichen von Hautgeschabsel aus den Herden, Ohrläppchen, Nagelfalz sowie von der Nasenschleimhaut keine säurefesten Bakterien.

Therapie: Die Behandlung wurde mit 600 mg Rifampizin und 100 mg Diaminodiphenylsulfon (DADPS) täglich eingeleitet.

Kommentar: Die Diagnose „Borderline-Lepra vom tuberkuloiden Typ" fußt auf den multiplen, morphologisch charakteristischen trockenen und kaum behaarten makulohypästhetischen Hautveränderungen bei einem im Herd negativen Histamintest und auf dem histologischen Nachweis dermaler epitheloidzelliger Granulome mit Nervenbeteiligung im Zusammenhang mit peripheren Nervenausfällen.

Auffällig und ungewöhnlich erscheint es allerdings, daß es sich bei dem Patienten um einen Deutschen handelt, der sich vier Jahre vor der Manifestation der Erkrankung nur für kurze Zeit in einem Land mit endemischen Lepravorkommen aufgehalten hatte.

* Neurologische Klinik der Universität, Klinikum Großhadern

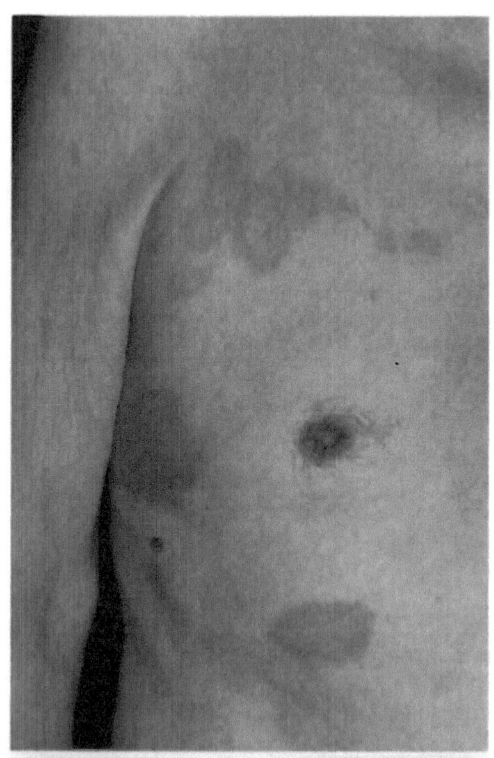

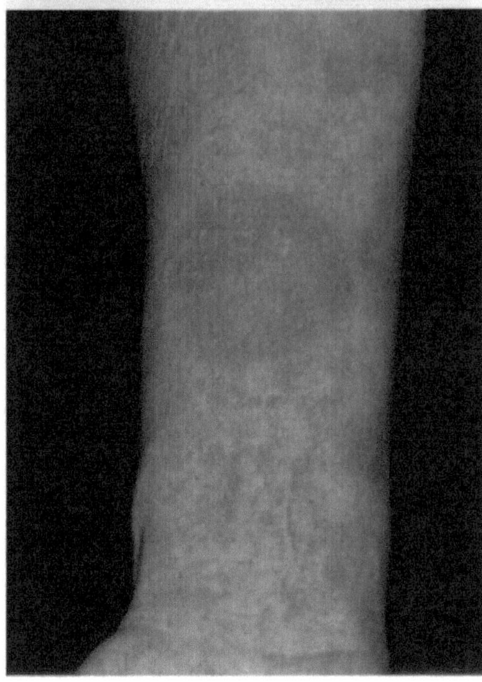

Scheibenförmige und anuläre flache Infiltrate an Stamm und Armen

Literatur

1. A guide to leprosy control, Geneva, World Health Organization (1980)
2. Goihman-Yahr M (1982) Leprosy, an overview. Int J Dermatol 21:423–431

Pseudoxanthoma elasticum

Vorgestellt von Dr. F. Stark und PD Dr. Th. Krieg

Überwiesen von der Augenklinik der Universität München

Anamnese: Marianne K., 50 Jahre alt; Hautveränderungen sind bereits seit ihrer Jugendzeit bekannt; seit einigen Jahren besteht eine Hypertonie, und in den letzten Monaten kam es zu immer ausgeprägteren Sehstörungen, die die Patientin schließlich zum Aufsuchen der Augenklinik veranlaßten.

Hautbefund: Die Haut zeigte allgemein einen ausgeprägten Elastizitätsverlust mit rhomboider Felderung. Prädilektionsstellen: Nacken, Hals, Achselhöhlen und Inguinalregion. Hier hing die Haut in großen Falten schlaff herab. In allen befallenen Arealen fanden sich kutan teils netz-, teils plattenförmig angeordnete, stecknadelkopfgroße, teils konfluierende, weißlich-gelbliche Papeln, die glatt und flach erhaben waren.

Weitere Befunde: Die Laborwerte befanden sich weitgehend im Bereich der Norm. Im Verlauf der Unterschenkelarterien ließen sich röntgenologisch Kalkplatten nachweisen. Bei der Untersuchung des Augenhintergrundes fielen „angoid streaks" und im Bereich der Macula degenerative Veränderungen auf; in den Gefäßen der Nieren ausgeprägte Verkalkungen.

Histologie: Im Str. reticulare, vor allem in den oberen Lagen, finden sich homogene bis granuläre Einlagerungen zwischen den kollagenen Faserbündeln. In der Elastica-Färbung Vermehrung elastischer Fasern, die zum großen Teil granulär bis schollig verändert sind. Hier finden sich auch in der von Kossa-Färbung stärkere Kalkablagerungen. Die elastischen Fasern im mittleren und unteren Korium sind vermehrt, vergröbert, geschwollen, in der HE-Färbung schwach basophil tingiert.

Semidünnschnitt: Im oberen und mittleren Korium verdichtetes Bindegewebe mit vermehrten Fibroblasten. Hier auffällige Ansammlung von konfluierenden Zügen verdichteten Materials mit hellem Zentrum. Im unteren Korium lediglich fragmentiert erscheinende elastische Fasern.

Elektronenmikroskopie: Massive Veränderung der elastischen Fasern: Auftreibung, Aufhellung und Konfluenz bis zur vollständigen Auflösung. Randweise, flockige Verkalkung und stellenweise massive Ansammlungen einer fein-filamentierten Substanz, in der einzelne, regelmäßig angeordnete Kollagenfasern erkennbar sind. Dazwischen auch weitgehend normale elastische Fasern.

Kommentar: Pseudoxanthoma elasticum ist eine angeborene Erkrankung des Bindegewebes, die in unterschiedlichen Typen vorkommen kann. Diese unterscheiden sich in der klinischen Ausprägung und dem Erbmodus. Generell lassen sich zwei dominante von zwei rezessiven Formen abgrenzen [1, 2, 3]. Vor allem bei den ausgeprägteren Typen ist der Befall der internen Organe zu beachten. Pathogenetisches Substrat scheint dabei eine schollige Degeneration der elastischen Fasern (Elastorrhexis generalisata) zu sein, die mit einer ausgeprägten Kalzifizierung einhergeht. Diese an der Haut makroskopisch leicht erkennbaren Veränderungen werden in gleicher Weise an den Gefäßen des Augenhintergrundes, an den mittleren Arterien und auch an den Wänden der großen Gefäße gefunden. Diese Defekte erklären alle bei den Patienten auftretende Symptome: z. B. periphere Angiopathien und massive interne Blutungen.

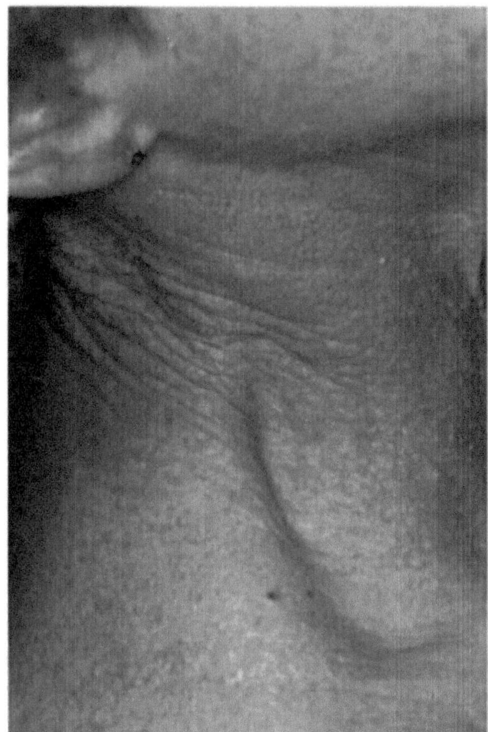
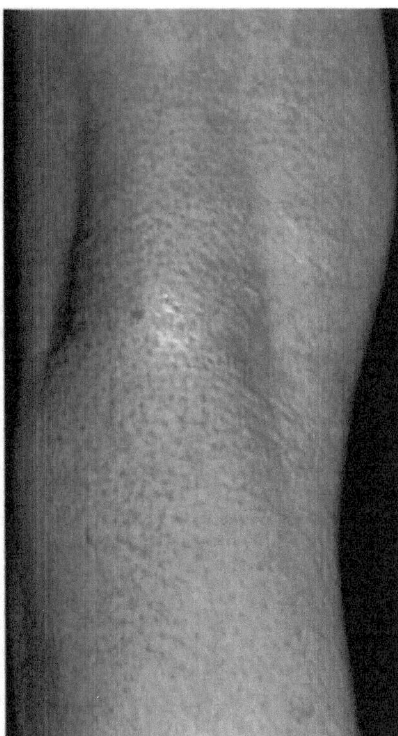

Weißlich-gelbliche Papeln an Hals und Knie

Als genetische Erkrankung ist das Pseudoxanthoma elasticum einer ursächlichen Therapie nicht zugänglich. Von Bedeutung aber ist die genetische Beratung der Patienten und eine genaue Untersuchung der internen Organe. So kann die Prognose der Erkrankung festgelegt und unter Umständen eine symptomatische Therapie eingeleitet werden.

Literatur

1. Pope FM (1974) Autosomal dominant pseudoxanthoma elasticum. J Med Genet: 152–157
2. Pope FM (1974) Two types of autosomal recessive pseudoxanthoma elasticum. Arch Dermatol 110:209–212
3. Pope FM (19757 Historical evidence for the genetic heterogeneity of pseudoxanthoma elasticum. Br J Dermatol 92:493–509

Als Übersicht siehe:

McKusick VA (1972) Pseudoxanthoma elasticum. In: McKusick VA (ed) Heritable disorder of Connective tissue. Mosby Co, New York, pp 475–520

Hyalinosis cutis et mucosae (Lipoidproteinose Urbach-Wiethe)

Vorgestellt von PD Dr. M. Dorn und PD Dr. Th. Krieg
Überwiesen von HNO-Klinik der Universität München

Anamnese: Martin P., 27 Jahre. Familienanamnese unauffällig; verheiratet, 2 gesunde Kinder. Seit frühester Kindheit „rauhe Stimme", stimmlose Heiserkeit seit der Pubertät. Progrediente Manifestation von Hauterscheinungen seit dem Kleinkindalter, Beginn an den Lidern und der Unterlippe. Zuletzt HNO-ärztliche Behandlung wegen „Laryngitis", Verdacht auf „Sklerodermie der Zunge".

Hautbefund: Gelbliches Hautkolorit. Im Bereich des Kapillitiums, des Nackens, des Gesichts, dicht-stehend entlang der Lidkanten und im Bereich der Unterlippe rosagelbliche bis gelbbraune, teils papulöse, teils pflasterstein-plattenartig bizarr konfigurierte Vergröberung der Haut im Bereich der Streckseite der großen Gelenke und des Skrotums. Diffuse gelbliche Infiltration der Haut mit querverlaufenden Leisten im Bereich der Axillen, Ellenbeugen und Kniekehlen sowie in der Perianalregion. Palmare Leistenunterbrechungen durch stecknadelkopfgroße hyperkeratotische Papeln bei diffuser Keratose.
Schleimhaut: Zunge verdickt, ledern, hart; verruziforme Auflagerungen am Ansatz des verdickten Zungenbändchens. Im Bereich der Wangenschleimhaut, des Gaumens, der Tonsillen, im gesamten Hypopharynx-Larynxbereich auffallend glatte, glänzende Schleimhaut mit blaßweißlichen, papulösen Einlagerungen. Stimmbänder glasig aufgetrieben, beidseits beweglich, Taschenbandphonation.

Sonstige Befunde: Hyperlipoproteinämie Typ II a. Latenter Diabetes mellitus. Geringe restriktive Ventilationsstörungen. Röntgenologisch verringerte Peristaltik in der Magenbreipassage; Schädel, Thorax, Ösophagus o. B. Rektoskopie o. B. Ophthalmologische und neurologische Konsiliaruntersuchungen unauffällig.

Histologie: Entnahmestellen Axilla, weicher Gaumen, Rachenhinterwand. Hyalinisierung des Bindegewebes im oberen Korium. Im gesamten Korium umschriebene, zwiebelschalenartig gelagerte Hyalinkomplexe, die sich mit PAS dunkelrot anfärben. Gleichermaßen stellen sich die stark verdickt wirkenden Gefäßwände und die Bezirke um die Schweißdrüsen dar.

Elektronenmikroskopie: Ultrastrukturell erscheinen die hyalinen Massen amorph bis feinfilamentär und finden sich in großscholliger Anordnung zwischen den auseinanderweichenden Kollagenfaserbündeln des Koriums sowie in breiten Bändern um Gefäße und Schweißdrüsen.

Laborwerte: Routinelaboruntersuchungen unauffällig. Cholesterin 271 mg% Triglyzeride 87 mg%, Blutzuckertagesprofil unauffällig. Normale Aminosäureausscheidung im Urin. Haarwurzelstatus und rasterelektronenmikroskopische Untersuchung von Haaren: unauffällig. Erythrozytenfluoreszenz: negativ. Lichttreppe: Normalbefund. In der Fibroblastenkultur normale relative Syntheserate von Typ I und Typ III-Kollagen.

Kommentar: Die Hyalinosis cutis et mucosae ist eine seltene Stoffwechselerkrankung mit autosomal rezessivem Erbgang. Krankheitshäufung wird daher in kleinen Gemeinschaften mit Konsanguinität beobachtet. Klinisch ist die von Geburt an bestehende Heiserkeit der Patienten charakteristisch, die durch hyaline Einlagerungen im Larynxbereich bedingt wird. Prädilektionsstellen für solche Ablagerungen in der Haut sind die Augenlider, Lippen sowie mechanisch belastete Areale. Die Hyalinosis cutis et mucosae ist als generalisierte Stoffwechselerkrankung anzusehen, als extrakutane Manifestationen treten häufiger Dysphagie und rezidivierende Parotitiden auf.

Biochemische Charakterisierung des abgelagerten, PAS-positiven, hyalinen Materials ist bisher nicht gelungen. Neuere immunhistochemische Untersuchungen zeigen, daß die konzentrischen Ablagerungen um die Kapillaren vorwiegend aus Basalmembranproteinen bestehen. Die Zusammensetzung des interstitiell liegenden hyalinen Materials ist unklar.

Die klinische Diagnose ist auf Grund der Hauterscheinungen und der Heiserkeit problemlos zu stellen. Eine erythropoetische Protoporphyrie kann gleichartige Hautveränderungen hervorrufen, manifestiert sich jedoch nicht an der Schleimhaut und ist durch er-

1 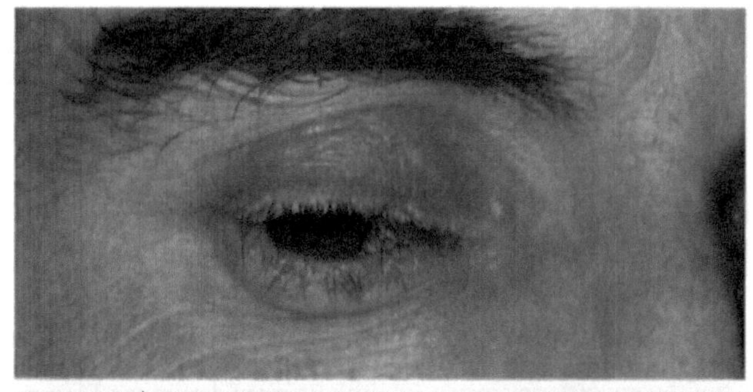

2 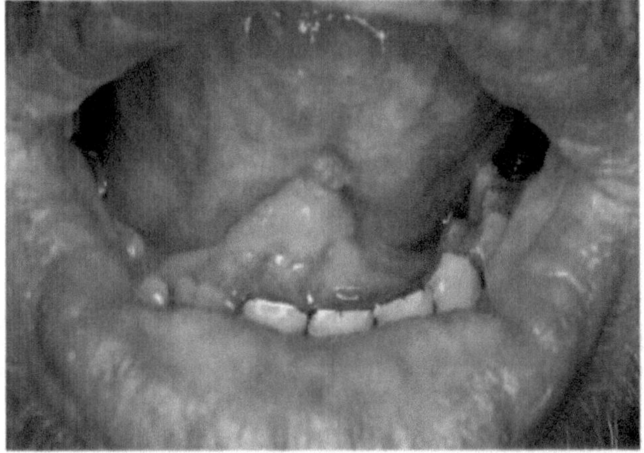

3 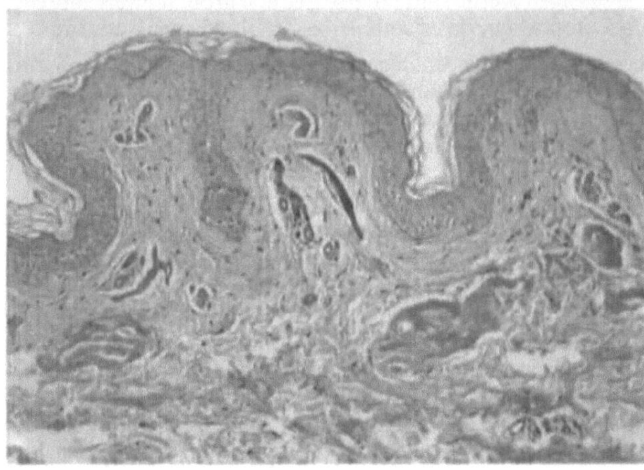

1 Pflasterartige Vergröberung des Hautreliefs an Augenlidern

2 Verruziforme Auflagerungen am Ansatz des Zungenbändchens

3 Hyaline Ablagerungen perivaskulär. PAS

höhte Lichtempfindlichkeit gekennzeichnet. Die Bedeutung der Diagnose besteht im wesentlichen darin, daß Familienuntersuchung und genetische Beratung sich anschließen müssen. Eine Behandlungsmöglichkeit ist nicht bekannt.

Literatur

1. Findlay GH (1979) Lipoid proteinosis. In: Fitzpatrick ThB, Eisen AZ, Wolff K, Freedberg IM, Austen KF (eds) Dermatology in General Medicine, 2nd edition. McGraw-Hill, New York, pp 1134–1137
2. Hofer PA (1973) Urbach-Wiethe disease (lipoglycoproteinosis; lipoid proteinosis; hyalinosis cutis et mucosae) a review. Acta Derm Venereol (Stockh) 53 (Suppl. 71): 1–52
3. Klingmüller G, Hornstein O (1965) Protoporphyrinämische Lichtdermatose mit eigentümlicher Hyalinosis cutis. Hautarzt 16: 115–122

Alopecia neoplastica

Vorgestellt von Dr. F. Ryckmanns

Überwiesen von Dr. H. Breidenbach, München

Anamnese: Elfriede A., 54 Jahre. Seit 6 Monaten Spannungsgefühl und Haarverlust an einigen Stellen des Capillitiums.

Vor 12 Jahren bestand ein mäßig ausdifferenziertes Adenokarzinom der linken Mamma mit regionalen Lymphknotenmetastasen. Therapie: Radikale Mastektomie mit Entfernung des M. pectoralis major sowie LK-Ausräumung in der Axilla und Regio subscapularis; postoperative Strahlentherapie. Die Patientin war seither metastasenfrei und in gutem AZ.

Hautbefund: Am Capillitium frontal, parietal und temporal rechts 3 ca. 1 bis 2 cm große, gerötete Alopezie-Herde; die atrophische Haut ist teilweise eingesunken, teilweise leicht über das Hautniveau erhaben; vereinzelt Teleangiektasien. Klinische Differentialdiagnosen waren: Nekrobiosis lipoidica, Lupus erythematodes, sklerodermiforme Basaliome.

Laborbefunde: BKS 10/24; ANA negativ; BB, BZ, alkalische Phosphatase, Transaminasen normal. Thorax und Schädel röntgenologisch metastasenfrei.

Histologie: 2 Probebiopsien zeigten den gleichen Befund: Vermehrung und Verdichtung des kollagenen Bindegewebes in der Dermis. Zwischen den Kollagenfaserbündeln, mehr oder weniger diffus, gänsemarschartig angeordnete fibrozytoide Zellelemente. Sie zeigen unregelmäßige Kerne sowie ein schaumiges Zytoplasma. Mitosen fehlen.

Semidünnschnitte: Verstreut im Korium dichte, scharf abgesetzte Agglomerate von atypischen, epitheloiden Zellen. Die blasigen Kerne sind unterschiedlich groß, teilweise unregelmäßig; es findet sich reichlich Zytoplasma, das sich teils basophil, teils hell anfärbt.

Elektronenmikroskopie: Zwischen kollagenem Bindegewebe Inseln aus epitheloiden Zellen mit einzelnen Desmosomen und nur wenigen Tonofilamenten. Intrazytoplasmatische Ausbildung zahlreicher drüsenartiger Lumina mit randständigen Mikrovilli. Am Rand der Zellinseln Fibroblasten und Myofibroblasten. Diagnostische Beurteilung: Zellen eines entdifferenzierten Adenokarzinoms.

Kommentar: Hautmetastasen im Bereich der Kopfhaut sind nicht selten [4]; als häufigste Primärtumoren wurden bei Frauen Mammakarzinome, bei Männern Lungen- und Nierenkarzinome gefunden [2]. Das typische klinische Bild sind einzelne oder multiple, umschriebene, kutan-subkutane, derbe sich rasch entwickelnde Knoten.

Eine seltene, besondere Form von Metastasierung ist die Alopecia neoplastica, im französischen Schrifttum: „Métastases alopéciantes scléroatrophiques" genannt. Einzelne oder multiple, leicht eingesunkene, leicht infiltrierte und entzündete Herde mit vollkommenem Haarausfall erinnern an Lupus erythematodes; histologisch finden sich relativ diskrete Stränge von Zellen, welche diffus das Bindegewebe infiltrieren und deren Malignität bei oberflächlicher Betrachtung übersehen werden kann [1]. Die Zuordnung dieser Zellen zu einem bestimmten Tumor ist schwierig, jedoch ist bekannt, daß diese Art der Metastasierung vorwiegend bei Mammakarzinomen vorkommt, auch bei unterschiedlichen histologischen Typen. Im vorgestellten Fall waren 12 Jahre seit der Therapie des Primärtumors vergangen – es waren noch keine anderen Organabsiedelungen bekannt. Dies ist typisch: Die Alopecia neoplastica muß nicht Ausdruck einer generalisierten Tumoraussaat sein. Sie kann sehr spät auftreten [3, 5], es kann sich um isolierte Kopfhautmetastasen handeln, und in einem Fall ging sie der Entdeckung des Primärtumors voraus [1]. Eine Therapie der Grundkrankheit kann durchaus noch erfolgversprechend sein. Dies unterstreicht die Bedeutung der histologischen Untersuchung bei atrophisierender Alopezie.

Literatur

1. Baran R (1969) Les métastases alopéciantes scléro-atrophiques des cancers mammaires. Dermatologica 138:169–181

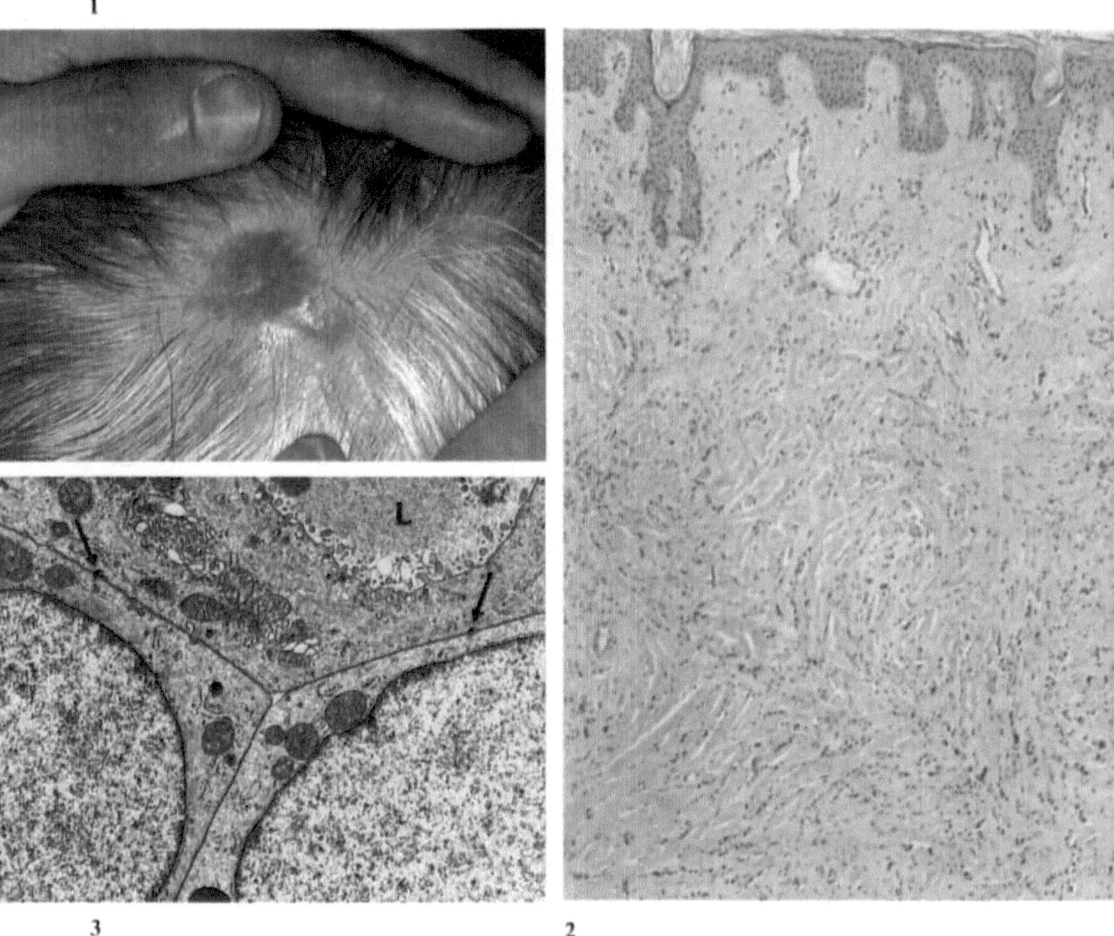

1 Alopecia neoplastica
2 Fibrozytoide Züge von Tumorzellen zwischen den kollagenen Faserbündeln
3 Ultrastruktur (*L* Lumen, Desmosom →)

2. Baum EM, Omura EF, Payne RR, Little WP (1981) Alopecia neoplastica – a rare form of cutaneous metastasis. J Amer Acad Dermatol 4:688–694
3. Délacretaz J, Chapuis H (1958) Métastases cutanées alopéciantes. Dermatologica 116:372–373
4. Mehregan AH (1961) Metastatic carcinoma of the skin. Dermatologica 123:311–325
5. Michel PJ, Cretin J, Grimand PS (1971) A propos de certaines métastases cutanées isolées et tardives des cancers du sein. Ann Derm Syph 98:63–70

Dia-Klinik-Quiz

Fall 3

Vorgestellt von Dr. L. Heider
Überwiesen von Dr. W. Reichhardt, Ingolstadt

Regina B., 61 Jahre. Seit 30 Jahren am Capillitium bis auf die Schläfen beidseits therapieresistente Erytheme mit narbiger Alopezie. Seit 6 Monaten progressive Entwicklung eines exophytisch wachsenden Tumors.

Befund: Links retroaurikulär ein 7,5 × 5 cm großer, exophytisch wachsender, derber Tumor mit papillomatöser, exulzerierter Oberfläche. Am Capillitium, an Stirn und seitlichen Gesichtspartien scharf begrenzte flächenhafte Erytheme mit follikulären Hyperkeratosen und teilweiser Atrophie.

Differentialdiagnosen:

1. Basaliom auf Lupus erythematodes
2. Spinozelluläres Karzinom auf Lupus erythematodes
3. Keratoakanthom auf Lupus erythematodes
4. Papillomatosis cutis carcinoides

Diagnose:

Spinozelluläres Karzinom (Brodes Grad II) auf chronischem diskoiden Lupus erythematodes. Die Diagnosen wurden histologisch und durch direkte Immunfluoreszenz gesichert; ein systemischer LE wurde ausgeschlossen.

Die wenigen Angaben in der Literatur über die Häufigkeit von spinozellulären Karzinomen auf dem Boden eines chronischen diskoiden LE schwanken zwischen 0 und 3,3% und sind damit der Inzidenzrate von Karzinomen auf straffem Narbengewebe vergleichbar.

Fall 4

Vorgestellt von Dr. H. Schiessler

Christiane F., 36 Jahre. Die mäßig juckenden, sich allmählich ausbreitenden Hautveränderungen bestehen seit 3 Wochen. Tägliches Duschen; Familienanamnese bezüglich Psoriasis oder atopischem Ekzem unauffällig; keine Haustiere.

Befund: Am gesamten Integument, betont am Unterkörper, gut begrenzte, bis münzgroße, kreisförmige, teils randbetonte blasse Erytheme mit Schuppung. Psoriasisphänomene nicht auslösbar.

Differentialdiagnosen:

1. Psoriasis vulgaris
2. Disseminierte Trichophytie
3. Figuriertes Exsikkationsekzematid

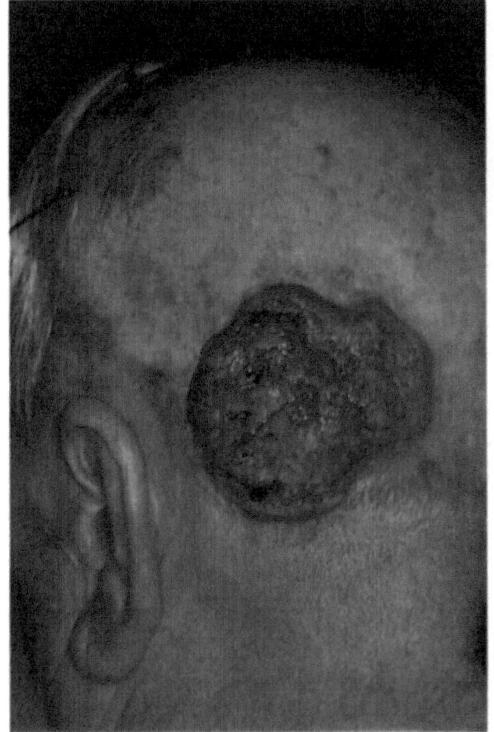

Spinozelluläres Karzinom
auf Lupus erythematodes (Fall 3)

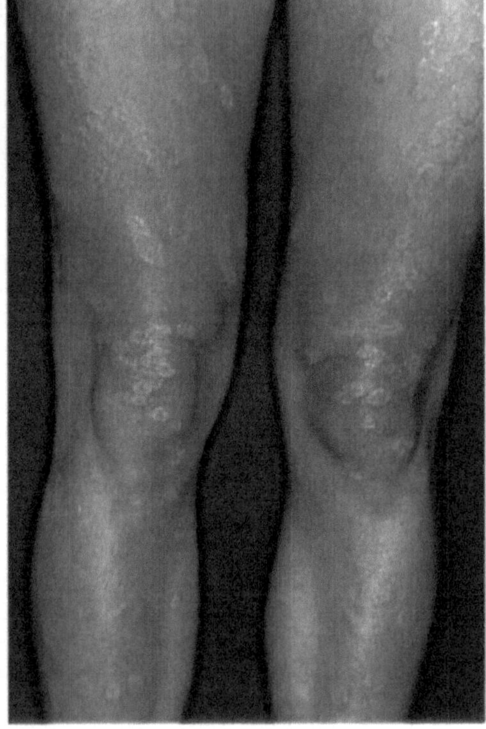

Disseminierte Trichophytie (Fall 4)

4. Pityriasiformes Seborrhoid
5. Erythema anulare centrifugum (Darier)
6. Pityriasis versicolor

Diagnose:

Disseminierte Trichophytie. Die Diagnose wurde durch das positive Nativpräparat und durch den kulturellen Nachweis von Microsporum canis gesichert. Die Hautveränderungen waren nach 6wöchiger äußerlicher Behandlung mit Isoconazolnitrathaltiger Creme und innerlicher Behandlung mit Griseofulvin (500 mg/die) abgeheilt.

Die Patientin hatte während des Urlaubs mit Katzen gespielt, die krankhafte Veränderungen des Felles aufwiesen. Bei Einheimischen und anderen Urlaubsgästen hatten sich ähnliche Hautveränderungen gezeigt.

Der Befund ist für eine Microsporum canis-Infektion typisch. Im Gegensatz zu anderen Pilzinfektionen durch zoophile Dermatophyten sind Microsporum canis-Infektionen häufig aphlegmasisch und durch eine Tendenz zur Dissemination gekennzeichnet. Die Infektionskette erfolgt praktisch immer von Tier zu Mensch; Übertragung von Mensch zu Mensch ist extrem selten. Wegen der Dissemination der Hauterscheinungen – Pilzelemente sind oft auch in der weiteren Peripherie auf klinisch gesunder Haut nachweisbar – empfiehlt sich in der Regel primär eine systemische antimykotische Behandlung.

Transportaspermie nach retroperitonealer Lymphadenektomie und deren Behandlung

Prof. W.-B. Schill und Dr. W. Bollmann *

Einleitung: Eine typische Komplikation der retroperitonealen Lymphadenektomie bei Hodenkarzinompatienten ist das Auftreten einer Ejakulationsstörung, die Zeugungsunfähigkeit bedingt. Erektion und Orgasmusfähigkeit werden dagegen in der Regel nicht beeinflußt. Bei Kinderwunsch besteht die Möglichkeit, präoperativ Spermakonserven anzulegen oder postoperativ durch Alpha-Sympathomimetika die Ejakulationsstörung passager zu beheben. Im folgenden wird über einen eigenen Fall berichtet, wobei erstmals in der Literatur durch eine Kombination von Alpha-Sympathomimetikum mit der homologen Insemination des postmasturbatorisch gewonnenen Ejakulates aus der Blase eine Schwangerschaft erzielt wurde [2].

Physiologie der Ejakulation: Im Gegensatz zur parasympathisch gesteuerten Erektion (S_{2-4}) unterliegt der Ejakulationsvorgang überwiegend der sympathischen Kontrolle des Ejakulationszentrums $Th_{12}-L_2$. Bei der Ejakulation unterscheidet man die Samen-*Emission*, d. h. die Entleerung des Samens in den hinteren Teil der Harnröhre durch sympathische Kontraktion des Nebenhodens, des Ductus deferens, der Bläschendrüsen und der Prostata, die ebenfalls sympathisch gesteuerte *Blasenhalskontraktion*, die eine retrograde Ejakulation in die Blase verhindert und die parasympathisch gesteuerte *antegrade Ejakulation*, die durch klonische Kontraktionen des M. bulbocavernosus und ischiocavernosus und des Beckenbodens zu einem Herausschleudern des Ejakulates durch den Meatus externus urethrae führt.

Ejakulationsstörungen durch retroperitoneale Lymphadenektomie: Durch die retroperitoneale Lymphadenektomie paraaortal und um die Nierenhili kommt es zu einer partiellen oder totalen Zerstörung der sympathischen Nervenfasern und/oder der Grenzstrangganglien, was zum partiellen oder totalen Ausfall der Emission und/oder des Blasenhalsschlusses führt. Die Folge ist das Ausbleiben des Samenergusses, die Aspermie. Ist die Ejaculatio deficiens durch eine Emissionsstörung bedingt, spricht man von einer Transportaspermie, bleibt dagegen die Emission erhalten und kommt es lediglich zu einem isolierten Ausfall des Blasenhalsschlusses, so resultiert eine retrograde Ejakulation des Samens in die Blase [1].

Diagnose und Differentialdiagnose der Ejaculatio deficiens: Die Diagnose einer Ejaculatio deficiens ergibt sich aus den anamnestischen Angaben eines trockenen Orgasmus und dem Nachweis einer Aspermie. Die Unterscheidung zwischen Transportaspermie und retrograder Ejakulation ist mit Hilfe des postmasturbatorisch gewonnenen Urins möglich: bei der Transportaspermie ist der Urin klar, es lassen sich keine Spermatozoen im Sediment nachweisen. Bei der retrograden Ejakulation ist der Urin meist trüb. Es finden sich zahlreiche Spermatozoen im Sediment. Der Fruktosetest ist positiv.

Behandlungsmöglichkeiten bei Ejaculatio deficiens: Grundsätzlich sind beim Vorliegen einer Ejaculatio deficiens folgende Behandlungsmöglichkeiten zu erwägen:

1. Gabe von Alpha-Sympathomimetika oder Anticholinergika zur Erzielung einer antegraden bzw. retrograden Ejakulation
2. Postmasturbatorische Ejakulatgewinnung aus der Blase mit Spermaaufbereitung und Insemination
3. Rekonstruktive chirurgische Maßnahmen am Blasenhals bzw. Anlegen einer alloplastischen Spermatozele.

* Frauenklinik Klinikum Großhadern, LMU München

Da im männlichen Genitaltrakt überwiegend adrenerge und weniger cholinerge Rezeptoren nachgewiesen werden können, ist es das Prinzip einer medikamentösen Therapie, den Sympathicotonus zu steigern bzw. den Parasympathicotonus zu erniedrigen, so daß es zu einer relativen Erhöhung des Sympathicotonus kommt. Mit den folgenden Alpha-Sympathomimetika konnte in der Literatur eine retrograde Ejakulation in eine antegrade Ejakulation überführt werden: Ephedrin (Ephetonin) 2 × 50 mg oral, Synephrin (Sympathol) 60 mg i. v., Midodrin (Gutron) 3 × 5 mg oral bzw. 5 – 15 mg i. v., Imipramin (Tofranil) 25 – 75 mg oral. Ähnliche Ergebnisse können mit dem Anticholinergikum Brompheniramin (Ebalin) 1 – 2 × 16 mg oral erzielt werden.

Fallbericht: 32jähriger Kollege, seit 5 Jahren verheiratet, bereits ein Kind aus gleicher Verbindung. 1979 wegen Teratokarzinom Semicastratio links, anschließend retroperitoneale Lymphadenektomie. Seither Transportaspermie. Nach intravenöser Bolusinjektion von 15 mg Midodrin kam es nach Masturbation zur retrograden Ejakultion. Im Urinsediment konnte bei 5 verschiedenen Versuchen zwischen 26 und 330 Mill. Spermatozoen/Urinsediment nachgewiesen werden. Die Spermatozoenmorphologie war normal, die Globalmotilität betrug 2 – 3 %, die Progressivmotilität 1 %. Folgendes Prozedere zur Spermagewinnung zeigte sich als günstig für den Patienten:

1. Spontane Blasenentleerung.
2. Legen eines Blasenkatheters.
3. Instillation von 50 ml Tyrode-Lösung.
4. Entfernen des Katheters.
5. Intravenöse Verabreichung von 15 mg Midodrin.
6. Masturbation ca. 10 – 15 min später.
7. Sofortige Entleerung der Blase.
8. Erneute Entleerung der Blase nach ca. 10 min.
9. Zentrifugation des Blaseninhaltes (10 min, 1000 Upm).
10. Resuspension der Spermatozoen in 1,5 ml Tyrode-Lösung.
11. Insemination (0,4 ml intrazervikal, 1,1 ml parazervikal).

Durch eine einmalige Insemination zum Ovulationstermin wurden insgesamt 39 Mill. progressiv bewegliche Spermatozoen auf die Ehefrau übertragen, was zu einer intakten Schwangerschaft führte.

Kommentar: Verlauf und Behandlungserfolg bei einem Patienten mit Transportaspermie nach retroperitonealer Lymphadenektomie zeigen, daß durch den kombinierten Einsatz von Alpha-Sympathomimetika und Insemination von aufbereitetem Sperma aus der Blase des Patienten die Fertilität wiederhergestellt werden kann. Voraussetzung ist allerdings eine enge Zusammenarbeit zwischen Andrologen und Gynäkologen.

Literatur

1. Narayan P, Lange PH, Fraley EE (1982) Ejaculation and fertility after extended retroperitoneal lymph node dissection for testicular cancer. J Urol 127:685–688
2. Schill W-B, Bollmann W (1983) Transportaspermie nach retroperitonealer Lymphadenektomie und deren Behandlung. Hautarzt 34:574–576

Lues I: Oedema indurativum an der Lippe

Vorgestellt von Dr. F. Ryckmanns

Anamnese: Karl-Heinz B., 21 Jahre. 2 Wochen vor der Vorstellung sei es plötzlich zu einer starken Unterlippenschwellung und in der Folge zu schmerzhaften Einrissen, Blutungen, Krustenbildung mit Krankheitsgefühl und Anorexie gekommen. Keine anamnestischen Hinweise für Herpes simplex, Fieber oder hereditärem Quincke-Ödem. Eine Verletzung der Lippe durch einen Faustschlag lag länger zurück.

Hautbefund: Rüsselartiges entzündliches Unterlippenödem, etwas druckdolent, palpatorisch weich, mit zentraler Rhagade, multiplen oberflächlichen Ulzerationen, hämorrhagischen Krusten und blutig-serösem Flüssigkeitsaustritt. Im Bereich der angrenzenden Mundschleimhaut soorartige Beläge. Symmetrisch je ein derber, indolenter, vergrößerter Lymphknoten submandibulär.

Laborbefunde und Verlauf: BKS 12/30, Temp. 36,9, BB normal. Bei der 1. Vorstellung war die Verdachtsdiagnose: Impetiginisierter Herpes simplex. Für 1 Woche wurde eine Behandlung mit Trimethoprim-Sulfomethoxazol durchgeführt. Der Hautbefund war bei der Wiedervorstellung eher verschlimmert.

Inzwischen lagen weitere Befunde vor:

Bakteriologie: Normale Mundflora.

Mykologie: Candida albicans.

Positive Luesseroreaktionen: TPHA +, VDRL +, Titer 1:32, KBR (Kolmer) + + +, FTA + (Titer 1:1600, nach einer weiteren Woche: 1:3200), Nelson 54% (nach 1 Woche 70%).

Nach Klinikaufnahme und krustenabweichender lokaler Behandlung konnte nach wiederholter Untersuchung aus dem Sekret einer Erosion der Unterlippe Treponema pallidum dunkelfeldmikroskopisch nachgewiesen werden.

Therapie: Wegen Penizillinallergie Erycinum, 2 g tgl., für 14 Tage. Danach Rückbildung der Schwellung innerhalb 4 Wochen unter Hinterlassung eines rinnenförmigen atrophischen Hautbereichs. Langsame Besserung des LK-Befundes in 6 Wochen. Kontrolle der Seroreaktionen 3 Monate nach Therapieende: VDRL: Titer 1:2, FTA-Abs-Test: Titer 1:800.

Kommentar: Akute, bzw. subakute Cheilitis mit rüsselartiger Schwellung läßt differentialdiagnostisch an Herpes simplex, Erysipel, Trauma, Pyodermie oder Cheilitis granulomatosa denken [1]. Bei unserem Patienten konnte durch den typischen Lymphknotenbefund, den Erregernachweis sowie serologisch eine Lues I gesichert werden.

Das sogenannte Oedema indurativum bei Lues I wird am häufigsten bei Frauen an den Labien, selten an Penis und Lippen beschrieben [2] und soll durch sklerosierende Verlegung kleiner Lymphgefäße bei luischer Lymphangitis zustande kommen. Es stellt die spezielle Manifestationsform eines Primäraffektes dar.

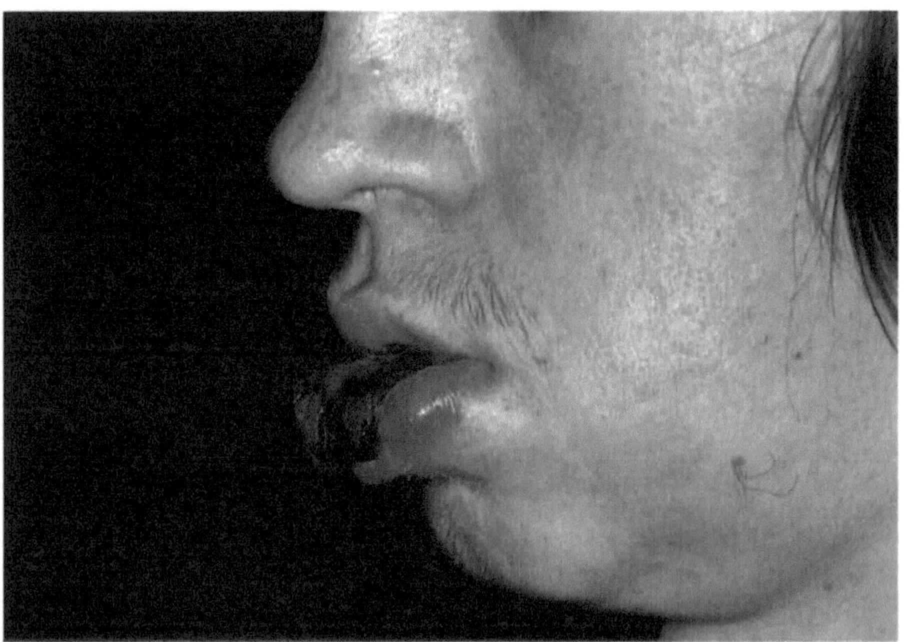

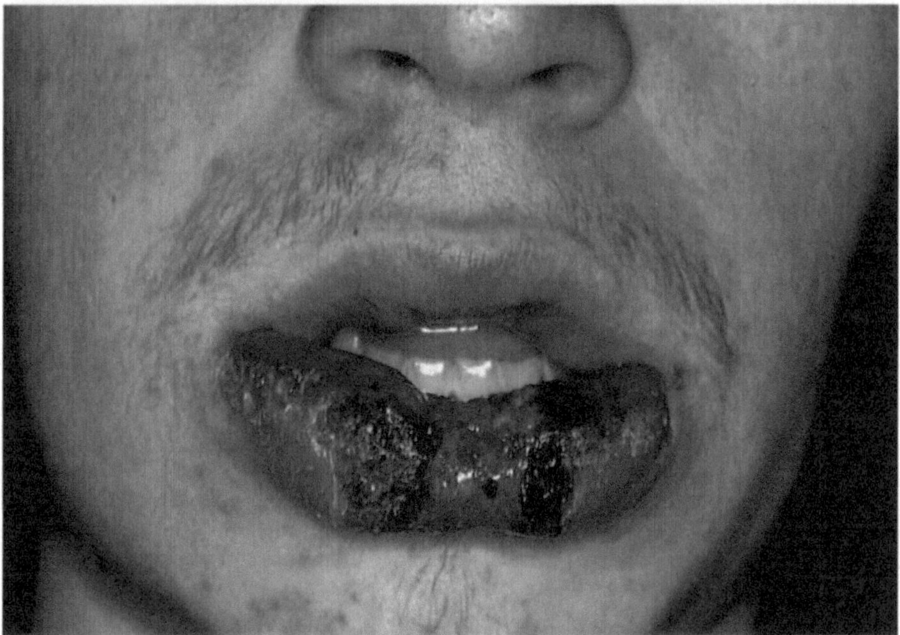

Lues I: Oedema indurativum

Literatur

1. Greither A (1955) Dermatologie der Mundhöhle und der Mundumgebung. Thieme, Stuttgart
2. Kogoj F (1930) Genitale und extragenitale Primäraffekte. In: Jadassohn J (Hrsg) Handbuch der Haut- und Geschlechtskrankheiten XVI/1. Springer, Berlin, S 1–107
3. Kresbach H (1968) Zum gegenwärtigen Bild der Frühsyphilis. Z Hautkr 43: 109–118

Maligne pansklerotische zirkumskripte Sklerodermie

Vorgestellt von Dr. L. Heider

Überwiesen von Dr. W. Hoster, Jücken/Rheinland

Anamnese: Rita V., 33 Jahre. Vor 6 Jahren Einzelherd am linken Unterschenkel, seitdem langsame, progrediente Ausbreitung von weiteren Herden über das gesamte Integument. Behandlungsversuche mit Prednison und DADPS von 1977 bis 1980 mit Unterbrechungen. Danach Behandlung mit Thymusextrakten durch einen Homöopathen.

Hautbefund: Am gesamten Integument weißliche Sklerose mit kleinen bis großflächig konfluierenden Herden; stellenweise mit „lilac" Erythemen, daneben De- und Hyperpigmentierungen; ausgespart ist die Mamillenregion beidseits. Am Capillitium wechselnd stark ausgeprägte Induration und Alopezie mit Follikelatrophie. Im Gesichtsbereich Amimie, erschwerter Lidschluß, radiäre Fältelung des Mundes mit Mikrostomie und Sklerosierung des Zungenbändchens. Im Extremitätenbereich dermatogene Kontrakturen der Zehen-, Finger- und Ellenbogengelenke. Madonnenfinger, Nageldystrophien und Erosionen.

Laborbefunde: BKS 59/100, Hb 9,8 g%, HbE 23 pg, Fe 28 ng%, Gamma-Globuline 36,8%, IgG quantitativ 2308 mg%, ANA u. ENA, Rheumafaktor qualitativ und quantitativ negativ, C-reaktives Protein positiv.

Weitere Befunde: Röntgen-Thorax: Kein Anhalt für fibrotische Lungenveränderungen. Gastro-ösophageale Funktionsszintigraphie: Keine funktionelle Beeinträchtigung im Hinblick auf eine beginnende Ösophagusbeteiligung.

Histologie: Atrophie der Epidermis. Korium insgesamt verbreitert, Talgdrüsen und Haare fehlen weitgehend. Anschnitte ekkriner Schweißdrüsen in Koriummitte. Das Korium ist insgesamt verbreitert und zeigt Hyalinisierung der Bindegewebsfasern. Schlitzförmige Gefäße mit sklerotisch verdickten Gefäßwänden. Mäßig dichte oberflächliche und tiefe perivaskulär orientierte lymphohistiozytäre Infiltrate mit zahlreichen Plasmazellen.

Therapie und Verlauf: Örtliche Applikation von Glukokortikoiden, Lasonil und Emdecassol Salbe. Innerliche Gabe von 300 mg d-Penicillamin tgl., Infusionsbehandlung mit 10 Mega Penicillin, 2 mg Aldosteron i.v., 400 mg Spironolakton in 5%iger Glukose und 2 Ampullen Trommcardin in Elektrolytlösung täglich. Krankengymnastische Übungsbehandlung. Subjektive Besserung des Spannungsgefühls; objektiv langsame Progredienz mit zunehmender Immobilisation und Kachexie.

Kommentar: Die zirkumskripte Sklerodermie kann seltener auch generalisiert am gesamten Integument auftreten. Bei allen derartigen Fällen, die in der neueren Literatur bei Erwachsenen beschrieben wurden, waren die Krankheitsverläufe im allgemeinen gutartig. Die von Diaz-Perez und Mitarbeitern 1980 beschriebenen Fälle von pansklerotischer zirkumskripter Sklerodermie mit Invalidisierung (und teilweiser Kachexie) betrafen ausschließlich Kinder im Alter von 1–14 Jahren und zeigten bei der Hälfte der Patienten eine im Verlauf der Krankheit auftretende interne Beteiligung.

Die Besonderheit des beschriebenen Falles liegt einerseits in der Diskrepanz zwischen dem nahezu vollständigen Befall des gesamten Integuments mit Ausbildung von dermatogenen Kontrakturen, Muskelatrophien und Kachexie und dem Fehlen einer internen Beteiligung.

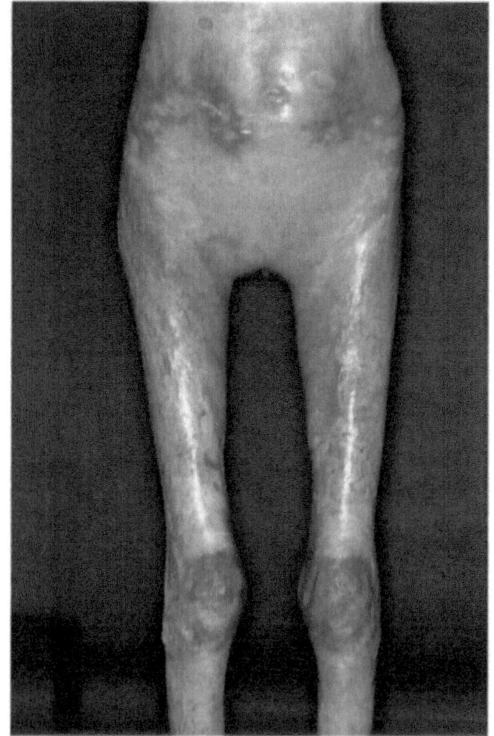

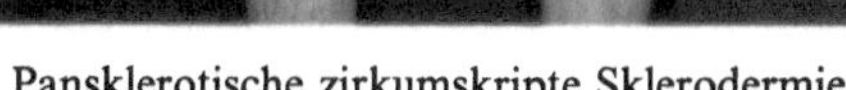

Pansklerotische zirkumskripte Sklerodermie

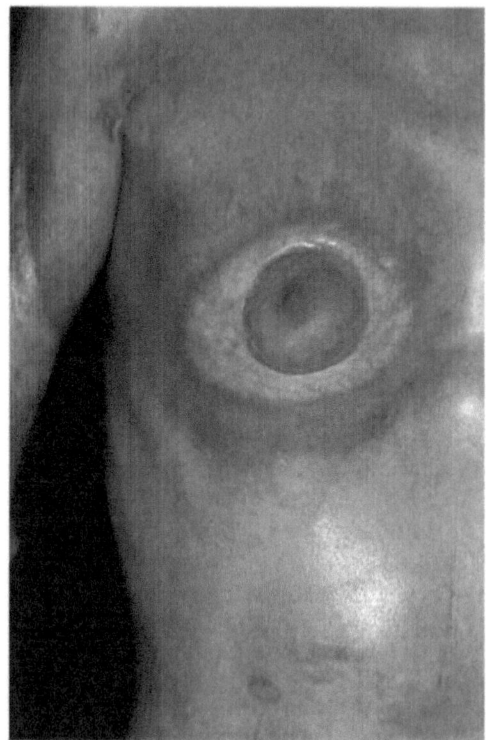

Aussparung der Mamillenregion

Literatur

1. Diaz-Perez J, Conolly SM, Winkelmann RK (1980) Disabling pansclerotic morphea of children. Arch Dermatol 116:169–173
2. Luderschmidt C (1980) Behandlung der Sklerodermie mit Spironolakton. Hautarzt 31:571
3. Roudinesco, Vallery-Radot P (1923) Sclérodermie mutilante progressive. Bull Soc Fr Dermatol Syphilol 30:151–154
4. Ryckmanns F, Konz B (1980) Disseminierte zirkumskripte Sklerodermie und diffuse Sklerodermie vom Typ der Akrosklerodermie. Hautarzt 31:86–90

Therapie von Schmaucheinsprengungen

Vorgestellt von Dr. B. Konz

Überwiesen von Dr. Ewinger, Penzberg

Anamnese: Anna S., 47 Jahre. Vier Stunden vor Klinikeinweisung Gesichtsverletzung beim unsachgemäßen Hantieren mit einem Schußapparat zur Maulwurfvernichtung.

Hautbefund: Im Bereich der Gesicht-Hals-Region, mit Bevorzugung der rechten Wange, multiple, meist punktförmige schwarze Pulvereinsprengungen. Geringe entzündliche Rötung.

Histologie: Im mittleren und unteren Korium finden sich in diffuser Verteilung schwärzliche Pigmenteinsprengungen, die von einem entzündlichen Infiltrat umgeben sind. In einzelnen Anteilen Nachweis von spaltförmigen, vertikalen Hohlräumen, die als Eintrittspforte gelten können.

Therapie und Verlauf: Sofort nach klinischer Aufnahme wurden in Allgemeinnarkose die betroffenen Hautpartien mit harten Handwaschbürsten abgerieben. Gleichzeitig wurde das zu behandelnde Gebiet mit einer Oxyzyanatlösung (1:1000) gespült. Nachdem oberflächliche Blutungen und eine Hauterosion aufgetreten waren, zeigte sich, daß die meisten Pulvereinsprengungen entfernt werden konnten. Vereinzelte tiefer gelegene Pulverpartikel waren jedoch zurückgeblieben. Nach Blutstillung mit feuchtheißen Kochsalzkompressen erfolgte ein steriler Wundverband mit Sofratüll und sterilen Kompressen. Nach 2 Tagen erster Verbandswechsel, 4 Tage später vollständige Reepithelisierung. Die verbliebenen tieferen Einsprengungen wurden dann mit Punch-Biopsien in Lokalanästhesie entfernt und die kleinen Defekte mit Einzelnähten verschlossen. 14 Tage nach dem Unfallereignis vollständige Wiederherstellung.

Kommentar: Pulvereinsprengungen, die als Folge von Explosionen durch Knallkörper, selbstangefertigte Sprengkörper oder chemische Versuche, Verletzungen durch Schreckschuß- oder Gaspistolen auftreten können, sollten so früh wie möglich einer Bürstenbehandlung zugeführt werden. Bis zu 48 Stunden nach dem Unfallereignis lassen sich in der Regel gute kosmetische Ergebnisse erzielen. Bei späterer Behandlung sind meist nur die oberflächlich gelegenen Pulverpartikel zu entfernen. Dies liegt aber auch vor, wenn die Pulverexplosion in geringem Abstand oder mit besonders hoher Energie erfolgt, wie dies in der vorgestellten Situation der Fall war. Hier müssen dann die Resteinsprengungen durch Punch-Biobsien oder Exzision entfernt werden.

Literatur

1. Beisenherz D (1959) „Sofort"-Behandlung von Schmutztätowierungen. Aesthet Med 8:41–47
2. Greither A (1976) Die Behandlung von Tätowierungen. Ärztliche Kosmetologie 6:41–49
3. Greither A (1977) Sofortbehandlung von Schmutztätowierungen. In: Konz B, Burg (Hrsg) Dermatochirurgie in Klinik und Praxis, Springer, Berlin Heidelberg New York, S 234–235
4. Karge HJ (1978) Bürstenbehandlung von Schmutztätowierungen. Hautarzt 29:281–282

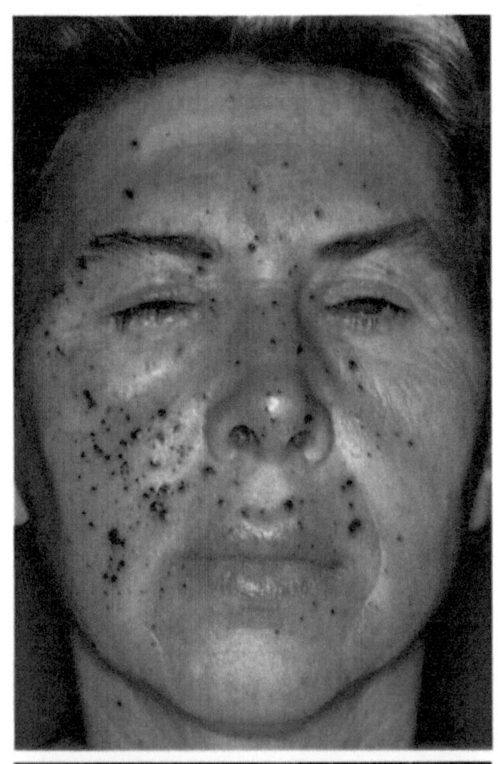

Schmaucheinsprengungen

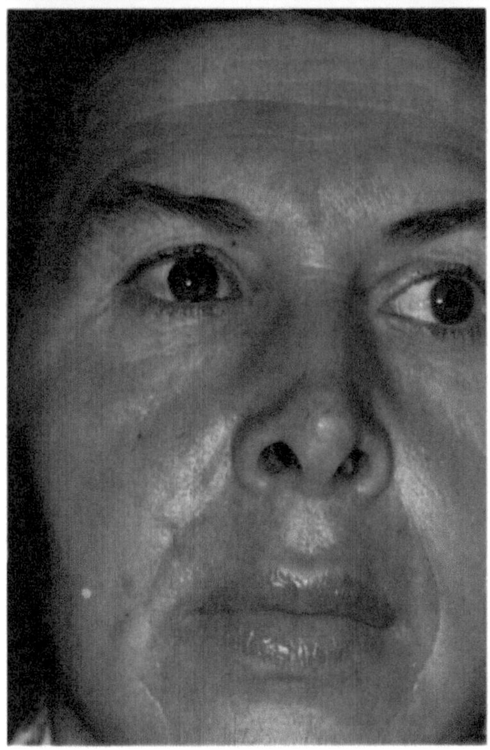

Postoperativ Zustand

Pemphigus chronicus benignus familiaris Hailey-Hailey

Vorgestellt von Dr. C. Frey

Überwiesen von Fr. Dr. Ch. Leutgeb, München

Anamnese: Georg P., 48 Jahre. Seit ca. 5 Jahren rezidivierende, fast ausschließlich im Sommer auftretende, brennende und juckende Hauterscheinungen. Familienanamnese leer.

Hautbefund: Befallen sind Stamm, Achselhöhlen und Analfalte. Es finden sich sukkulente, z. T. erodierte Erytheme mit gelb-weißlichen, gelegentlich gruppierten Pusteln. Am Rücken außerdem gyrierte, serpiginöse Erytheme mit pustulierendem Randsaum. In den befallenen intertriginösen Bereichen rötlich-braune erodierte und diskret vegetierende Plaques.

Histologie: Suprabasale akantholytische Spalt- und Blasenbildung, im Blaseninhalt auch einzelne dyskeratotische Zellen. Im darüberliegenden Str. corneum Seruminsudation und neutrophile Granulozyten. Ödematöse Auflockerung des oberen Koriums und dichte, perivaskulär betonte lympho-histiozytäre Infiltrate mit einzelnen Eosinophilen.

Immunfluoreszenzuntersuchungen:
Direkt: Kein Nachweis von Immunglobulinen oder Komplementkomponenten.
Indirekt: Kein Nachweis von Pemphigusantikörpern.

Bakteriologie: Im Pustelabstrich Nachweis von Staph. aureus.

Therapie: Glukokortikosteroid-Cremes mit antibiotischem Zusatz. Bei lokalisierten, nicht großflächigen Herden, Exzision und Deckung durch Transplantat. Bei ausgedehnten Hauterscheinungen kurzfristige Verabreichung von Glukokortikosteroiden innerlich. Prophylaxe: Meiden von irritativen Faktoren wie Feuchtigkeit, intensive Wärme, mechanische Reizung und Traumen.

Kommentar: M. Hailey-Hailey ist eine autosomal dominante Erkrankung mit nur unvollständiger Penetranz. Solitäre Fälle werden jedoch häufig beobachtet. Es handelt sich um einen interzellulären Kohäsionsdefekt der Keratinozyten, der durch mechanische, bakteriologische und mykologische Faktoren zusätzlich provoziert werden kann. Die wichtigsten Differentialdiagnosen sind Ekzem, Candida-Intertrigo, Tinea corporis und Pemphigus vegetans.

Literatur

1. Crotty PCh, Scheen S, Masson JK, Winkelmann RK (1981) Surgical treatment of familial benign chronic pemphigus. Arch Dermatol 117: 540–542
2. Lever WF (1979) Familial benign pemphigus. In: Fitzpatrick ThB (ed) Dermatology in general medicine. McGraw-Hill Book Co, New York, pp 331–334

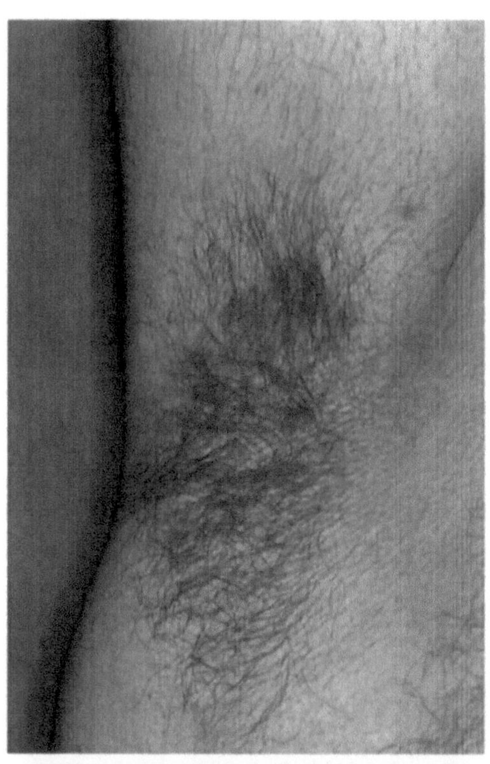

Vegetierende Plaques in den Axillen

Gyrierte serpiginöse Erytheme am Rücken

Parapsoriasis en plaques (Brocq)

Vorgestellt von Prof. G. Burg

Der ursprünglich von Brocq [3] unter Einschluß der Pityriasis lichenoides, Parakeratosis variegata und Erythrodermie pityriasique en plaques disséminées (Brocqsche Krankheit) weitgefaßte Begriff der Parapsoriasis wird heute strenger gefaßt und beinhaltet die 3 folgenden nosologisch verwandten Krankheitsbilder [2].

Patient 1: Parapsoriasis en petites plaques (Morbus Brocq in sensu strictu) (Abb. 1)

Anamnese: Karl E., 51 Jahre. Vor 5 Jahren erstmals Auftreten leicht schuppender Herde am Stamm.

Befund: An den seitlichen Thoraxpartien finden sich in den Spaltlinien der Haut bräunlich-gelbliche streifige Hautveränderungen mit pityriasiformer Schuppung und Pseudoatrophie.

Histologie: Mäßige Atrophie der Epidermis. Weitstellung der Papillargefäße. Im oberen Korium lympho-histiozytäres Infiltrat mit stellenweise Einzelzell-Epidermotropismus.

Therapie: Rückbildung der Hautveränderung unter niedriggestellten glukokortikosteroidhaltigen Externa.

Patient 2: Parapsoriasis en grandes plaques simples (Abb. 2)

Anamnese: Helmut F., 47 Jahre. Beginn der Hauterscheinungen vor 3 Jahren. Dann allmähliche Zunahme.

Befund: Vornehmlich an den Beugeseiten der Extremitäten und Gelenkbeugen finden sich flächenhafte, infiltriert wirkende, ca. handflächengroße Erytheme mit pityriasiformer Schuppung.

Histologie: Weitgehend unauffälliges Epidermisband mit Rundzellinfiltrat im oberen Korium; Einwanderung einzelner Rundzellen in die Epidermis. Blutbildveränderungen oder klinische Hinweise für Lymphknoten- bzw. Organbeteiligung fehlen.

Therapie: Die Behandlung mit PUVA über 4 Wochen 4mal pro Woche führte zur weitgehenden Rückbildung der Hautveränderungen.

Patient 3: Parapsoriasis en grandes plaques poikilodermiques (Abb. 3)

Anamnese: Andreas H., 55 Jahre. Beginn der rot-braunen Flecken vor 10 Jahren. Allmähliche Ausbreitung und Größenzunahme der Herde besonders im Stammbereich.

Hautbefund: An den seitlichen Rumpfpartien finden sich großfleckige poikilodermatische Herde mit netziger Hyperpigmentierung, Teleangiektasien und Pseudoatrophie.

Histologie: Dichtes lichenoides bandartiges Infiltrat im oberen Korium mit geringem Epidermotropismus. Atrophie der Epidermis, weitgestellte Gefäße mit Erythrozytenextravasation und Hämosiderinablagerung.

Therapie: Unter der Behandlung mit PUVA lediglich Verbesserung, bei Absetzen der Therapie jedoch wieder Verschlechterung des Hautbefundes.

Kommentar: Die Parapsoriasis en petites plaques (Synonym: chronische oberflächliche Dermatitis) hat eine gute Prognose, da ein Übergang in eine Mycosis fungoides

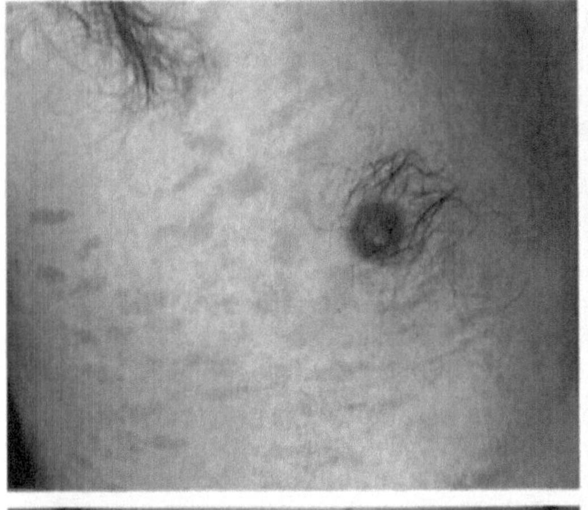

1

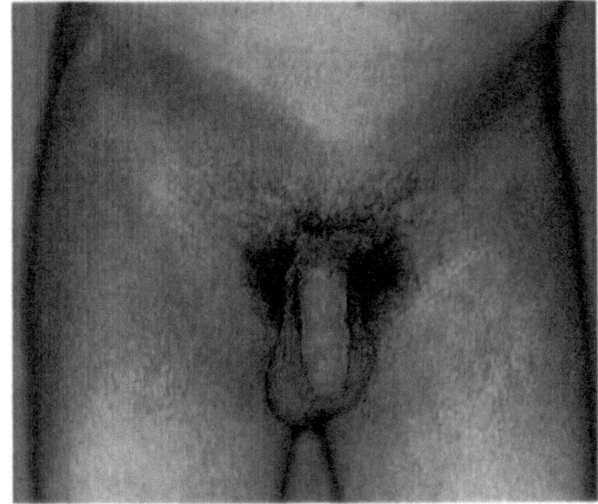

3

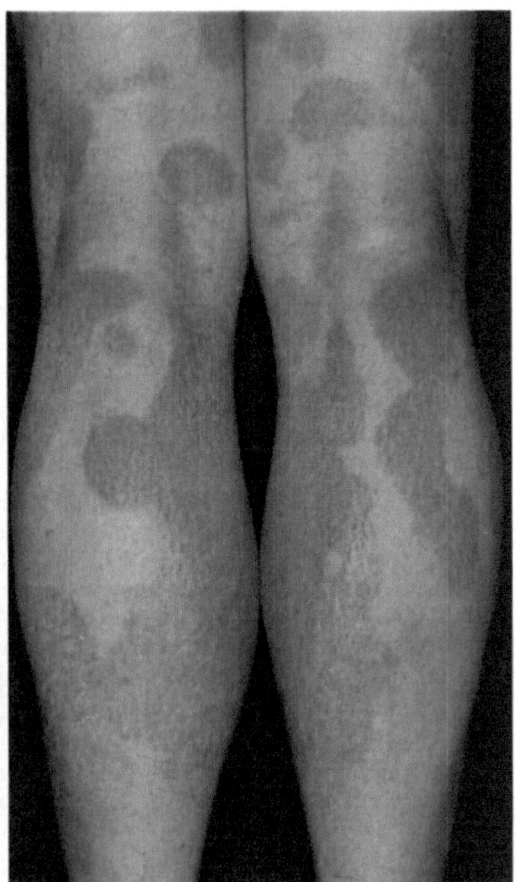

2

1 Parapsoriasis en petites plaques
2 Parapsoriasis en grandes plaques simples
3 Parapsoriasis en grandes plaques poikilodermiques

praktisch nicht vorkommt. Akzeptiert man den Begriff eines Prälymphoms für Krankheitsbilder, die in Analogie zu den Präkanzerosen nach längerem Bestand fakultativ oder obligat in ein malignes (Non-Hodgkin)-Lymphom übergehen können, so sind die prämalignen [4] bzw. die großfleckigen [1, 2] Formen der Parapsoriasis (Parapsoriasis en grandes plaques simples) und vor allem die poikilodermatischen Formen (Parapsoriasis en plaques poikilodermiques) als latente Prälymphome mit potentieller Entwicklung in eine Mycosis fungoides anzusehen und sollten daher einer regelmäßigen klinischen Kontrolle unterliegen. Die oft nur morbostatische Behandlung erfolgt zunächst mit Glukokortikosteroiden extern, sonst mit PUVA. Eine allmähliche Ausheilung nach Jahren ist bei dem kleinfleckigen Typ möglich.

Literatur

1. Bardach H, Raff M (1977) Poikilodermatische Parapsoriasis. Hautarzt 28:542–546
2. Bonvalet D, Colan-Gohm K, Belaich S, Civatte J, Degos R (1977) Les differentes formes du parapsoriasis en plaques. Ann Dermatol Venéréol (Paris) 104:18–25
3. Brocq L (1902) Les parapsoriasis. Ann Dermatol Syph 3:433–468
4. Samman PD (1972) The natural history of parapsoriasis en plaques (chronic superficial dermatitis) and prereticulotic poikiloderma. Brit J Dermatol 87:405–411

Angiolymphoide Hyperplasie mit Eosinophilie

Vorgestellt von Dr. U. Blick und Prof. Ch. Schmoeckel

Überwiesen von Frau Dr. Münster, Regensburg

Anamnese: Katharina S., 37 Jahre. Seit ca. 1 Jahr Entwicklung eines an Größe zunehmenden Knotens an der rechten Stirn. Leichte Verletzlichkeit, sonst keine subjektiven Beschwerden.

Hautbefund: An der Stirn rechts ein 2 × 2,5 cm großer, rotbräunlicher, plateauartig-erhabener Knoten; unscharfe Begrenzung, am Rande Teleangiektasien, unregelmäßige, höckerige Oberfläche mit erhaltenen Haarfollikeln. Am oberen Rand noch 2 weitere kleine Knötchen von gleicher Beschaffenheit mit ca. 5 mm Durchmesser.

Histologie: Epidermisband unauffällig, freie subepidermale Grenzzone. Lymphohistiozytäre Infiltrate im gesamten Bindegewebe bis in das Str. adiposum und in die darunterliegenden quergestreiften Muskelbündel. Diese sind oberflächlich unscharf begrenzt, weisen aber in der Tiefe eine schärfere Absetzung zur Umgebung und häufig Lymphfollikel-ähnliche Strukturen auf. Auffällig sind die überall nachweisbaren zahlreichen eosinophilen Granulozyten. Zusätzlich finden sich dickwandige Kapillaren mit großen, teils vakuolisierten Endothelzellen.

Semidünnschnitt und Elektronenmikroskopie: Bei zahlreichen prominenten Endothelzellen deutliche und große Vakuolen im Zytoplasma. Das Infiltrat besteht neben eosinophilen Granulozyten, großen Fibrolasten und histiozytären Zellelementen aus zahlreichen kleinen Lymphozyten, oft mit mehr oder weniger stark gelappten Zellkernen.

Laboruntersuchungen: Weitgehend unauffällig, BKS 5/12 mm. Im Differentialblutbild keine Vermehrung von Eosinophilen.

Therapie und Verlauf: Exzision des gesamten veränderten Hautbezirks und plastische Deckung des Defektes mit Spalthaut vom linken Oberschenkel. Unkomplizierter postoperativer Verlauf und kosmetisch zufriedenstellende Einheilung des Implantates.

Kommentar: Die angiolymphoide Hyperplasie, der M. Kimura und weitere ähnliche Bezeichnungen stellen ein Spektrum sehr ähnlicher Erkrankungen dar. Es handelt sich um eine pseudolymphomartige Hyperplasie mit einer auffälligen Vermehrung von eosinophilen Granulozyten. Charakteristisch aber nicht immer nachweisbar sind Eosinophilie im peripheren Blut und Lymphfollikel im Gewebe. Stets wird eine Proliferation von Kapillaren mit prominenten, z. T. im Zytoplasma vakuolisierten Endothelzellen gefunden. Das klinische Bild ist variabel. Meist im Kopfbereich finden sich solitäre oder multipel auftretende Knötchen oder Knoten, teils follikulär, teils kutan oder subkutan lokalisiert. Gelegentlich fanden sich assoziiert weitere Dermatosen: Follikuläre Muzinose, atopisches Ekzem, Lichen amyloidosus und andere. Therapeutisch empfiehlt sich Exzision oder Röntgentherapie, die Prognose ist gut.

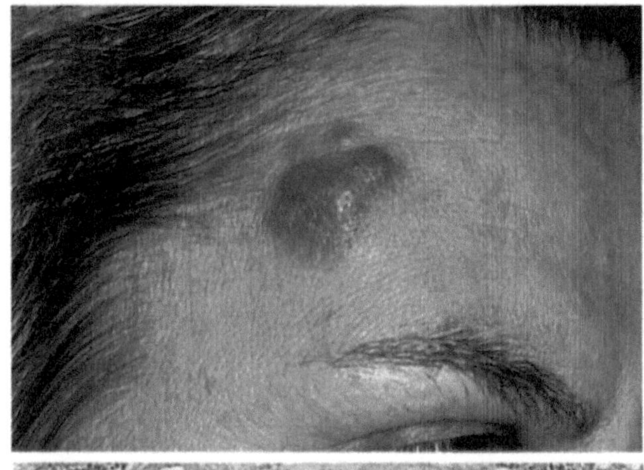

Rotbräunlicher Knoten

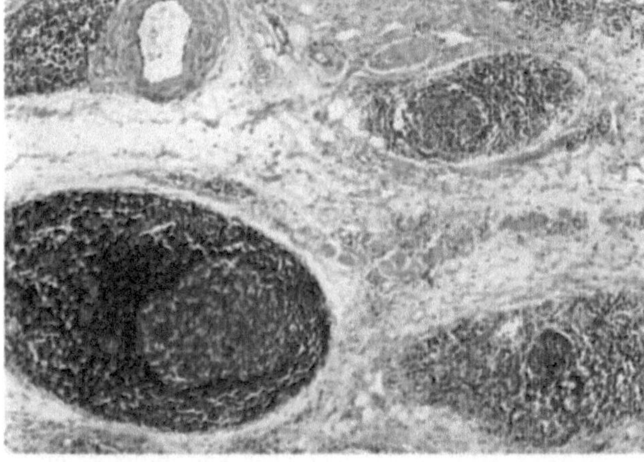

Lymphfollikel-ähnliche Strukturen im tiefen Korium

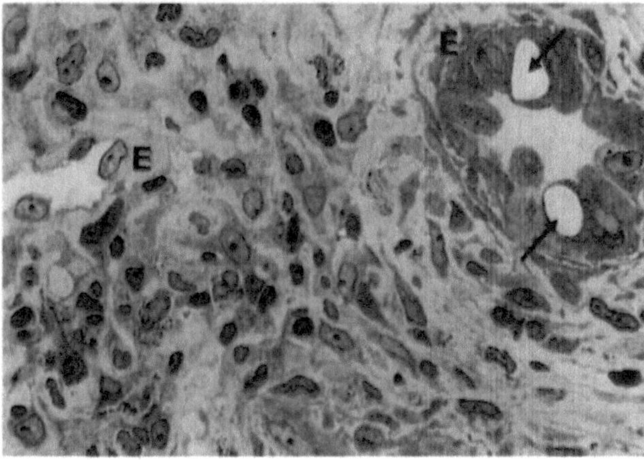

Semidünnschnitt (*E* Endothelzellen, → intrazytoplasmatische Vesikeln)

Literatur

1. Danno K, Horio T, Miyachi Y et al (1982) Coexistence of Kimura's disease and lichen amyloidosus in three patients. Arch Dermatol 118:976–980
2. Kawada A (1976) M. Kimura, Darstellung der Erkrankung und ihre Differentialdiagnose. Hautarzt 27:309–317
3. Wolff HH, Kinney J, Ackerman AB (1978) Angiolymphoid hyperplasia with follicular mucinosis. Arch Dermatol 114:229–232

Atypische Melanozytenhyperplasie

Vorgestellt von Prof. Ch. Schmoeckel und Dr. G. Wagner-Größer

Zunehmend häufiger werden atypische Melanozytenhyperplasien (oder dysplastische Nävi) diagnostiziert. Dafür 2 Beispiele:

Fall 1

Anamnese: Wolfgang H., 26 Jahre. Seit längerem besteht ein Pigmentherd, der sich wenig verändert habe; keine subjektiven Beschwerden.

Befund: Im rechten Brustbereich ein 6 × 4 mm großer, scharf begrenzter Pigmentfleck mit unregelmäßiger, bräunlich bis schwärzlich-bräunlicher Färbung; am medialen Rand ein kleiner Ausläufer. Palpatorisch nur geringe Infiltration; das Oberflächenrelief ist geringgradig vergröbert (Abb. oben).

Histologie: Plumpe, verlängerte Reteleisten mit vermehrt, stellenweise aggregierten Klarzellen in der Basalschicht, von denen einige größere Kerne und mehr Zytoplasma aufweisen. Verstärkter Melaningehalt in der gesamten Epidermis. Im oberen Korium perivaskulär Lymphozyten mit Melanophagen.

Fall 2

Anamnese: Roswitha K., 37 Jahre. Der Pigmentfleck bestehe schon lange und habe sich kaum verändert.

Hautbefund: An der Streckseite des linken Unterarmes ein 6 × 7 mm großes unregelmäßig konfiguriertes, scharf begrenztes, sehr flaches Knötchen von mittelbrauner Farbe mit dunkelbraunen Anteilen. Das Oberflächenrelief ist z. T. verstrichen (Abb. unten).

Histologie: Verlängerte Reteleisten der Epidermis mit vermehrt atypischen, häufig aggregierten Klarzellen in der Basalschicht. Leichte Aussaat dieser Zellen zur Oberfläche hin. Im oberen Korium nur diskret Lymphozyten und Melanophagen.

Kommentar: Sowohl die ansteigende Inzidenz maligner Melanome als auch die Aufklärung der Bevölkerung haben dazu geführt, daß zunehmend Frühformen und Vorläufer diagnostiziert werden. Bei atypischen Melanozytenhyperplasien handelt es sich möglicherweise z. T. um derartige Frühformen. Deren exakte Erkennung, Klassifizierung und differentialdiagnostische Abgrenzung ist sowohl klinisch als auch histologisch schwierig und wichtig. Klinisch sind Größe, polyzyklische Begrenzung, starke und unregelmäßige Pigmentierung und schuppende Oberfläche hinweisend, histologisch Zytologie, Aufbau der Veränderung und Stärke der entzündlichen Reaktion. Eine international einheitliche und reproduzierbare histologische Terminologie ist noch nicht erreicht; nur dann ist eine klare Unterscheidung zwischen Vorläufern, Frühformen und potentiell metastasierenden Melanomen möglich.

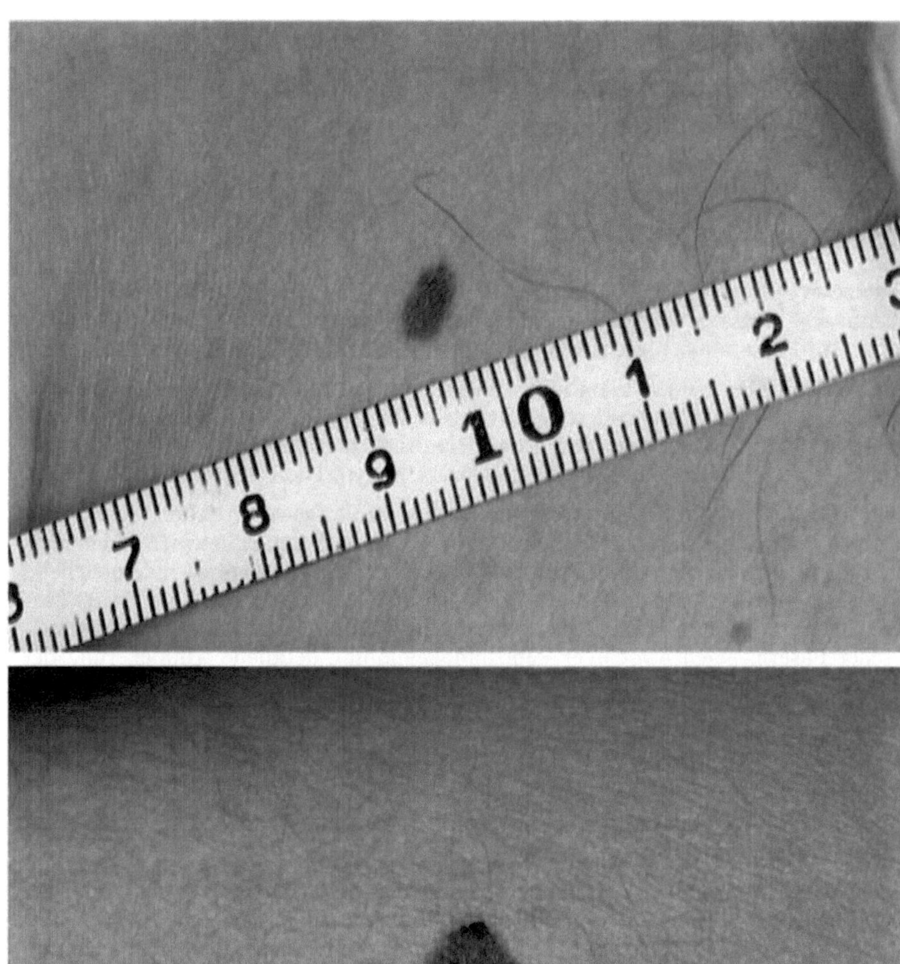

Atypische Melanozytenhyperplasien

Literatur

1. Kamino H, Ackerman AB (1981) The problem of interpreting the meanings of atypical melanocytes and anusual patterns of melanocytes within the epidermis. In: Ackerman AB (ed) Pathology of malignant melanoma. Masson, New York, pp 119–128
2. Gartmann H, Pullmann H (1981) Vorläufer und Frühformen der malignen Melanome der Haut aus histologischer Sicht. Z Hautkr 56:509–534
3. Sagebiel RW (1979) Histopathology of borderline and early malignant melanoma. Am J Surg Pathol 3:543–552

Fibroide Knoten bei Acrodermatitis chronica atrophicans

Vorgestellt von Dr. C. Frey und PD Dr. Ch. Luderschmidt

Überwiesen von Dr. K.-H. Wenig, Regensburg

Anamnese: Alfons B., 53 Jahre. Seit ca. 6 Jahren am linken, später auch am rechten Ellenbogen langsam größer werdende, symptomlose Knoten. Nach Angaben des Patienten (Pilzsammler) seien zahlreiche Zeckenbisse in der Vorgeschichte bekannt.

Hautbefund: Über beiden Ellenbogen finden sich kutan-subkutane, unterschiedlich bis ca. 3 cm im Durchmesser große, derbe Knoten, die gut abgrenzbar und auf der Unterlage verschieblich sind. An beiden Handrücken diskrete livide Erytheme und geringe feine Fältelung der Hautoberfläche; keine typische Hautatrophie.

Histologie: Im unteren Korium bis in das subkutane Fettgewebe reichend Knotenbildung, bestehend aus plumpen, hyalinisierten kollagenen Fasern mit zwiebelschalenartiger Anordnung. In der Umgebung teils fingerförmig in die Knoten hineinreichend finden sich perivaskuläre dichte lymphoplasmazelluläre Infiltrate und vereinzelt Makrophagen mit Hämosideringranula. Innerhalb der Knoten vollständiges Fehlen elastischer Fasern. Nach 4wöchiger Penizillinbehandlung deutliche Auflockerung der hyalinen Knoten durch zahlreiche Kapillarsprossen und fast vollständiges Verschwinden der lympho-plasmazellulären Infiltrate.

Sonstige Befunde: Kryoglobuline positiv. Lues-Serologie negativ.

Therapie und Verlauf: Unter 6wöchiger Penizillintherapie (3 Mill. E tgl. p. o.) langsame Rückbildung der Knoten, bei der letzten Vorstellung nur noch livide, gering infiltrierte Resterytheme.

Kommentar: Fibroide Knoten, immer juxtaartikulär lokalisiert, treten im Verlauf der Acrodermatitis chronica atrophicans während des atrophischen Stadiums als Resultat reparativer Vorgänge in ca. 25% der Fälle auf und sind meistens mit einem ulnaren Streifen assoziiert.

Differentialdiagnostische Überlegungen umfassen juxtaartikuläre Knoten bei Lues III, Frambösie, Pinta sowie Rheumaknoten und histiozytäre Tumoren.

Bei unserem Patienten waren Merkmale einer Acrodermatitis chronica atrophicans nur sehr diskret ausgeprägt, jedoch die typische Anamnese (Zeckenbisse), der Nachweis von Kryoglobulinen im Serum (bei ca. 60% der Fälle positiv) und der histologische Befund untermauerten die Diagnose. Bemerkenswert ist die fast vollständige Rückbildung der Knoten nach 6wöchiger oraler Penizillinbehandlung.

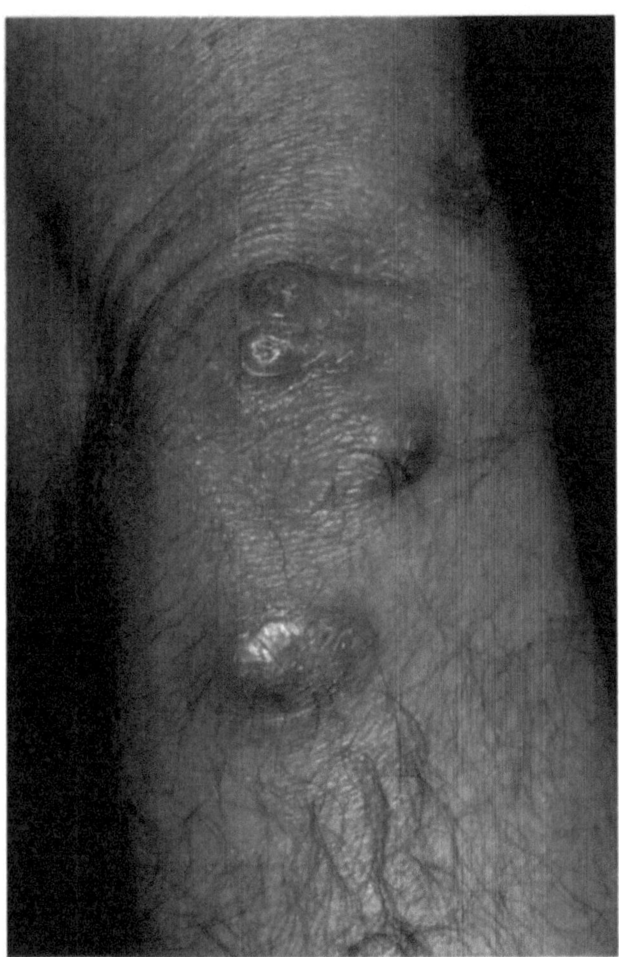

Livide fibroide Knoten am Ellenbogen

Literatur

1. Hardmeier Th (1968) Zur Histopathologie der fibroiden Knoten bei Akrodermatitis chronica atrophicans. Arch klin exp Derm 232 : 373–383
2. Herxheimer K, Hartmann K (1902) Über Acrodermatitis chronica atrophicans. Arch Derm Syph 61 : 57–76

Urticaria pigmentosa xanthelasmoidea partim bullosa

Vorgestellt von Dr. M. Landthaler und Prof. O. Butenandt*

Überwiesen von Dr. Gröpl, Coburg

Anamnese: N. G., 6 Monate alter Säugling, seit der 4. Lebenswoche Auftreten von gelb-braunen Knoten an Stamm, Extremitäten und am Kopf. Gelegentlich Blasenbildung. Nach mechanischer Einwirkung auf die Haut vorübergehende, großflächige Hautrötungen.

Hautbefund: Am gesamten Integument finden sich relativ dicht disseminiert linsen- bis bohnengroße, mechanische erektile, gelb-braune Knoten. Zusätzlich teils klare, teils hämorrhagische Blasen und verkrustete Erosionen.

Laborbefunde: Unauffällig, Lipidwerte ebenfalls normal.

Internistische Durchuntersuchung: Oberbauch-Sonogramm, EKG und Röntgenuntersuchung des Unterarmes links unauffällig, kein Hinweis auf eine innere Beteiligung.

Hiostologie: Unter einer flachen, atrophischen Epidermis mit Abflachung der Reteleisten findet sich eine dichtgepackte Ansammlung von kuboiden Zellen mit teils rundlichen, teils nierenförmigen Zellkernen und schwach eosinophilem Zytoplasma. Zahlreiche eosinophile Leukozyten und Kerntrümmer. Ausgeprägtes subepidermales Ödem. In der Giemsa-Färbung werden rötliche Mastzellengranula erkennbar.

Therapie: Symptomatische Behandlung mit peroraler Gabe von Antihistaminika. Lösen der Krusten mit fettfeuchten Verbänden. Behandlung der Erosionen mit Farbstoffen.

Verlauf: Bis zum 16. Lebensmonat normale psychomotorische Entwicklung, keine wesentliche Änderung des Hautbefundes.

Kommentar: Bei vesikulo-bullösen Exanthemen im Säuglings- und Kleinkindesalter müssen zahlreiche Hauterkrankungen differentialdiagnostisch berücksichtigt werden. Zu nennen sind Infektionen der Haut, Arthropodenreaktionen, hereditäre Epidermolysen, kongenitale Porphyrie, Incontinentia pigmenti, Histiozytosis X, Akrodermatitis enteropathica und Mastozytose.

Aufgrund des typischen klinischen Bildes und der Histologie konnte die Diagnose Urticaria pigmentosa xanthelasmoidea partim bullosa gestellt werden. Die wegen des ausgedehnten Hautbefundes durchgeführte Untersuchung ergab keinen Hinweis auf eine systemische Beteiligung, die ja bei Kindern auch sehr selten ist.

Da eine kausale Therapie nicht möglich ist, wurde die Patientin nur symptomatisch behandelt. Wie bei den Patienten mit isolierten Mastozytomen kann auch bei multiplen Läsionen mit einer spontanen Besserung bis zum Erwachsenenalter gerechnet werden. Als erstes Zeichen läßt in der Regel die Blasenbildung bis zum 3. Lebensjahr nach. Im weiteren Verlauf ist auch eine Rückbildung der Mastozytome möglich.

* Kinderklinik der Universität München (Direktor: Prof. Dr. K. Betke)

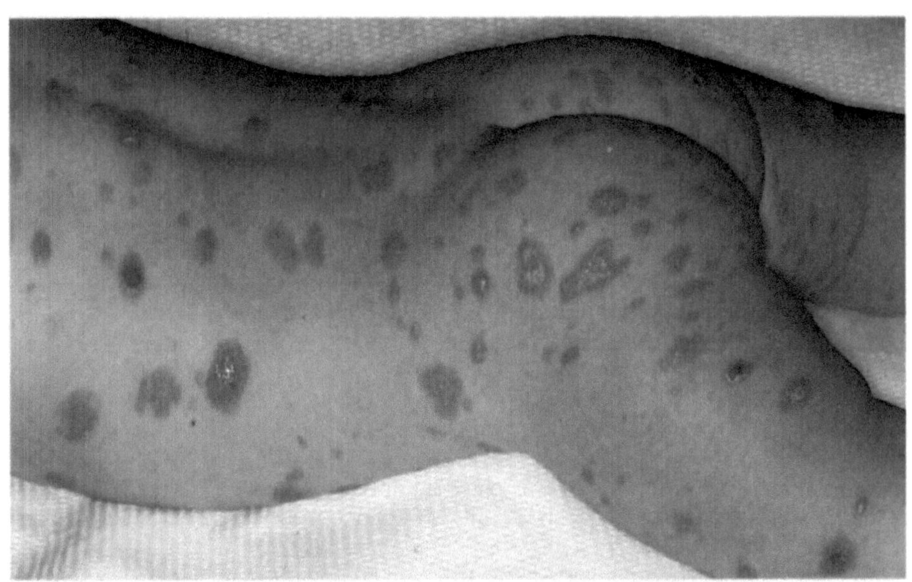

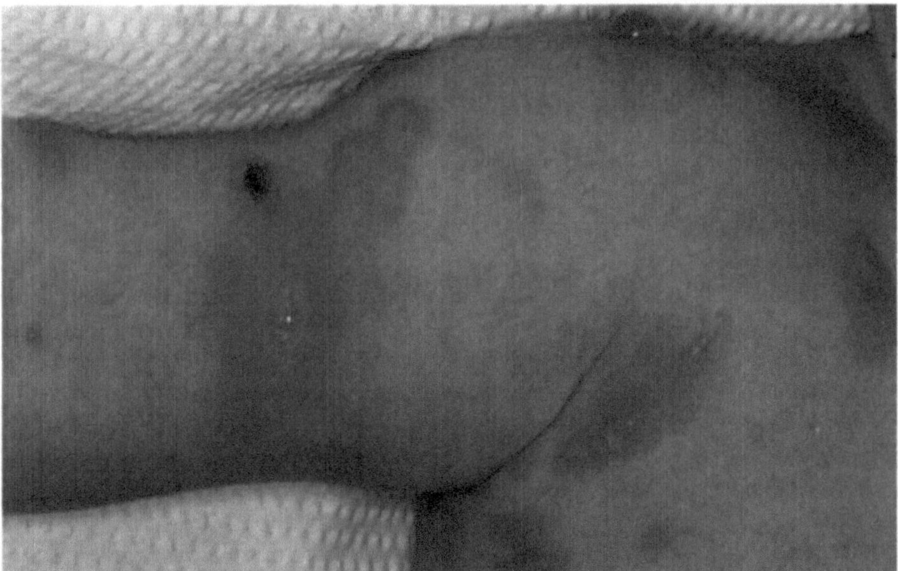

Urticaria pigmentosa xanthelasmoidea mit z. T. bullöser Reaktion

Literatur

1. Desmons F (1980) Kutane Manifestation der Mastozytosen beim Kind anhand von 18 Beobachtungen. Hautarzt 31 : 56–62
2. Rodermund OE, Klingmüller G, Rohner HG (1980) Interne Befunde bei Mastozytose. Hautarzt 31 : 175–178
3. Klaus SN, Winkelmann RK (1962) Course of urticaria pigmentosa in children. Arch Dermatol 86 : 68–71
4. Rasmussen JE (1976) Xanthelasmoidea. An unusual case of urticaria pigmentosa. Arch Dermatol 112 : 1270–1271

Hydroa vacciniformia

Vorgestellt von Dr. A. Galosi und Prof. G. Plewig

Überwiesen von Dr. W. Müller, Schongau

Anamnese: Josef M., 34 Jahre. Seit dem 4. Lebensjahr treten nach Sonnenexposition Papeln, Bläschen und Blasen in den lichtexponierten Körperarealen vor allem im Frühjahr und Sommer, abgeschwächt im Herbst auf. Im Alter von 8 Jahren vorübergehender Verlust der Sehfähigkeit für 3 Wochen nach starker Sonnenbestrahlung. In den letzten Jahren wieder verstärkte Hautveränderungen nach Sonnenexposition.

Hautbefund: An den lichtexponierten Arealen zahlreiche, disseminiert angeordnete, entzündliche Papeln mit einem Durchmesser bis zu vier Millimeter. Die Papeln waren teils pustulös umgewandelt, teils mit einer hämorrhagischen Kruste bedeckt oder exkoriiert. Dazwischen zahllose, bis zu fünf Millimeter große atrophische Narben an den unbedeckten Arealen.

Lichttestungen: Nach dreimaliger Application von 30 und 50 J/cm^2 UVA (UVASUN 5000) am Rücken und zweimaliger Bestrahlung mit 10 J/cm^2 UVA auf die Mundschleimhaut traten papulöse und papulovesikulöse Reaktionen in den Bestrahlungsarealen auf. Bestrahlungen mit polychromatischem (2 × 100 mJ/cm^2) und monochromatischem (3 × 159 mJ/cm^2, 300 nm) UVB und sichtbarem, polychromatischem Licht (2 × 50 J/cm^2) waren negativ.

Histologie eines UVA-provozierten Bläschens: Multifokale, intraepidermale Bläschen, die zu supepidermalen Blasen konfluieren.

Elektronenmikroskopie: Keine intraepidermale Nekrose.

Immunfluoreszenz: Negativ.

Weitere Befunde:

Porphyrie-Diagnostik (Prof. Dr. M. Doss, Universität Marburg): Koproporphyrin 96 µg/24 h (Normalwert: 14–78 µg/24 h Urin). Sekundäre Koproporphyrinurie.

Augenbefund (Prof. Dr. Stefani, Universitätsaugenklinik München): Multiple Hornhautnarben beidseits. Augenhintergrund unauffällig.

Bakteriologie: Von zwei provozierten Bläschen: Keine pathogene Keime anzüchtbar.

Sonstige Befunde: IgE 200 U/ml (Normwert bis 100 U/ml). Gamma-GT 36 U/l (Normwert bis 20 U/l).

Kommentar: UV-Provokationstestungen bei Hydroa vacciniformia waren meist negativ oder widersprüchlich [1, 2, 4]. Jaschke und Hönigsmann gelang 1981 die Provokation von vesikulo-bullösen Reaktionen durch polychromatisches UVA [2]. Meigel et al. [4] konnten diese durch niedrigdosiertes UVA nicht reproduzieren und vermuteten deshalb eine UVB-Reaktion in dem von Jaschke und Hönigsmann verwendeten Bestrahlungsgerät. Die von uns durchgeführten UV-Provokationen lassen erkennen, daß die auslösenden Wellenlängen dem UVA-Bereich zuzuordnen sind. Testungen mit mono- und polychromatischem UVB und polychromatischem sichtbaren Licht waren negativ. Der anamnestische Hinweis auf den dreiwöchigen Sehverlust in der Kindheit und die jetzt bestehenden Hornhautnarben weisen auf eine schwere okuläre, phototoxische Reaktion durch eine unbekannte photosensibilisierende Substanz bei Hydroa vacciniformia hin. Diesen Patienten ist dehalb das Tragen von UVA-blockierenden Sonnenschutzbrillen anzuraten, wie sie auch unter PUVA-Behandlungen gefordert werden [3]. Unter bisher 20 PUVA-Behandlungen traten weiter papulovesikulöse Effloreszenzen auf. Möglicherweise war die Zahl der PUVA-Behandlungen bisher unzureichend.

1 Papulopustulöser Schub mit Exkoriationen und hämorrhagischen Krusten neben zahlreichen atrophischen Narben

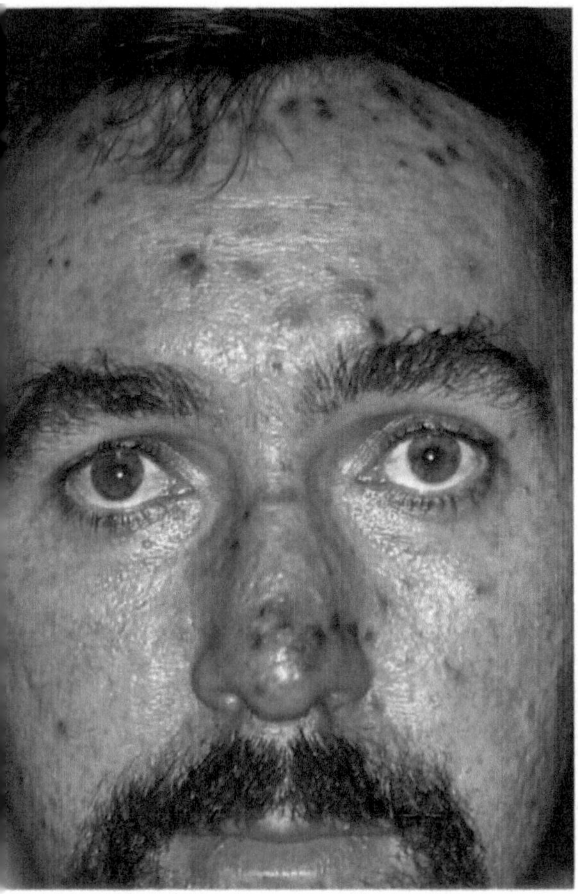

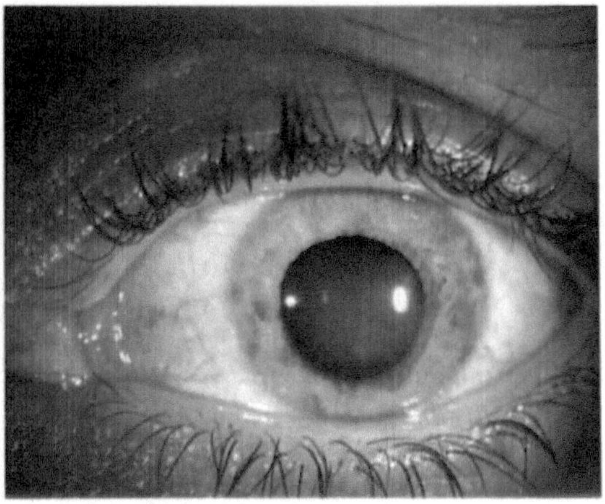

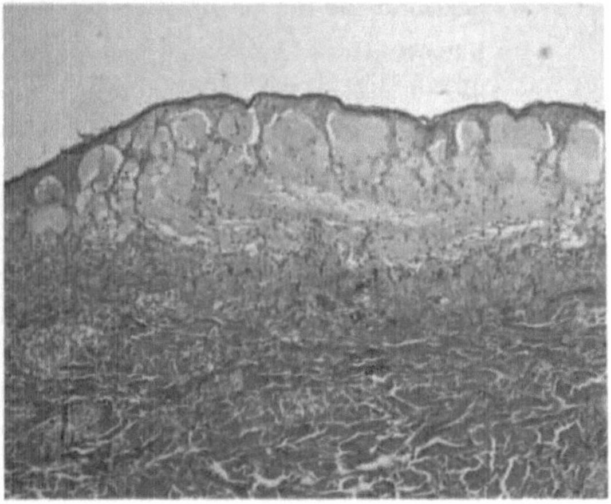

2 Multiple Hornhautnarben bei Hydroa vacciniformia

3 Subepidermale Blase nach UVA-Provokation

Literatur

1. Bickers DR, Demar LK, DeLeo V, Pho-Fitzpatrick MB, Aronberg JM, Harber LC (1978) Hydroa vacciniforme. Arch Dermatol 114:1193–1196
2. Jaschke E, Hönigsmann H (1981) Hydroa vacciniforme –Aktionsspektrum. UV-Toleranz nach Photochemotherapie. Hautarzt 32:350–353
3. Koch HR, Kremer T, Stein G (1981) Lichtschutzbrillen. Schutzbrillen für die Photochemotherapie. Augenarzt 1:10–13
4. Meigel W, Kühlwein A, Wiskemann A (1981) Hydroa vacciniforme Bazin. Z Hautkr 56:1447–1456

IgA-lineäre Dermatose

Vorgestellt von Dr. M. Meurer, Dr. U. Neubert und Prof. Ch. Schmoeckel

Überwiesen von Dr. U. Gehre, Landshut

Anamnese: Rainer B., 20 Jahre. 1981 erstmals juckende Bläschen an den Handgelenken und Unterschenkeln. Innerhalb von 14 Tagen Ausbreitung auf proximale Extremitäten und Rumpf.

Hautbefund: An Rumpf und Extremitäten finden sich teils disseminierte, teils angedeutet herpetiform gruppierte Bläschen auf gerötetem Grund mit fester Blasendecke und teils serösem, teils hämorrhagischem Blaseninhalt. Nikolski I und II negativ. Schleimhäute frei.

Laborbefunde: Leukozyten 12900 pro cmm, 16% eosinophile Granulozyten. Sonst unauffällig. HLA-Phänotyp: A2, AW23, B8, BW44.

Dünndarmbiopsie: Unauffällige Duodenalschleimhaut ohne Zottenatrophie.

Histologie: Spongiotisch aufgelockerte Epidermis mit subepidermaler Blasenbildung. In anschließenden Papillenspitzen mehrere Mikroabszesse mit Fibrin, neutrophilen und eosinophilen Granulozyten. Im oberen Korium perivaskuläres, entzündliches Infiltrat mit zahlreichen eosinophilen Granulozyten.

Direkte Immunfluoreszenz: Lineäre Niederschläge von IgA und stellenweise von C3 entlang der Basalmembranzone.

Indirekte Immunfluoreszenz: Kein Nachweis von zirkulierenden Antikörpern gegen Basalmembranantigene oder gegen Gliadin.

Immunelektronenmikroskopie: Lineäre Ablagerungen von IgA in der Lamina lucida oberhalb der Lamina densa.

Therapie: Nach 2monatiger Gabe von 100 mg DADPS täglich und 10–20 mg Prednisolon jeden 2. Tag per os erscheinungsfrei. Seither Erhaltungstherapie mit 50 mg DADPS täglich.

Kommentar: Die IgA-lineäre Dermatose ist eine Sonderform der Dermatitis herpetiformis Duhring, deren differentialdiagnostische Abtrennung von praktischer Bedeutung ist.

Das klinische Bild einiger Fälle und das lineäre Immunfluoreszenzmuster entlang der Basalmembranzone lassen an bullöses Pemphigoid denken. Dagegen sprechen das jüngere Manifestationsalter, die typischen Papillenspitzenabszesse und das ausschließliche Vorkommen von IgA-Niederschlägen in der direkten Immunfluoreszenz bei gleichzeitigem Fehlen von zirkulierenden Antikörpern gegen Basalmembranantigene für die Zugehörigkeit der lineären IgA-Dermatose zum klinischen Spektrum der Dermatitis herpetiformis Duhring.

Ultrastrukturell ist eine eindeutige Zuordnung nicht möglich; die lineären IgA-Niederschläge können immunelektronenmikroskopisch, wie bei diesem Patienten, oberhalb der Lamina densa – ähnlich wie bei bullösem Pemphigoid – oder in anderen Fällen unterhalb der Lamina densa – wie bei M. Duhring – nachgewisen werden.

Von praktischer Bedeutung ist, daß bei der lineären IgA-Dermatose – im Gegensatz zu M. Duhring – eine Dünndarmbeteiligung nur sehr selten vorkommt und daß die Erkrankung – im Gegensatz zu bullösem Pemphigoid – sehr gut auf DADPS anspricht, wobei zusätzliche Gaben von Prednisolon in niedriger Dosierung die klinische Remission in vielen Fällen beschleunigen können.

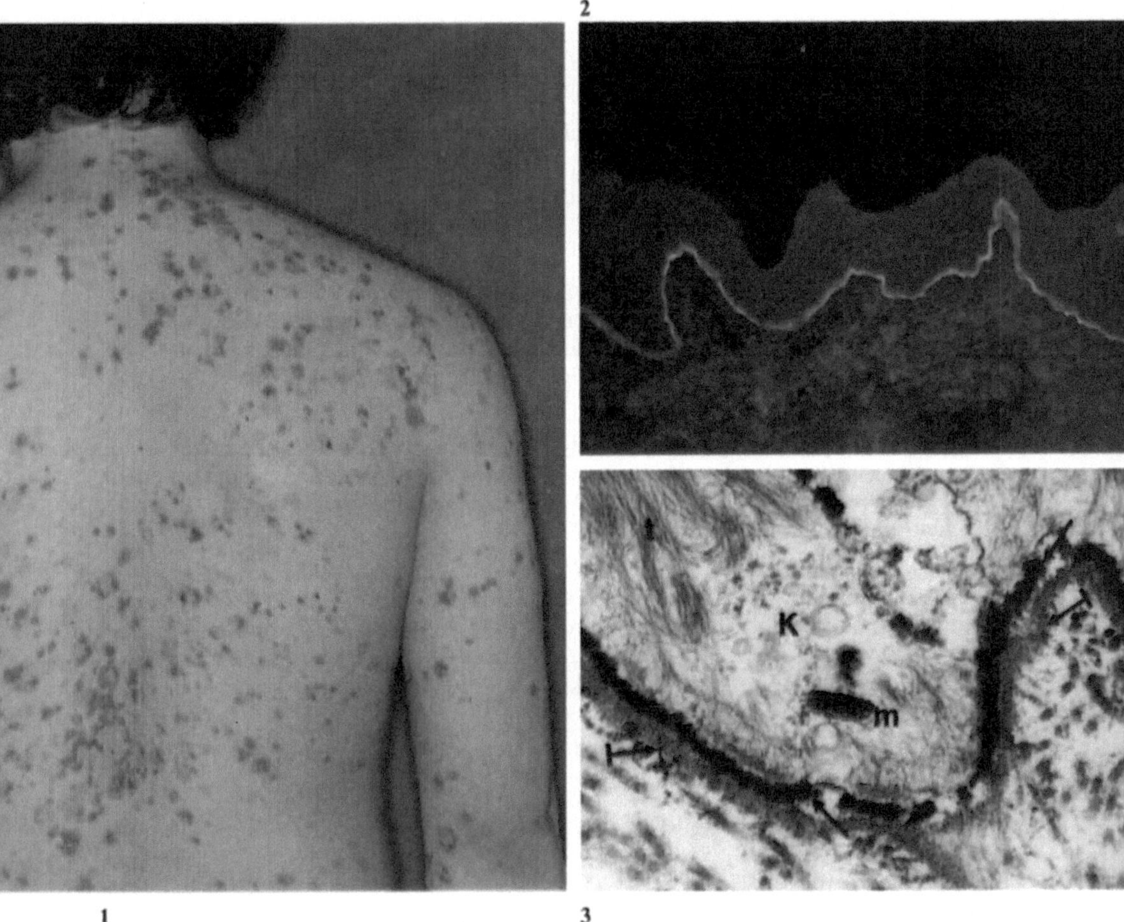

1 Disseminierte und gruppierte Bläschen auf gerötetem Grund
2 Direkte Immunfluoreszenz: Lineäre Niederschläge von IgA
3 Immunelektronenmikroskopie (→ Reaktionsprodukte, ↦ Lamina densa, *K* Keratinozyt, *M* Melanosom, *t* Tonofilamente)

Literatur

1. Jablonska S, Chorzelski T, Blaszczyk M (1979) Überlappungssyndrome bei bullösen Dermatosen. In: Braun-Falco O, Wolff HH (Hrsg) Fortschritte der praktischen Dermatologie und Venerologie, Bd 9. Springer, Berlin Heidelberg New York, S 95–106
2. Leonard JN, Haffenden GP, Ring NP et al (1982) Linear IgA disease in adults. Br J Dermatol 107:301–316
3. Yaoita H, Katz SI (1976) Immunelectron microscopic localization of IgA in the skin of patients with dermatitis herpetiformis. J Invest Dermatol 67:502–506

Bullöse Amyloidose

Vorgestellt von Prof. Ch. Schmoeckel, Dr. T. Ruzicka und PD Dr. P. Linke*
Überwiesen von Frau Dr. Ehrenhard-Schlegel

Anamnese: Therese H., 45 Jahre. Seit über 10 Jahren rezidivierende und zunehmende Bläschenbildung bei generalisiert fleckigen Hyperpigmentationen. Ein wiederholt vermuteter M. Duhring konnte durch direkte Immunfluoreszenzuntersuchungen nicht bestätigt werden. DADPS-Therapie erfolglos. Stärkerer Juckreiz und leichte Verletzlichkeit der Haut.

Hautbefund: Im gesamten Integument bei Aussparung von Kopf, Palmae und Plantae finden sich urtikarielle Erytheme und fleckige Hyper- und Depigmentationen (Abb. 1) sowie linsengroße Erosionen. Dazwischen einzelne oder gruppiert stehende Bläschen und kleinere Blasen (Abb. 2).

Histologie: In den ersten 4 Biopsien von jeweils vesikulösen Veränderungen subepidermale Blasenbildung mit neutrophilen Granulozyten und Fibrin; in der 5. Biopsie intraepidermale Blasenbildung. Kongorotfärbung: Starke Markierung der Basalmembranzone. Thioflavinfärbung: Starke gelbe Fluoreszenz im Str. papillare (Abb. 3). Immunologischer Nachweis bekannter Amyloide mit Hilfe von spezifischen Antikörpern jeweils negativ.

Direkte Immunfluoreszenz: Wiederholt kein Nachweis von Immunglobulinen oder Komplementkomponenten.

Elektronenmikroskopie: Suprabasale Blase mit der Basallamina auf dem Blasenboden liegend. Direkt unterhalb disseminiert verstreut globoide zellgroße Strukturen aus fein filamentärem Material.

Laboruntersuchungen: BKS 95/110, Gammaglobuline und IgE nur zwischenzeitlich erhöht. In der Elektrophorese und Immunelektrophorese kein Anhalt für monoklonale Immunglobulinvermehrung und damit kein Anhalt für Plasmozytom. Lues-Serologie unspezifisch positiv (TPHA-Test und VDRL-Test reaktiv, weitere Teste inkl. Nelson- und 19 S-IgM-FTA-ABS-Test negativ).

Indirekte Immunfluoreszenz: ANA sowie Pemphigus- und Basalmembran-Antikörper negativ.

Weitere Befunde: Internistische Durchuntersuchung (inkl. Rektumschleimhaut): kein Anhalt für eine systemische Amyloidose.

Kommentar: Wie dieser Fall zeigt, sind die Ergebnisse direkter Immunfluoreszenzuntersuchung bei bullösen Dermatosen sehr spezifisch. Beim negativen Befund müssen auch seltene Differentialdiagnosen erwogen werden, wie z. B. eine bullöse Amyloidose, die gelegentlich auch großflächig das gesamte Integument betreffen kann. Diagnostisch wichtig sind charakteristische Ablagerungen, die ultrastrukturell oder mittels Thioflavin- und Kongorot-Färbung sichtbar gemacht werden können. Eine systemische Mitbeteiligung innerer Organe ist bei diesen Fällen nicht zu erwarten, muß jedoch ausgeschlossen werden. Die Behandlung ist bei der ätiopathogenetisch ungeklärten Erkrankung durch Kortikosteroide nur morbostatisch möglich.

* Institut für Immunologie der Universität München

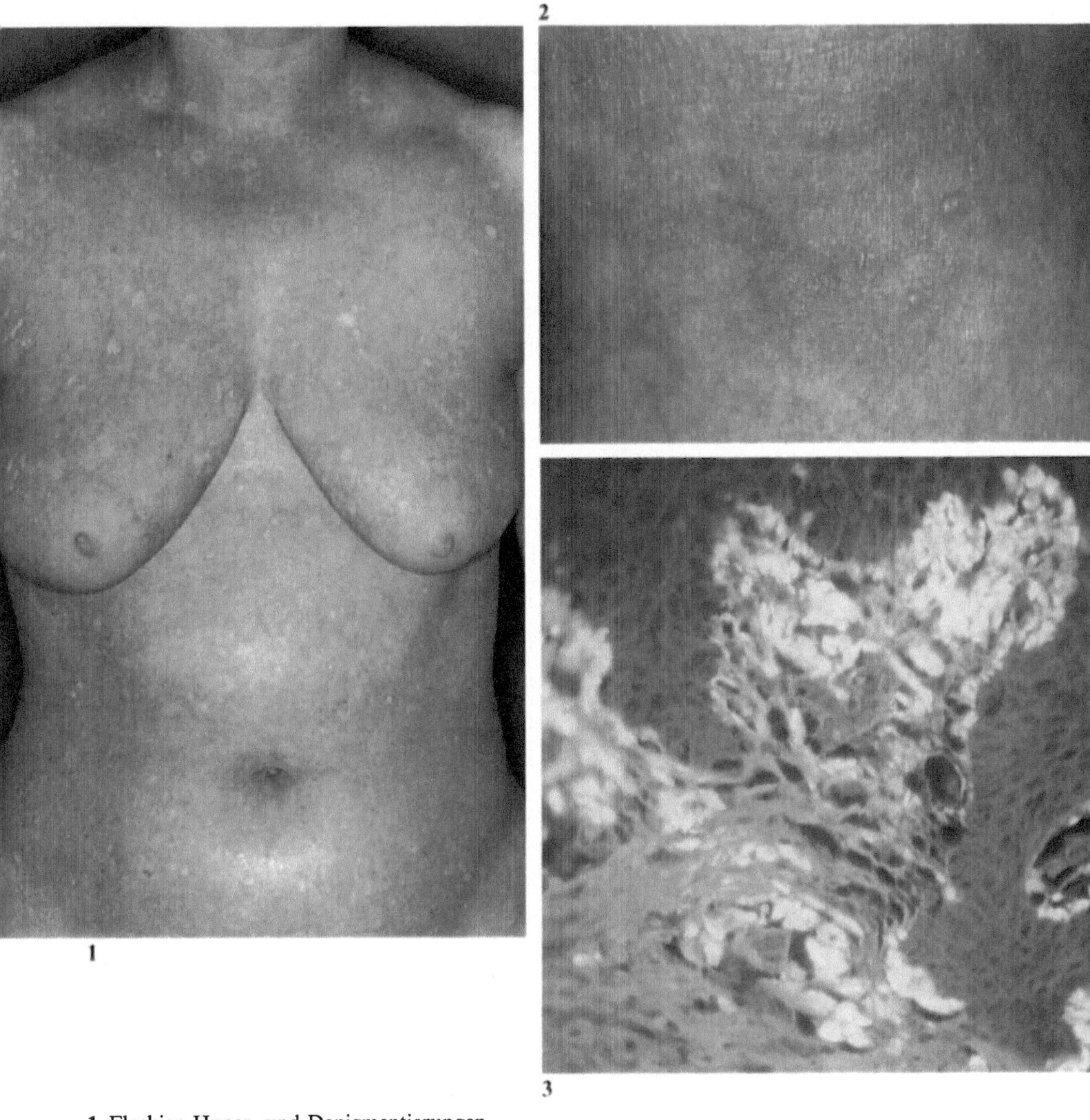

1 Fleckige Hyper- und Depigmentierungen
2 Urtikarielles Erythem mit Bläschen
3 Darstellung des Amyloids in der Thioflavinfärbung (gelb)

Literatur

1. Westermark P, Öhman S, Domar M, Sletten K (1981) Bullous amyloidosus. Arch Dermatol 117:782–784

Sachverzeichnis